JN235786

MRI
読影アトラス

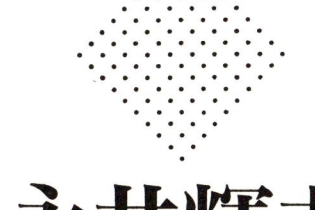

永井輝夫

編集

朝倉書店

序

　1980年の第20回日本核医学会総会に長年の親友であった英国Aberdeen大学のMallard教授を招待し，わが国で初めてMRIの基礎と臨床利用に関する特別講演をしてもらってからすでに13年，また1988年に朝倉書店よりMRIに関する初めての本格的な成書「MRI診断学―基礎と臨床」を刊行してから5年を経過した．MRIの発展は目覚ましくX線CTに勝るとも劣らない画像診断装置として急速に普及し，今日までにわが国に設置されたMRI装置の台数はすでに約1700台近くに達している．一方，MRIの画像構成はX線CTとは比較にならないほど複雑であり，装置の磁場強度や撮像条件によってまったく異なる様相を示すという特性があり，これがMRIの読影を難解なものとしている．

　一般論として，読影とは本質的に影を見て病巣の実態を類推する知的作業で，ちょうど散歩道に落ちる樹影から街路樹の種類，その枝振りや花の形，葉の色を想像する楽しみに似ている．医学生の頃，一枚の胸部X線像から結核病巣を手にとるように解説された岡治道先生（元・東大病理学教授）の講義を驚きを持って傾聴したのを思い出す．米国の放射線診断専門医の読影がきわめて論理的であるのに比し，わが国では一般的に読影が経験的に過ぎるきらいがある．最近はX線CTが臨床第一線に広く普及し日常のものとなり，そしてその像があまりにも明快であるだけに，読影が論理的というよりむしろ経験的に，時として直観的にすら行われる傾向が助長されているようにも思われる．

　MRIの急速な普及と有用性の定着に伴い，実際にMRIと対峙し読影する場合に，その画像構成の複雑性を念頭に置き，それをいかに読み，Gamutなどの鑑別診断の根拠をもとにいかに考え，最終診断にいかにステップを踏んで進むべきかという，読影の思考プロセスが理解できるような成書が要望されるようになった．本アトラスはこうした要望に応えるため，MRI診断専門医の思考プロセスをわかりやすくまとめ，読影に際し常時手元に置きたくなるような参考書たるべく企画，編集された．

　本アトラスは単なる症例集ではなく，読影の思考プロセスを読者に考えさせる本なので，編集には種々のユニークな試みがなされている．すなわち疾患別目次を巻末にまわし，主目次は所見別とし，一症例をすべて見開き二頁にまとめ，画像は右頁に統一した．読者はまず右頁の画像を見て考え，次いで左頁記述の〔手術・病理所見〕以下を覆い，上半の記述を参考に自己の一応の結論を出し，最後に下半の記述を読み自己の診断を評価をしてほしい．特に〔解説〕には各自の診断能力を育てる"診断のpearl"が多く散りばめられているので熟読してほしい．

　刊行の趣旨に賛同し，またユニークな編集のために必要な画像数や記述量の制限にも，快く応じていただいた分担執筆者に改めて敬意と謝意を表したい．また本書の出版に努力していただいた朝倉書店関係者に感謝したい．

　　1993年6月

　　　　　　　　　　　　　　　　　　　　　　　　　　　　　　　永　井　輝　夫

執　筆　者 (執筆順)

長谷川　　真	埼玉医科大学放射線科
平敷　淳子	埼玉医科大学教授
百島　祐貴	慶應義塾大学医学部放射線診断科
志賀　逸夫	慶應義塾大学医学部助教授
根岸　　幾	埼玉医科大学放射線科
安里　令人	京都大学医学部講師
三木　幸雄	京都大学医学部核医学科
奥村　亮介	大阪北逓信病院内科
小西　淳二	京都大学医学部教授
菊池　晴彦	京都大学医学部教授
柳下　　章	東京都立神経病院神経放射線科医長
片田　和廣	藤田保健衛生大学衛生学部教授
寺江　　聡	北海道大学医学部放射線科
宮坂　和男	北海道大学医学部教授
田代　敬彦	馬場記念病院放射線科
井上　佑一	大阪市立大学医学部講師
大内　敏宏	亀田総合病院放射線科部長
徳丸　阿耶	亀田総合病院放射線科医長
藤元　登四郎	藤元病院院長
高橋　睦正	熊本大学医学部教授
伊豆永　浩志	熊本循環器科病院放射線科
星野　雄一	東京大学医学部講師
前原　康延	群馬県立がんセンター放射線部部長
谷岡　久也	東京大学医科学研究所附属病院放射線科
佐々木　康人	東京大学医学部教授
松本　満臣	群馬大学医学部助教授
天沼　　誠	埼玉医科大学放射線科
西村　恒彦	大阪大学医学部教授
佐久間　肇	三重大学医学部放射線科
多上　智康	三重大学医学部放射線科
竹田　　寛	三重大学医学部助教授
中川　　毅	三重大学医学部教授
遠藤　登喜子	名古屋大学医学部助教授
木戸　長一郎	愛知県がんセンター病院副院長
今枝　孟義	岐阜大学医学部助教授
土井　偉誉	岐阜大学医学部教授
河野　　敦	東京女子医科大学助教授
重田　帝子	東京女子医科大学教授
八代　直文	東京大学医学部分院助教授
松尾　導昌	天理よろづ相談所病院MRセンター部長
斎田　幸久	筑波大学臨床医学系講師
板井　悠二	筑波大学臨床医学系教授
湯浅　祐二	立川共済病院放射線科
戸塚　芳宏	善衆会病院泌尿器科医長
山中　英寿	群馬大学医学部教授
石坂　　浩	群馬大学医学部講師
杉村　和朗	島根医科大学助教授
梶　　　靖	島根医科大学放射線科
石田　哲哉	島根医科大学教授
田内　胤泰	名古屋市立大学医学部講師
大場　　覚	名古屋市立大学医学部教授
上者　郁夫	岡山大学医学部助教授
白岩　美咲	岡山大学医学部放射線科
味木　道子	岡山大学医学部放射線科
黒木　寿美代	岡山大学医学部放射線科
戸上　　泉	岡山大学医学部講師
津野田　雅敏	岡山大学医学部放射線科
平木　祥夫	岡山大学医学部教授
中西　克之	大阪大学医学部放射線科
西村　　浩	久留米大学医学部講師
早渕　尚文	久留米大学医学部教授
大竹　　久	久留米大学医学部名誉教授
伊藤　　猛	新潟大学医学部放射線科
樋口　健史	新潟大学医学部放射線科
酒井　邦夫	新潟大学医学部教授
荒木　　力	東京大学医学部助教授
山岸　二郎	東京慈恵会医科大学講師
多田　信平	東京慈恵会医科大学教授

所見目次
(疾患目次は巻末に記載)

1. MRI読影のポイント ……………………………………………………………… 1
1.1 基本的事項
画像コントラスト …………………………………………………………… 2
画像再構成法 ………………………………………………………………… 14
アーチファクト ……………………………………………………………… 14
そ の 他 ……………………………………………………………………… 16
1.2 脳の正常像
病変とまぎらわしい所見 …………………………………………………… 22
加齢に伴う所見の変化 ……………………………………………………… 24
脳回・脳溝の同定 …………………………………………………………… 26

2. 脳MRI読影 ……………………………………………………………………… 31
2.1 脳 神 経
特異な信号強度を示す傍鞍部病変 ………………………………………… 32
不整な造影効果を示す脳幹部病変 ………………………………………… 34
T_1強調像で描出され，造影効果を示す内耳道小病変 ………………… 36
2.2 脳 腫 瘍
dynamic MRIで正常下垂体ほど濃染しない病変 ………………………… 38
視床下部から下方に突出する病変 ………………………………………… 40
鞍上部の不均一な腫瘤性病変 ……………………………………………… 42
下垂体の上方の均一に強く造影される病変 ……………………………… 44
トルコ鞍内から上方に突出する病変 ……………………………………… 46
T_2強調像で高信号を示す視床部腫瘤性病変 …………………………… 48
後頭蓋窩クモ膜下腔に広がる腫瘤性病変 ………………………………… 50
T_1強調像で低信号の前頭葉腫瘤性病変 ………………………………… 52
小脳テント上下の多発性腫瘤性病変 ……………………………………… 54
境界鮮明で均一な前頭葉髄内腫瘤性病変 ………………………………… 56
頭頂円蓋部の強い造影効果を示す腫瘤性病変 …………………………… 58
比較的均質な第四脳室部腫瘤性病変 ……………………………………… 60
小脳橋角部の嚢胞性腫瘤性病変 …………………………………………… 62
不均一な信号強度を示す第四脳室腫瘤性病変 …………………………… 64
著しい造影効果を示す多発性腫瘤性病変 ………………………………… 66
2.3 脳血管障害
脳底部を中心に脳表面に沿い，T_2強調像で低信号を示す病変 ……… 68
トルコ鞍近傍の巨大な腫瘤性病変 ………………………………………… 70
T_2強調像で低信号を示す前頭部の病変 ………………………………… 72
T_2強調像で高信号を示す視交叉上部の腫瘤性病変 …………………… 74
T_1強調像で点状の低信号を示す多発性病変 …………………………… 76
両側の海綿静脈洞の病変 …………………………………………………… 78
T_2強調像で周囲に厚い低信号を伴う腫瘤性病変 ……………………… 80
高・低信号領域の混在した小脳の腫瘤性病変 …………………………… 82
T_2強調像で多数の線状の無信号領域を示す病変 ……………………… 84
下オリーブ核の一側性の病変 ……………………………………………… 86

v

2.4 脳　外　傷
- 脳実質内・外に認められた多発性病変 …… 88
- T_2 強調像で示された灰白質と白質の高コントラスト …… 90
- T_2 強調像で認められた白質の多発性高信号病変 …… 92

2.5 脱髄性疾患
- 白質に多発する T_2 強調像で高信号の小病変 …… 94
- 白質に多発する T_2 強調像で高信号の比較的広範な病変 …… 96
- 橋底部および大脳の対称性病変 …… 98
- 対称性の脳梁病変 …… 100
- 広範な左右対称性の白質の信号異常 …… 102

2.6 炎　　　症
- 左大脳半球内の ring enhancement を示す腫瘤性病変 …… 104
- 脳内に多発する腫瘤性病変 …… 106
- 両側側頭葉に T_1, T_2 延長をきたした病変 …… 108

2.7 脳 MR アンジオグラフィー
- 静脈洞との重なりによって判別が難しくなる腫瘍濃染像 …… 110
- MRA で認められた腫瘍内血流速度の違い …… 112
- MRA でさまざまな信号速度を示す血管構造 …… 114

2.8 脳　M R S
- ^{31}P-CSI 法で PDE 低下を示す病変 …… 116
- ^{31}P-CSI 法でトータル ^{31}P の低下を示す病変 …… 118

3. 脊髄・脊椎 MRI 読影 …… 121

3.1 脊　　　髄
- 脊柱管内の腫瘤性病変 …… 122
- 右上縦隔の腫瘤性病変 …… 124
- 脊髄全体におよぶ低信号域と内部の増強効果 …… 126
- 腰部脊柱管内に認められた円形の腫瘤性病変 …… 128
- 腰部脊柱管内の腫瘤性病変 …… 130
- 腰部脊柱管内背側に存在する不整な高信号域 …… 132
- 脊髄内に認められる不整な高信号域 …… 134
- 腰部脊柱管内に認められる蛇行した線状の低信号域 …… 136
- 硬膜内の不整な異常信号域 …… 138
- 脊髄の腫大と T_2 強調像における高信号 …… 140
- 脊髄の腫大と異常高信号 …… 142

3.2 脊椎・椎間板
- T_1, T_2 強調像で低信号の，頸部脊髄を圧迫する病変 …… 144
- 椎間板から膨隆し，硬膜管を圧迫する腫瘤性病変 …… 146
- 椎体を破壊し，不規則な信号強度を示す腫瘤性病変 …… 148
- 不規則な信号強度を示し，脊髄を圧迫する硬膜外病変 …… 150
- T_1, T_2 強調像で高信号を示す腰部脊柱管後方の腫瘤性病変 …… 152

4. 頭頸部 MRI 読影 …… 155

4.1 眼　　　窩
- 球後の円形の腫瘤性病変（1） …… 156
- 球後の円形の腫瘤性病変（2） …… 158
- 涙腺窩の楕円形の腫瘤性病変 …… 160
- 視力障害側の視神経の腫大（小児） …… 162
- 視力障害側の視神経の腫大（成人） …… 164

4.2 鼻・副鼻腔・咽頭
- 鼻咽頭を占拠する巨大な腫瘤性病変 …… 166
- 上咽頭・頭蓋底の浸潤性病変 …… 168
- 多彩な信号強度を示す上顎洞病変 …… 170
- 骨破壊を示す上顎洞病変 …… 172

T_1 強調像で高信号を示す鼻腔内腫瘤性病変 ······ 174

4.3 内　耳
低信号を示す中耳腫瘤性病変 ······ 176
鼓室内に低信号を示す軟部腫瘤性病変 ······ 178
T_1，T_2 強調像で高信号を示す中耳限局性病変 ······ 180
造影効果を示す内耳道から小脳橋角部限局性病変 ······ 182
造影効果を示す内耳道内限局性病変 ······ 184
造影効果を示す小脳橋角部限局性病変 ······ 186
造影効果を示す側頭骨内神経病変 ······ 188
正常構造が把握できない内耳病変 ······ 190
蝸牛の信号が得られない内耳限局性病変 ······ 192

5. 胸部 MRI 読影 ······ 195

5.1 肺・縦隔
STIR 像で著しい高信号を示す肺結節性病変 ······ 196
肺結節性病変と T_1 強調像で中信号の縦隔内小結節性病変 ······ 198
STIR 像で著しい高信号を示す肺・胸膜病変 ······ 200
STIR 像により信号強度に差異が認められた肺病変 ······ 202
STIR 像で著しい高信号を示す孤立性結節性病変 ······ 204
大動静脈に接し，T_1 強調像で中等度の信号強度を示す腫瘤性病変 ······ 206
高信号を示す気管分岐部の腫瘤性病変 ······ 208
T_1 強調像で低信号，T_2 強調像で高信号の心膜腫瘤性病変 ······ 210
T_1 強調像で等信号，一部高信号を示す前縦隔腫瘤性病変 ······ 212
大動脈弓に接し，不規則な信号強度を示す腫瘤性病変 ······ 214

5.2 循環器
T_1 強調像で低信号を示す大動脈起始部に接する腫瘤性病変 ······ 216
T_1 強調像で不均一な高信号を示す右房内腫瘤性病変 ······ 218
シネ MRI において認められた大動脈血流の signal loss ······ 220
心筋の収縮異常と Gd-DTPA での灌流異常 ······ 222
右室の肥厚と肺動脈の拡張（幼児） ······ 224
SE 法で認められる複雑な心臓構造（小児） ······ 226
縦隔内の多数の異常血管像（幼児） ······ 228
T_1 強調像で低信号，一部無信号の胸部腫瘤性病変 ······ 230
大動脈腔内に認められる腫瘤性病変 ······ 232
肺動脈の著明な拡張像 ······ 234

5.3 MR アンジオグラフィー
大動脈弓部の巨大腫瘤性病変 ······ 236
心房中核の欠損所見のない右心系の拡大（女児） ······ 238
MRA で認められた鎖骨下動脈の閉塞と狭窄 ······ 240

5.4 シネ MRI
シネ MRI で左心心尖部に低信号を示す病変 ······ 242
シネ MRI で左心全体の収縮低下を示す病変 ······ 244

5.5 心筋 MRS
^{31}P-MRS で PCr ピークの低下を示した心筋 ······ 246
^{31}P-MRS で著しい PCr/β-ATP 比低下を示した心筋 ······ 248

5.6 乳　腺
複数の腫瘤性病変が認められた乳房疾患 ······ 250
造影効果の弱い部分が目立つ腫瘤性病変 ······ 252
術後・放射線治療後の断端部の腫瘤性病変 ······ 254

6. 腹部 MRI 読影 ······ 257

6.1 肝臓・胆嚢
T_1 強調像で等〜高信号のモザイク状を示す腫瘤性病変 ······ 258
segmental intensity difference の所見を示す腫瘤性病変 ······ 260

T_1 強調像で低信号，T_2 強調像で高信号を示す腫瘤性病変 ……… 262
同心円状の二重信号を示す腫瘤性病変 ……… 264
T_2 強調像で同心円状の二重信号を示す腫瘤性病変 ……… 266
peripheral contrast enhancement を示す腫瘤性病変 ……… 268
T_1 強調像で中央部低信号を示す等信号の腫瘤性病変 ……… 270
肝全体が T_1，T_2 強調像で著しく低信号の病変 ……… 272
T_1，T_2 強調像で著しい低信号を示す胆囊壁肥厚 ……… 274

6.2 脾臓

T_1 強調像で均一の低信号，T_2 強調像で高信号の腫瘤性病変 ……… 276
T_1 強調像で低信号，T_2 強調像で高信号の腫瘤性病変 ……… 278
不規則な信号強度を示す腫瘤性病変 ……… 280

6.3 腎・副腎・後腹膜

T_1 強調像で高信号を示す右副腎部の腫瘤性病変 ……… 282
多彩な信号強度を示す両腎の多発性腫瘤性病変 ……… 284
T_2 強調像で高信号を示す左副腎の腫瘤性病変 ……… 286
T_1 強調像で高信号部を含む左腎の腫瘤性病変 ……… 288
造影で描出が明らかとなった両側腎の腫瘤性病変 ……… 290

6.4 膵臓

造影で境界が明瞭となった膵尾部腫瘤性病変 ……… 292
異なった信号強度を示す膵頭部腫瘤性病変 ……… 294
異なった信号強度を示す膵頸〜体部腫瘤性病変 ……… 296
内部の信号強度に差がない膵頭〜体部腫瘤性病変 ……… 298
内部の信号強度に差がない膵頭部腫瘤性病変 ……… 300

6.5 消化管その他

胃から肝左葉に連続する均一な信号強度を示す腫瘤性病変 ……… 302
内部に空洞を示す骨盤底部の腫瘤性病変 ……… 304
腎に多発結節を伴う直腸壁全周性の腫瘤性病変 ……… 306

6.6 MR アンジオグラフィー

腎動脈の MR アンジオグラフィー ……… 308
下行大動脈の MR アンジオグラフィー ……… 310
下大静脈の MR アンジオグラフィー ……… 312

7. 骨盤部 MRI 読影 ……… 315

7.1 前立腺

T_1 強調像で低信号，T_2 強調像で高信号の前立腺腫瘤性病変 ……… 316
T_2 強調像で高信号の境界明瞭な前立腺腫瘤性病変 ……… 318
内部信号の不均一な前立腺腫瘤性病変 ……… 320
不規則な内部信号を示す前立腺腫瘤性病変 ……… 322
仙骨前から前立腺部尿道に浸潤する腫瘤性病変 ……… 324

7.2 膀胱

endorectal coil 像で深達度が明らかとなった腫瘤性病変 ……… 326
T_2 強調像で高信号の膀胱腫瘤性病変 ……… 328
T_1 強調像で著明な肥厚を示す膀胱壁病変 ……… 330

7.3 子宮・腟

左腎無形成を伴う子宮，腟の形態異常 ……… 332
T_2 強調像で低信号の子宮体部腫瘤性病変 ……… 334
T_2 強調像で，ひび割れ様パターンを示す腫瘤性病変 ……… 336
不均一な高信号を含む低信号の巨大腫瘤性病変 ……… 338
T_2 強調像で高信号の子宮頸部腫瘤性病変（1） ……… 340
T_2 強調像で高信号の子宮頸部腫瘤性病変（2） ……… 342
異なる信号領域が混在し，造影効果を認めた腫瘤性病変 ……… 344
子宮腔内を占拠し，T_2 強調像で中等度信号の腫瘤性病変 ……… 346
T_2 強調像による内膜の拡張と低信号の結節性病変 ……… 348
T_1 強調像で高信号の腫瘤性病変 ……… 350

7.4 卵　　巣
　異なる信号強度の壁在結節をもつ低信号腫瘤性病変 ……………………………… 352
　T_2 強調像で高信号部分の多い腫瘤性病変 …………………………………………… 354
　T_2 強調像で著明な低信号の両側付属器腫瘤性病変 ………………………………… 356
　内腔に突出する構造を示す高信号腫瘤性病変 ………………………………………… 358
　分葉状の異なる成分をもつ骨盤内腫瘤性病変 ………………………………………… 360

8. 骨・軟骨・軟部 MRI 読影 ……………………………………………………………… 363

8.1 骨・軟骨
　大腿骨遠位端に認められた偏心性膨張性病変 ………………………………………… 364
　T_2^* 強調像で周囲に高信号を示す結節性骨硬化性病変 …………………………… 366
　長期造影効果を示すびまん性高形成性骨髄 …………………………………………… 368

8.2 関　　節
　膝蓋関節軟骨の肥厚，内部信号の不均一を示す病変 ………………………………… 370
　大腿骨内顆の上部にみられた低信号域 ………………………………………………… 372

8.3 軟　　部
　T_2 強調像で著明な低信号部分を含んだ骨盤部腫瘤性病変 ………………………… 374
　T_1，T_2 強調像ともに中央部低信号を示す軟部腫瘤性病変 ……………………… 376
　T_2 強調像で結節状やひび割れ状の高信号部分を含んだ腫瘤性病変 ……………… 378
　T_2 強調像で低信号を示す多結節状の軟部腫瘤性病変 ……………………………… 380
　T_1 強調像で著明な高信号を示し，分葉状の不整形腫瘤性病変 …………………… 382
　T_1 強調像で高信号の隔壁様構造を示す軟部腫瘤性病変 …………………………… 384
　中央部軽度高信号部が強く造影された軟部腫瘤性病変 ……………………………… 386
　内部が不均一に造影された筋肉内腫瘤性病変 ………………………………………… 388
　flow void を認め，造影効果もみられた腫瘤性病変 ………………………………… 390
　異なる信号部分から構成される後腹膜腫瘤性病変 …………………………………… 392

8.4 表在性腫瘍 MRS
　巨大な大腿部腫瘍，測定条件による MRS の違い ……………………………………… 394
　治療により MRS に変化が認められたリンパ節転移 …………………………………… 396
　化学療法直後から MRS に変化のみられた腫瘤性病変 ………………………………… 398

9. 小児 MRI 読影 ……………………………………………………………………………… 401

9.1 小　　児
　T_1 強調像で高信号を示す腹部腫瘤性病変（1）……………………………………… 402
　T_1 強調像で高信号を示す腹部腫瘤性病変（2）……………………………………… 404
　分葉化した肝腫瘤性病変 ………………………………………………………………… 406
　高信号部を含む低信号肝腫瘤性病変 …………………………………………………… 408
　T_2 強調像で高信号を示す新生児肝内多発性病変 …………………………………… 410
　下大静脈を偏位させ，内部に隔壁をもつ腫瘤性病変 ………………………………… 412
　T_1 強調像で低信号，T_2 強調像で高信号の造影効果を示す腫瘤性病変 ……… 414
　腸骨破壊を伴う骨盤腫瘤性病変 ………………………………………………………… 416

9.2 胎児・新生児
　胎児の後頭部巨大腫瘤性病変 …………………………………………………………… 418
　T_2 強調像で高信号の胎児の腹部腫瘤性病変 ………………………………………… 420
　新生児の脳室異常と左右融合した前頭葉 ……………………………………………… 422
　乳児の厚い皮質および白質・脳溝の低形成 …………………………………………… 424

　疾　患　目　次 …………………………………………………………………………… 427
　索　　　　　引 …………………………………………………………………………… 433

1. MRI 読影のポイント

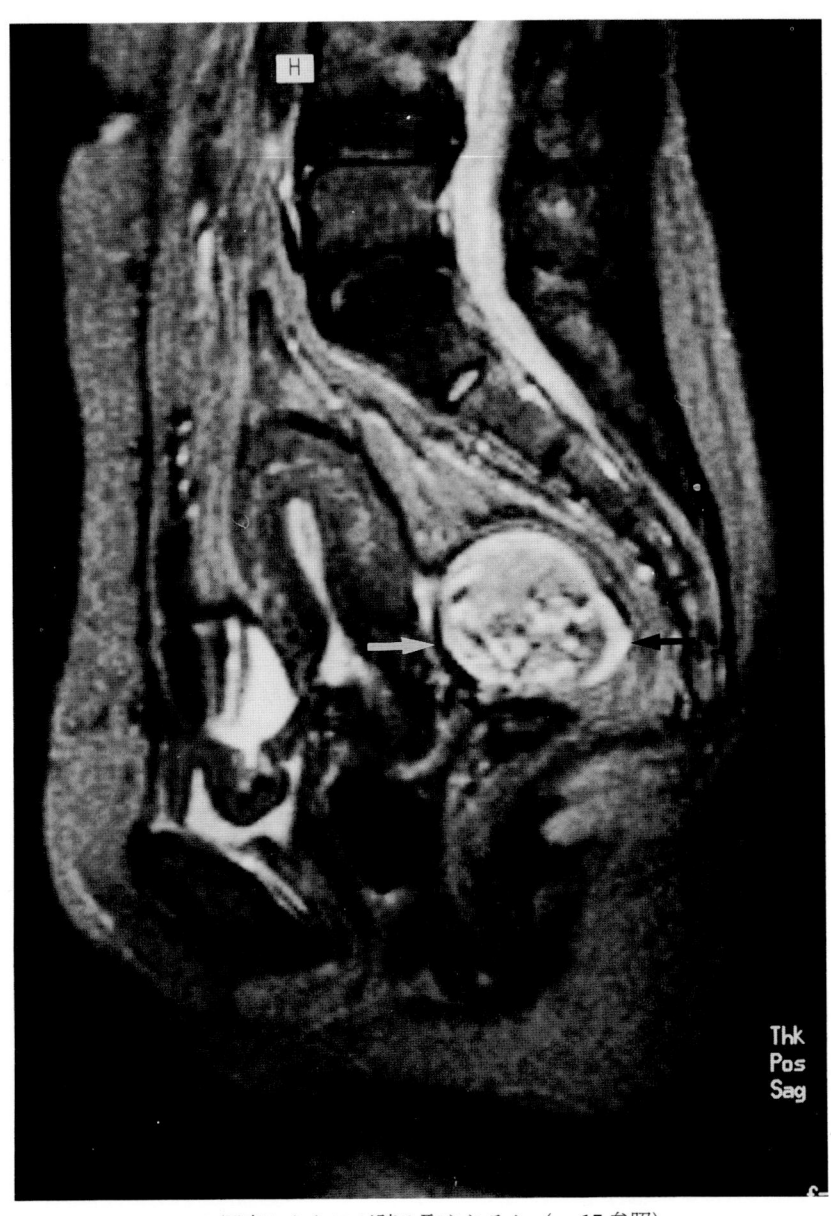

この写真からなにが読み取られるか（p. 17 参照）

基本的事項

画像コントラスト

MRIでは生体内に存在するプロトンを磁気共鳴現象により画像化する．MRIの画像コントラストは情報キャリアである組織固有の緩和時間やプロトン密度などによって決定され，MRI像を非常に複雑なものとしている．緩和時間 T_1, T_2, プロトン密度を画像上の信号強度に反映させるためには，それぞれの情報キャリアを強調するような，パルス系列の設定をしなければならない．画像コントラストを生じさせるメカニズムが他の画像診断法とは大きく異なっていることをMRI読影のポイントの第一として知っている必要がある．複雑に関連するこれら多数のパラメーターの関係を整理し，個々のパラメーターの変化がどのように画像を変化させるかを理解し，MRIの正しい読影に供したい．

a. 内因性パラメーター

われわれが外部から変化させることのできない，生体組織に内在するパラメーターを内因性パラメーターとよぶ．T_1, T_2, プロトン密度，T_2^*, 流れの性状，対象の存在場所，周囲組織の性状，対象の大きさなどが含まれる．これらの緩和パラメーターは固有の組織性状を表すことになる．たとえば，水分量の高いものでは隣接正常組織と比較して T_1, T_2 ともに長い．脂肪の T_1 は短い．出血，壊死や石灰化もそれぞれが内因性パラメーターに影響を与える．これらの緩和過程は特別な核間相互作用で起こり，主に分子運動と局所磁場，電場変動の合力により変化する．

b. 外因性パラメーター

外部からMR装置操作者が変化させることのできるパラメーターである．TR：くり返し時間，TE：エコー時間，TI：反転時間，フリップ角，パルス系列，加算回数，マトリックスサイズ，使用受信コイルなどが含まれる．

c. どちらにも含まれるパラメーター

Gd-DTPAに代表される造影剤があげられる．造影剤は使用選択が検者にまかされるので，この点では外因性のパラメーターであり，組織緩和時間に影響を与えるため，内因性の要素も有することになり，双方の要素をもつパラメーターと考える．

T_1：縦緩和時間

図1は90°RF (radiofrequency) パルスによる励起後の静磁場方向（縦方向，z軸方向）へのスピン回復過程を示したものである．縦軸は縦方向のスピン回復の大きさ，横軸はRFパルス後の時間を示す．最大回復時のスピンの大きさをMとすると，RFパルスによる励起t時間後のスピンは $M(1-e^{-t/T_1})$ で表される．$t=T_1$ のときスピンは最大回復時に対し，$1-e^{-1}=0.63$ の回復を示す．これはいいかえれば，スピンが縦方向に63％回復するまでに要する時間が T_1 時間ということである．

T_1 とはRFパルスにより励起されたスピンのエネルギーがその周囲環境（格子）に伝播する（緩和）さいに決定する組織緩和時間で，スピン格子緩和時間ともよばれる．

これは，DamadianがMRSの解析で癌の T_1 が延長することを発表して以来，MRの悪性腫瘍性状解析の可能性探索の中心となったパラメーターである．代表的なMRIのパルス系列であるスピンエコー法では，T_1 コントラストは $1-e^{-TR/T_1}$ に比例するため，短いTR設定により T_1 コントラストを増加させることができる．静磁場強度が増加するに従い T_1 延長するので，同一の条件設定では高磁場装置では T_1 コントラストが減少する傾向にある．組織の温度上昇によっても T_1 は延長するが，この性質を利用して組織温度計測の試みもされている．T_1 値は著明に延長する液体成分を除いて，生体内組織では一般に数百ミリ秒の値をとる．

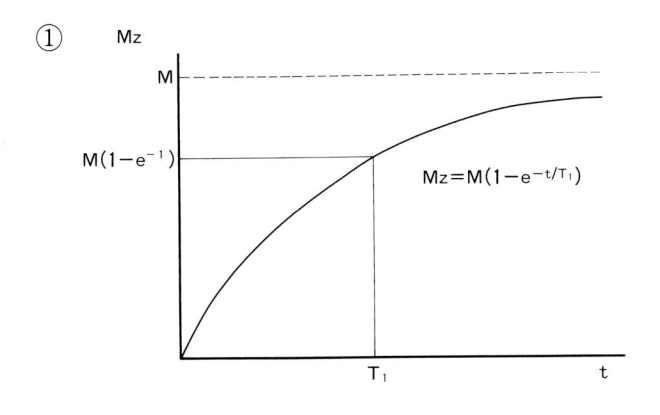

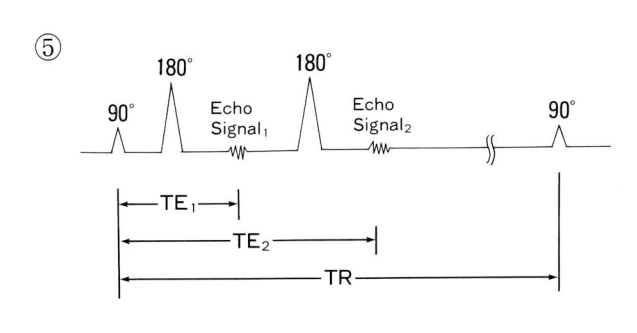

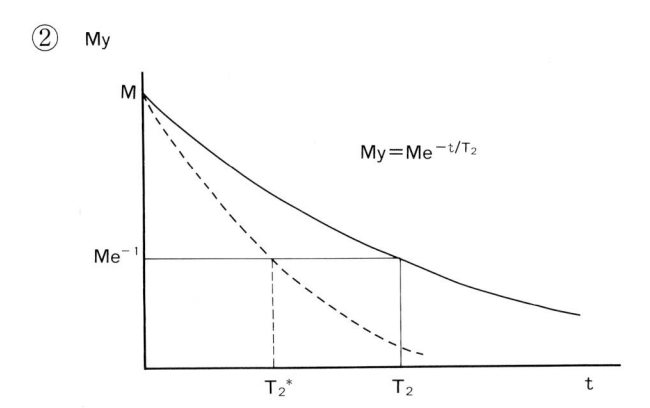

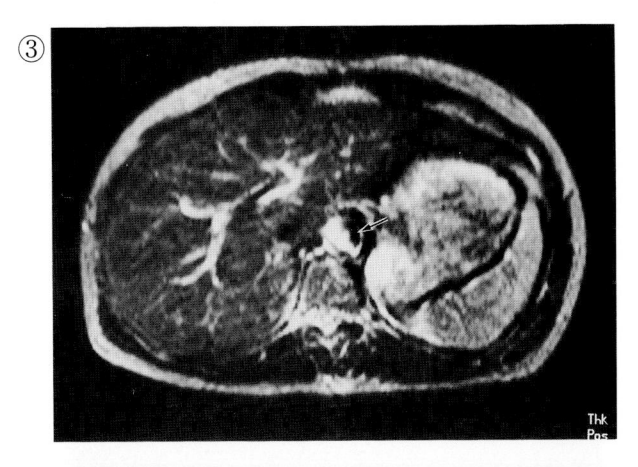

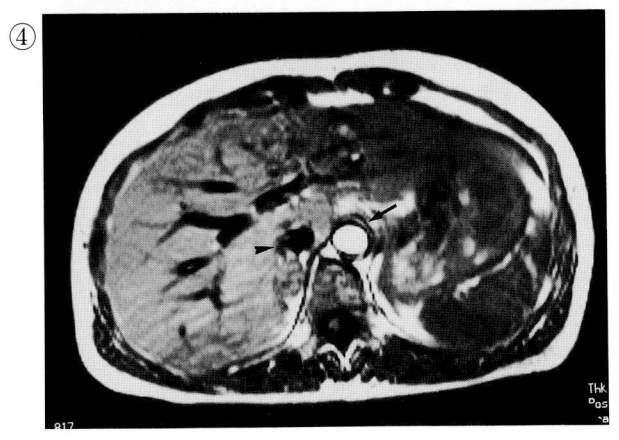

図1 T_1 緩和
図2 $T_2 \cdot T_2^*$ 緩和
図3 上腹部 T_2 強調横断像
図4 上腹部 T_1 強調横断像
図5 SE法の TR, TE

T_2：横緩和時間

図2は集束パルス（通常RFパルス）による横磁化集束後，失われていく横方向（xy平面上）のスピンベクトルの大きさを縦軸に，集束後の時間経過を横軸に示したものである．t時間後のベクトルの大きさは，t＝0のときのベクトルをMとした場合，Me^{-t/T_2}で表される．$t=T_2$のとき，ベクトルの大きさは$Me^{-1}=0.37M$となる．これはいいかえれば，横方向のスピンベクトルが37％まで減少するのに要する時間がT_2時間ということである．

T_2はスピンスピン緩和時間ともよばれる．この緩和時間は，励起スピンと近接するスピンとの間でのエネルギー交換により決定され，核間でスピン集束が失われていく過程である．T_1とは異なり，組織温度，静磁場強度などの周囲環境にはあまり影響を受けず，各組織によりほぼ一定の値を示す．代表的なスピンエコー法によれば，T_2コントラストはe^{-TE/T_2}に比例するので，TEの延長とともにT_2コントラストが増加することになる．生体内組織では著明に延長する液体成分を除き，およそ数十ミリ秒の値を示す．

プロトン密度：

磁気モーメントをもつ核種，すなわち，陽子または中性子数が奇数であるような核種であれば原理的にMRIによる画像化は可能であるが，プロトンは人体内に豊富に存在し，かつ強い信号を得ることができるため，通常画像化の対象核種として選択される．プロトンから得られるMR信号は局所プロトン環境に依存するが，RFパルスにより乱されたプロトン磁化が定常状態にもどる速度に環境が影響を及ぼすことになる．水素原子の分布密度は人体組織間で大きく変わるものではなく，正常と異常組織間でもあまり大きな変化はみられない（最大で20％程度）．

T_2^*：

図2にT_2緩和曲線とともに，破線によりT_2^*緩和曲線を示す．

励起スピンの緩和時に得られるFID信号（free induction decay）減衰曲線より得られる緩和時定数であり，磁場に不均一が存在しない理想的な環境では，T_2値と等しくなる．すなわち，現実には存在する不均一磁場により短縮した見かけ上のT_2と考えることができる．スピンエコー法では180°RFパルスの使用により，現実には存在する不均一磁場が緩和に与える影響を打ち消すことが可能となるため，T_2強調像を得ることができる．高速撮像法として使用されるグラジェントエコー法では，180°RFパルスを使用しないので，不均一磁場が補正されず，T_2^*を強調した画像が得られる．

液流：flow

生体内でみられる"流れ"は，血管内の血流と脳脊髄液の流れに代表される．この流れはMRI上さまざまな信号強度を示し，ときに高信号また低信号を呈するが，これは流速，流れの方向，乱流などの流れの性状，また，使用パルス系列，選択スライス面の方向，位置などにより，複雑に変化する．一般に，飽和励起したスピンが撮像面内に流入した場合，その流れは信号を示さず，乱流などの局所的な不規則に乱された流れも信号をもたない．図3は位相エンコード方向に二次速度成分までの補正を行う集束磁場勾配（rephasing gradient）を用いた腹部T_2強調横断像（SE 2000/90）で，血流信号はその二次成分（加速度成分）まで補正され，高信号を呈するところ，下行大動脈外側部には，矢印で示す，乱流により生じた位相の乱れによる信号低下部位を認める．一方，不飽和スピンがデータ収集時に撮像面内に留まれば血流信号が得られる．図4は上腹部T_1強調横断像（SE 500/15）で，同時に撮像された11枚の画像中最も頭側に位置していた画像である．下行大動脈血流は本画像のスライス面に流入するまで，撮像に要するRFパルス印加は受けていないため，非飽和の血流が撮像面内に流入していることになり，撮像面内でこの血流は高信号を示している（矢印）．一方，下行大静脈の血流信号は，尾側の画像撮像に要したパルスにより飽和されているため信号は消失している（矢頭）．

存在場所，周囲組織性状：

MRIの対象となるプロトンが存在する場所は画像コントラストに大きな影響を与える．プロトンの存在しない空気の大量に存在する肺，腸管では，空気がsusceptibility artifactの原因となる．肺，腸管の内部または近接して存在する対象は，その境界部で信号強度が低下し，実際よりも小さく認められる．また，信号強度低下の影響によりコントラストは低下する．

大きさ：

対象の大きさによっては，外因性パラメーターの一つであるFOV（field of view）を変化させねばならないことがある．小さなFOV設定ではそのほかの条件設定を同一とした場合，S/N比は低下することになり，これが画像コントラストの低下を招くこととなる．

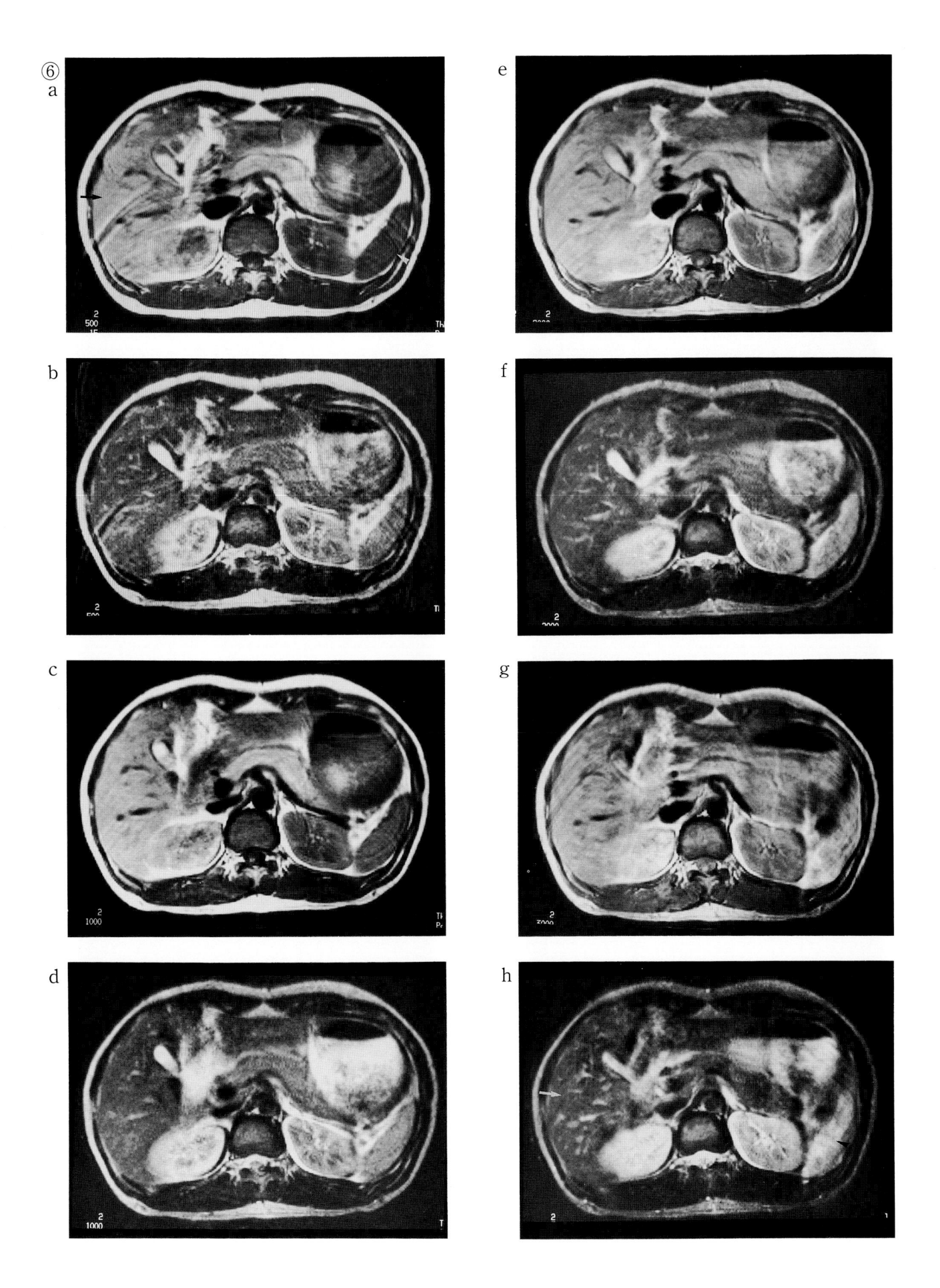

図6　上腹部 SE 画像（TR/TE の変化）
　　a：500/15, b：500/90, c：1000/15, d：1000/90,
　　e：2000/15, f：2000/90, g：3000/15, h：3000/90

TR：くり返し時間

図5はスピン励起後，共鳴信号データ収集までの時間経過をSE法（マルチエコー）を用いて表したものである．

MRI画像はその性質上，画像データとして多数のエコー信号を必要とする．SE法では，必要エコーの数だけデータ収集をくり返さなくてはならない．このさい，くり返されるデータ収集の間隔（励起パルスを印加しエコー信号を得た後，再び励起パルスを印加するまでに要する時間）が図5に示したくり返し時間（time of repetition）となる．画像コントラストと最も密接に関係しているパラメーターである．TRを短く設定することによりT_1コントラストを増加させることが可能であり，T_1強調像を得るための必要条件となる．TRを短く設定することに加えてT_2コントラストを減少させるため，TEを短く設定する必要がある．T_2を強調した画像を得るためには，これとは逆に，TRを長く設定し，T_1コントラストを減少させ，TEを長く設定しT_2コントラストを増加させればよい．TRを長く設定するとT_1コントラストは減少するが，スピンの静磁場方向（縦方向）への緩和は進むため，より強い信号を得ることができ，S/N比の高い画像を得ることができる．T_1強調像ではTRは300〜600 msec，T_2強調像でのTRは1500〜3000 msec程度に設定する．

TE：エコー時間

図5に示す，スピン励起パルス後，エコー信号が得られるまでの時間（time of echo, TE）である．TEを長く設定すると，T_2コントラストを強調することができる．T_2強調像ではTEは60〜90 msec，T_2コントラストを抑えた画像では15〜40 msec程度である．上述のようにTR, TEの設定時間の操作によりT_1コントラスト，T_2コントラストを変化させることが可能となるが，どちらのコントラストも抑える設定条件，すなわち，TRを長く，TEを短く設定するとプロトン密度をコントラストに反映させたプロトン密度像を得ることができる．図6は，TR, TEを長短変化させ撮像した上腹部SE画像である．各画像は以下のTR/TE設定である．図6a：SE 500/15，図6b：SE 500/90，図6c：SE 1000/15，図6d：SE 1000/90，図6e：SE 2000/15，図6f：SE 2000/90，図6g：SE 3000/15，図6h：SE 3000/90．TR, TEを短く設定するとT_1強調像（図6a, SE 500/15）となり，TR, TEともに長く設定することによりT_2強調像（図6h, SE 3000/90）となる．肝臓（矢印），脾臓（矢頭）の信号強度比はこれらの画像では逆転している．長いTR設定と短いTE設定の組み合わせによりプロトン密度を反映した画像（図6g, SE 3000/15）となっており，各臓器間のコントラストが減少している．これは，プロトン密度画像は最大，最小信号強度部位の差が20%程度と小さいためである．

TI：反転時間

図7はIR法のRF励起パルスとエコー信号収集の時間関係を表したものである．

反転回復法（inversion recovery, IR法）では，T_1コントラストを強調することができる．IR法の信号強度は，$(e^{-TE/T_2})(1-2e^{-TI/T_1}+e^{-TR/T_1})$に依存するため，$T_1$コントラストはTRではなく，図7に示したTI（inversion time）に依存することになる．TIを長く設定することによりT_1コントラストを増すことができる．TIの設定によっては，通常T_1強調像では高信号を示す脂肪からの信号を減少させることが可能となり，脂肪抑制像として使用することができる．TI 150 msec秒程度で脂肪抑制像が得られる．通常，T_1強調像のTIは600 msec程度であるのに対し，短いTI設定をしたものをshort TI inversion recovery法（STIR法）とよぶ．図8は卵巣デルモイドシスト症例である．CT（図8a）ではこの腫瘍に特徴的な脂肪（矢印），石灰化（矢頭）の濃度を子宮（*）左後方に認め容易に診断可能である．T_1強調像（図8b, SE 500/15）では，腫瘍内に認められる高信号領域（矢印）は皮下脂肪（矢頭）と同等であるが，腫瘍内出血との鑑別は困難である．STIR法による脂肪抑制像（図8c, IR 2000/150/100）では，T_1強調像上腫瘍内に認められた高信号領域は，脂肪と同様抑制され，低信号領域として認められ（矢印），脂肪を含む腫瘍であることが明らかである．MRIでは，石灰化を取り囲む軟部組織も明瞭である（細矢印）．

フリップ角：flip angle, α

スピンエコー法では，スピン励起用RFパルスは90°RFパルスを用いるが，高速撮像法では90°以下の励起パルスを使用する．この励起時スピンの傾斜角をflip angleとよぶ．gradient echo法（GE法）ではTR, TEとともにフリップ角は画像コントラストを支配する重要なパラメーターの一つとなる．

図9にTR, TE, フリップ角を変化させ撮像した上腹部画像を示す．GE法の一つであるFLASH（fast low angle shot）による画像であり，図9a：TR/TE=70/6, α=90°，図9b：70/6, 40°，図9c：70/6, 20°，図9d：70/15, 20°で撮像してある．図9aが最もT_1コントラ

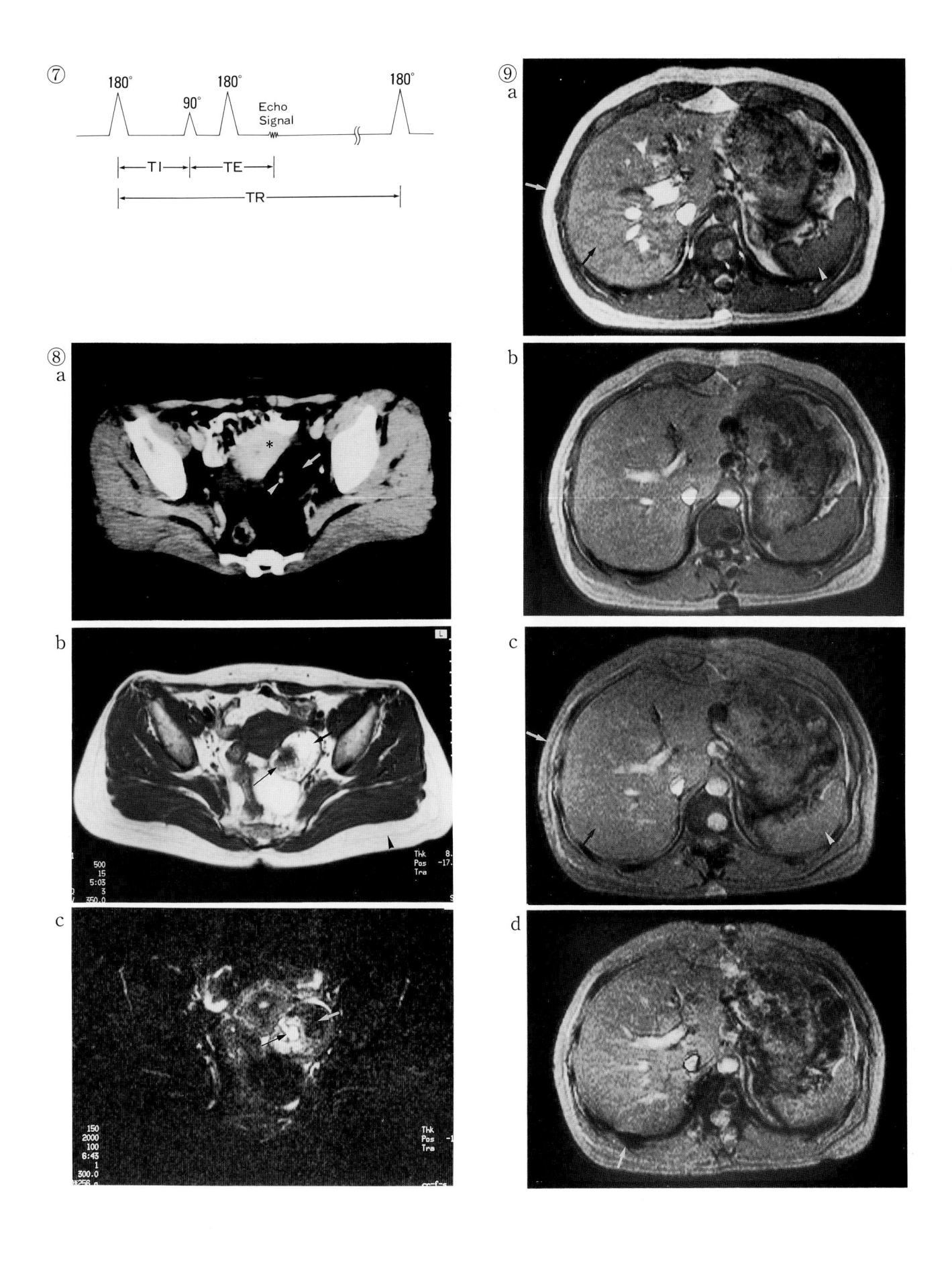

図7　IR法の時間経過
図8　卵巣デルモイドシスト症例
　　　a：CT, b：T₁強調像, c：STIR法

図9　TR/TE, フリップ角による上腹部コントラスト変化①
　　　a：70/6, 90°, b：70/6, 40°, c：70/6, 20°, d：70/15, 20°

ストが高く，肝（矢印）の信号強度は脾（矢頭）に比べ高く，脂肪（白矢印）は最も高い信号強度を示している．フリップ角の減少に伴い T_1 コントラストは失われ，図9cでは肝（矢印），脾（矢頭），脂肪（白矢印）の信号強度差はわずかなものとなり，プロトン密度を反映した画像に近づいている．さらにこのとき，TEを増加させると（図9d），T_2^* を反映した画像に近づき，また，磁場の不均一性（susceptibility）に敏感となり骨組織（白矢印）やわずかな磁性体の存在で信号低下が認められるようになる．

以上のようにGE法は，フリップ角の増加とともに T_1 コントラストが強調され，フリップ角低下とともにプロトン密度に依存したコントラストをとり，さらにこのとき，TEを増加させると T_2^* が強調された画像となる．また，GE法では，図10に示すように一定のフリップ角の条件下で，TRの増加とともに T_1 コントラストは強調され，TRの低下に従いプロトン密度を反映した画像となる．図10では，図10a：TR/TE＝130/6, 80°，図10b：42/6, 80°，図10c：42/6, 20° を用いている．TRの長い図10aで T_1 コントラストが強調され，雑音信号強度比（S/N比）も高い．TRの短縮により T_1 コントラストも減少し（図10b），さらにフリップ角を低下させるとプロトン密度を強調した画像（図10c）に近づく．

パルス系列：

エコーを得るための一連のパルスの組み合せをパルス系列とよんでいる．各社の特許により命名されているが，それらの撮像パラメーターも基本的パルス系列の組み合わせから分類できる（表1）．

表1 Fast scan sequences

Method	Echo type	# RF pulses	Spoiling	Selective	Contrast
FLASH	gradient	1	gradient	yes	usually T_1
GRASS	gradient	1	low gradient	yes	PD to T_2^*
FISP	gradient	1	low gradient	yes	PD to T_2^*
Spoiled GRASS	gradient	1	RF	yes	usually T_1
FASTER	gradient (composite RF)	2	low gradient	no	combined T_1 & T_2
FATS	gradient (adiabatic RF)	2	low gradient	no	PD, fat or water suppr.
MT-FATS	gradient (prepulse)	3	low gradient	no	magnetization transfer
RODEO	gradient	2	low gradient	no	T_1, fat or water suppr.
SSFP	RF	2	low gradient	yes	bright long T_2
CE-FAST	RF	2	low gradient	yes	bright long T_2
PSIF	RF	2	low gradient	yes	bright long T_2
CE-FASTER	RF (composite RF)	2	low gradient	yes	bright long T_2
STEAM	RF (stimulated echo)	3	gradient	yes	variable-multiple echo
Missing pulse	RF	2	gradient	yes	T_1

(Modified by SMRM Sylabus 1991, SE Harms MD, et al)

a) スピンエコー法，SE法（spin echo）

図11に示すように，エコー信号を得るために，一組の90°RFパルスと180°RFパルスを用いる最も基本的な撮像法である．180°RFパルスを用いることにより90°パルス後に生じたプロトン共鳴位相のみだれが集束される．このため磁場の不均一による影響が大幅に相殺され，T_2 強調像を得るためには必須のスタンダードな撮像法となっている．T_1 強調像，T_2 強調像の基本はSE法で理解していく．図12は多発する子宮筋腫の症例である．T_1 強調像（図12a, SE 500/15）では，腫大した子宮（白矢印）を認めるが，内膜面，筋層内筋腫は明らかではない．T_2 強調像（図12b, SE 2000/60）では内腔は高信号強度領域（矢印）として明瞭となり，腫大した筋層内に散在した低信号強度を示す平滑筋肉腫（矢頭）が認められる．

b) グラジエントエコー法，GE法（gradient echo）

図13はGE法のパルス系列を示すものである．

MRI画像上で横軸方向（x軸方向，周波数エンコード方向）の位置情報を得るために用いる傾斜磁場（読みとり磁場勾配）を反転させる（図13＊印）ことによりエコー信号を得る方法である．この反転させた一対の傾斜磁場を双極磁場勾配（bipolar gradient）とよぶ．双極磁場勾配を用いることにより180°RFパルスを使用することなく位相集束が得られ（図14＊印），エコー信号を得る方法である．180°パルスを必要としないことから，短いTR設定が可能となり，高速撮像の基本的な方法となっている．スピン励起RFパルスには前述したように90°以下のフリップ角をもつパルスが選択される．

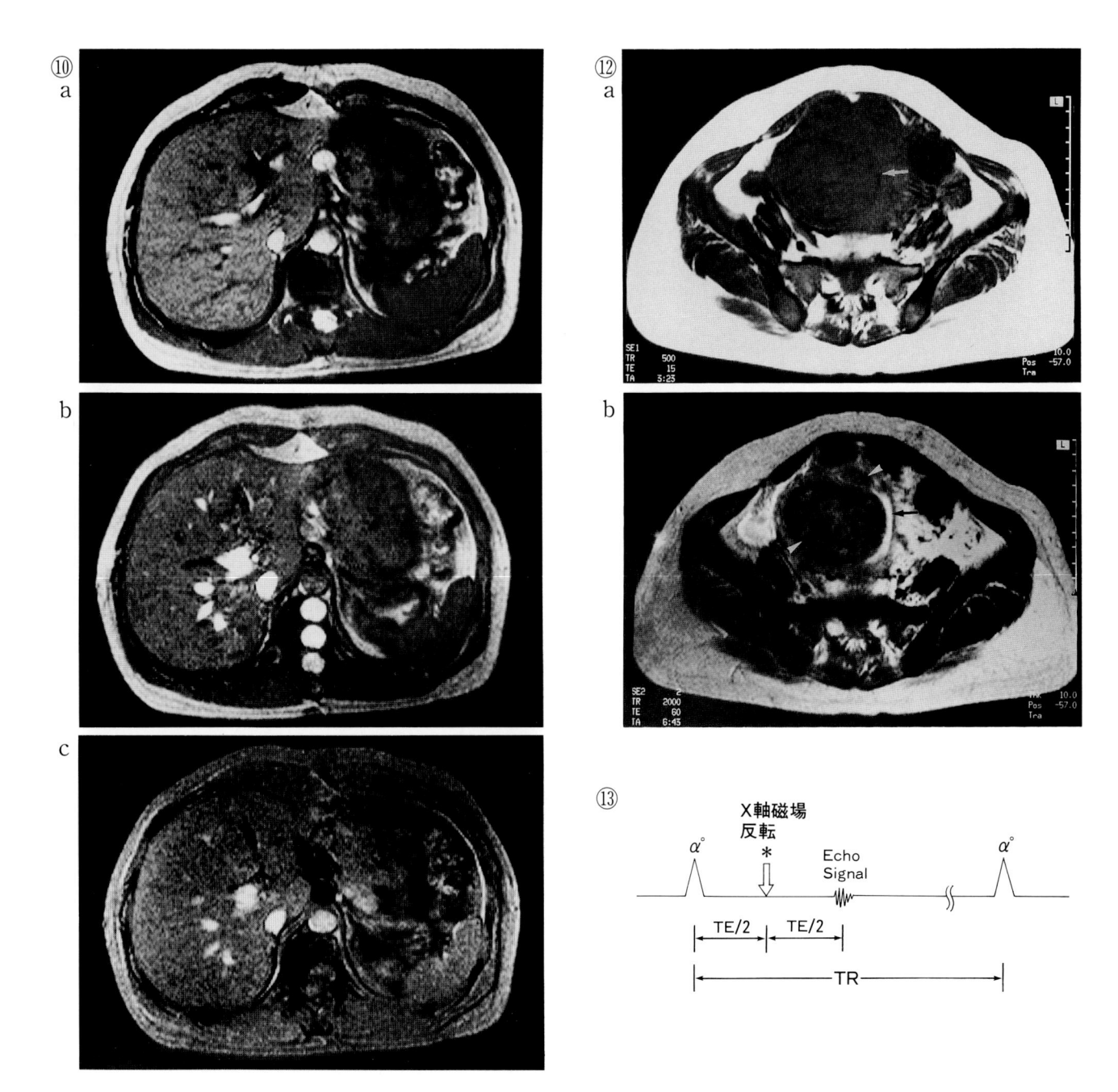

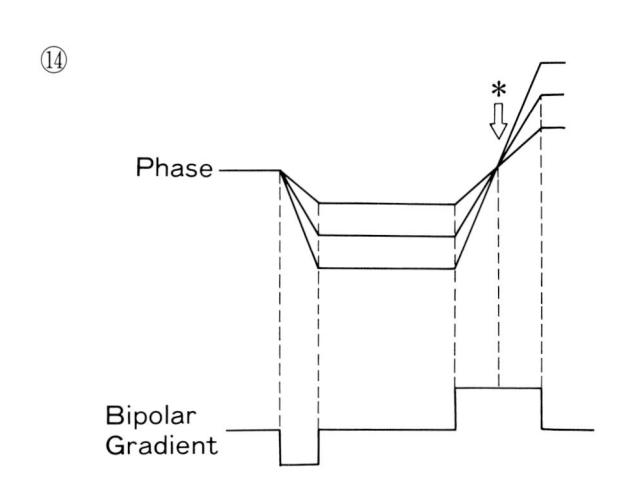

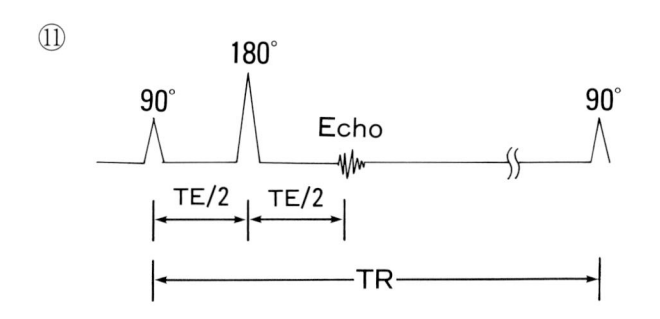

図10 TR/TE, フリップ角による上腹部コントラスト変化②
　　a：130/6, 80°, b：42/6, 80°, c：42/6, 20°
図11 SE法
図12 子宮筋腫例
　　a：T_1強調像, b：T_2強調像
図13 GE法
図14 双極磁場勾配

TR, TE とともにこのフリップ角が画像コントラストを決定する重要なパラメーターとなっている．GE 法では，数秒から数十秒の検査時間で撮像でき，dynamic study にも広く用いられている．図 15 は，肝右葉上区，円蓋部の海綿状血管腫の症例である．T_1 強調像（図 15 a：SE 500/15）では比較的境界明瞭な低信号強度病変（矢印）として認められ，T_2 強調像（図 15 b：SE 2000/60）では著明な高信号領域（白矢印）として低い肝実質の信号と高いコントラストをもち描出されている．GE 法による造影前の息止め画像（図 15 c：FLASH 70/6　80°）では比較的高信号を示す肝と高いコントラストをもつ境界明瞭な低信号領域（矢印）として認められ，Gd-DTPA による造影後の息止め画像（図 15 d：FLASH 70/6, 80°）では，海綿状血管腫に特徴的な辺縁部より内部へ向かう著明な造影効果（矢印）を認める．撮像時点では腫瘍中心部に低信号領域も残存している（矢頭）．撮像時に用いる位相エンコード傾斜磁場により生ずる位相シフトを修正するために，エコー信号収集後位相シフト修正用の傾斜磁場（再集束傾斜磁場，rewinder gradient）を加えると，安定した（steady state 状態での）T_2*強調像が息止め時間内で得られる．この方法による T_2*強調像（図 15 e：PSIF 30/7, 50°）では腫瘍内血液うっ滞を示す，著明な高信号領域として（白矢印）腫瘍が描出される．超高速撮像では（図 15 f：turbo FLASH 6.5/3, 8°）息止めを要せず，腫瘍（矢印）は高信号を示す肝と高いコントラストをもち，低信号強度領域として描出される．

c) 反転回復法，IR 法（inversion recovery）

図 16 は反転 RF パルス後，縦方向（z 軸方向）へのスピン回復経過を示したものである．SE 法でのデータ収集前に，さらに 180°パルスを加えることにより定常状態の縦磁化を反転させるため，縦緩和成分を強調することができる撮像法である．図 16 に示すように $0.69\,T_1$ 時にスピンのベクトルはゼロとなるため，TI の条件設定によっては任意の T_1 値の信号強度をゼロとすることが可能となる．通常の T_1 強調像を得るためには TI を 400～600 msec 程度に設定する．

d) STIR 法（short inversion time inversion recovery）

IR 法で TI 設定を短く設定し 150 msec 程度とすると通常は高い信号強度を有する脂肪からの信号を低下させることが可能となるため脂肪抑制法の一つとして利用される．

e) 超高速撮像法（ultrafast scan）

超高速撮像法とは，秒以下の検査時間で撮像できるものをよぶ．

撮像時に集められた多くのエコー信号は，通常では画像再構成時にはその画素数の整数倍が必要となり，周波数データであるエコー信号を逆フーリエ変換して信号強度情報に変換することにより画像を再構成している．図 17 に示すように画像当り集められた周波数データを周波数空間座標（k-space）に展開すると，各データはそれぞれ，これを逆フーリエ変換して得られた画像上の一画素に対応することになる．ここで，縦方向（y 軸方向）は位相エンコード方向であり，横方向（x 軸方向）は周波数エンコード方向を示している．周波数座標空間上では，縦方向のデータ間には TR の加算回数倍の時間が必要となり，横方向のデータ収集には周波数エンコード分の周波数エンコード方向のデータサンプリング時間が必要ということになる．

MRI では磁気共鳴現象を利用して得られるエコー信号に，画像再構成時に必要となる二次元の位置情報を付加するため，データ収集時，二次元画像平面 xy 方向それぞれに傾斜磁場とよばれている磁場勾配を印加している．傾斜磁場が加わると対象プロトンが存在する位置の違いにより磁場に強度差が生じることになり，磁場強度差はプロトンの共鳴周波数や位相の差を生じさせ，これが位置情報として得られることになる．共鳴周波数差を利用して位置情報を得ている方向を周波数エンコード方向（通常 x 軸方向），位相差を位置情報として利用している方向を位相エンコード方向（通常 y 軸方向）とよぶ．周波数座標空間上では，集められたエコー信号は通常，規則的に配列した点状のデータポイントとして認められることになるが，このポイントを効率よく減少させることはデータ収集時間すなわち検査時間の短縮につながるため，さまざまな方法が試みられ臨床応用されている．周波数エンコード方向では msec 以下（nsec 単位）で各データステップごとのデータ収集が可能であるのに対し，位相エンコード方向では各ステップに少なくとも TR 時間は必要であり，数百倍以上と極端に長時間を要する．このため，検査時間の短縮には位相エンコードステップ数を減少させることが必要であり，また効率的である．

位相エンコード数を減少させることは，すなわち位相エンコード方向（y 軸方向）の画素数を減少させることになる．つまり，検査時間の短縮は画像空間分解能の低下にもなる．高速撮像法では，TR を短くすることと，位相エンコード方向のマトリックス数を減少させるという 2 点が基本的な手段であった．秒以下での撮像を可能とした超高速撮像法はこれらの手法のみでは実現不可能である．新たに周波数空間分割（k-space segmentation）の概念を導入し，劇的に

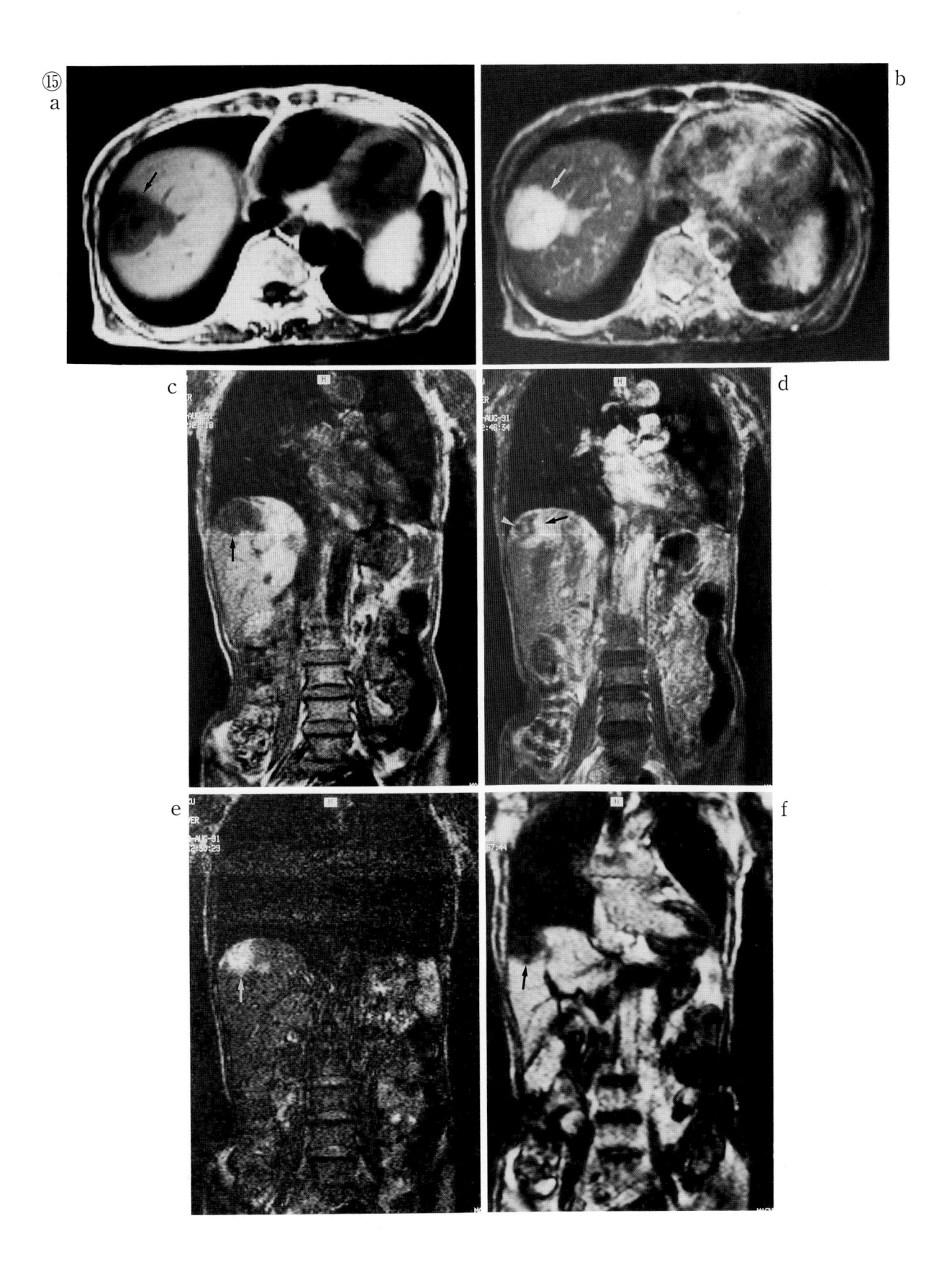

図15 肝右葉上区，円蓋部の海綿状血管腫
　　a：T_1強調像，b：T_2強調像，c：造影前の息止め画像，
　　d：Gd-DTPAによる造影後の息止め画像，
　　e：T_2^*強調像，f：超高速撮像

撮像時間を短縮した．

図18のように，すべてのk-spaceを1回のTRの内に走査してしまうという概念の極形として，エコープラナー法（EPI, echo planar imaging）やsingle shot turbo FLASH法があり（図18a），k-spaceを数回から十数回のTRの内に走査するものにsegmented turbo FLASH法やRARE法がある（図18b）．

加算回数

加算を増すほど画像の信号雑音比は高まる．しかし，検査時間を倍にするとS/N比は$\sqrt{2}$倍となる．加算回数は1回が最小となるため，撮像時間の短縮を目的とする場合，TRの短縮や位相エンコード数を減少させる場合に比較し，利点は少ない．

マトリックスサイズ

位相エンコード数が同方向すなわちy軸方向のマトリックスサイズであり，同様に周波数エンコード数がx軸方向のマトリックスサイズを表している．よって，検査時間短縮の目的で，y軸方向（位相エンコード方向）のエンコード数を半減すると，検査時間を半減することが可能となるが，y軸方向の空間分解能も半減することになる．

使用コイル

微弱なエコー信号を効率よく検出するためには，できるだけ対象臓器に近づけた受信コイルの設定が重要である．対象に適応させた数種類の受信コイルが用いられるのが一般的である．適切なコイル選択により，高い画像コントラストが得られる．

造 影 剤

現在日本で臨床使用可能な造影剤としては，静注投与によるGd-DTPA製剤が存在するのみである．開発中の造影剤も多く，今後，数種の薬剤が使用可能となるものと考えられる．Gdの存在は周囲のプロトン緩和時間に影響を与え，縦緩和時間を短縮する．したがって，T_1強調像上造影部位は信号強度増加部位としてとらえられる．図19は子宮体癌症例である．造影前T_1強調像（図19a，SE 500/15）では出血性変化を伴い軽度高信号領域として認められる拡大した子宮内腔（白矢印）は，内膜腫瘍面と境界不明瞭である．T_2強調像（図19b，SE 2200/90）でも内容が高輝度を示す消化管の動きによるアーチファクトとも重なり，高信号の子宮内腔（白矢印）は境界不明瞭である．Gd-DTPA静注造影後T_1強調像（図19c，SE 500/15）では著明な造影効果により高信号を示す子宮筋層，腫瘍内膜面と内腔との境界は明瞭となり（矢印），腫瘍の存在部位も明らかである（矢頭）．

常磁性体である鉄が緩和時間を短縮させることを利用し，一般薬として使用されている鉄製剤も経口造影剤として使用できる．緑茶をはじめ一般食品中にも消化管造影剤として使用可能なものがある．

以上，画像コントラストを知ることが，すなわち，MRI読影の基本となることを示した．水，脂肪，炎症，腫瘍および出血などの基本的な信号変化を症例で理解されたい．

表2にT_1・T_2強調像上で特徴的な信号変化を示す水，脂肪，炎症，腫瘍および出血の信号強度について簡略化しまとめた．出血については出血の部位や時期により信号強度変化が異なる．ここには最も基本的な信号変化をまとめた．

表2

		T_1強調像	T_2強調像
水		低信号	高信号
脂肪		高信号	中等度信号
炎症		低信号化	高信号化
腫瘍		低信号化	高信号化
出血	早期	低信号	高信号
		高信号	高信号
	晩期	低信号	（低信号）
			高信号

図20は左副腎褐色細胞腫例である．T_1強調像（図20a，SE 500/15）では下大動脈左外側に，内部に高信号強度を示す液面形成領域（矢頭）を伴う腫瘍を認める（矢印）．T_2強調像（図20b，SE 2000/90）ではT_1強調像で認められた液面形成領域（矢頭）の右側に，さらにもう一つ高信号領域（*）を認める．腫瘍（矢印）は腎とほぼ同様の信号強度を示し，T_1強調像で比較的低信号，T_2強調像で比較的高信号を示すという腫瘍に典型的な信号パターンである．液面形成

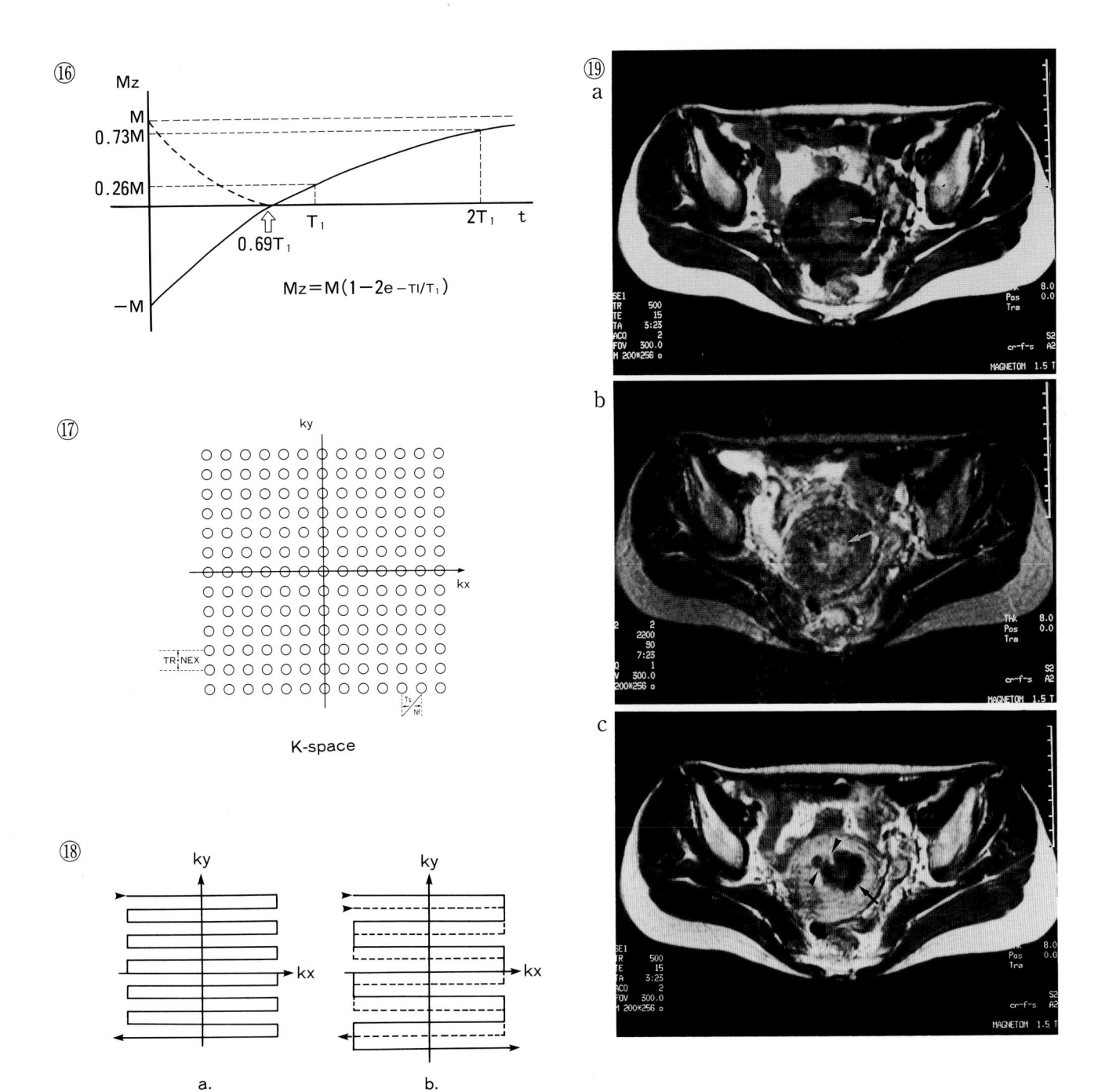

図16 IR法
図17 周波数空間座標
図18 周波数空間分割
　　a：EPI法，b：segmented turbo FLASH法

図19 子宮体癌例
　　a：造影前 T_1 強調像，b：T_2 強調像，
　　c：Gd-DTPA 造影後 T_1 強調像

領域（矢頭）は比較的新しい腫瘍内出血部位であり，血清と血餅が液面形成している．上澄み液である血清は T_1 強調像，T_2 強調像でともに著明な高信号強度を示し，下方に沈殿した血餅は T_1 強調像で高信号，T_2 強調像で低信号を示すという出血病変に典型的な信号パターンを示している．$T_1 \cdot T_2$ 強調像を比較検討し，はじめて病変性状の診断が可能となる．一方，T_2 強調像で認められた腫瘍内出血病変の右側の高信号領域は T_1 強調像では腫瘍とほぼ同等の低信号強度を示す奨液性成分を有する囊胞性病変であり，古い出血病巣である．

　図21は非典型的な信号強度を示した，クモ膜囊胞症例である．T_1 強調像（図21a，SE 500/15）では左側脳室から頭頂皮質領域まで連続する均一で著明な高信号を示す分葉状腫瘍（矢頭）を認める．プロトン密度像（図21b，SE 2500/15）（矢頭），T_2 強調像（図21c，SE 2500/90）でも，T_1 強調像と同様に腫瘍は均一に著明な高信号を示している（矢頭）．脳実質には浮腫はみられず，脳実質外の腫瘍が疑われた．信号強度パターンは出血性変化を伴う囊胞性病変を示唆したが，出血は伴わない脳室に接する非交通性の囊胞であった．病変が通常とはまったく異なる信号強度を示す可能性があることが示された．

画像再構成法

　MRI画像をよりよく理解するためには，収集されたデータからの画像化アルゴリズムを理解することが重要であり，かつ，アーチファクトを理解するうえにも重要である．収集されたエコー信号を周波数座標空間（k-space）に展開すると，生データと画像とは二次元空間上で対応できる．

　横方向を周波数エンコード方向にすると，同座標軸上のデータ収集にはほとんど時間を要さず，したがって同方向には通常，動きに関連したアーチファクトは生じないことになる．一方，縦軸方向は位相エンコード方向となり，こちらの座標方向でのデータ収集には同方向のマトリックスサイズ回数倍のTR時間という長時間を要することになるため，動きによるアーチファクトが発生する．臨床例では，位相エンコード方向にはしばしば動きによるアーチファクトが生じる．図22は骨盤部 T_1 強調像である．腸管の動きにより，位相エンコード方向に低信号の帯状アーチファクトが規則的に出現している（矢頭）．この画像では，アーチファクトの出現している縦方向が位相エンコード方向であることになる．

　横方向には周波数エンコードに特有の所見を生ずることになる．これは，脂肪（水以外の炭化水素）に含まれるプロトンとその他組織の水プロトンとの間のわずかな共鳴周波数差から生じたものである．周波数エンコード方向座標の位置決めのために用いる傾斜磁場を利用した位置決めのさい，脂肪の位置を傾斜磁場の強い方向，すなわち共鳴周波数の高い方向に誤認するために生じるものである．

アーチファクト

　MRI特有のアーチファクトを理解することは，また，読影を助ける．拍動性血流はしばしば，位相エンコード方向に一定の間隔をおいて出現する高輝度もしくは低輝度信号領域として認められる．図23は腹部 T_1 強調像（SE 500/15）である．腹部下行大動脈内の拍動性の血流により位相エンコード方向に低信号強度を示すアーチファクト（矢頭）が認められる．

　このアーチファクトの出現により逆に血流の存在を確認することもできる．TR, TEが長いほど，流れによるアーチファクトは出現しやすいため T_2 強調像でこのアーチファクトは顕著となる．しかし，time of flight効果によりTR, TEの短い T_1 強調像でも血流アーチファクトは生じる．この位相エンコード方向に出現する流れによるアーチファクトを減少させるためには，rephasing (gradient) pulseとよばれる集束パルスを使用したり，presaturation pulseとよばれる飽和パルスを用いる．脂肪（水以外の炭化水素）と水のプロトンの共鳴周波数にはごくわずかな差がある（約3.5 ppmのずれ）ため，脂肪組織と水との境界面には化学シフトアーチファクト（chemical shift artifact）が出現する．これを病変と見誤らないよう注意を要する．周波数エンコード方向では，同一磁場強度のもとで水プロトンよりわずかに高い共鳴周波数を示す脂肪のプロトンは，エンコードのために用いる傾斜磁場がより強い方向にある水プロトン位置と誤認されてしまう．このために，アーチファクトは生ずる．したがってこのアーチファクトは周波数エンコード方向に出現することになる．特に脂肪組織とその他の組織の境界面に生ずることになる．水分の豊富な腎は周囲を後腹膜脂肪で囲まれているため，化学シフトアーチファクトが出現しやすい．後腹膜脂肪からの信号は位置誤認のために傾斜磁場の強い方向にシフトし，位置誤認のない腎臓からの信号と重なることになり帯状の高信号帯が出現する．逆に椎体をはさんで反対側では位置確認のためシフトしてしまった後腹膜脂肪からの信号と腎

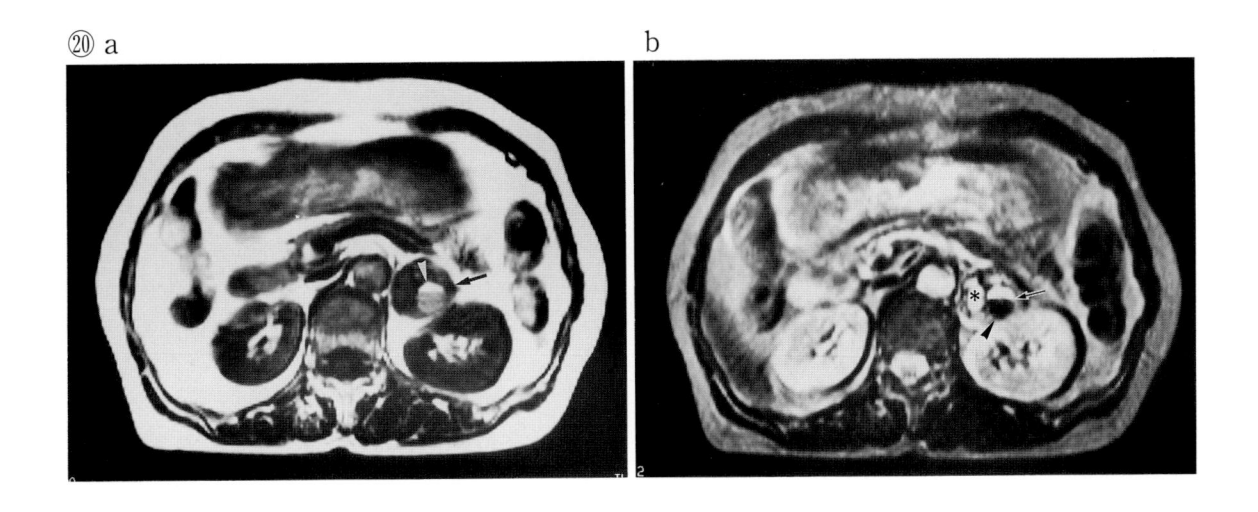

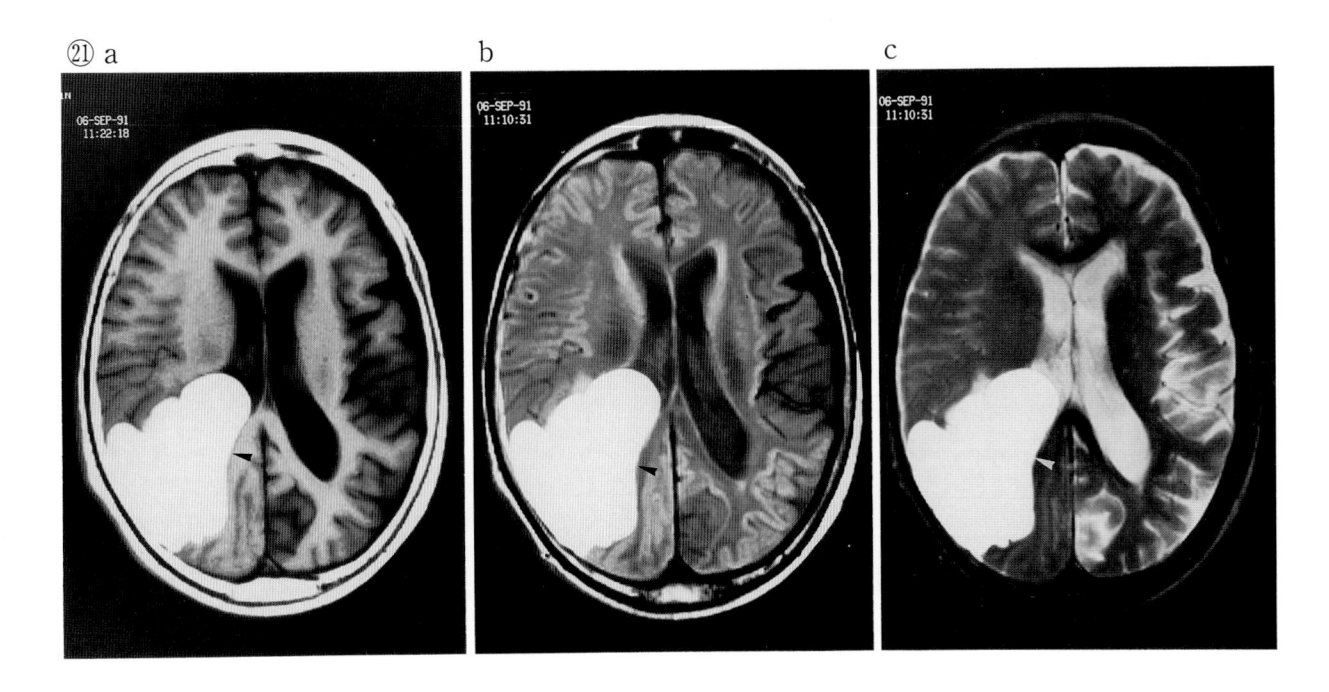

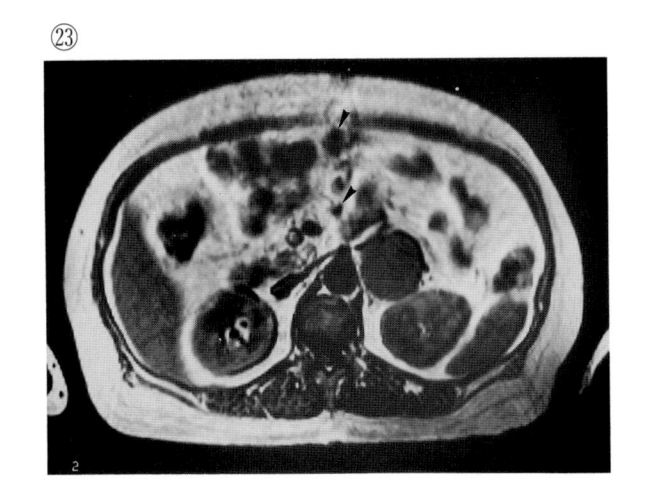

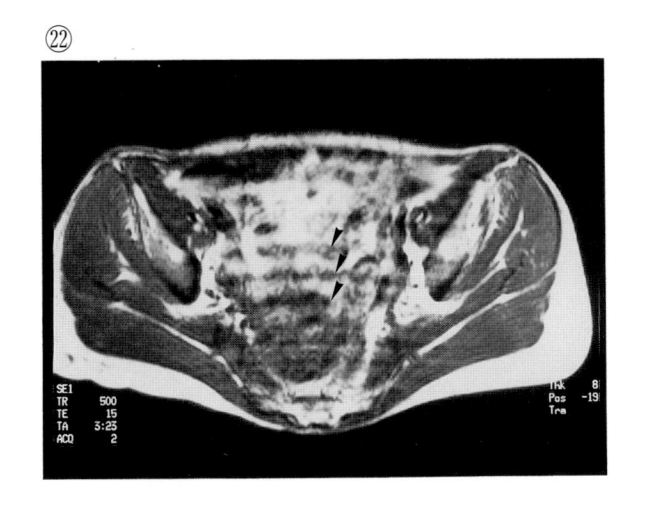

図20 左副腎褐色細胞腫例
　　a：T_1強調像，b：T_2強調像
図21 クモ膜嚢胞症例
　　a：T_1強調像，b：プロトン密度像，c：T_2強調像
図22 骨盤部 T_1 強調像
図23 腹部 T_1 強調像

臓からの信号との間には信号の低下した帯状の領域が出現することになる．T_2 強調像（図 24, SE 2000/90）で左副腎の腫瘍（矢頭）は軽度高信号を示している．腎左外側部には低信号強度（矢印），右外側部には高信号強度（白矢印）を示す化学シフトアーチファクトが認められる．この化学シフトアーチファクトの存在は脂肪成分の存在を示すものとなり，臨床上，腫瘍内脂肪成分の検出に役立ち，診断上重要な役割を果たす．図 25 に卵巣デルモイドシスト症例を示す．T_2 強調像（SE 2200/90）で，子宮後方に認められる円形の腫瘍は内部不均一，微細な低信号強度の混在する領域を認める．腫瘍の基本的な信号強度は皮下脂肪に類似したものであるが，腫瘍前後に化学シフトアーチファクトによる帯状の低信号強度領域（白矢印）および高信号強度領域（矢印）が認められるため，腫瘍は脂肪を主体とする内容を有することが明らかとなり診断できる．

　撮像対象に比較して FOV 設定を小さくすると，FOV 外の組織が画像上に折り返して写り込むアーチファクト，折り返しアーチファクト（aliasing artifact）が出現する．このアーチファクトは位相エンコード方向に出現する．通常，指定 FOV 内マトリックスを 2π の位相に分割してデータ収集するが，FOV 外の組織も撮像時，FOV 内と同様の位相エンコードパルスを印加されることになる．これにより，FOV 外組織にも 2π 内の位相データを有する部位が存在することになり，これが FOV 内の画像内へ誤認されアーチファクトとなる．折り返しアーチファクトを消去するためには FOV 設定を大きくするか，位相エンコードマトリックスを増加させる必要がある．

　磁性体である金属がアーチファクトを生じさせるのは MRI の原理上当然のことである．図 26 は頭部 T_1 強調像（SE 500/15）である．皮下に存在する磁性体により，局所磁場が乱され高信号領域（矢頭）と低信号領域（白矢頭）の近接する画像の歪みを伴う特徴的なアーチファクトが認められる．

　骨切除術時に用いたドリルからの微細な金属片によるとされるアーチファクトは，撮像パルス系列によりその程度が異なる．アーチファクトを抑えた画像を得るためには適切なパルス系列設定が重要である．図 27 は Chiari 奇形，上部頸椎後方椎弓切除術後症例である．T_1 強調像（図 27 a：SE 500/15）では，術後軟部組織内（矢頭）頸髄後方に，周囲にわずかな画像の歪みを伴う小信号低下部位（矢印）を認める．T_2^* 強調像（図 27 b：FLASH 300/18, 12°）では，広範な信号低下領域（矢印）として術後アーチファクトが明らかとなる．GE 法は磁場の不均一に敏感であり，磁性体により引き起こされる均一磁場がみだれるという影響を強く受ける．TE を減ずることによりアーチファクトを改善することは可能であるが，著明な効果は期待できない．

　X 線 CT その他の画像診断と同様に，患者の体動は motion artifact の原因となる．図 28 は腹部 T_1 強調像（SE 500/15）である．患者の体動により低信号強度を示す帯状のアーチファクト（矢頭）が一定の間隔をもち画像全体に認められる．

その他

　MRI 特有の撮像法により，従来の非侵襲的な検査では得られないさまざまな情報キャリアを用いた画像を得られるようになった．単に解剖学的にすぐれた画像を得ることばかりが目的ではなく，MRI では機能的かつ組織化学的な情報を含むさまざまな撮像に挑戦している．

a. MRA（magnetic resonance angiography）

　MRI を利用した血管撮像法には大きく二つの方法があげられる．それぞれに，三次元データ収集法（3 D）と通常の二次元法（2 D）があり，長短所が混在している．また，いずれの方法でも収集したデータから MRA 像を得る過程で，最大輝度投影法（maximum intensity projection, MIP 法）を用いている．MIP 法は，周囲の組織に比較し高信号輝度領域として得られた血管のデータより投影像を得る処理法である．

1) phase contrast 法

　位相コントラスト法とよばれている方法は，血流によりプロトン位相の変化が生じることを利用して，位相変化量から血流速度，方向を画像化するものである．図 29 は位相コントラスト法による腹部大血管の血流速度，方向測定像である．信号強度像（magnitude image）（図 29 a：ECG gated FEER 889/14, 45°）ではともに高信号強度領域として描出されている腹部下行大動脈（矢印）と下行大静脈（矢頭）は，頭尾方向（z 軸方向）に速度エンコードを加え撮像した心収縮中期の位相像（phase image）（図 29 b：ECG gated FEER 827/14, 45°）では下行大動脈内は均一な高信号領域として（矢印），下行大静脈内は中央に部分的高信号領域を伴う低信号強度領域として（矢頭）描出されている．この位相像では下方へ向かう流れは高信号領域とし

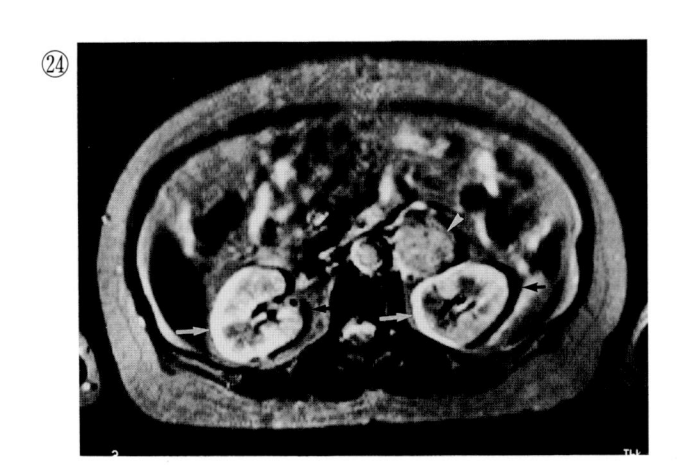

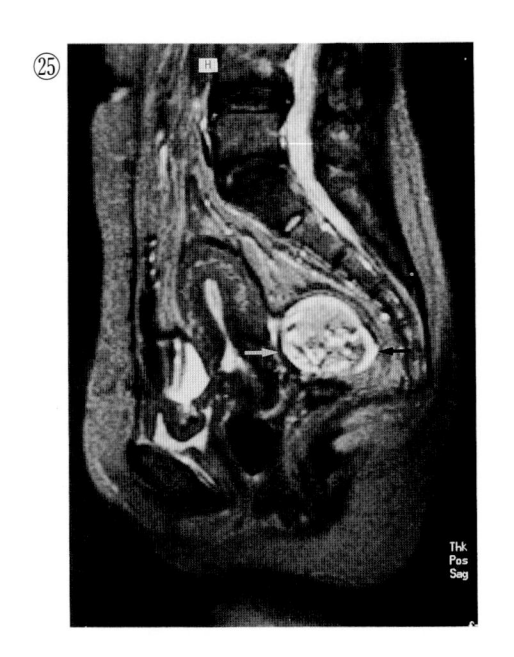

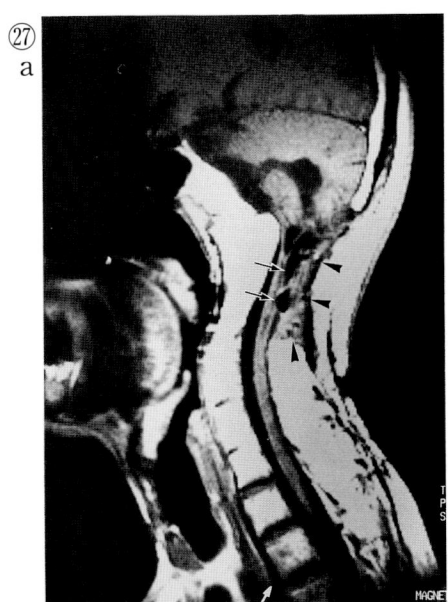

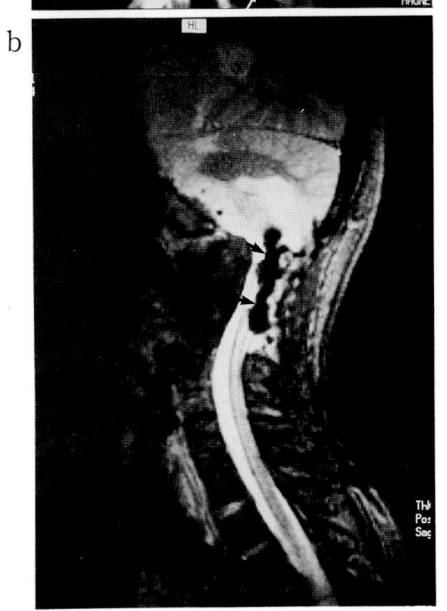

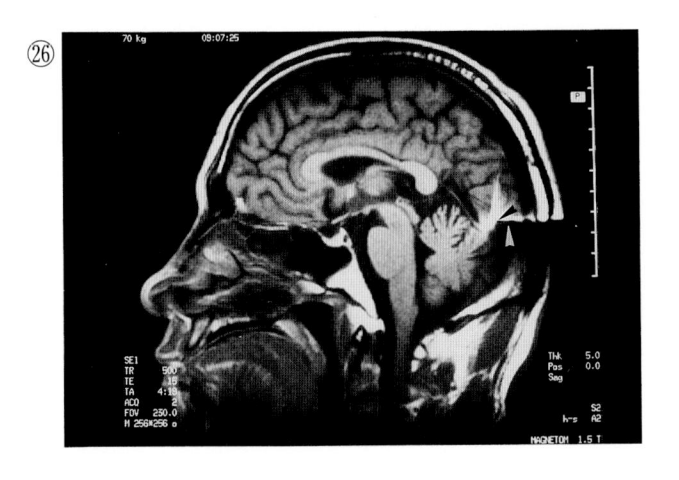

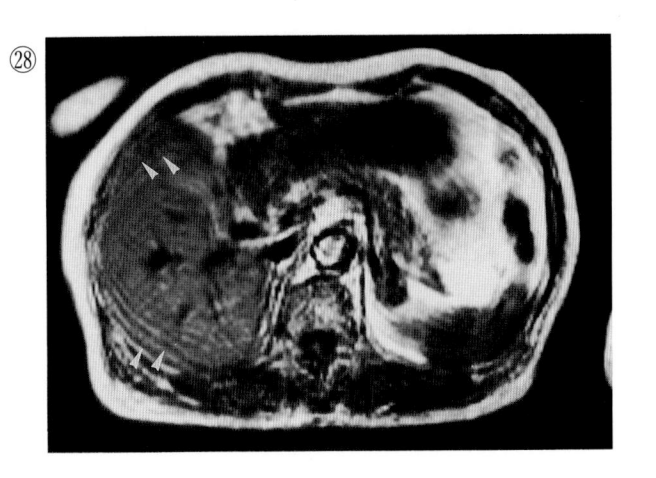

図24 T_2 強調像（左副腎腫瘍）
図25 卵巣デルモイドシスト T_2 強調像
図26 頭部 T_1 強調像
図27 Chiari 奇形
　　a：T_1 強調像，b：T_2^* 強調像
図28 腹部 T_1 強調像

て，また上方へ向かう流れは低信号強度領域として描出されるため，信号強度像では判別できない血流方向を知ることができる．また，位相画像上の信号強度は流速に比例しているため，信号強度から血流速度を知ることが可能である．

time of flight 法に比べ，遅い流れの画像化に有利であり，小血管の描出にも優れるとする報告が多い．流速の差により画像化する血管の範囲の選択もできる．三次元法では検査時間がかかる欠点がある．

2) time of flight 法

撮像に用いる RF パルスにより飽和させられていない血流，すなわち非飽和の撮像面内流入血流は撮像面内において強い信号を生じる．これを利用して血管像を得る方法が time of flight 法である．位相コントラスト法に比べ，比較的容易に撮像できるため，一般には短時間での撮像が可能である．図30は右腸骨静脈閉塞症例の MRA 再構成画像である．動静脈が描出可能（図30 a：FLASH 34/8, 40°）であるが，撮像面上方（頭側）に presaturation pulse を加えることにより静脈のみを描出することが可能である（図30 b：FLASH 34/8, 40°, presaturation to artery）．同様に静脈系の血流を飽和させることにより動脈のみを画像化することも可能である．任意断面での撮像にもすぐれ，局所的に印加する presaturation pulse を併用すると血流方向，速度の測定も可能である．図31は息止め撮像による肝硬変症例の側副路，血流方向確認検査である．撮像横断面へ流入する動静脈を高信号領域として描出（図31 a, FLASH 36/10, 30°）した後，流入血流を飽和させ信号を消失させる presaturation pulse をそれぞれ上方（頭側），下方（尾側）に加えることにより，静脈（図31 b, FLASH 36/10, 30°），動脈（図31 c, FLASH 36/10, 30°）を分離描出したものである．

3) black blood angiography

time of flight 法による MRA の変法として，血管を高輝度領域として描出するのではなく，saturation pulse を用いて血流からの信号をおさえ，血管を周囲組織に比較し低信号領域として描出する方法である．狭窄病変の存在は乱流を生じさせ血流の位相をみだすため，通常の MRA では信号低下をきたし病変を過大評価することになるが，black blood angiography では信号をもたない飽和血流を画像化しているため，病変部を過大評価することなくとらえられる．

b. chemical shift imaging

化学シフトを利用し，著明な化学シフトを起こした画像をつくり，これに spoilar pulse, presaturation pulse などを組み合わせることにより得られる画像である．脂肪抑制画像がこの方法の代表であり，また，リン（^{31}P）やナトリウム（^{23}Na）の画像化も試みられている．

c. fat suppression technique

水と脂肪（水以外の炭水化物）ではわずかに共鳴周波数が異なることを利用し，脂肪の信号のみ抑制して画像を得る方法である．T_1 強調像では，高信号を呈する脂肪の信号は抑えられ，無〜低信号となる．

d. diffusion, perfusion

撮像時，人体内には，磁場変動を打ち消す方向（傾斜磁場に対し逆方向）に渦電流（eddy currents）が生じる．この渦電流を抑える技術的進歩により，より強い傾斜磁場の印加も可能となり，Stejskal-Tanner diffusion-sensitizing gradient pulse とよばれる一対の等長，等大の強い傾斜磁場パルスを 180° RF パルス（SE 法）前後に配置することで diffusion image の撮像が可能となってきた．また，超高速撮像法に造影剤を使用する dynamic study との組み合わせによる perfusion image も試みられている．

e. 3D method

2 D 撮像時の撮像面選択は，周波数エンコード方向と同様の周波数選択傾斜磁場により行っている．高速撮像法の導入により，撮像面選択にも位相エンコードによる位置設定が可能となった．したがって撮像面設定の方向を含め，撮像対象を立体として励起選択する三次元検査が可能となった．通常の撮像や MRA にも広く応用されている．図32は左内頸動脈閉塞症例である．T_1 強調像（図32 a：SE 500/15）では左内頸動脈遠位端（矢頭）には対側で認められる信号欠損を伴った正常血管構造（矢印）は認められない．プロトン密度画像（図32 b：SE 2500/15）でも同様に正常血管構造は認められない（矢頭）．3 D MRA 横断面再構成像（図32 c：FISP 36/7, 15°）では，正常内頸動脈による信号は認められない（矢頭）．冠状断再構成像（図32 d：FISP 36/7, 15°）でも正常内頸動脈の構造は認められない（矢印）．2 D 撮像時には，撮像面（スライス面）厚を2倍にすると画像の信号雑音比が $\sqrt{2}$ 倍となるが，3 D 撮像では，スライス面設定枚数(partition) n が画像の信号雑音比を，同一スライス厚設定の2 D 法と比較し $\sqrt{n}$ 倍とする関係がある．薄いスライス厚設定時には，信号雑音比，画像コントラストの点で3 D 法

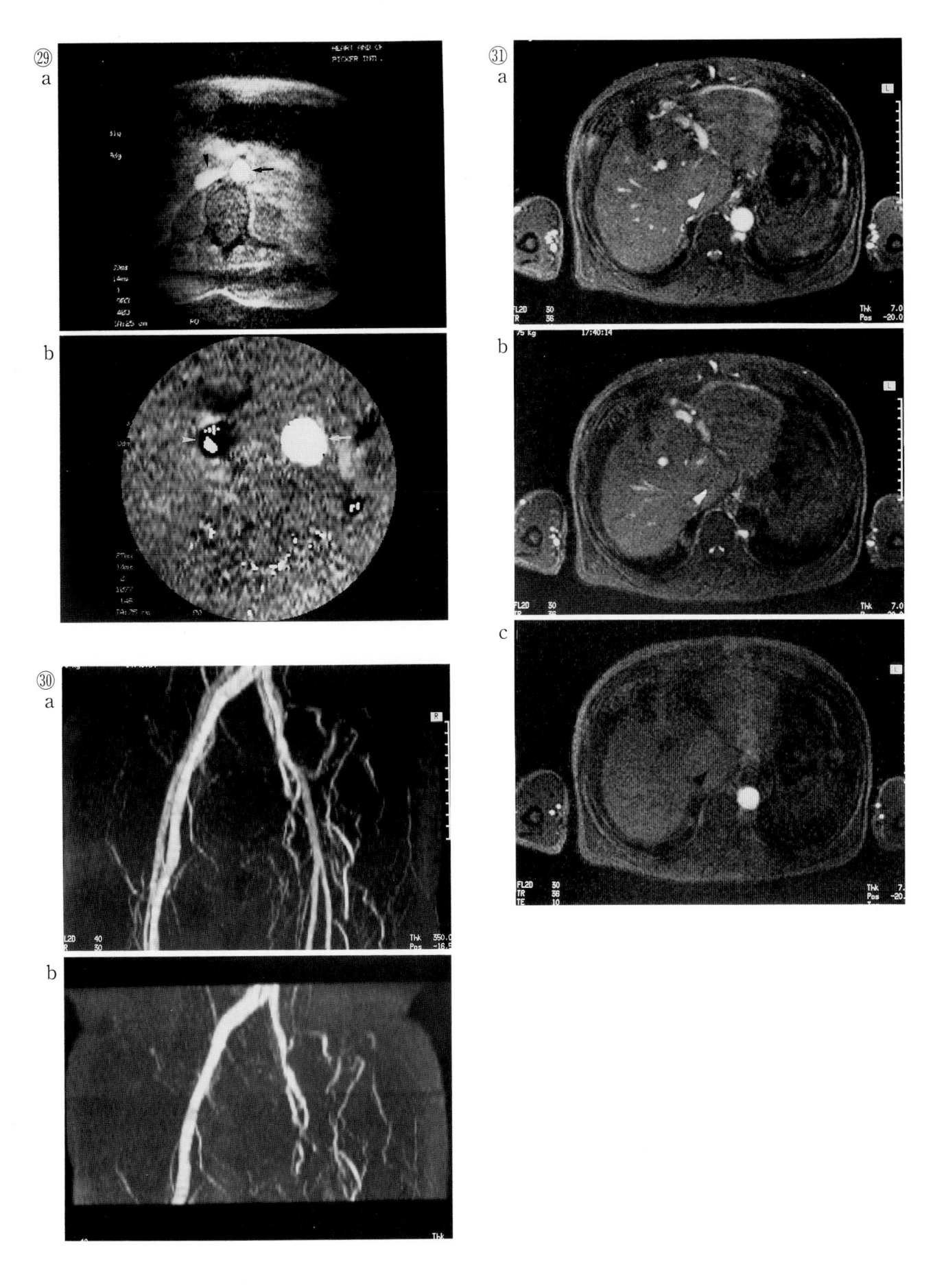

図29 位相コントラスト法
　　a：信号強度像，b：心収縮中期の位相像
図30 右腸骨静脈閉塞例のMRA再構成画像
　　a：動静脈描出，b：静脈のみ描出
図31 息止め撮像の肝硬変例
　　a：動静脈描出，b：静脈のみ描出，c：動脈のみ描出

が非常に有利になる．また，三次元のデータ収集をもとにデータ再構成を行い，任意の断面の画像を再構成することもできる．薄いスライス厚設定，微小病変の検出や，微細解剖の明瞭な描出に有用である．超高速法と併用すると，撮像時間を浪することなく微小病変の描出が可能である．図33は転移性肺腫瘍の三次元超高速撮像法による冠状断再構成像（3D MP RAGE 10/4，10°）である．有効スライス厚2.3 mm の再構成像により微小肺転移巣（矢頭）が明らかである．

f. magnetization transfer contrast

水分子のうち自由に動くことが可能な free water には，ほかの分子との関係で動きの制限を受けている band water との間に saturation transfer とよばれる一定の平衡状態が存在している．free water に比較し band water は幅広い共鳴周波数分布を示すため，presaturation pulse を band water に選択的に照射し free water からの信号を抑えられる．この概念が magnetization transfer contrast である．水の共鳴周波数ピーク（free water の信号）は T_2 の逆数に比例するという関係があるため，free water の抑制は T_2 を強調することになる．したがって，band water に対する presaturation により T_2 コントラストを反映した画像を得ることができるということになる．短い TE 設定においても T_2 強調像類似の画像が得られる方法として，今後の広い臨床応用が期待される概念である．

〔長谷川真・平敷淳子〕

〈文 献〉

1) Stark DD, Bradley WG : Magnetic Resonance Imaging, Mosby, St Louis, 1988.
2) Wehrli FW, Shaw D, Kneeland JB : Biomedical Magnetic Resonance Imaging : Principles, Methodology, and Applications, VCH, New York, 1988
3) Edelman RR, Hesslink JR : Clinical Magnetic Resonance Imagineg. WB Saunders, Philadelphia, 1990.
4) Wehrli FW : Fast-scan Magnetic Resonance : Principles and Applications, Raven Press, Now York, 1990.
5) Axel L : Blood flow effects in magnetic resonance imaging. *AJR*, **143** : 1157-1166, 1984.
6) Bradley WG : Flow phenomena in MR imaging. *AJR*, **150** : 983-994, 1988.
7) Edelman RR, Mattle HP, Atkinson DJ, et al : Cerebral blood flow : assessment with dynamic contrast-enhanced T_2^*-weighted MR imaging at 1.5T. *Radiology*, **176** : 211-220, 1990.
8) Hasse A, Frahm J, Matthaei D, et al : FLASH-imaging : Rapid NMR imaging using low flip-angle pulses. *Magn Reson in Medicine*, **13** : 77-89, 1990.
9) Frahm J, Merboldt KD, Bruhn H, et al : 0.3-second FLASH MRI of the human heart. *Magn Reson in Medicine*, **13** : 150-157, 1990.
10) Le Bihan D, Breton E, Lallemand D, et al : MR imaging of intravoxel incoherent motions : Application of diffusion and perfusion in neurologic disorders. *Radiology*, **161** : 401-407, 1986.
11) Moseley ME, Cohen Y, Kucherczyk J, et al : Diffusion-weighted MR imaging of anisotropic water diffusion in cat central nervous system. *Radiology*, **176** : 439-445, 1990.
12) Lenkinski RE, Holland GA, Allman T, et al : Integrated MR imaging and spectroscopy with chemical shift imaging of P-31 at 1.5T : Initial clinical experience. *Radiology*, **169** : 201-206, 1988.
13) Atkinson DJ, Burstein D, Edelman RR : First-pass cardiac perfusion : evaluation with ultrafast MR imaging. *Radiology*, **174** : 757-762, 1990.
14) Bradley WG, Tsuruda JS : MR sequence parameter optimization : an algorithmic approach. *AJR*, **149** : 815-823, 1987.
15) Mitchell DG, Burk DL, Vinitski S, et al : The biophysical basis of tissue contrast in extracranial MR imaging. *AJR*, **149** : 831-837, 1987.
16) Atlas SW, Mark AS, Grossman RI, et al : Intracranial hemorrhage : Gradient-echo MR imaging at 1.5T : comparison with spin echo imaging and clinical applications. *Radiology*, **168** : 803-807, 1988.

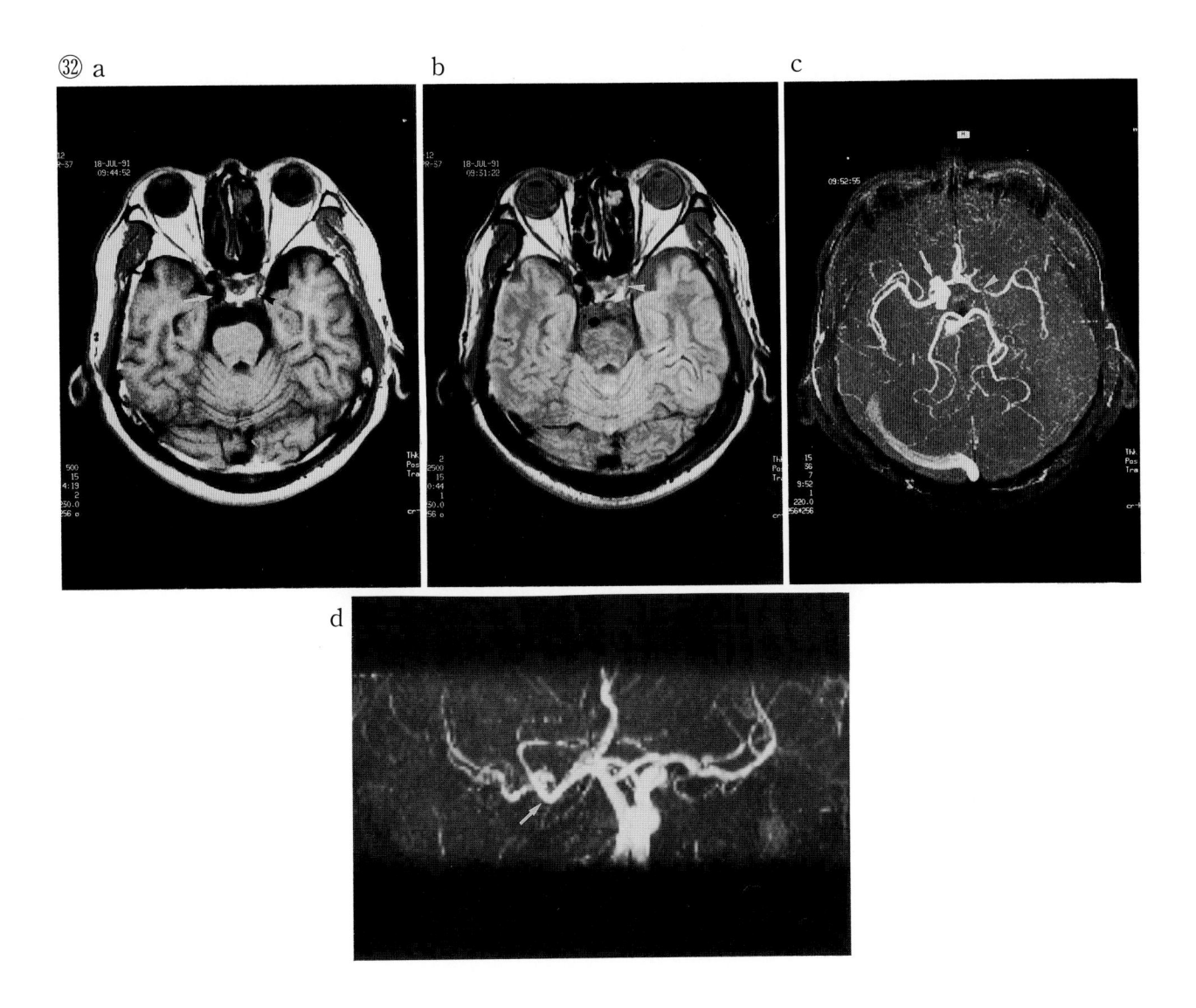

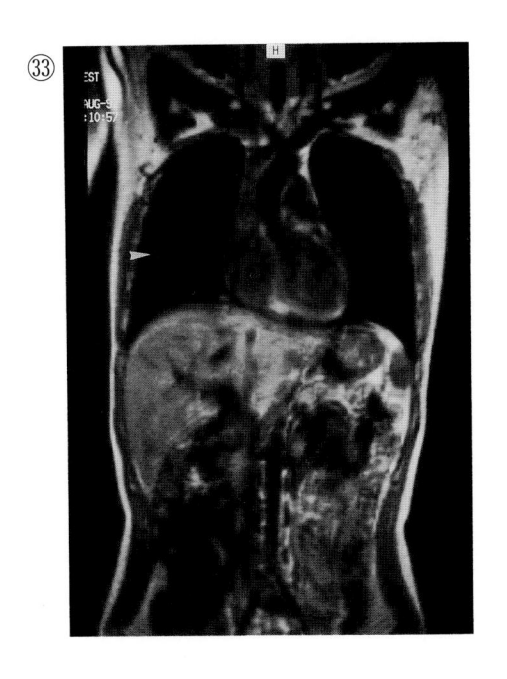

図32 左内頸動脈閉塞例
　　a：T₁強調像，b：プロトン密度像，
　　c：3D MRA 横断面再構成像，d：冠状断再構成像
図33 転移性肺腫瘍の三次元超高速撮像法による冠状断再構成像

脳の正常像

病変とまぎらわしい所見

MRはCTに比較すると種々の所見に対する検出率がきわめて高いことから、従来、CTではみることのなかった正常構造が描出され、これが病変とまぎらわしい場合が少なくない。ここではしばしば遭遇するこのような所見を検討する。

a) **大脳基底核部の高信号**（図1）

脳実質を栄養する動脈が脳表クモ膜下腔から脳実質内に進入するさいに、血管周囲にクモ膜下腔を引き込むように随伴していることは古くから知られている。このクモ膜下腔は毛細血管レベルまで認めることができ、血管周囲腔（perivascular space）あるいはVirchow-Robin腔といわれるが、MRではこれがしばしば描出される。最も頻度が高いのは前有孔質を上行する穿通枝周囲の血管周囲腔で、脳底部の水平断像において前交連の前後に接して径1～5 mmの点状構造として認められる。小梗塞巣（lacunar infarctions）との鑑別が問題となりうるが、いずれの画像においても脳脊髄液と等信号であること、穿通枝の走行に一致していること、前交連に隣接していること、大脳基底核の下半部に多いことが参考になる。このほか、大脳半球高位の皮質下白質にも同様の所見をみることがある。血管周囲腔は、正常加齢（aging）に伴って拡大することが知られており、このような状態は、état crible といわれることがある。このほか、大脳脚、側頭葉鈎部にも、血管周囲腔の拡大による高信号をみることが多い[1,2]。

b) **内包後脚の信号**（図2）

水平断像において、内包後脚の後1/3付近に両側対称性に、T_1強調像にて低信号、T_2強調像にて高信号を示す径3 mmほどのまるい構造がしばしば認められる。その本態については未だ不詳の点もあるが、投射路のなかでもとくに髄鞘形成が豊富な頭頂橋路（parietopontine tract）が関連しているものといわれている。筋萎縮性側索硬化症などの運動ニューロン疾患では、T_2強調像において錐体路に一致する高信号が認められることがあり、この正常所見との鑑別が問題となる。筋萎縮性側索硬化症における高信号は、内包後脚のみならず、大脳脚、放線冠にも連続して認められることが鑑別上の参考となる[3]。

c) **側脳室前角に接する高信号**（図3）

T_2強調像において、側脳室前角の前外側に、脳梁膝部に接して前後に長い限局性の高信号をみることが多い。long TR long TE像では、脳脊髄液とほぼ等信号のため、前角との区別がつきにくいことが多いが、long TR short TE像では、年齢を問わずほぼ全例において明瞭な高信号として認められる。この高信号の原因としてはいくつかの要因が知られている。すなわち、この部分において髄鞘が少ないこと、部分的な上衣の欠損がありグリオーシスを伴っていること（"ependymitis granularis"）、脳実質の細胞間質液が脳室へ還流する場となっていること、があげられている[4]。

d) **若年者の側脳室三角部周囲の高信号**（図4）

若年者のT_2強調像において、側脳室三角部周囲に限局性の軽度高信号をみることがある。大脳半球白質の髄鞘形成は2歳までにほぼ完成するが、とくに高次機能に関連する連合線維の一部の髄鞘形成は30歳以降まで徐々に進行することが知られている。これに対応する髄鞘形成の不完全な部分が、このような高信号として認められるものと考えられる（"terminal area of myelination"）。周産期や幼小期の虚血性変化後の軟化巣や白質ジストロフィーなどでみられる類似の所見との鑑別が必要であるが、臨床所見を併せ考えることにより鑑別は容易である[5]。

e) **大脳半球皮質下の高信号**（図5）

とくに高齢者では、T_2強調像において、大脳半球皮質下に点状、斑状などさまざまな形の1 cm以下の多発性高信号をみることが多い。前述の血管周囲腔の拡大もそのなかに含まれてい

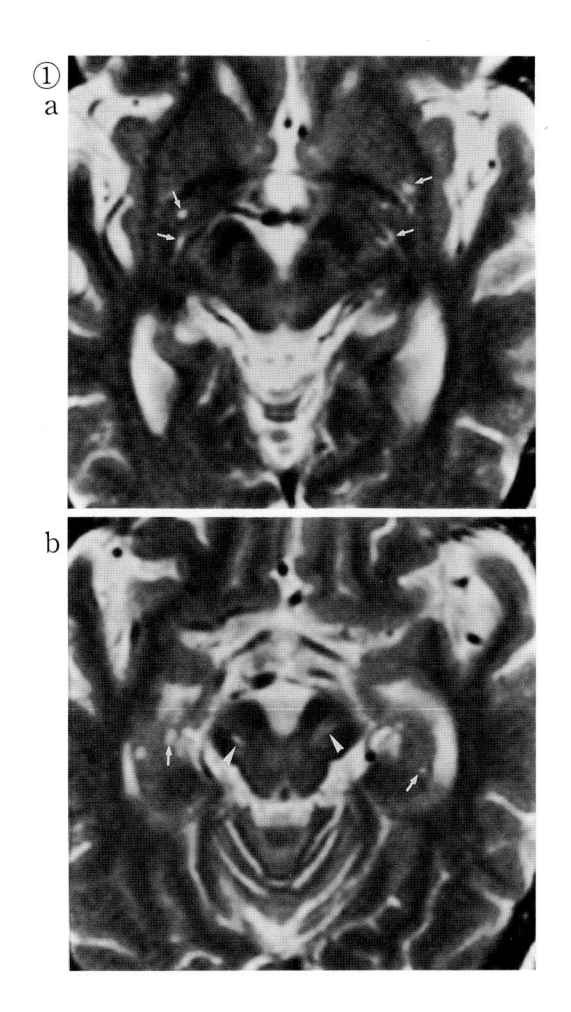

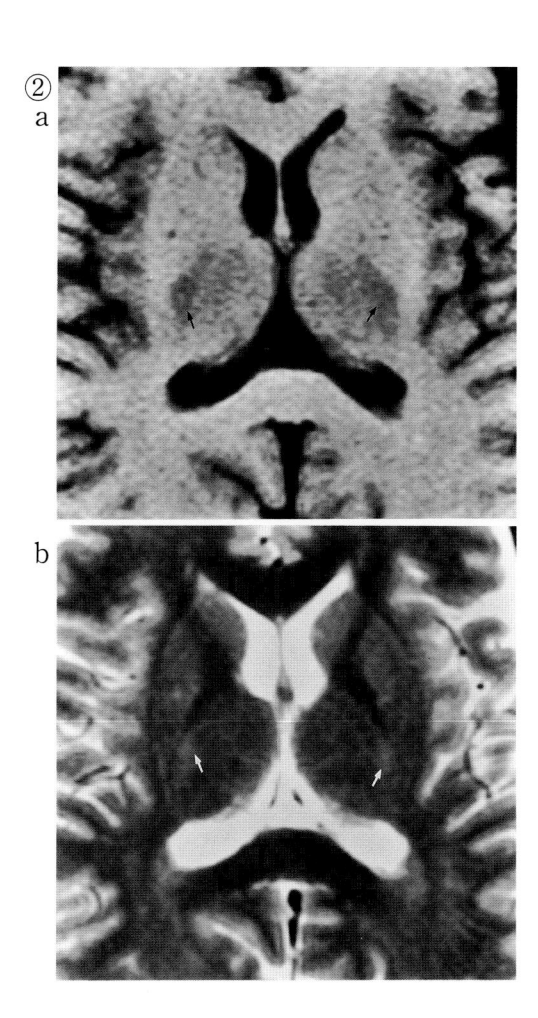

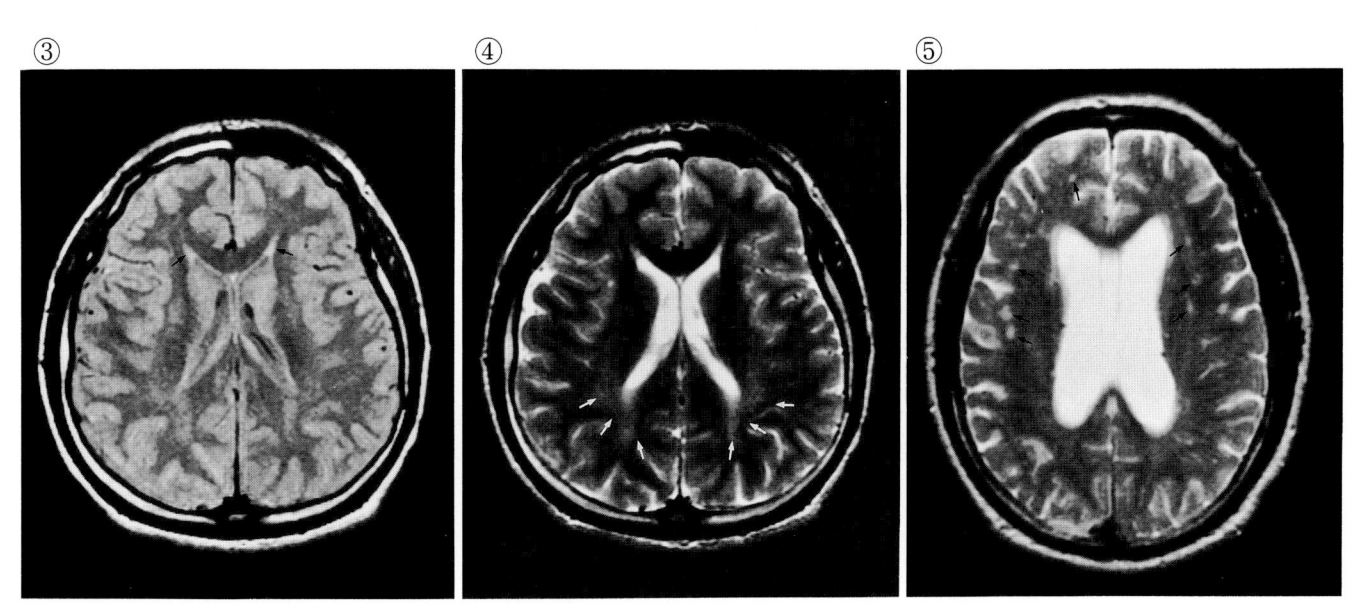

図1 a：T₁強調像．前交連の前後に隣接して，拡張した血管周囲腔による小さな高信号が散在している（矢印）．
　　b：側頭葉内側部（矢印），大脳脚（矢頭）にも，同様に高信号が認められる．

図2 a：T₁強調像．内包後脚の後部に，対称性の低信号が認められる（矢印）．
　　b：T₂強調像．同部に一致して軽度の高信号をみる（矢印）．特定の神経路に関連した所見と考えられている．

図3 プロトン密度強調像（図4と同じ断層面）
側脳室前角の前外側に接して，限局性の細長い高信号が認められる（矢印）．年齢を問わずしばしば認められる所見である．

図4 T₂強調像
側脳室三角部周囲に，限局性の淡い高信号が認められる（矢印）．本例は22歳，男性であるが，髄鞘形成の未完成な部分を反映した所見である．

図5 T₂強調像
大脳の皮質下白質に，小さな高信号が多発している（矢印）．本例は65歳，男性であり，高齢者にはしばしば認められる所見で，加齢に関連した所見と考えられる．

ると考えられるが，すべてのパルス系列において脳脊髄液と等信号とはかぎらず，とくに long TR short TE 画像で高信号を示すものが多い．このような陰影の意味するところは必ずしも明らかではなく，また単一の組織像に対応するものでもないが，小梗塞，グリオーシス，血管周囲の脱髄など，主に虚血に起因する組織所見を反映したものであることが知られている．したがって，この所見は正確には"正常"所見ではないが，前述の血管周囲腔の拡張と同じく，しばしば無症候性であり，加齢とともに増加するという点においては，加齢に伴う生理的変化の範疇に属するものと解することも可能である[6]．

加齢に伴う所見の変化

脳の正常MR所見は，年齢に依存するさまざまな変化が認められる．なかでも，小児においては髄鞘形成に伴う白質の経時的信号変化，成人においては鉄の沈着による信号の変化が特徴的である．

a) 髄鞘形成と白質の信号（図6〜8）

中枢神経系における髄鞘の形成は，胎生5か月頃より始まり，ほぼ一生涯にわたって進行することが知られているが，その主要な部分は2歳までにほぼ完成する．MR画像において白質を灰白質に比べると，T_1強調像では高信号，T_2強調像では低信号を示すが，これは主に白質に豊富に存在する髄鞘（ミエリン鞘）の特殊な構造に関連したものと考えられている．したがって，MR画像における白質の信号の変化は，髄鞘形成の状態を知るうえで有用な指標となる．

髄鞘形成は原則として，尾側から頭側へ，後から前へ，中心部から辺縁部へと進んでゆく．髄鞘形成による信号の変化は，まずT_1強調像，ついでT_2強調像に現れる傾向があり，生後6か月まではT_1強調像，それ以降はT_2強調像での評価が適しているとされる．生直後には，中小脳脚，内包後脚などにT_1強調像で高信号が認められるのみであるが，1〜3か月には小脳白質，大脳の中心溝の前後，視放線にも高信号がのびてゆく．3か月頃より内包前脚，4か月より脳梁膨大部に高信号が現れ，6か月までに脳梁膝部に及ぶ．

大脳半球の白質については，中心溝の付近と後頭葉視覚領野を除くと，T_1強調像では3か月以降，T_2強調像では9か月以降に変化が認められるようになる．T_2強調像では，9か月頃に後頭葉の深部白質から低信号が現れはじめ，しだいに前方に進んで14か月には前頭葉深部白質に及ぶ．さらに，18か月までに皮質下の髄枝にも低信号が認められるようになる．ただし，前述のように側脳室三角部周囲の白質については髄鞘形成が遅れ，20〜30歳まで軽度の高信号を残すことが多い（p. 22参照）[7,8]．

b) 鉄沈着と深部灰白質の信号（図9, 10）

生下時には，脳内には組織学的に鉄沈着はなく，生後6か月頃より淡蒼球（globus pallidus）に鉄が出現するとされる．その後，1歳までに黒質網様部（pars reticularis of the substantia nigra），2歳までに赤核（red nucleus），そして7歳までに小脳歯状核（dentate nucleus）に鉄沈着が証明されるようになる．脳内の鉄は，主にフェリチン（ferritin）の形で存在する．鉄の沈着は，微視的領域の磁場不均一の原因となるためT_2緩和を促進し，T_2強調像における低信号の原因となる．正常脳内の鉄沈着による低信号は，組織学的な変化に遅れて認められ，原則として10歳までは低信号を認めず，25歳までに淡蒼球，ついで赤核，黒質，歯状核に低信号が証明されるようになる．その後，鉄沈着は徐々に進んで，被殻，尾状核にも低信号が現れるようになる．

註）ここに引用したデータは，1.5T装置によるものである．局所磁場の不均一によるT_2緩和促進効果は，静磁場強度に依存するため，低・中磁場装置の場合は，高磁場装置に比して低信号が目立ちにくい（図10）．

大脳基底核については，上述のように最内側に位置する淡蒼球に最も鉄沈着が強く，その外側に接する被殻は，相対的に高信号として認められるのが正常である．また，中脳に注目すると，背側にある赤核の低信号と，その腹側に位置する黒質網様部の低信号の間には鉄沈着のない一層の相対的高信号の部分が存在する．この部分は，主に鉄沈着の少ない黒質緻密部（pars compacta）に相当すると考えられている．

Parkinson病およびその関連疾患である多系統萎縮症（multiple system atrophy）などにおいては，このような脳内鉄による低信号の分布に異常が知られている．すなわち，本来は淡蒼球よりも高信号の被殻が，しばしば淡蒼球と同程度の低信号を呈するようになり，被殻への異常鉄沈着によるものと考えられる．また，赤核と黒質網様部の間隙が不明瞭となる．これは，

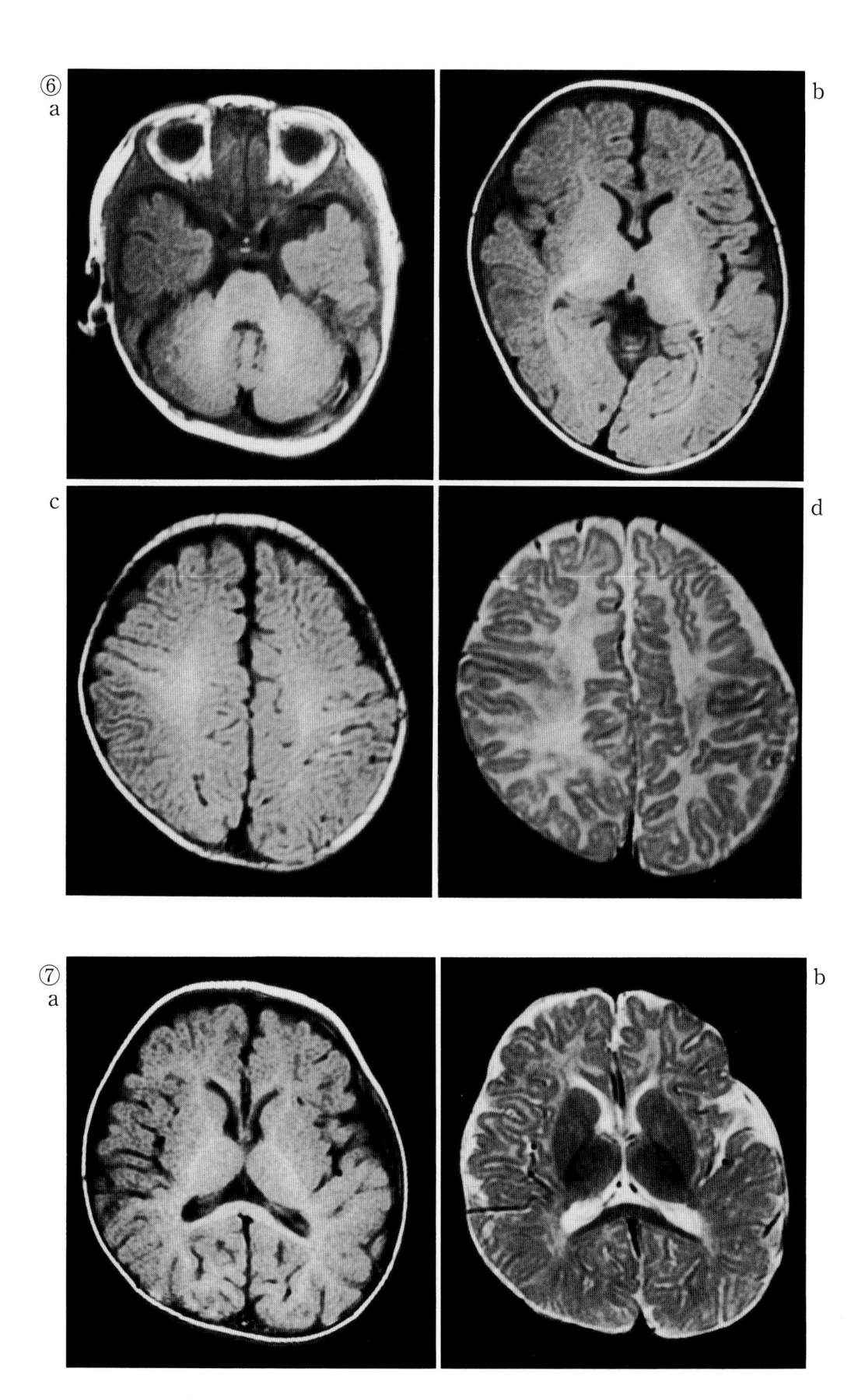

図6 生後3か月
a, b, c：T₁強調像．髄鞘形成のある部分は，相対的な高信号として認められる．中小脳脚〜小脳半球白質，内包後脚〜視放線，中心溝周辺の大脳白質に限局する信号の増強があり，すでにこれらの部分には髄鞘形成があることを示している．脳梁膝部はまだ低信号である．
d：T₂強調像では，中心溝周辺に軽度の低信号があり，髄鞘の存在を示しているが，まだ髄鞘が形成されていない．それ以外の大脳半球は強い高信号を示し，皮髄コントラストは成人と逆転している．

図7 生後7か月
a：T₁強調像．内包前脚の信号強度も上昇している．脳梁は前部，後部ともに高信号が認められる．
b：T₂強調像．内包，脳梁は低信号となっているが，穹隆部白質はまだ高信号である．

黒質緻密部への鉄異常沈着，あるいは黒質緻密部の萎縮によるものと考えられている．しかし，このような所見は，正常加齢においてもときに認められることがあり，その評価には慎重を要する[9〜11]．

脳回・脳溝の同定

　脳のMR検査において，脳回・脳溝を正確に同定する必要に迫られることがある．大脳基底核レベルでは，種々の解剖学的指標が比較的多いことから同定はさほど難しくないが，とくに穹隆部高位では指標が少なく，また，わずかな定位角のずれが大きな違いをもたらすこともあって，脳回の同定に困難をおぼえることもまれではない．一方，穹隆部高位においては，とくに中心前回，中心後回にそれぞれ位置する一次運動領野，感覚領野の同定は，手術計画上大きな重要性をもつ．ここでは，穹隆部高位における脳回同定法を中心に，この点について解説する．

a）　脳溝を手がかりにする方法（図11）

　水平断面における脳溝・脳回の解剖については，CTの時代から細かく検討されてきた[12]．大脳半球穹隆部高位における，前頭葉の主要脳回は，最内側を前後に走る上前頭回（superior frontal gyrus），およびこれに平行にその外側を走る中前頭回（middle frontal gyrus）である．これを水平断で観察すると，大脳縦裂，およびこれに平行して前後に走る上前頭溝（superior frontal sulcus）が容易に同定できるが，その内側が上前頭回，外側が中前頭回ということになる．上前頭溝の後縁は，中心前回（precentral gyrus）の前縁である中心前溝（precental sulcus）に直角に合して終わる．したがって，上前頭溝が同定できれば，中心前溝，中心前回が同定でき，その後に中心溝（central sulcus）を隔てて，中心後回（postcentral gyrus）が同定できることになる．また中心溝は，中心前溝，中心後溝よりも内側まで認められることが多いことも参考となる．

　この方法は，上前頭溝が同定できれば比較的確実性が高いが，個体差や病変の存在により上前頭溝が不明瞭な場合には応用しにくい．またCTでは，とくに脳萎縮のほとんどない若年者では，脳溝の同定が難しいために用いにくい．

b）　白質髄枝を手がかりにする方法（図11）

　半卵円から各脳回へ手指状にのびる白質髄枝（medullary branches）を同定することにより，対応する脳回を同定することができる．特に，白質・灰白質のコントラストが明瞭なMR像においてはこの方法は容易であり，またCTで脳溝が同定しにくい場合にも同様に応用できる利点がある．

　脳溝による同定法と同じく，まず上前頭回に相当する髄枝を同定する．上前頭回は，穹隆部高位において最も前方に位置する髄枝であり，また傍矢状部を前後に走ることから，同定は容易である．大脳半球穹隆部の最頭側部では，この上前頭回を含めて4本の髄枝が認められる．すなわち，上前頭回，中心前回，中心後回，上頭頂小葉（superior parietal lobule）である．したがって，中心溝は中心前回と中心後回の間に同定できる．これよりやや尾側の水平断面では，上前頭回の後方に中前頭回，中心後回の後方に下頭頂小葉の髄枝が現れるので，できるだけ高位穹隆部から同定する方が容易である[13]．

c）　脳表撮像法（図12）

　以上のように断層面において脳回・脳溝を同定する方法に対して，脳表の立体的な構築を直接的に表示しようとする方法がある．片田らにより開発された脳表撮像法（surface anatomy scanning, SAS）は，比較的厚い（4〜8cm）断層面を設定してT_2強調像を撮像するもので，高信号を示す脳脊髄液によって脳表構造がレリーフ像として描出される．断層面が厚いために広い範囲の脳表構造が，あたかも脳を肉眼的に観察するのと同様に描出できる．この方法は，短時間（数分）で良質な脳表画像を得られのみならず，MR装置の機種に依存しないこと，観察したい断層面を任意に設定できること，などの点において実際的な優れた方法である．さらに，脳表クモ膜下腔内を走る静脈なども併せて示現でき，開頭術前計画における有用性は非常に高い[14]．

　このほかの脳表表示法としては，三次元フーリエ変換法などによって得られたデータ（volume data）に，さまざまな計算機処理を加えることにより脳表構造を抽出する表面再構成法（surface rendering）の技術がある．この方法は，後処理操作が煩雑かつ計算に長時間を要する

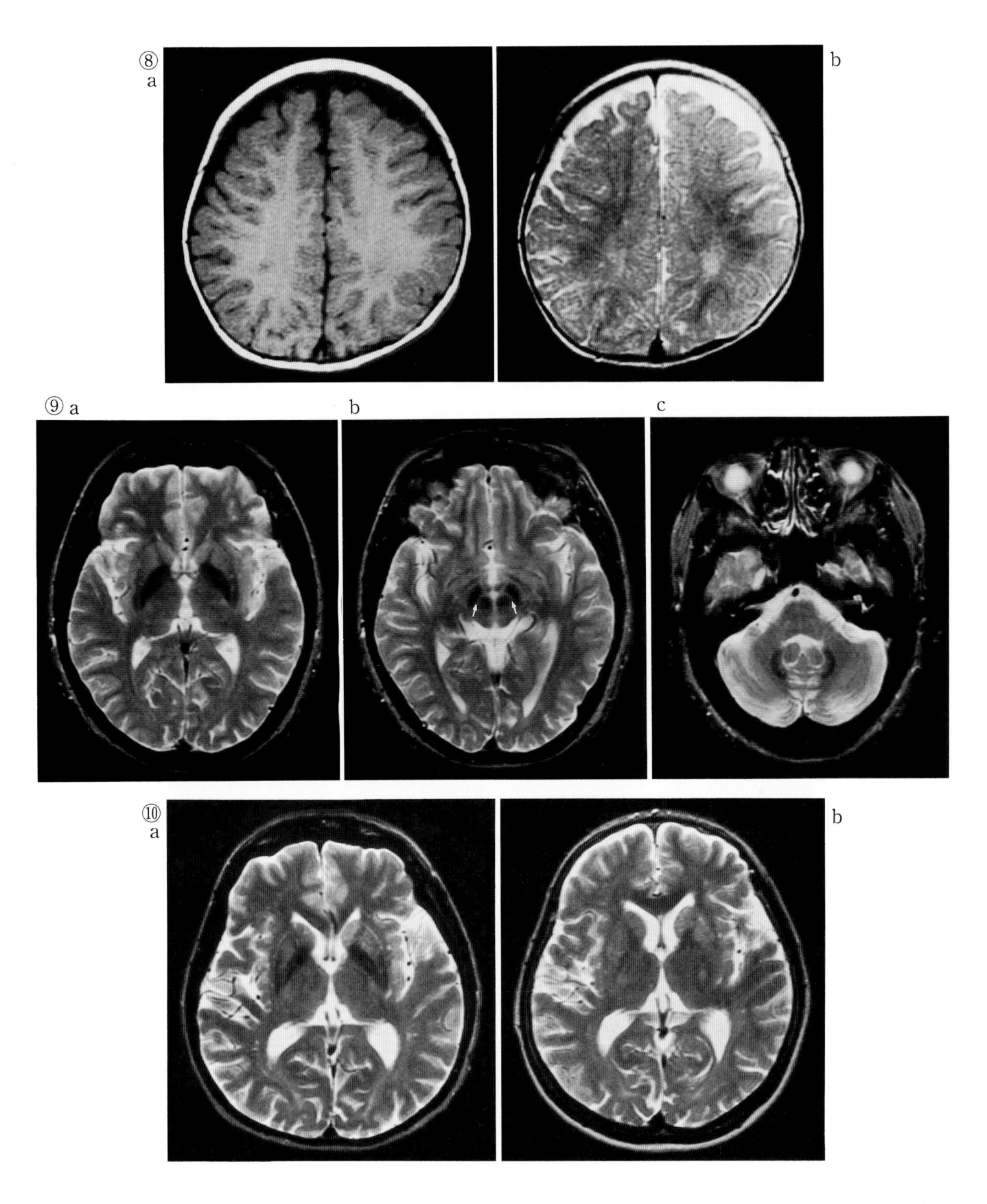

図8 生後11か月
　a：T_1強調像．穹隆部白質全体に高信号が認められ，ほぼ成人と同様のコントラストとなっている．
　b：T_2強調像．白質の低信号化が進んでいるが，まだ前頭葉には十分及んでいない．頭頂部の限局性高信号は，前出の terminal area of myelination の一部である．

図9 正常の鉄沈着．40歳，男性
　a：T_2強調像．両側淡蒼球に鉄沈着による低信号が認められるが，被殻にはほとんど鉄沈着の所見はない．
　b：赤核，黒質に生理的鉄沈着による低信号をみる．両者の間には，相対的な高信号を示す帯状の部分が認められる（矢印）．
　c：小脳歯状核にも同様な低信号がみられる．

図10 静磁場強度による鉄信号の差異
　a：T_2強調像（静磁場強度1.5 tesla）．両側淡蒼球が鉄沈着のため低信号に認められる．
　b：同じ症例を静磁場強度0.5 tesla の装置で撮像したものであるが，高磁場装置に比較して，淡蒼球の低信号は不明瞭である．

欠点があるが，脳表のみならず腫瘍を合わせて表示したり，また，このデータをもとに手術操作シミュレーションを加えるなどの応用も考えられ，今後の発展が期待できよう．

〔百島祐貴・志賀逸夫〕

〈文　献〉

1) Heier LA, Bauer CJ, Schwartz L, et al : Large Virchow-Robin spaces : MR-clinical correlation. *AJNR,* **10** : 929-936, 1989.
2) Elster AD, Richardson DN : Focal high signal on MR scans of the midbrain caused by enlarged perivascular spaces : MR-pathologic correlation. *AJNR,* **11** : 1119-112, 1991.
3) Mirowitz S, Sartor K, Gado M, et al : Focal signal-intensity variations in the posterior internal capsule : Normal MR findings and distinction from pathologic findings. *Radiology,* **172** : 535-539, 1989.
4) Sze G, De Armond SJ, Brandt-Zawadzki M, et al : Foci of MRI signal (pseudo lesions) anterior to the frontal horn : Histologic correlations of a normal finding. *AJR,* **147** : 331-337, 1986.
5) Barkovich AJ, Kjos BO, Jackson DE, et al : Normal maturation of the neonatal and infant brain : MR imaging at 1.5T. *Radiology,* **166** : 173-180, 1988.
6) Drayer BP : Imaging of the aging brain. Part I and II. *Radiology,* **166** : 785-806, 1986
7) Barkovich AJ, Kjos BO, Jackson Jr DE, Norman D : Normal maturation of the neonatal and infant brain : MR imaging at 1.5T. *Radiology,* **166** : 173-180, 1988.
8) Bird CR, Hegberg M, Drayer BP, Keller PJ, Flom RA, Hodak JA : MR assessment of myelination in infants and children : Usefulness of marker sites. *AJNR,* **10** : 731-740, 1989.
9) Drayer B, Burger P, Darwin R, et al : MRI of brain iron. *AJR,* **147** : 103-110, 1986.
10) Aoki S, Okada Y, Nishimura K, et al : Normal deposition of brain iron in childhood and adolescence : MR imaging at 1.5T. *Radiology,* **172** : 381-385, 1989.
11) Rutledge JN, Hilal SK, Silver AJ, et al : Study of movement disorders and brain iron by MR. *AJR,* **149** : 365-379, 1987.
12) Gado M, Hanaway J, Frank R : Functional anatomy of the cerebral cortex by computed tomography. *J Comput Assist Tomogr,* **31** : 1-19, 1979.
13) Iwasaki S, Nakagawa H, Fukusumi A, et al : Identification of pre- and postcentral gyri on CT and MR images on the basis of the medullary pattern of cerebral white matter. *Radiology* **179** : 207-213, 1991.
14) Katada K : MR imaging of brain surface structures : surface anatomy scanning (SAS). *Neuroradiology* **32** : 439-448, 1990.

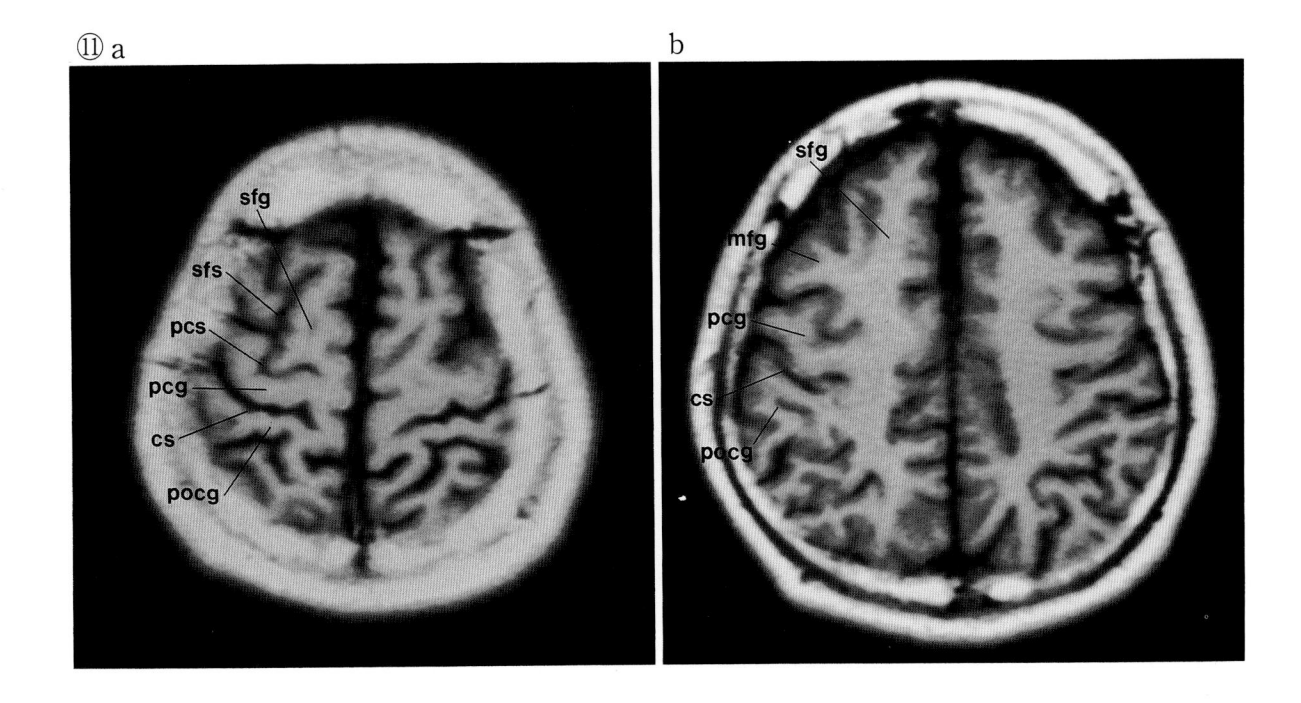

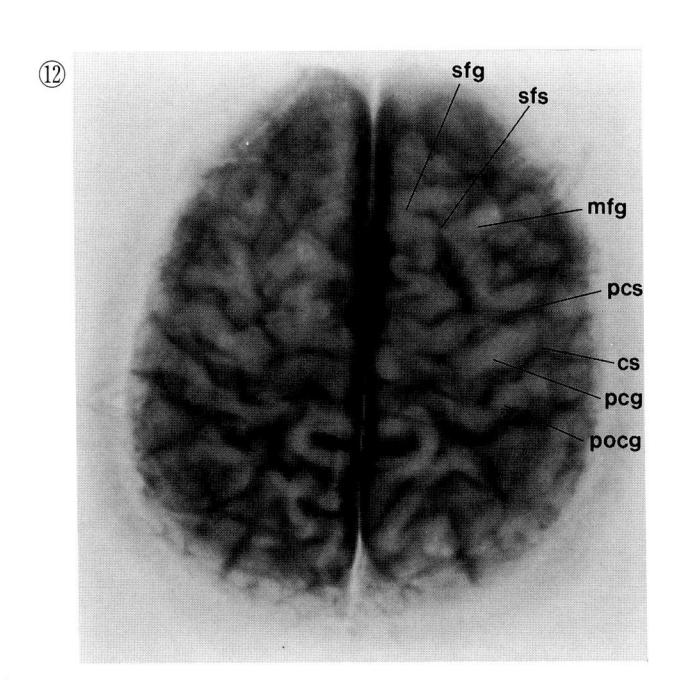

図11 T₁強調像
　　cs：中心溝，mfg：中前頭回，pcg：中心前回，pcs：中心前溝，
　　pocg：中心後回，sfg：上前頭回，sfs：上前頭溝

図12 脳表撮像法（略号は図11に同じ）

2. 脳 MRI 読影

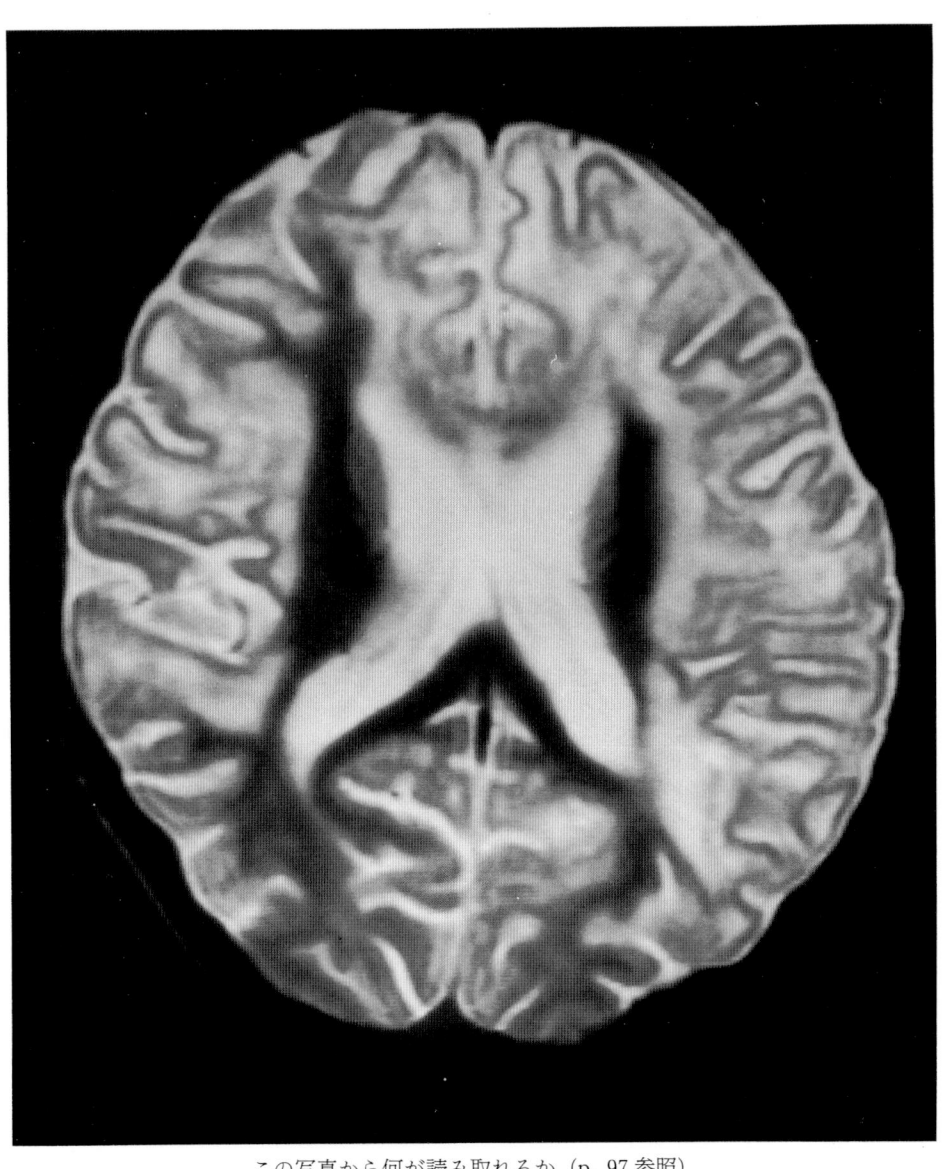

この写真から何が読み取れるか（p. 97 参照）

特異な信号強度を示す傍鞍部病変

症　　　例　12歳，男性．
　主　訴：起床時の悪心，嘔吐，瞳孔不同，それに続いた左上眼瞼痛，左上眼瞼下垂，複視．
　病歴・検査結果：左の動眼神経，滑車神経，三叉神経第1枝および外転神経の神経学的異常．発熱および炎症所見なし．

MRI 所見　T_1強調の冠状断像にて海綿静脈洞の形態に左右差が認められる．左の海綿静脈洞は外方へ突出している（図1）．突出した海綿静脈洞内部の信号強度は均一で高く，T_2強調像では，高信号と低信号の混在した領域として認められる（図2）．プロトン密度強調像では脳脊髄液よりも高い信号を呈する（図3）．Gd-DTPAによる造影後では病変周囲の海綿静脈洞は造影されているのに対し変化が認められない（図4）．

その他の画像所見　トルコ鞍のCT冠状断像では，左側の海綿静脈洞に造影されない高吸収域が認められる（図5）．

最　終　診　断　Tolosa-Hunt症候群．

〔解　説〕　中脳上丘レベルの動眼神経核から出る動眼神経線維は赤核および大脳脚，脚間槽，さらに上小脳動脈と後大脳動脈との間を通り海綿静脈洞へ入る．滑車神経はその核を中脳被蓋下丘レベル内側毛帯と中脳水道の間にもち，神経線維ははじめ後方へ向かい中脳水道の後方で交叉し中脳背側下丘直下より脳幹を出て脳槽へ入る．小脳テントに沿って中脳を半周したのち海綿静脈洞へ向かう．海綿静脈洞内では動眼神経が内頸動脈上外側縁で最上部を占め，滑車神経をはさんで三叉神経第1枝（V_1）がその下方にある．内頸動脈直下で三叉神経第1枝内側に外転神経が走行する．外転神経核は橋被蓋の第四脳室底，顔面神経隆起の腹側で橋傍正中にある．神経線維は前方に向かい内側毛帯を横切り，皮質脊髄路の外側を通り橋前槽へ出る．斜台の硬膜を貫き，Dorello's canalを経て海綿静脈洞へ出る．三叉神経第2枝（V_2）は第1枝より下方へ離れて存在し，正円孔から翼口蓋窩を通り下眼窩裂へ入る．動眼神経，滑車神経，外転神経，および三叉神経第1枝は上眼窩裂へ向かう（図6）．

　本例の主訴から四つの脳神経症状をきたす部位として，海綿静脈洞の病変が疑われる．Foix-Jefferson症候群つまり海綿静脈洞症候群の前部型と考えられる．この症候群はほかに中部型と後部型があり，動眼神経，滑車神経，外転神経と三叉神経第1，2枝が障害される中部型と，三叉神経の3枝とも麻痺する後部型とがある．鑑別診断には，腫瘍性病変では類表皮腫，眼窩偽腫瘍，髄膜腫，悪性リンパ腫，炎症ではTolosa-Hunt症候群，コレステロール肉芽腫，およびサルコイドーシス，感染症では慢性髄膜炎，血管性病変では血栓症，血管腫および動脈瘤の血栓化があげられる．海綿静脈洞血栓症は篩骨洞，蝶形骨洞，上顎洞または眼鼻周囲の皮膚の感染症より起こる二次性のものが多い．原発性（非細菌性）では産褥期，手術後，先天性心疾患，衰弱した幼児，鎌状赤血球症および多血症がある．しかし，この症例では発熱および炎症所見がなく，血液凝固系の異常もみられなかった．ステロイドにて症状の改善を示したことによりTolosa-Hunt症候群と診断された．画像上でT_1とT_2強調像ともに高信号をきたす病変は，メトヘモグロビンつまり亜急性または慢性の血腫や脂肪酸とコレステロールを含んだ肉芽および腫瘍である．MRIおよびCTの所見から血栓または肉芽性病変が考えられた．

〔根岸　幾・平敷淳子〕

〈文　献〉
1) Adams RD, Victor M : Principles of Neurology 3rd ed, p144, 503, 1009, MacGraw-Hill Book Company, New York, 1977.
2) 太田富雄：脳神経外科学　改訂5版，金芳堂，京都，p 220, 1989.
3) Harnsberger HR : Unlocking the Brain Stem, Basal cisterns, and Skull Base through MR Imaging of the Cranial Nerves. Stark DD, Bradley, Jr, G, Syllabus : A Categorical Course in MR Imaging. Presented at the 74th Scientific Assembly and Annual Meeting of the Radiological Society of North America Nov 27 Dec 2, 197 219, 1988.
4) Hunt EH : Tolosa-Hunt Syndrome : one case of painful ophthalmoplesia. *J Neurosurg*, **44** : 544-549, 1976.

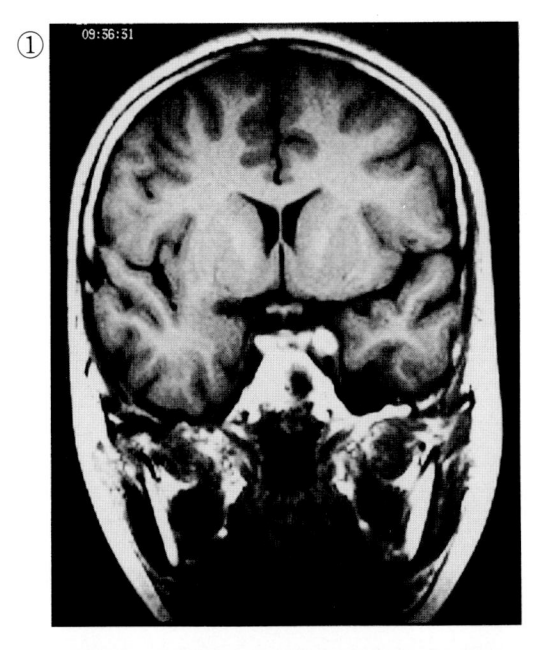

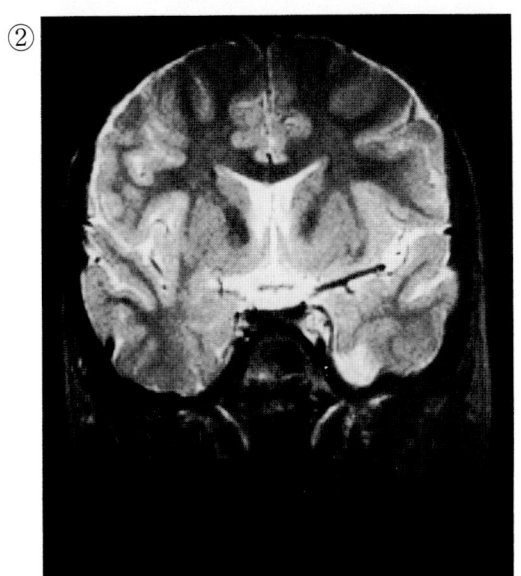

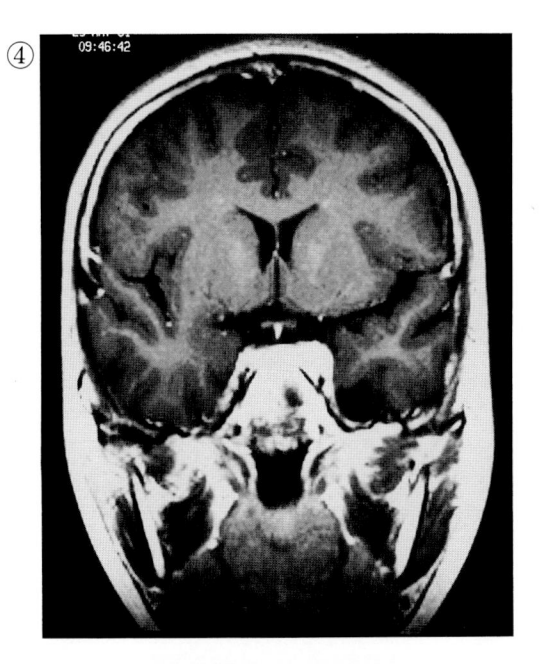

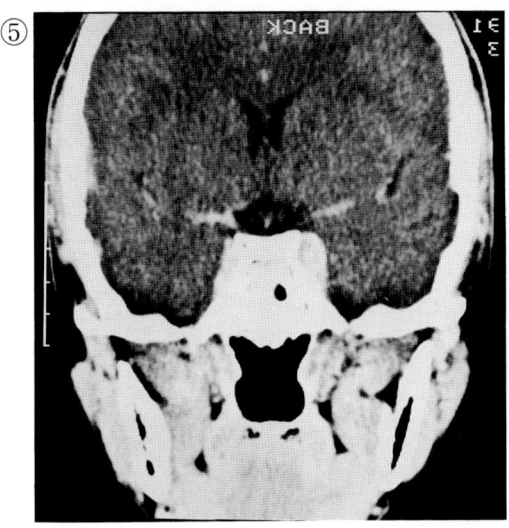

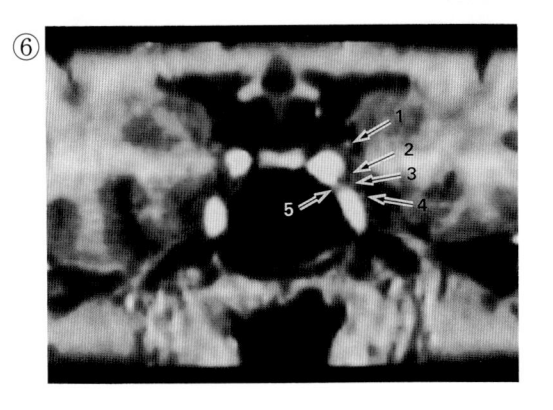

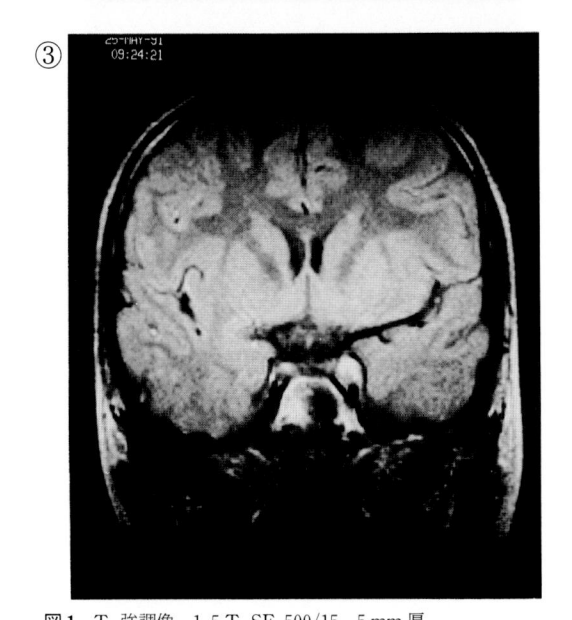

図1 T₁強調像．1.5 T, SE 500/15, 5 mm厚
図2 T₂強調像．1.5 T, SE 2500/90, 5 mm厚
図3 プロトン密度像．1.5 T, SE 2500/15, 5 mm厚
図4 Gd-DTPA併用T₁強調像．1.5 T, SE 500/15, 5 mm厚
図5 造影CT
図6 T₁強調像．1.5 T, FLASH 500/15, 1.5 mm厚
　　1：III, 2：IV, 3：V₁, 4：V₂, 5：VI

不整な造影効果を示す脳幹部病変

症　例　48歳，女性．
　主　訴：右顔面のしびれ，構音障害．
　病歴・検査結果：右側三叉神経の神経学的異常を認めた．

MRI所見　T_1強調横断像（図1）にて，橋の右側に前後方向にわたって不均一な低信号領域を認める．その前方の橋槽内に三叉神経の一部がみえる．T_2強調像（図2）およびプロトン密度強調像（図3）にて高信号を呈す．Gd-DTPA静注後のT_1強調像（図4）でとくに病変の辺縁および橋背側に造影効果が強く，病変の中央部，三叉神経の線維が橋に進入してきた部位では弱い．橋の変形はない．以上の所見より病変が右三叉神経の根部から脳神経枝の部位に存在し，患者の三叉神経症状を呈したと考えられた．

その他の画像所見　CTでは病変部に一致して不規則な造影効果が認められた（図5）．不整な造影効果を橋右側に認める．

最終診断　三叉神経ヘルペス脳幹脳炎．入院後の免疫血清学的検査にてヘルペス抗体価の4万以上の上昇を認めた．その後，症状および画像上の改善があり（図6），経過から最終診断がなされた．

〔**解　説**〕　三叉神経は4つの神経核よりなり，神経線維は橋底部外側（root entry zone）より橋槽を横切りMeckel窩へ入り，硬膜に包まれた三叉神経節を形成する．ここから3枝に分かれ，第1枝は海面静脈洞内で上方の動眼神経と滑車神経の次で，外転神経の外側に位置し，眼窩内で3枝に分かれる．第2枝は海面静脈洞で最下部に位置し，正円孔，翼口蓋窩を通り，下眼窩裂を経て眼窩下縁に出る．第3枝は神経節を素通りした運動枝を含み，神経節のすぐ下方にある卵円孔を経て咀嚼筋群，顎二腹筋前腹，顎舌骨筋，口蓋帆張筋を支配する．

　側頭葉に出血を起こしやすいヘルペス脳炎に比べ，ヘルペス脳幹脳炎はまれな疾患である．本例では，病変の位置が診断上大切な決め手となった．鑑別疾患として，腫瘍では三叉神経鞘腫，脳幹膠腫が考えられるが，造影効果に比べ周囲の圧排変形がなく，その可能性は少ない．炎症性では多発性硬化症，感染症では脳幹脳炎，最後に血管性病変として海綿状血管腫および梗塞があげられる．多発性硬化症では発症初期および活動性の病変に造影効果が認められることが多い．脳幹の梗塞では亜急性期に病変の不整な染まりが認められてよい．MR検査では腫瘍性の病変よりも，梗塞後のGd-DTPAによる不整な染まり，多発性硬化症のような炎症やヘルペスによる感染症などが考えられた．

〔根岸　幾・平敷淳子〕

〈文　献〉

1) Daniels DL, Pech P, Pojunas KW: Trigeminal nerve: Anatomic correlation with MR imaging. *Radiology*, **159**: 577-583, 1986.
2) Tien RD, Dillon WP: Herpes trigeminal neuritis and rhombencephalitis on Gd-DTPA-enhanced MR imaging. *AJNR*, **11**: 413-414, 1991.
3) Awwad EE, Martin DS: Eighth nerve herpetic neuritis and contralateral rhombencephalitis and mesencephalitis on contrast-enhanced MR imaging. *AJNR*, **11**: 198, 1991.
4) Elster AD: MR contrast enhancement in brainstem and deep cerebral infarction. *AJNR*, **12**: 1127-1132, 1992.

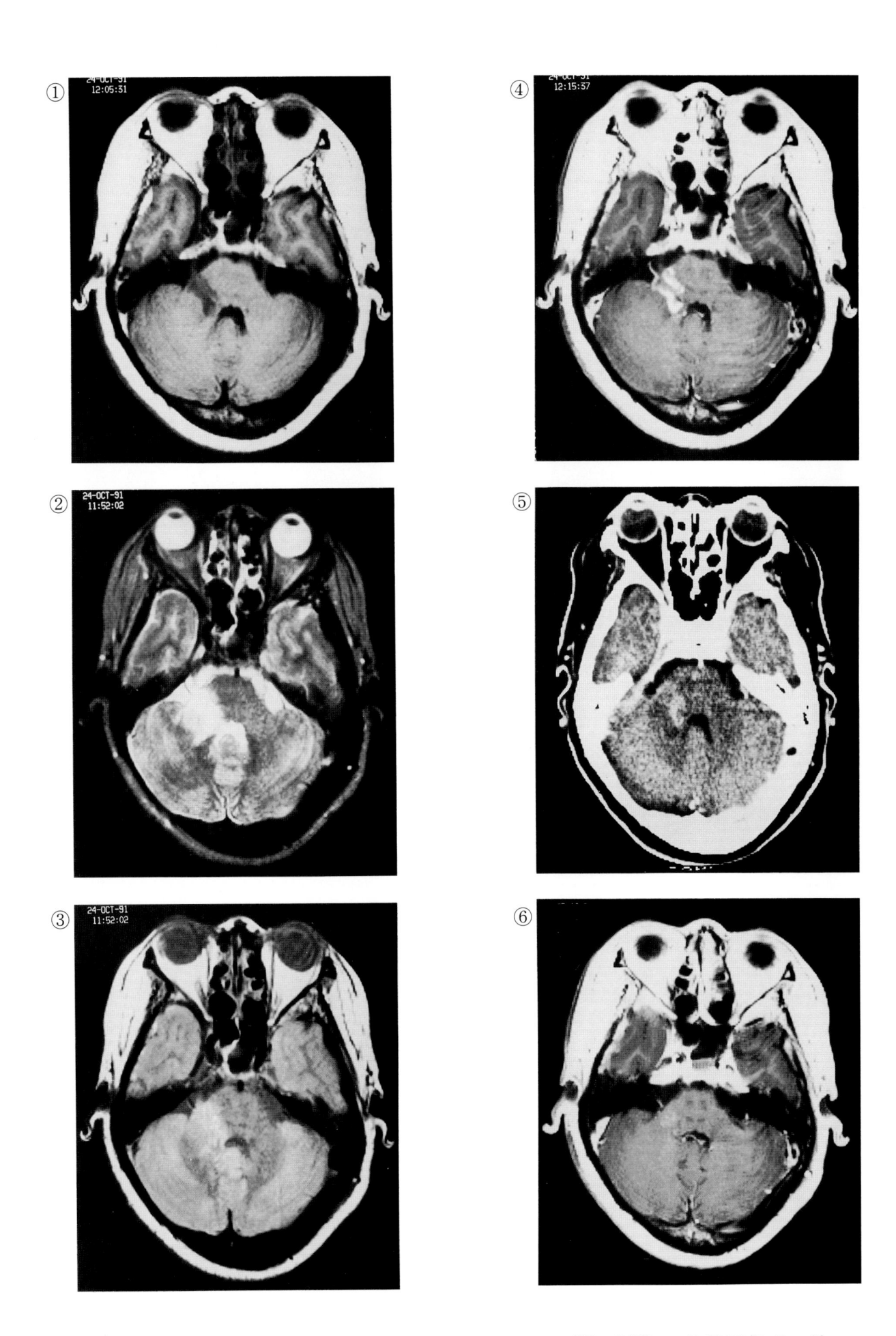

図1 T₁強調像．1.5 T, SE 500/15, 5 mm厚
図2 T₂強調像．1.5 T, SE 2500/90, 5 mm厚
図3 プロトン密度像．1.5 T, SE 2500/15, 5 mm厚
図4 Gd-DTPA併用T₁強調像．1.5 T, SE 500/15, 5 mm厚
図5 造影CT
図6 3か月後のGd-DTPA併用T₁強調像．1.5 T, SE 500/15, 5 mm厚

T₁強調像で描出され，造影効果を示す内耳道小病変

症　　例	64歳，女性． 主　訴：3年前よりの右の耳鳴，難聴あり，増悪傾向あり． 病歴・検査結果：神経耳科的検査は右の感音性難聴で，聴力図では患側の高音漸減型であった．顔面神経は機能的に正常と診断された．
MRI所見	T₁強調像造影前では脳実質と等信号の部位が右の内耳道に認められる（図1）．その信号強度は脳脊髄液よりも高い．T₂強調像でははっきりしない（図2）．Gd-DTPAによるに造影後では，横断像および冠状断で円形の濃染した領域を右の内耳道および内耳孔に認める（図3, 4）．大きさは約7mmである．
その他の画像所見	内耳道のCTでは右内耳道の朝顔様の拡張が認められた（図5）．
最終診断	聴神経鞘腫．

〔解　説〕聴（内耳）神経は前庭神経と蝸牛神経からなる．両神経核は橋下部背外側で下小脳脚の下方に位置する．小脳橋角の神経束内では顔面神経に対して前庭神経は後方，蝸牛神経は前下方に位置し，顔面神経は上前方に位置する．前庭神経は前庭神経節に終わり，平衡斑と半規管に分布する．蝸牛神経は蝸牛の神経節を経て有毛細胞に終わる．三次元撮像法を用いた1.5mm厚スライスのMR T₁強調像で顔面神経（矢頭）と聴神経（矢印）は分離できる（図6）．側頭骨では病変が外耳道，中耳および骨迷路のものであればCTを優先するが，蝸牛より中枢部の病変ではMR検査が優る．

聴神経鞘腫は全原発性脳腫瘍の10%を占める．主に内耳神経の前庭神経から生じる．発生部位は内耳道および小脳橋角である．3%は両側性にみられ，神経線維腫症II型に関連して生じる．症状は4期に分けられ，蝸牛神経症状で始まることが多く，続いて前庭神経症状をきたす．組織学的には紡錘形の細胞が柵状配列を示し，密な細胞分布をとるAntoni A型と，粘液性の基質に比較的粗な細胞分布を示すAntoni B型の2つの型に分けられる．充実性腫瘍の型をとることが多いが，嚢胞変性，血管増生と血栓，出血および石灰化を伴うこともある．聴神経腫瘍は比較的境界明瞭であり，MRでは，T₁強調像で脳実質と等信号，T₂強調像では均一な高信号で，内耳道および小脳橋角の脳脊髄液と同じ高信号となる．Gd-DTPA造影後のT₁強調像にて均一な造影効果を認める．髄膜腫と異なり硬膜の造影効果はみない．嚢胞成分をもつものでは，T₁とT₂強調像で脳脊髄液と同じ低信号であり，造影効果はなく，クモ膜嚢胞や類上皮腫との鑑別は困難である．また内耳道内の腫瘍成分を認めない聴神経鞘腫は20%に存在し，髄膜腫との鑑別は困難である．

内耳道および小脳橋角に出現する腫瘤性病変の鑑別診断としては，聴神経鞘腫，三叉神経鞘腫，髄膜腫，類上皮腫，脳幹から外方性発育した膠腫，転移性腫瘍，コレステロール肉芽腫があげられる．MRにて造影効果が著明であることから神経鞘腫，髄膜腫が考えられ，症状，部位から聴神経鞘腫と診断された．この症例でわかるようにMRでは骨に取り囲まれた頭蓋深部にある1cm以下の病変が明瞭に検出できる．MRは内耳道小病変の描出において造影剤を併用することによりその存在診断，質的診断，鑑別診断の点でCTに優る．

〔根岸　幾・平敷淳子〕

〈文　献〉

1) Gentry LR, Jacoby CG, Turski PA : Cerebellopontine angle-petromastoid mass lesions : Comparative study of diagnosis with MR imaging and CT. *Radiology*, **162** : 513-520, 1987.
2) Armington WG, Harnsberger HR, Smoker WRK, Osborn AG : Normal and diseased acoustic pathway : Evaluation with MR imaging. *Radiology*, **167** : 509-515, 1988.
4) Rowland LP : Merritt's Textbook of Neurology 8th ed, Lea & Febiger, Philadelphia, 1989.
5) Atlas SW : Magnetic Resonance Imaging of the Brain and Spine, Raven Press, New York, 1991.

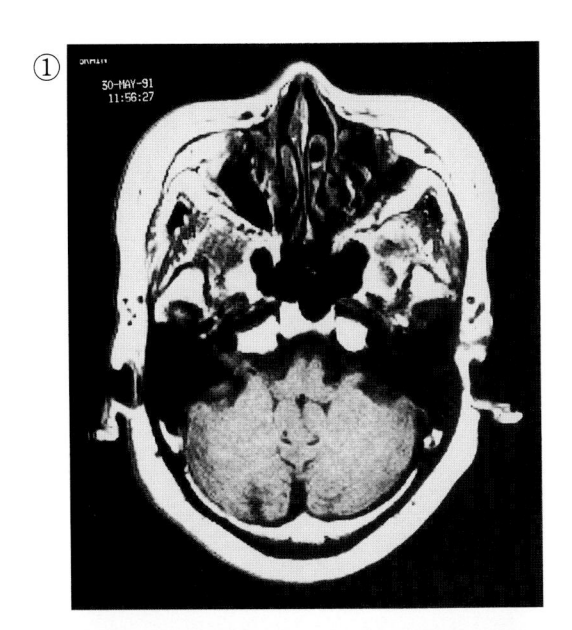

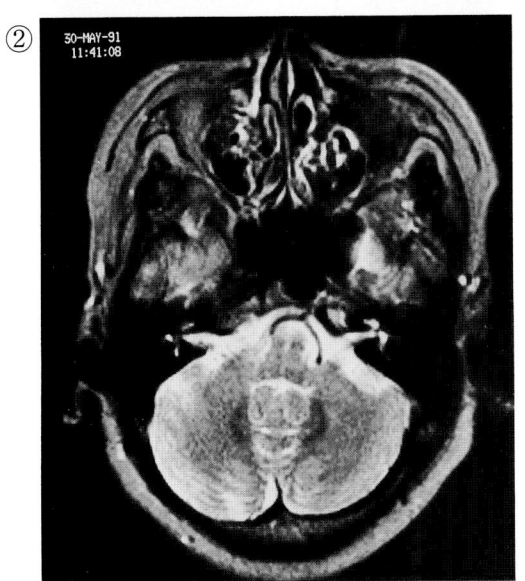

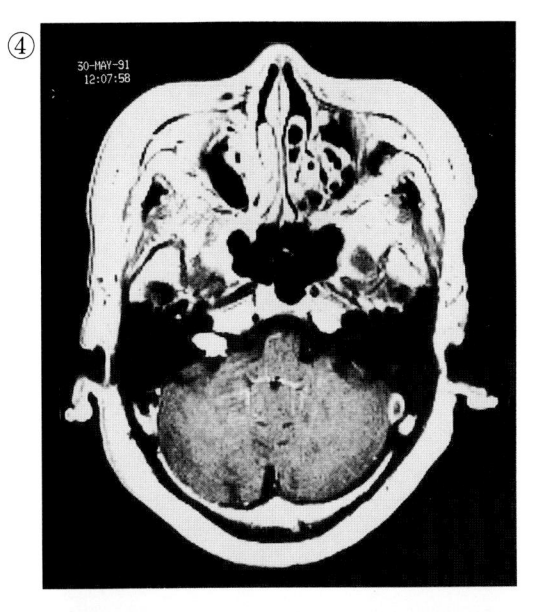

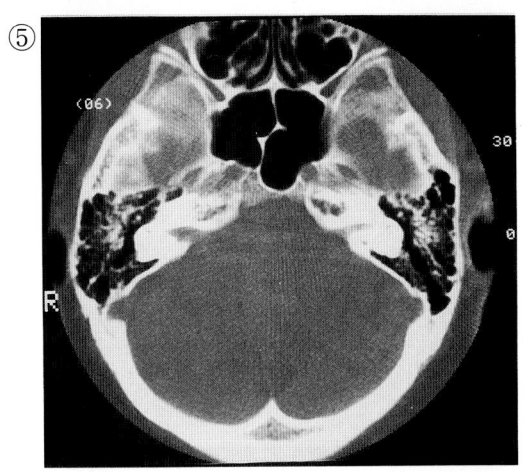

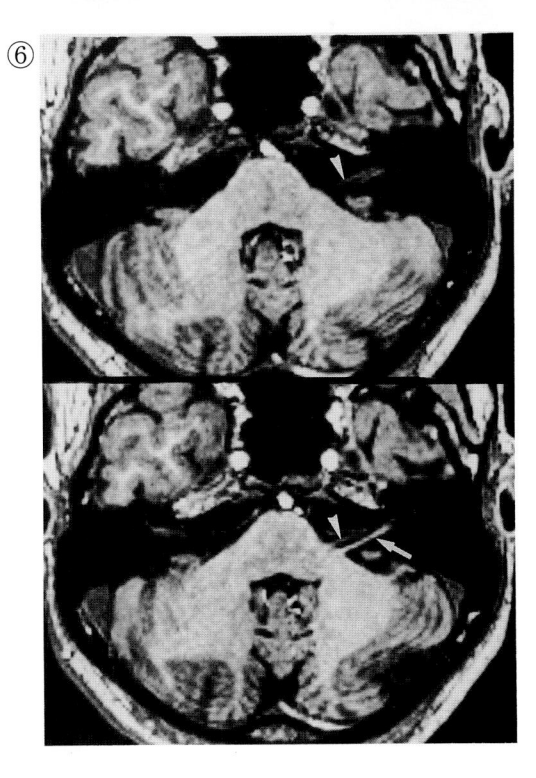

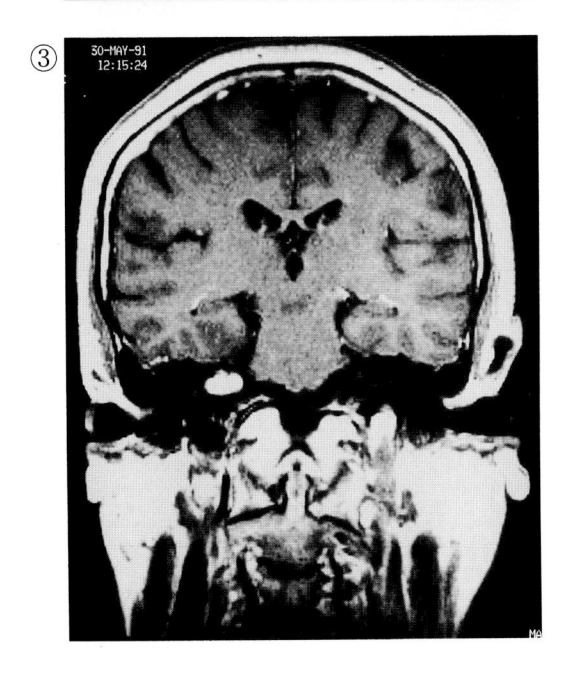

図1 T₁強調像. 1.5 T, SE 500/15, 3 mm厚
図2 T₂強調像. 1.5 T, SE 2500/90, 3 mm厚
図3 Gd-DTPA併用T₁強調像. 1.5 T, SE 500/15, 3 mm厚
図4 T₁強調像冠状断Gd-DTPA. 1.5 T, SE 500/15, 3 mm厚
図5 内耳道CT. 5 mm厚
図6 T₁強調像. 1.5 T, FLASH 40° 30/5, 1.5 mm厚

dynamic MRIで正常下垂体ほど濃染しない病変

症　　　例	42歳，女性． 主　訴：顔貌の変化． 病　歴：10年ほど前から足が大きくなり，1年前に顔貌の変化に気づいた．近医での検査結果で血清成長ホルモン値が15 ng/mlであった．
M R I 所 見	造影前T_1強調像で下垂体の形状・大きさは正常で，内部に異常信号を認めなかった（図1，2）．Gd-DTPAを急速静注した直後から1分おきにdynamic像を撮像すると，下垂体前葉右下部から右海綿静脈洞内側部にかけて下垂体前葉全体が濃染される時期にも造影効果を示さない部分を認めた（図3右上矢印）．しかし，通常の造影後T_1強調像では腺腫を描出できなかった（図4）．
手 術 所 見	下垂体右下部から一部海綿静脈洞に浸潤する微小腺腫を全摘した．
最 終 診 断	成長ホルモン産生微小下垂体腺腫（functioning pituitary microadenoma）．

〔解　説〕　下垂体前葉にみられる微小占拠性病変には，下垂体腺腫（pituitary adenoma）のほかに転移性腫瘍（metastatic pituitary tumor），Rathke囊胞（Rathke's cleft cyst），膿瘍（pituitary abscess）などがあげられる．しかし，本例のような下垂体前葉ホルモン過剰症状がある例でのMRI診断では，鑑別診断よりも病変の有無と存在部位の診断が主眼であり，したがって，正常構造物と病変部の最適コントラストを得ることが課題である．最近，造影剤急速静注後に連続して撮像するdynamic MRI法が微小な下垂体前葉病変診断に有用であると報告されている[1~4]．

　下垂体門脈系で灌流される下垂体前葉は血液脳関門をもたず，dynamic MRIの早期像で上部の下垂体柄側から濃染領域が広がる．造影剤投与後2分以内に全体が濃染された後はしだいに信号強度が低下する．これに対し腺腫は正常下垂体より遅れて造影されるため，dynamic MRIの早期像で正常下垂体と腺腫は良好なコントラストを示す．通常は海綿静脈洞も同時に評価できる冠状断で撮像するが，そのさいには造影前の矢状断像と冠状断像を参考に，マルチスライスを用いて下垂体全体を撮像視野に含めることが肝要である．また読影のさいは，造影剤の到達が遅れる下垂体下部辺縁を腺腫と誤診してはならない．

〔安里令人・三木幸雄〕

〈文　献〉

1) Miki Y, Matsuo M, Kuroda Y, et al : New method for enhancing contrast between pituitary tumor and surrounding nontumorous pituitary tissue (abstr). *Radiology*, 173(P) : 286, 1989.
2) Miki Y, Matsuo M, Nishizawa S, et al : Pituitary adenoma and normal pituitary tissue : enhancement patterns on gadopentetate-enhanced MR imaging. *Radiology*, 177 : 35-38, 1990.
3) Sakamoto Y, Takahashi M, Korogi Y, et al : Normal and abnormal pituitary glands : gadopentetate dimeglumin-enhanced MR imaging. *Radiology*, 178 : 441-445, 1991.
4) 三木幸雄，安里令人：下垂体のdynamic MRI. 医学のあゆみ，159 (11) : 860, 1991.

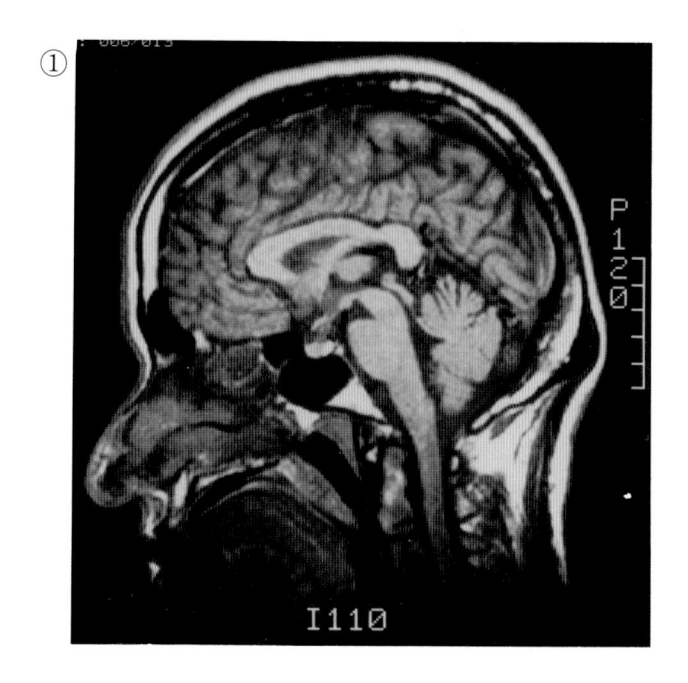

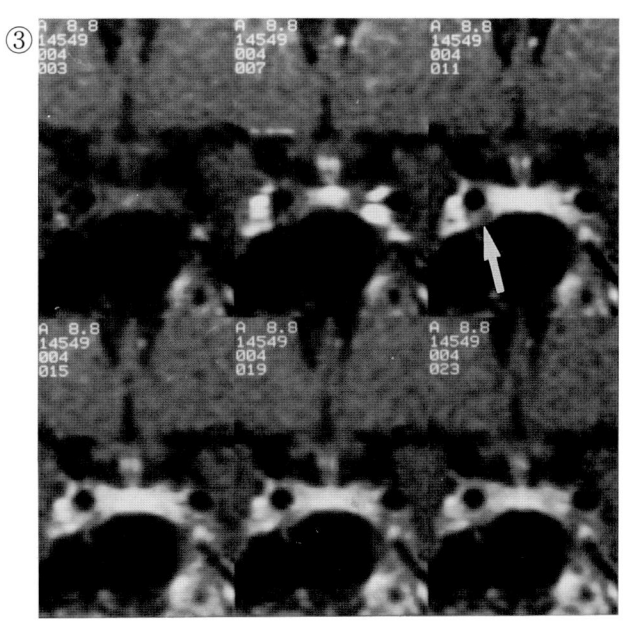

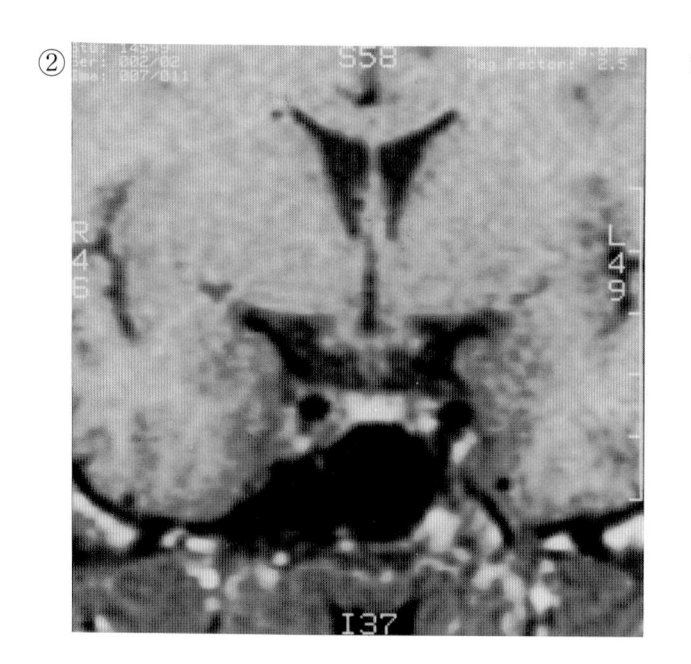

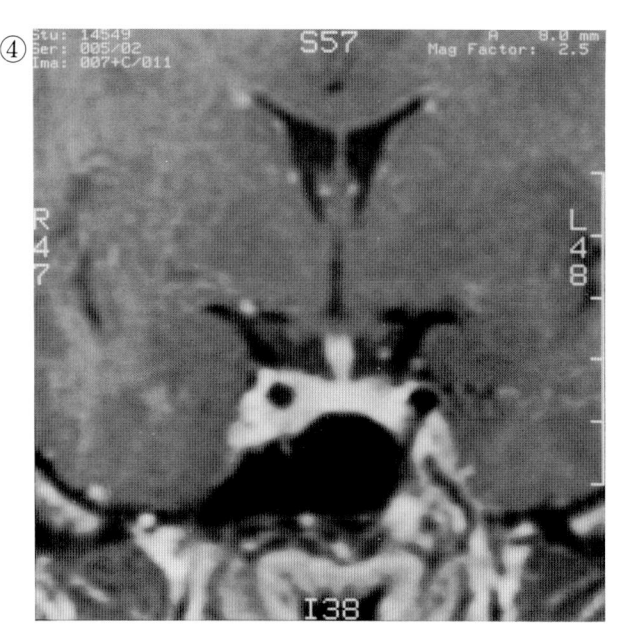

図1 矢状断像．1.5 T, SE 400/20, 3 mm 厚
図2 冠状断像．1.5 T, SE 400/20, 3 mm 厚
図3 冠状断 dynamic 像．1.5 T, SE 200/20, 3 mm 厚
図4 冠状断像．1.5 T, SE 500/30, 3 mm 厚，Gd-DTPA 投与後

視床下部から下方に突出する病変

症　　　例	19歳，女性． 主　訴：思春期早発． 病　歴：小学校低学年より思春期早発と男性化兆候が現れた．原発性無月経もある．
M R I 所見	灰白隆起正中部から左下方に突出する，T_1強調像（図1, 2）・T_2強調像（図3）で，灰白質よりわずかに高信号で均一な，4 mm×10 mmの腫瘤性病変を認める（矢印）．あきらかな造影効果を認めない（図4）．
最終診断	視床下部過誤腫（hamartoma of the hypothalamus）．

〔解　説〕　視床下部にみられる占拠性病変には，頭蓋咽頭腫（craniopharyngioma），未分化胚細胞腫（germinoma），視交叉や視床に発生する星状膠細胞腫（hypothalamic, or optic glioma）などがあげられる．本症例のように灰白隆起から有茎性に突出し，造影効果を示さない，比較的小さな，嚢胞や石灰化を伴わない腫瘍の場合には，視床下部過誤腫（hypothalamic hamartoma）の診断は容易である[1]．

　視床下部過誤腫は，視床下部後部（乳頭体と下垂体柄の間）にみられる先天性・非腫瘍性のheterotopiaであり，思春期早発症やてんかんで発症する[2]．視床下部から有茎性に下方に突出するものと視床下部の内部に存在するものとがあり，組織学的には正常の灰白質に近い[2]．MRIでは通常，T_1強調像で灰白質とほぼ同程度，T_2強調像で灰白質よりやや高信号で示され，造影効果を示さない[1,2]．

　本症例のように視床下部から下方に突出し思春期早発症を伴う例では，非侵襲的な診断が容易で，切除よりもまず内科的治療が試みられる[3]．視床下部内在性の例では，断層画像上で悪性度が低い星状膠細胞腫（low grade astrocytoma）との鑑別が困難なため，経過観察や生検が必要である[2]．また，視床下部過誤腫は脳梁・視神経・大脳半球の形成不全を伴うことがあるので，MRIで視床下部過誤腫を診断した場合はこれらの合併奇形にも注意しなければならない[4]．

〔安里令人・三木幸雄〕

〈文　献〉

1) Burton EM, Ball WS, Cronek, et al : Hamartoma of the tuber cinereum : a comparison of MR and CT findings in four cases. *AJNR*, **10** : 497-501, 1989.
2) Boyko OB, Curnes JT, Oakes WJ, et al : Hamartomas of the tuber cinereum : CT, MR, and pathologic findings. *AJNR*, **12** : 309-314, 1991.
3) Styne DM, Harris DA, Egli CA, et al : Treatment of true precocious puberty with a potent luteinizing hormone-releasing factor agonist : effect of growth, sexual maturation, pelvic sonography, and the hypothalamic-pituitary-gonadal axis. *J Clin Endocrinol Metab*, **61** : 142-151, 1985.
4) Diebler C, Ponsot G : Hamartomas of the tuber cinereum. *Neuroradiology*, **25** : 93-101, 1983.

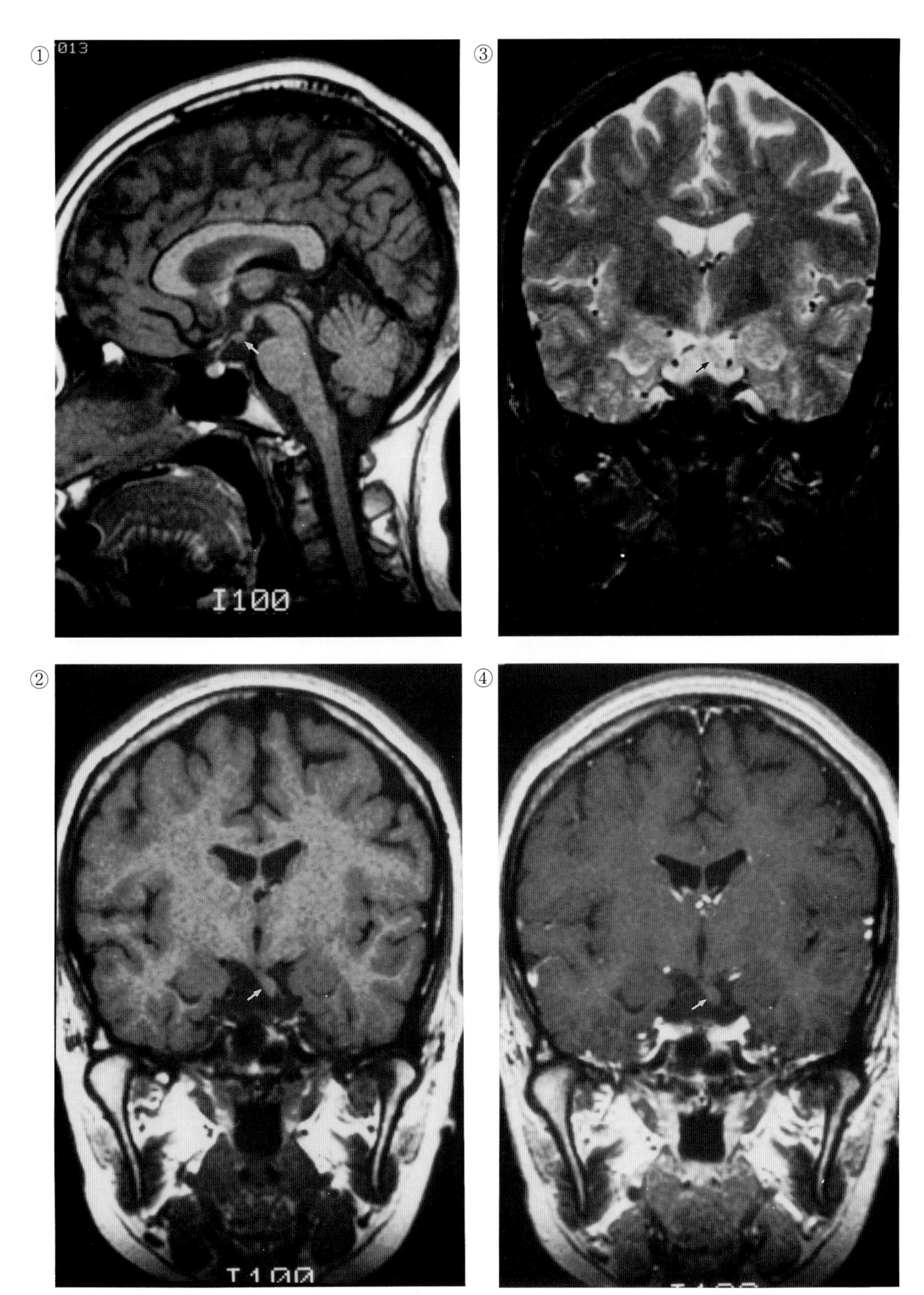

図1 冠状断像．1.5 T, SE 400/20
図2 矢状断像．1.5 T, SE 400/20
図3 冠状断像．1.5 T, SE 3000/80
図4 冠状断像．1.5 T, SE 500/30, Gd-DTPA 投与後

鞍上部の不均一な腫瘤性病変

症　　例	8歳，男性． 主　訴：視力障害． 病　歴：学校検診で左視力低下を指摘された．眼底所見で視神経の異常を認める．数か月前から多尿がある．
MRI所見	鞍内から鞍上部にかけて，長径3.5 cmの腫瘤性病変を認める．T_1強調像で病変はきわめて不均一であり，鞍上部は灰白質と同程度の信号強度（図1，2大矢印），鞍内右側はやや低信号（図1，2二重小矢印），鞍内左側には小さな無信号領域がある（図2）．T_2強調像で腫瘤はほぼ均一な高信号を呈するが（図3大矢印），一部に小さな無信号領域がある（図3小矢印）．Gd-DTPA投与後は，T_1強調像でやや低信号の鞍内右側部（図4二重小矢印）と囊腫状構造の辺縁（図4大矢印）が，強く造影されている．下垂体後葉の高信号は同定できなかった．
その他の画像所見	頭部単純X線写真で，トルコ鞍部の石灰化像とトルコ鞍の平皿状変形を認める（図5）．単純X線CTでトルコ鞍内部に軟部組織（図6小矢印）と石灰化を認めるが，石灰化巣（図6大矢印）はMRI T_1強調像・T_2強調像の無信号領域に一致している．
手術所見	鞍上槽を占拠する大きな腫瘍を認めた．囊腫の被膜を切開すると内容液はモーターオイル様で，多数の石灰化小粒が含まれていた．囊腫の後頭側被膜表面に，下垂体柄が扇状に広がっていた．
最終診断	頭蓋咽頭腫．

〔解　説〕　頭蓋咽頭腫（craniopharyngioma）は，Rathke囊（Rathke's pouch）の遺残と考えられる扁平上皮細胞から発生する，緩徐に発育する良性の腫瘍であり，全頭蓋内腫瘍の約3％を占める[1,2]．小児や青年期に好発するが，壮年期に第2の好発期があり，70歳以上の症例もある．好発部位はトルコ鞍上部であり，頭痛・視野障害や下垂体・視床下部の機能障害で発症する．しばしば囊胞を形成し（70％），石灰化巣を含む（75％）．囊胞には，コレステロール・メトヘモグロビン・タンパクなどの物質を含み，このためMRIではさまざまな信号強度を呈する[1,3]．石灰化の部位はMRIで無信号となるが，石灰化の検出はCTの方が優れている[3]．

本例のように，造影される充実性部分に加え囊胞，石灰化がみられる場合は，頭蓋咽頭腫が確定的である．しかし，石灰化を伴わず囊胞性部分が中間信号強度をもつ場合は，造影前MR画像で充実性部分と囊胞性部分とのコントラストがつきにくいため，Rathke囊胞（Rathke's cleft cyst）や囊胞性下垂体腺腫（cystic pituitary adenoma）との鑑別が困難である．そのような例では，なるべく薄いスライスで多方向の造影像を得，充実性部分を評価すべきである．また，充実性部分はdynamic studyで容易に評価できるとされている[4]．また，頭蓋咽頭腫の6％で尿崩症を合併するが[5]，その場合には本例のように下垂体後葉の高信号が消失する[5]．

〔安里令人・三木幸雄〕

〈文献〉

1) Pusey E, Kortman KE, Flannigan BD, et al : MR of craniopharyngiomas : tumor delineation and characterization. *AJNR,* **8** : 439-444, 1987.
2) Petito CK, DeGirolami U, Eale KM. : Craniopharyngiomas : a clinical and pathological review. *Cancer,* **37** : 1944-1952, 1976.
3) Freeman MP, Kessler RM, Allen JH, et al : Craniopharyngioma : CT and MR imaging in nine cases. *J Comput Assist Tomogr,* **11** : 810-814, 1987.
4) Hua F, Asato R, Miki Y, et al : Differentiation of suprasellar nonneoplastic cysts from cystic neoplasms by Gd-DTPA MRI. *J Comput Assist Tomogr,* **16** : 744-749, 1992.
5) Fujisawa I, Nishimura K, Asato R, et al : Posterior lobe of the pituitary in diabetes insipidus : MR findings. *J Comput Assist Tomogr,* **11** : 221-225, 1987.

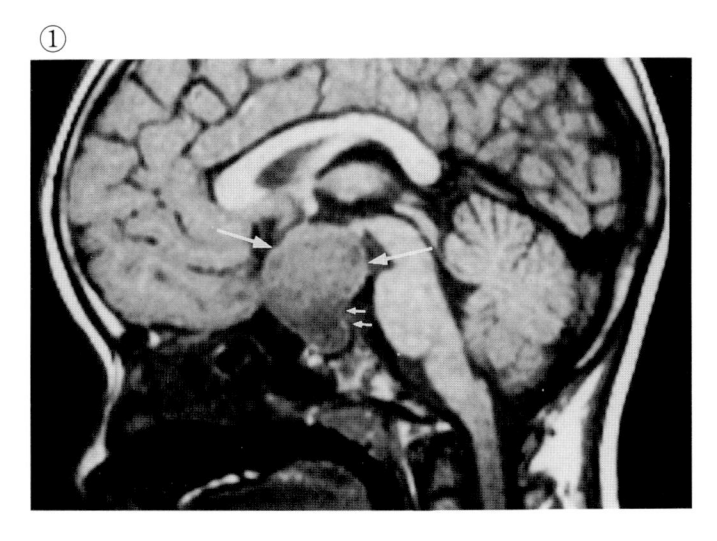

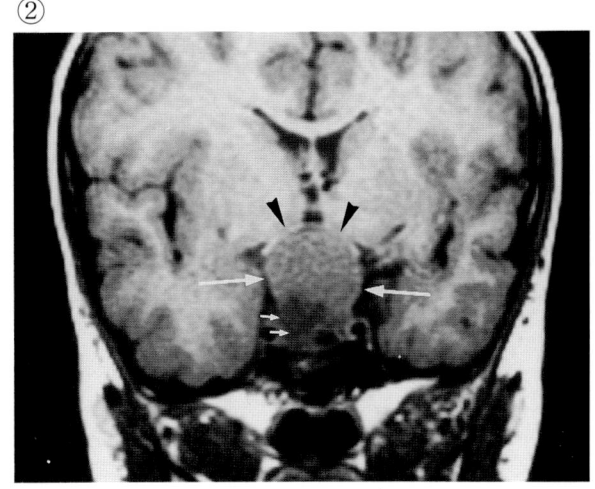

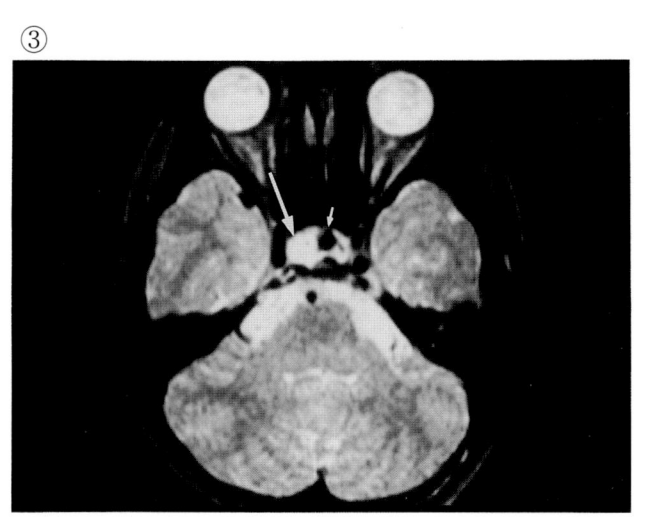

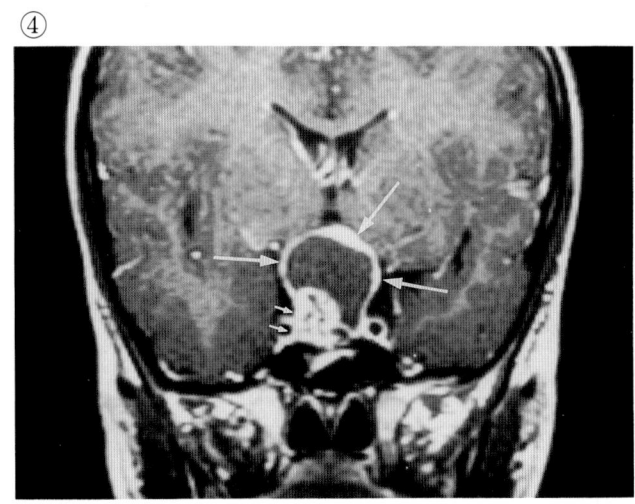

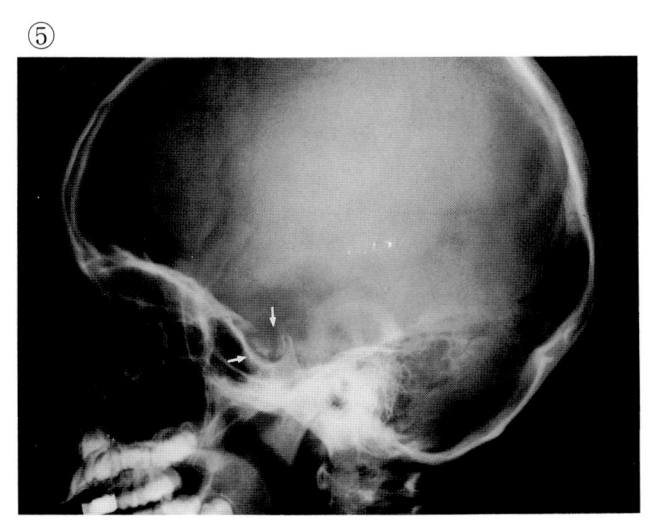

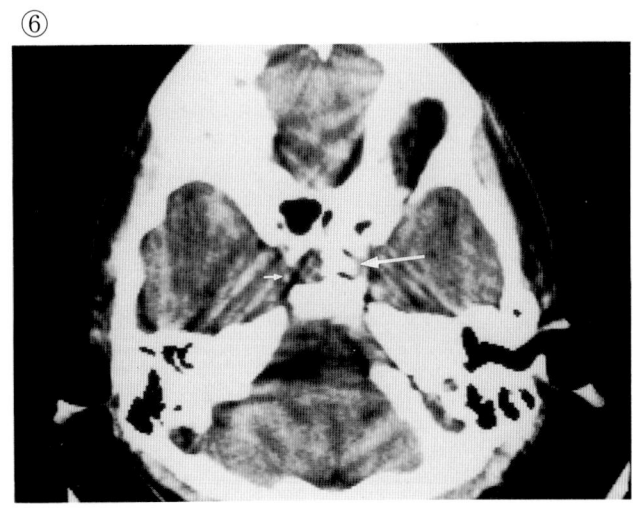

図1 矢状断像．1.5 T, SE 400/20
図2 冠状断像．1.5 T, SE 400/20
図3 横断像．1.5 T, SE 3000/80
図4 冠状断像．1.5 T, SE 500/30, Gd-DTPA 投与後
図5 側面頭部 X 線像
図6 単純 X 線 CT 像

下垂体の上方の均一に強く造影される病変

症　　　例　45歳，女性．
　主　訴：視力障害．
　病　歴：3年前，視力検査で右視力低下を指摘された．視力低下が進行するためCT診断を受けたところ，"下垂体腫瘍"を指摘された．

MRI 所見　鞍上部を中心に，T_1強調像で灰白質とほぼ同程度，T_2強調像でやや高信号を呈する均一な腫瘤性病変を認める（図1〜3大矢印）．腫瘤は，視交叉を上方に圧排しており，それは右側で著しい（図2矢頭）．また腫瘍は鞍結節を中心として硬膜と広く接している．腫瘍に軽度に圧迫されているが，下垂体は正常位置に描出されている（図1，2小矢印）．造影剤投与後，腫瘤は均一に強く造影され，腫瘤近傍の硬膜に軽度肥厚と濃染がある（図4，5大矢印）．

手術所見　右視神経を外側に，右内頸動脈・右前大脳動脈A1部・右中大脳動脈M1部を後上方に圧排する赤色の腫瘍を認めた．また，右視神経下方の硬膜から腫瘍を栄養する多数の血管を認めた．

最終診断　鞍結節髄膜腫（tuberculum sellae meningioma）．

〔解　説〕　鞍内から鞍上部にみられる腫瘤性病変には，下垂体腺腫（pituitary adenoma），頭蓋咽頭腫（craniopharyngioma），髄膜腫（meningioma），未分化胚細胞腫（germinoma），良性神経膠腫（low grade astrocytoma）などがあげられる．本例は明らかに髄外腫瘍の性質を示しており，髄内に発生する腫瘍は除外できる．また，石灰化や嚢胞を含まない均一な腫瘍であるという点から，頭蓋咽頭腫の可能性は低い．したがって，下垂体腺腫と髄膜腫との鑑別が課題となる．本例では下垂体は腫瘍と接しているが，前葉・後葉ともほぼ正常の位置・大きさ・形状であって，下垂体腺腫は考え難い．また，腫瘍が硬膜に広く接し隣接する硬膜の肥厚を伴うということから，髄膜腫が最も考えやすい．

　髄膜腫は頭蓋内の原発性腫瘍の15%を占め，そのうち鞍上部に発生するものは10%である[1]．画像診断上の特徴はほかの部位に発生する髄膜腫とあまり変わらないが，頭蓋単純X線写真ではblisteringとよばれる所見が特徴的である．

　髄膜腫では，造影MRIで近傍の硬膜に肥厚像を認めることがある．Goldsherらはこれを他の腫瘍にみられない髄膜腫に特異的なものと報告したが[2]，他の腫瘍でも，ときにみられることがあり[3]，特異性はない．

〔安里令人・三木幸雄〕

〈文　献〉
1) Okazaki H : Fundamentals of Neuropathology, pp204-238, IGAKU-SHOIN, New York・Tokyo, 1989.
2) Goldsher D, Litt AW, Pinto RS, et al : Dural "tail" associated with meningiomas on Gd-DTPA-enhanced MR images : characteristics, differential diagnostic value, and possible implications for treatment. *Radiology,* **176** : 447-450, 1990.
3) Tien RD, Yang PJ, Chu PK : "Dural tail sign" : a specific MR sign for meningioma? *J Comput Assist Tomogr,* **15** : 64-66, 1991.

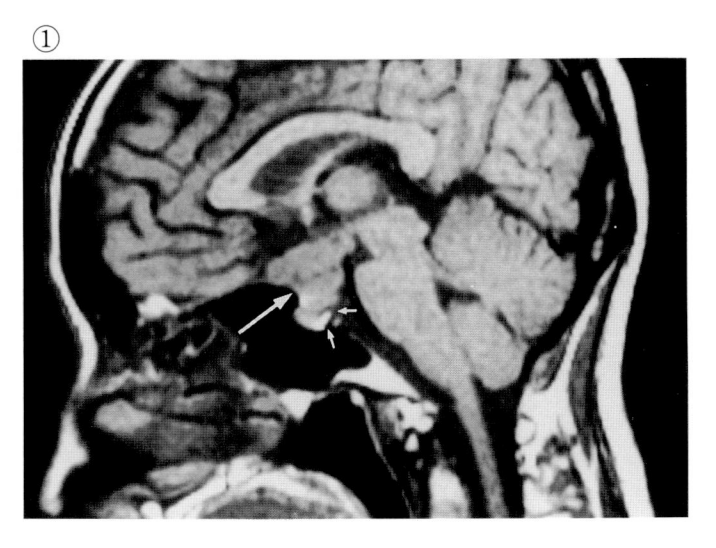

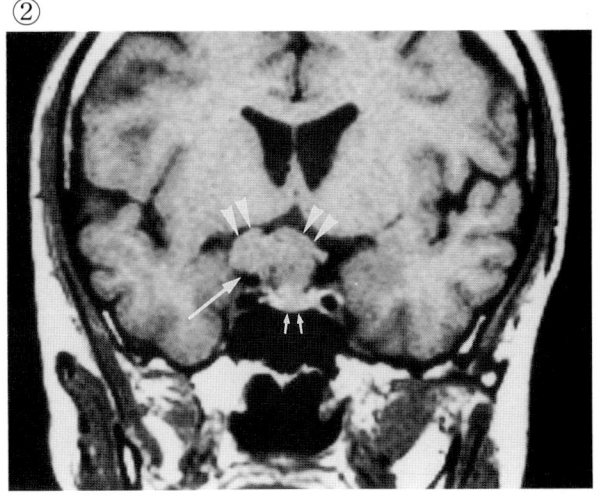

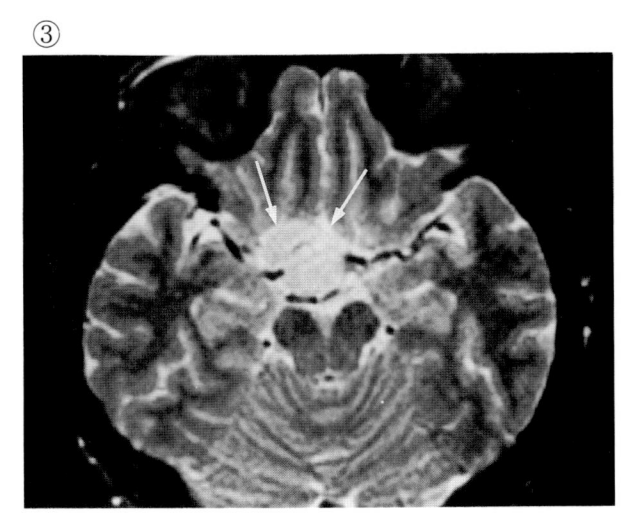

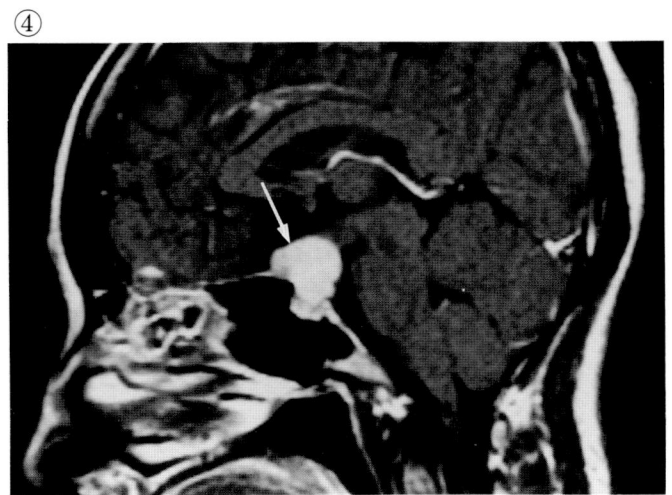

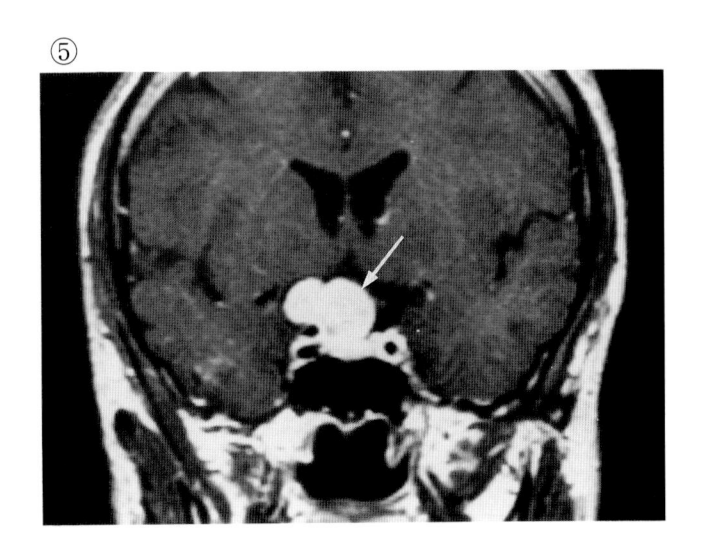

図1 矢状断像．1.5 T, SE 400/20
図2 冠状断像．1.5 T, SE 400/20
図3 軸横断像．1.5 T, SE 3000/80
図4 矢状断像．1.5 T, SE 500/30, Gd-DTPA 投与後
図5 冠状断像．1.5 T, SE 500/30, Gd-DTPA 投与後

トルコ鞍内から上方に突出する病変

| 症　　　例 | 50歳，男性．
主　訴：偶然発見された頭蓋内腫瘍．
病　歴：約1年前，軽微な頭部外傷時に受けたCT診断で頭蓋内腫瘍を指摘されたが，放置していた．明らかな神経脱落症状はない． |
|---|---|
| MRI所見 | トルコ鞍から鞍上槽にかけて，T_1強調像でやや低信号(図1，2)，T_2強調像でやや高信号を呈する(図3)，長径3cmのほぼ均一な腫瘤性病変を認める．腫瘍右下部に径1.2cmの囊胞性領域がある(図1，3小白矢印，図2小黒矢印)．視交叉は，上方へ軽度圧排されている(図1白矢頭，図2黒矢頭)．dynamic study 早期像で腫瘍の右上部に濃染される構造物を認めるが，これは圧排された前葉である(図4小矢印)．造影後T_1強調像では，腫瘍の実質性部分は均一に強く造影されている(図5)．腫瘍の後部に下垂体後葉の高信号を同定できる(図1大矢印)． |
| 手術所見 | 手術は経蝶形骨洞法で行われた．腫瘍は容易に吸引でき，腫瘍を全摘すると，正常前葉が鞍隔膜とともにトルコ鞍底にまで下降してきた． |
| 最終診断 | 下垂体腺腫． |

〔解　説〕　下垂体前葉にみられる占拠性病変には，下垂体腺腫 (pituitary adenoma) のほかにRathke囊胞 (Rathke's cleft cyst)，転移性腫瘍 (metastatic tumor)，腺癌 (adenocarcinoma)，膿瘍 (abscess)，リンパ球性下垂体炎 (lymphocytic adenohypophysitis) があげられる．本症例での腫瘍はおもに実質性部分からなり，Rathke囊胞と膿瘍は否定できる．転移性腫瘍は臨床経過から考えにくい．腺癌は非常に稀であり[1]，リンパ球性下垂体炎は妊婦にみられる疾患である[2]．したがって，下垂体腺腫と診断できる．

MRIでは，腺腫と視交叉・内頸動脈・海綿静脈洞・頭蓋底の骨など隣接する構造物との関係が容易に把握できる．また，dynamic MRIでは正常下垂体が造影剤投与後早期に濃染され，腺腫と明瞭に区別できる[3,4]．この方法によって腺腫に圧排された正常下垂体の位置を術前に評価できるため，正常下垂体を保存し，術後の汎下垂体機能不全を予防するのに有用である．

〔安里令人・三木幸雄〕

〈文　献〉
1) Kovacs K, Horvath E : Tumors of the pituitary gland, pp217-224, Armed Forces Institute of Pathology, Washington, DC, 1986.
2) Baskin DS, Townsend JJ, Wilson CB : Lymphocytic adenohypophysitis of pregnancy simulating a pituitary adenoma : a distinct pathologic entity. *J Neurosurg*, **56** : 148-153, 1982.
3) Miki Y, Matsuo M, Nishizawa S, et al : Pituitary adenomas and normal pituitary tissue : enhancement patterns of gadopentetate-enhanced MR imaging. *Radiology,* **177** : 35-38, 1990.
4) 三木幸雄，西澤貞彦，黒田康正，ほか：下垂体腺腫のDynamic MRI. CT研究，**12** : 371-377, 1990.

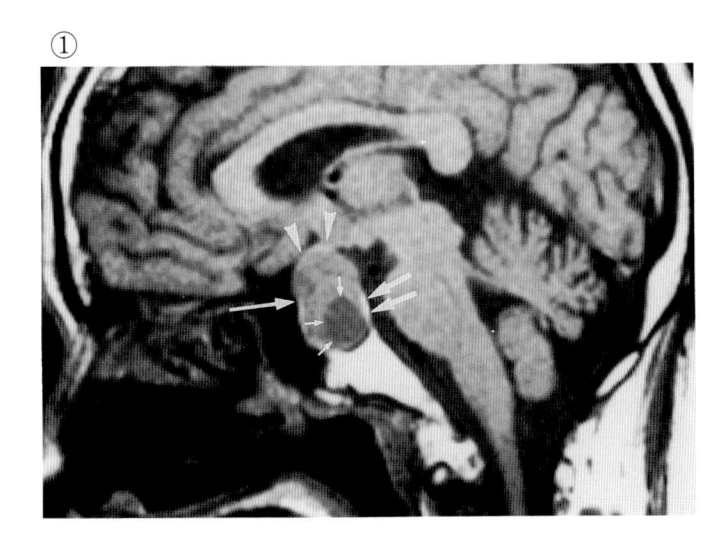

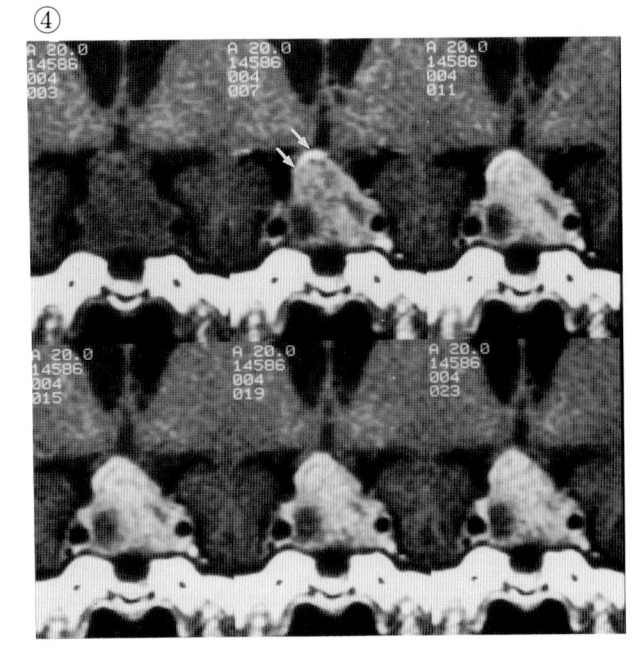

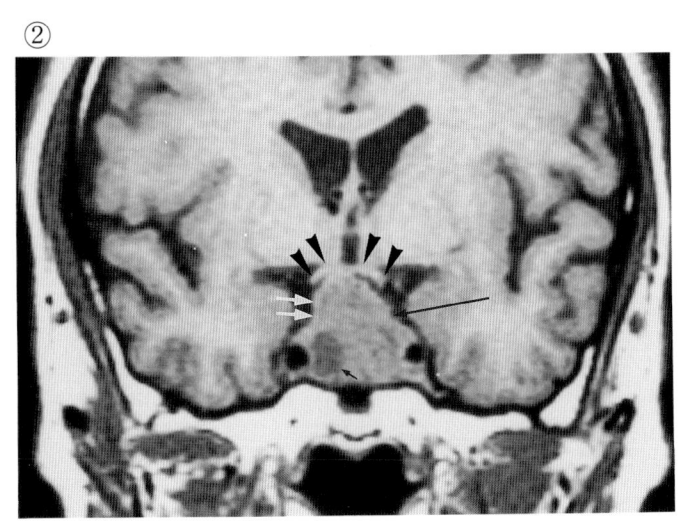

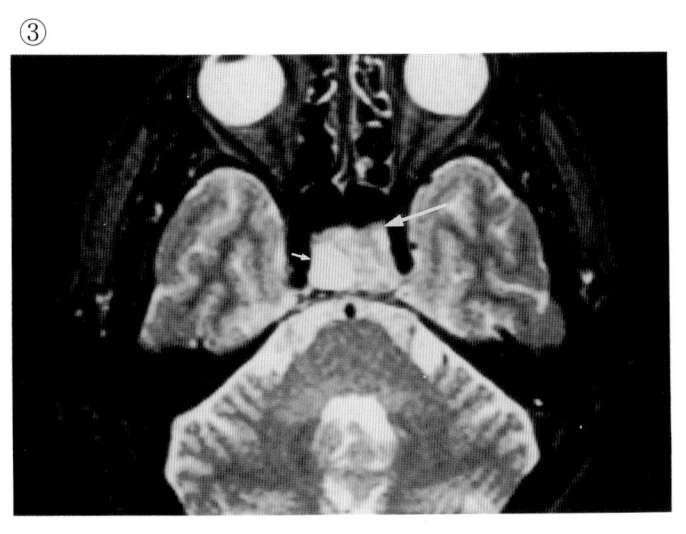

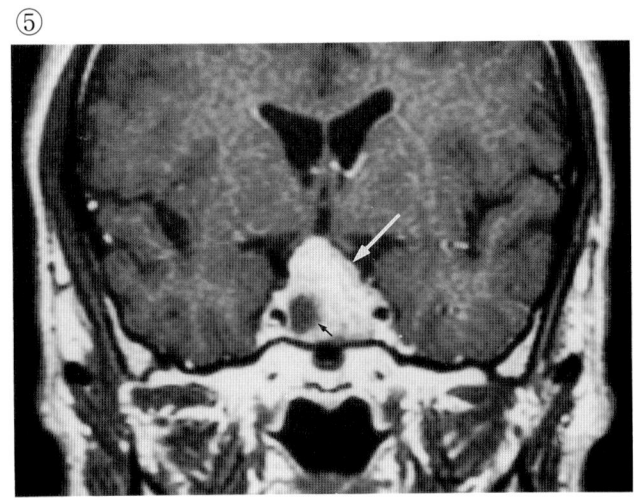

図1 矢状断像．1.5 T, SE 400/20
図2 冠状断像．1.5 T, SE 400/20
図3 横断像．1.5 T, SE 3000/80
図4 冠状断 dynamic 像．1.5 T, SE 200/20
図5 冠状断像．1.5 T, SE 500/30, Gd-DTPA 投与後

T_2強調像で高信号を示す視床部腫瘤性病変

症　　　例	57歳，男性． 主　訴：右上肢脱力． 病　歴：2か月前から右上肢麻痺が徐々に進行し，2週間前からは記銘力障害も出現してきた．
M R I 所 見	矢状断および軸横断 T_1 強調像で不均一な低信号域を視床後頭側部に認める（図1，2矢印）．軸横断プロトン密度強調像，T_2 強調像では，腫瘍自体は不均一な高信号で示され，周囲にさらに淡い不整形の高信号域を伴っている（図3，4矢印）．T_2 強調像での随伴病変は境界が不鮮明で，浸潤性の腫瘍伸展を疑わせる．軸横断，冠状断造影後 T_1 強調像では腫瘍に一致して ring enhancement を認める（図5矢印，6）．一部には budding 様に周囲へ伸展していくような像もあるが（図5大矢印），壁は不規則に厚い印象を受ける．内部は脳脊髄液よりもやや高信号で，中心性壊死と考えられる．
その他の画像所見	CT で ring enhancement を示す視床腫瘍を認める（図7矢印）． 右 VAG で後部視床に腫瘍陰影と異常血管像を認める（図8矢印）．
手 術 所 見	定位手術法による腫瘍組織の生検（stereotaxic needle biopsy）が実施された．
最 終 診 断	多形性神経膠芽腫（glioblastoma multiforme）．

〔解説〕 ring enhancement を示す頭蓋内占拠性病変としては，多形性神経膠芽腫（glioblastoma multiforme），未分化型星状膠細胞腫（anaplastic astrocytoma），膿瘍（brain abscess），転移性腫瘍（metastatic brain tumor）が考えられる．活動性の多発性硬化症（multiple sclerosis）の断層画像も，悪性髄内腫瘍とまぎらわしいことがある．また脳腫瘍の術後症例では，放射線壊死（radiation necrosis）も悪性髄内腫瘍と類似した画像形態をとりうる．本症例は視床に主座をもつ浸潤性病変であり，造影後画像で示された腫瘍の外形が不整形でもあるため，多形性神経膠芽腫を含む悪性神経膠腫が最も考えやすい．

多形性神経膠芽腫は成人の神経膠腫のなかで最も悪性度の高い腫瘍であり，予後がきわめて悪い．中枢神経系のどこにでも発生しうるが，側頭葉の頻度が高い．前頭葉に発生した神経膠芽腫は，しばしば脳梁をこえて対側半球へ伸展し，蝶形（butterfly shape）の断層像を示すことがよく知られている．このような白質の線維の方向に沿った神経膠腫の浸潤性伸展を MRI T_2 強調像で観察できる．この所見は神経膠腫（glioma）の診断に有用である．

膠芽腫の MR 画像は T_1 強調像で不均一な低信号，T_2 強調像で不均一な高信号が主体で，一般に腫瘍境界は不鮮明である．ときに造影後 T_1 強調像で濃染される部に一致して，やや低信号の外殻を T_2 強調像で認める例もある．しかし，この外殻様構造は膿瘍でみられるものに比べ不均一で厚く，不整形の傾向が強い．不連続性を示す例もある．浸潤性傾向のために腫瘍の大きさにしては mass effect が軽度であるともいわれるが，一般的には神経膠腫の悪性度が高いほど mass effect は強い[1]．壊死，脂肪変性，出血など高頻度に出現する腫瘍の二次性変化は，悪性を示す根拠になる．画像上でこのような変化を読み取るべきである．膠芽腫に合併する軟膜下および上衣下伸展，髄腔内播種性転移なども断層画像で指摘できる．

〔安里令人・奥村亮介〕

〈文献〉
1) Dean BL, Drayer BP, Bird CR, Flom RA, Hodak JA, Coons SW, Carey RG：Gliomas：Classification with MR Imaging. *Radiology*, 174：411-415；1990.

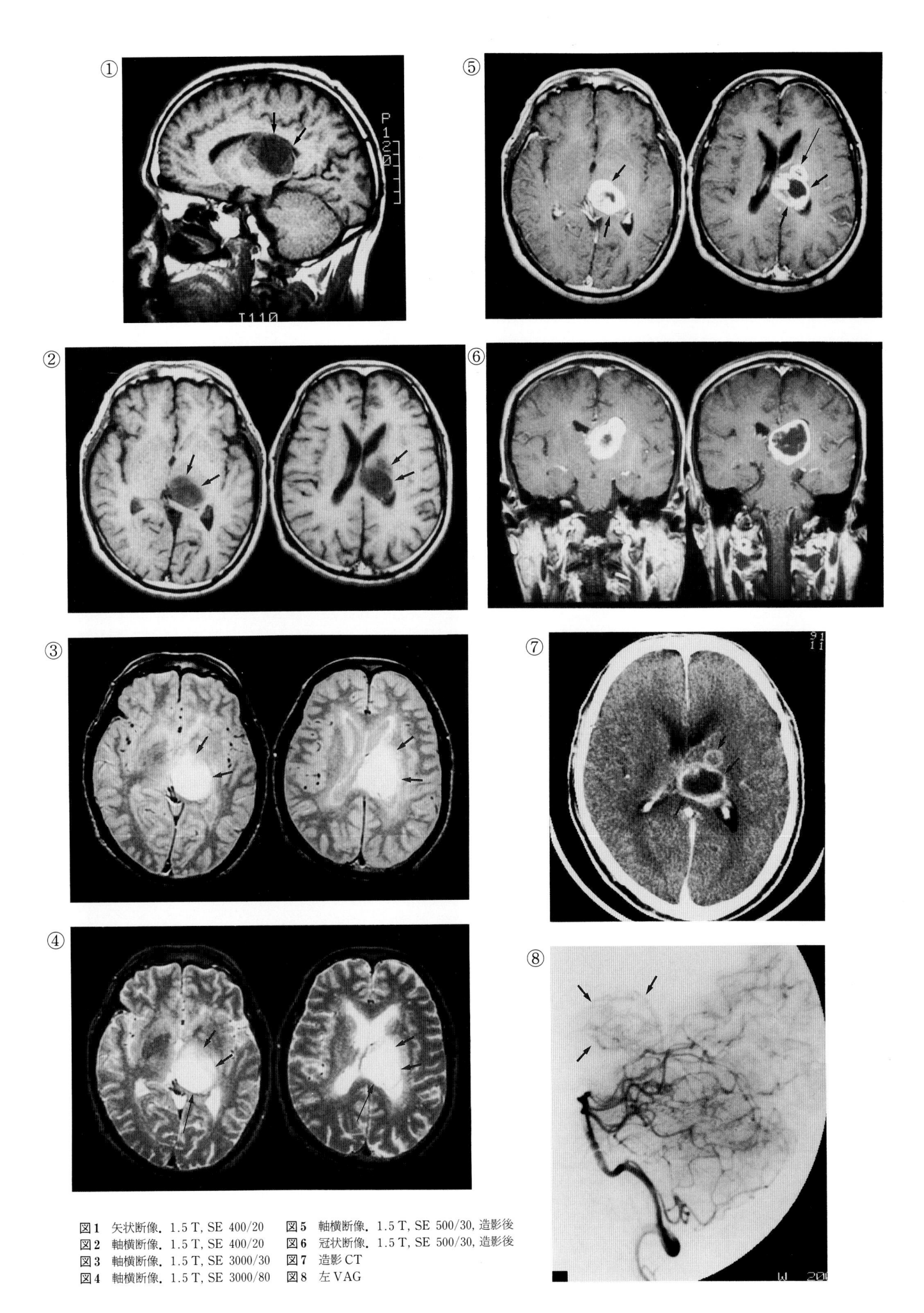

図1　矢状断像．1.5 T, SE 400/20
図2　軸横断像．1.5 T, SE 400/20
図3　軸横断像．1.5 T, SE 3000/30
図4　軸横断像．1.5 T, SE 3000/80
図5　軸横断像．1.5 T, SE 500/30, 造影後
図6　冠状断像．1.5 T, SE 500/30, 造影後
図7　造影 CT
図8　左 VAG

後頭蓋窩クモ膜下腔に広がる腫瘤性病変

症　　　例　39歳，女性．
　　　　　　　主　訴：右顔面痙攣．
　　　　　　　病　歴：1年前から右側の顔面痙攣がある．

M R I 所見　軸横断 T_1 強調像（図1，2矢印），矢状断 T_1 強調像（図3）で橋前部クモ膜下槽から右側小脳橋角部クモ膜下槽中心に，多房性・不整形嚢胞性腫瘍が存在する．画像上は壁を確認できない．小脳，脳幹は著しく圧排されており，嚢胞と脳との境界は不整である．嚢胞は第四脳室外側陥凹部に深く嵌入し，一部は第四脳室にまで達している．軸横断プロトン密度強調像（図4），T_2 強調像（図5）でも同様の所見がみられる．内容液は T_1 強調像，T_2 強調像で脳脊髄液とほぼ等信号，プロトン密度強調像で明らかに高信号を示す．したがって，プロトン密度強調像で嚢胞が最もよく描出されており，伸展を正確に把握できる．T_1 強調像で，嚢胞の上部に脳脊髄液よりやや高信号の混濁した内容物を伴っているようにみえる．造影後 T_1 強調像で嚢胞壁は造影効果を示さない（図6）．

手 術 所 見　後耳介，乳突洞切開で開頭し硬膜を開けると，真珠色の薄い壁をもった腫瘍が橋，延髄外側に接していた．VII，VIII 脳神経は腫瘍に囲まれて変形し，IV 以下の脳神経は圧排されていた．腫瘍は第四脳室外側陥凹から小脳半球方向に伸展し，摘除後は第四脳室底を確認できた．内容液は白色でさらさらしていた．

最 終 診 断　類表皮嚢胞（epidermoid）．

〔解　説〕　頭蓋内類表皮嚢胞（epidermoid）はクモ膜下腔から脳実質に嵌入するように伸展する嚢胞性腫瘍で，断層画像上では造影剤で濃染される実質性部分を認めない．成人の後頭蓋窩の嚢胞性腫瘍には上衣腫（ependymoma），嚢胞性星状膠細胞腫（cystic astrocytoma），血管芽腫（hemangioblastoma），脳神経由来の神経鞘腫（neurinoma），特殊な伸展を示した脊索腫（chordoma），転移性脳瘍（metastatic brain tumor）などがある．これらのうち，本症例のように断層画像上で実質性部分を指摘できない嚢胞としては，クモ膜嚢胞と類表皮嚢胞があげられる．

　一般的には断層画像を用いて類表皮嚢胞とクモ膜嚢胞とを区別し難いが，強いて特徴をあげるなら，クモ膜嚢胞はより緊満した丸い形状の断面を示し，本症例のように脳実質に深く不整形に嵌入するような所見を示さない．また，クモ膜嚢胞では水頭症を合併することがある．参考のために，図7にクモ膜嚢胞の症例を提示した（図7矢印）．

　類表皮嚢胞，類皮嚢胞は胎生期神経管閉鎖のさいに迷入した中胚葉組織が嚢腫化した先天性腫瘍である．類表皮嚢胞では嚢腫壁は重層扁平上皮だけで構成される．類皮嚢胞ではそれに加えて脂肪組織，皮脂腺，汗腺，毛囊などの真皮成分を含む．類表皮嚢胞ではケラチン，フレーク状物質やコレステロール結晶が嚢胞内に含まれる．類皮嚢胞は濃黄色の液状物質を含み，ときに毛髪が存在する．類表皮嚢胞は中・後頭蓋窩に好発し，大脳半球，脊髄内にも存在しうる．これに対して類皮嚢胞は小脳虫部や腰仙部領域に好発する．頭蓋骨板間層，眼窩の類表皮嚢胞は，頭蓋単純X線写真で明瞭な辺縁硬化像を伴った打抜き像として描出される．この所見は，診断特異的である．

　類表皮嚢胞内部は MR 画像上不均一で，T_1 強調像で低信号，T_2 強調像で高信号，プロトン密度強調像などから高信号で示され，外殻は薄くて造影効果を示さないとの報告がある[1]．しかし，T_1 強調像で高信号を示す類表皮嚢胞もある[2]．このことは，内容液の組成によって T_1 強調像での信号強度が異なることを意味する．活動性の炎症性変化がないかぎり嚢胞壁は造影効果を示さないと考えられる．

〔安里令人・奥村亮介〕

〈文　献〉
1) Tampieri D, Melançon D, Ethier R : MR Imaging of Epidermoid Cysts. AJNR, 10 : 351-356 1989.
2) Horowitz BL, Chari MV, James R, Bryan RN : MR of Intracranial epidermoid tumors : Correration of *in vivo* imaging with *in vitro* 13C spectroscopy. AJNR 11 : 299-302, 1990.

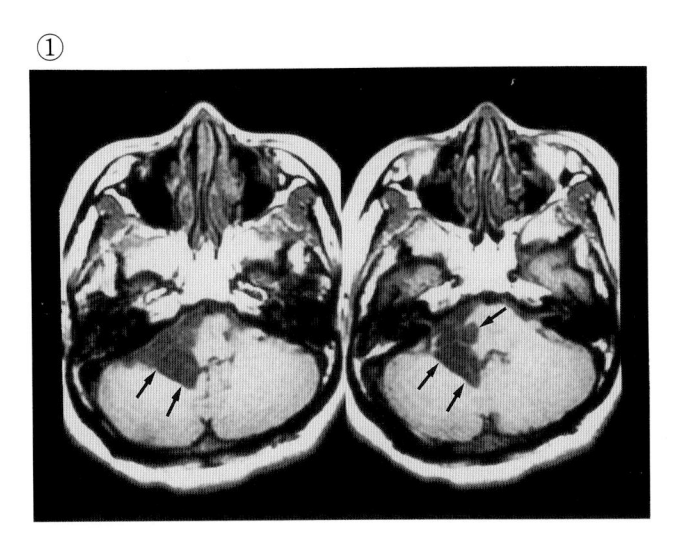

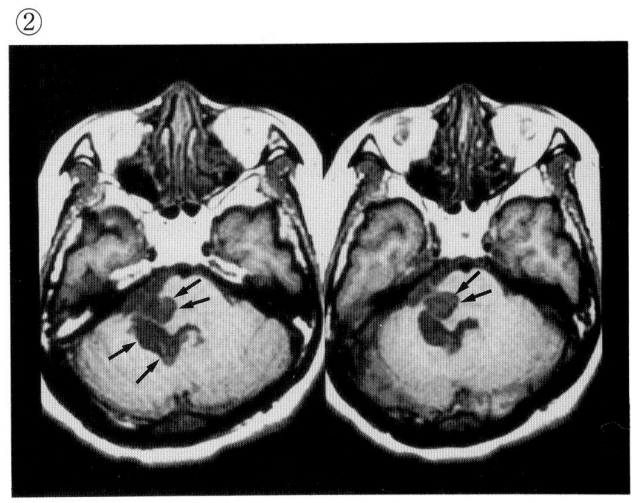

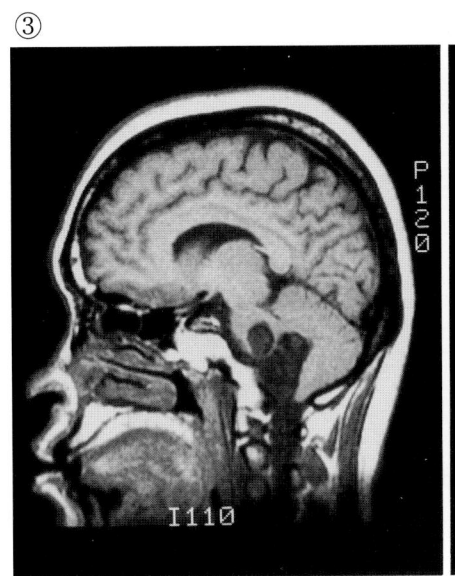

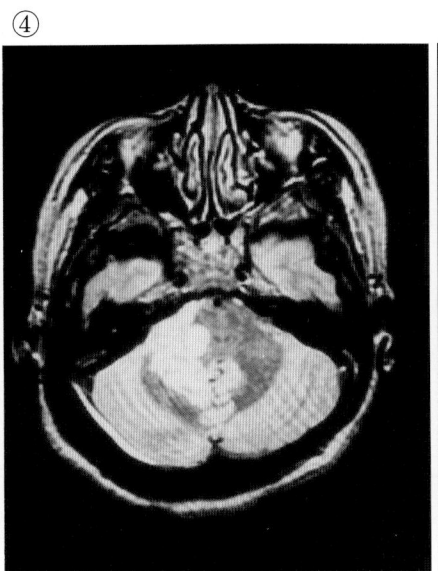

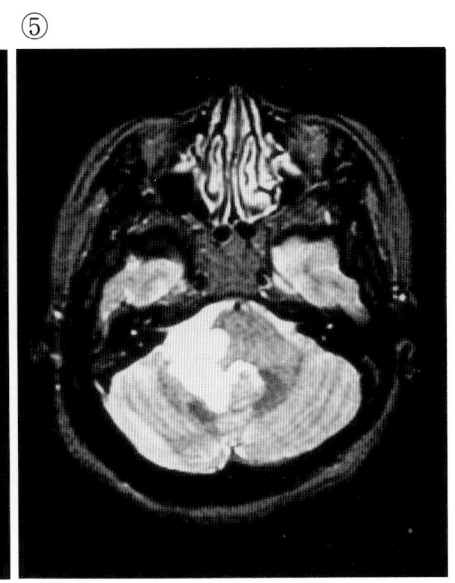

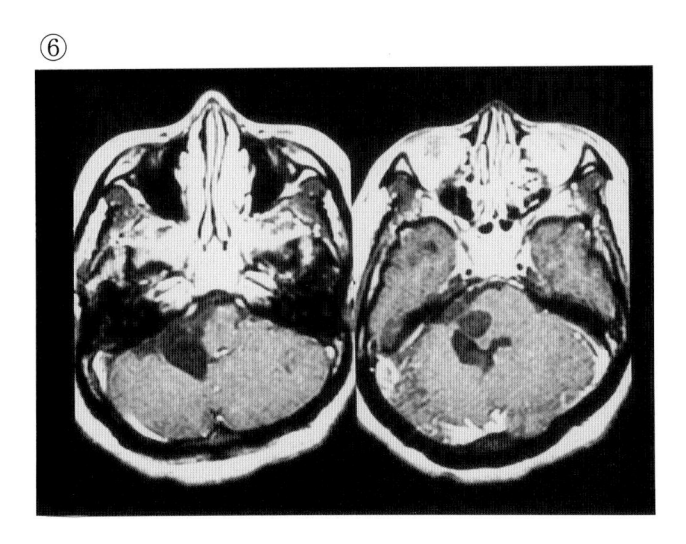

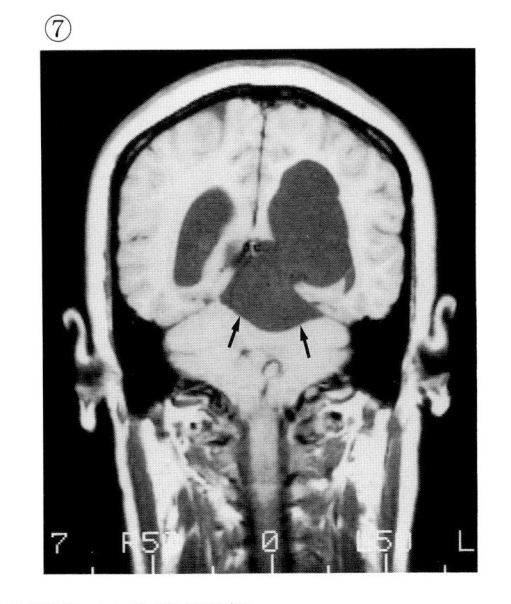

図1 軸横断像．1.5 T, SE 400/20
図2 軸横断像．1.5 T, SE 400/20
図3 矢状断像．1.5 T, SE 400/20
図4 軸横断像．1.5 T, SE 3000/30
図5 軸横断像．1.5 T, SE 3000/80
図6 軸横断像．1.5 T, SE 500/30，造影後
図7 （クモ膜嚢胞症例）冠状断像．1.5 T, SE 400/20

T_1 強調像で低信号の前頭葉腫瘤性病変

| 症　　　例 | 43歳，男性．
主　訴：痙攣発作．
病　歴：生来健康だったが，2週間前に意識消失を伴う痙攣発作があった．神経脱落症状はない． |

MRI所見　冠状断 T_1 強調像で左前頭葉傍正中部に不均一な低信号の占拠性病変を認める（図1，2太矢印）．腫瘍の前頭側部では髄外腫瘍を示唆する所見があるが，脳梁部では明らかに髄内性である（図2，3細矢印）．したがって，一部で髄外性発育（exophitic growth）を伴った髄内腫瘍といえる．T_2 強調像で腫瘍は不均一な高信号を示し，境界が明らかなような印象もあるが（図2，4，5，大矢印），周縁の脳内に境界不鮮明な異常信号域を伴っている（図4，5，6小矢印）．この所見は腫瘍の浸潤性発育を示すと考えられる．造影後 T_1 強調像で，腫瘍の一部に散在性の造影効果を認める（図7矢頭）．

その他の画像所見　CTで腫瘍内に粗な石灰化を認める（図8矢印）．

手術所見　腫瘍は大脳鎌と接し，pericallosal artery, callosomarginal artery を下方に圧排していた．画像上で髄外腫瘍の像を示していた部分では，腫瘍と脳組織の間に傍腫瘍嚢胞があった．腫瘍は灰白色で柔らかく，肉眼的には全摘された．

最終診断　乏突起膠腫（oligodendroglioma, grade II）．

〔解 説〕 中年男性にみられた浸潤傾向を示す前頭葉髄内腫瘍は，まず神経膠腫（glioma）が考えられる．本症例のように腫瘍随伴病変が腫瘍径と比較して軽度であり，腫瘍内壊死性変化が明らかでないのは，生物学的に比較的良性であることを意味すると考える．比較的良性の神経膠腫では，乏突起膠腫（oligodendroglioma）が髄外発育を示す腫瘍として知られている．一方，悪性神経膠腫（malignant glioma）とくに膠芽腫（glioblastoma）では，髄外発育がまれではない．CT像で石灰化を認めることは，乏突起膠腫を支持する所見である．成人の大脳半球占拠性髄内病変には，神経膠腫のほかにも転移性腫瘍，悪性リンパ腫，多発性硬化症などがあげられる．しかし，本症例では脳内浸潤傾向が明らかで，神経膠腫以外は考え難い．

　光顕所見で乏突起膠腫はほぼ同じ大きさの円形の核をもち，胞体の明るい細胞が敷石状に配列し，蜂窩状にみえる．この核周囲の halo は組織標本作成過程のアーチファクトである．腫瘍細胞群は血管と astrocyte を含んだ組織で区画整理されている．腫瘍内だけでなく，周囲の脳組織，血管周囲部に石灰沈着を起こしやすい．出血巣をみることもある．乏突起膠細胞腫内には星状膠細胞腫（astrocytoma），上衣腫（ependymoma），膠芽腫（glioblastoma）の混在することがある．そのような例は mixed glioma とよばれている[1,2]．

　乏突起膠腫11例をまとめた報告では，大部分が T_1 強調像でほぼ均一な低信号で，1例のみ不均一な低信号であり，T_2 強調像では全例で高信号だったとされている[3]．

〔安里令人・奥村亮介〕

〈文 献〉
1) 久保田紀彦：7. Oligodendroglioma 乏突起膠腫．日本脳腫瘍病理研究会編，脳腫瘍臨床病理カラーアトラス，医学書院，東京，1988．
2) Russell DS, Rubinstein LJ：Pathology of Tumours of the Nervous System. 5th ed, Edward Arnold, 1989.
3) Lee YY, Tassel PV：Intracranial oligodendrogliomas：Imaging findings in 35 untreated cases. *AJNR*, **10**：119-127, 1989.

① ② ③
④ ⑤ ⑥
⑦ ⑧

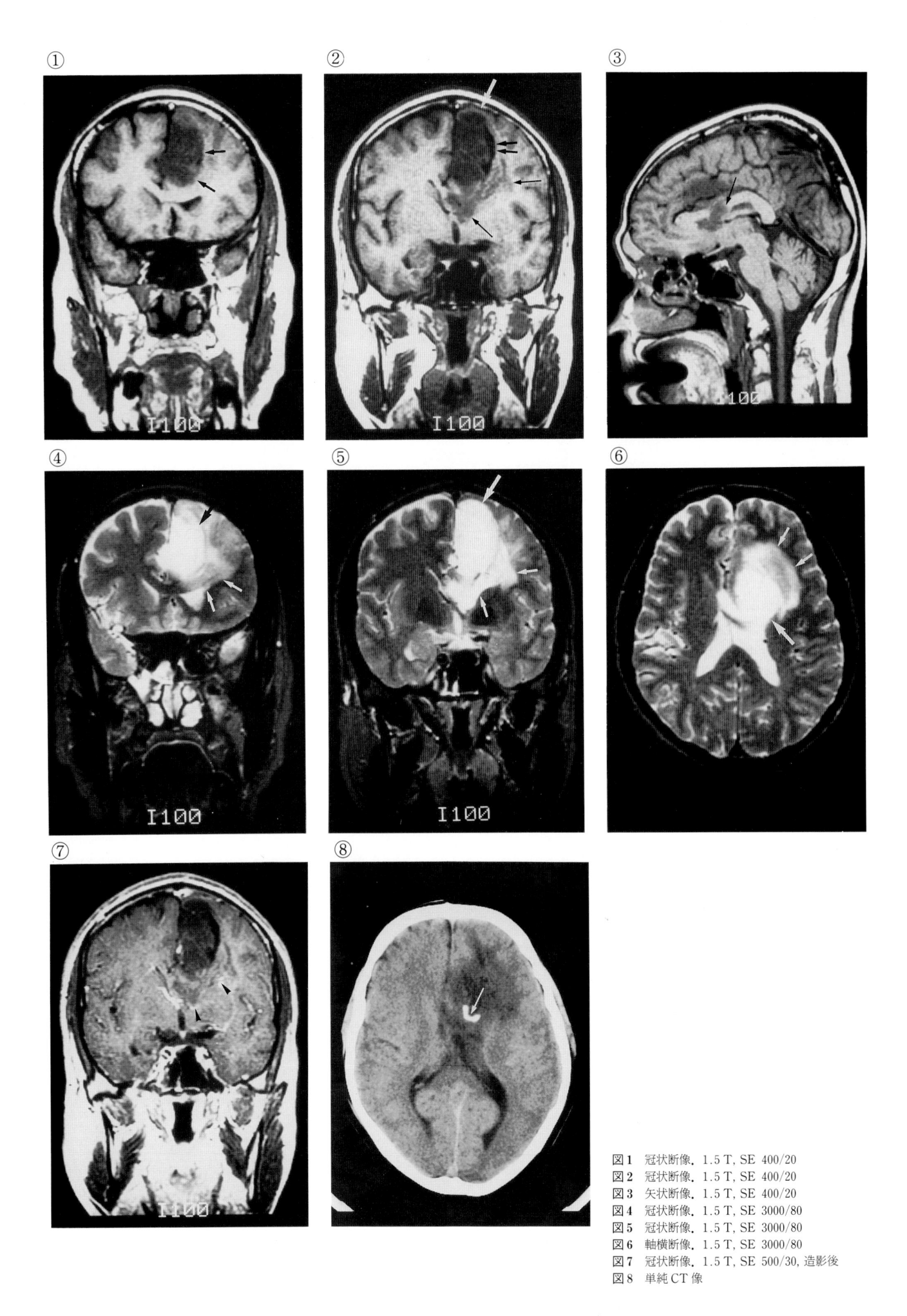

図1 冠状断像．1.5 T, SE 400/20
図2 冠状断像．1.5 T, SE 400/20
図3 矢状断像．1.5 T, SE 400/20
図4 冠状断像．1.5 T, SE 3000/80
図5 冠状断像．1.5 T, SE 3000/80
図6 軸横断像．1.5 T, SE 3000/80
図7 冠状断像．1.5 T, SE 500/30, 造影後
図8 単純CT像

小脳テント上下の多発性腫瘤性病変

症　　　例　71歳，女性．
　　主　訴：進行する右足の脱力．
　　病　歴：1年2か月前に直腸癌の切除術を受けた．術後に多発性肝転移に対する化学療法を受けた後，経過観察中のところ，約3週間前に右下肢の筋力低下が出現した．

MRI所見　軸横断 T_1 強調像（図1，2），T_2 強調像（図3，4），造影後 T_1 強調軸横断像（図5，6），冠状断像（図7）にて，多発性の大小不同の占拠病変を認める．信号強度は T_1 強調像で脳実質に比べやや低～等信号を示し，T_2 強調像では低～高信号と多様である．ほとんどの病変は著しい造影効果を示し，ring-like enhancement を示すものも多い．小病変で周囲変化が軽度のものもあるが，全体の傾向としては腫瘍径と比べて腫瘍周囲の随伴性変化が強度である．

最終診断　多発転移性腫瘍（直腸癌）（metastatic brain tumor）．

〔解　説〕　著しい造影効果を示す多発性占拠性髄内病変には，転移性腫瘍（metastatic brain tumor），悪性リンパ腫（malignant lymphoma），多発性膠芽腫（multicentric malignant glioma），多発性硬化症（multiple sclerosis），多発性膿瘍（brain abscess），肉芽腫（granuloma）などが考えられる．このうち，膠芽腫，脳膿瘍，転移性腫瘍が断層画像上で ring-like enhancement を示す．断層画像所見だけでこれらの病態を鑑別することは困難なことが多い．転移性腫瘍と診断するには，全身の臨床症状，検査結果，既往歴などを参考にする．

　転移性腫瘍は孤発例も多く，石灰化，出血，中心壊死などの二次性変化によって MR 画像でさまざまな信号強度と形態とを示しうる．膠芽腫と比べ，腫瘍径に比較して腫瘍随伴病変が高度であることが一般的である．しかし例外も多く，とくに大脳半球穹隆部表層の小転移巣では，随伴病変を認めないのが普通である．また白質-灰白質境界（皮髄境界）に位置する小病変でも随伴病変を伴わないことが多く，このような小転移巣の描出には造影後 T_1 強調像を用いる．

　転移性脳腫瘍の手術適応は拡大していく傾向にある．手術適応の決定のためには病像を正確に評価すべきであり，検出感度が造影 CT 画像よりもはるかに優れている MRI 診断の意義が大きい．

　病変検出率は，造影 CT，非造影 T_1 強調像，T_2 強調像と比べて造影後 T_1 強調像が最もよく，転移性脳腫瘍の早期診断に必須である[1]．病変の見落しを避けるために軸横断，冠状断像両者の連続断層撮像が望ましい．

　この患者さんは，MRI 診断の2日後に小脳半球内の腫瘍内出血に起因する意識障害と呼吸停止をきたし，2週間後に亡くなられた（図8）．

〔安里令人・奥村亮介〕

〈文　献〉
1) Sze G, Milano E, Johnson C, Heier L : Detection of brain metastases : Comparison of contrast-enhanced MR with unenhanced MR and enhanced CT. *AJNR*, **11** : 785-791, 1990.

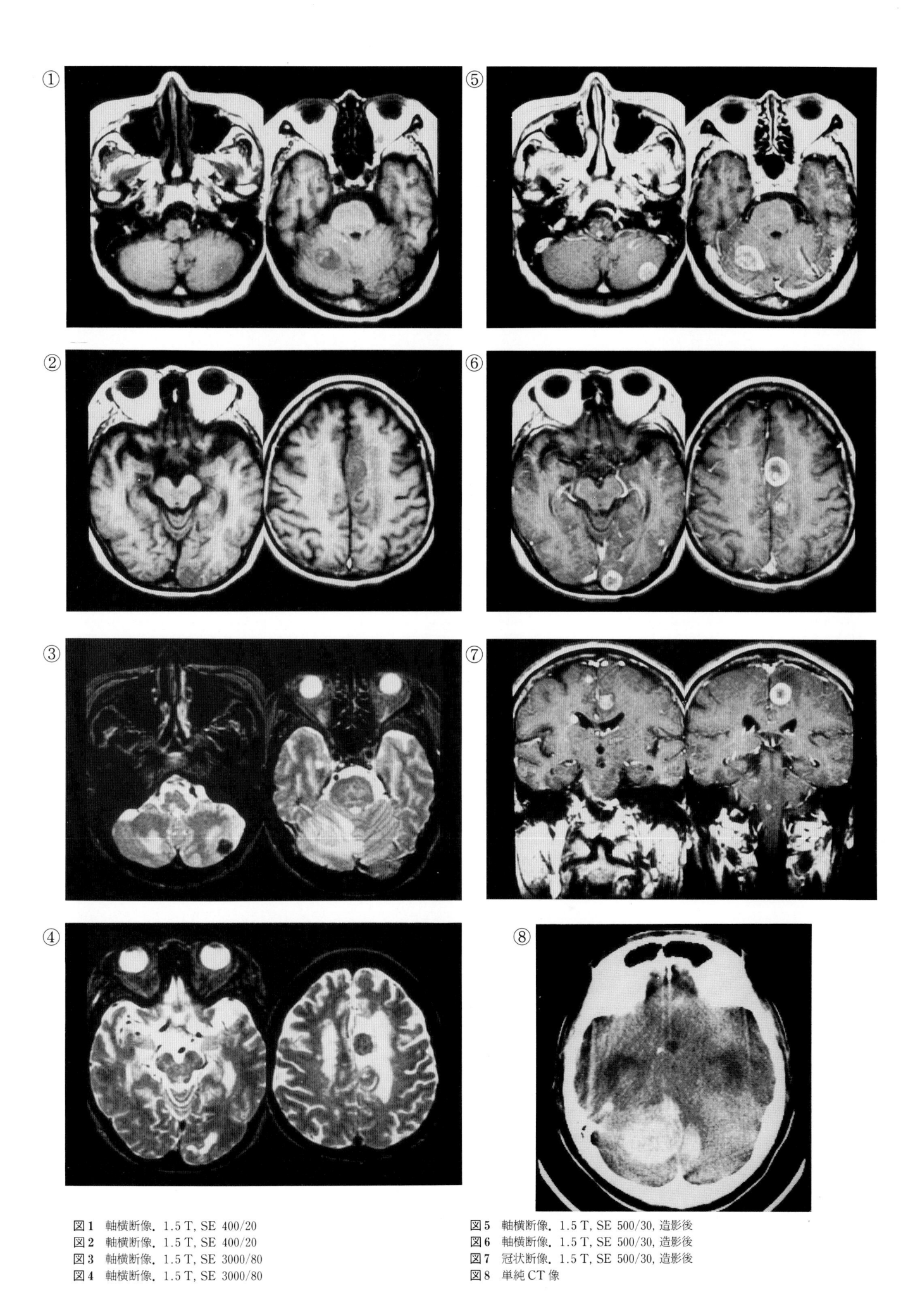

図1　軸横断像．1.5 T, SE 400/20
図2　軸横断像．1.5 T, SE 400/20
図3　軸横断像．1.5 T, SE 3000/80
図4　軸横断像．1.5 T, SE 3000/80
図5　軸横断像．1.5 T, SE 500/30, 造影後
図6　軸横断像．1.5 T, SE 500/30, 造影後
図7　冠状断像．1.5 T, SE 500/30, 造影後
図8　単純CT像

境界鮮明で均一な前頭葉髄内腫瘍性病変

症　　例　15歳，男性．
　主　訴：神経症状はない．
　病　歴：軽微な頭部外傷受傷時のCT診断で前頭部に低吸収域を指摘された．

MRI所見　軸横断（図1）および冠状断 T_1 強調像（図2）で，左前頭葉に不整形の低信号域を認める（図1，2矢印）．軸横断プロトン密度強調像（図3，4），T_2 強調像（図5，6）ともに高信号である．造影後冠状断 T_1 強調像（図7）では造影効果を認めない．周囲組織に対する圧排効果も明らかではない．

手術所見　腫瘍は充実性で柔らかく，腫瘍内壊死組織や周縁組織のグリア瘢痕を伴わなかった．肉眼的には全摘出された．

最終診断　良性星状膠細胞腫（astrocytoma, grade II）．

〔解　説〕　本症例のように，青年期の前頭葉髄内腫瘍で断層画像上の浸潤傾向や随伴病変を伴わないものは，良性の神経膠細胞腫（glioma）の頻度が高い．造影効果に欠けることも良性であることを示す所見である．組織型としては，星状膠細胞腫（astrocytoma），上衣腫（ependymoma），乏突起膠腫（oligodendroglioma），混合型の神経膠腫（mixed glioma）などがある．腫瘍内石灰化，側脳室との関係などを参考にして腫瘍の組織型を議論してもよいが，本症例のように特徴をつかみ難い例では意味がない．画像所見は境界鮮明の印象を与えるが，手術所見では，腫瘍の後頭側部で正常脳組織との境界が著しく不明瞭であった．その他の部位で，肉眼的に腫瘍境界を容易に弁別しえたが，このことは顕微鏡的な腫瘍細胞浸潤の可能性を否定するものではないと考えられる．

　1949年 Kernohan は腫瘍の退形成の程度によって星状膠細胞腫を悪性度1から4に分類した[1,2]．この評価法は悪性度の指標として今日でも用いられている．また従来用いられた名称を尊重して臨床上の便宜をはかりつつ，組織学的悪性度を1から4まで示したWHO分類も用いられつつある[3]．

　星状膠細胞腫は T_1 強調像では低～高信号，T_2 強調像では高信号といわれてきたが，腫瘍の細胞密度や二次性変化などにより，さまざまな信号強度を示しうる．本例も多様ななかの一例と考えるべきであり，すべての良性星状膠細胞腫が本症例のような輝度の組み合わせを示すわけではない．

　病歴があいまいな前頭葉，頭頂葉でのCT上の低吸収域は，腫瘍性病変か梗塞などの非腫瘍性病変か診断困難である．本症例でも，1か月後に矢状断撮像を含めた再検査を実施して初めて占拠性病変であると確信しえた．このような例で開頭生検されても，きわめて悪性度の低い神経膠腫かグリア瘢痕か判断が困難であろう．MRで詳細に診断したうえでできるだけ多くの組織を得て病理診断すべきであろう．

〔安里令人・奥村亮介〕

〈文　献〉
1) Kernohan JW, Sayre GP : Tumors of the central nervous system. In Atlas of Tumor Pathology, sect X, fasc 35 and 37, AFIP, Washington DC, 1952.
2) 河本圭司：1. Astrocytoma (fibrillary, protoplasmic, gemistocytic)，星状膠細胞腫（原線維性，原形質性，肥大細胞性）．日本脳腫瘍病理研究会編，脳腫瘍臨床病理カラーアトラス，医学書院，東京，1988.
3) Zülch KJ : Historical typing of tumours of the central nervous system. In International Histological Classification of Tumours, No 21, WHO, Geneva, 1979.

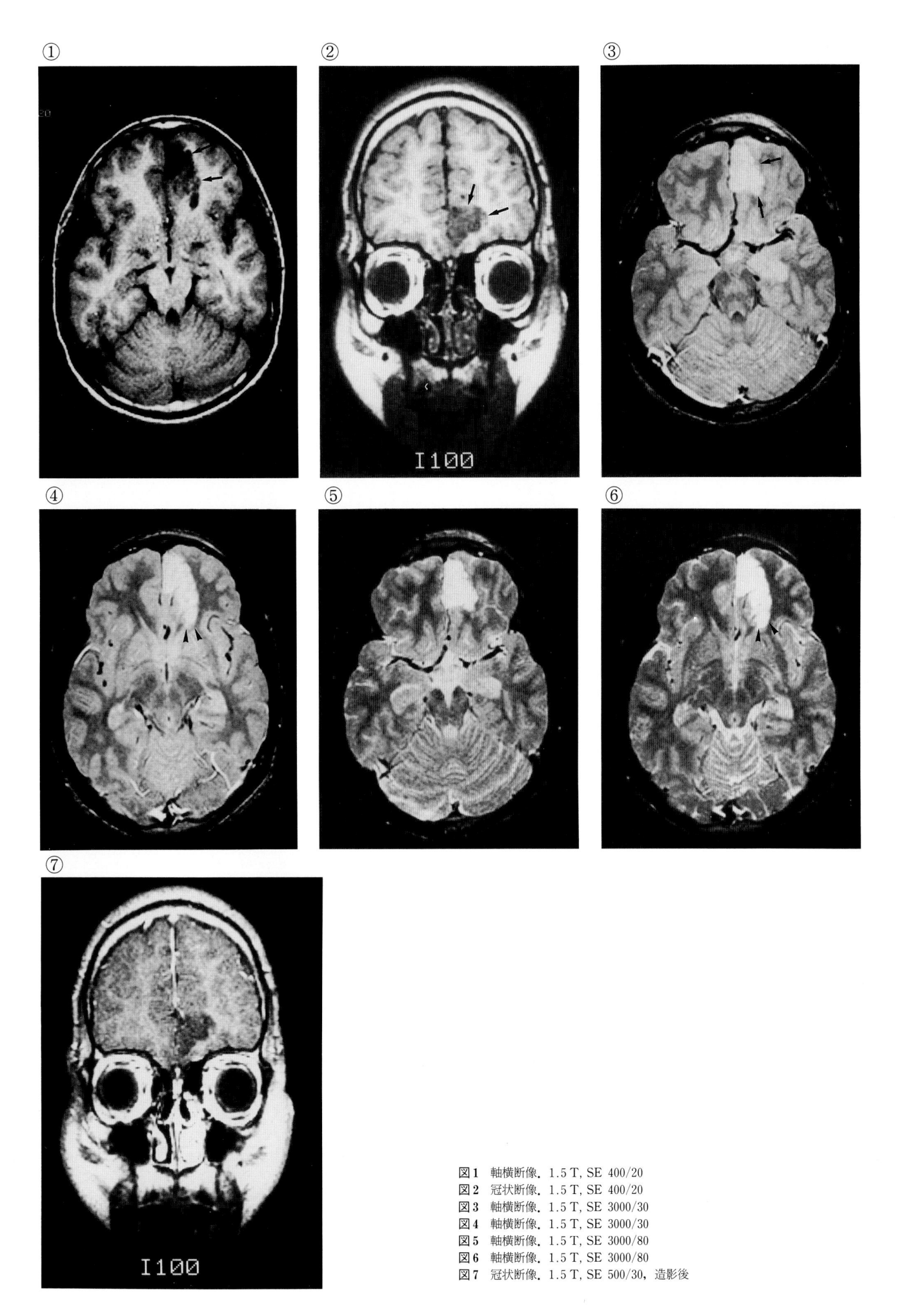

図1 軸横断像．1.5 T, SE 400/20
図2 冠状断像．1.5 T, SE 400/20
図3 軸横断像．1.5 T, SE 3000/30
図4 軸横断像．1.5 T, SE 3000/30
図5 軸横断像．1.5 T, SE 3000/80
図6 軸横断像．1.5 T, SE 3000/80
図7 冠状断像．1.5 T, SE 500/30, 造影後

頭頂円蓋部の強い造影効果を示す腫瘤性病変

症　　　例　　49歳，女性．
　　　　　　　　主　訴：意識消失発作．
　　　　　　　　病　歴：突然の意識消失発作で発症した．神経学的には異常所見を認めなかったが，CT診断で頭頂部腫瘍を指摘された．

MRI所見　　冠状断 T_1 強調像（図1），矢状断 T_1 強調像（図2）で，脳実質よりやや低信号の髄外占拠性病変を左頭頂部に認める．内部に石灰化と考えられる低信号がある．腫瘍は頭頂円蓋，大脳鎌両者に接し，腫瘍と脳実質の境界には低信号の帯を認める（図1矢頭）．軸横断プロトン密度強調像（図3），T_2 強調像（図4）では腫瘍は脳実質より高信号で，内部に低信号域をもつ（図3，4矢印）．腫瘍周囲に液腔（CSF, rim）が認められ（図1, 3, 4矢頭），腫瘍と脳実質の間に脳表血管（vascular cuff）も認められる．脳実質は弧状に圧排されているが（図1矢印），脳実質の腫瘍随伴性病変を認めない．このような所見は，良性の髄外腫瘍であることを示唆する．冠状断造影後 T_1 強調像（図5）で腫瘍は石灰化部分（図5黒矢印）を残して，ほぼ均質に濃染される．腫瘍に接する硬膜には，尾状の肥厚濃染（dural tail sign）を認める（図5白抜矢印）．腫瘍付近の上矢状静脈洞は開存している（図5矢頭）．

その他の画像所見　　外頸動脈撮影のサブトラクション像で，拡張した硬膜動脈と，不規則な腫瘍周囲動脈を認める．腫瘍濃染もある（図6）．典型的な sun burst appearance 所見は得られなかったが，腫瘍栄養血管が外頸動脈由来であるとわかった．

手術所見　　上矢状静脈洞の左方では硬膜の亀裂があり，腫瘍が露出していた．腫瘍は上矢状静脈洞の側壁に付着しており，傍矢状洞髄膜腫（parasagittal meningioma）であった．

最終診断　　髄膜腫（parasagittal meningioma；transitional type）．

〔解　説〕　髄膜腫は MRI で髄外病変であることを容易に把握できるため診断が容易である．特殊な髄外病変，たとえば硬膜腫瘍（転移性腫瘍，肉腫，meningoangiomatosis），非特異性炎症性硬膜肥厚（hypertrophic pachymeningitis）などの硬膜の炎症性腫瘤，クモ膜下腔の播種性腫瘍などが鑑別診断の対象となりうるが，いずれもまれな病態である．しかし，髄内腫瘍とまぎらわしい髄膜腫の症例もときに存在する．そのような例では，髄内か髄外かの評価に，血管造影が決め手になることもある．塊状にならない en plaque 型の髄膜腫も存在するため注意を要する．

　髄膜腫は灰白質と比較して，T_1 強調像ではやや低～等信号，T_2 強調像では高～低信号といわれている[1]．しかし，組織学的には fibroblastic, transitional（fibroblastic と syncytial の中間），syncytial（meningotheliomatous），angiomatous, hemangioblastic など多くの亜型があるから，MR像も多様であることが予想される．T_2 強調像で fibroblastic や transitional type では灰白質より低信号の傾向に，syncytial や angioblastic の type では高信号の傾向にあるといわれているが[2]，例外も多い．本例は transitional type だが，T_2 強調像で高信号である．

　石灰化は psammoma body という腫瘍内石灰化体が有名で，これが多数存在すると腫瘍が骨様になりうる．石灰化が強ければ，信号強度も低下すると考えられる．

　髄膜腫に高頻度でみられる dural tail sign は必ずしも腫瘍の硬膜内進展と一致せず，腫瘍進展がなくとも出現する所見である[3]．髄膜腫に特異的な所見でもない．

〔安里令人・奥村亮介〕

〈文　献〉
1) Spagnoli MV, Goldberg HI, Grossman RI, Bilaniuk LT, Gomori JM, Hackney DB, Zimmerman RA : Intracranial meningiomas : High-field MR imaging. *Radiology* **161** : 369-375, 1986.
2) Elster AD, Challa VR, Gilbert TH, Richardson DN, Contento JC : Meningiomas : MR and histopathologic features. *Radiology*, **170** : 857-862, 1989.
3) Tokumaru A, O'uchi T, Eguchi T, Kawamoto S, Kokubo T, Suzuki M, Kameda T : Prominent meningeal enhancement adjacent to meningioma on Gd-DTPA-enhanced MR images : histopathologic correlation. *Radiology*, **175** : 431-433, 1990.

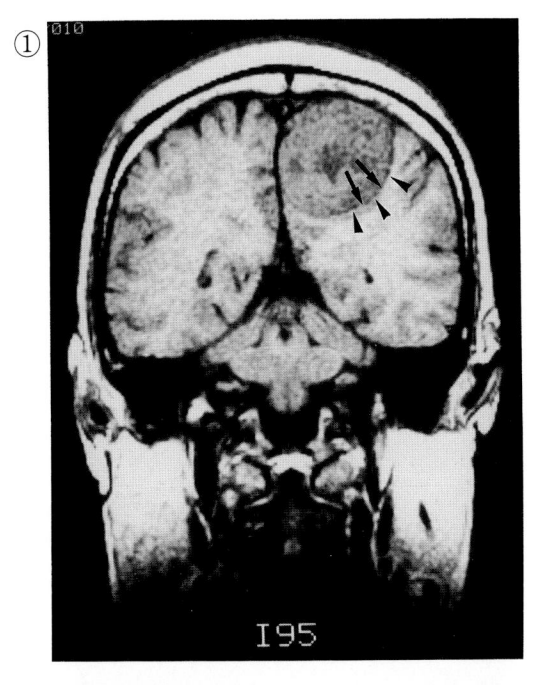

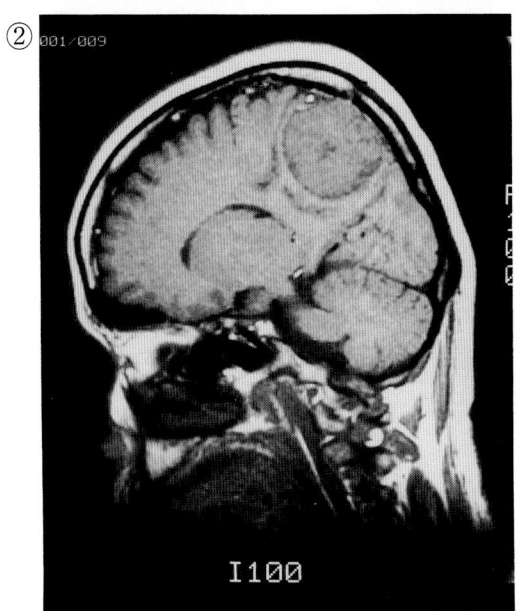

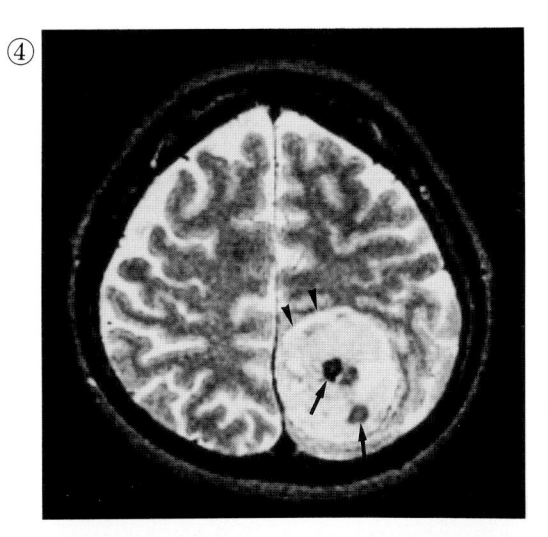

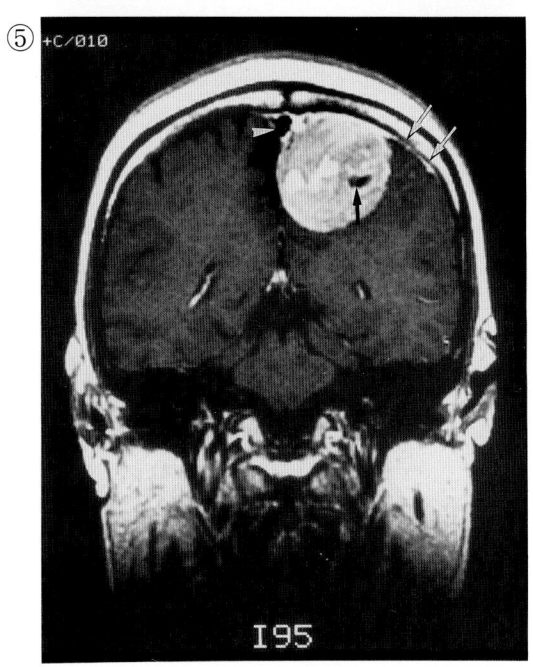

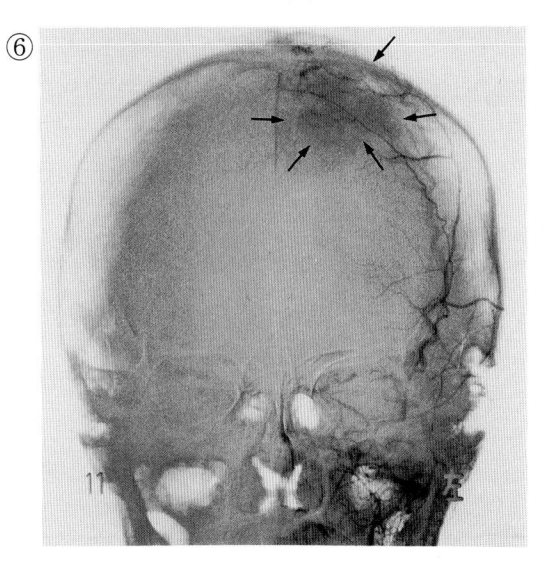

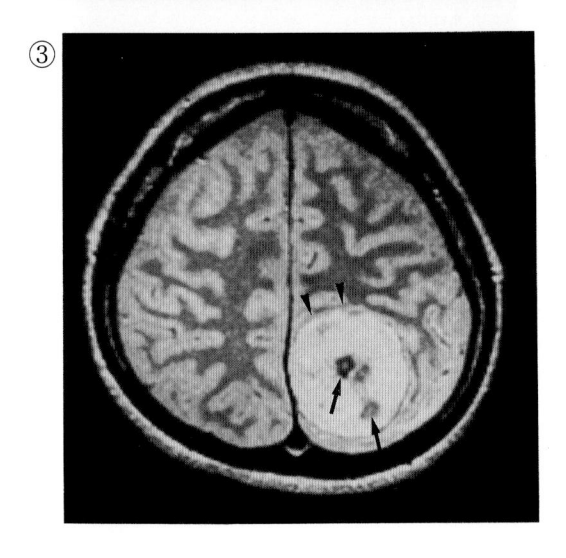

図1 冠状断像．1.5 T, SE 400/20
図2 矢状断像．1.5 T, SE 400/20
図3 軸横断像．1.5 T, SE 3000/30
図4 軸横断像．1.5 T, SE 3000/80
図5 冠状断像．1.5 T, SE 500/30
図6 左外頸動脈撮影サブトラクション側面像

比較的均質な第四脳室部腫瘤性病変

症　　　例　　6歳，男性．
主　訴：頭痛，嘔吐．
病　歴：1年前よりよく転ぶことが気づかれていた．2週間前より頭痛，嘔吐が出現した．閉塞性水頭症と診断され，6日前に脳室-腹腔短絡術を受けた．

MRI所見　　矢状断T_1強調像で第四脳室内占拠性病変を認める（図1矢印）．軸横断T_1強調像で腫瘍は髄液に近いほぼ均一な低信号を示しており，両側の第四脳室外側陥凹を拡大するように増大している（図2矢印）．腫瘍内部には不均一な領域もあり，周囲血管の拡張像を認める（図1，2矢頭）．軸横断プロトン密度強調像（図4），軸横断T_2強調像（図5）で腫瘍は高信号を示す．このようにMR画像で腫瘍はどちらかというと均質な印象である．右小脳半球下端に，主腫瘍とは別な複数の髄膜播種性病変を認める（図6矢印）．

その他の画像所見　　単純CTで，小脳実質と等吸収のやや不整形の第四脳室腫瘍を認める（図7左）．不均一で軽度の造影効果を認める（図7右）．

手術所見　　主腫瘍は被膜を有し，淡赤色，易出血性で軟かく，吸引可能であった．中心部はやや硬く，小脳との境界が不明瞭であった．腫瘍は，吻側は中脳水道開口部，両側はLuschka孔，尾側は閂（obex）まで及んでいた．肉眼的には完全摘出できた．

最終診断　　髄芽腫（medulloblastoma）．

〔解説〕　小児の第四脳室部腫瘍では，髄芽腫（medulloblastoma），上衣腫（ependymoma），星状膠細胞腫（astrocytoma）の頻度が高い．脳幹部神経膠腫（brain stem glioma）が髄外性に発育したものも第四脳室腫瘍の形を取りうる．その他，悪性奇形腫（malignant teratoma），脈絡叢乳頭腫（choroid plexus papilloma），類皮嚢胞（dermoid cyst），類表皮嚢胞（epidermoid cyst）も第四脳室部に発生しうる．本症例で造影MRIを撮像していないため上記疾患の鑑別にやや困難を伴うが，腫瘍血管像が明らかであるから嚢胞は否定的である．比較的均一で腫瘍内出血や画像上の石灰化を伴わない点，および年齢がやや高い点で，悪性奇形腫を考え難い．

　脈絡叢乳頭腫はまれな腫瘍で，小児では側脳室に発生する頻度が高い．また，水頭症で発症するのが一般的で，本症のように巣症状を示すものはまれである．脈絡叢乳頭腫はCTでもMRでもきわめて強度の造影効果を示すことが知られていることも，本症例の所見と一致しない．星状膠細胞腫と脳幹部神経膠腫では小脳あるいは脳幹内に内在する腫瘍部分を必ず指摘できるが，本症例では認めない．また，充実性の神経膠腫類は外形が不整のことが多いことも本症の所見と一致しない．上衣腫と髄芽腫はどちらも多様な形状を示しうるが，一般に髄芽腫の方が均一であり，上衣腫では腫瘍内出血や石灰化を伴う例が多い．また，第四脳室内に発生した上衣腫は，大槽内だけでなく頸部脊椎管内へ進展することが多い．上衣腫は頭蓋内圧亢進症状で発症することが多く，髄芽腫は小脳症状を示す．このように考えてみると，本症例は髄芽腫の可能性が高いといえる．

　髄芽腫の2/3は15歳以下に発生するが，20〜25歳も好発年齢帯である．3/4は小脳虫部，とくに後髄帆から発生する．ほかの1/4は小脳半球から発生し，発症年齢が高い傾向にある．髄芽腫は比較的均一な腫瘍であるが，腫瘍内出血や壊死性嚢胞を形成することもある．髄芽腫は神経芽腫，横紋筋腫瘍への分化能をもち，上衣芽腫（ependymoblastoma），脳原発神経芽腫（cerebral neuroblastoma），松果体芽腫（pineoblastoma），髄上皮腫（medulloepithelioma）などの腫瘍と共に，胎生型（未分化）神経外胚葉性腫瘍（primitive neuroectodermal tumor, PNET）という概念に含める説もある．この考え方には異論がある．本症例で右側側頭部の硬膜肥厚を認めたが（図8矢頭），脳室-腹腔短絡術に伴う線維化と考える．

〔安里令人・奥村亮介〕

〈文献〉
1) Barcovich AJ : Pediatric Neuroimaging, Raven Prsss, New York, 1990.
2) Atlas SW : Magnetic Resonance Imaging of the Brain and Spine, Raven Press, New York, 1991.

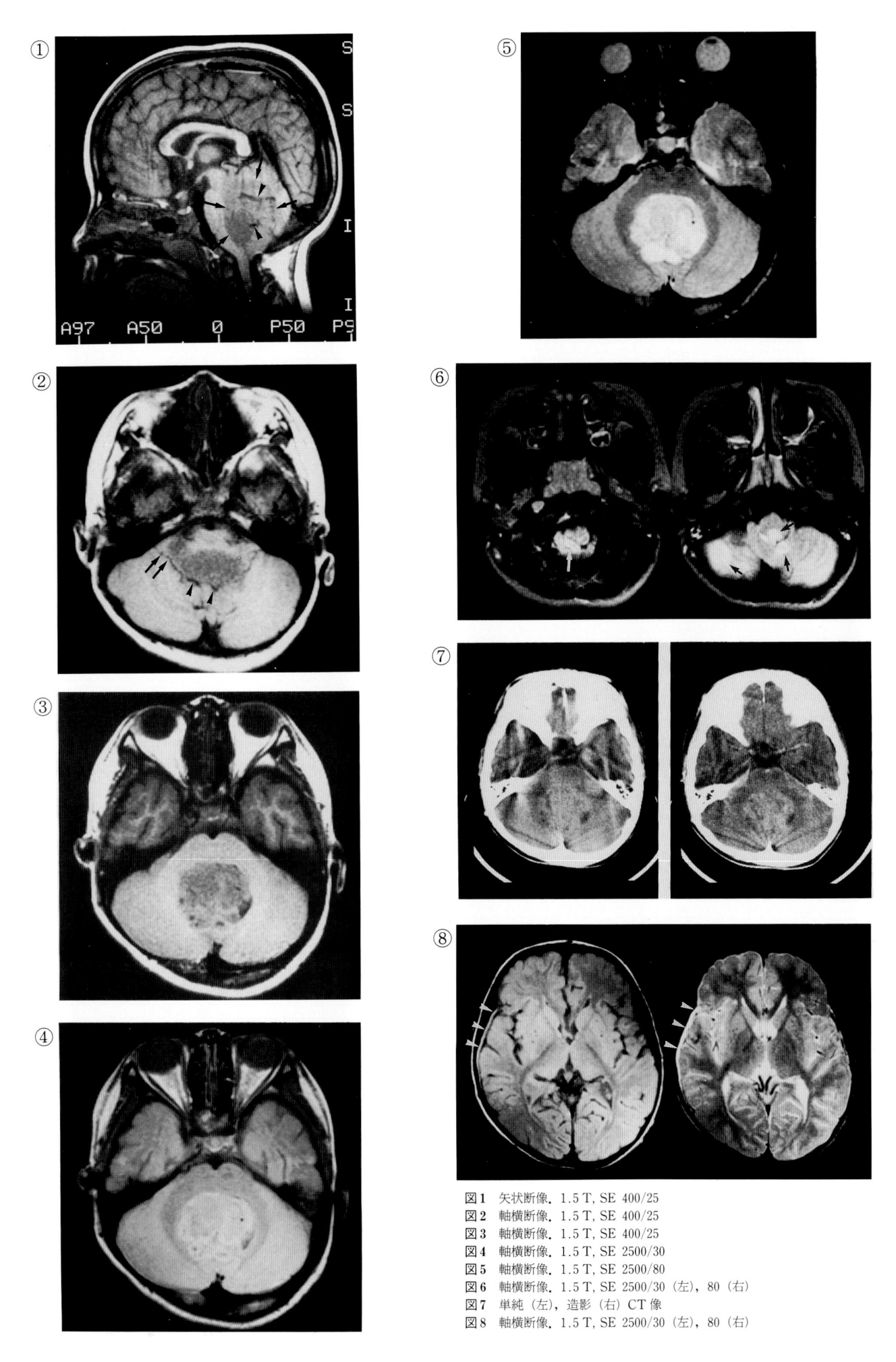

図1 矢状断像．1.5 T, SE 400/25
図2 軸横断像．1.5 T, SE 400/25
図3 軸横断像．1.5 T, SE 400/25
図4 軸横断像．1.5 T, SE 2500/30
図5 軸横断像．1.5 T, SE 2500/80
図6 軸横断像．1.5 T, SE 2500/30（左），80（右）
図7 単純（左），造影（右）CT像
図8 軸横断像．1.5 T, SE 2500/30（左），80（右）

小脳橋角部の嚢胞性腫瘤性病変

症　　　例	53歳，男性． 主　訴：難聴． 病　歴：5～6年前から右側の聴力障害がある．1年前から頭痛を訴えるようになった．
MRI 所見	軸横断 T_1 強調像（図1），T_2 強調像（図2, 3）で大部分が嚢胞性の小脳橋角部腫瘍を認める（図1矢印）．脳幹，小脳は圧排されているが，脳実質に随伴病変を認めない．T_2 強調像で右内耳道の拡大がよくわかる．window を広げた T_2 強調像では腫瘍が嚢胞部と隔壁とからなることがわかる（図3）．造影後 T_1 強調像の軸横断像（図4, 5），冠状断像（図6, 7）では嚢胞壁と隔壁，実質部が著しい造影効果を示す．実質部は内耳道内に伸展しており，同部の脳神経起源であることを強く示唆する（図3, 5矢印）．腫瘍外側部には傍腫瘍嚢胞（peritumoral cyst）を認める．
その他の画像所見	単純，造影 CT 像で嚢胞性の小脳橋角部腫瘍を認める．内耳道との関係はわからない（図8 a, b）．
手　術　所　見	腫瘍の 80％は xanthochromic な液を含有する嚢胞で，20％が弾性硬，赤灰白色の易出血性固形腫瘍であった．腫瘍と強く癒着した第 VIII 脳神経の一部以外は脳神経群を障害することなく完全摘出された．術後の脳神経麻痺もなかった．
最　終　診　断	聴神経鞘腫（neurinoma）．

〔解　説〕　小脳橋角部腫瘍には神経鞘腫，髄膜腫，類表皮嚢胞などが考えられる．旧世代の CT 画像ではこれらの鑑別が困難だったが，MRI では腫瘍と内耳道，VII, VIII 脳神経との関係がよくわかるため，診断が容易である．小脳橋角部の髄膜腫は硬膜および小脳テントと広く接していることが多く，鑑別の参考になる．髄膜腫では腫瘍内微小嚢胞変性および腫瘍内嚢胞形成が少ないため，T_2 強調像で脳幹と同程度かやや高い輝度を示す．類表皮嚢胞では，造影効果を示す実質部をもたない．小脳半球の髄芽腫が小脳橋角部に髄外発育する例が報告されているが，きわめてまれで，筆者は自験例をもたない．

　神経鞘腫は脳実質と比べ T_1 強調像ではやや不均一な等～低信号を示す．T_2 強調像では不均一なことが多く，実質部はやや高信号，嚢胞部では脳脊髄液と等～高信号であることが多い[1]．造影後 T_1 強調像では実質部分が著しい造影効果を示し，その程度は髄膜腫よりも強い傾向にある[2]．

　組織学上は腫瘍細胞が密に配列する Antoni A 型と粘液状間質の多い Antoni B 型が基本とされるが，それぞれが特別の画像所見を示すことはないようである．神経鞘腫は出血，嚢胞変性，脂肪変性などの二次的変化をきたしやすく，これらが画像を修飾し，信号強度，腫瘍形態を変化させる．腫瘍が大きいほど嚢胞変性をきたしやすく，造影後 T_1 強調像で非濃染部を多く認める傾向にある．このため神経鞘腫の MR 画像所見は多様である．微小嚢胞性変性（microcystic degeneration）をきたした例では，T_2 強調像で嚢胞に類似した著しい高輝度を示し，特有の網目状の造影効果を示す．

　小脳テント近傍で髄膜腫と同じような信号強度を呈したり[3]，dural tail sign を伴ったりする神経鞘腫も存在するが，そのようなものは例外である[4]．

〔安里令人・奥村亮介〕

〈文献〉

1) Mafee MF: Acoustic Neuroma and other acoustic nerve disorders: Role of MRI and CT: An analysis of 238 cases. Seminars in Ultrasound, CT and MR, 8(3): 256-283, 1987.
2) Watanabe T, Azuma T: T_1 and T_2 measurements of meningiomas and neuromas before and after Gd-DTPA. AJNR, 10: 463-470, 1989
3) Flickinger FW, Yuh WTC, Sato U, Hart MN: MR findings of an unusual intracranial neuroma simulating a meningioma. J Compt Assist Tomogr, 12(3): 485-488, 1988.
4) Kutcher TJ, Brown DC, Maurer PK, Ghaed VN: Dural tail adjacent to acoustic neuroma: MR features. J Compt Assist Tomogr, 15(4): 669-670, 1991.

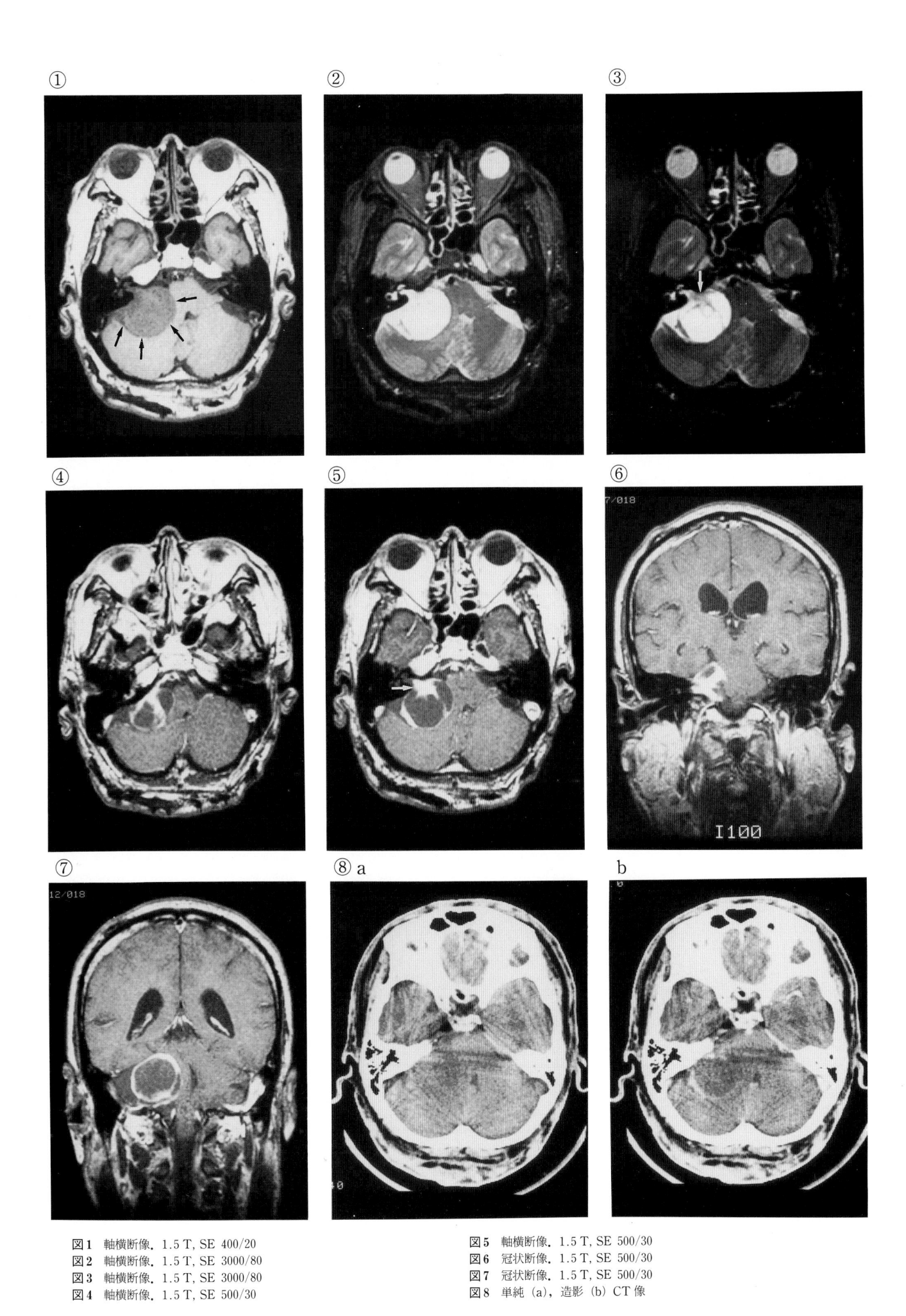

図1 軸横断像. 1.5 T, SE 400/20
図2 軸横断像. 1.5 T, SE 3000/80
図3 軸横断像. 1.5 T, SE 3000/80
図4 軸横断像. 1.5 T, SE 500/30
図5 軸横断像. 1.5 T, SE 500/30
図6 冠状断像. 1.5 T, SE 500/30
図7 冠状断像. 1.5 T, SE 500/30
図8 単純 (a), 造影 (b) CT像

不均一な信号強度を示す第四脳室腫瘤性病変

症　例　45歳，男性．
主　訴：頭痛，悪心．
病　歴：3か月前から進行性に増悪する頭痛，悪心がある．1週間前より歩行障害をきたし，CTで閉塞性水頭症を指摘された．2日前に緊急で脳室-腹腔短絡術を受けた．

MRI所見　図1は1週間前に他院で撮像された矢状断T_1強調像で，第四脳室尾側を占める不整形腫瘍を認める．腫瘍の輝度は等信号〜低信号と不均一である．当院T_1強調像（図2）では高輝度域が主体の不均一な信号強度を示し，腫瘍による圧排効果が増大している（図2矢印）．画像上の変化は腫瘍内出血によるものと考えられる．矢状断プロトン密度強調像（図3），T_2強調像（図4）では不均一な高〜等輝度域として描出されている．左側は第四脳室外側陥凹から脳槽へ伸展を示す．

その他の画像所見　造影CT像（図5, 6）では高〜低吸収域を示す不均一な腫瘍で，造影効果も不均一である．後頭蓋窩病変であるため，CTでの形態情報量は少ない．

手術所見　腫瘍は両側小脳扁桃を開大させ存在していた．軟かく黄色〜暗紫色の出血を含む腫瘍で，易出血性であった．腫瘍の大部分はクモ膜下腔にあり，閂（obex）近くの延髄，第四脳室床に浸潤性に癒着していた．肉眼的には全摘された．

最終診断　第四脳室上衣腫（ependymoma）．

〔解　説〕　成人の第四脳室占拠性病変には，上衣腫（ependymoma）のほかに，星状膠細胞腫（astrocytoma），血管芽腫（hemangioblastoma），転移性腫瘍（metastatic tumor），橋膠腫（pontine glioma），髄膜腫（meningioma），髄芽腫（medulloblastoma）などがあり，まれなものとして，脈絡叢乳頭腫（choroid plexus papilloma），類皮嚢胞（dermoid），類表皮嚢胞（epidermoid），脳室内髄膜腫（meningioma）などがある．この年齢では，転移性腫瘍，血管芽腫，脈絡叢乳頭腫，髄膜腫を特に鑑別する必要がある．

成人の脈絡叢乳頭腫は大部分が第四脳室にできるが，丸く乳頭状形態で，石灰化を伴いやすいなどの特徴をもつ．髄膜腫の1〜2%が脳室内で，さらにその5%程度が第四脳室内であるが，形態は丸く，信号強度はT_1・T_2強調像とも脳実質と等信号であることが多い．ともに境界明瞭な実質性腫瘍で，本症例とは外形が異なる．血管芽腫は小脳半球や虫部に発生する．第四脳室内に突出する例はすべて嚢胞を伴うものである．脈絡叢の転移性腫瘍もありうるが，本症例のような特異な伸展様式はとらない．

小児，青年例では髄芽腫が問題となるが，本症例のように第四脳室から大槽をこえて頸部脊椎管内まで伸展したものでは，上衣腫の方が考えやすい．

上衣腫は60%程度がテント下に発生し，5〜15歳に好発するが，成人例もある．腫瘍は軟かくやや乳頭状である．石灰化を示すこともあるが，MRIでは同定できないことも多い．腫瘍内出血が多い．T_1強調像ではやや低信号，T_2強調像ではやや高信号なのが一般的であるが[1]，信号強度だけでは鑑別できない．第四脳室外側陥凹を拡大し，Luschka孔から延髄外側槽へ伸展したり，Magendie孔から出て大槽へ舌を出すように下垂し，延髄，頸髄を圧排する伸展様式はplastic ependymoma[2]とよばれるものだが，これが上衣腫に特徴的，かつしばしばみられる所見である（図3矢印）．

〔安里令人・奥村亮介〕

〈文　献〉
1) Spoto GP, Press GA, Hesselink JR, Solomon M : Intracranial ependymoma and subependymoma ; VR Manifestations. *AJNR*, **11** : 83-91, 1990.
2) Couville CB, Broussalian SL : Plastic ependymomas of the lateral recess. *J Neurosurg*, **18** : 792, 1961.

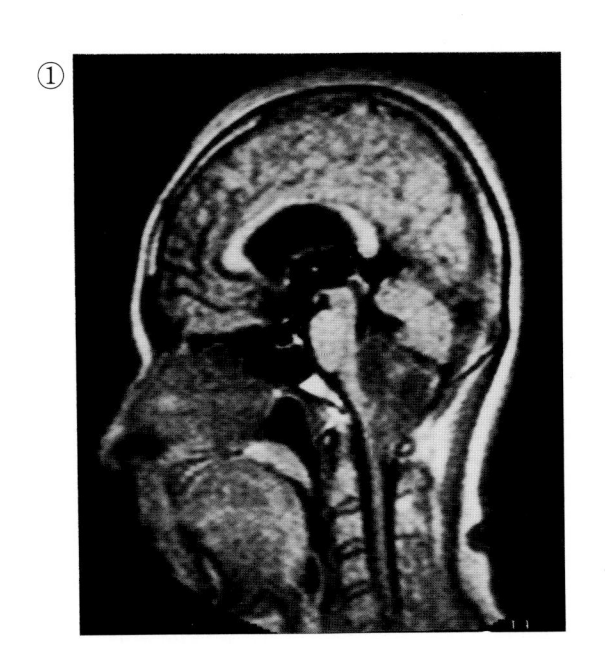

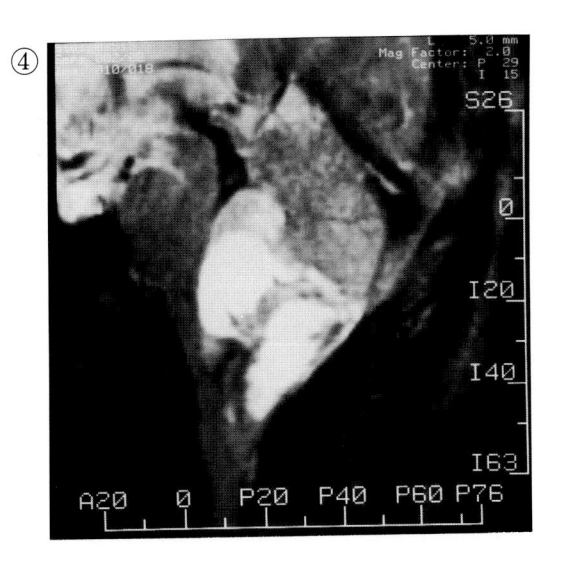

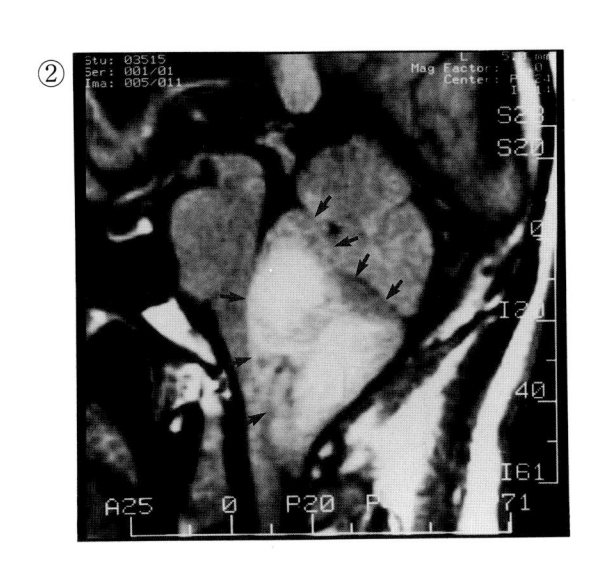

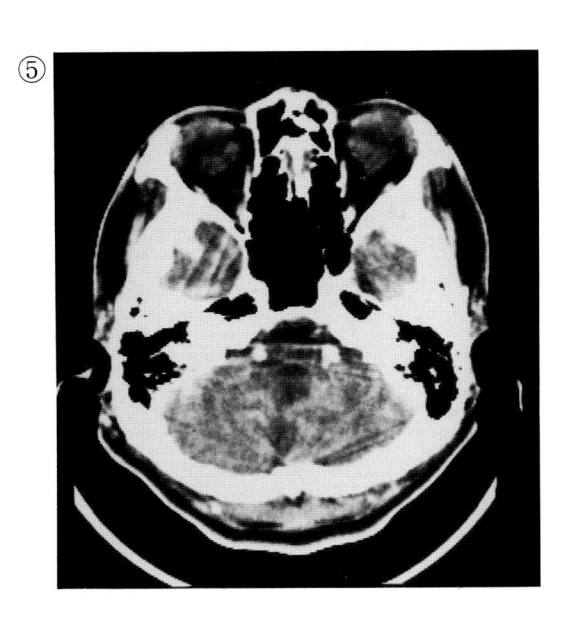

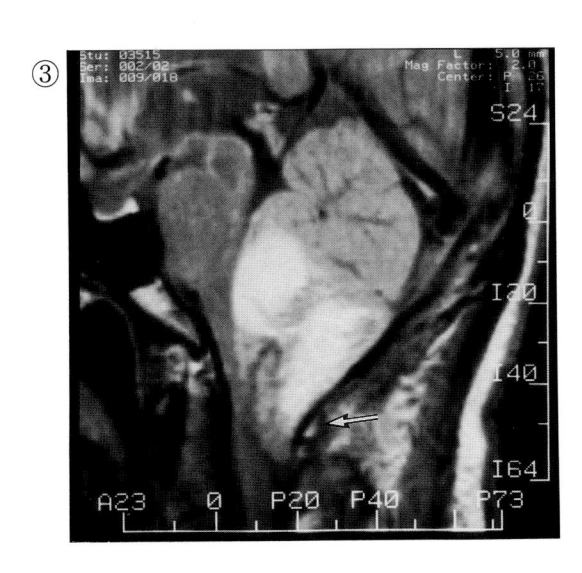

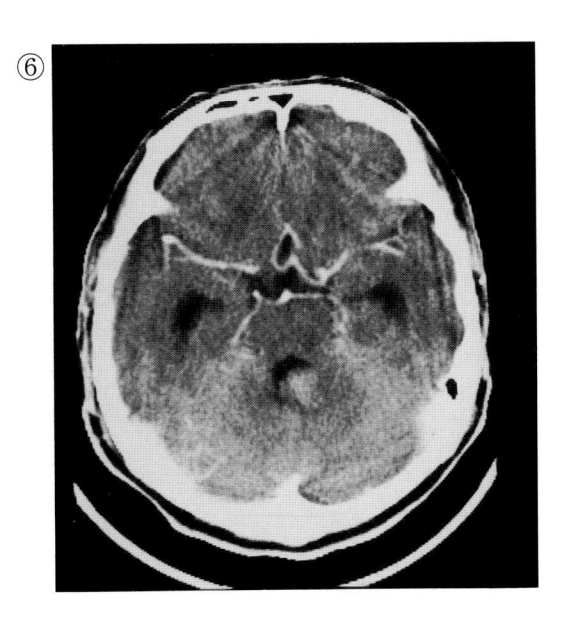

図1 矢状断像．0.2 T, IR 2100/500/30
図2 矢状断像．1.5 T, SE 400/20
図3 矢状断像．1.5 T, SE 2000/20
図4 矢状断像．1.5 T, SE 2000/80
図5 造影CT像
図6 造影CT像

著しい造影効果を示す多発性腫瘤性病変

症　　　例　56歳, 女性.
　主　訴：頭痛.
　病　歴：1か月前に激しい頭痛で発症し, 頭部 CT で異常を指摘された.

MRI 所見　軸横断 T_1 強調像(図1, 2)で広汎な低信号域と正常組織の圧排変形所見を認める. 腫瘍自体の信号強度はやや低信号を示す. 軸横断 T_2 強調像(図3, 4)で腫瘍自体は脳実質と等信号を示し, 周囲組織の随伴病変を表す高信号域と弁別できる. 造影後軸横断(図5), 冠状断 T_1 強調像(図6)で, 腫瘍は著しい造影効果を示し, 左基底核部と下前頭回皮質下白質の2か所に多発性に存在することがはっきりする.

その他の画像所見　単純 CT 像で前頭葉に球形のやや高吸収域の腫瘍性病変があり, 周囲に広汎な低吸収域を伴う(図7).
　左 CAG 正面像では明らかな腫瘍陰影や腫瘍血管を認めない(図8).

手術所見　脳表には腫瘍を認めなかった. 超音波を用いて高エコーの腫瘍の存在部位を確認の後, Broca 野の前上方から, 脳回を分け入るように腫瘍に到達した. 3 cm 径の境界鮮明で黄褐色の腫瘍を亜全摘した.

最終診断　脳原発性非 Hodgkin 性悪性リンパ腫 (primary malignant lymphoma, diffuse large cell type).

〔解説〕　広汎な随伴病変を伴うとともに強度の造影効果を示す多発性占拠性病変には, 悪性リンパ腫 (malignant lymphoma) のほかに多発性膠芽腫 (multicentric glioblastoma) と転移性腫瘍 (metastatic brain tumor) があり, 鑑別はしばしば困難である. ときに炎症性の肉芽腫 (granuloma) なども考慮する必要がある.

　一般的には, 膠芽腫では腫瘍の浸潤傾向が特徴的である. 転移性脳腫瘍は, どちらかというと皮髄境界部に発生するが, 既往歴および全身臓器の検索を待たないと鑑別困難な例もある. 悪性リンパ腫は細胞密度が高いことを反映して, T_1 強調像で白質と等輝度かやや高輝度である. T_2 強調像では強度の随伴病変に囲まれた比較的低輝度域として示される. 同じ理由で, 単純 CT 上で高吸収域を示すことが多い. これに対して, 膠芽腫と出血を伴わない転移性腫瘍は T_2 強調像で高輝度を示し, 単純 CT で低吸収域である. 一般に悪性リンパ腫では血管造影上多染像 (rich in vascularity) を示さない. これに対して膠芽腫, 転移性腫瘍では腫瘍陰影 (tumor stain) の強く認められることが多い. このような画像所見は悪性リンパ腫に特徴的であるため, 診断に有用である.

　脳原発性悪性リンパ腫は, 大脳半球および小脳半球などの脳内のどの部位にでも発生しうるが, 基底核, 脳室周囲, 脳梁などに好発する. 左右対称性であることもある. 顆粒状灰白色の均質な腫瘍だが, 膠芽腫のように出血, 壊死を伴う場合もありうる. また, 多発性, びまん性の伸展を示す場合もある. 25%以上で多発性といわれている.

　MRI 上 T_1 強調像では脳実質よりやや低信号, ときに出血を伴い高信号ともなるとされている. T_2 強調像では脳実質と等信号〜やや高信号で, 周囲の高信号域のなかでは比較的低輝度域として描出されることが多い. 造影後 T_1 強調像で腫瘍は均一な著しい造影効果を示すが, ring enhancement 例もありうる[1].

　病理的には血管周囲の high cellular な異型細胞の浸潤像が特徴である. 腫瘍周囲には強度のグリア瘢痕を伴うことが多い.

　現在の頻度は全脳腫瘍中の数%だが, 臓器移植後, 免疫不全, AIDS などの患者に好発するため, 疫学的に発生率は増加しつつある.

　ステロイド療法, 放射線療法に感受性をもち, 腫瘍径の縮小が容易に得られるが, 予後は不良である. CT での寛解報告が散見されるが, 描出能の優れる MRI では, 実は mass は消えていなかった可能性がある.

〔安里令人・奥村亮介〕

〈文　献〉
1) Schwaighofer BW, Hesselink JR, Press GA, Wolf RL, Healy ME, Berthoty DP : Primary intracranial CNS lymphoma : MR manifestations. *AJNR,* **10** : 725-729, 1989.

① ② ③

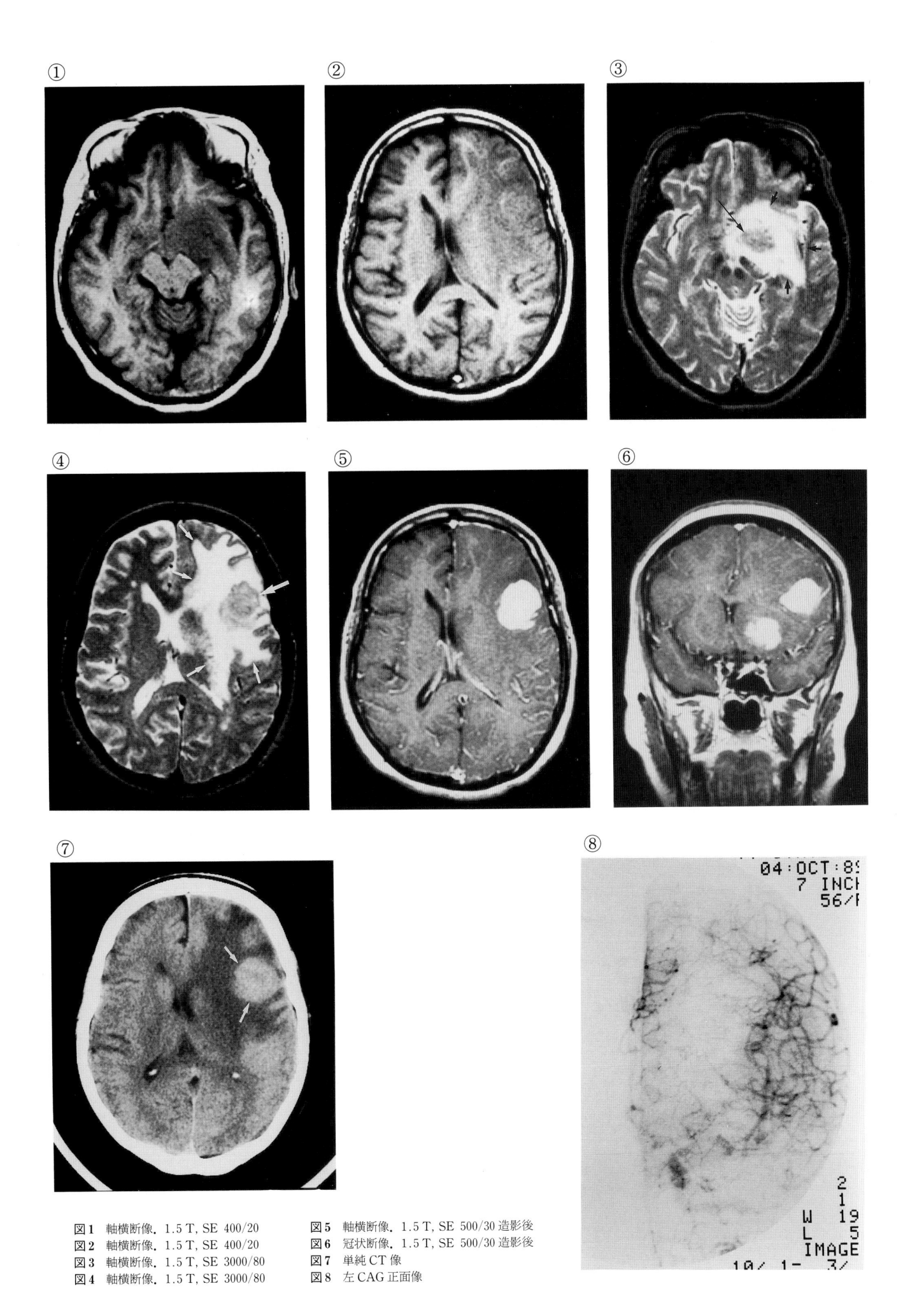

④ ⑤ ⑥

⑦ ⑧

図1 軸横断像．1.5 T, SE 400/20
図2 軸横断像．1.5 T, SE 400/20
図3 軸横断像．1.5 T, SE 3000/80
図4 軸横断像．1.5 T, SE 3000/80
図5 軸横断像．1.5 T, SE 500/30 造影後
図6 冠状断像．1.5 T, SE 500/30 造影後
図7 単純CT像
図8 左CAG正面像

脳底部を中心に脳表面に沿い，T_2強調像で低信号を示す病変

症　　例　29歳，女性．
主　訴：頭痛，複視．
9月10日正常出産する．9月20日より頭痛があり，9月26日には外転神経麻痺が出現する．CTにて脳室内に腫瘤が認められ，MRI予定であったが，10月5日にけいれん重積状態になり，緊急手術を施行し，脳室内の海綿状血管腫を摘出した．術後症状は安定し，新たな神経症状の発現はなかった．11月8日にMRIを施行する．その2年後より進行性の両側の聴力障害が出現する．MRIの再検をしたが，最初のMRIに比べて大きな変化はなかった．

MRI所見　側脳室体部を中心とした血管腫は摘出されている（図1）．脳幹，小脳，大脳底部にT_2強調像にてクモ膜下腔に接した脳表面に沿って明瞭な低信号領域がある（図2～6の矢印）．橋，中脳の脳槽周囲，小脳溝にとくに著明である．側脳室上衣下にはなく，手術部位にも認められない．大脳の穹窿部は底部に比べると所見が軽い．T_1強調像では上部小脳溝の拡大がある（図7）．小脳歯状核（図5のDN）は正常に比べて信号強度の低下が著しく，淡蒼球（図2のGP）や赤核（図3のRN）に比べてより低信号になっており，異常である．小脳橋角槽を通り，内耳道に向かう両側の神経群（聴神経と顔面神経）（図6のCN）は正常に比べて低信号を示している．

その他の画像所見　手術前のCT（図8）では側脳室内に高吸収域を有する腫瘤がある．MRIでの脳表面に認められる低信号領域に相当する部位には，術後のCTでは吸収値の異常はない．

最終診断　superficial siderosis.

〔解　説〕クモ膜下腔に接する脳表面にT_2強調像にて低信号領域があり，脳幹や小脳に強い．この所見はsuperficial siderosisによるものであり，ほとんどpathognomonicな所見である．この症例のsuperficial siderosisの原因としては側脳室内の海綿状血管腫からくり返す少量の脳室内出血があり，それがクモ膜下腔に流れ，軟膜表面にヘモジデリン沈着が起こったと考えられる．手術中の出血による変化ではない．このsiderosisは1回の出血では起こることはなく，くり返しクモ膜下腔に出血が生じると発生すると考えられている．この症例のほかにもう1例のsuperficial siderosisを経験したが，その例でも前角周囲に海綿状血管腫があった．いずれも脳室内に起こった出血が少量であったために，無症状の期間が長く，症状を呈してCTおよびMRIを撮影するまでに相当期間経過し，superficial siderosisが生じたと考えられる．この症例の両側性の聴神経障害は進行している．superficial siderosisでは脳神経の表面にも強い色素沈着が起こり，萎縮がくるので，この患者の症状はこのsiderosisによる可能性が強い．手術により出血源がなくなった後にその症状が出現した点に特徴がある．supreficial siderosisの臨床症状としては歩行障害，小脳症状，聴力障害，錐体路症状などがある．脳内に明らかなsuperficial siderosisを生じる原因が見つからないときには脊髄，とくに脊髄円錐部の腫瘍（上衣腫が多い）を探す必要があり，脊髄のMRIが必要である．周産期の脳室近傍の出血の後遺症として出現することもある．

〔柳下　章〕

〈文　献〉
1) Gomori JM, Grossman RI, et al : Highfield MR imaging of superficial siderosis of the central nervous system. *J Comput Assist Tomogr*, **29** : 339-342, 1987.
2) Friede RL : Developmental neuropathology 2nd ed pp 108-110, Springer-Verlag, Berlin, 1989.
3) Hughes JT, Oppenheimer DR : Superficial siderosis of the central nervous system. A report of nine cases with autopsy. Acta Neuropathol (Berl), **13** : 56-74, 1969.

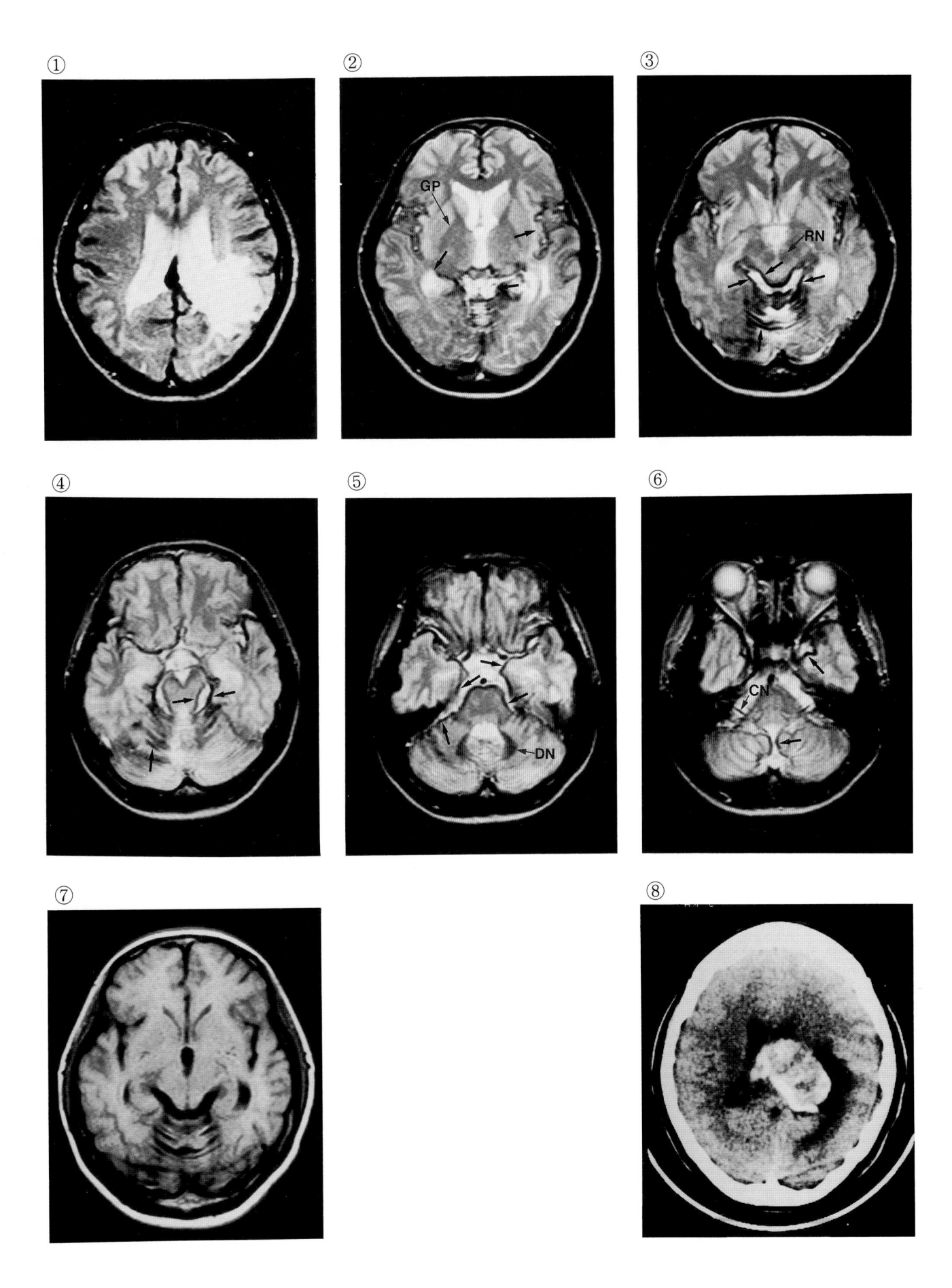

磁場強度すべて 0.5 T
図 1〜6　SE 2000/100
図 7　SE 600/26
図 8　単純 CT

トルコ鞍近傍の巨大な腫瘍性病変

症　　　例　46歳，女性．
　主　訴：左鼻閉感．
　病　歴：10か月前より鼻閉感があり，耳鼻科にて上咽頭に腫瘤が見つかり，CTにて上咽頭から頭蓋内に及ぶ腫瘤を認めた．左視力障害，左視神経萎縮がある．

MRI所見　腫瘤は複雑な信号強度をとり，T_2強調像の中心から左側の矢状断像（図1）では腫瘤内の上部（矢印）には楕円形状の高信号領域があり，その内部は信号強度が不均一である．腫瘤の下部（白矢印）には無信号領域がある．腫瘤の前下部には一部高信号領域がある（矢頭）．T_1強調像（図2）では腫瘤内の下部（白矢印）はT_2強調像と同じ範囲に低信号領域がある．上部にはT_2強調像の高信号領域よりも小さい範囲ではあるが，低信号領域（矢印）がある．腫瘤の前下部はT_2強調像と同様に高信号領域を示す（矢頭）．造影剤投与後（図3）には腫瘤の上部に造影効果がある（矢印）．下部には造影効果がない（白矢印）．腫瘤の前下部にも造影効果がある（矢頭）．造影前の冠状断像（図4）では腫瘤は大きく二つの信号強度を示す領域に分かれ，腫瘤の左上方には灰白質に近い信号強度領域（矢印）があり，そのなかにさらに無信号に近い信号強度領域（矢頭）がある．その下方には上方よりも信号強度の低い領域がある（白矢印）．造影後の冠状断像（図5）では腫瘤の上部で，灰白質に近い信号強度の部分に造影効果があり（矢印），そのなかの無信号部分（矢頭）と腫瘤の下部（白矢印）には造影効果がない．

その他の画像所見　血管造影（図6，7）にて内頸動脈の頸動脈管部から海綿静脈洞部にかけて大きな動脈瘤を認める．CT（図8）ではトルコ鞍底を破壊し，蝶形骨洞を占め，右中頭蓋底から頭蓋外に突出している動脈瘤を認める．大きな動脈瘤の一部左側を中心に造影効果があり（矢印），血流にある内腔を示している．動脈瘤の周囲には石灰化（白矢印）があるが，その一部にも造影効果がある（矢頭）．

最終診断　内頸動脈巨大動脈瘤．

〔解　説〕　脳血管の部位に一致して大きな腫瘤があり，複雑な信号強度を示し，T_2強調像にて無信号領域があれば巨大脳動脈瘤をまず初めに考える必要がある．鑑別は石灰化の強い髄膜腫であるが，これほど複雑な信号強度を示すことはない．脳動脈瘤は内腔の血流速度が大きい場合には，通常の血管と同様に無信号領域として描出される．大きな動脈瘤や，小さい動脈瘤でも動脈瘤と親動脈との関係において内腔に血液が数秒間とどまり，乱流を呈しているものは，内腔に信号強度があり，T_2強調像では高信号領域を示す．そこには造影効果が生じる．動脈瘤内の壁在血栓は層状構造をなし，Atlasらによれば二つの部位に分かれる．内腔に近い部位には遊離メトヘモグロビンによる，T_1強調像，T_2強調像ともに高信号の薄い層があり，それはAtlasらは内腔を流れる酸素に富んだ血流による，デオキシヘモグロビンのメトヘモグロビンへの酸化によると考えている．その外側には血栓化し，ヘモジデリン沈着の程度に応じてT_2強調像で低信号を示す多数の層がある．動脈瘤の外側には動脈瘤を囲む脳実質の浮腫層が同定される．動脈瘤周囲の出血はT_1強調像で高信号，T_2強調像ではメトヘモグロビンの性質により（intracellular or extracellular）低信号領域もしくは高信号領域として認められる．

　造影後のMRIでは動脈瘤内に血液がとどまり，信号が残存している場合には造影効果がある．血栓の一部にも造影効果が疑われる例がある．動脈瘤の周囲にも造影効果があり，CTでの造影効果と同様に血管に富む線維被膜あるいは外膜のvasa vasorumに造影効果があると考えられる．

〔柳下　章〕

〈文　献〉
1) Atlas SW, Grossman RI, et al : Partially thrombosed giant intracranial aneurysms : correlation of MR and pathologic findings. *Radiology,* **162** : 111-114, 1987.

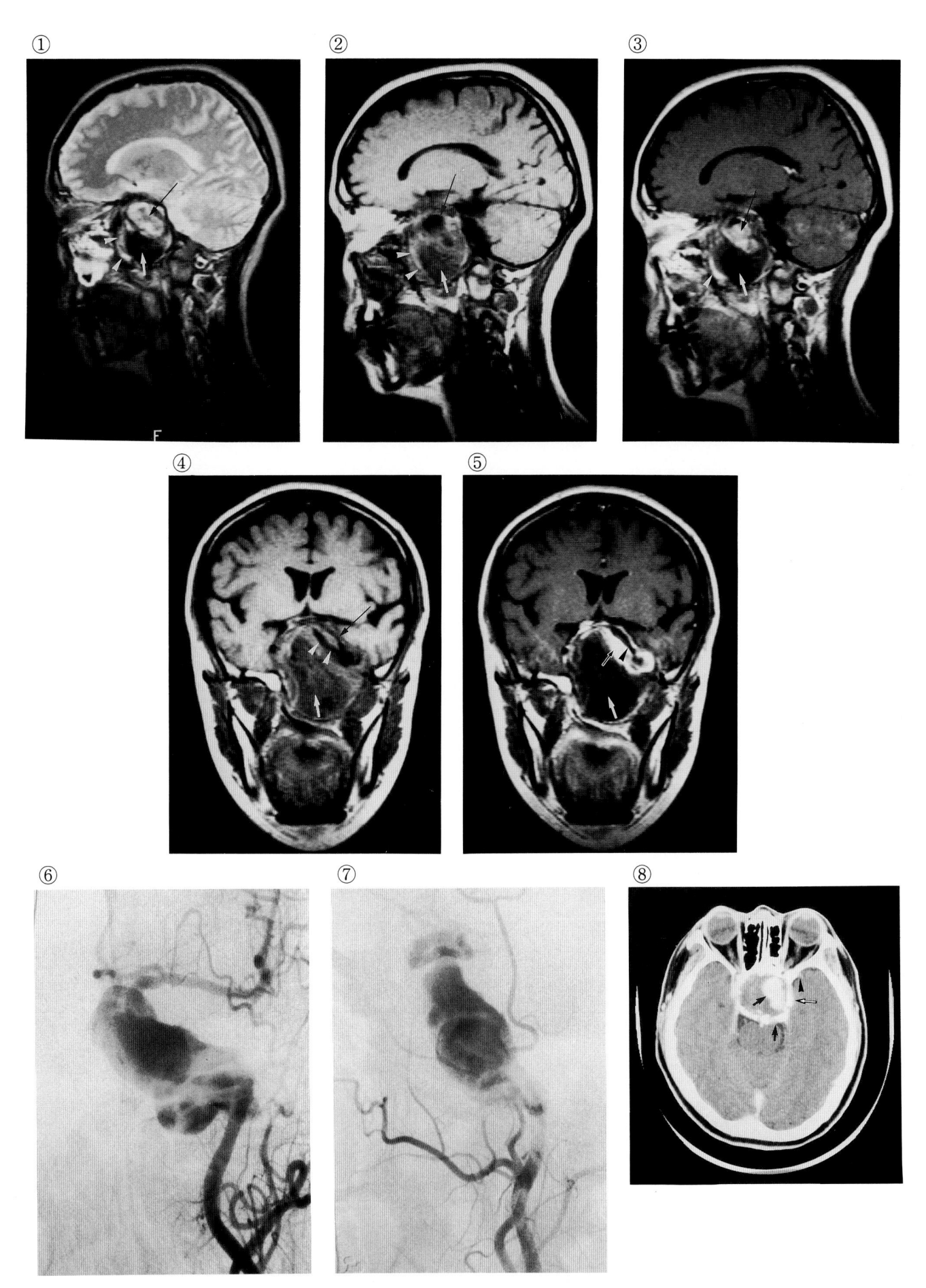

磁場強度すべて 0.5 T
図1 SE 2000/100
図2, 4 造影前の T_1 強調像. SE 600/26
図3, 5 造影後の T_1 強調像. SE 600/26
図6, 7 頸動脈造影
図8 造影後の CT

T_2 強調像で低信号を示す前頭部の病変

症　　例　　2歳，男児．
　　主　訴：一過性の右上肢の麻痺．
　　病　歴：完全大血管転位があり，生後6か月にて手術施行し，経過順調であった．2歳半頃より尿崩症が出現し，MRIにて下垂体茎の腫大があり，胚芽腫を疑い放射線治療を施行した．腫瘍は小さくなり退院したが，尿崩症の改善はなかった．さらに1年後より右上肢に一過性の麻痺が出現し，CTとMRIを施行した．

MRI所見　　T_2強調像（図1）にて左上前頭溝（矢印）の外側の中前頭回と白質（長矢印），さらに半卵円中心にも白質よりも低信号領域がある．さらにその上部のスライスのT_2強調像（図2）では上前頭溝（矢印）の両側の白質に正常の白質よりも低信号領域がある（長矢印）．造影後のT_1強調像（図3）で中前頭回の一部にくさび状の造影効果がある（矢印）．造影前のT_1強調像冠状断像（図4）では左半球に円形状の低信号領域（矢印）があり，上前頭回が右側に比べて拡大している（長矢印）．造影後のT_1強調像（図5）では上前頭回に沿った線状の造影効果がある（長矢印）．より下方の白質内の病巣には造影効果はない（矢印）．第三脳室の両側に点状の低信号領域（図6矢印）がある．

その他の画像所見　　造影後のCT（図7矢印）では中前頭回にくさび形の造影効果がある．両側の内頸動脈造影にて内頸動脈終末部の狭窄像があり，左側（図8）により著明な側副血行路が発達し，モヤモヤ血管となっている．

最終診断　　放射線照射後のwatershed regionの梗塞．

〔解　説〕　一過性の脳虚血性発作があり，患側の前頭葉のwatershed regionに病巣があるので，内頸動脈に狭窄が疑われる．前頭葉の病巣はT_2強調像にて低信号，T_1強調像でも低信号領域を示し，造影効果のある部位とない部位とがある．T_2強調像での低信号領域は鑑別診断においては古い出血によるヘモジデリン（出血性梗塞）も考慮する必要があるが，臨床症状では一過性であり，CTにて出血があったことはなく，MRIでの低信号領域の範囲も広く，T_1強調像にて出血を示唆する所見がないので，過去に出血性梗塞であった可能性はたいへん低く，ヘモジデリンの可能性は少ない．Crossらが報告しているようにnonheme ironの増加の可能性が高い．彼らは6歳以下の小児の梗塞20例において16例にT_2強調像にて低信号領域"鉄の増強"を認めている．赤核がもっとも多く10例であり，そのほかには8例に淡蒼球，4例に大脳白質にT_2強調像にて低信号領域を認めている．彼らの結論は小児の梗塞例において鉄の増強は非特異的変化であり，まれではないとしている．

　トルコ鞍上部を中心として放射線照射が施行されている．その範囲に内頸動脈が含まれているので，照射により内頸動脈に狭窄が起こり，モヤモヤ様の血管像を示し，watershed regionに梗塞を起こしたと考えられる．照射前のMRIでは矢状断像のT_2強調像しか撮像されていないので，照射前後の状態は比較できない．照射前には血管造影は施行していない．症状は初めは一過性であったが，脳実質にはすでに梗塞があった．造影される部位とされない部位があるので，発症時期が異なる梗塞があると考えられる．　　　　　　　　　　　　　　　　〔柳下　章〕

〈文　献〉
1) Cross PA, Atlas SW, et al : MR evaluation of brain iron in children with cerebral infarction. *AJNR*, 11 : 341-348, 1990.

① ② ③

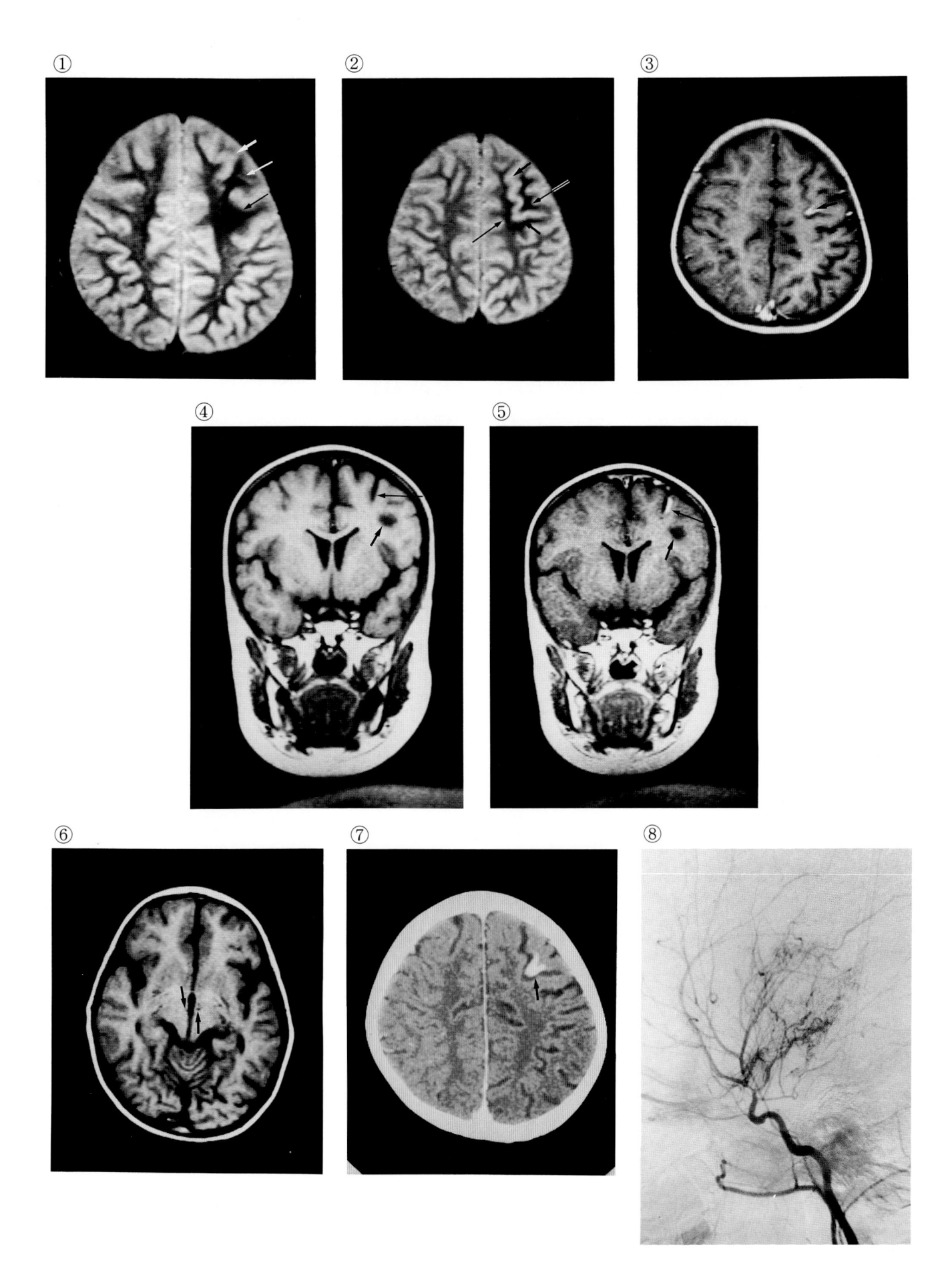

④ ⑤

⑥ ⑦ ⑧

磁場強度すべて 0.5 T
図1, 2　SE 2000/100
図3, 5　造影後の T₁ 強調像．SE 600/26

図4, 6　造影後の T₁ 強調像．SE 600/26
図7　造影後の CT
図8　左頸動脈造影

T_2強調像で高信号を示す視交叉上部の腫瘤性病変

症　　　例　51歳，男性．
　　主　訴：頭痛，めまい．
　　病　歴：頭痛とめまいにてCTを施行し，鞍上部に腫瘤を指摘され来院した．視力障害および内分泌学的な異常はない．

MRI所見　T_1強調像の矢状断像（図1）にて視交叉（矢頭）の上方に灰白質と同信号で比較的境界が明瞭な腫瘤（矢印）を認める．冠状断像（図2，3）では視交叉（矢頭）の上方からやや後方にかけて腫瘤がある．灰白質に近い信号強度であるが，不均一でより高い信号強度の部分もある．T_2強調冠状断像（図4，5）にて髄液よりも高信号領域を示す腫瘤として認められる（矢印）．全体に均一な腫瘤ではなく，結晶状の構造を示している．腫瘤の両側には無信号に近い低信号領域がある（矢頭）．前大脳動脈はより前方を走行しており，正常な構造ではなく，腫瘤に伴った低信号領域と考えられる．同軸位像（図6）では鞍上槽から脚間槽にかけて腫瘤があり（矢印），腫瘤の左後方には低信号領域（矢頭）がある．より前方に前大脳動脈（長矢印）がある．

その他の画像所見　造影前のCT（図7）では不均一な高吸収域を示し，MRI T_2強調像にて結晶状の構造と同様な所見を示している．造影後のCT（図8）では明らかな造影効果はない．血管造影では腫瘤部分に濃染像および血管の異常を認めない．

最終診断　脳実質外の海綿状血管腫．

〔解　説〕　視交叉上方にある比較的境界明瞭な腫瘤であり，鑑別診断としては頭蓋咽頭腫，神経膠腫，動脈瘤，類上皮腫，海綿状血管腫があげられる．頭蓋咽頭腫としてはCTにて造影効果がなく，充実性の部分がない点と，嚢胞がない点が合いにくい．神経膠腫としてはCTでの吸収値が高く，低吸収域がなく，造影効果がない点が合わない．動脈瘤もCT，MRIの所見が動脈瘤としては一様すぎて合わない．類上皮腫もCTにて高吸収域を示すものがあるが，T_2強調像での腫瘤周囲の低信号領域が合いにくい．この症例の画像において最も重要な所見はT_2強調像での腫瘤の周囲にある低信号領域である．周囲に低信号領域を伴った腫瘤では脳実質外の場合でも海綿状血管腫を考慮する必要がある．

　海綿状血管腫は脳実質内と脳実質外とでは異なった性質と画像所見を示す．脳実質内では血管腫からのくり返し起こった小出血（出血ではなく，滲み出しという説もある）によるヘモジデリンを貪食細胞が取り込み，厚いヘモジデリン沈着によるT_2強調像での低信号領域が周囲にある例が多い．腫瘤内部も不均一な構造を示し，T_1強調像にて多くの症例では高信号領域がある．CTでは石灰化やヘモジデリン沈着，血栓形成などで，不均一なCT値を示す．血管造影では多くはvascularityに乏しい．脳実質外の血管腫は中頭蓋窩に多くの報告があり，非常に血管に富む例が多く，髄膜腫との鑑別が難しい例もある．髄膜腫ほどのvascularityはないが，血管造影静脈相にてpatchyな濃染像を示す例もある．この症例のように鞍上槽の海綿状血管腫ではT_1強調像では特徴的な所見がなく，T_2強調像での腫瘤周囲の低信号領域のみが診断の根拠となるという報告も少ないがある[1]．

　MRIでの造影は造影剤が使用可能になる以前の症例であり，施行していない．

〔柳下　章〕

〈文　献〉
1) Kucharczyk W, Montanera WJ : The sella and parasellar region. In : Magnetic resonance imaging of the brain and spine（Atlas SW ed），pp 662-663, Raven Press, New York, 1991.

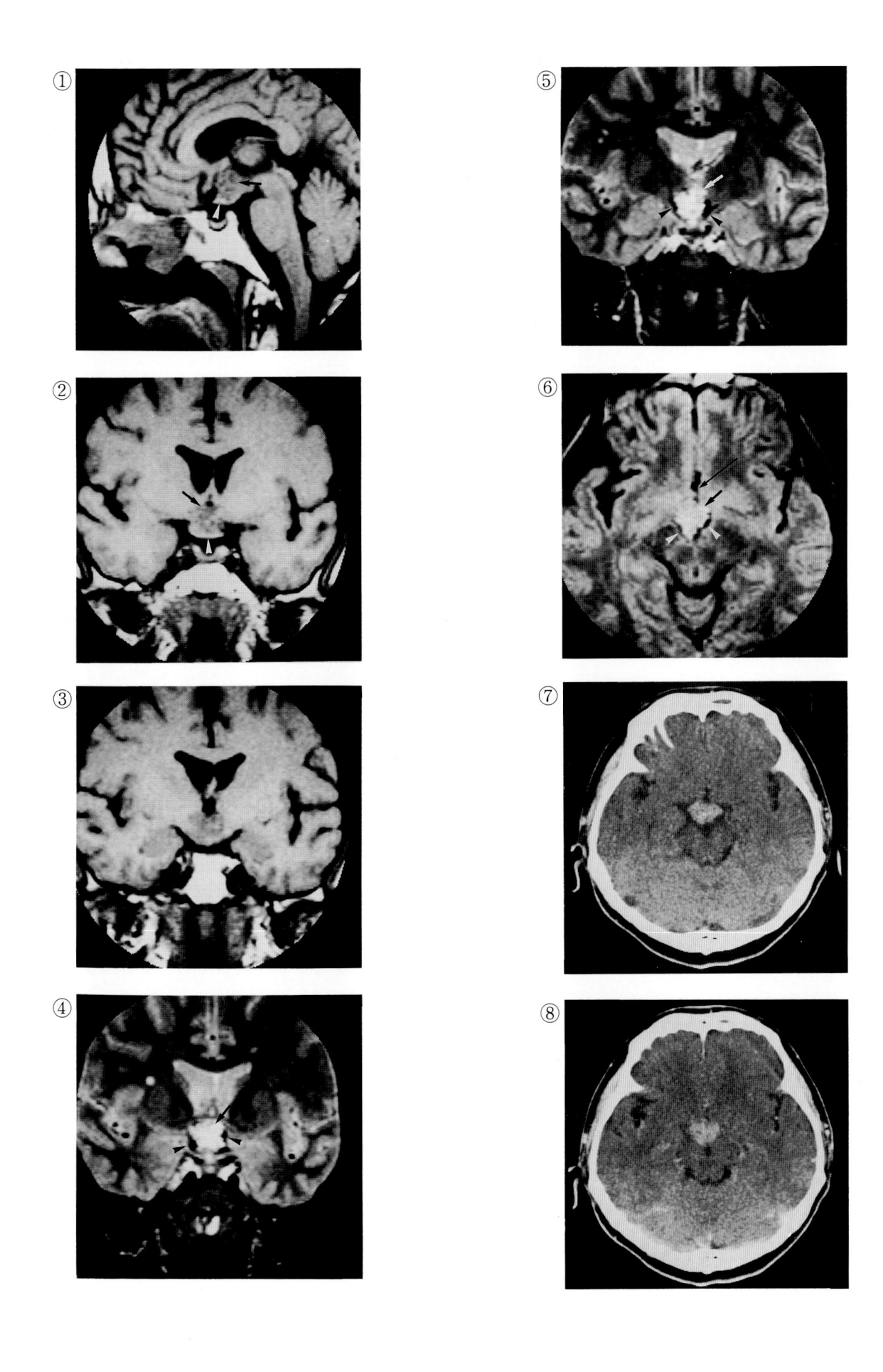

磁場強度すべて 0.5 T
図1〜3　SE 600/26
図4〜6　SE 2000/100

図7　造影前の CT
図8　造影後の CT

T_1 強調像で点状の低信号を示す多発性病変

症　　　例　　12歳，女子．
　　　　　　　　主　訴：脱力発作．
　　　　　　　　病　歴：5歳のとき，すべり台より転落し，その受傷後1〜2週間，両側の手のしびれとニタニタ笑って座り込む発作があり，意識障害を伴っていた．頭部外傷後遺症として投薬を近医より受けていた．発作の頻度はその後減り，投薬は中止した．2か月ほど前に突然左の上肢の脱力発作があり，3時間ほどで回復した．現在は神経学的異常所見を認めない．

MRI所見　　視床，被殻，淡蒼球など基底核とその周囲の白質に T_1 強調像（図1〜4）にて点状の低信号領域が多数認められる．T_2 強調像（図5，6）にて内頸動脈終末部や前大脳動脈，中大脳動脈起始部は細く，正常な Willis 動脈輪を認めない．正常に比べて細かい異常血管が Willis 動脈輪の周囲にある．脳内全般に T_2 強調像にて脳梗塞と考えられる所見はない．watershed region にもとくに異常はない．

その他の画像所見　　血管造影（図7，8）にて両側内頸動脈終末部は閉塞し，多数のモヤモヤ血管が認められる．

最終診断　　モヤモヤ病．

〔解　説〕　T_1 強調像において両側の基底核部に点状の低信号領域がある小児例である．この所見は異常に拡大した穿通枝を示している．神経学的異常所見のない小児例においては lacunar infarction ではこれほど多数の低信号領域は示さない．拡大した Virchow-Robin space も小児例であり，視床にも低信号領域があることが合わない．動静脈奇形などの拡大した穿通枝がある症例でも低信号領域を示すが，血管奇形の nidus が同定でき，鑑別は容易である．成人では両側の内頸動脈の閉塞があれば同様な所見を呈しうるが，その場合には通常梗塞巣があることが多い．日本人の子供においてこのような多数の点状の低信号領域を T_1 強調像にて基底核部に認め，内頸動脈終末部，前大脳動脈や Willis 輪が正常にみえない場合にはモヤモヤ病の可能性が高い．

　モヤモヤ病は両側性の原因不明の内頸動脈末端部の狭窄ないし閉塞であり，拡大した穿通枝を伴う疾患である．側副道としての拡大したモヤモヤ血管が基底核部に点状の低信号領域として T_1 強調像ではみえている．内頸動脈の終末部も正常では明瞭に認められ，前大脳動脈，中大脳動脈起始部がそれぞれ確認できる．この部位での内頸動脈終末部の狭窄の同定も必要である．

　日本人の子供で，一過性の虚血発作様症状を認めたならば，モヤモヤ病をまず初めに考慮する必要がある．hyperventilation によって症状が出やすければより可能性が高い．子供が泣くと一過性に虚血発作が起きる，ラーメンを食べると症状が起きる，笛を吹くと症状が起きるなどの例を経験している．いずれも hyperventilation にて脳内の血液中の炭酸ガス濃度が低下し，血管が収縮して虚血性の症状が出現すると考えられている．

　MRI では造影剤を投与することなく，モヤモヤ血管を同定できること，内頸動脈終末部を直接みることができることにより，モヤモヤ病の診断をすることができる．確定診断には血管造影が必要であるが，その前に強くモヤモヤ病の存在を疑うことができ，有効な検査である．

　モヤモヤ病の有効な外科的治療法があるので，この症例のように脳内に梗塞巣を認めていない状態でモヤモヤ病を発見することが，予後を良くする方法の一つと考える．

〔柳下　章〕

〈文　献〉
1) Fujisawa I, Asato R, et al : Moyamoya disease ; MR imaging. *Radiology*, **164** : 103-105, 1987.

① ② ③

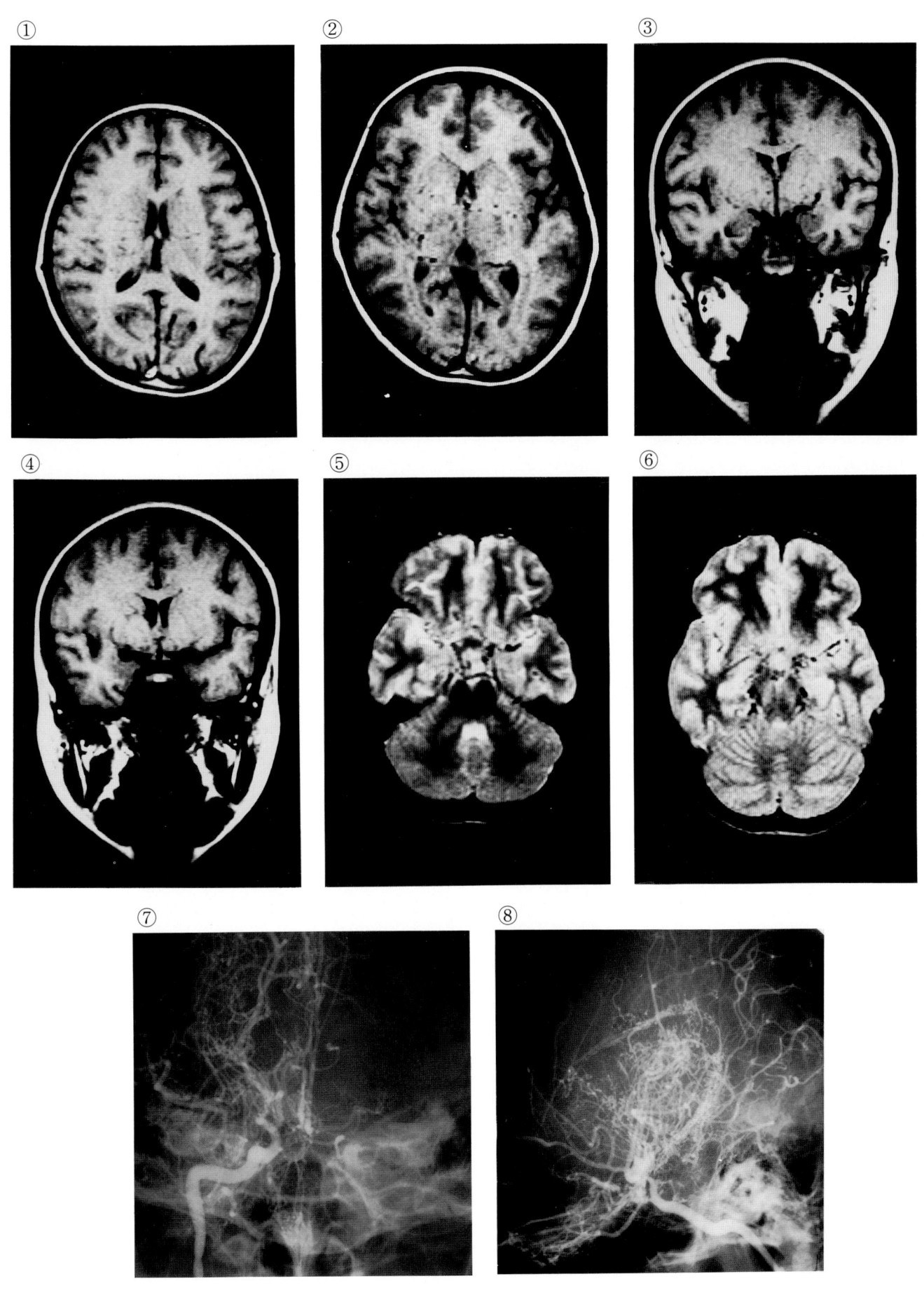

④ ⑤ ⑥

⑦ ⑧

磁場強度すべて 0.5 T
図1〜4　SE 600/26
図5, 6　SE 2000/100
図7, 8　内頸動脈造影

両側の海綿静脈洞の病変

症　　　例	54歳，男性． 主　訴：複視，後頭部痛と左眼痛． 病　歴：2か月前より左眼奥部痛が出現し，耳鳴もあった．2週間前より複視に気がつく．左外転神経麻痺がある．眼球に充血などの所見はない．
MRI所見	T_2強調像にて右の海綿静脈洞に沿って高信号領域が存在し（図1矢印），T_1強調像では同部位に高信号領域（図2矢印）が存在する．造影後の冠状断像（図3）では左内頸動脈の輪郭が不正で，正常な円形を示す右側の輪郭に比べて，左側は上部に無信号領域の飛び出しが認められる（矢印）．半年後にMRアンジオグラフィーを施行した．左内頸動脈を中心とする側面像（図4）では左の内頸動脈から左の海綿静脈洞（矢印），さらに後方の下錐体静脈洞（長矢印）へとシャントが認められる．軸位像（図5）では拡大した左上眼静脈が認められる（矢印）．この所見は半年前のMRIでは認めなかった．下錐体静脈洞（長矢印）も早期に出現している．
その他の画像所見	最初のMRIが施行されたときにその他の検査もなされている．CTでは異常を指摘できない．右頸動脈のDSA（図6，7）では頸動脈の海綿静脈洞部からシャントがあり，海綿静脈洞（矢印），さらに反対側の海綿静脈洞部が造影され，下錐体静脈洞（長矢印）から内頸静脈が造影されている．上眼静脈の造影はない．
最終診断	非外傷性の内頸動脈海綿静脈洞瘻．

〔解　説〕　T_1強調像での冠状断像にて，低信号領域を示す海綿静脈洞内の患側（左側）の内頸動脈が正常の円形ではなく，その上部に小さな突出があり異常である．内頸動脈の形態を変化させる疾患である動脈瘤の可能性がある．しかし，動脈瘤としては小さく，外転神経麻痺を呈することに疑問もある．そして反対側の海綿静脈洞にも異常があり，血栓の可能性があることから両側性にわたる病変がより考えやすい．内頸動脈からの分枝が拡大しても正常の円形ではなく，内頸動脈から突出した異常像を示すこともある．反対側の海綿静脈洞の血栓と患側の内頸動脈の分枝の拡大と所見をとれば，内頸動脈動静脈瘻を考慮する必要がある．上眼静脈が拡大している場合には内頸動脈海綿静脈洞瘻の診断は容易である．しかし，この症例のように非外傷性であり，シャント量が大きくなく，海綿静脈洞の拡大や上眼静脈の拡張がなく，主として後方の下錐体静脈洞に導出静脈がある症例では，血管造影を施行しないと正しい診断は困難である．

　この症例では反対側の海綿静脈洞に血栓があり，それが診断に重要である．左頸動脈造影では右の海綿静脈洞の一部も造影されているので静脈洞の完全閉塞ではなく，左の海綿静脈洞と右のそれとがintercavernous veinsを介して造影されていたと考えられる．2回目のMRアンジオグラフィーでは左の海綿静脈洞は造影されているが，右のそれは造影されていないので，血栓形成が進行して造影されなくなった可能性がある．このように血管造影をしなくてもシャントが確認できるので，この症例ではMRアンジオグラフィーはたいへん有効であった．

　海綿静脈洞内での内頸動脈の形態異常では，動脈瘤のみではなく，動静脈瘻も鑑別診断の一つに加える必要がある．

〔柳下　章〕

〈文献〉
1) Elster AD, Chen MYM, et al : Dilated intercavernous sinuses : an MR sign of carotid-cavernous and carotid-dural fistulas. *AJNR*, **12** : 641-645, 1991.

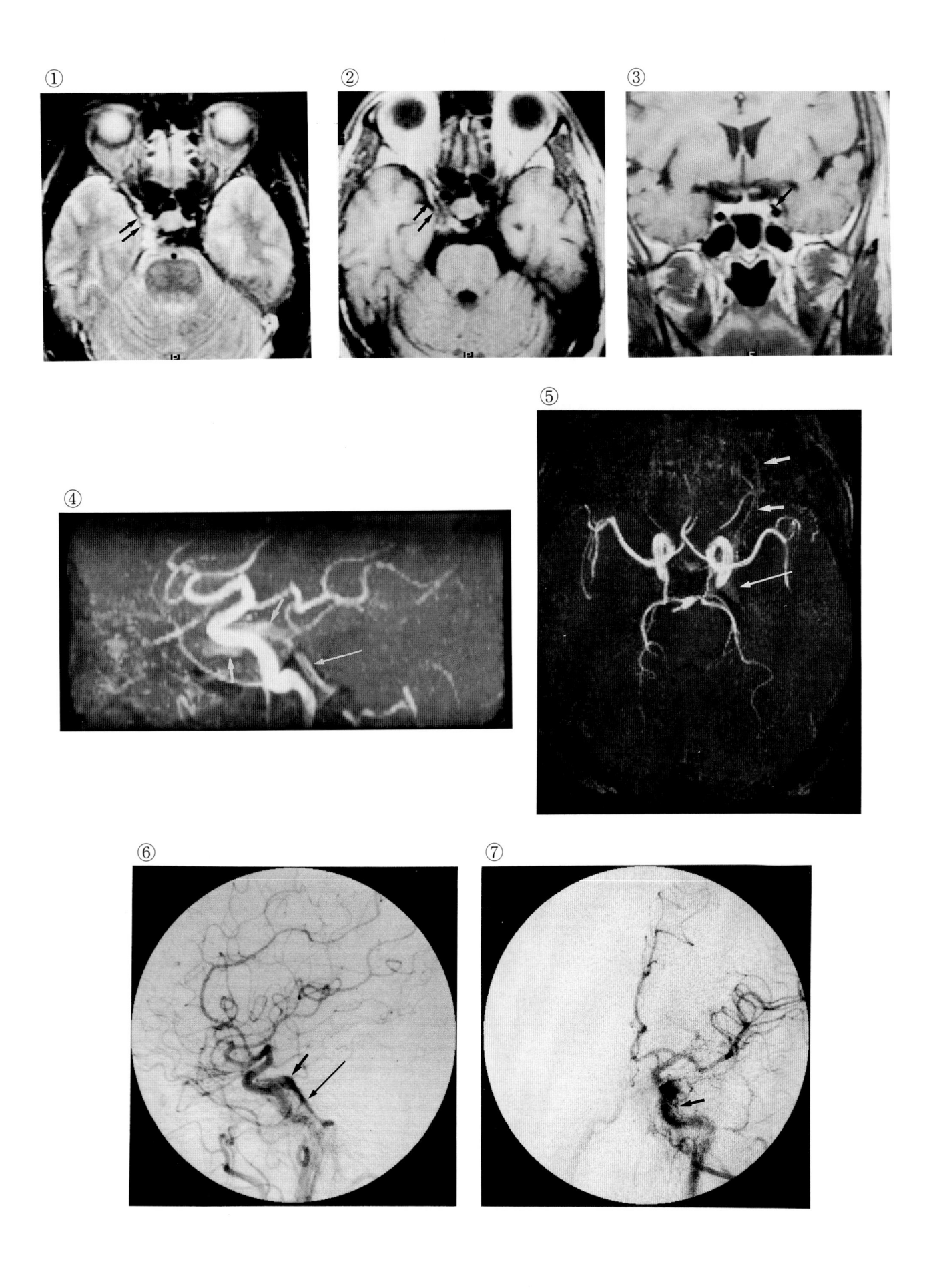

図1　磁場強度 0.5 T, SE 2000/1.00
図2　磁場強度 0.5 T, SE 600/26
図3　磁場強度 0.5 T, 造影後の MRI. SE 600/26
図4, 5　磁場強度 1.5 T, MR アンジオグラフィー 3D. TR 40/TE 7
図6, 7　動脈性 digital subtraction angiography

T₂強調像で周囲に厚い低信号を伴う腫瘤性病変

症　　　例	24歳，男性． 主　訴：頭痛． 病　歴：4か月前より頭痛があり，他院にてCTを撮り，異常を指摘された．神経学的異常所見はない．
MRI 所見	T₂強調像(図1, 2)にて周囲に厚い低信号領域を伴い，中心には高信号領域を示す病変がある．その低信号領域は全周をおおっている．周囲には浮腫を示す所見はない．T₁強調像(図3, 4)でも中心は高信号領域を示し，周囲はT₂強調像に比べてより狭い範囲であるが，低信号領域を示している．脳溝および脳室には大きなmass effectはない．周囲に拡大した異常血管はない．
その他の画像所見	造影前のCT(図5)にて境界が明瞭で比較的均一な高吸収域を示す病巣があり，造影後のCT(図6)ではわずかな造影効果が中心部にある．CTでも周囲には浮腫はなく，異常血管が周囲には認められない．血管造影にて異常を認めない．
最終診断	皮質下の海綿状血管腫．

〔解　説〕　皮質下を中心に厚いヘモジデリン沈着を示す低信号領域がT₂強調像にてあり，T₁強調像では中心には高信号領域がある．急性期の出血ではない．鑑別診断は血管造影にてみえない cryptic vascular malformation か腫瘍内出血を伴うほかの脳内腫瘍(神経膠腫もしくは転移)である．腫瘍では血腫以外の腫瘍組織が存在すること，浮腫があること，周囲のヘモジデリン沈着が完全なリング状ではなく一部に浮腫や血腫では説明できない組織の存在があること，経時的な血腫のMRI所見の変化がないなどの所見を示す．この症例ではそれらを示す所見がなく，出血を伴う腫瘍は否定できる．

　CTにて，血管造影でみえるような明らかな異常血管は腫瘤の周囲にはない．MRIでも拡大した異常血管を示す所見はないので，venous angiomaではない．その他のcryptic vascular malformationを完全に否定することはできないが，脳実質内に発生した海綿状血管腫の可能性が最も高い画像である．

　脳実質内の海綿状血管腫はCTでは脳実質よりも高吸収域を示し，その内部には石灰化を示すこともある．不均一な低吸収域を伴うこともあり，この症例のように高吸収域のみのこともある．高吸収域の周囲に浮腫がない．造影効果は通常の造影では認められないが，造影剤を倍量投与し，1時間後に行う delayed CT では造影効果の認められる例もある．mass effect がないのが多い．MRIでは多彩な像を示し，T₂強調像にて周囲に厚い低信号領域を伴うのが通常である．これはヘモジデリン沈着を示す所見と考えられる．中心は病理所見では拡張した血管，石灰化，血栓形成，硝子化を反映して，複雑な信号強度を示すことが多い．T₁強調像では中心部は高信号領域のことが多い．周囲の構造に大きな mass effect がないこと，浮腫がないことも重要な鑑別点である．これらの所見は血管造影にて造影されないほかの血管奇形(血栓化された動静脈奇形や毛細管拡張症)でも同様な所見を示すことがあり，海綿状血管腫のみの特異的な所見ではない．

　異なる症例ではあるが，剖検にて確認された海綿状血管腫の病理所見を示す(図7, 8)．　　〔柳下　章〕

〈文　献〉
1) Gomori JM, Grossman RI, et al : Occult cerebral vascular malformations : high field MR imaging. *Radiology,* **158** : 707-713 1986.

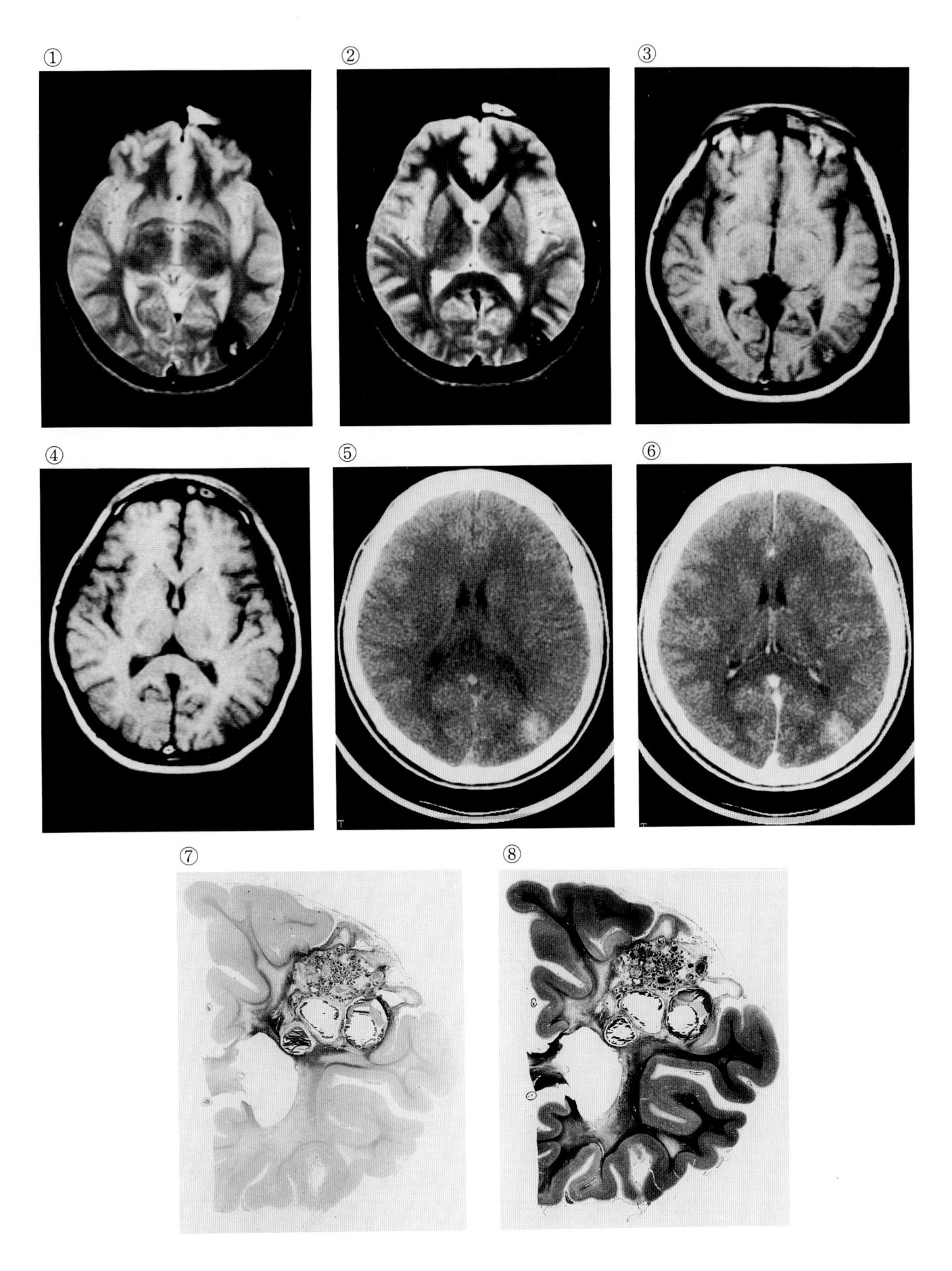

磁場強度すべて 0.5 T
図 1, 2　SE 2000/100
図 3, 4　SE 600/26

図 5　造影前の CT
図 6　造影後の CT
図 7, 8　病理剖検所見（MRI とは症例が異なる）
　　　　（神経病院剖検番号 261，同病理小田雅也先生の御好意による）

高・低信号領域の混在した小脳の腫瘤性病変

症　　例　30歳，女性．
　主　訴：めまい，歩行障害，言語障害．
　病　歴：半年前より進行性の歩行障害とめまいがある．神経学的には右の小脳症状がある．

MRI所見　T_2強調像（図1）にて右小脳上部から虫部にかけてヘモジデリン沈着を示す低信号領域と高信号領域が混在している．T_1強調像（図2）では高信号領域と灰白質と同信号の領域が混在している．橋後部にmass effectがある．浮腫は軽い．腫瘤の下部には右小脳から外側に伸びている線状の血管様の構造があり，T_2強調像（図3矢印）にて高信号領域，T_1強調像（図4矢印）では低信号領域を示している．

その他の画像所見　造影前のCT（図5）では高吸収域を示す腫瘤があるが，前方の腫瘤に比べて後方の方が吸収値が高い．周囲に浮腫を示す所見はない．中脳周囲脳槽に軽いmass effectがある．造影後のCT（図6）では腫瘤の周囲に一部造影効果があり，その後方に線状の造影効果がある（矢印）．造影剤を倍量投与し，1時間後に再検したdelayed CTでは造影効果がより明瞭に出ている（図7）．線状の造影効果は不明瞭になっている．
　椎骨動脈造影静脈相（図8）では右小脳半球に大きな静脈性血管腫があり，その周囲の静脈に欠損があり，灌流静脈がこの静脈に集中している．

最終診断　静脈性血管腫とその出血．

〔解　説〕　T_2強調像にて高信号領域と低信号領域，T_1強調像にて高信号領域と同信号領域が混在しており，腫瘤の大きさに比べて浮腫とmass effectは軽い．症状も急激な発症ではなく比較的ゆっくりである．くり返し発生した小脳内血腫と考えられる．その原因疾患の鑑別が重要である．腫瘍としてはmass effectの大きさや浮腫が少ない．CTにて出血以外の腫瘍を示す低吸収域がない．MRIでも血腫以外の腫瘍成分を示唆する所見がないので，慢性的な出血の原因としては考えにくい．血管奇形からの出血と考えると血腫の下部にある血管様の構造が重要である．T_2強調像では高信号領域，T_1強調像では低信号領域で，CTでは多数の枝に分かれており，静脈性血管腫の可能性が最も高い．

　静脈性血管腫は多くの場合，無症状で経過すると考えられるが，後頭蓋窩にある静脈性血管腫はそのなかで出血をくり返す例がある．この症例のように少量の静脈からのくり返しの出血を呈する場合には，症状も突然の発症ではなく，大きな慢性血腫として画像に現れることがある．血腫の時期が急性期のものではなく，浮腫もないことが多い．造影効果も血腫の周囲に認められる．血腫の大きさのわりにmass effectは小さい．静脈性血管腫はCTでは造影後に点状ないしは線状の血管構造として描出されるが，MRIではT_2強調像にて高信号領域，T_1強調像では低信号領域として描出されることが多い．

〔柳下　章〕

〈文献〉
1) Rothfus WE, Albright AL, et al：Cerebellar venous angioma："benign" entity？ *AJNR*, **5**：61-66, 1984.

① ② ③

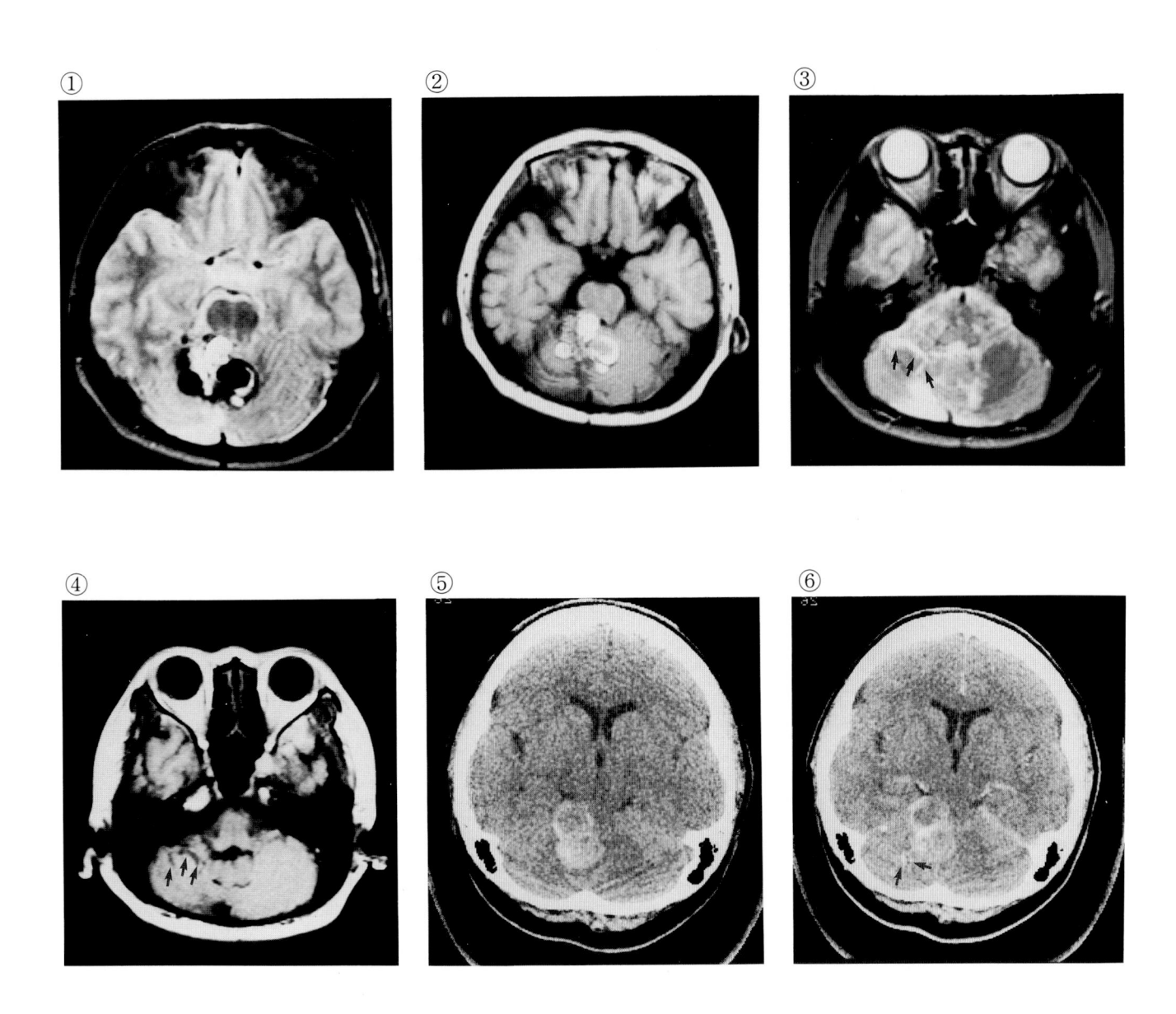

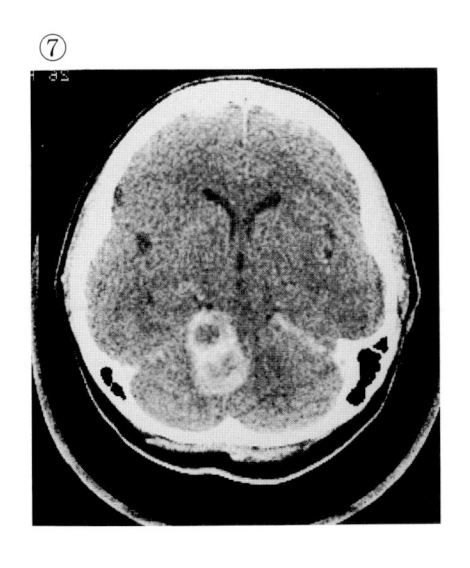

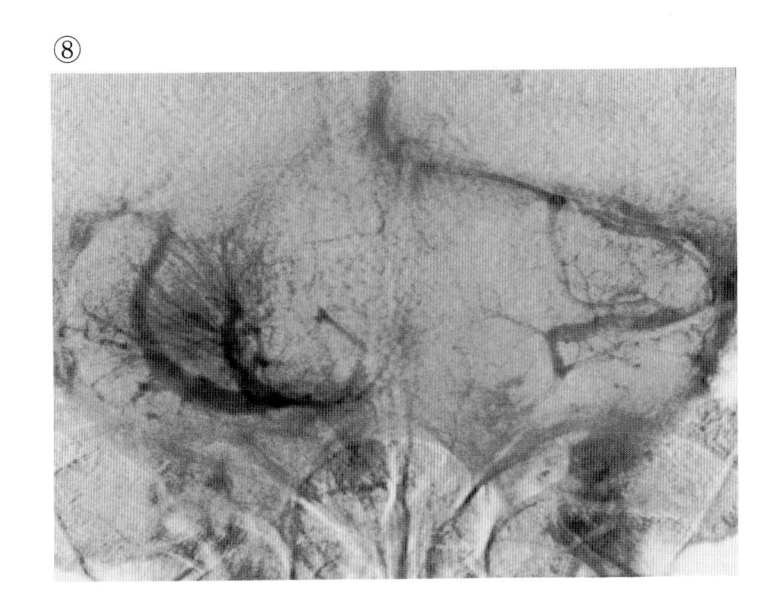

④ ⑤ ⑥

⑦ ⑧

磁場強度すべて 0.5 T
図 1, 3　SE 2000/100
図 2, 4　SE 600/26
図 5　造影前の CT

図 6　造影後の CT
図 7　さらに 1 時間後の delayed CT
図 8　椎骨動脈造影静脈相正面像

T₂強調像で多数の線状の無信号領域を示す病変

症　　　例　　1歳3か月，男児．
　　　　　　　　主　訴：顔の表情が乏しい．
　　　　　　　　病　歴：1歳1か月頃より顔が左に傾き，無欲様の顔貌となり，精神運動の退行がある．神経学的検査では左眼瞼下垂，右半身の麻痺がある．

MRI所見　　T₂強調像にて脳幹内から脳底部に多数の線状の無信号領域がある（図1，2矢印）．横静脈洞には高信号領域が存在する（図1矢頭）．大脳正中部左側には線状の低信号領域があり（図3，4），左大脳深部白質内には高信号領域が存在する．矢状断像のT₁強調像では静脈洞交会に腫瘤様の病巣があり（図5，6矢印），低信号領域のなかに高信号領域がある．脳幹から頸髄にかけてはその前面に多数の無信号領域が存在している（図5，6矢頭）．

その他の画像所見　　CTでは側脳室周囲白質とwatershed regionを中心に高吸収域がある（図7矢印）．血管造影（図8）では左の前大脳動脈（矢印）が拡張し，頭頂部において動静脈瘻を形成し（矢頭），拡張した脳静脈（長矢印）へと流れている．それ以外の動脈の関与はない．拡大した上矢状静脈洞から静脈洞交会さらに横静脈洞へと流量の多い血流が流れている．閉塞所見はない．

最終診断　　左前大脳動脈領域の動静脈瘻．

〔解　説〕　T₂強調像にて多数の無信号領域が一つの動脈領域ではなく広範にある．血管造影を施行しなくても血管奇形があることは明瞭である．左の頭頂部に比較的大きな血管があるが，動静脈奇形とは異なり，nidusは認めない．脳内に明らかな血管奇形がなく，しかも，脳皮質静脈が拡大しているときには硬膜動静脈奇形の可能性もある．その皮質静脈がflow voidを示すこともある．硬膜動静脈奇形においては静脈洞血栓症を合併し，そのために皮質静脈の鬱血が生じ，皮質静脈が拡大する．小児例にもある．この症例においては左前頭部内側部を走る血管が前大脳動脈の走行に一致しており，静脈の走行とは異なることが鑑別には重要である．前大脳動脈系に拡大があることが硬膜動静脈奇形では合いにくい．その他の血管は多くは血管造影と合わせると静脈である．前大脳動脈と皮質静脈との間に動静脈瘻があり，皮質静脈さらに上矢状洞，静脈洞交会の流量が多くなり，圧の上昇が起こり，そこに入る皮質静脈の圧も上昇し，皮質静脈の拡大が起こっている．静脈の怒張が起こっていることは硬膜動静脈奇形とよく似ている．血管造影では明瞭にはとらえられなかったが，静脈洞内に血栓の可能性もある．

　血管造影前には手術が不可能な広範な脳内の血管奇形を予想していたが，血管造影での結果は比較的単純な動静脈瘻であり，手術が可能であった．

　CTでの高吸収域は脳内のwatershed regionに起こっている．放射線治療後に現れる脳内の石灰化とその位置が似ており，血管周囲に起こった硝子化あるいは線維化の可能性が高い．静脈圧の上昇がもたらした病変の可能性が高いと考える．

　動静脈瘻の部位に一致した，T₂強調像での高信号領域はgliosisなどの可能性がある．血管奇形ではMRIやCTでの病変の決定は必ずしも可能ではなく，血管造影での詳細な検討が必要である．　　〔柳下　章〕

〈文献〉
1) Atlas SW : Intracranial vascular malformations and aneurysms. In : Magnetic resonance imaging of the brain and spine (Atlas SW ed), pp379-410, Raven Press, New York, 1991.

① ② ③

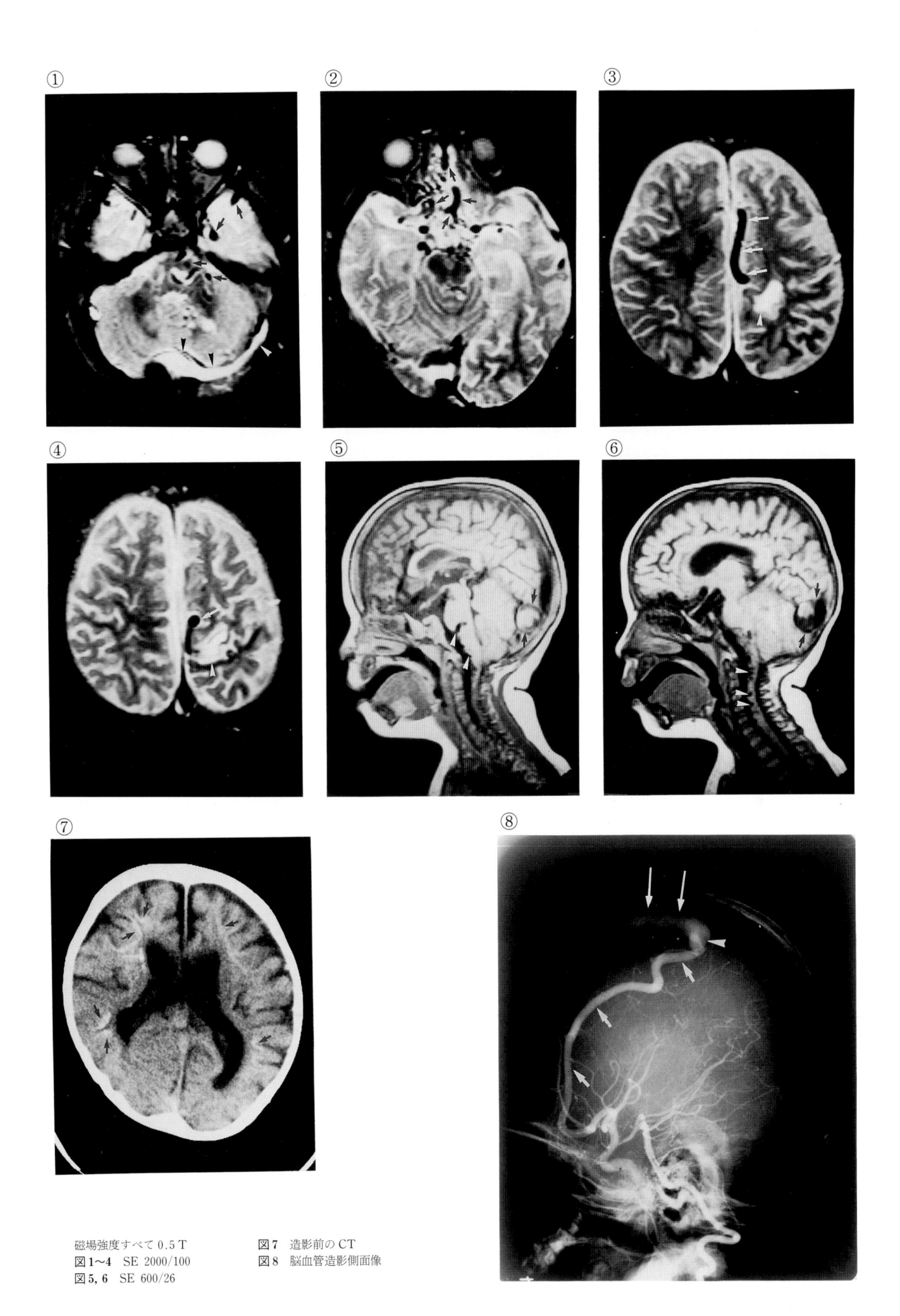

④ ⑤ ⑥

⑦ ⑧

磁場強度すべて 0.5 T   図7 造影前の CT
図1〜4　SE 2000/100   図8 脳血管造影側面像
図5, 6　SE 600/26

下オリーブ核の一側性の病変

症　例　53歳，女性．
主訴：左眼・左後頭部の痛み．
病歴：9年前橋底部に出血の既往があり，その当時は右片麻痺，右知覚障害，構音障害，嚥下障害，右方視時の複視があった．約8年前には右三叉神経・顔面神経障害，右口蓋ミオクローヌス，右協調運動障害が加わっている．さらに5年前には左Horner症候群，左副神経障害が加わっている．その後，大きな神経学的所見は変化がない．

MRI所見　T_2強調像（図1）では橋被蓋の中心より左側に扁平状の低信号領域（矢印）を認める．その背側には高信号領域が存在する．T_1強調像（図2）では信号強度の異常は認めないが，橋被蓋とくに左側に萎縮がある．小脳半球の萎縮があり，右側の方が強い．延髄ではT_2強調像（図3）にて左下オリーブ核には高信号領域がある（矢印）．T_1強調像（図4）では左下オリーブ核の方が右側に比べてやや大きく，信号強度が高い．

その他の画像所見　CTでは橋被蓋の左側に淡い高吸収域がある（図5）．CTでは下オリーブ核には異常を認めない．

最終診断　陳旧性の橋被蓋の出血とそれによる下オリーブ核の仮性肥大．

〔解説〕　橋被蓋右側の病巣はT_2強調像にて低信号領域を示し，CTでは淡い高吸収域を示している．ヘモジデリン沈着を示す所見であり，病歴から考えると古い出血と考えられる．この出血の原因としては高血圧性あるいは血管奇形による可能性がある．出血以後に症状が進行したことと，下オリーブ核の病変についての関係が問題となる．下オリーブ核の病変はT_2強調像にて高信号領域，T_1強調像でもやや信号強度が高く，下オリーブ核が大きくみえる．梗塞ではT_1強調像では低信号領域を示し，下オリーブ核に限局することはまれである．症状も急激な発症ではない．腫瘤性病変もT_1強調像の信号強度とmass effectの大きさからは考えにくい．橋被蓋の病変が古く，比較的広い範囲に起こっていることを考慮に入れれば，下オリーブ核の変化は被蓋（中心被蓋路）の病巣（この症例では出血）による同側の仮性肥大と考えられる．下オリーブ核の仮性肥大はMRIにて初めて画像として描出されるようになった所見である．小脳歯状核から赤核さらに視床へと連絡する歯状核赤核路は上小脳脚を通り，中脳被蓋の上小脳脚交叉にて交叉し，反対側の赤核および視床へと連絡している．交叉した線維の一部は下降し，橋被蓋の中心被蓋路を通って，同側の下オリーブ核へと連絡している．この系において，橋被蓋に大きな病変があり，中心被蓋路が侵されると同側の下オリーブ核に，小脳歯状核に病巣があるときには反対側の下オリーブ核に仮性肥大が起こることがある．

症状のなかで，口蓋のミオクローヌスはこの下オリーブ核の仮性肥大に比較的特徴的な所見と考えられている．

被蓋に出血が起こり，中心被蓋路に破壊が起きないと，この仮性肥大は起こらない．

別の症例で，剖検例での病理標本を示すと，小脳歯状核（図6矢印）に梗塞（長矢印）があり，それによる反対側の下オリーブ核に仮性肥大（図7，8矢印）が起こっている．

〔柳下　章〕

〈文献〉
1) Revel MP, Mann M, et al：MR appearance of hypertrophic olivary degeneration after contralateral cerebellar hemorrhage. *AJNR*, **12**：71-72 1991.
2) Duchen LW：General pathology of neurons and neuralgia. In：Greenfield's Neuropatholgy（Adams JH, Corsellis JAN, et al ed）, pp 18-20, Edward Arnold, London, Great Britain, 1984.

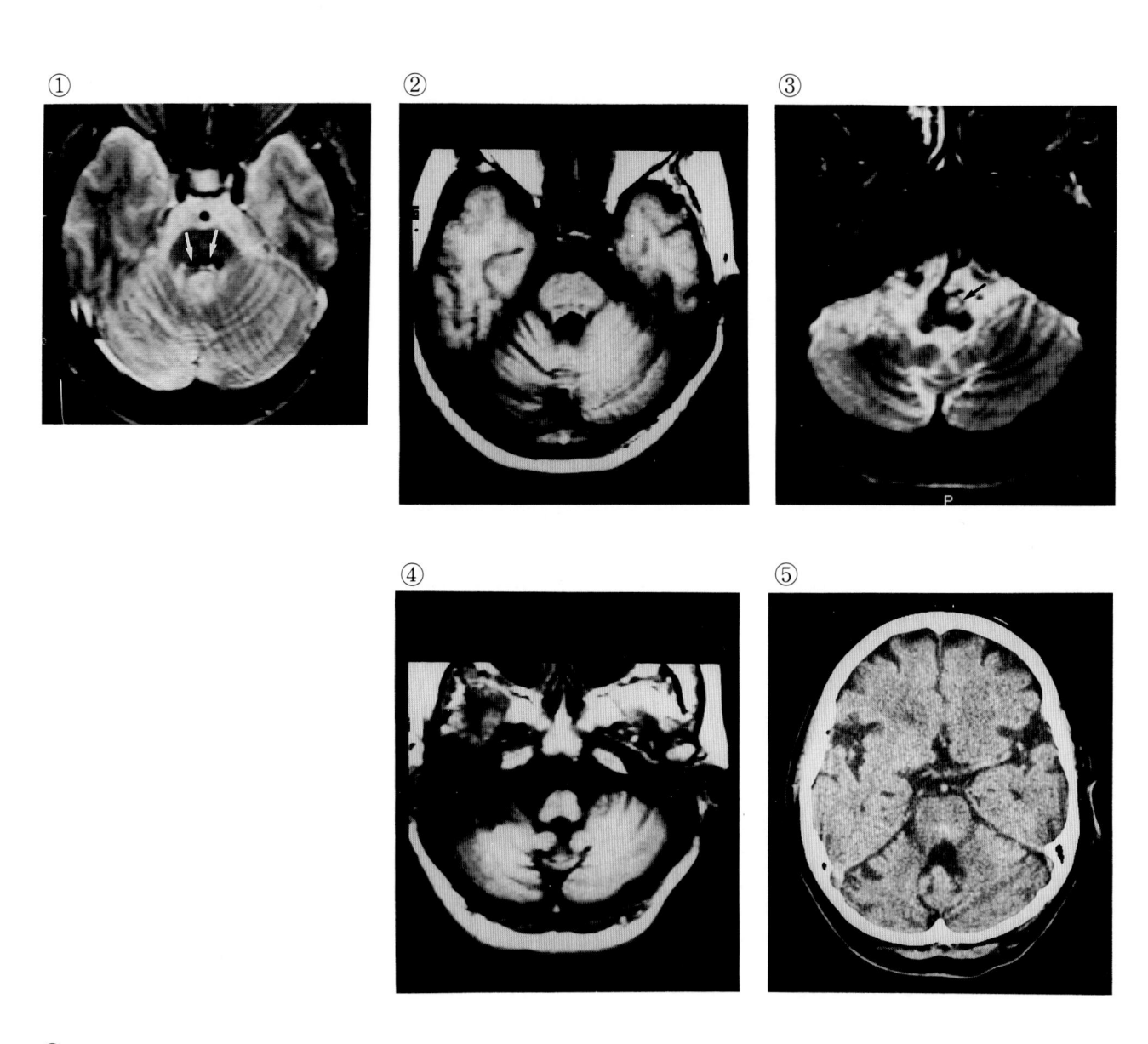

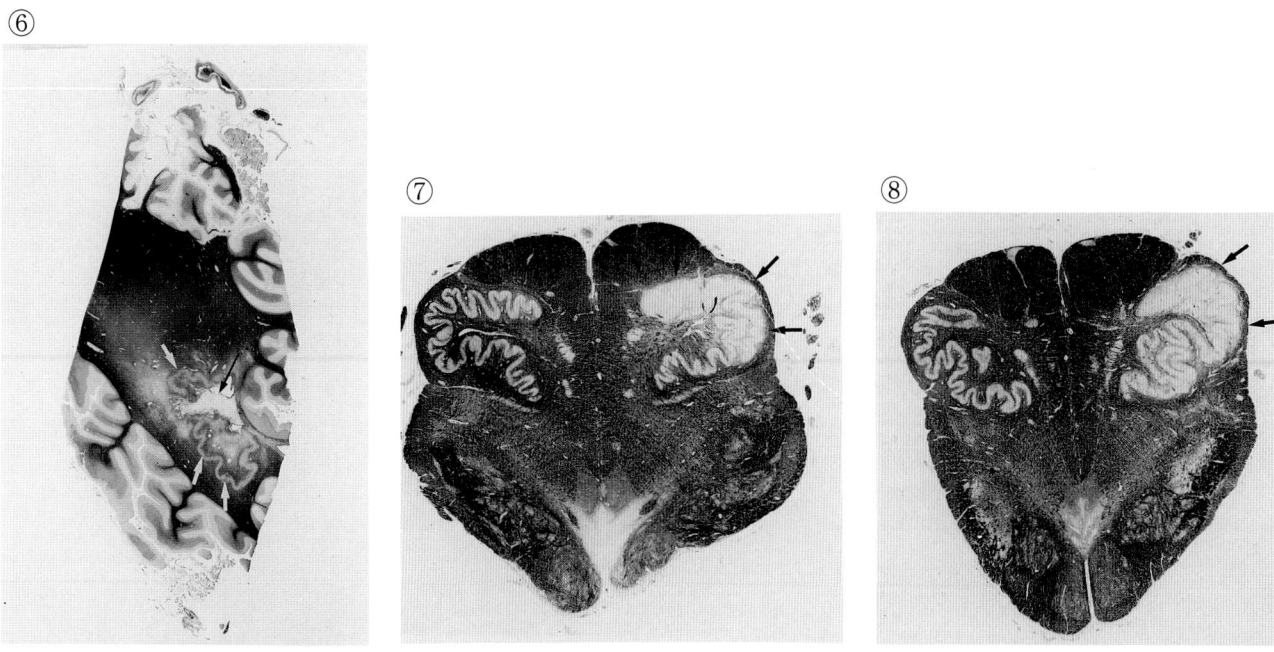

磁場強度すべて 0.5 T
図1〜5　SE 2000/100
　　　　SE 600/26
図6〜8　病理剖検所見（MRI とは異なる症例）
　　　　（神経病院剖検番号 346，同病理小田雅也先生の御好意による）

脳実質内・外に認められた多発性病変

症　　例	56歳，男性． 主　訴：意識障害． 病　歴：交通事故にて受傷，直後より意識障害（JCS：10）をきたす．神経学的には軽度の左不全麻痺が認められた．
MRI所見	発症8日目にMRIが施行された．T_2強調像矢状断（図1, 2）では，両側眼窩回，右前頭葉，左中心前回などに多数の不均一・不規則な高信号域があり，内部に不規則な低信号域を伴っている．右後頭葉・左頭頂葉脳表には，白質とほぼ等信号の病変が広がっている． T_1強調像冠状断（図3〜5）にて，右前頭葉，左眼窩回，左頭頂葉の脳実質内の不均一な高信号域に加え，左前頭葉〜頭頂葉脳表，右頭頂葉〜後頭葉脳表に薄く広がる高信号域が存在する．頭頂部にて，上矢状洞のflow void sign（図4, 矢頭）が骨内板から離れており，両者の間に不均一な高信号域が認められる．また，半球間裂後半部に大脳鎌に沿った薄い高信号域がある（図5, 矢印）．頭蓋骨には数か所の骨皮質および板間層の断裂が認められる．
その他の画像所見	頭蓋単純X線撮影では，右前頭骨，左頭頂骨〜後頭骨の骨折線が認められた．MRIと同時期に実施されたCTでは，三次元表示および多断面変換像（MPR）にて，骨折線が頭頂部にて正中を跨ぎ，一部に矢状縫合の解離を伴うなど，複雑な頭蓋骨骨折の状況が明瞭に示された（図6〜8）．CTにても脳実質内，脳表の高吸収域は認められるが，硬膜外血腫の有無に関しては確診できない（図8）．
最終診断	多発性脳挫傷．両側性硬膜下血腫，半球間裂内硬膜下血腫，頭頂部硬膜外血腫，頭蓋骨骨折．

〔解　説〕　本例は重傷頭部外傷例の亜急性期のMRI検査である．脳実質内の多発性病変については，T_1強調像で不均一な高信号を示すことから，メトヘモグロビン期の血腫の存在を知りうる．また，T_2強調像では，高信号域中に不均一な低信号域を有することから，一部デオキシヘモグロビンの部分を含む亜急性期の挫傷性脳内出血と診断される[1]．

両側大脳半球脳表の病変についてみれば，T_1強調像で高信号域で，限局せず，三日月型に広がっていることから，メトヘモグロビン期の急性硬膜下血腫と考えられる．また，半球間裂後半部で，大脳鎌左方にみられる高信号域も，少量の硬膜下血腫と考えられる．このように，CTで検出が難しい亜急性期以降の血腫については，メトヘモグロビン期の血腫検出能に優れるMRIが有用である[2]．

T_1強調像冠状断において，頭頂部正中・頭蓋骨下方に三角形の低信号域が認められるが，これは上矢状静脈洞のflow void signである．これが頭蓋内板から離れて存在することから，同部に限局性の硬膜外血腫が存在することが明らかとなる．このように，冠状断はじめ任意断面が容易に得られること，主要な血管構造がflow void signとして造影剤なしで描出されることも，MRIの診断上の利点である．しかし，硬膜外血腫の直接原因となった上矢状縫合の解離性頭蓋骨骨折に関しては，MRIによる指摘は困難である．一般に，頭蓋骨骨折のMRI診断に関しては，骨折線が高信号域を呈したり[2]，板間層・骨皮質の不連続として認められることがあるものの，CTに比べて劣っている．とくに近年実用化された三次元CTは，骨折の全体像把握に有用である．

このようにMRIは亜急性期以降の頭部外傷例の診断にしばしば有用であるが，急性期例においては，静止が困難なこと，治療前の時間的余裕が少ないという患者側の要因に加え，検査中の観察・処置が困難なこと，外傷例において重要な急性期頭蓋内血腫の診断能が劣るというMRIの特性などから，その適応は限られている．

以上から，頭部外傷例のMRIとCTの関係を簡単にいえば，「急性期のCT，亜急性期以降のMRI」あるいは「頭蓋骨病変のCT，脳実質性病変のMRI」，「初回検査のCT, follow upのMRI」と要約することができる．

〔片田和廣〕

〈文　献〉
1) Gomori JM, Grossman RI：Mechanisms responsible for the MR appearance and evolution of intracranial hemorrhage. *Radiographics*, 8：427-440, 1988.
2) 加地辰美，石川　徹：頭部外傷．臨床画像，**5**（12）：90-97, 1989.

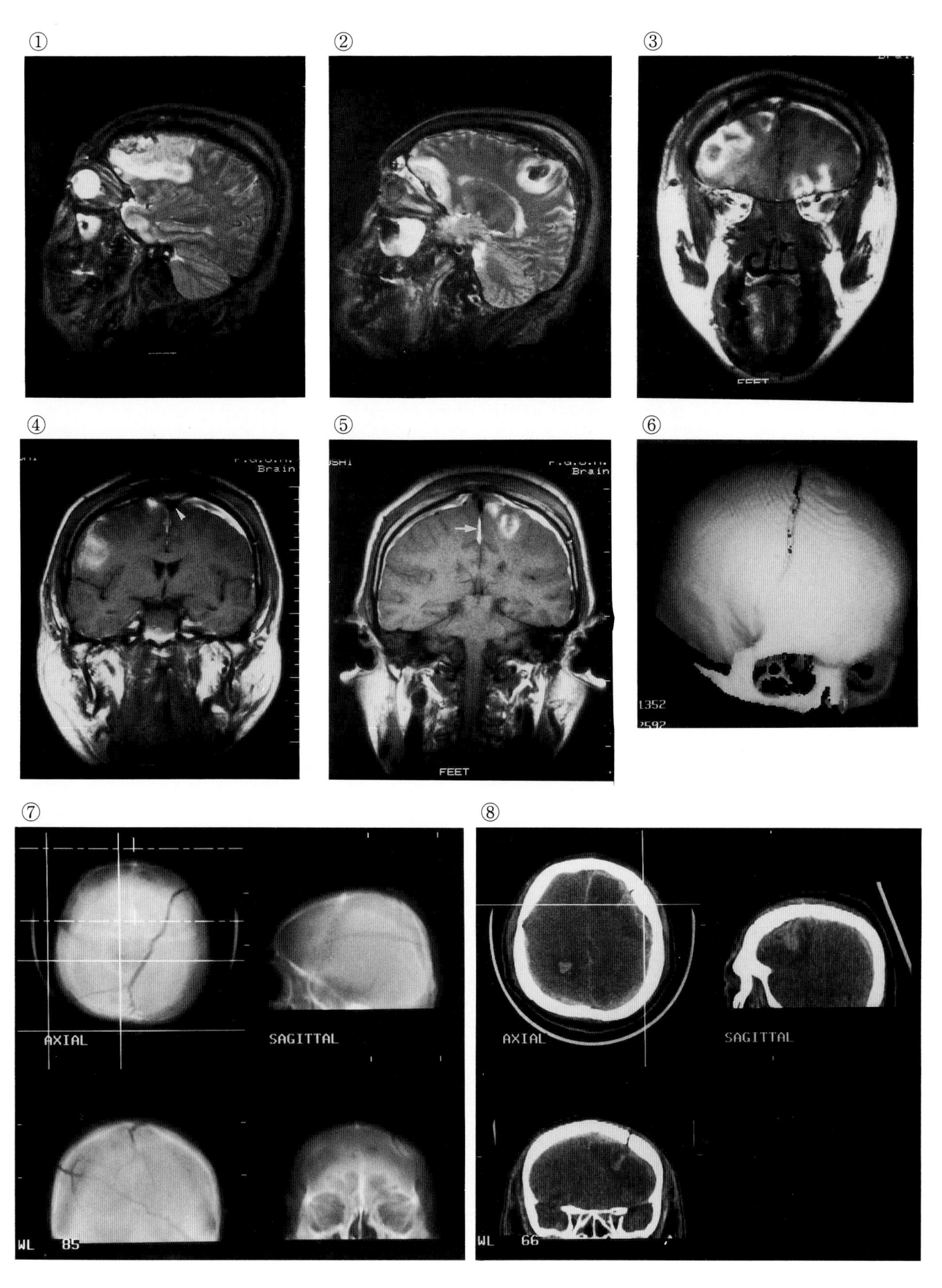

図1 右矢状断像．1.5 T，T_2 強調像（2500/90）
図2 左傍正中矢状断像．1.5 T，T_2 強調像（2500/90）
図3 冠状断像．1.5 T，T_1 強調像（500/25）
図4 冠状断像．1.5 T，T_1 強調像（500/25）
図5 冠状断像．1.5 T，T_1 強調像（500/25）
図6 3D-CT
図7 多断面変換（MPR）像．断面厚を増して骨折線を表示
図8 多断面変換（MPR）像

T_2強調像で示された灰白質と白質の高コントラスト

症　　　例	56歳，女性． 主　訴：重度意識障害． 病　歴：交通事故にて受傷，昏睡状態で搬入された．左瞳孔は散大し，対光反射は消失していた．
M R I 所 見	発症2日目のMRI T_1強調像軸位断（図1）にて，灰白質と白質のコントラスト減少，脳底槽の圧排・消失の所見が認められた．両側中大脳動脈の flow void sign は，正常に比べ細いものの，確認は可能であった．T_1強調像矢状断（図2）では，小脳扁桃の大後頭孔内への陥入と，これによる延髄の圧迫の所見が認められた．T_2強調像軸位断（図3, 4）では，大脳皮質の腫大と信号強度上昇があり，結果として灰白質-白質のコントラストが増大していた．橋左方には明瞭な小高信号域が認められた（図4）．
その他の画像所見	発症当日のCTにて，脳室，脳槽の圧排・縮小と，側脳室，第四脳室内の高吸収域，小脳周囲クモ膜下腔の高吸収域，後頭骨の骨折線が認められた（図5〜7）．
最 終 診 断	びまん性脳腫脹．小脳扁桃ヘルニア．脳幹損傷．脳室内出血．外傷性クモ膜下出血．頭蓋骨骨折．

〔解　説〕　本例で特徴的なのは，T_2強調像にて，皮質の信号強度が通常より上昇し，白質とのコントラストが増強している点である．この所見の機序は，現在のところ，外傷に起因する無酸素症などの諸要因によって，細胞性浮腫（cytotxic edema）が生じ，皮質の細胞内含水量が上昇することによると考えられる．これにより皮質のT_2延長と容積増大が生じ，頭蓋内圧が亢進する．

　また，橋に認められた小高信号域は，剪断力による脳幹部損傷（shearing injury）と考えられるが，この病態もCTではとらえることは困難で，MRIが有用な場合の一つである[1]．

　矢状断において，大後頭孔内に小脳扁桃が落ち込んでいる所見がみられるが，これは，脳腫脹→頭蓋内圧の亢進の結果生じた小脳扁桃ヘルニアの所見である．MRIは，重傷者においても容易に縦断像が得られる点で，頭部外傷例の検査法として優れている．

　一方，CTにおいて認められた小脳周囲クモ膜下腔の出血は，MRIにおいては認められていない．一般にMRIの急性期クモ膜下出血に関する診断能は，脳脊髄液との混合，髄液拍動の影響などのために，CTに比べ劣るとされる[2]．

〔片田和廣〕

〈文　献〉
1) 加地辰美，石川　徹：頭部外傷．臨床画像, **5** (12)：90-97, 1989.
2) Zimmerman RD, Heier LA, Snow RB, et al：Acute intracranial hemorrhage：intensity changes on sequential MR scans at 0.5T. *AJNR*, **9**：47-57, 1988.

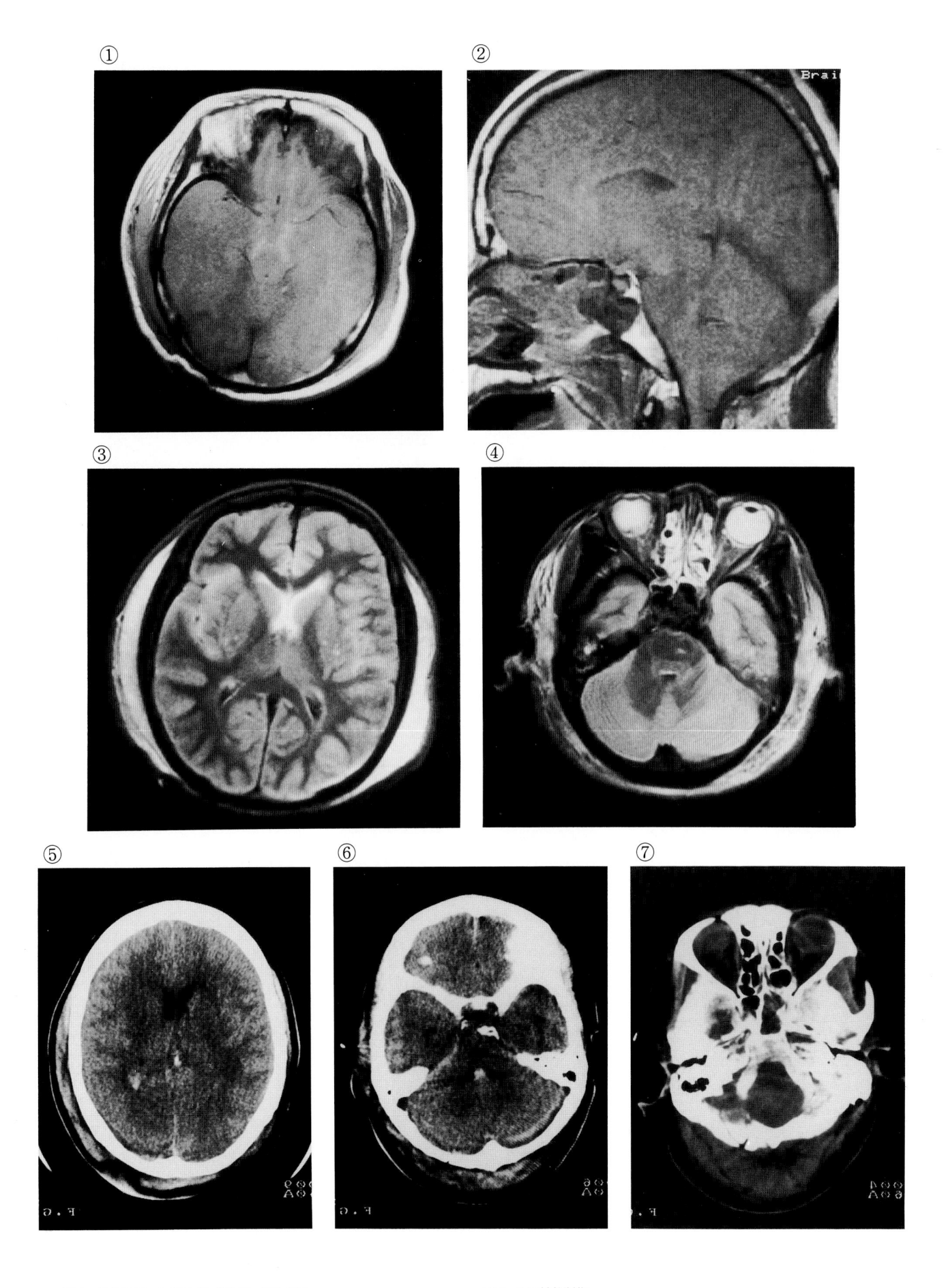

図1 軸位断像．1.5 T, T_1 強調像（500/31）
図2 傍正中矢状断像．1.5 T, T_1 強調像（500/31）
図3 軸位断像．1.5 T, T_2 強調像（2500/90）
図4 軸位断像．1.5 T, T_2 強調像（2500/90）
図5 CT 軸位断像
図6 CT 軸位断像
図7 CT 軸位断像

T₂強調像で認められた白質の多発性高信号病変

症　　　例　6歳，男児．
　主　訴：意識障害．
　病　歴：自動車にはねられ，一時呼吸停止．近医にて心肺蘇生術を受けたのち来院．意識障害（JCS：200）．自発呼吸は認められた．

MRI所見　発症9日目のMRI．T_1強調像軸位断（図1）にて，右大脳半球脳表に薄く広がる皮質と等信号の病変を認める．脳実質内の異常はあきらかでない．プロトン密度像（図2），T_2強調像（図3～5）両者にて，左脳表の病変は明らかな高信号域を示した．また，T_2強調像にて，両側前頭葉白質，左脳梁膨大部などに数か所の高信号域が認められた（図3～5矢印）．

その他の画像所見　受傷当日のCTでは，左側脳室内の脈絡叢近傍に高吸収域がみられた（図6）．5日目のCTにて，両側前頭葉白質内に低吸収域が出現した（図7）．脳表には異常は指摘できなかった．

最終診断　diffuse axonal injury. 少量の硬膜下血腫．

〔解　説〕　本例の病巣は，多発性で，脳梁膨大部・大脳白質あるいは皮髄境界部に認められている．これはびまん性軸索損傷（diffuse axonal injury）の好発部位である．その発生機序は，外傷にさいし強い回転力が脳に働いた場合，脳各部位間に相対的なずれ（剪断力，share strain）が生じ，脳深部白質に軸索の断裂が生ずるとされ，基底核部損傷，脳幹損傷と並び，いわゆるshearing injuryの範疇に入る．部位的には，前述のように前頭葉・側頭葉白質，脳梁などに好発し，脳梁では，膨大部，体部，膝部の順に多い[1]．その大きさは通常5～15 mmで，出血を伴わないことが多い．CTによる検出は，1.5 cm以上の大きな病巣以外は困難[3]であるのに対し，MRI T_2強調像は本病態の検出能が高く，本病態が疑われたときの第一選択の検査法である[2]．臨床的には，受傷直後から強い意識障害があるにもかかわらず，CTで異常所見が認められない場合，diffuse axonal injuryを疑ってMRIを施行するべきである[3]．従来の定説では，予後は例外なく不良とされていたが，MRI導入以降は，生存例においてもときに同様の所見が認められている．

　右大脳半球脳表に広がる病変について，その性状が問題となるが，T_2強調像，プロトン密度像ともに高信号を示すことから，メトヘモグロビンを含む血腫が考えられる．しかし，T_1強調像で皮質と等信号なことから，クモ膜の破綻による脳脊髄液の混入が疑われる

〔片田和廣〕

〈文　献〉
1) Gentry LR, Thompson B, Godersky JC : Trauma to the corpus callosum : MR features. *AJNR,* **9** : 1129-1138, 1988.
2) Gentry LR, Godersky JC, Thompson B : MR imaging of head trauma : Review of the distribution and radiopathologic features of traumatic lesions. *AJNR,* **9** : 101-110, 1988.
3) Kelly AB, Zimmerman RD, Snow RB, et al : Head trauma : comparison of MR and CT-experience in 100 patients. *AJNR,* **9** : 699-708, 1988.

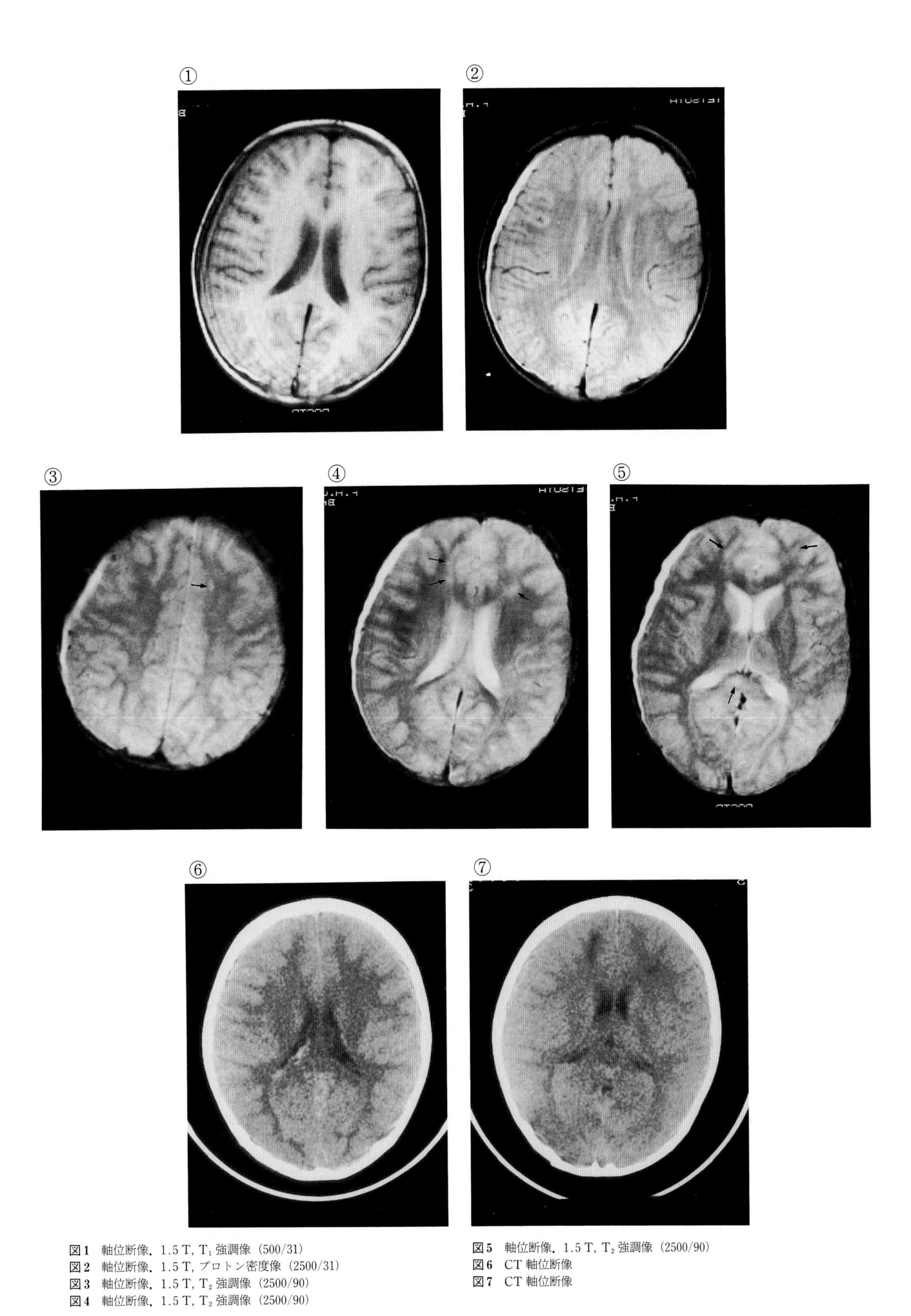

図1 軸位断像．1.5 T, T_1 強調像（500/31）
図2 軸位断像．1.5 T, プロトン密度像（2500/31）
図3 軸位断像．1.5 T, T_2 強調像（2500/90）
図4 軸位断像．1.5 T, T_2 強調像（2500/90）
図5 軸位断像．1.5 T, T_2 強調像（2500/90）
図6 CT 軸位断像
図7 CT 軸位断像

白質に多発するT₂強調像で高信号の小病変

| 症　　　例 | 36歳，男性．
主訴：歩行困難，左顔面の感覚過敏．
病歴：30歳で歩行時ふらつき，下肢つっぱり，自排尿困難が出現し，31歳時に神経内科を受診し，Th6レベルの横断性脊髄症を呈していた．32歳で構語障害，34歳で左手の感覚鈍麻と脱力，四肢の失調性運動障害が出現，35歳で左上下肢の脱力が著明となり，起立・歩行不能となった（左側に強い痙性四肢麻痺）．今回，左顔面の感覚過敏が出現した． |
|---|---|
| MRI 所見 | MRIは，左顔面の感覚過敏が出現してから20日後に行われた．T_2強調像（図1，3，5）で，側脳室周囲の白質，内包，視床，橋，橋腕（中大脳脚）に多発する高信号強度の小病変を認める．対応するPD強調像（図2，4，6）でも同様に高信号の小病変を認める．これらの病変の大きさは主に5～10mmである．側脳室周囲のものには，楕円形でその長軸が脳室壁に垂直のものが認められる（図1，2矢印）．橋の病変は周辺部に存在している．図5，6に対応するT_1強調像（図7）では，病変は低信号を示している．図8はGd-DTPAによる造影後のT_1強調像で，橋内部の三叉神経の走行部付近に異常増強像（矢印）を認める． |
| 最終診断 | 多発性硬化症（multiple sclerosis, MS） |

〔解説〕多発性硬化症（MS）は，主として若年成人（多くは15歳から50歳で発症）を冒す中枢神経の髄鞘破壊性（炎症性）脱髄疾患である．臨床的には二つ以上の部位の中枢神経症状を呈し，それが緩解・再発をくり返す．病理学的には新旧の脱髄斑が中枢神経系白質に多巣性に出現する．脱髄斑はあらゆる部位に生じるが，好発部位は視神経，脳室周囲白質，橋，延髄，脊髄である．

MRIでは，一般に脱髄斑はT_2強調像・PD強調像で高信号強度を示す．T_1強調像では低～等信号強度を示す．頭蓋内病変は主に白質に存在し，多発性で，境界明瞭であり，大きさは主に5～10mmである．病変は，側脳室周囲，脳幹，橋腕に好発するが，とくに，脳幹では周辺部に好発する[1]．側脳室周囲の病変は，長軸が側脳室壁に垂直な楕円形を示すのが特徴的とされている[2]．病期の進行した例や発症後長期の例では脳梁や大脳の萎縮も伴う[1]．ただし，MRI所見は多彩であり，灰白質にも病変を示すもの（5～10%），より大きな白質病変を示すもの（おそらく，癒合性の病変や脱髄斑周囲の浮腫によると考えられる），大脳白質の広範な病変，まれに囊胞性病変を示すものがある．本例でも灰白質である視床にも小病変を認めている．

脳室周囲や脳幹周辺部，大脳皮質などの髄液腔に接した部位では，PD強調像の方がT_2強調像よりも病巣を検出しやすい．これは，T_2強調像では高信号の病巣と同じく高信号の髄液との識別が困難になるためである．PD強調像では髄液は低信号となり病巣が識別しやすく，上記部位の病変が疑われる疾患では積極的に撮像すべきである．

視神経も脱髄巣の好発部位である．視神経周囲には脂肪が存在し，通常のT_1強調像ではこの脂肪が非常な高信号となるため視神経の微細な信号変化は検出し難い．また，chemical shift artifactのため，通常のT_2強調像では視神経病変の評価は困難である．そのため，脂肪の信号を抑制した方法（STIR法など）での撮像が行われている．

Gd-DTPAによる造影検査では，新しい病変や増大傾向にある病変が均一なまたは輪状の増強像を示すと報告されており（5週以内のもので100%，12週以内で70%程度[3,4]），病変の活動性を大まかに推測できると考えられる．本例でも亜急性期と考えられる病変で，その一部に増強像を認めている．また，造影前検査では異常を指摘できない病変が，造影検査により明らかになった例も報告されている．これは急性期の病変でみられ，blood-brain barrierの破綻がT_2延長よりも早期に生じることを示唆している[3]．

本例は典型的な臨床経過およびMRI所見を示しており，診断は容易である．MRIで多発性白質病変を示し，MSとの鑑別を要する疾患は，多発性梗塞，血管炎，神経Behçet病，脳炎，急性散在性脳脊髄炎（ADEM），AIDSなどがあげられる．脳原発の悪性リンパ腫もMSに似た画像を呈することがあり，注意を要する．多発性梗塞はより高年齢で発症することが多く，病変は基底核に好発し，脳幹では中心部に好発することが鑑別点となる．

〔寺江　聡・宮坂和男〕

〈文献〉

1) Maravilla KR: Multiple sclerosis. In: Magnetic resonance imaging (Stark DD, Bradley WG, ed), pp 344-358, C. V. Mosby Co, St. Louis, 1988.
2) Horowitz AL, Kaplan RD, et al: The ovoid lesion: A new MR observation in patients with multiple sclerosis. *AJNR*, **10**: 303-305, 1989.
3) Kermode AG, Tofts PS, et al: Heterogeneity of blood-brain barrier changes in multiple sclerosis: An MRI study with gadolinium-DTPA enhancement. *Neurology*, **40**: 229-235, 1990.
4) Bastianello S, Pozzilli C, et al: Serial study of gadolinium-DTPA MRI enhancement in multiple sclerosis. *Neurology*, **40**: 591-595, 1990.

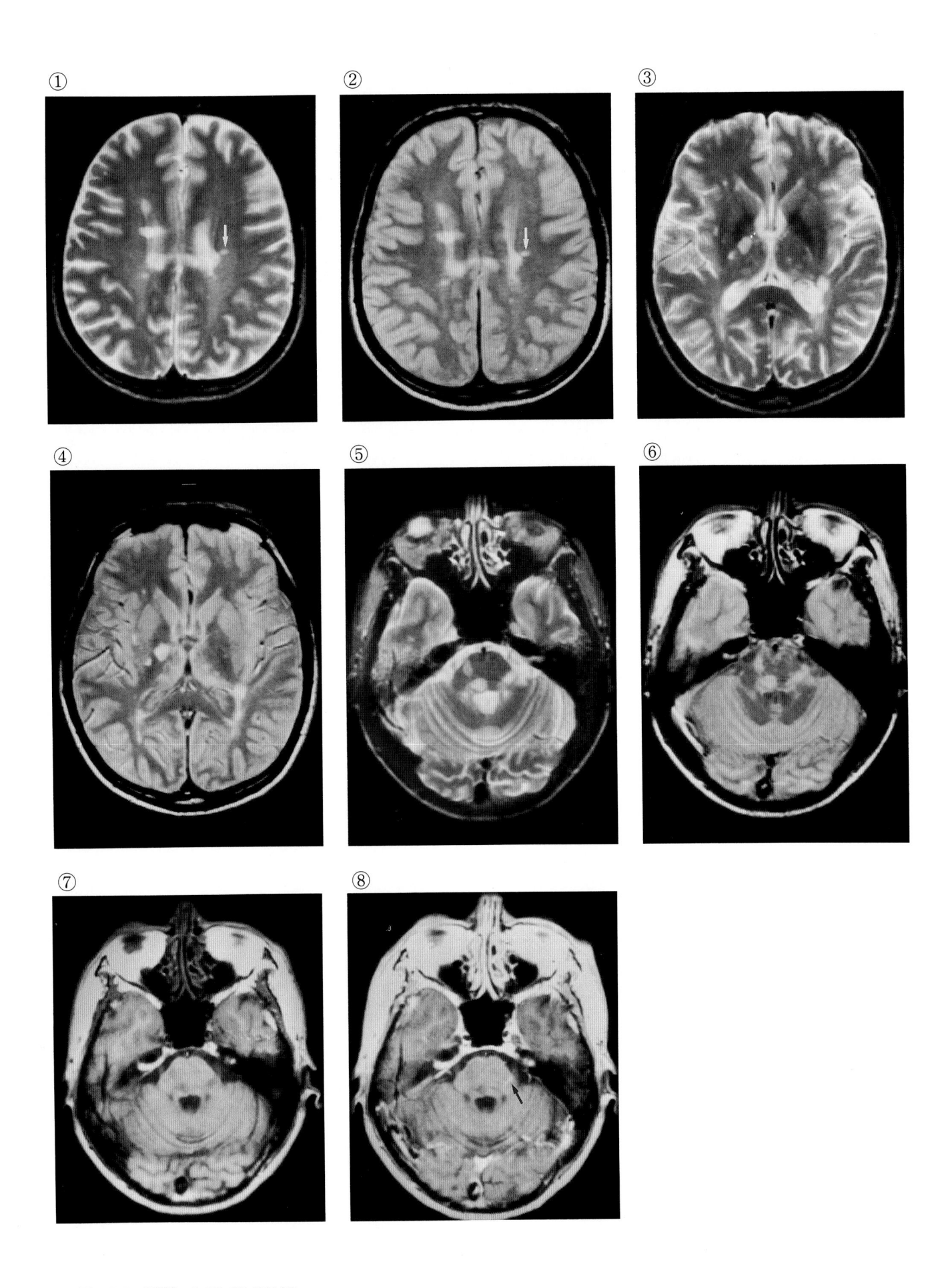

図1, 3, 5　横断像．1.5 T, SE 3000/90
図2, 4, 6　横断像．1.5 T, SE 3000/22
図7　横断像．1.5 T, SE 600/15
図8　横断像．1.5 T, Gd-DTPA 静注後, SE 600/15

白質に多発する T_2 強調像で高信号の比較的広範な病変

症　　例　7歳，女児．
　主　訴：発熱，意識障害．
　病　歴：1990年8月28日から発熱，9月14日から傾眠傾向，歩行障害，嚥下障害が出現した．ステロイド剤での治療が開始されたが，症状の改善がみられない．意識障害（呼びかけをくり返すとかろうじて開眼する程度）のほか，全身の spasticity が強い．

MRI所見　図1～6に同年10月6日のMRIを示す．T_2強調像（図1～3）では，大脳白質に不整形の高信号病変を広範囲に認める．この病変は，皮質下白質から深部白質に及んでいる．低信号部分は正常の白質である．中小脳脚にも高信号病変がある（図3）．テント上の脳室・脳溝の拡大も認める．Gd-DTPA 静注後の T_1 強調像（図4～6）では，一部の白質病変で増強像を認める（皮質・髄質境界部：図5矢印）が，中小脳脚病変では増強像は認めない（図6）．
　図7，8は5か月後の T_2 強調像である．テント上の脳質・脳溝はさらに拡大し，大脳萎縮が進行している．大脳白質や中小脳脚の病変は著明に縮小している．新しい病巣は出現していない．臨床症状は軽度改善していた．

最終診断　急性散在性脳脊髄炎（acute disseminated encephalomyelitis, ADEM）．

〔解　説〕　ADEM は急性発症する中枢神経系の炎症性脱髄疾患であり，その経過は単相性である．病理学的には，多発性硬化症（MS）と同様に中枢神経白質に小静脈周囲性細胞浸潤（リンパ球，単核球）と脱髄を認める．発病は急激で，発熱，頭痛，嘔吐，意識障害，痙攣などが主な症状であり，そのほかに運動麻痺，感覚障害，括約筋障害，髄膜刺激症状などが現れる．臨床的には，① 脳炎型，② 脊髄炎型，③ 脳脊髄炎型，④ その他（脳幹脳炎など）に大別される．成因的には，① 感染後，② ワクチン接種後，③ 特発性の3型に分けられる．

　臨床的には MS の場合と同様の疾患が鑑別の対象となる．とくに，ウイルス性脳脊髄炎や MS が問題となる．ウイルス性脳脊髄炎では，血液中・髄液中のウイルス抗体価の上昇の有無が参考となる．また，ウイルス性脳脊髄炎では感染後2～3日以内に中枢神経症状が出現することが多く，感染後 ADEM では5～10日で出現することが多い．初回発症時の MS との鑑別は困難であるが，いくつかの異なる傾向がみられる．すなわち，視神経炎は ADEM では同時に両側性に発症することがほとんどであるが，MS では片側性のことも多い．また，脊髄症状は ADEM でより重篤であり，横断性脊髄炎となることが多い．

　ADEM の MRI 所見についての報告は少ない[1～4]．報告されている例においては，多発性硬化症（MS）と同様の所見を示すものが多く，画像上は MS との鑑別は困難である．ただし，なかには白質病変が MS よりも広範なものがあり[1]，個々の病変がより大きい例では ADEM をより疑うべきであろう．また，MS と比べて，ADEM での病変は境界がより不明瞭で，脳室周囲には比較的少なく，大脳の皮質髄質境界部にまで及ぶ傾向がある[3]．Gd-DTPA による造影 MRI では，複数ある病巣のうちいくつかで増強像を認めたという報告がある[4]．これは，MS と ADEM との鑑別に Gd-DTPA が有用であろうという初期の期待[1]に反するものである．すなわち，新旧の病巣が混在している MS においては，増強像は新しい病変では認められ，古い病変では認められないことがほとんどである．一方，ADEM は単相性であり，すべての病巣はほぼ同時期に生じたものと考えられ，Gd-DTPA での増強効果は等しいと予想されたからである．しかし，実際には本例のように，Gd-DTPA での増強像を認める病変と認めない病変とがあり，MS との鑑別には役立たない．

　MS との鑑別には，follow-up MRI が有用である．数週間以上の間隔をおいた follow-up MRI で，MS では新しい病変が出現するが，ADEM では病巣は不変ないし縮小し，原則として新病巣は出現しない．ただし注意すべきは，ADEM でも発症数週間以内は病変は進行性であり新病変が出現しうることと，特発性 ADEM のなかには数週以上の間隔をおいて再発するものがあることである．

〔寺江　聡・宮坂和男〕

〈文　献〉

1) Kesselring J, Miller DH, et al: Acute disseminated encephalomyelitis: MRI findings and the distinction from multiple sclerosis. *Brain*, 113: 291-302, 1990.
2) Atlas SW, Grossman RI, et al: MR diagnosis of acute disseminated encephalomyelitis. *J Comput Assist Tomogr*, 10: 798-801, 1986.
3) Dunn V, Bale JF, Jr, et al: MRI in children with postinfectious disseminated encephalomyelitis. *Magnetic Resonance Imaging*, 4: 25-32, 1986.
4) Caldemeyer KS, Harris TM, et al: Gadolinium enhancement in acute disseminated encephalomyelitis. *J Comput Assist Tomogr*, 15: 673-675, 1991.

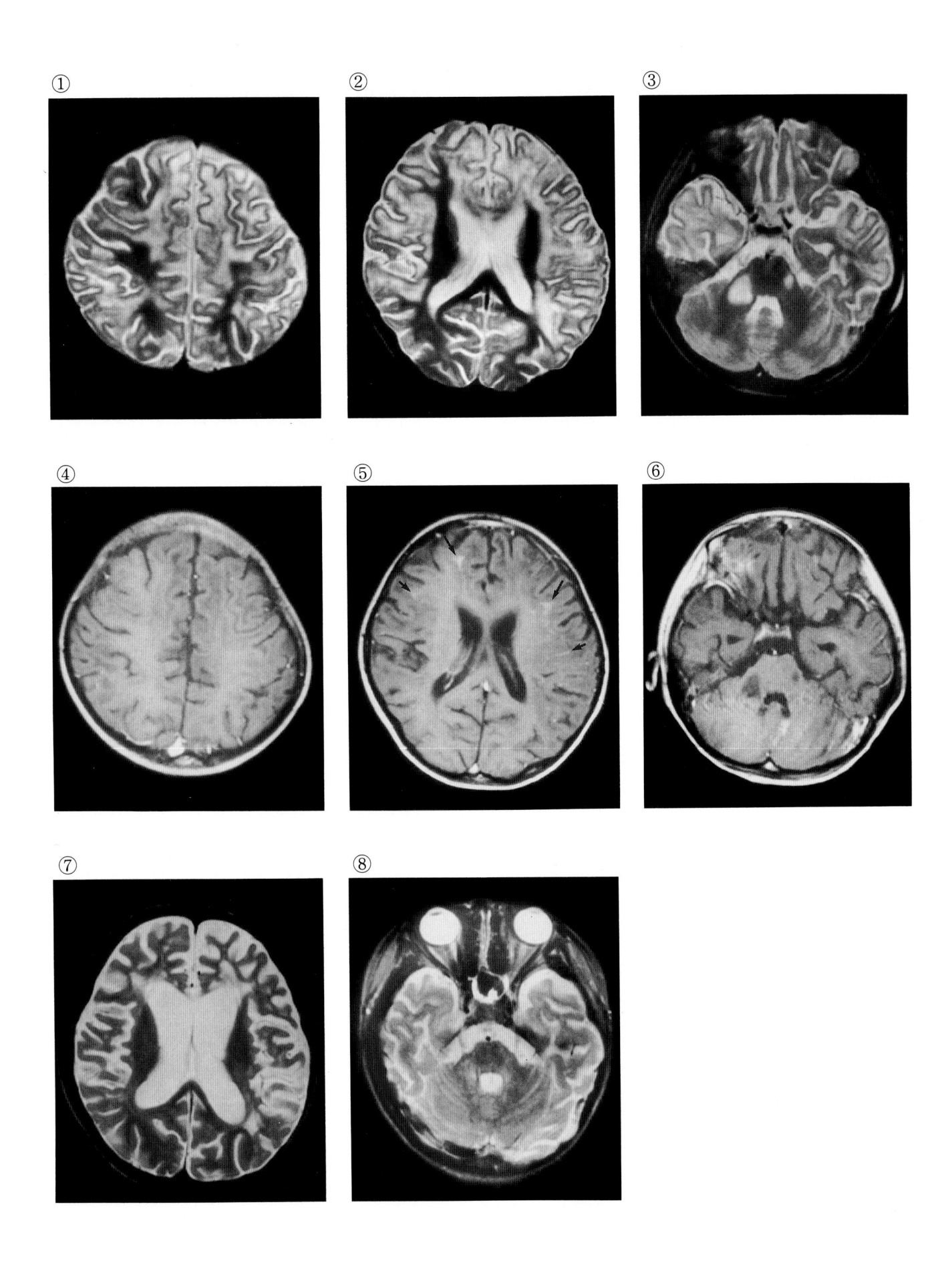

図1〜3 横断像. 1.5 T, SE 3000/90
図4〜6 横断像. 1.5 T, Gd-DTPA 静注後, SE 600/15
図7, 8 横断像. 1.5 T, SE 3000/90, 図1〜6の5か月後のMRI

橋底部および大脳の対称性病変

症　　例　35歳，男性．
　主　訴：痙攣発作，嚥下障害．
　病　歴：15歳頃から飲酒を始め，酒のほかにはほとんど食事をとらないこともあった．飲酒は毎日であり，量は多い日で一升くらい．1988年11月28日，酩酊状態で家族に連れられて某院入院．入院時血液生化学データでは電解質異常が認められ，Na 118 mEq/l，K 3.5 mEq/l，Cl 55 mEq/lであった．入院後，輸液による治療を受けていたが，2週間後から四肢麻痺，嚥下障害，構語障害，痙攣発作（大発作），不随意運動，異常眼球運動がみられるようになった．

MRI所見　図1〜5に同年12月16日のMRIを示す．正中矢状断面のT_1強調像（図1）では，橋の腫大と橋内部の円形の低信号強度を認める．T_2強調像とPD強調像では，横断像で橋内部に対称性の高信号病変（図2, 4）を認める．橋腹側と外側の辺縁部分には病変は及んでいない．また，視床および最外包〜前障〜外包にも対称性の高信号病変（図3, 5）を認める．図6, 7は，2年7か月後（1991年7月10日）のT_2強調像であるが，高信号病変は軽減（図6）ないし消失（図7）している．臨床症状も改善していた．

最終診断　central pontine myelinolysis（CPM）およびextrapontine myelinolysis（EPM）．

〔解説〕　CPMは，慢性アルコール中毒，栄養障害，肝硬変，腎不全，電解質異常，糖尿病などを基礎疾患として，橋底部に左右対称性の脱髄巣を呈する疾患である．臨床的には，仮性球麻痺，四肢麻痺，外眼筋麻痺，意識障害を呈する．当初は致死的疾患と考えられていたが，CTやMRIなどにより軽度のものも診断が可能となり，回復する症例もあることが知られるようになった．低Na血症の急速補正がCPMの成因として注目されているが，経過中に低Na血症のなかった症例もあり，発症機転はいまだ明らかではない．EPMはその多くがCPMに伴って生じるが，単独で起こることも報告されている[1]．

　MRIでは，CPMの病変は，T_1強調像で低信号，T_2強調像で高信号を示す．病変は橋底部に対称性に認められるが，橋腹側と外側の線維は保たれる．典型例では，横断像で"三つ叉の矛"状，矢状断で卵円形を呈する．ただし，発症後1週間以内に行われたMRIでは，異常を示さないので画像診断上は注意を要する[2]．Gd-DTPAによる造影MRIでは，病巣の周辺部のring状の増強像を示した例が報告されている[3]．EPMは，小脳，外側膝状体，大脳皮髄境界部，被殻，視床などに左右対称性に認められる．これらのうち視床病変は，MRI上は主に視床外側部に認められる[4]．

　MRI所見は必ずしも疾患特異的ではない．画像上の鑑別疾患としては，他の脱髄疾患（MS, ADEM），梗塞，神経膠腫（グリオーマ），脳炎，種々の白質脳症，白質ジストロフィー，Wilson病，Wernicke脳症，Reye症候群などがあげられる[2,4]．鑑別にさいしては，臨床経過が重要である．とくに慢性アルコール中毒症患者で低Na血症の急速補正を行った場合や，糖尿病患者で高血糖による高浸透圧の急速補正を行った場合にはCPM/EPMの可能性が高い．臨床症状からは，Wernicke脳症（慢性アルコール中毒症患者に発症し，意識障害，外眼筋麻痺，運動失調が三主徴）との鑑別が問題となる[5]．Wernicke脳症では，急性期の病変はT_2強調像で高信号を示し，第三脳室周囲（乳頭体，視床など），中脳水道周囲（動眼神経核など）に対称性に認められることが鑑別点となる．とくに視床病変は，Wernicke脳症では内側（とくにdorsal medial nuclei）に，EPMでは外側に主座がある．　〔寺江　聡・宮坂和男〕

〈文献〉
1) Gocht A, Colmant HJ : Central pontine and extrapontine myelinolysis : A report of 58 cases. *Clin Neuropathol,* **6** : 262-270, 1987.
2) Millar GM, Baker HL, et al : Central pontine myelinolysis and its imitators : MR findings. *Radiology,* **168** : 795-802, 1988.
3) Koch KJ, Smith RR : Gd-DTPA enhancement in MR imaging of central pontine myelinolysis, *AJNR,* **10** (Suppl) : 58, 1989.
4) Koci TM, Chiang F, et al : Thalamic extrapontine lesions in central pontine myelinolysis. *AJNR,* **11** : 1229-1233, 1990.
5) Gallucci M, Bozzao A, et al : Wernicke encephalopathy : Findings in five patients. *AJNR,* **11** : 887-892, 1990.

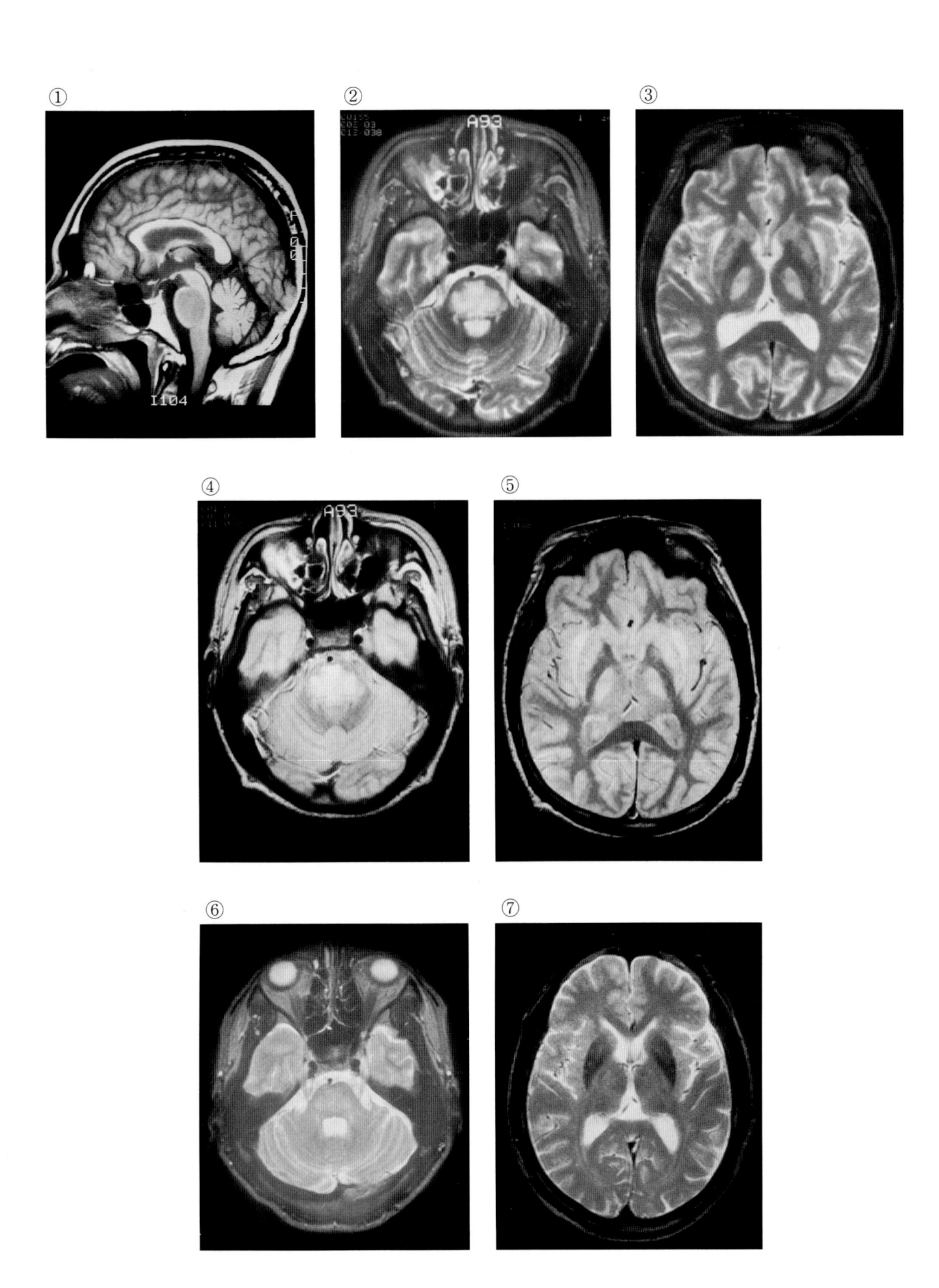

図1 矢状断像．1.5 T, SE 500/20
図2, 3 横断像．1.5 T, SE 3000/80
図4, 5 横断像．1.5 T, SE 3000/30
図6, 7 横断像．1.5 T, SE 3000/90, 図1〜5の2年7か月後のMRI

対称性の脳梁病変

症　　例　59歳，男性．
　　主　訴：構音障害．
　　病　歴：20歳代から多量の飲酒歴があるが，最近は焼酎を1日3～4合飲んでいる．1991年秋から急に物忘れが強くなった．1992年1月31日構音障害，軽度左片麻痺が出現した．同年2月3日の脳CTで異常を指摘され，3月11日にMRIを施行した．MRI施行時には，構音障害と左片麻痺は改善していたが，痴呆（記銘力障害）を認め，左右失認，手指失認の傾向があった．

MRI所見　T_1強調像の正中矢状断面（図1）では，脳梁は細く，内部に多発する低信号病変を認める．これらの病変は脳梁の中間層に存在しており，境界明瞭であり，脳梁の上層と下層は保たれている．T_2強調像の冠状断面では，病変は高信号を示し，左右対称性に存在している（図2：脳梁幹，図3：脳梁膝）．T_2強調像でも，脳梁の上層と下層は保たれている．PD強調像（図4）では，脳梁膝の病変は脳脊髄液とほぼ等しい信号強度を示しており，壊死や軟化巣などを示唆する．また，Gd-DTPAによる造影検査では，脳梁病変に異常増強像は認めない（図5）．

最終診断　Marchiafava-Bignami病．

〔解　説〕　Marchiafava-Bignami病は，1903年にイタリア人の赤ワイン常用者に脳梁の脱髄壊死を呈する一疾患単位として記載された．その後イタリア人以外にも，また，赤ワイン以外のアルコールの常用者にも同症が発現することが知られるようになった．臨床像は多彩であるが，急性期に昏睡・痙攣に続いて死亡するものと，慢性の経過をとるものとに大別される．急性期にみられる症状のうち最も特徴的なものは意識障害である．意識障害の改善時期には，見当識障害や記銘力障害などがみられる．その他，痙攣発作，構音障害，筋緊張亢進，錐体路徴候，前頭葉症状などがみられる．慢性期の特徴的な症状は，半球間離断症状である．また，アルコール多飲に起因する他の疾患（Wernicke脳症，central pontine myelinolysisなど）と合併することもある[1～3]．

　病理学的には，脳梁の脱髄壊死巣が主病変であり，疾患特異的である．これは脳梁の中間相に左右対称性に生じ，上層と下層の線維は保たれる．脳梁の前方が最初に侵されることが多い[2]．また，病変は前交連，後交連，大脳白質，中小脳脚などにも認められることがある．

　臨床症状には特異的なものはなく，生前診断は困難とされていた．しかし，CTやMRIにより病理学的所見に対応する特異的な脳梁病変をとらえることができるようになり，生前診断も可能となってきた[3]．

　MRI所見についての報告は少なく，症例報告を数例認めるのみである[1,3]．いずれの報告も，本症例と同様に脳梁中間層の対称性の病変が画像上に示されており，T_1強調像で低信号，T_2強調像で高信号を示す．とくに矢状断面や冠状断面で脳梁の上層・下層が保たれている所見を得ることができる．

　鑑別疾患としては，前大脳動脈領域の梗塞があげられるが，梗塞では病変は非対称性であり，灰白質も侵されることが鑑別点となる．

〔寺江　聡・宮坂和男〕

〈文　献〉
1) 塩田純一，河村　満，他：Marchiafava-Bignami病の臨床診断．臨床神経学，**29**：701-706，1989．
2) 成田洋夫：Marchiafava-Bignami症候群．日本臨床，**45**（春季臨時増刊号）：224，1987．
3) Barnon R, Heuser K, et al：Marchiafava-Bignami disease with recovery diagnosed by CT and MRI：Demyelination affects several CNS structures. *J Neurol,* **236**：364-366, 1989.

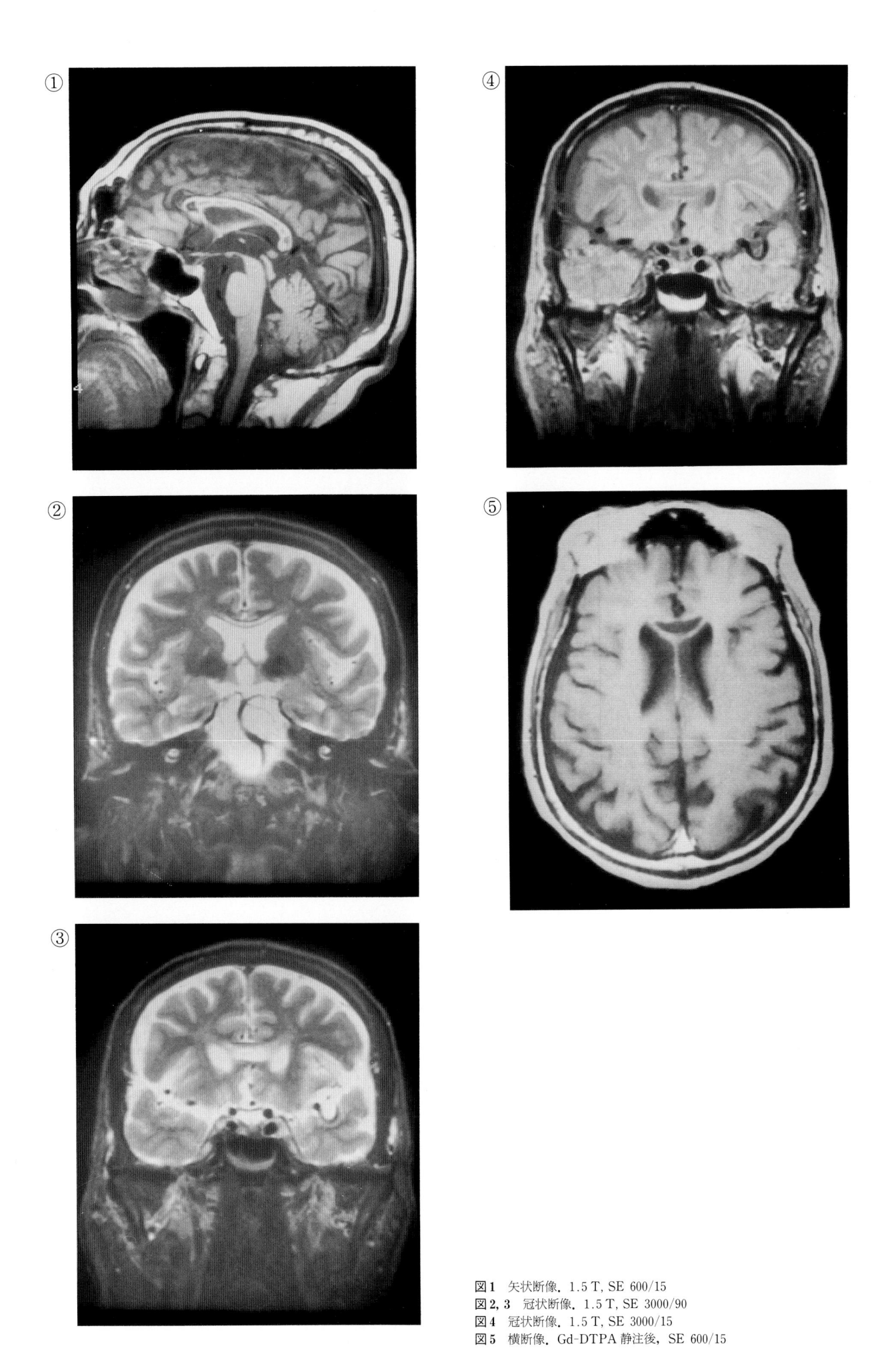

図1 矢状断像．1.5 T, SE 600/15
図2, 3 冠状断像．1.5 T, SE 3000/90
図4 冠状断像．1.5 T, SE 3000/15
図5 横断像．Gd-DTPA静注後, SE 600/15

広範な左右対称性の白質の信号異常

| 症　　　例 | 1歳（生後12か月），男児．
主　訴：眼振，運動発達遅延．
病　歴：在胎40週2800gで正常分娩．生後1週目で眼振に気づく．運動発達の遅れ，体幹のhypotonia，異常な首振り運動を認める．また，ABR（auditory brain stem response）でIII波以降が消失している． |
|---|---|
| MRI所見 | T_2強調像では，すべての大脳白質および小脳白質がびまん性に高信号を示す（図1，3，5）．T_1強調像では，小脳白質，内包後脚およびそれに連なる放線冠，視放線などの一部が軽度の高信号を示すが，その他の大部分の白質は皮質よりも低信号を示す（図2，4，6）．これらの所見は脳全体の髄鞘形成不全（dysmyelination）を示唆する．この5か月後にfollow-up MRIが施行されたが，有意な変化は認めなかった． |
| 最終診断 | Pelizaeus-Merzbacher病． |

〔解　説〕　2歳以下の小児の脳MRIの読影においては，髄鞘化の途上にある白質の月齢ごとの正常信号パターンの認識が重要である．T_2強調像では髄鞘化の不完全な白質は高信号を示すが，これは髄鞘の完成に伴って低信号へと変化していき，2歳でほとんど成人のパターンとなる[1]．生後12か月では，T_2強調像で中小脳脚，小脳白質，内包，脳梁，半卵円中心はすでに低信号となっているのが正常であるが，本例ではすべての白質が左右対称性に高信号を示しており明らかに異常である．

　Pelizaeus-Merzbacher病（PMD）は，白質ジストロフィー（leukodystrophy）の一つである．欠損酵素は同定されておらず，生化学的にも特異的異常は発見されていない．また，末梢神経障害は伴わない．SteitelbergerはPMDを6型に分類したが，そのなかで頻度の高いものはclassical typeとconnatal typeである．classical typeは，多くは生後2年以内に発症する．初期の症状は，眼振様の異常眼球運動，定頸不良，首振り様運動などであり，頭囲は小さい傾向にある．症状は何度も停滞しながらゆっくりと進行し，痙直，錐体外路徴候，小脳失調，精神運動発達遅滞，痙攣，視神経萎縮，盲などが現れるようになる．多くは，30歳までに死亡する．病理学的には，大脳と小脳の白質に左右対称性の広範な脱髄が認められるが，軸索はよく保たれる．主に血管周囲に健常な髄鞘が島状に残存し，全体として虎斑状（tigroid pattern）を呈するのが特徴である．connatal typeは，頻度はclassical typeより少ないが，より重症である．多くは新生児期にすでに症状を有しており，進行が比較的早く，10歳までに死亡する．病理学的には，ミエリンの完全な欠損ないし高度の欠損を示す．後者では，残存ミエリンは間脳，脳幹，小脳にみられる．PMDの遺伝形式は完全には解明されていないが，伴性劣性遺伝を示すものと孤発例が知られており，常染色体性優性遺伝を示唆する症例も報告されている[2,3]．

　PMDの診断は，上述の臨床症状，電気生理学的検査（誘発電位），家族歴に基づいて行われてきたが，確定診断には病理学的検査が必須である．ただし，有効な治療法がないため脳生検はほとんど行われないので，家族に罹患した人がいない場合には，生前の確定診断は困難であった．CTはほとんど異常を示さないことが多く，本症の診断には役に立たない[4]．一般に白質病変の検出においては，MRIがCTよりもはるかに優るが，白質ジストロフィーにおいても髄鞘形成不全部分をT_2強調像で高信号領域としてとらえることができ，MRIはPMDの診断の一助となる．本例のように，典型的な臨床症状を呈し，T_2強調像ですべての白質に広範に左右対称性の高信号を認めれば，家族歴がなくても，connatal typeのPMDと診断してよいと考えられる[3]．

　画像上の鑑別疾患には，種々の白質病変があげられる．とくに髄鞘形成不全を示す疾患が問題となるが，Canavan病とAlexander病は頭囲拡大を示すことが鑑別点となる．その他の疾患は，欠損酵素や異常代謝産物の証明が確定診断につながる．

〔寺江　聡・宮坂和男〕

〈文　献〉
1) Barkovich AJ, Kjos BO, et al: Normal maturation of the neonatal and infant brain: MR imaging at 1.5T. *Radiology*, **166**: 173-180, 1988.
2) Steitelberger F: Pelizaeus-Merzbacher disease. In: Handbook of clinical neurology, vol 10 (Vinken PJ, Bruyn GW, eds.), 150-202, North Holland Publishing Co, Amsterdam, 1970.
3) Van der Knaap MS, Valk J: The reflection of histology in MR imaging of Pelizaeus-Merzbacher disease. *AJNR*, **10**: 99-103, 1989.
4) Journel H, Roussey M, et al: Magnetic resonance imageing in Pelizaeus-Merzbacher disease. *Neuroradiology*, **29**: 403-405, 1987.

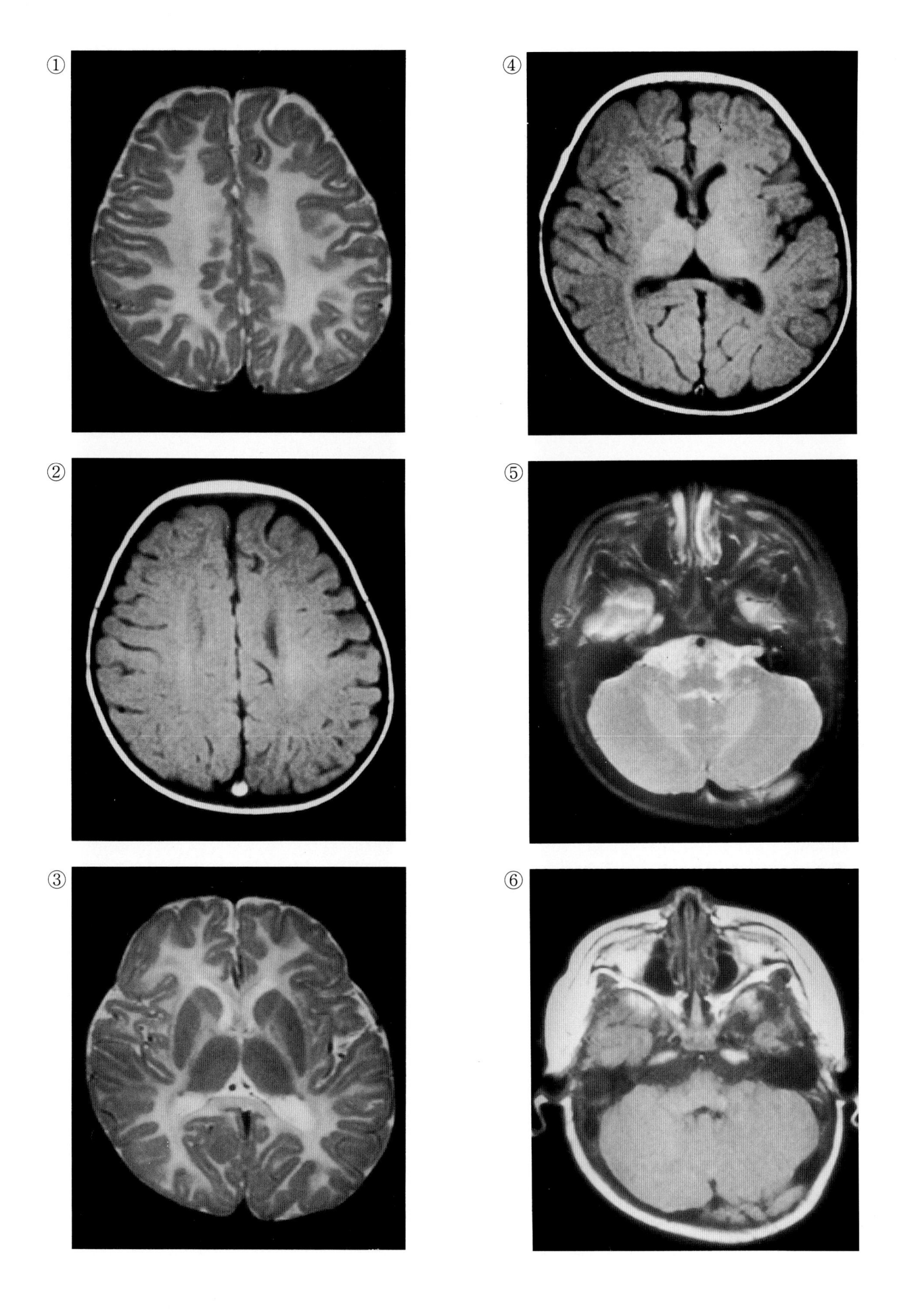

図1, 3, 5　横断像．1.5 T, SE 3000/90
図2, 4, 6　横断像．1.5 T, SE 600/15

左大脳半球内の ring enhancement を示す腫瘤性病変

症　　例	50歳，男性． 主　訴：頭痛 　病歴・検査結果：約2週間前より頭痛が出現，10日前には歩行中に左上肢の痙攣が起こり，意識消失状態となった．4日前の転院時では，意識は清明，神経学的所見には異常を認めなかった．既往歴では，37歳時，肺動静脈奇形の手術を受けている． 　入院時検査結果：WBC 19,600，CRP 2.7，血沈 46/84 と炎症反応が著明であった．
MRI 所見	T_1 強調像（図1），および T_2 強調像（図2）で，左前頭葉に直径約3cmの腫瘤性病変が認められる．周囲脳白質は T_1 強調像で低信号を，T_2 強調像で高信号を示し，浮腫である．腫瘤は内側部分と被膜様の外側部分に分けられ，内側部分は T_1 強調像で不均一な低信号強度を，T_2 強調像で不均一な高信号強度を示す．腫瘤の外側部分（被膜と考えられる部分）は T_1 強調像で脳白質と等信号強度を示し，T_2 強調像でも脳と同程度の信号強度を示している． 　Gd-DTPA 静注後の造影 MRI（図3）で腫瘤は外側部分がリング状に強く増強され，その厚さも比較的均一である．矢状断（図4）で腫瘤の前下縁では腫瘤の外側部分に接し辺縁の増強を受ける小さな腫瘤性病変を認める．
その他の画像所見	単純CT（図5）で左前頭葉に3cmの大きさの腫瘤性病変が認められ，中心部から脳と等吸収，低吸収となり，最外側の環状の等吸収域となっている．その腫瘤の外側は脳浮腫を示すと考えられる低吸収域がみられる．左側脳室は腫瘤による mass effect のために軽度圧排されている．造影CT（図6）にて中心部の低・等吸収域は増強を受けていないが，腫瘤外側部の等吸収域が強くリング状増強を受ける．
手術・病理所見	穿頭術により粘稠度の高い灰白色の膿が吸引され，脳膿瘍と診断された．起炎菌は *Streptococus viridans* であった．
最終診断	化膿性脳膿瘍．

〔解　説〕　頭部CTおよびMRIにおいて，ring enhancement を示す腫瘤性病変に，悪性神経膠腫，転移性脳腫瘍，脳膿瘍があり，これらの鑑別が常に問題となる．CTでは ring enhancement の形態，壁の厚さの均一さ，daughter nodule の存在の有無などで鑑別がなされるが，鑑別困難なことも少なくない．

　MRIで脳膿瘍は，内部が T_1 強調像で低信号，T_2 強調像で高信号を示し，被膜は T_1 強調像で白質と等信号か低信号を示し，T_2 強調像で等信号か低信号を示す．周囲の浮腫は T_1 強調像で低信号，T_2 強調像で高信号としてみられる．Haimes らによると，膿瘍被膜はマクロファージから産生される paramagnetic free radical による磁性体としての作用のために T_2 強調像で低信号を呈するとしている．このため1.5TのMR装置では著明な低信号を示し，磁場の低い0.5TのMR装置ではそれほど低信号にはならないとしている．入江らもほぼ同様な報告をしているが，1.5TのMR装置を用いても膿瘍被膜が等信号を示し，周囲浮腫と鑑別ができない症例もあり，Gd-DTPAによる造影が有用であったと報告している．

　悪性神経膠腫も ring enhancement を示すことがあるが，その厚さは不均一であることが多い．悪性神経膠腫の場合，ring enhancement を示す部分は腫瘍自体であり，多くは T_1 強調像で低信号か等信号を，T_2 強調像では等信号か軽度高信号を示し，膿瘍被膜のような信号強度を示すことは少ない．しかし，悪性神経膠腫でも腫瘍部分が腫瘍細胞に乏しく，線維成分が多いものがあり，このような場合には脳膿瘍と同じ信号強度を示すことがある．

　転移性腫瘍は脳膿瘍との鑑別の最も難しいものである．膿瘍の被膜に相当するような均一な薄い腫瘍が存在することもあり，また多発性に認められることも鑑別が難しくなる点である．両者とも著明な浮腫を伴うため，浮腫の状態からも鑑別はできない．ring enhancement を示す転移性腫瘍の場合，その内容液は壊死物質であり，T_1 強調像で低信号を示し，T_2 強調像で高信号を示すことが多く，内容液での鑑別はできない．ring enhancement を示す部の形態，信号強度，増強のされ方などにおいても明瞭な鑑別点を見出せないことが多い．本例のように主膿瘍の周囲に小膿瘍のみられる場合は膿瘍と考えることが可能であると思われる．最後には臨床所見，既往歴などの情報が有用となる．

　融解した血腫や基底核の梗塞なども，CTでは ring enhancement を示すことがあり，鑑別疾患となることがある．しかしMRにおいては，梗塞では膿瘍での浮腫に相当するような部分はみられず，また血腫では膿瘍と鑑別の必要な ring enhancement のみられる時期は血腫が融解した時期であり，T_1 強調像，T_2 強調像ともに高信号を示すため鑑別が難しいことはない．

〔田代敬彦・井上佑一〕

〈文　献〉
1) Haimes AB, Zimmerman RD, Morgello S, et al : MR imaging of brain abscesses. *AJNR*, **10** : 279-291, 1989.
2) 入江裕之，蓮尾金博，安森弘太郎，他：脳膿瘍のMRI．日本医学放射線学会雑誌，**51** : 115-120, 1991.

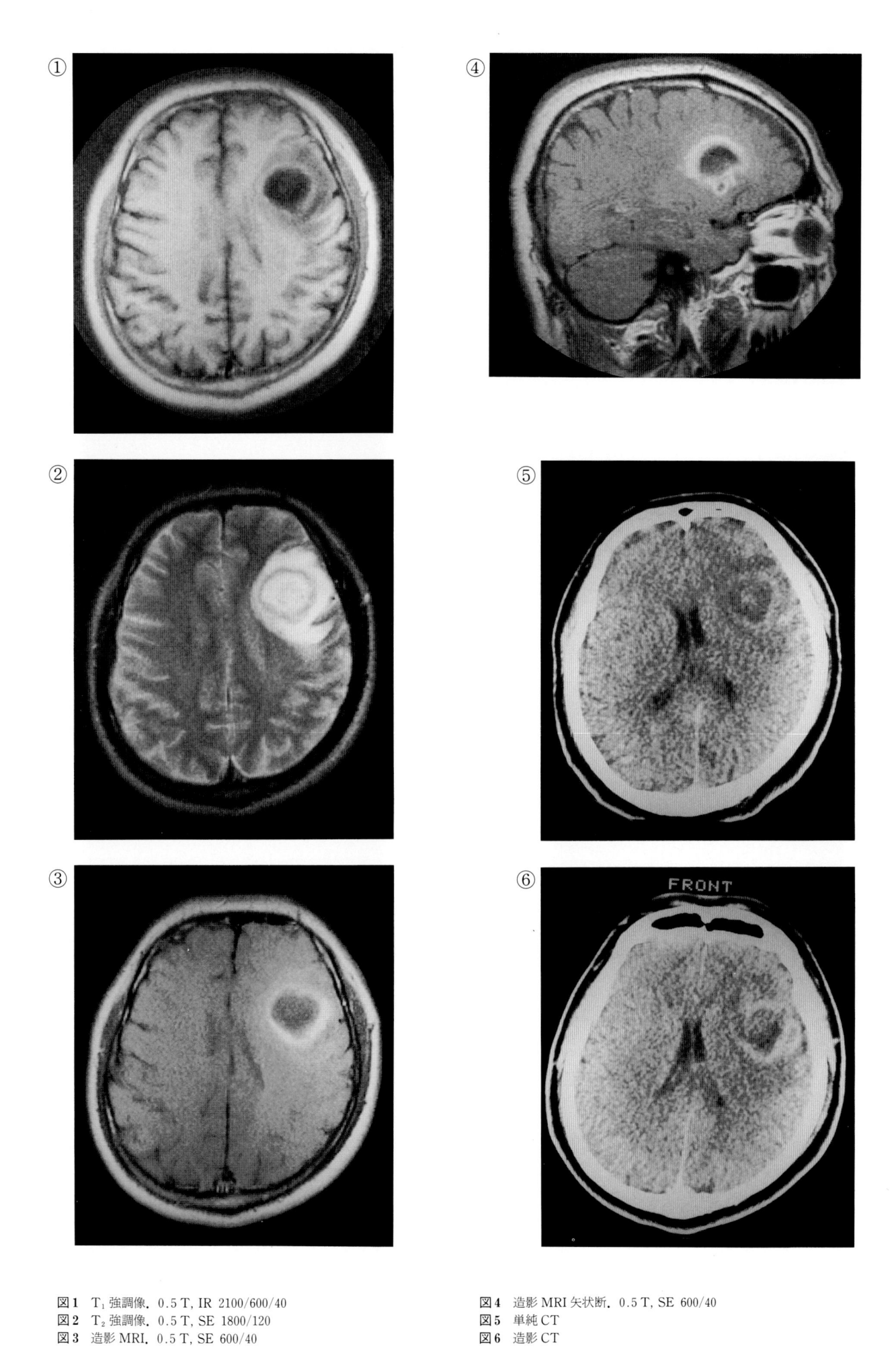

図1 T₁強調像．0.5 T, IR 2100/600/40
図2 T₂強調像．0.5 T, SE 1800/120
図3 造影 MRI．0.5 T, SE 600/40
図4 造影 MRI 矢状断．0.5 T, SE 600/40
図5 単純 CT
図6 造影 CT

脳内に多発する腫瘤性病変

| 症　　例 | 76歳，女性．
主　訴：咳，胸部異常陰影．
病歴・検査結果：6年前胃癌にて手術を受けた既往がある．同時期に左半身のしびれ感が出現し，頭部CTにて異常を指摘されている．現病歴として，咳嗽のため近医受診し，胸部X線撮影にて肺癌（未分化扁平上皮癌）を指摘される．患者は済州島出身者である． |
|---|---|
| MRI所見 | T_1強調横断像（図1，2）では低信号強度を示す腫瘤を散在性に多数認める．腫瘤内部の信号強度は脳脊髄液と等信号からわずかに高信号を示す．T_2強調横断像（図3，4）で各腫瘤は脳脊髄液と等信号からわずかに高信号を示す．
右島後部皮質下の腫瘤には内部にT_1強調像で等信号，T_2強調像で等信号の結節状影が認められる．右後頭葉の腫瘤周囲の脳実質は脳浮腫を示している．腫瘤と脳浮腫との境界部分はT_2強調像で等信号強度で，被膜を示す．
Gd-DTPA静注後の造影T_1強調像（図5，6）では右側頭葉〜後頭葉の腫瘤の周囲が薄く均一な厚さで全周性に増強を受ける． |
| その他の画像所見 | 単純CT（図7）では右側頭葉〜後頭葉の大きな囊胞性腫瘤は脳脊髄液よりわずかに濃度が高く，他の腫瘤は脳脊髄液と同等の濃度を呈す．小石灰化病変が左視床前部，右前頭葉皮質下とにみられる．造影CTでは一部の腫瘤周囲にはリング状の増強がみられるが，ほかは増強を受けない．
大腿部単純X線写真（図8）で軟部組織内に石灰化した囊虫がみられる．免疫学的検査にて囊虫に対する抗体価の上昇が証明された． |
| 最終診断 | 囊虫症（neurocysticercosis）． |

〔解説〕脳内に多発性に発生する囊胞様病変としては転移性脳腫瘍と脳膿瘍とがまず考えられる．このほか，頻度としては低いが寄生虫性感染症のいくつかが囊胞状病変を示すことが知られている．

囊虫症は多発性の囊胞状変化を最もきたしやすい病変で，有鉤条虫の一つである*Tenia solium*による寄生虫疾患である．筋肉，皮下，中枢神経に好発する．主として中南米，インド，中国，朝鮮，アフリカなどにおいて多くみられ，日本では沖縄において多くみられるとされる．本症例は済州島出身者であり，囊虫症の発生率の高い地域である．

脳では皮髄界，脳室壁，脳表が侵されやすい．病初期では幼虫は分裂し，約1〜2cmの囊胞を形成し，その一部が陥入して頭節（scolex）を形成する．MRIでは囊胞液はT_1強調像でもT_2強調像でも脳脊髄液と等信号を示す．頭節は脳脊髄液と比べT_1強調像で高信号，T_2強調像で低信号に描出される．造影MRIで増強を認めない．幼虫は約5年で変性し死亡するが，変性が始まると囊胞液の蛋白濃度が高くなり，囊胞周囲に炎症性変化，浮腫，グリオーシスをきたす．MRIではT_2強調像で囊胞液は脳脊髄液より高信号，囊胞周囲が高信号域として認められる．T_1強調像で囊胞液は脳脊髄液と比べやや高信号となる．造影MRIで囊胞壁は増強を受ける．幼虫が死亡すると炎症，浮腫は消失し，囊胞は小さくなる．囊胞壁は厚くなり，石灰化を伴うようになる．造影MRIでは，この時期の病変の約40%が増強を受けたという．その後，囊胞はまったく収縮し，石灰化巣となる．囊虫症は時期によってさまざまな形態をとり，病期の異なる病変が同一患者に混在してみられることが多い．

MRIは石灰化の描出においてCTに劣るために，小石灰化病変となった時期の検出率はCTに比し低いが，囊胞状病変の検出およびその性状の把握，脳室内病変・クモ膜下腔病変の検出，後頭蓋窩病変の検出などで優位である．

転移性脳腫瘍で多発，囊胞状を呈し，造影剤投与にて増強を受けないか，周囲がわずかに増強される程度で，周囲脳浮腫の乏しい場合もまれにみられる．原発腫瘍が粘液産生性を有する腺癌など特異な場合であるが，このような所見を示す転移性腫瘍と囊虫症との鑑別点は，MRIでは囊胞内の頭節を示す結節状陰影であり，CTでは囊胞壁または囊胞内の石灰化である．

脳膿瘍は囊虫症と比べ脳浮腫の程度が強く，被膜が厚い，病変周囲に娘膿瘍がみられることがある，などの点で鑑別される．また囊虫症での病初期の囊胞は内容液が脳脊髄液と等信号強度を示すが，一方，膿瘍は脳脊髄液と比べ高信号を示すので，両者は鑑別可能であると考えられる．

〔田代敬彦・井上佑一〕

〈文献〉
1) Martnez HR, Rangel-Guerra R, Elizondo G, et al : MR imaging in neurocysticercosis : A study of 56 cases. *AJNR*, **10** : 1011-1019, 1989.
2) Chang KH, Lee JH, Han MH, et al : The role of contrast-enhanced MR imaging in the diagnosis of neurocysticercosis. *AJNR*, **12** : 509-512, 1991.

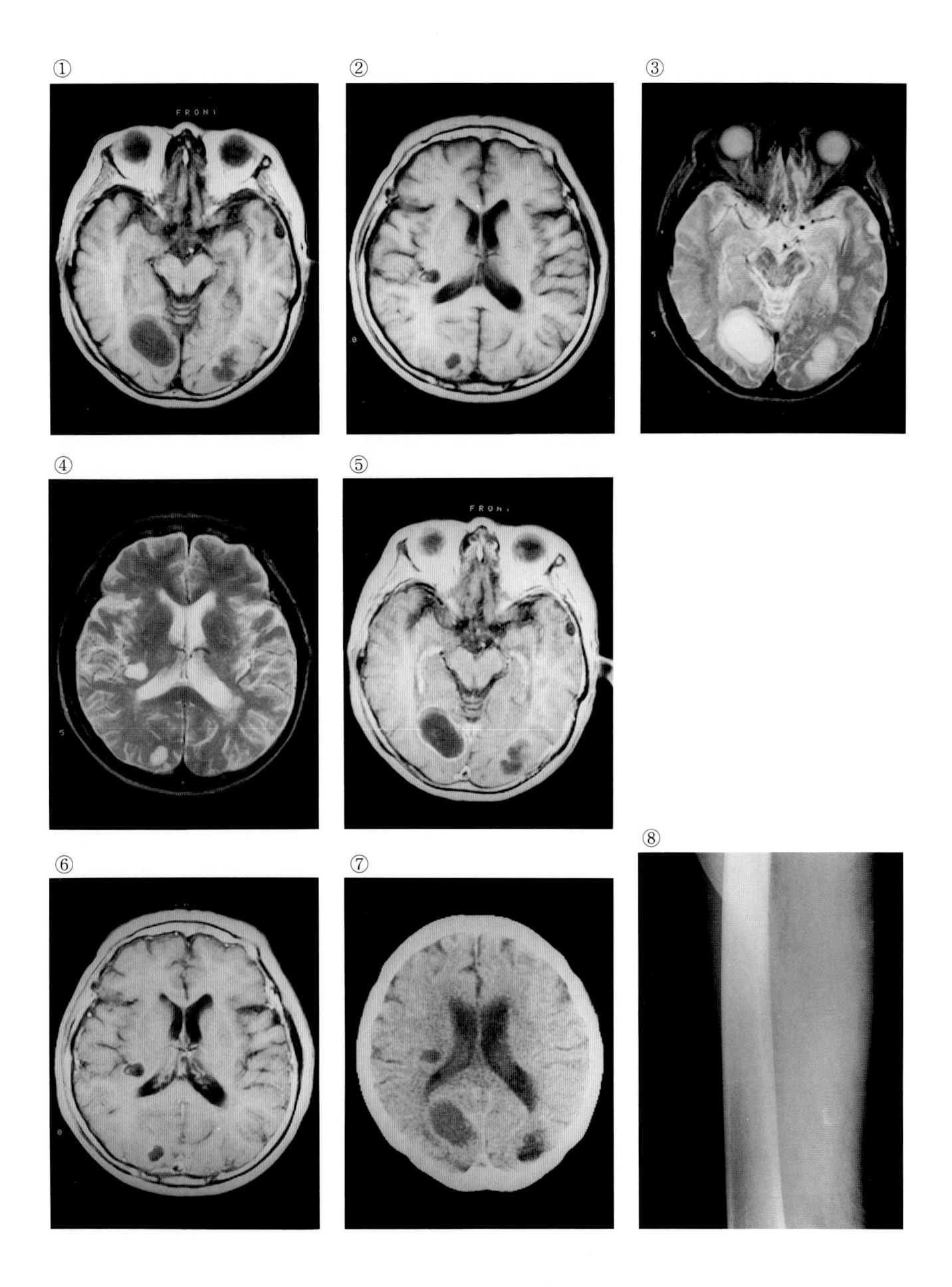

図1, 2　T₁強調像．1.5 T, SE 500/15
図3, 4　T₂強調像．1.5 T, SE 2500/90
図5, 6　造影 MRI．1.5 T, SE 500/15
図7　単純 CT
図8　大腿部単純 X 線写真

両側側頭葉に T_1, T_2 延長をきたした病変

症　　　例　73歳，女性．
主訴：発熱，意識障害．
病歴・検査結果：3週間前に，発熱があった．翌日には意識レベルの低下が認められ入院，意識レベルの低下は進行し，性格変化の状態がみられるようになった．血液生化学的な異常はみられない．

M R I 所見　発症22日後のMR検査にて，T_1 強調横断像（図1）では左側頭葉（下側頭回，中側頭回，外側後側頭回，および海馬），島において，皮質に沿った高信号域が認められる．右側側頭葉には明らかな異常を指摘できない．

T_2 強調横断像（図2）にて左側頭葉内側部は軽度 T_2 延長を示している．mass effect は認められない．右側頭葉にも軽度 T_2 延長を示す病変が認められる．両側基底核は正常に認められる．

Gd-DTPA 静注後の造影 T_1 強調像（図3）にて単純 T_1 強調像において認められた高信号を示す皮質部分が増強されている．くわえて，両側の島皮質にも増強が認められる．冠状断像（図4）にても同様に側頭葉皮質，島皮質の増強が認められる．

第三脳室および両側側脳室は軽度～中等度の拡張を示しているが，これは加齢に伴う変化である．

その他の画像所見　発症10日目の単純CT（図5）にては左側側頭葉内側部に軽度低吸収域を認める．側脳室下角は mass effect を受け消失している．

ヘルペスウイルスに対する血清抗体価は入院時では正常値であったが，入院中より上昇した．

最 終 診 断　ヘルペス脳炎．

〔解　説〕　単純ヘルペスウイルスによる中枢神経障害には急性脳炎型，髄膜炎型，それに新生児，乳児にみられる全身感染型の3型がある．髄膜炎型は軽症であり頻度も低い．急性脳炎型は単純ヘルペスウイルスにより発症する予後不良の脳炎で，病理学的には皮質灰白質を中心に起こる急性壊死と周囲の炎症細胞浸潤であり，しばしば出血を伴う．成人ではとくに側頭葉（海馬旁回，扁桃体，紡錘状回など），島，前頭葉下面が好発部位である．単純ヘルペス脳炎は頭痛，高熱，譫妄，意識障害，ときに痙攣を主症状とするので，発症早期から臨床的に疑われることが多い．しかし，症状が不完全な場合の臨床診断は容易ではない．抗ウイルス剤（アラビノシドA）は早期に投与されれば有効なことが多く，MRI の画像上の早期診断が期待される．

CT においてはヘルペス脳炎についての多くの報告がある．発症直後には異常は明らかでないことがほとんどで，発症3日頃から脳溝の消失など mass effect としての異常がみられることがある．出血巣が明らかな場合は高吸収域が脳皮質に認められることがあり，単純ヘルペス脳炎に特徴的な所見である．5日目頃からは側頭葉が低吸収域として認められ，やがて島，前頭葉に広がる．病変が両側性に認められることもある．また基底核は影響を受けないことが特徴とされる．

MRI は CT より早期から病巣を異常信号域としてとらえることができる．すなわち，発症2，3日目には片側の側頭葉，島や直回，帯状回が，T_1 強調像で境界の不明瞭な低信号，T_2 強調像で高信号領域として描出される．その数日後には対側の病巣が認められるようになる．CT ではこの時期には片側の病変しか検出できないことが多い．また CT では描出困難な出血巣でも，T_1 強調像で高信号として検出が可能であることが多い．

mass effect の多少は別として，MRI の T_1 強調像で低信号を示し，T_2 強調像で高信号を示す病変には，ヘルペス脳炎のほかに急性～亜急性脳梗塞と神経膠腫がある．

急性期から亜急性期の脳梗塞は病歴が十分に得られないときや皮質に限局する出血性変化を伴う例では鑑別が困難なことがある．造影 MRI で急性期脳梗塞では中大脳動脈の閉塞あるいは狭窄部より末梢部分が増強されることがあり，診断の一助となることがある．

神経膠腫は片側性である場合の鑑別になるが，病変の広がりや造影 MRI での増強のされ方などで鑑別は可能である．

〔田代敬彦・井上佑一〕

〈文 献〉
1) Schroth G, Gawehn J, Vallbracht A, et al: Early diagnosis of herpes simplex encephalitis by MRI. *Neurology*, **37**: 179-183. 1987.
2) Albertyn LE: Magnetic resonance imfging in herpes simplex encephalitis. *Australas Radiol*, **34**: 117-121. 1990.

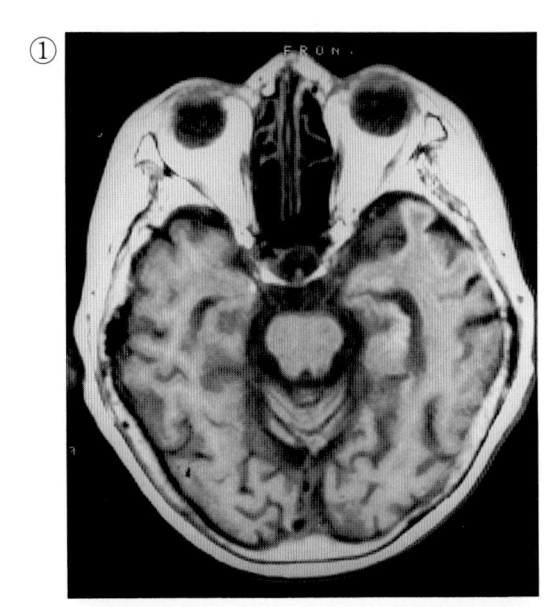

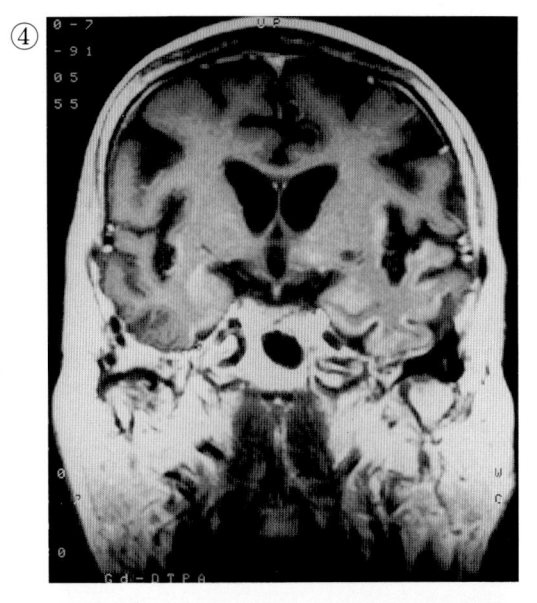

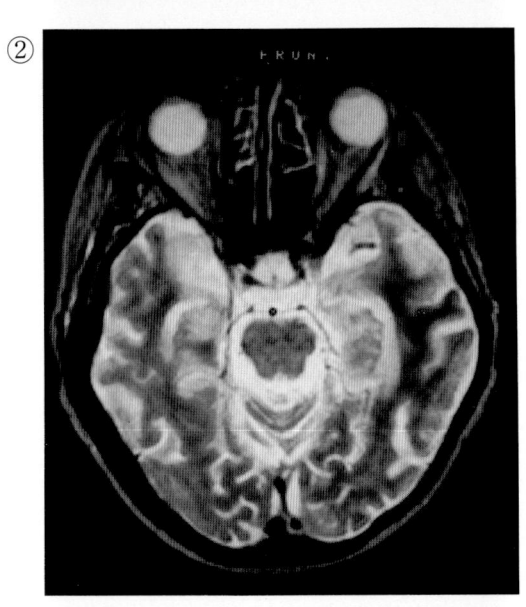

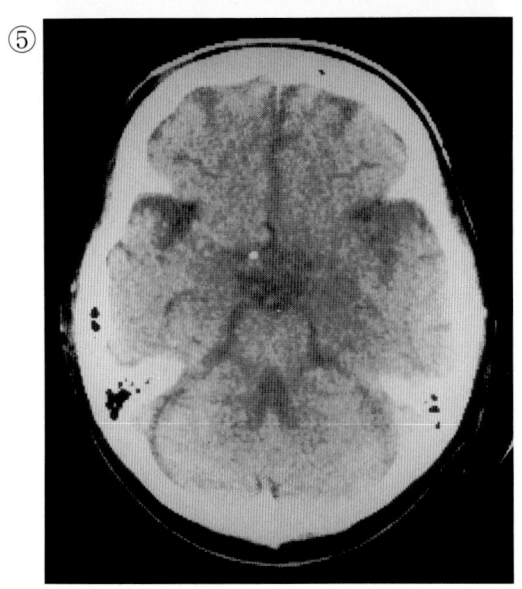

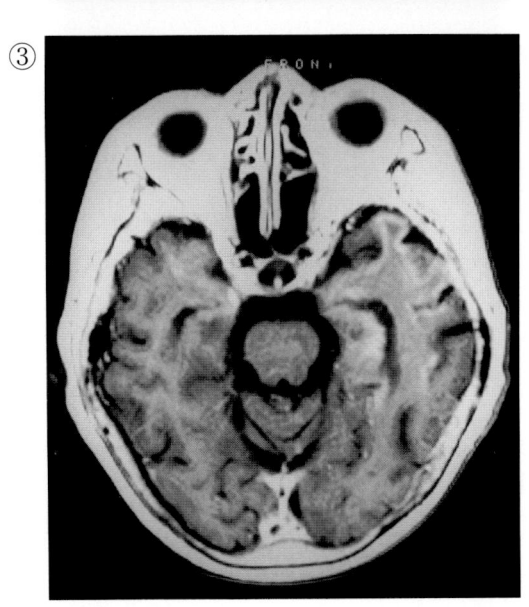

図1 T₁強調像，1.5 T, SE 500/15
図2 T₂強調像，1.5 T, SE 2500/90
図3 造影 MRI, 1.5 T, SE 500/15
図4 造影 MRI 冠状断，1.5 T, SE 500/15
図5 単純 CT

静脈洞との重なりによって判別が難しくなる腫瘍濃染像

症　例　53歳，女性．
主　訴：右感音難聴．
病　歴：1991年2月20日に主訴にて来院し，頭蓋単純X線写真にて右内耳道拡大が認められ，右聴神経腫瘍の疑いにてMRIを施行した．

MRI所見　図1，2の造影前後のMRIにて矢印の部位に右内耳道内腫瘍が認められ，著明な腫瘍濃染像がみられる．冠状断造影後T_1強調像（図3）でみられた腫瘍は，図4のR-MRA前後像では矢印の位置にみられるが診断が難しい．造影後水平断T_1強調像でみられる左内頸静脈洞（矢印）の造影増強効果は（図5），造影後R-MRA軸位像（図6）で腫瘍（矢頭）より高信号をきたしている（矢印）．腫瘤の解剖学的位置，造影増強効果の程度，臨床症状は右内耳道内神経鞘腫に一致する所見であった．

その他の画像所見　MRI，MRA検査直後に転勤したため，そのほかの検査，治療は行われていない．

最終診断　神経鞘腫．

〔解　説〕

1．MRAの撮像法の種類と特徴：　血管を描出する方法としてさまざまな方法があるが，現在多用されているのはtime-of-flight法とphase contrast法である．前者は撮像する領域に血流が流入すると高信号を呈するというMRの性質を利用している．したがって，血流流入部位では高信号になるが，末梢になるに従い周囲脳組織と同等の信号となり，細血管や静脈での描出が悪い．この性質は三次元データ収集法を用いると著明になる．静脈や細い血管の信号を上げるためには，スライス面が血流に直角になるようにしたできるだけ薄いスライスで二次元的にデータ収集するとよい．しかし，この場合にはスライス面で血管がモザイク状に切れて描出される欠点がある．造影剤を静注して三次元データ収集しても同様の効果が得られる．これらより流速の遅い静脈の方がGd-DTPAによるT_1短縮効果が強く出るためと考えられる．

phase contrast法は血流による位相差を画像化したもので，前者と異なり，動脈も静脈も同様に描出される．したがってtime-of-flight法に比べて血管像がより通常のX線血管撮影に近くなる．しかし，本法でも前者と同様，一般的には動脈と静脈は同時に描出され，血管撮影のように動脈相，静脈相と分離されて描出されるわけではない．血流速度の関心領域を設定すると，その速度領域の血管のみ描出されるという利点もある．またシネモードにより血流を可視できるが，脳では血管内径が細いためあまり行われていない．血管の三次元的表示のためには3回撮像しなければならず，その間に患者が動いてしまうこともある．

2．造影剤併用したサブトラクション法によるMRA：　今回使用したMRAの撮像法はtime-of-flight法に造影剤を併用したものである．血流を高信号で描出するrephase画像と低信号で描出するdephase画像を撮像し，その両者を差し引くことで得られる画像はサブトラクションMRA（S-MRA）である．この方法では血管の信号が増幅されるため，血流の遅い末梢血管の描出に役立つ．また，造影剤で造影増強効果を示す部位やメトヘモグロビンを形成しT_1短縮をきたしている血腫部位はバックグラウンドノイズと同じ信号を呈する．したがって，このMRAでは動脈および静脈が描出される．

造影剤を静注したrephase MRA（R-MRA）では，造影剤の効果により静脈の描出がよく，また動脈もサブトラクションMRAほど末梢まで描出されない．前述のT_1短縮部位は血管と同様の高信号として描出される．したがって，この方法では動脈基始部と静脈，それに造影増強効果を示す部位などが描出される．

本症例では腫瘍サイズが小さく，造影前後の水平断MRIで初めて確認できる大きさである．血管撮影でもこの程度の腫瘍は明らかな異常所見を示すことは少ない．一方，造影後R-MRAの前後像では腫瘍濃染像が横静脈洞に重なり，腫瘍診断が難しい．軸位像にすると，腫瘍と反対側の内頸静脈が近似する位置に同様の造影増強効果を示すため，その鑑別は容易ではない．また本例で，腫瘍濃染像は左内頸静脈より低信号なので，ともすると見逃される可能性がある．腫瘍が大きい場合にはそれらの鑑別が可能となり，血管の圧排像も可能となる．　　〔大内敏宏・徳丸阿耶〕

〈文　献〉
1）　大内敏宏，徳丸阿耶：中枢神経系におけるMR angiographyの臨床的有用性．神経研究の進歩，**34**：765-777, 1990.
2）　大内敏宏，徳丸阿耶：血流による信号の変化とMRアンギオ．臨床画像，**7**：56-63, 1991.

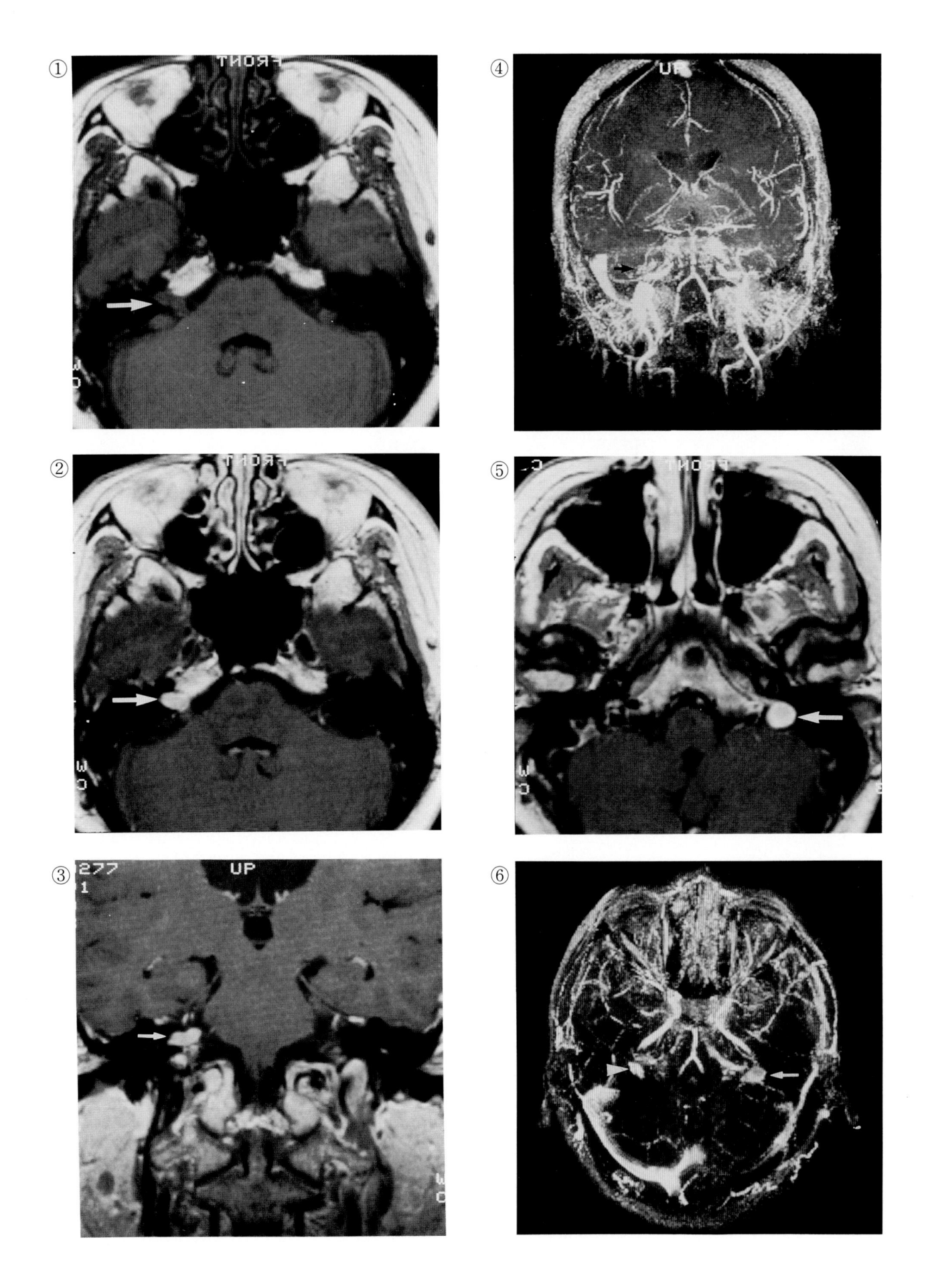

図1 1.5 T, SE 700/15
図2 1.5 T, 造影後 SE 700/15
図3 1.5 T, 造影後 SE 600/15
図4 1.5 T, 造影後 R-MRA FISP 25°/40/14
図5 1.5 T, 造影後 SE 700/15
図6 1.5 T, 造影後 R-MRA FISP 25°/40/14

MRAで認められた腫瘍内血流速度の違い

|症　例|

1) 44歳，女性．
主　訴：眩暈．
病　歴：1992年2月8日に主訴にて他院受診．2月10日に症状軽減するも，CTスキャンにて左頭頂葉髄膜腫を疑われ，本院に紹介される．なお，20歳代からの頭痛持ちであるが，最近とくに悪化は認められない．

2) 50歳，男性．
主　訴：易疲労感，頭重感，健忘．
病　歴：1991年10月ごろより主訴が出現し，12月には歩行時のふらつきが目立ち始めた．1992年1月7日に行ったCTスキャンにて右側傍矢状髄膜腫を疑われ，MRI，MRAを施行．

|MRI所見|

症例1では腫瘍は大脳鎌の左側と上矢状洞に接しており，T_2強調像で実質よりわずかに高信号をきたし，嚢胞形成が一部に認められた．しかし，腫瘍周囲の脳浮腫は認められなかった(図1)．造影後T_1強調像(図2)では均一な造影増強効果が明らかに認められた．立体視表示した造影後R-MRA軸位像(図3)では，腫瘍濃染像とそれを迂回する上矢状洞が認められ，上矢状洞の腫瘍圧排はあるものの浸潤による閉塞はなかった．また，造影後S-MRA(図4)では腫瘍内に明らかな血管像は認められなかった．

症例2でのT_2強調MRI(図5)では症例1とほぼ同様の大きさの腫瘍が大脳鎌右側にあり，上矢状洞とは明らかに接していなかった．腫瘍内部には線状のflow-void phenomenonがみられ，周囲に大きな脳浮腫が認められた．造影後S-MRA軸位像(図6)では腫瘍濃染像はみられなかったが，腫瘍の内部に屈曲蛇行した細かな血管像がみられた．造影後R-MRA軸位像(図7)では腫瘍濃染像がみられ，腫瘍内血管も描出された．

|その他の画像所見|

両者ともCTスキャンでは髄膜腫に特徴的な均一な腫瘍濃染像を示した．

症例1の血管撮影で，腫瘍による上矢状洞の圧排があるものの血流の存在が確認された．また左中硬膜動脈よりわずかに腫瘍濃染像が認められた．

症例2では右前大脳動脈が腫瘍のほぼ全体を栄養し(図8)，著明な腫瘍濃染像と上矢状洞へのdrainage veinが認められた．右中硬膜動脈からも腫瘍中心部に栄養血管があり，腫瘍濃染像が若干認められた．

|手術・病理所見|

症例1では腫瘍は頭蓋穹窿部，上矢状洞，大脳鎌に付着部をもち，腫瘍の前2/3は上矢状洞壁を抜けて静脈洞内に伸びており，腫瘍の亜全摘が行われた．

症例2では腫瘍は大脳鎌中下端にあり，レーザーメスを用いて腫瘍全摘術を行った．

|最終診断|

病例1：　fibrous meningioma．　症例2：　angiomatous meningioma．

〔解　説〕　両者とも頭蓋内の近似する解剖学的位置に局在する髄膜腫症例であるが，前者は外頸動脈系からのみ栄養される典型的な例である．後者は流速の速い血管成分が豊富で，周囲に強い脳浮腫を伴うangiomatous meningiomaで，動脈成分が主として描出されるS-MRAでも腫瘍内血管が描出される．前者のS-MRAでは上矢状洞の圧排はみられるものの，腫瘍内血管は描出されなかった．MRIでも両者の鑑別診断は可能であるが，MRAでいっそうその違いが明瞭となっている．

前者では術前の情報として上矢状洞の開存の有無が重要である．しかし，X線血管撮影では上矢状洞が腫瘍濃染像と重なったり，あるいは希釈された造影剤が腫瘍周囲を走行するため，その診断には苦しむ場合が多い．このような場合には本法のように，造影剤を用いて三次元的にデータ収集し，MRA軸位像を用いて立体視すると腫瘍と上矢状洞が重ならず，診断がかなり容易になる．後者では上矢状洞との関係は必要でなかったので，かえってバックグラウンドとしての上矢状洞を除いて，軸位像で再合成している．冠状断面像も再合成しているが，これは手術のアプローチのさいに腫瘍の位置がわかりやすいと思われる．

本2症例ではともに髄膜腫周囲にしばしばみられる髄膜の造影増強効果がみられなかった．したがって，腫瘍周囲の血管との関係はR-MRAでもS-MRAでも同様に良好に把握できたが，周囲髄膜の造影増強効果が強い場合にはR-MRAで外頸動脈との関係が把握できないことがある．また，この場合には，肥厚した髄膜の範囲が把握でき，その進展程度によっては腫瘍とともに摘出する硬膜の範囲を変更する必要性が生じる場合がある．

髄膜腫では栄養血管の同定が，X線血管撮影の主たる目的となるが，MRAでは現時点では空間分解能が悪く，その同定はほとんどの場合不可能である．

〔大内敏宏・徳丸阿耶〕

〈文　献〉

1) Tokumaru A, O'uchi T, et al：Prominent meningeal enhancement adjacent to meningioma on Gd-DTPA-enhanced MR imagis：histopathologic correlation. *Radiology*, 175：431-433, 1990.

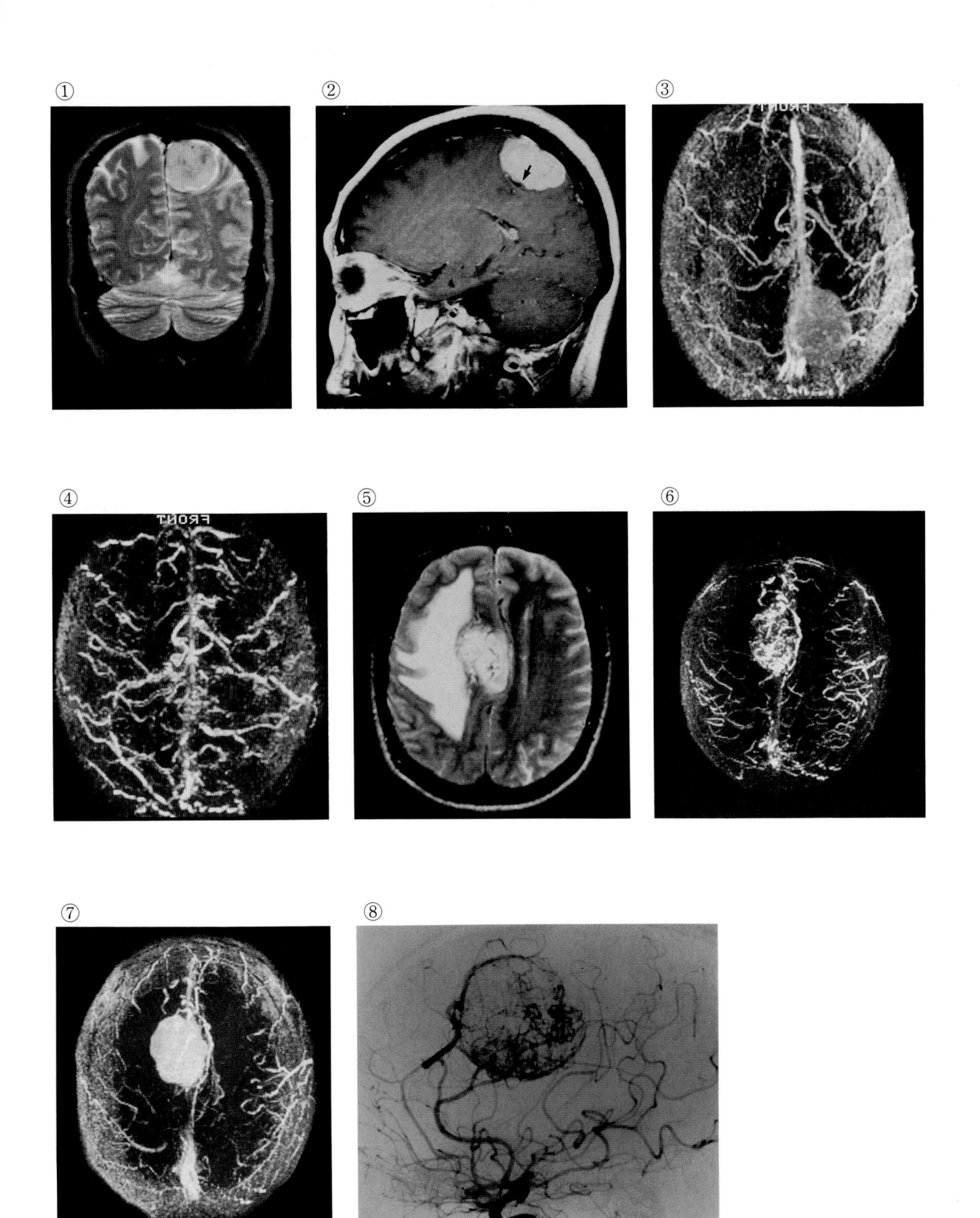

図1　1.5 T, 冠状断, SE 3000/90
図2　1.5 T, 造影後矢状断, SE 600/15
図3　1.5 T, 造影後 R-MRA FISP 25°/30/14
図4　1.5 T, 造影後 S-MRA FISP 25°/30/14
図5　0.5 T, 水平断, SE 2000/120
図6　1.5 T, 造影後 S-MRA FISP 20°/30/14
図7　1.5 T, 造影後 R-MRA FISP 20°/30/14
図8　右内頸動脈撮影側面像（動脈相）

MRAでさまざまな信号強度を示す血管構造

症　　　例	23歳，男性． 主　訴：交通外傷による顔面骨折，眼球突出． 病　歴：1990年7月2日交通外傷による多発顔面骨骨折によりチタンを用いた観血的骨整復固定術を施行した．同年10月より複視，右眼球突出が認められた．同年11月17日にMRI, MRAを施行し，右内頸動脈海綿静脈洞瘻（CCF）と診断された． 同年11月22日にデタッチャブルバルーンを用いた塞栓術を施行した．1991年1月29日に治療効果判定のためMRAを再度施行した．
MRI・MRA所見	術前のT₁およびT₂強調水平断面像（図1）にて右内頸動脈から右海綿静脈洞（白矢印）を介して右上眼静脈（黒矢印）にかけての著明なflow void sign，右海綿静脈洞腫大による下垂体の反対側への圧排，右上眼静脈の蛇行と内径拡大が認められた．右錐体静脈洞のflow void signも増強しており，右CCFの所見を呈していた． 同時期に施行したMRAでは，造影剤を用いないR-MRA（図2, 3）で右CCFに伴う腫大した右海綿静脈洞と拡張蛇行した右上眼静脈が認められた．CCFの末梢側にあたる右上眼静脈は内頸動脈より信号強度が低かった．ところが，造影剤併用したMRA（図4, 5）では右上眼静脈の末梢側の描出が良好となったが，S-MRA, R-MRA，その両者を加算したMRAのどの再合成法でも，右内頸動脈は認められなかった． 術後の造影剤を使用したR-MRA（図6）では閉塞したはずの右内頸動脈，右海綿静脈洞，右上眼静脈が高信号として描出されたが，S-MRAでは描出されなかった（図7）．
治療経過要約	経動脈的塞栓術を試みた．内頸動脈C4レベルで流速の速い明らかなCCFがみられたが，シャント量が大きいために海綿静脈洞瘻部位に2個のデタッチャブルバルーンを用い，閉塞を試みたが完全閉塞ができず，内頸動脈分岐部に1個のバルーンを留置し，神経症状の出現がないことを確認した後，右内頸動脈閉塞術を施行した．手術直後より，右上眼静脈，右下錐体静脈の造影が消失した．
最　終　診　断	内頸動脈海綿静脈洞瘻．

〔解説〕術前でのMRAでは導入動脈の右内頸動脈はrephase画像で高信号を呈し，dephase画像では低信号を呈していた．したがって，この2者を用いたS-MRAでは右内頸動脈は高信号を呈した．しかし，造影剤注入後のrephase, dephase画像ではともに低信号を呈し，右内頸動脈は描出されなかった．これはCCFの末梢にあたる右上眼静脈は高信号で描出がなされているにもかかわらず流速のさらに速い内頸動脈が低信号になっていること，造影剤注入後のR-MRA, S-MRAなどのどの方法でも右内頸動脈が描出されなかったことなどの現象を合わせて考えると，Gd-DTPA注入によって血液のT₁短縮が起こり，動脈のrephase画像が関知する領域をこえて信号が上がりすぎたため画像上は低信号になったものと考えられた．したがって，このなかでは，造影剤を用いないS-MRAが最も信頼できる画像となる．

術後2か月後のMRAでは，造影剤併用後のR-MRAにて両側内頸動脈描出があり，これは造影剤による右内頸動脈血栓に伴う造影増強効果と考えられた．眼窩内は診断が難しいが，反対側ではみられない右上眼静脈の淡い描出がみられ，かつ右海綿静脈洞でも同様の所見が得られること，治療経過から考えて血栓の存在が強く疑われることから，これらも同様の造影増強効果と考えられた．同一データから再合成したS-MRAでは右内頸動脈は描出されず，術後の場合にはS-MRAが最も信頼できる画像といえる．

このようにMRAはさまざまな画像を呈するために，疾患の病態を十分に把握し，MRAの原理をも合わせて考察することにより，疾患ごとにMRAのどの方法を用いるか，あるいはどのMRAを信頼すべきかを考察，検討することが必要である．

〔大内敏宏・徳丸阿耶〕

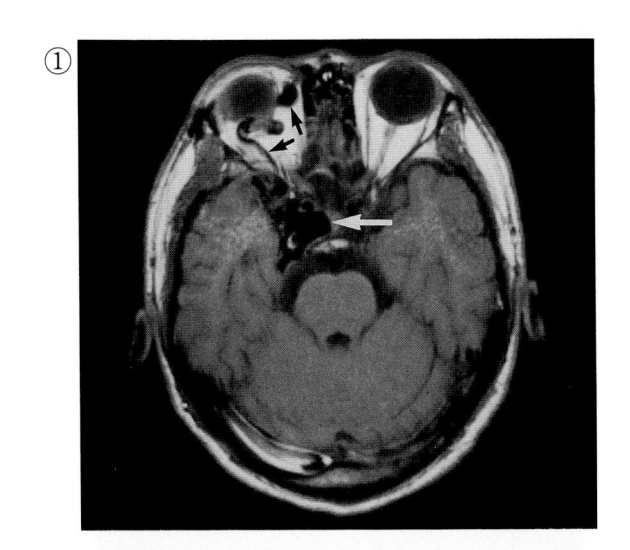

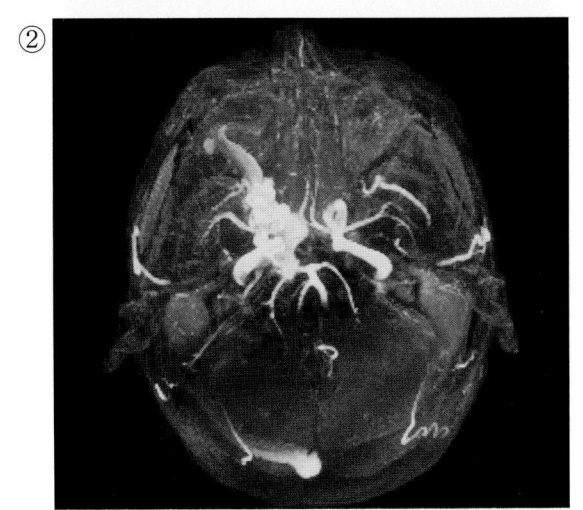

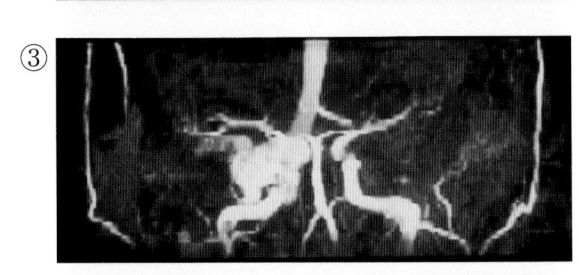

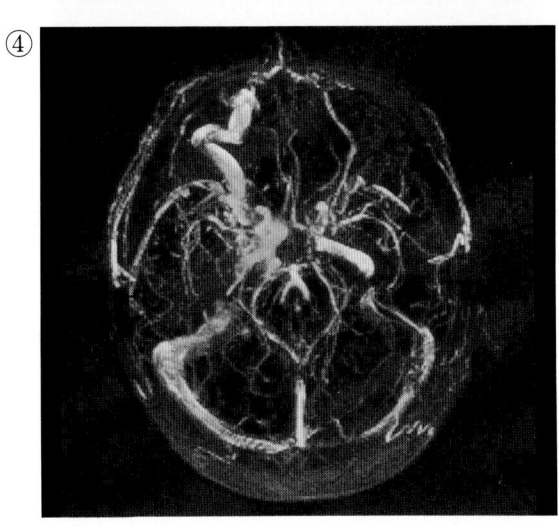

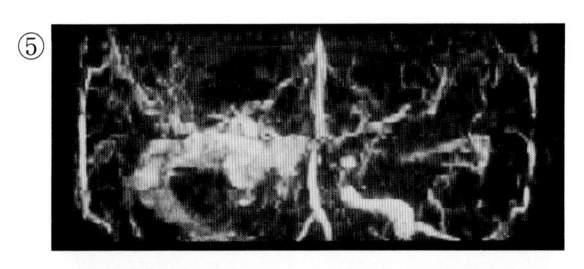

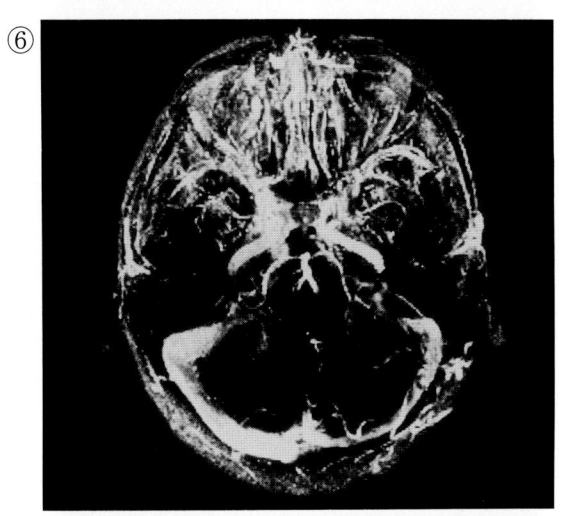

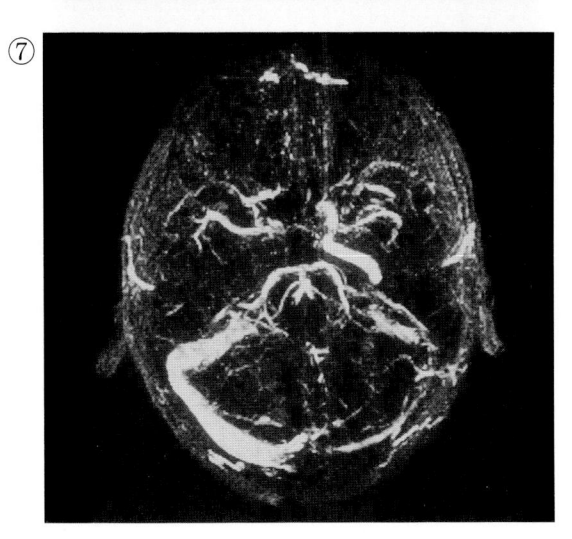

図1 1.5 T, SE 600/15
図2 1.5 T, 造影剤を用いない R-MRA FISP 30°/40/8
図3 1.5 T, 造影剤を用いない R-MRA FISP 30°/40/8
図4 1.5 T, 造影後 S-MRA FISP 30°/40/14
図5 1.5 T, 造影後 S-MRA FISP 30°/40/14
図6 1.5 T, 造影後 R-MRA FISP 30°/40/14
図7 1.5 T, 造影後 S-MRA FISP 30°/40/14

^{31}P-CSI 法で PDE 低下を示す病変

症　　例　62歳，女性．
主　訴：痴呆．
病　歴：54歳頃より記銘力低下が目立ち，人格変化，不潔，失見当識など痴呆症状が進行し，家庭介護が不可能となり，58歳で精神科に入院し現在に至っている．

MRI 所見　図1はCSI法で得られた ^{31}P-NMR スペクトルを T_1 強調像（SE 500/15）に重ねたもので，スペクトルと画像の関係が把握される．ヴォクセルサイズは $3\times3\times4$（cm）であり，この格子は移動可能である． T_1 強調像（SE 600/15）では前頭葉と側頭葉の脳溝の中等度拡大，左 Sylvius 溝の高度拡大が認められるが，血管障害を示す異常信号領域は認められない（図5）．図2は健常対照者の ^{31}P-NMR スペクトルであるが，図1におけるヴォクセル1と2を加算して得られた前頭頭頂部のスペクトルである．低磁場より高磁場へ向かって，PME（phosphomonoesters），Pi（inorganic orthophosphate），PDE（phosphodiesters），PCr（phosphocreatin），γ-ATP，α-ATP，β-ATP の7個のピークが認められる．本例の ^{31}P-NMR スペクトル（図6）を健常者の対応する領域から得られた ^{31}P-NMR スペクトル（図2）と比べると，相対的に PDE ピークが小さいことが観察される．図3は健常対照者の ^{31}P-NMR スペクトルで，ヴォクセル1から10まで，10個のヴォクセルを加算して得られたものである．本例の ^{31}P-NMR スペクトル（図7）は対照者のものに比べると，やはり相対的に PDE ピークが小さい．

（^{31}P-CSI 法の撮像条件　静磁場強度：2.0 T（リンの共鳴周波数 34.2 MHz），QD コイル使用，くり返し時間：2,000 ms，ディレイタイム：1.72 ms，ベクトルサイズ：1,024，積算回数：12，マトリックスサイズ：8×8，測定時間：26分．）

その他の画像所見　CT（図4）では前頭葉と側頭葉の脳溝は中等度拡大，Sylvius 溝は中等度拡大，前角は中等度拡大，第三脳室は高度拡大が認められる．^{123}I-IMP SPECT の early image（図8）では前頭葉，側頭葉，頭頂葉に両側性に血流低下が認められる．

最終診断　初老期発症 Alzheimer 型痴呆（中期より後期）．

〔解　説〕初老期発症 Alzheimer 型痴呆について in vivo ^{31}P-NMR スペクトルを用いた研究は試みがなされている[1]が，二つの問題点がある．まず痴呆のステージにおいて，^{31}P-NMR スペクトルの PME や PDE が変化する可能性があるので[2]，常にステージを考慮する必要がある．次に問題となるのが ^{31}P-CSI 法の信頼性である．^{31}P-CSI 法で得られる ^{31}P-NMR スペクトルは，位相エンコーディングの過程で失われたデータのために，ベースラインに歪みが生ずることが欠点とされている．しかしながら，今回使用した ^{31}P-CSI 法ではベースライン補正を行っており[1]，図2，3，6，7に示されるように，ベースラインは直線で，しかも分解能，S/N 比ともに優れた ^{31}P-NMR スペクトルが得られている．

得られた ^{31}P-NMR スペクトルの処理としては，一般にトータルなピーク面積に対する各ピーク面積の比が計算されている．信号強度での比較では頭部の形状など個人差によって磁場の状態が変化するためにばらつきがある．

本例の％PDE は対照者に比べて全体に低いが，％PCr や％$\gamma\alpha\beta$-ATP（γ，α，β を加算した値）は全体に高い．本例で認められた％PDE の低下は膜リン脂質の変化を示していると考えられる．脳の全脂質の60％以上はリン脂質であり，そのほとんどは膜に含まれている．in vitro では Alzheimer 病患者の脳を過塩素酸で抽出して，^{31}P 高分解能NMR による検査の結果，PME，PDE の上昇が報告されている[2]．ところが本例のような in vivo ^{31}P-NMR スペクトルでは抽出などの操作が行われないで，直接無侵襲に脳からの信号が観察されるので，in vitro とは異なった情報が得られる．in vivo では PDE 領域には線幅の広いピークが重なっており，そのピークの由来が現在注目をあびている[3]．本例では in vitro とは逆に％PDE が減少しているが，この理由について線幅の広いピークの解釈と合わせて，今後，解明されるべき問題である．本例は ^{31}P-CSI 法による痴呆の研究に期待を抱かせるものと考えられる．

〔藤元登四郎〕

〈文　献〉
1) 藤元登四郎，中野寿彦，野口重次，ほか：^{31}P ケミカルシフトイメージングによる初老期アルツハイマー病の研究．精神科治療学，7：531-540，1992．
2) Pettegrew JW, Panchalingam K, Moossy J, et al : Correlation of phosphorus-31 magnetic resonance spectroscopy and morphologic findings in Alzheimer's disease. *Arch Neurol*, 45 : 1093-1096, 1988.
3) Murphy EJ, Rajagopalan B, Brindle KM, et al : Phospholipid bilayer contribution to ^{31}P NMR spectra in vivo. *Magn Reson Med*, 12 : 282-289, 1989.

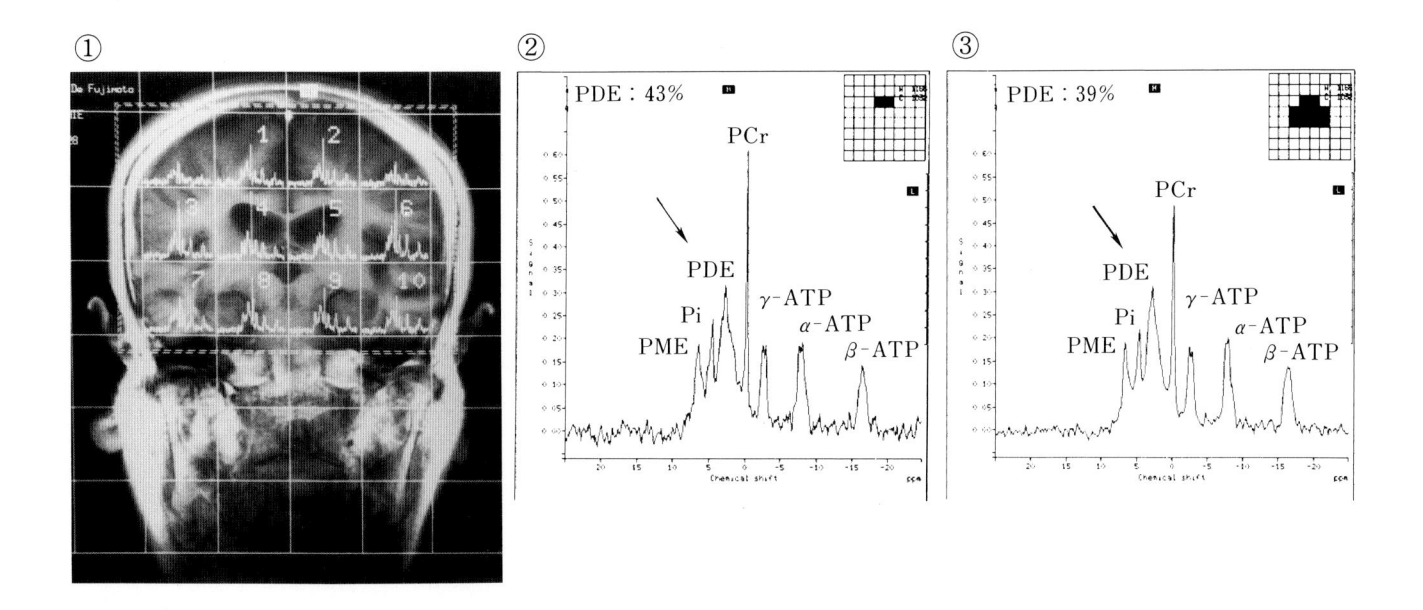

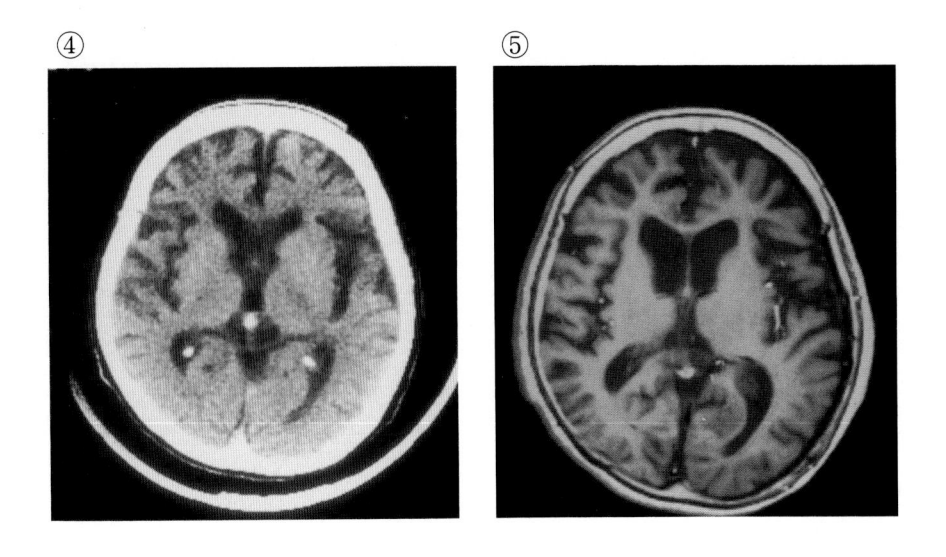

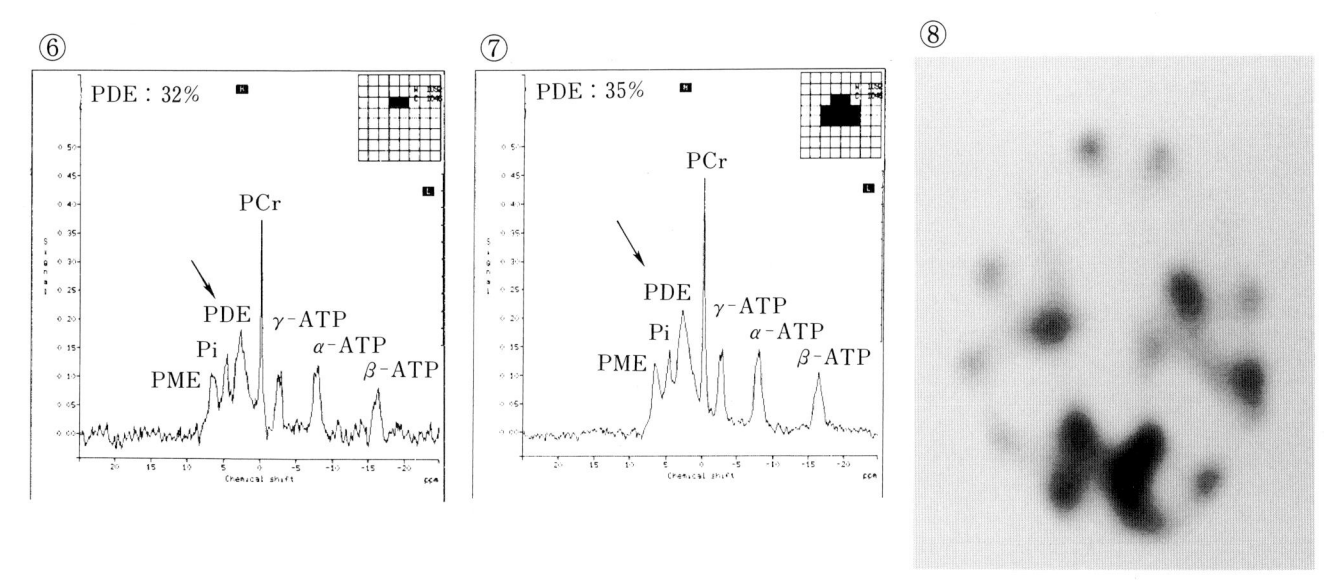

図1 ³¹P-CSI と T₁ 強調像．2.0 T, SE 500/15
図2 健常対照者の ³¹P-NMR スペクトル（女性，62歳）．ヴォクセル 1 と 2 を加算したもの（ヴォクセルサイズ 72 cc），前頭頭頂部，2.0 T
図3 健常対照者の ³¹P-NMR スペクトル（女性，62歳）．ヴォクセル 1～10 を加算したもの（ヴォクセルサイズ 360 cc），2.0 T
図4 単純 CT
図5 横断像．T₁ 強調像．2.0 T, SE 600/15
図6 初老期 Alzheimer 病患者の ³¹P-NMR スペクトル．ヴォクセル 1 と 2 を加算したもの（ヴォクセルサイズ 72 cc），2.0 T
図7 初老期 Alzheimer 病患者の ³¹P-NMR スペクトル．ヴォクセル 1～10 を加算したもの（ヴォクセルサイズ 360 cc），2.0 T
図8 ¹²³I-IMP SPECT, early image

^{31}P-CSI 法でトータル ^{31}P の低下を示す病変

症　　例　65歳，男性．
　　　　　主　訴：痴呆．
　　　　　病　歴：脳梗塞にて入院後，20日ほどしてから記銘力低下，理解力低下，幻聴，気分変動，徘徊，奇妙な言動が目立ちはじめ，人格変化などが進行した．痴呆症状が階段状に悪化し，家庭介護が困難となり精神科入院となった．

MRI所見　図1はT_1強調像（SE 500/15）上に，位置に対応する^{31}P-NMRスペクトルを重ねたもので（スペクトラルマップ），1個のヴォクセルサイズは3×3×4(cm)である．図2は^{31}P-NMRスペクトルのトータルなピークの信号強度を画像化したもので，T_1強調像（図1）の左側頭葉の梗塞領域に一致して，信号強度の低下が認められる．図6はT_1強調像上に，トータル^{31}Pの信号強度の比率に従って等高線を描いたものである（コントウアーマップ）．最も信号強度の高い領域を100%として90%，80%と10%区切りでマップが描かれている．コントウアーマップによって，トータル^{31}Pの信号強度分布異常とT_1強調像の異常との関係が理解される．トータル^{31}Pは脳室付近や梗塞巣付近では著明に低下している．無機リン酸(Pi)の信号強度分布を示した冠状断面のPi画像では左側頭葉で信号強度は最も低下し，前頭葉まで信号低下領域が広がっている（図3）．Piのコントウアーマップでは梗塞巣はもとより，左半球全体にわたってPi信号が低下しているのが認められる（図7）．図4，8は^{31}P-NMRスペクトルで，ヴォクセルの番号は図1の格子につけられた番号と対応している．図4（ヴォクセル7）は健常領域からの^{31}P-NMRスペクトルであるが，低磁場より高磁場に向かって，PME (phosphomonoesters)，Pi，PDE (phosphodiesters)，PCr (phosphocreatin)，γ-ATP，α-ATP，β-ATPのピークが認められる．図8（ヴォクセル10）は陳旧性の梗塞領域からの^{31}P-NMRスペクトルで，PDE, PCrのピークは認められるが，他のピークの信号は低く，S/N比が悪くなっている．

　　（^{31}P-CSI法の撮像条件　静磁場強度：2.0 T（リンの共鳴周波数34.2 MHz），QDコイル使用，くり返し時間：2,000 ms，ディレイタイム：1.72 ms，ベクトルサイズ：1,024，積算回数：12，マトリックスサイズ：8×8，測定時間：26分．）

その他の画像所見　単純CT（図5）では左前頭葉から側頭葉へ広汎に低吸収域が広がり，左側脳室後角と境界が不明瞭である．側脳室の中等度拡大，第三脳室の高度拡大，Sylvius溝の中等度拡大が認められる．

最終診断　脳血管性痴呆，脳梗塞．

〔解　説〕　^{31}P-NMRスペクトルではPCrやγ-ATP，α-ATP，β-ATPなどの高エネルギーリン酸，PME, PDEなどのリン脂質代謝物およびPiについての情報を得ることができる．脳梗塞の^{31}P-NMRスペクトルについては，急性期ではCTの低吸収域，SPECT early image上のhypoperfusion areaにほぼ一致して，Piの増加やPCr, ATPの減少が生じ，時間の経過とともにPiは減少しはじめ，慢性期になるとすべての成分の信号が低下する[1]．また^{31}P-CSI法では脳梗塞発症後1時間の超早期に梗塞巣の検出が可能であることが報告されているので，^{31}P-CSI法は高エネルギーリン酸の代謝変化に対して感度が高い[1]．

さて，本例の^{31}P-CSI検査が行われたのは，脳梗塞発症後約14か月を経過しているので，画像は陳旧性の脳梗塞のものである．本例ではCTの低吸収域の認められる領域においてトータル^{31}Pが低下し，Piの低下が目立っている（図2, 3, 6, 7, 8）．

PME, Pi, ATPなどの信号は低下し，精度の高いピーク面積の計算は不可能であるが，PDEやPCrなどの信号は低いながらも認められる（図8）．細胞内pHはPiとPCrの化学シフト差（ΔPi）から次の式で計算される．

　　　　pH＝6.77＋log[(ΔPi－3.29)/(5.68－ΔPi)][2]

10ヴォクセルの合計の^{31}P-NMRスペクトルより得られた本例のpHは7.07（健常対照者10名の平均値：7.04±0.017）であった．

以上のように^{31}P-CSI法によれば脳梗塞の^{31}P代謝異常を検出できるので，診断や治療への応用が盛んに行われるようになるだろう．また^{31}P-NMRスペクトルと痴呆との関係はまだ不明であるが，今後，関心のもたれる研究課題である．

〔藤元登四郎〕

〈文献〉
1) 内村公一，笹平正廣，岡田明彦，ほか：脳梗塞の^{31}P-chemical shift imaging. CT研究，**11**：525-533, 1989.
2) Prichard JW, Shulman RG：NMR spectroscopy of brain metabolism *in vivo*. *Ann Rev Neurosci*, **9**：61-85, 1986.

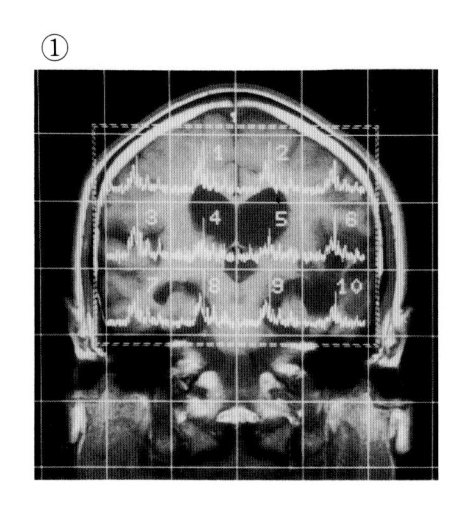

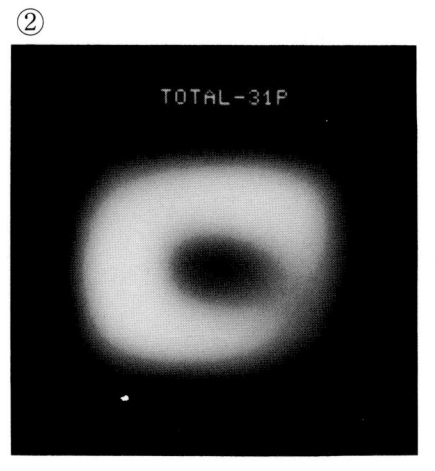

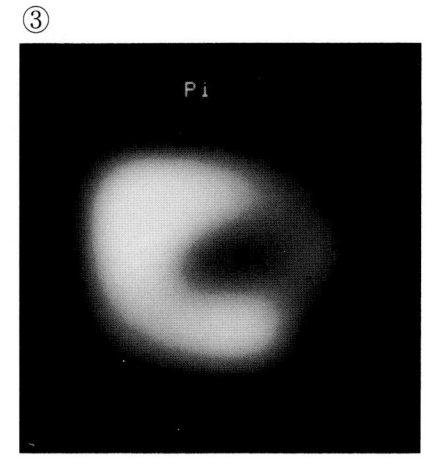

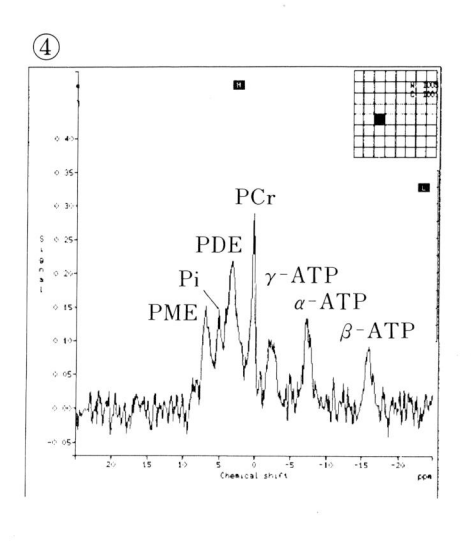

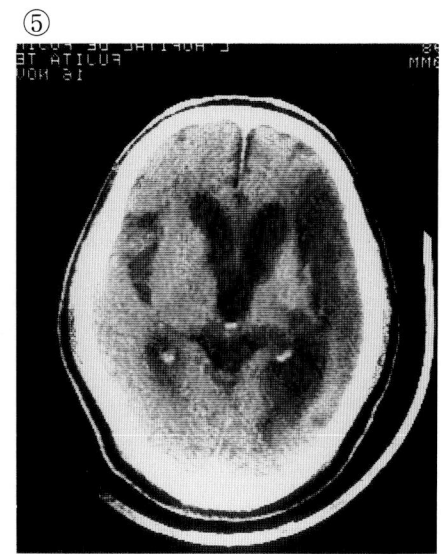

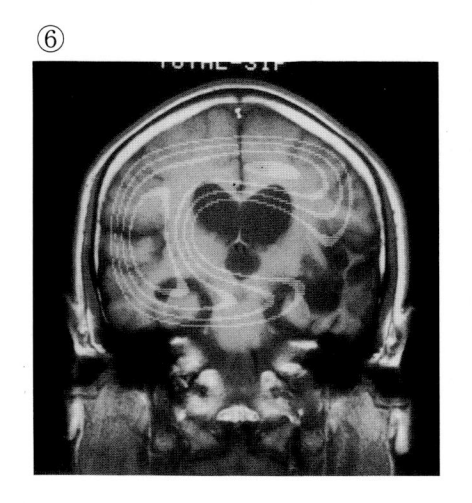

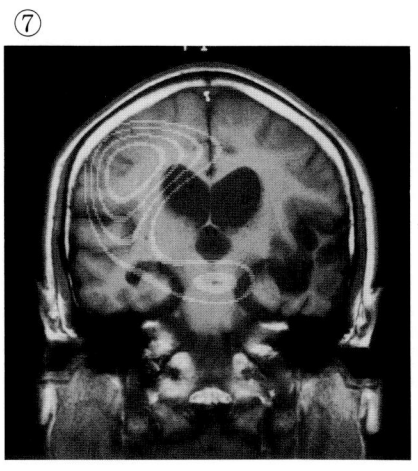

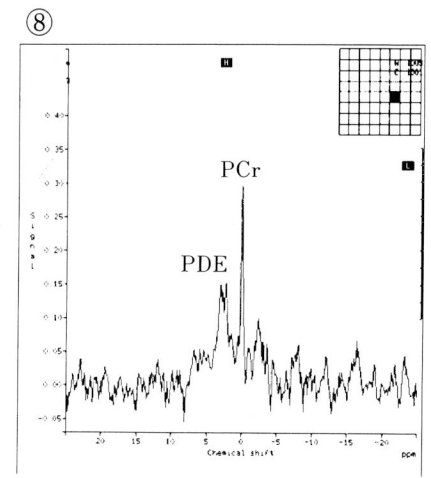

図1　³¹P-CSI と T₁ 強調像．SE 500/15
図2　³¹P-CSI のトータル ³¹P 画像．2.0 T
図3　³¹P-CSI の Pi 画像．2.0 T
図4　ヴォクセル 7 の ³¹P-NMR スペクトル．2.0 T
　　　ヴォクセルサイズ：3×3×4 (cm)
図5　単純 CT
図6　コントウアーマップ．トータル ³¹P，2.0 T
図7　コントウアーマップ．Pi，2.0 T
図8　ヴォクセル 10 の ³¹P-NMR スペクトル．2.0 T
　　　ヴォクセルサイズ：3×3×4 (cm)

3. 脊髄・脊椎 MRI 読影

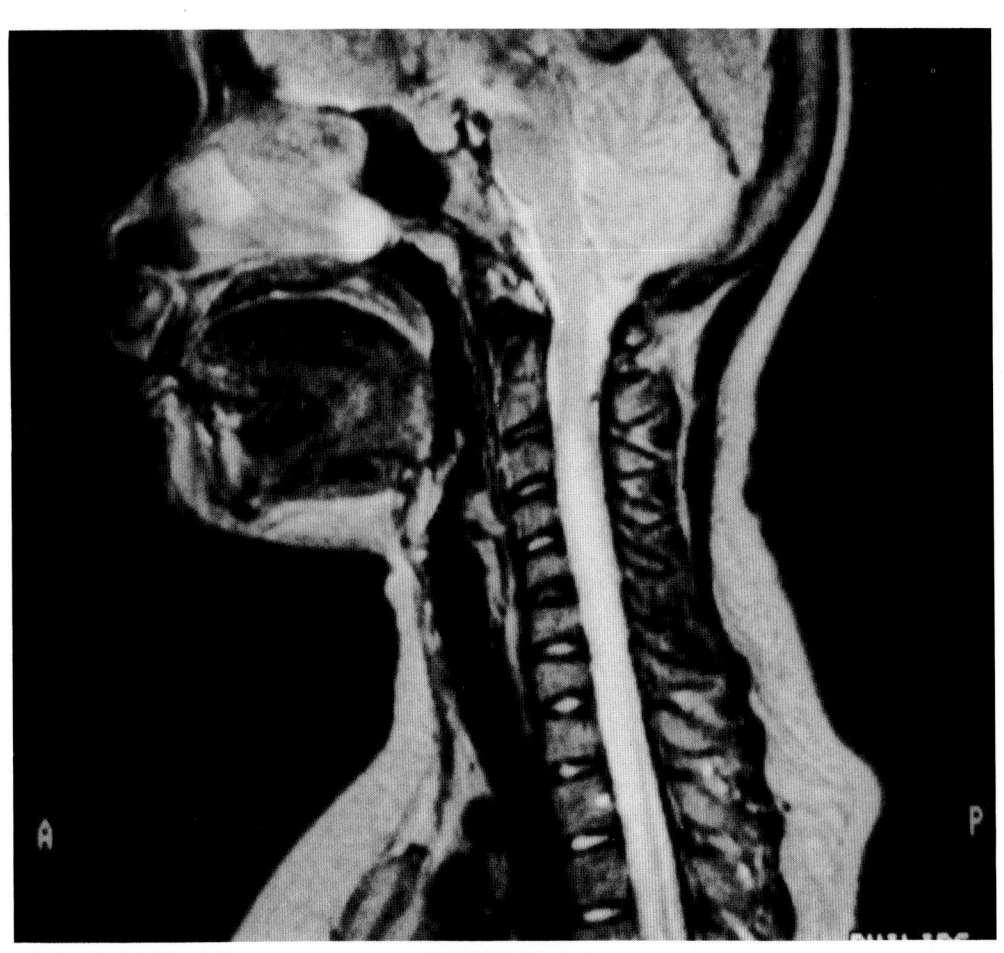

この写真から何が読み取れるか（p. 141 参照）

脊柱管内の腫瘤性病変

症　　　例　44歳，女性．
　　　　　　　主　訴：両下肢しびれ感．
　　　　　　　病歴・検査結果：右下肢しびれ感，左下肢筋力低下を主訴として来院．ミエログラフィーにて異常所見を認めたため，入院，精査となった．

MRI所見　T_1強調矢状断像（図1）で脊柱管内に脊髄と等信号の腫瘤を認めるが，これのみからは腫瘍の範囲存在，部位は明らかではない．T_2強調矢状断像（図2）で腫瘍は高信号を呈している．
　造影T_1強調矢状断像（図3）で腫瘍は明瞭な増強効果を示し，その範囲は明らかである．正中より左へ6mm外側のスライスでは辺縁の明瞭な腫瘍が描出されている（図4）．
　造影T_1強調横断像（図5）では腫瘍は硬膜内で脊髄を右前方に圧排している所見が認められ，脊柱管外へのdumbell状の突出は認められない．

その他の画像所見　ミエログラフィー（図6）ではTh7レベル付近で完全ブロックの所見を認め，その辺縁は明瞭で，いわゆる騎跨状欠損を示している．
　ミエロCT上，腫瘍の存在する部位ではクモ膜下腔の造影剤は認められず，腫瘍と脊髄との区別はつかない（図7）．

手術・病理所見　腫瘍全摘術が施行された．腫瘍は硬膜内髄外に存在し，病理所見で髄膜腫が確認された．

最終診断　脊髄硬膜内髄外髄膜腫．

〔解　説〕　脊髄の硬膜内髄外腫瘍としては神経鞘腫と髄膜腫が代表的で，この2者によりほとんどが占められる．ほかには，類上皮腫，脂肪腫，脳腫瘍の髄腔内 dissemination などがある[1]．
　髄膜腫は女性に多く，本例のように胸髄レベルに多い．ときに石灰化を認める．
　ミエログラフィーでは騎跨状欠損を示す．本例のように完全ブロックを呈する場合，腫瘍の存在範囲を知るためには上方よりの穿刺も必要となる．
　ミエロCTでは腫瘍の存在範囲はある程度推測できるが，本例のように腫瘍が脊柱管内を占める場合，その存在部位は明らかではなく鑑別も困難である．
　髄膜腫はMRI上はT_1強調像で低信号～等信号，T_2強調像で軽度高信号を呈する．神経鞘腫のほうがT_2強調像における高信号の程度が高いともいわれているが，T_2強調像の信号強度のみでは髄膜腫と神経鞘腫の鑑別は困難である．本例ではしかし，T_2強調像の信号強度はあまり高くなかった．
　造影MRIでは髄膜腫も神経鞘腫もGd-DTPAでよく濃染される[2]．dynamic MRIにおいて髄膜腫は神経鞘腫よりも早期に造影され，両者の鑑別が可能であるといわれている[3]．
　このように，現在では脊髄腫瘍の診断にはMRIが必須の検査と考えられる．
　本症例では，T_1強調像においては髄内腫瘍との鑑別はやや困難であるといえるが，T_2強調像では腫瘍が髄外に存在することが予測され，Gd-DTPAによる造影MRIにおいて長軸方向の腫瘍占拠部位と硬膜内髄外に腫瘍が存在することが明らかである．横断像にて，腫瘍直下のクモ膜下腔の開大がみられることがある[4,5]．
　鑑別診断として硬膜内髄外の増強される腫瘤として神経鞘腫があげられるが，均一な増強効果と椎間孔を介した硬膜外への進展がみられるので，鑑別可能である．本例では施行されていないが，dynamic MRIを用いてその造影のされかたの違いにより髄膜腫と神経鞘腫の鑑別が可能であるとの報告もあり，今後，脊髄腫瘍の診断に有用な情報を与えるものと考えられる．
　本症例は，胸椎レベルの硬膜内髄外に腫瘍の存在することがMRI上明らかで，髄膜腫が疑われ，手術により証明された症例である．

〔高橋睦正・伊豆永浩志〕

〈文献〉
1) 小西淳二, 安里令人：脳脊髄MRI診断, 匠学書院, 東京, 1989.
2) Sze G, Abramson A, Krol G: Gd-DTPA in the evaluation of intradural extramedullary spinal disease. AJNR, **9**: 153-163, 1988.
3) 荒木　裕, ほか：ダイナミックMRIが有効であった脊髄腫瘍症例：続・脳脊髄の造影MRIシリーズ No 6, 日本シェーリング.
4) 高橋睦正, 佛坂博正, ほか：脊髄腫瘍のMRIによる診断. 画像診断, **7**: 1172-1182, 1987.
5) 高橋睦正, 坂本祐二, ほか：脊髄腫瘍のMRIによる局在診断. 臨床放射線, **34**: 191-198, 1989.

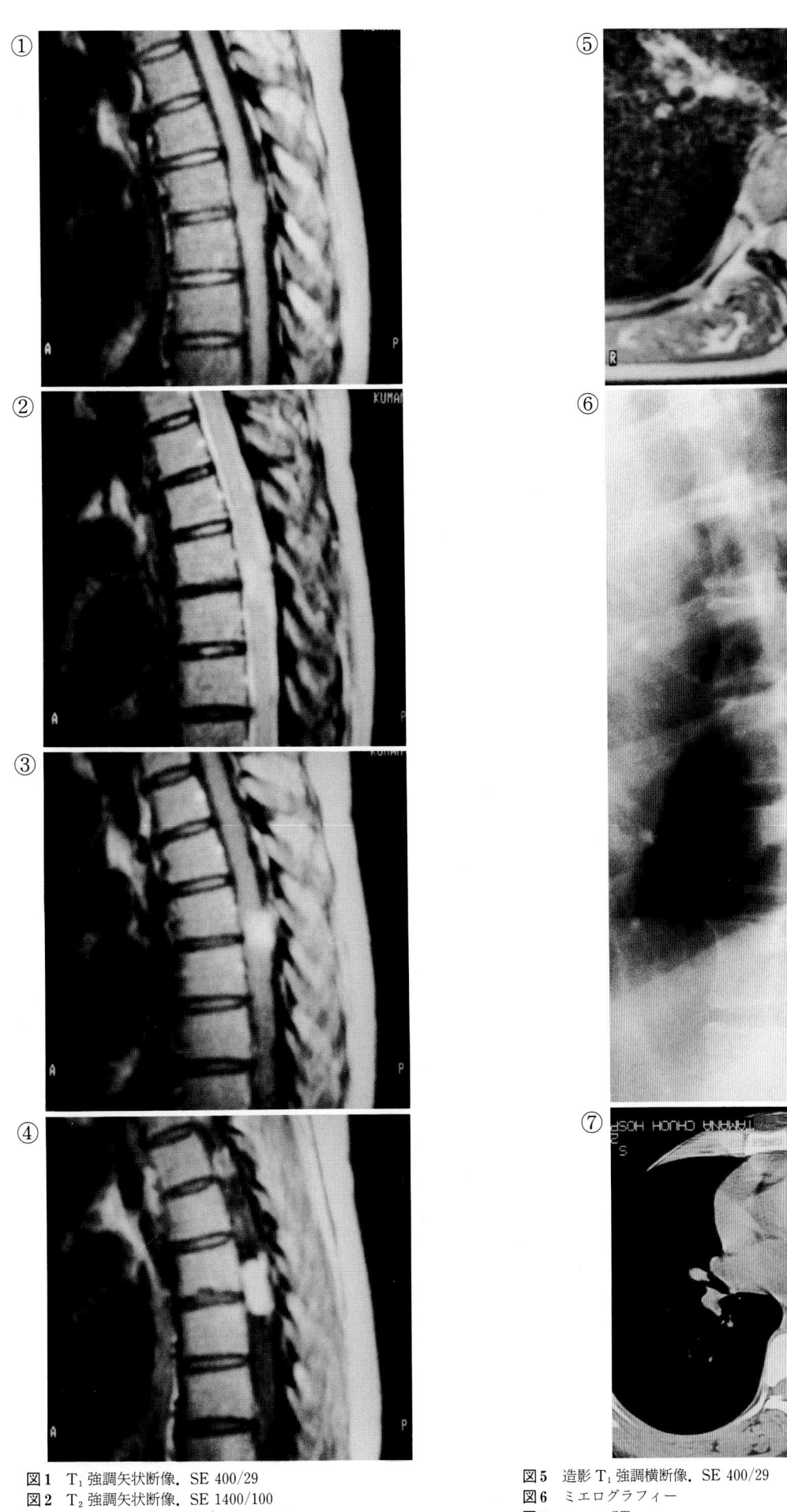

図1　T₁強調矢状断像．SE 400/29
図2　T₂強調矢状断像．SE 1400/100
図3　造影 T₁強調矢状断像．SE 400/29
図4　造影 T₁強調矢状断像．SE 400/29, 6mm 外側
図5　造影 T₁強調横断像．SE 400/29
図6　ミエログラフィー
図7　ミエロ CT

右上縦隔の腫瘤性病変

症　　　例	20歳，女性． 主　訴：右上肢のしびれ感． 病歴・検査結果：交通事故にて入院中に胸部X線写真にて右上縦隔の腫瘍を疑われ入院，精査となった．入院時検査では，ほかに特記すべき所見は認めない．
MRI 所見	T_1強調矢状断像（図1）にてC7/Th1レベルで椎間孔〜上縦隔に腫瘤を認める．T_2強調矢状断像（図2）にて腫瘍は高信号を呈している．信号強度は椎間孔内の腫瘍のほうが縦隔内の腫瘍より高い． 造影MRI矢状断像（図3）で腫瘍は増強され，脊柱管外の腫瘍の内部はやや低信号域として残っている（図4）．造影後の冠状断像（図5）では脊柱管内より上縦隔にかけて腫瘍が存在しているのが明らかである．腫瘍の内部には造影されない低信号域を認める（図6）．造影後横断MRI像（図7）では椎間孔内外に腫瘍が存在しているのがわかる（dumbell shaped）．また，脊髄後根よりの発生を疑わせる所見も認められる（図8）．
その他の画像所見	ミエロ後CTでも拡大した椎間孔の内外に腫瘍が存在し，CSF spaceもやや変形していた．
手術・病理所見	腫瘍全摘術が施行され，C8神経根よりでたneurinomaが組織学的にも確認された．血管へのinvasionなどは明らかではなかった．
最　終　診　断	脊髄硬膜内外神経鞘腫．

〔解　説〕 脊髄硬膜内外腫瘍のほとんどが神経鞘腫で占められる．

神経鞘腫のほとんどが硬膜内髄外に存在し，約10％が硬膜内と硬膜外に同時に存在する[1]．dumbell型の発育をする神経鞘腫では椎間孔の拡大など骨の変化をきたすことが多い．神経鞘腫のほとんどが後根の神経鞘から発生する．

単純X線撮影上は椎弓のerosion，椎弓間距離の開大，椎間孔の拡大，椎体後縁のscallopingなどの骨の変化があれば神経鞘腫の存在が疑われる．

ミエログラフィー上は硬膜内髄外腫瘍の特徴である騎跨状欠損を示すが，神経鞘腫では硬膜への付着があまりないため腫瘍のほぼ全周を造影剤が満たす傾向にある．ミエロ後CTでは椎間孔の拡大などの変化と腫瘍の存在部位が明瞭に示される．

MRIにおいては骨自身の変化はあまりわからないものの，腫瘍の発生部位の推定とその存在部位，椎間孔内外の腫瘍の状態が各種断面の画像より立体的に把握できる．

現在では，腫瘍の信号強度からは組織学的な診断は困難とされているが，神経鞘腫のほうが髄膜腫よりT_2強調像における信号強度が高い傾向にある[2]．

硬膜内髄外に存在する可能性のある脂肪腫やdermoidではT_1，T_2強調像で特有の信号強度を呈するため，神経鞘腫や髄膜腫との鑑別は十分可能である．

Gd-DTPAではよく造影されるが，神経鞘腫ではcysticな部分を含むこともあり，造影されない低信号域を認めることもある．最近ではfast scanなどを用いたdynamic MRIにより早期に造影される髄膜腫と徐々に造影される神経鞘腫との鑑別が可能であるとの報告もある[3]．

本症例では頸椎単純X線撮影で椎間孔の拡大を認め，ミエログラフィー，ミエロCTにおいて椎間孔内外に存在する腫瘍が認められ，神経鞘腫が疑われたが，MRIにおいて脊髄後根より発生しており，椎間孔内より上縦隔付近まで存在し（dumbell shaped），椎間孔付近の腫瘍のT_2強調像における信号強度は高く，造影にてよく増強されるが一部低信号域を認めることからも神経鞘腫の可能性が強く疑われ，手術により確認された． 〔高橋睦正・伊豆永浩志〕

〈文　献〉
1) Post MJD, CT of the Spine, Williams & Wilkins, Baltimore, London, 1984.
2) 小西淳二，安里令人：脳脊髄MRI診断．医学書院，東京，1989．
3) 荒木　裕，大谷文正，塚口　功：ダイナミックMRIが有効であった脊髄腫瘍症例：続・脳脊髄の造影MRIシリーズNo 6, 日本シェーリング．
4) 高橋睦正，佛坂博正，ほか：脊髄腫瘍のMRIによる診断．画像診断，7：1172-1182, 1987．
5) 高橋睦正，坂本祐二，ほか：脊髄腫瘍のMRIによる局在診断．臨床放射線，34：191-198, 1989．

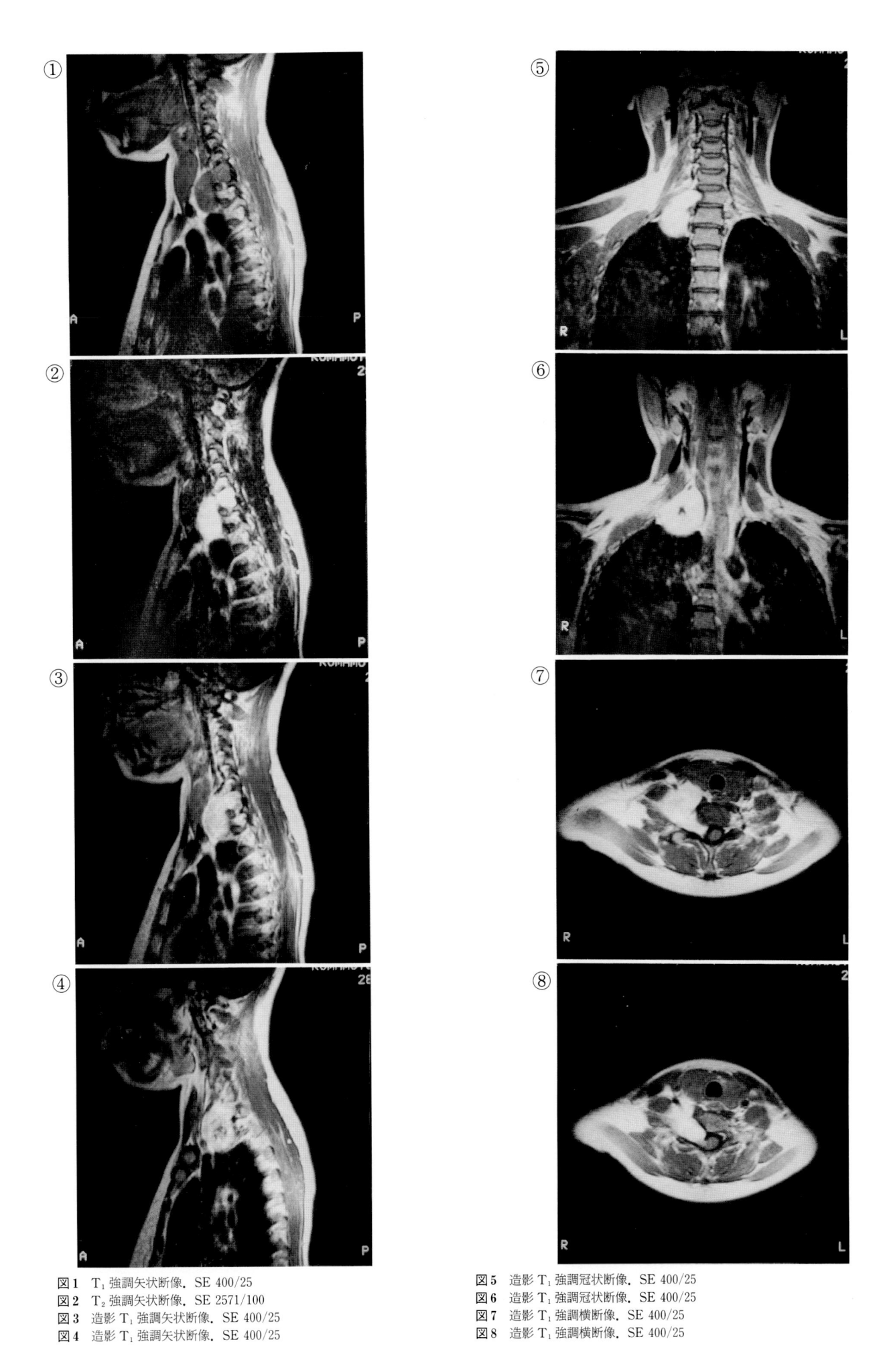

図1 T₁強調矢状断像．SE 400/25
図2 T₂強調矢状断像．SE 2571/100
図3 造影T₁強調矢状断像．SE 400/25
図4 造影T₁強調矢状断像．SE 400/25

図5 造影T₁強調冠状断像．SE 400/25
図6 造影T₁強調冠状断像．SE 400/25
図7 造影T₁強調横断像．SE 400/25
図8 造影T₁強調横断像．SE 400/25

脊髄全体におよぶ低信号域と内部の増強効果

症　　　例	39歳，女性． 主訴：腰痛，頸部痛． 病歴・検査結果：非定型腰痛，頸部痛にてMRI施行，異常を指摘され入院，精査となった．ほかに特記すべき異常所見はない．
MRI所見	造影T_1強調矢状断像（図1，2）にて脊髄全長におよぶsyringomyeliaとC5～Th4におけるenhanced mass lesionを認める．空洞壁は平滑ではなく，軽度増強されている． follow up MRI, T_2強調矢状断像（図3）にて頸部脊髄は全体的に腫大しており，やや不整な高信号を呈している．T_1強調矢状断像（図4）にて腫瘍の存在すると思われる部分は脊髄と等信号を呈している．造影T_1強調矢状断像（図5，6）では腫瘍の範囲は前回と著変ないが（部分摘除により増強がやや不整となっている），空洞壁は前回よりやや平滑となっている．横断像（図7，8）にても空洞症の所見と髄内を占めるenhanced massの所見を認める．
その他の画像所見	ミエロ後CTにて，脊髄の腫大が認められた．
手術・病理所見	腫瘍の全摘はできず，部分摘除となった．病理所見はependymomaであった．
最終診断	頸髄髄内上衣腫．

〔解　説〕　脊髄腫瘍は発生部位により髄内，硬膜内髄外，髄外に分けられる．髄内腫瘍では上衣腫が最も多く，星細胞腫がそれに次いで多い[1]．

上衣腫は下位の脊髄に多く，星細胞腫に比べて脊髄空洞症を合併することが多い．空洞症を合併する頻度の高い腫瘍には，ほかに血管芽細胞腫がある．

頸髄，胸髄領域では星細胞腫の頻度が高い．髄内腫瘍としてほかに脂肪腫，髄内転移性腫瘍がある．

ミエログラフィー，ミエロCTでは脊髄の腫大は診断できるが，腫瘍の存在範囲，合併する空洞症との鑑別などは困難である．

MRIにおいて腫瘍の存在部位の診断は比較的明らかであり，脊髄空洞症を合併していない場合T_2強調像でその範囲もほぼ明らかであるが，辺縁の浮腫との鑑別は困難である．上衣腫では，偽被膜により腫瘍の境界が明瞭な場合がある．脂肪腫においてはその特有の信号強度により診断は比較的容易である．転移性腫瘍では，原発巣の存在と多発性の病変などの所見があれば鑑別可能である．

脊髄空洞症の合併も含め，Gd-DTPAを用いた造影MRIが腫瘍の存在範囲を知るうえで有用である[2]．多くの髄内腫瘍は増強されるため脊髄空洞症の部分との区別は明らかである．腫瘍の存在範囲も高信号域として示される．腫瘍の質的診断については内部の信号強度や増強のされかた，程度などでは厳密には困難である．髄内腫瘍として多く認められる星細胞腫，上衣腫とも均一な増強効果を呈する場合と，嚢包変性などにより不均一な信号強度を呈する場合がある[3]．

最近，dynamic MRIによる鑑別が可能であるとの報告もあり，有用であると考えられる．髄膜腫に比して上衣腫は徐々に濃染される傾向にある．

本例においては，著明な脊髄空洞症を伴う腫瘍で，髄内腫瘍として上衣腫，血管芽腫などが考えられるが，造影後の信号強度が均一な点が嚢胞内の壁在結節として認められることの多い血管芽腫としては合わない点である．

本症例の腫瘍はやや高位ではあるが，上衣腫を疑わせる所見として考えられ，手術（部分摘除）にて上衣腫が確認された．

〔高橋睦正・伊豆永浩志〕

〈文献〉
1) Sloof JL : Primary intramedullary tumor of spinal cord and filum terminale, Saunders, Philadelphia, 1964.
2) Parizel PM, Baleriaux D, Rodesch, et al : Gd-DTPA-enhanced MR imaging of spinal tumors. *AJNR*, **10** : 249-258, 1989.
3) Scotti G : Magnetic resonance diagnosis of intramedullary tumors of the spinal cord. *Neuroradiology*, **160** : 153-163, 1988.
4) 高橋睦正，佛坂博正，ほか：脊髄腫瘍のMRIによる診断．画像診断，**7** : 1172-1182, 1987.
5) 高橋睦正，坂本祐二，ほか：脊髄腫瘍のMRIによる局在診断．臨床放射線，**34** : 191-198, 1989.

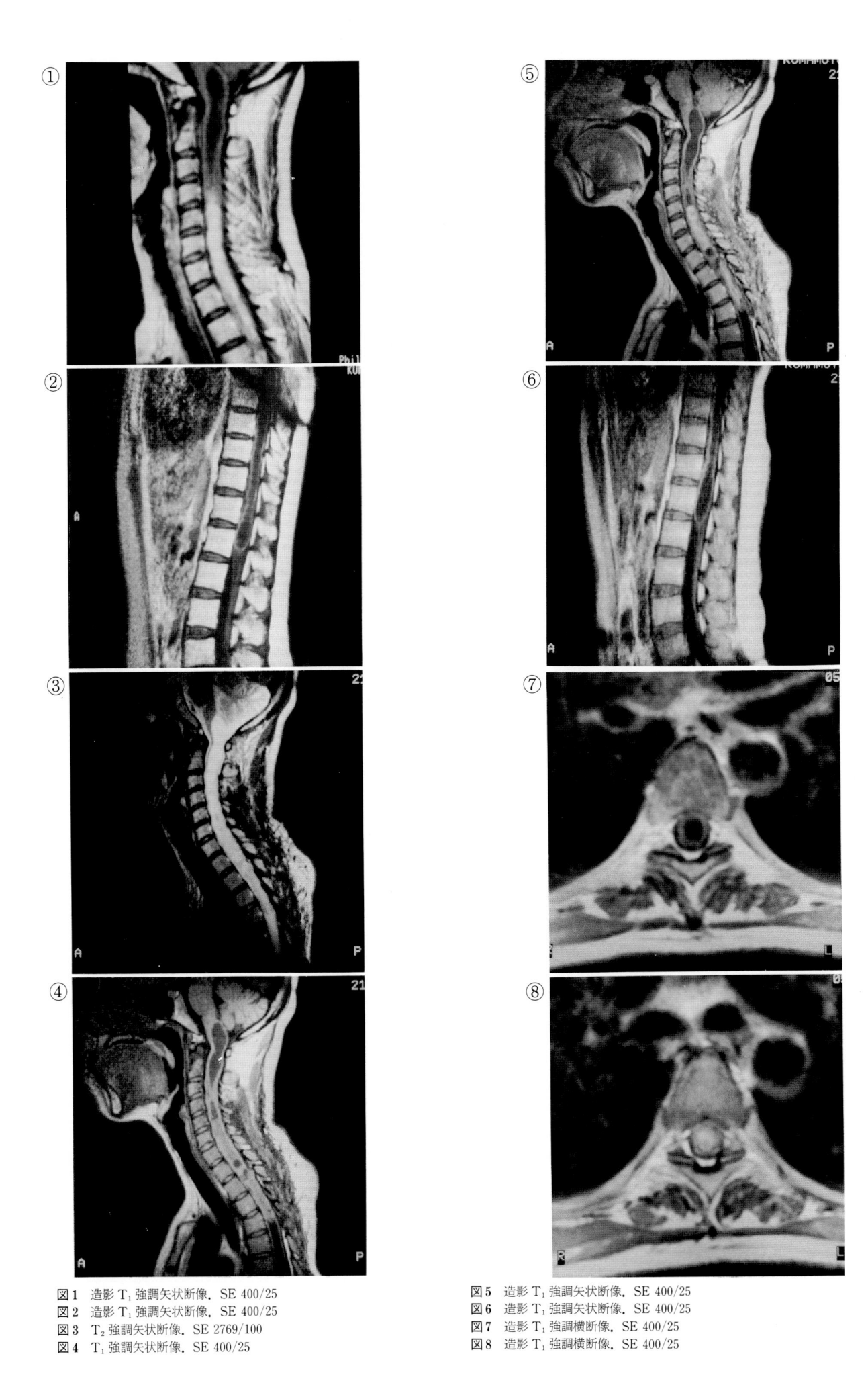

図1 造影 T_1 強調矢状断像. SE 400/25
図2 造影 T_1 強調矢状断像. SE 400/25
図3 T_2 強調矢状断像. SE 2769/100
図4 T_1 強調矢状断像. SE 400/25
図5 造影 T_1 強調矢状断像. SE 400/25
図6 造影 T_1 強調矢状断像. SE 400/25
図7 造影 T_1 強調横断像. SE 400/25
図8 造影 T_1 強調横断像. SE 400/25

腰部脊柱管内に認められた円形の腫瘤性病変

症例　66歳，男性．
主訴：腰痛，左下肢痛．
病歴・検査結果：腰痛と下肢痛のため近医を受診，保存的に加療していたが症状増強するためMRI施行，異常を指摘された．

MRI所見　矢状断T_1強調像（図1）ではL4椎体後方の脊柱管内に髄液よりやや高信号の腫瘤状のabnormal intensity areaを認める．腫瘍辺縁より内部はやや低信号で周囲には馬尾神経を認める．左側のスライスでは馬尾神経の1本より腫瘍が発生しているのが疑われる．
T_2強調像（図2）では腫瘍は円形の均一な高信号域として描出されている．
PD強調像（図3）でも同様の所見である．
GD-DTPAによる造影MRI（図4）では腫瘍の周辺と中心に増強が認められる．dynamic MRIはmotion artifactのため一部読影不能であったが，早期の増強は認められないようであった．

その他の画像診断　腰椎ミエログラフィー（図5）上，L4椎体後方に円形の腫瘤影を認める．
ミエロ後CT（図6）でもCSF space中の造影剤の中に円形の腫瘤影を認める．

手術・病理所見　手術はL4部の部分椎弓切除後，硬膜を切開し，顕微鏡下に腫瘍摘出術が施行され，組織学的に神経鞘腫が証明された．術中所見でもL4神経根部のneurinomaが考えられた．

最終診断　馬尾神経の神経鞘腫．

〔解説〕　腰痛を主訴として整形外科の外来を受診する患者は多く，その大部分がヘルニアなどの良性非腫瘍性疾患であるが，一部には腫瘍性疾患が含まれる．

腰椎の馬尾神経レベルによく認められる疾患は馬尾神経腫瘍（neurinoma, ependymoma），正中椎間板ヘルニアである[1]．また，ときに脊髄動静脈奇形（AVM）も認められる．また，硬膜内髄外腫瘍としては髄膜腫があるが，ほとんど（80％）が胸髄レベルの発生である．

ヘルニアと硬膜内髄外腫瘍の鑑別については，その存在部位よりある程度鑑別が可能である．すなわち，MRI上dural sacの圧排のされかたにより，硬膜内か外かの判断が可能であるからである．また，ヘルニアのほとんどは造影剤による増強効果は認められず，あっても硬膜内髄外腫瘍の代表であるneurinomaやmeningiomaほど増強は強くない．

neurinomaとmeningiomaの鑑別については単純MRIにおいてT_2強調像の信号強度が前者において強い傾向にあるが，信号強度のみでは鑑別は困難である．

Gd-DTPAを用いた造影MRIでは両者とも明らかな増強を認める[2]．前者のほうが増強が強く，内部に低信号域を認めることが多い．最近では，CTと同様に造影剤をbolusに注入し，fast scanなどによるdynamic MRI上，その濃染のされかたにより腫瘍の質的診断が可能であるとの報告もある．すなわち，meningiomaが早期に造影される傾向にあるのに対してneurinomaやependymomaは徐々に濃染される傾向にあることより鑑別が可能である．

本例ではMRI上，腰部脊柱管内に，馬尾神経より出たと考えられる腫瘤を認めた．腫瘍はT_2強調像で高信号を呈し，Gd-DTPAで増強された．dynamic MRI上，slow enhancementが認められたためneurinomaを疑った．手術によりL4神経根より発生した神経鞘腫が証明された．

〔高橋睦正・伊豆永浩志〕

〈文献〉
1) 玉置昌和，松野誠夫：新臨床整形外科全書，6A脊椎，金原出版，東京，1983．
2) Demachi H, Takashima T, Kadoya M, et al: MR imaging of spinal neurinomas with pathological correlation. JCAT, 14: 250-254, 1990.
3) 荒木　裕，大谷文夫，塚口　功：ダイナミックMRIが有効であった脊髄腫瘍症例：続・脳脊髄の造影MRIシリーズNo 6，日本シェーリング．
4) 高橋睦正，佛坂博正，ほか：脊髄腫瘍のMRIによる診断．画像診断，7: 1172-1182, 1987.
5) 高橋睦正，坂本祐二，ほか：脊髄腫瘍のMRIによる局在診断．臨床放射線，34: 191-198, 1989.

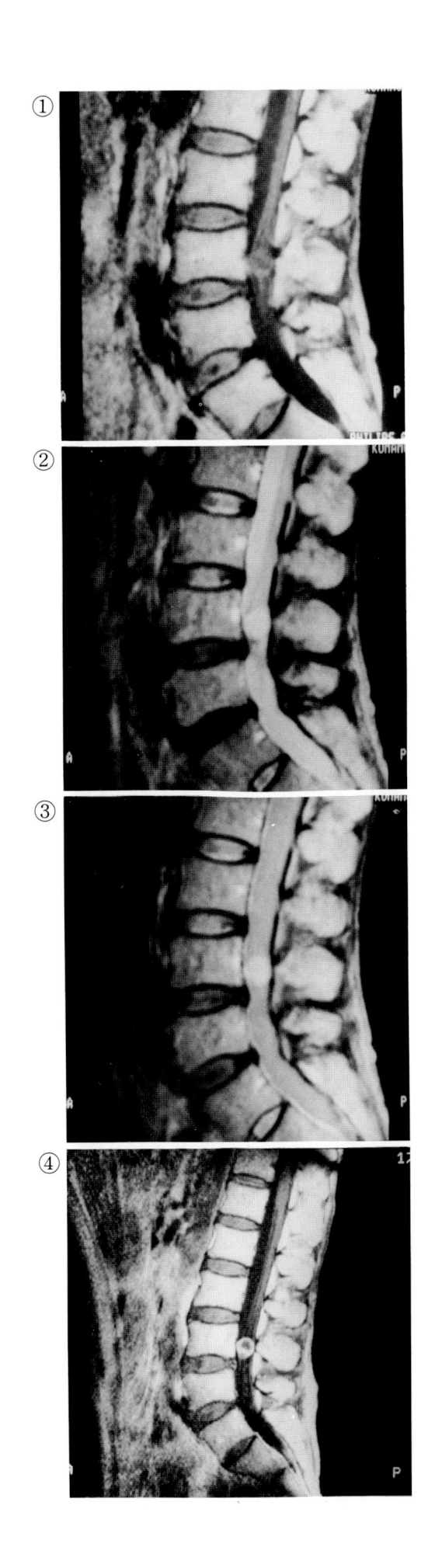

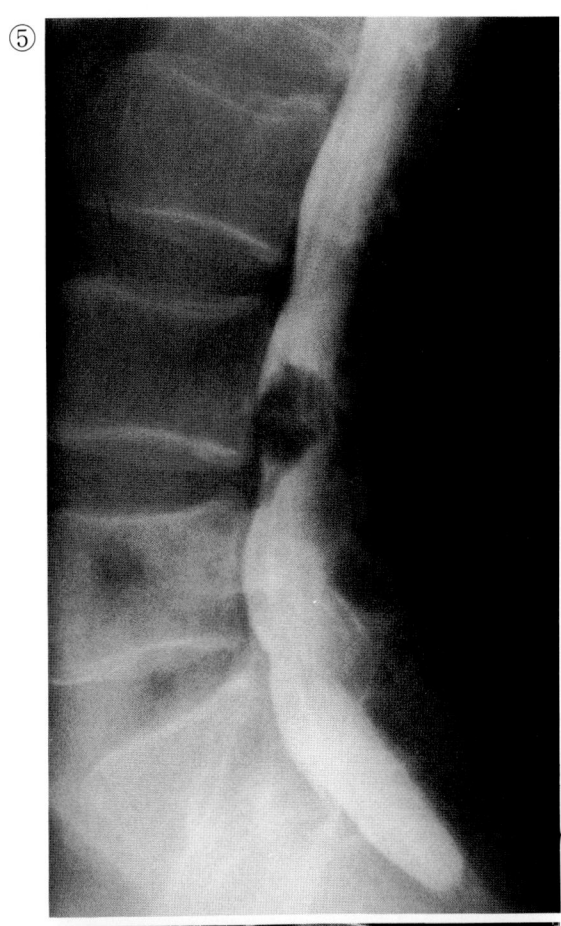

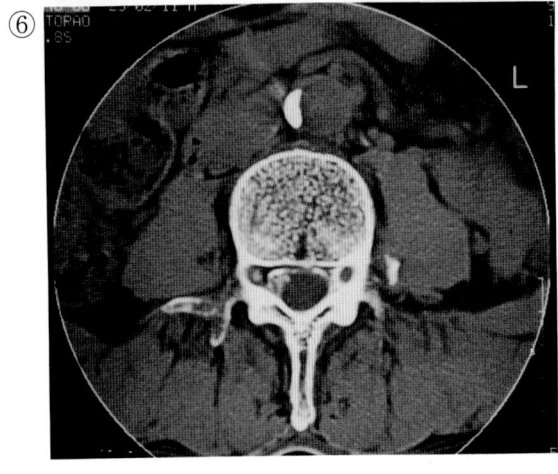

図1 T₁強調矢状断像．SE 500/29
図2 T₂強調矢状断像．SE 1400/100
図3 PD強調矢状断像．SE 1400/49
図4 造影T₁強調矢状断像．SE 400/25
図5 ミエログラフィー
図6 ミエロCT

腰部脊柱管内の腫瘤性病変

症　　例　56歳，女性．
主　訴：両下肢麻痺．
病歴・検査結果：脳腫瘍（anaplastic oligodendroglioma）の術後 follow up されていたが，両下肢麻痺が出現したため MRI 施行，腰部脊柱管内に異常所見を指摘された．

MRI 所見　造影 T_1 強調矢状断像（図1）にて L4/5 レベル後方の脊柱管内に腫瘤様所見を認める．腫瘤の増強はあまりはっきりしない．横断像（図2）では，腫瘤は脊柱管内左前方の硬膜内に存在し，やや増強されている．
摘出術後の造影 MRI 矢状断像（図3）では腰部脊柱管内に腫瘤は認められなくなっている．

手術・病理所見　腰部脊柱管の腫瘍摘出術が施行され，組織学的に硬膜内髄外の転移巣が確認された．

最終診断　硬膜内髄外転移腫瘍．

〔解　説〕　腰部脊柱管内に結節状の腫瘤様の所見を認める場合，硬膜外に存在する腫瘍，ヘルニア，硬膜内髄外腫瘍が考えられる．

脊柱より二次的に進展した硬膜外腫瘍などでは単純 X 線撮影上，椎体の変化などが認められ，診断可能である．

ミエログラフィー，ミエロ CT により病変の存在部位，存在範囲などは把握できる．しかし，病変の正確な存在部位，存在範囲，質的診断などについては MRI が必要である．

硬膜外腫瘍には転移性腫瘍，骨髄腫，神経鞘腫，悪性リンパ腫などがある[1]．転移性腫瘍，骨髄腫は脊椎骨への転移より二次的に硬膜外腔へ進展したものが多く，椎体の骨髄の変化を伴うことが多い．また，神経鞘腫や悪性リンパ腫では Gd-DTPA によりよく造影される．これらのことよりヘルニアとの鑑別は比較的容易である[2]．

硬膜内髄外腫瘍のほとんどは神経鞘腫と髄膜腫で占められる．髄膜腫はほとんどが胸椎レベルに発生する．神経鞘腫もやや頸椎レベルに多いが，各椎体レベルに発生する．

転移性腫瘍は髄内，硬膜外と硬膜内髄外の髄膜播種がある．髄膜播種にはびまん型と結節型があり，脊髄背面や馬尾領域で著明である．進行したびまん型では T_1，T_2 強調像においてクモ膜下腔の腫瘍と脊髄が区別できず，造影 MRI によりはじめて区別可能な場合がある（pseudohypertrophy）．結節型の典型例では多発性の結節をクモ膜下腔に認める[3]．画像的には von Reclinghausen 病の多発性神経線維腫においても同様の像を呈する．

本症例においては T_1 強調像の矢状断像でヘルニア様にもみえ，増強も弱かったため，鑑別が問題となった．腫瘤は横断像では硬膜内に存在し，増強もやや明らかとなっており，ほかにも小結節をみた．原発巣が存在することより髄膜播種が疑われ，手術により確認された．

〔高橋睦正・伊豆永浩志〕

〈文　献〉
1) Mohamed Banna : Clinical radiology of the spine, Williams & Wilkins, Baltimore, London, 1984.
2) Gordon Sze, George Krol, Robert D Zimmerman, et al : Malignant extradural spinal tumors ; MR Imaging with Gd-DTPA. *Radiology,* **167** : 217-223, 1988.
3) Barloon TJ, Yuh WTC, Yang CJC, et al : Spinal subarachnoid tumor seeding from intracranial metastasis : MR findings. *JCAT,* **11**(2) : 242-244, 1987.
4) 高橋睦正，佛坂博正，ほか：脊髄腫瘍の MRI による診断．画像診断，**7** : 1172-1182, 1987.
5) 高橋睦正，坂本祐二，ほか：脊髄腫瘍の MRI による局在診断．臨床放射線，**34** : 191-198, 1989.

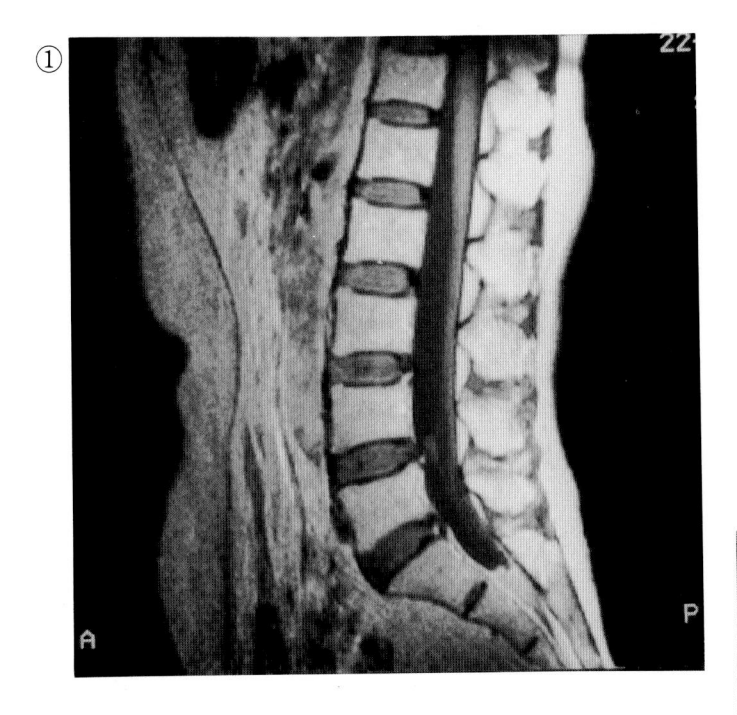

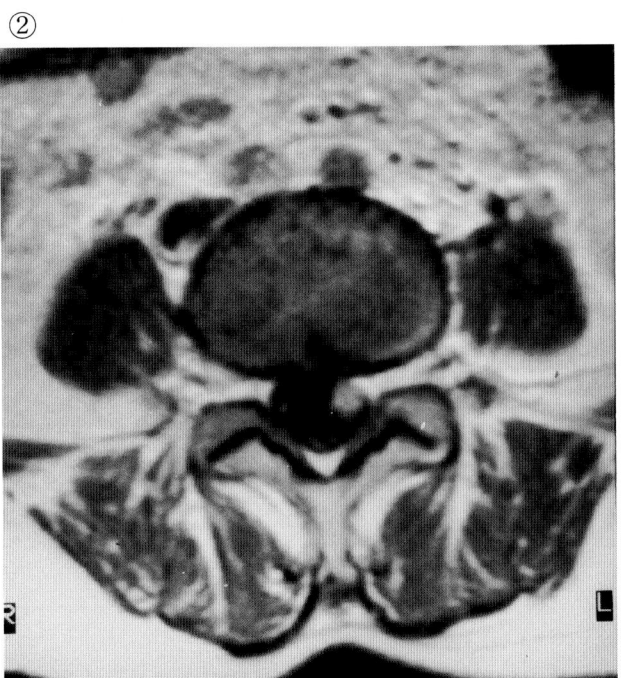

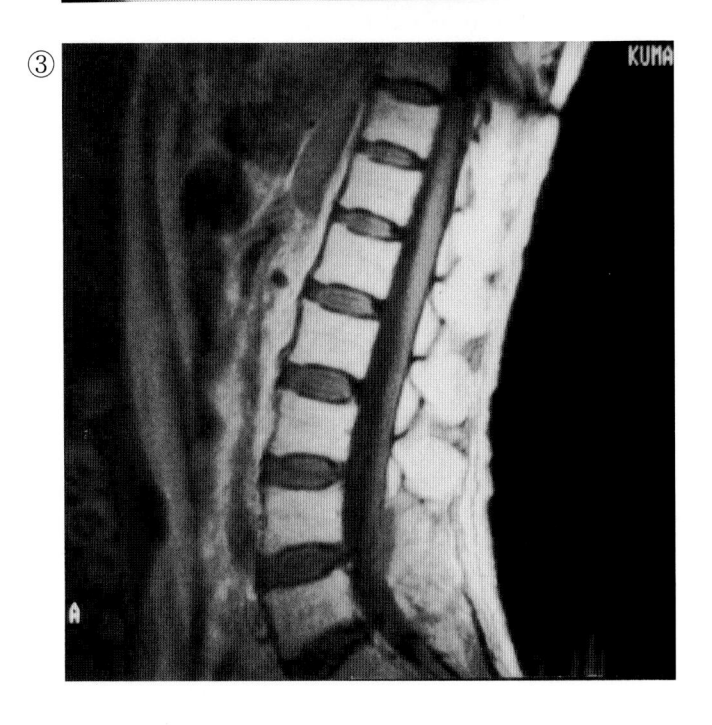

図1 造影 T₁ 強調矢状断像．SE 600/25
図2 造影 T₁ 強調横断像．SE 600/25
図3 造影 T₁ 強調矢状断像．SE 600/25

腰部脊柱管内背側に存在する不整な高信号域

症　　例　68歳，男性．
　主　訴：腰背部痛．
　病歴・検査結果：sudden onset の腰背部痛あり．その後，痛みは消失したが，下肢の脱力および歩行障害が残存したため MRI が施行された．

MRI 所見　T_1 強調矢状断像（図1）にて，L2よりL5/Sレベルの硬膜外腔と考えられる部位に帯状のやや不整な高信号領域を認める．病変は T_2 強調像，PD像（図2）にても高信号を呈している．
　T_1 強調横断像（図3）では，脊柱管の左背側の硬膜外腔と思われる部分に高信号域を認める．
　発症より約1か月後のMRIでは，T_1 強調像（図4），T_2 強調像（図5），PD像（図6）矢状断にて，高信号の病変の著明な縮小を認める．L5/S1 の椎間板の後方への突出と硬膜外静脈の拡張も認める．T_1 強調横断像（図7）にても病変の縮小は明らかである．

最終診断　腰部脊柱管硬膜外出血．

〔解　説〕　脊柱管内出血は部位により，髄内出血，クモ膜下出血，硬膜下出血，硬膜外出血に分けられる[1]．脊髄損傷に伴う外傷性出血と非外傷性（特発性）出血がある．特発性出血には抗凝固剤の使用や血液疾患などの基礎疾患の存在することが多く，特別な誘因なく起こる．

　MRI上，血腫は亜急性期には遊離メトヘモグロビンの存在により T_1，T_2 強調像とも特有の高信号を呈する．類似の信号強度を有すると思われるものに脊柱管内の lipoma があるが，T_2 強調像における信号強度がやや異なり，発症のしかたなども緩徐である[2]．

　MRIにより出血部位の確定はおおよそ可能であり，早期治療の必要であるこれらの疾患の診療に寄与するところは大きい．

　特発性硬膜外血腫は比較的まれな疾患で，典型的にはとくに誘因なく突然の腰部の激痛をもって発症し，数日以内に脊髄障害部位以下の麻痺が出現し，急速に進行して，最終的には脊髄の横断性麻痺を呈するものである．特発性とされたもののうち，剖検または組織診により，一部に血管奇形が認められたとする報告もある[3]．発生部位は胸椎部が最も多い．

　多くの症例ではミエログラフィーにてブロックの所見が認められるが，本症例においては腰仙椎部が胸椎部に比べて硬膜外腔が広いことなどによりミエログラフィーにおけるブロックの所見が認められなかったものと考えられる．またそのため，症状がやや非典型的で非進行性であったものと考えられる．

　特発性脊髄硬膜下血腫の治療は一般に早期除去術とされているが，自然治癒したとの報告もある．

　本例ではMRIの T_1，T_2 強調像において硬膜外腔と思われる部に高信号域を認め，画像診断上，また臨床診断上も硬膜外血腫が考えられた．MRI画像において CSF space の変形は著明ではなかったこともあり，保存的に加療され，症状の著明な改善が認められた．MRI上も著明な縮小が認められた．

　診断，治療法の選択，治療効果判定上，MRIの有用性が確認された症例である．

〔高橋睦正・伊豆永浩志〕

〈文　献〉
1) 加藤　洋：脊髄血管障害の臨床．臨床神経学，**7**(7)：396-409, 1969.
2) 南　昌平，井上駿一，北原　宏：腰仙部脂肪腫の診断と治療．整形外科 MOOK, No. 49：221-231, 金原出版，東京, 1987.
3) 清水正人，大森薫雄，勝又壮一，ほか：緩徐な経過をとった特発性硬膜外血腫の一例．関東整災誌，**22**(2)：192-194, 1991.

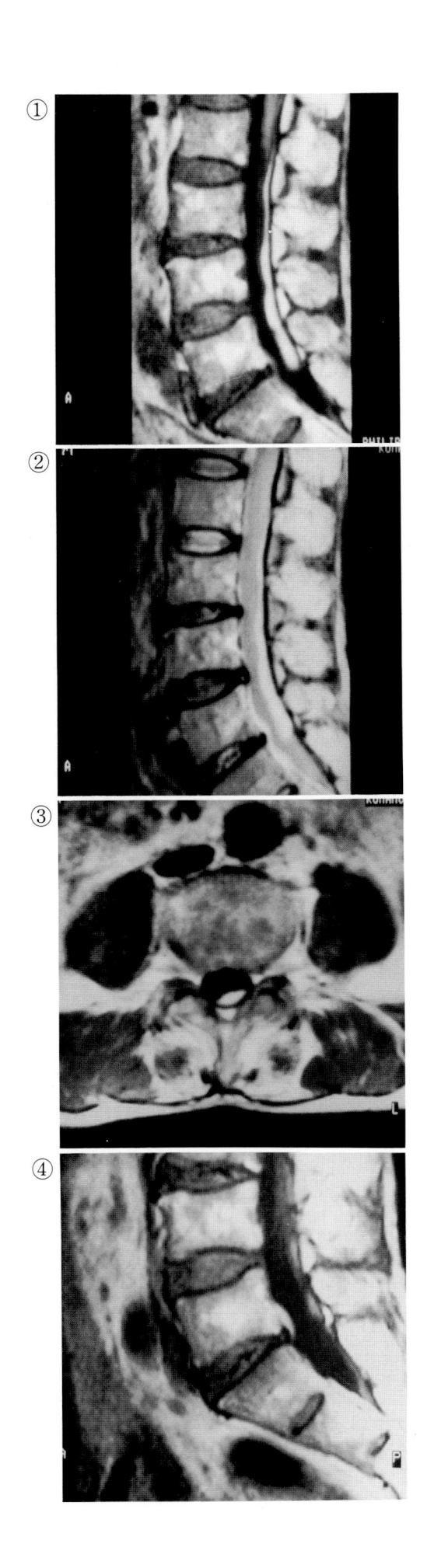

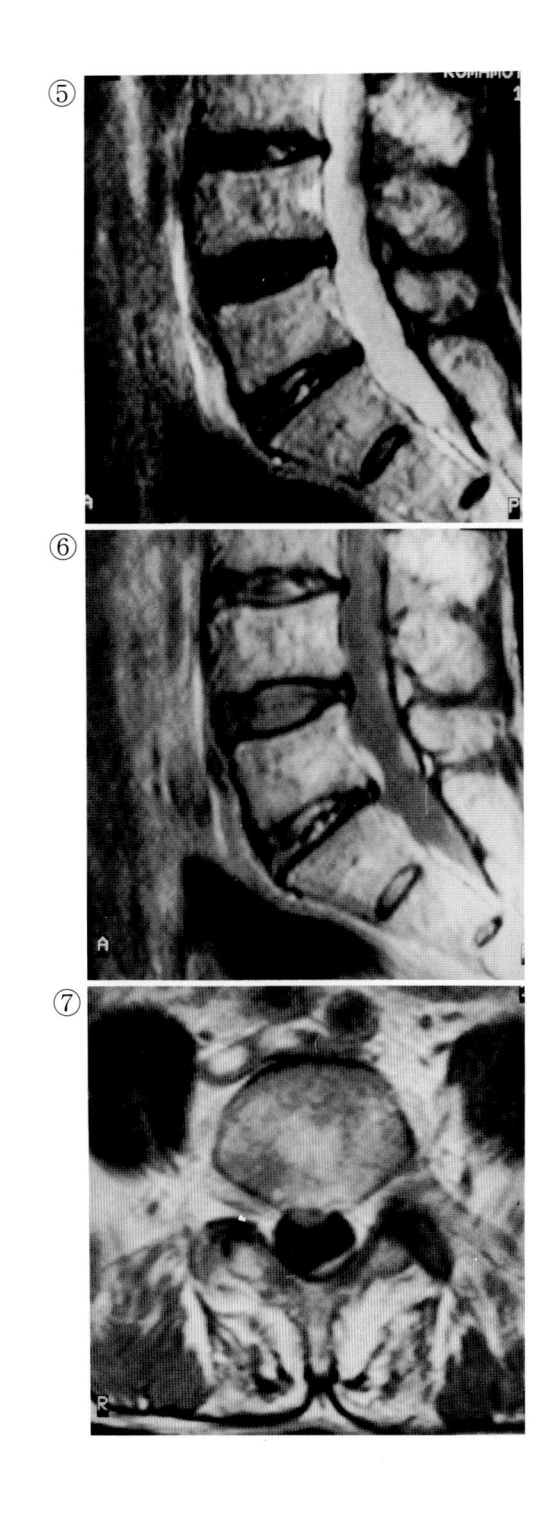

図1 T₁強調矢状断像．SE 400/29
図2 PD 矢状断像．SE 1600/49
図3 T₁強調横断像．SE 400/29
図4 T₁強調矢状断像．SE 400/29
図5 T₂強調矢状断像．SE 1800/100
図6 PD 矢状断像．SE 1800/30
図7 T₁強調横断像 SE 400/25

脊髄内に認められる不整な高信号域

症　例	73歳，女性． 主　訴：両下肢知覚障害． 病歴・検査結果：両下肢知覚障害にて近医受診，腰椎ミエロ上は著変はなかった．約1か月後に知覚障害の進行と排尿障害が出現したため，MRIが施行された．
MRI所見	T_2強調矢状断像（図1），PD像（図2）にて，Th8, 9レベル，Th10〜12レベルの脊髄内にやや不整な高信号域を認める．脊髄の著明な腫大は認められない． Gd-DTPA投与後のT_1強調矢状断像では，高信号域に一致してやや不整な増強効果を認める（図3）．横断像（図4）では灰白質より白質に及ぶ高信号域を認める．
その他の画像所見	ミエログラフィー上は著明な変化は認められなかった．
手術・病理所見	麻痺が進行するため，除圧などの目的で手術が施行され，腫瘍を否定するため生検が施行された．組織学的に梗塞巣が認められた．
最終診断	脊髄梗塞．

〔解　説〕　脊髄に異常高信号を認める場合，血管性病変(梗塞，出血など)，腫瘍性病変，炎症性病変，脊髄圧迫による変性などが考えられる．

　臨床的に血管性病変では，腫瘍性病変などに比して発症が急であることが考えられるが，ときには急激な発症を示さず進行性であることもある．

　脊髄梗塞は脳梗塞に比べてまれである．高血圧，糖尿病などのリスクファクターを有する場合に多く，原因として，大動脈硬化，解離性大動脈瘤，血管炎，腫瘍による圧迫などがある．梗塞が小さいとsubclinicalに終わってしまい，実際には無症状に経過するものが多いという報告もある．

　脊髄梗塞は前脊髄動脈領域の梗塞，後脊髄動脈領域の梗塞，横断性梗塞に分けられるが，後脊髄動脈領域は側副血行路が発達しているため，この領域のみの梗塞はきわめてまれとされている．障害部位としては下部頸髄，中〜下部胸髄が多い．

　脊髄梗塞の急性期には脊髄の腫大を認めることもあり，その場合にはミエログラフィーおよびミエロCTで腫大の所見がとらえられるが，病変の範囲などは厳密には確定できない．また，腫大が認められない場合は本例のごとく有意な所見は得られない．髄内腫瘍との鑑別も明らかではない．脊髄血管造影での有所見率も低い．

　MRIではまず，急性脊髄症状を呈する他の疾患（出血，硬膜外腫瘍，膿瘍など）の鑑別が可能である．

　脊髄梗塞のMRI上，高度の梗塞巣や陳旧性のものではT_1強調像において限局性の低信号域として認められることもあるが，本例のように急性期などでは病変を指摘できないことが多い．心電図同期のT_2強調像では病変部は高信号を呈し，いくつかの脊髄レベルにわたって認められることが多い．

　横断像での髄内の病変の分布は，中心灰白質に限局する場合と，白質を含めた脊髄全体に及ぶ場合がある．病変の進展は中心灰白質の前角部に病変が出現し，ついで後角におよび，さらに周囲白質へと及ぶことが知られている．

　画像診断上問題となる多発性硬化症との鑑別では，髄内の病変の範囲が灰白質を主体とする場合，脊髄梗塞の可能性が考えられる．多発性硬化症では，白質中心の病変分布を示すことが多い．

　本症例では，急性の知覚障害，膀胱障害の出現を認め，ミエログラフィー上は著明な異常所見を認めなかった．T_2強調像上，胸髄レベルに多発性に高信号を呈する病変を認めた．T_1強調像では，脊髄の腫大は認めず，異常信号も明らかではなかった．Gd-DTPA投与後のMRI矢状断像においては，病変の一部に増強を認め，横断像でみると高信号域は灰白質より白質に及んでいる．これらのことより脊髄梗塞を疑い，生検により証明された症例である．

〔髙橋睦正・伊豆永浩志〕

〈文　献〉
1) 百島祐貴，志賀逸夫：脊髄の非腫瘍性病変．画像診断，**11**(6), 1991.
2) 加藤　洋：脊髄血管障害の臨床．臨床神経学，**7**(7)：396-409, 1967.
3) 髙橋和郎：脊髄血管性障害．*Clinical neuroscience*, **3** (11), 1985.

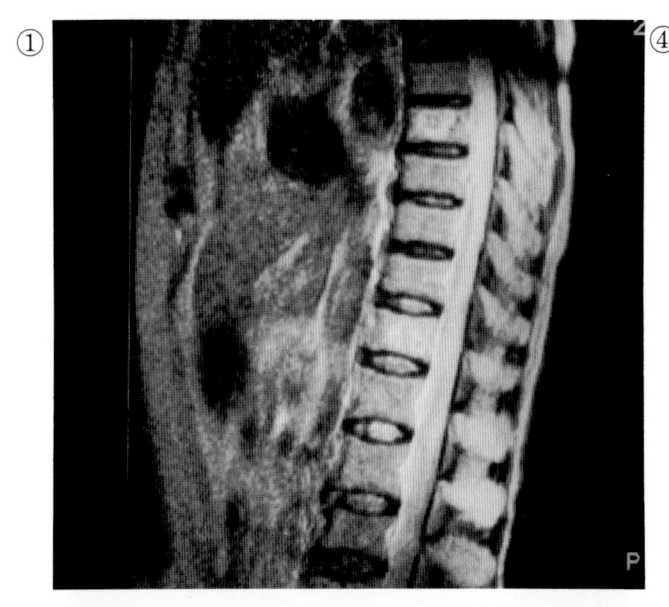

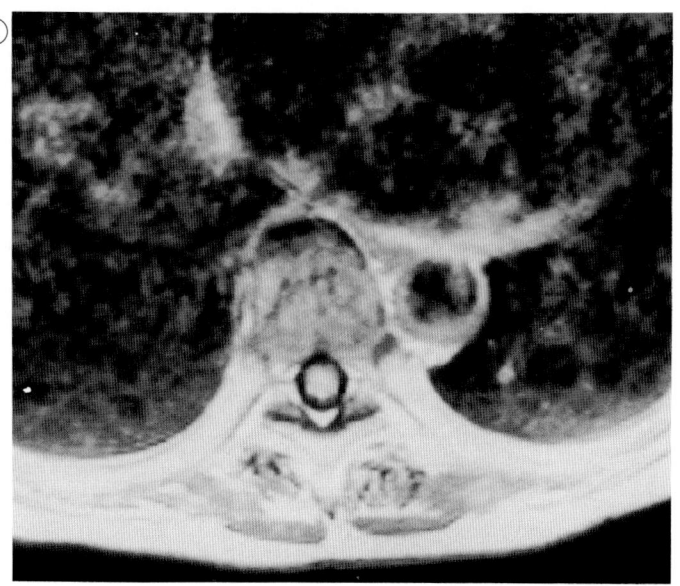

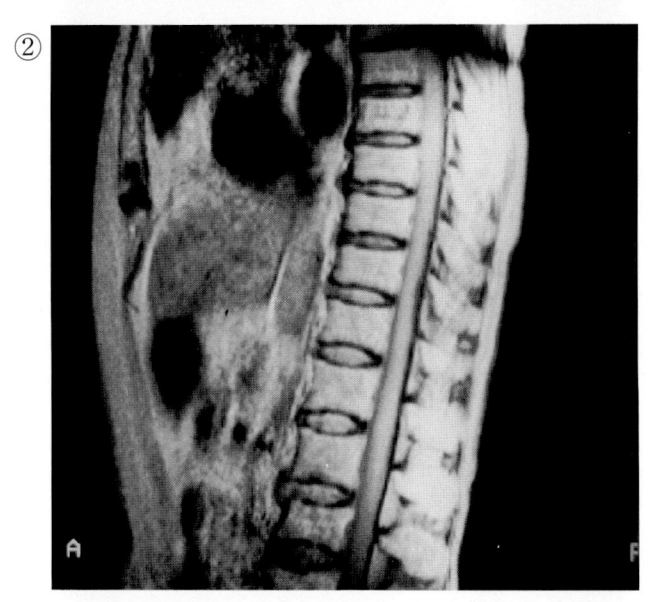

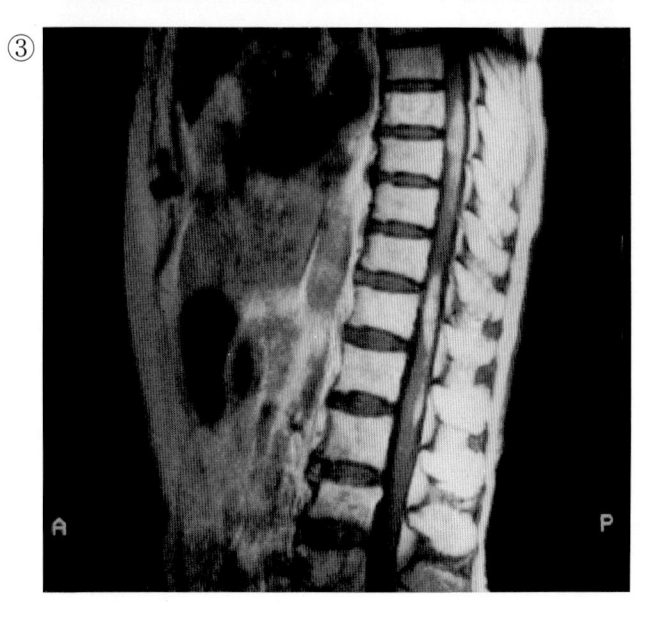

図1 T₂強調矢状断像. SE 1538/30
図2 PD 矢状断像. SE 1538/100
図3 造影矢状断像. SE 400/25
図4 造影横断像. SE 400/25

腰部脊柱管内に認められる蛇行した線状の低信号域

症　　例　27歳，女性．
主訴：腰痛．
病歴・検査結果：急性腰痛にて当院外来受診，MRIにて異常を指摘されたため，精査のため入院となる．入院時検査所見では特記すべきことはない．

MRI所見　T_2強調矢状断像(図1)，PD矢状断像にて腰椎レベルのCSF中に蛇行した線状および小円形の低信号域を認める．T_1強調像（図2）ではCSF中に点状のflow voidを認めた．

その他の画像所見　腰椎ミエログラフィー（図3）にても腰椎レベルのCSF中に蛇行した線状，小円形状の構造を認める．
　血管造影（図4）上，右の腸腰動脈に連続する拡張，蛇行した脈管構造を認め，硬膜性動静脈奇形と診断した．MRIで認められた蛇行した線状のflow voidは拡張したdraining veinの描出と考えられた．
　腸腰動脈に選択的にカテーテルによってアイバロンにて塞栓療法を施行した．塞栓術後の血管造影（図5）では，脊髄動静脈奇形（AVM）の描出は認められない．塞栓術後のT_2強調像（図6）でも術前に認められた蛇行した線状，点状の異常信号は認められない．T_1強調像（図7）では術前にflow voidとして認められた部分が高信号となっており，血栓化したものと考えられた．

最終診断　硬膜性動静脈奇形．

〔解　説〕　本例における脊柱管内における線状の低信号域の所見はAVMのほか，脊髄空洞症，CSF flowによるアーチファクトなどで認められる可能性がある．
　脊髄空洞症ではT_1強調像で脊髄内に線状の低信号域を認めるが，T_2強調像では種々の信号強度を呈する場合が多い．CSF flowによるアーチファクトでも同様で両者とも蛇行は認めず，本症例で認められるような点状の低信号は認めない．
　脊髄動静脈奇形はextramedullary typeとintramedullary typeに分けられ，extramedullary typeがAVMの大部分を占める．また，retromedullary typeの大部分がdural AVMといわれている．
　脊髄のAVMではミエログラフィー上，完全ブロックを示すことはまれである．
　AVMの確定診断は血管造影でなされ，dural AVMでは治療のための塞栓療法も施行されることが多い．
　MRIにおいては動静脈奇形のnidusそのものは小さいこともあって，描出は困難であるが，拡張した異常血管はT_1，T_2強調像の矢状断で認められることが多い．グラジエントエコー法で血流による高信号を証明することも有用である．明らかでない場合でも脊髄表面のscallopingとして間接的に認められる．また，髄外型か髄内型かの判定もMRI上容易であり，髄内型の栄養が前脊髄動脈か，後脊髄動脈かの診断も可能である．
　また，AVMに関連した髄内の変化はMRIのみにて評価可能である．AVMによる脊髄症状の発現に関してはarterialized perimedullary veinによって起こる脊髄静脈圧の上昇による脊髄のうっ血性浮腫が関連していると考えられている．この変化は脊髄内の異常信号（T_1強調像で低信号，T_2強調像で高信号）としてとらえられ，外科的治療などにより可逆的に変化し，軽快する．不可逆的な変化であればmyelomalaciaが考えられる．この異常信号が前面に出てdrainerなどのflow voidの描出が不良の症例では，脊髄腫瘍などとの鑑別が困難である．その場合も脊髄周囲のflow voidに注目することによって鑑別可能であると考えられる．
　本症例のように腰仙椎部にnidusが存在すると考えられる場合もdraining veinなどのflow voidによりAVMの存在診断は非侵襲的に可能であり，治療後はその所見の消失および血栓化した部分の描出により画像診断的にも治療効果の判断が可能となる．

〔高橋睦正・伊豆永浩志〕

〈文　献〉
1) Pia HW, Djindian R.: Spinal angiomas, Springer-Verlag, New York, 1978.
2) 百島祐貴，志賀逸夫：脊髄の非腫瘍性病変．画像診断, **11**(6), 1991.
3) Aminoff MJ: The pathophysiology of spinal vascular malformations, *Neurol Sci*, 23: 255-263, 1974.

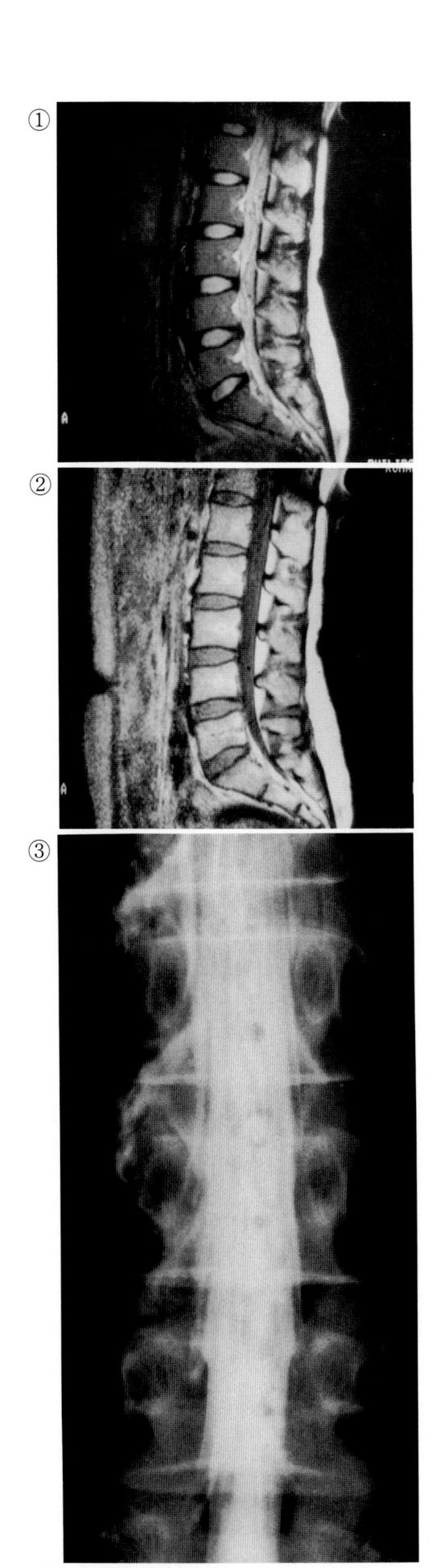

図1 T₂強調矢状断像．SE 1400/100
図2 T₁強調矢状断像．SE 400/29
図3 腰椎ミエログラフィー
図4 IADSA
図5 IADSA
図6 T₂強調矢状断像．SE 1800/100
図7 T₂強調矢状断像．SE 400/25

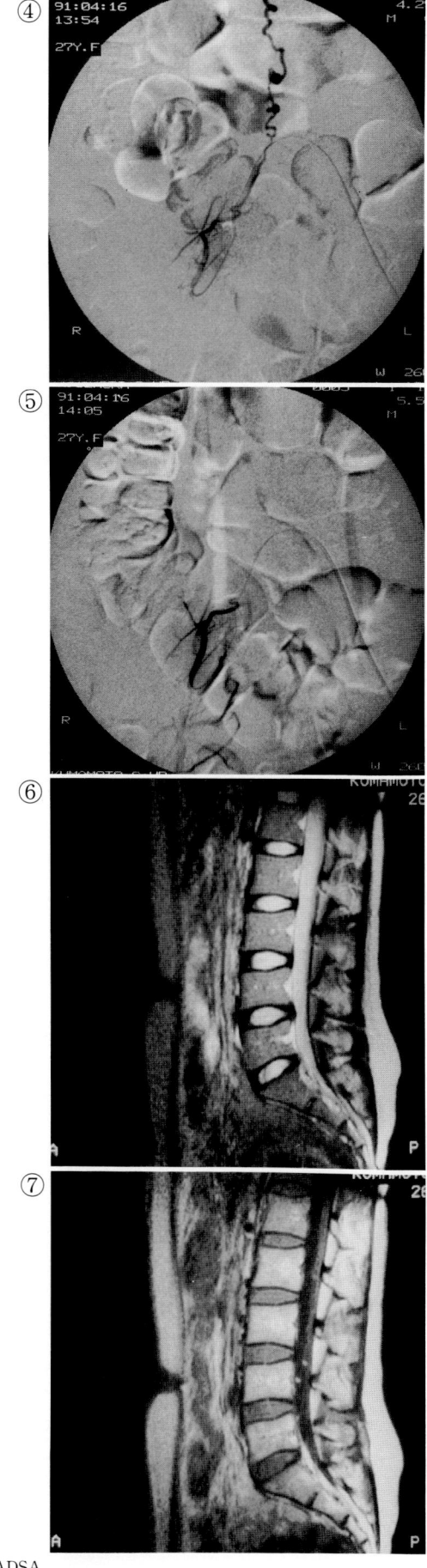

硬膜内の不整な異常信号域

症　例　61歳，男性．
主　訴：腰痛，発熱．
病歴・検査結果：腰痛のため牽引療法施行するも著変なく，仙骨部硬膜外ブロックが施行された．腰痛には著明な変化は認められなかったが，仙骨部付近に発赤を認め，発熱があったためMRI施行，上記の異常所見を認めた．その後，抗生物質の投与により炎症症状は軽快した．

MRI所見　T_1 強調矢状断像（図1）にて腰部硬膜内と思われる部位に不整な軽度の高信号域を認め，CSFの低信号が認められない．T_2 強調矢状断像（図2）では，T_1 強調像における軽度の高信号域は著明な高信号として認められる．

Gd-DTPA使用による造影MRI矢状断像（図3）では，L2/3レベル以下の硬膜内に不整な増強が認められ，硬膜に沿って高信号域が広がっている．横断像（図4）では硬膜内側のsubarachnoid spaceは高信号域となっている．

入院時の T_2 強調矢状断像（図5）ではL4/5のヘルニア以外，著明な異常所見は認められない．

最終診断　髄膜炎．

〔解　説〕　硬膜内の異常信号は，腫瘍性疾患，炎症性疾患，脊髄梗塞などで認められる．髄液の流れによるアーチファクトもあるが，flow compensationや心電図同期のMRIにて消失する．腫瘍と他の疾患との鑑別は画像診断上比較的容易である．

腫瘍では腰仙椎レベルでは硬膜外腫瘍，硬膜内髄外腫瘍が考えられるが，このような不整な異常信号を呈する可能性のあるものとしてはびまん性の drop metastasis (dissemination) が考えられる．炎症性疾患としては髄膜炎が考えられる．

両者の鑑別には，原発巣の有無，炎症症状の有無などの臨床所見も重要である．

画像診断上，腰椎単純X線撮影ではクモ膜炎の原因となった手術などによる変化はとらえることが可能であるが，それ以上の情報は得られない．ミエログラフィー，ミエロCTでは造影剤の不整な欠損像が認められるが，腫瘍では一部に結節状の部分を認める可能性があり，クモ膜炎の末期でも腫瘤状の所見を呈する可能性がある．

MRI上も T_1，T_2 強調像における不整な異常信号では，臨床所見を加味しない場合，disseminationとクモ膜炎の鑑別はやや困難である．

Gd-DTPAを用いた造影MRIにおいては病変の広がりがより明瞭に把握でき，両者の鑑別が可能な場合もあるが，上記のような腫瘍性の部分を認めても，クモ膜炎末期の像との鑑別は必ずしも容易でないこともある．

髄膜炎は特発性に生ずるもの，pantopaqueによる脊髄腔造影の後遺症として起こるもの，術後に起こるもの，感染や出血に伴って起こるものがある[1]．クモ膜下腔における滲出物により脊髄と神経根やdural sacとの癒着が生ずる．MRI上，3つのグループに分類した報告もある[2]．すなわち末期では腫瘍との鑑別が困難な症例も存在する．MRIにおいては脊髄と周辺の炎症所見との関係や脊髄空洞症の合併などの所見が得られる[3]．

本例では硬膜外ブロック後に局所の炎症所見を認め，MRI上，脊柱管内に T_2 強調像で不整な異常信号を認め，Gd-DTPAにより病変部の不整な増強を認めたため髄膜炎が疑われた．その後，抗生剤の投与により臨床症状の軽快をみ，臨床的に髄膜炎と診断された症例である．

〔髙橋睦正・伊豆永浩志〕

〈文　献〉
1) Mohamed Banna : Clinical Radiology of the Spine and Spinal Cord, An Aspen publication, 1985.
2) Ross JS, Masaryk TJ, Modic MT, et al : MR imaging of lumbar arachnoiditis. *AJNR*, 8 : 885-892, 1987.
3) Simmons JD, Norman D, Newton TH : Preoperarive demonstration of post inflammatory syringomyelia. *AJNR*, 4 : 625-628, 1983.

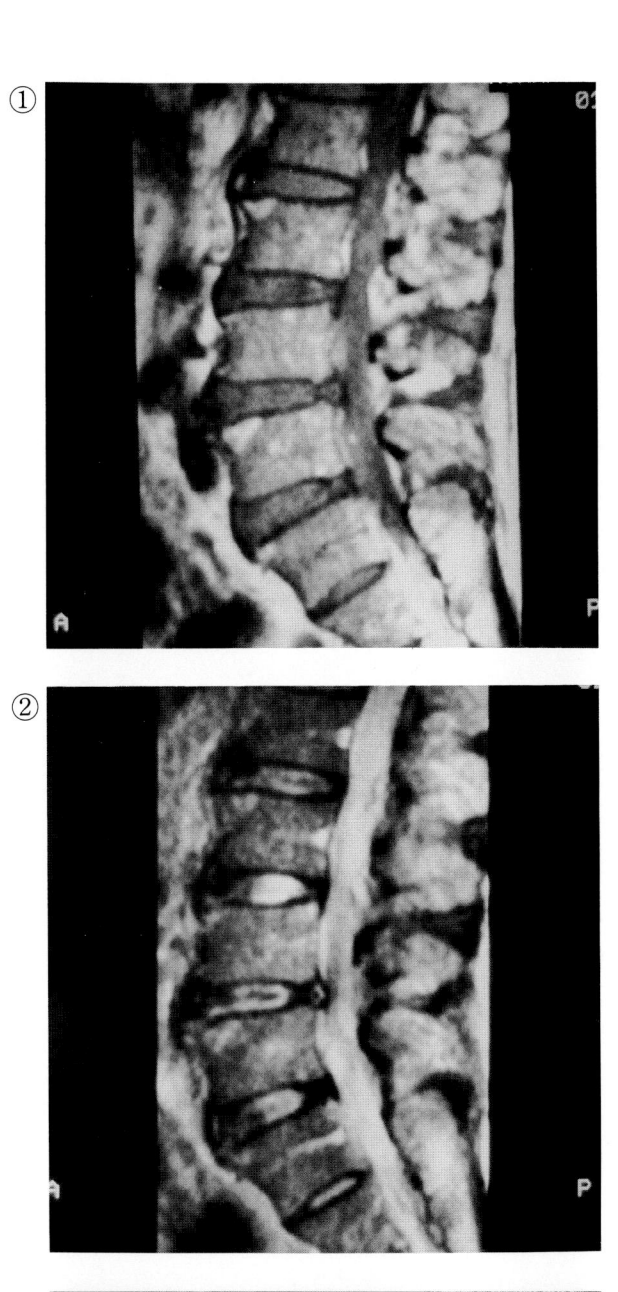

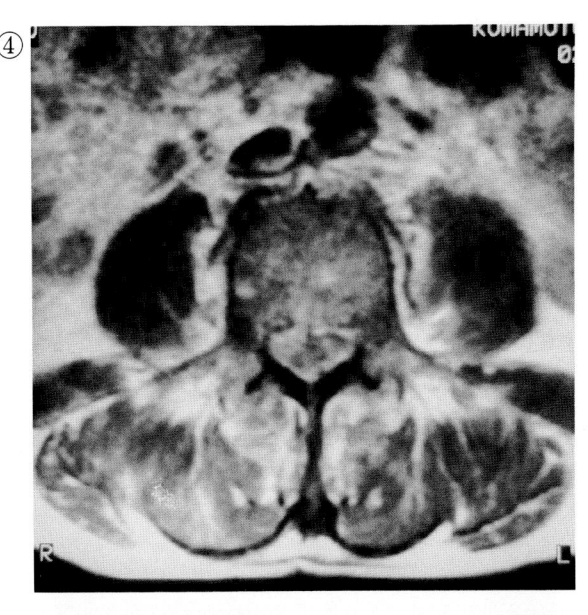

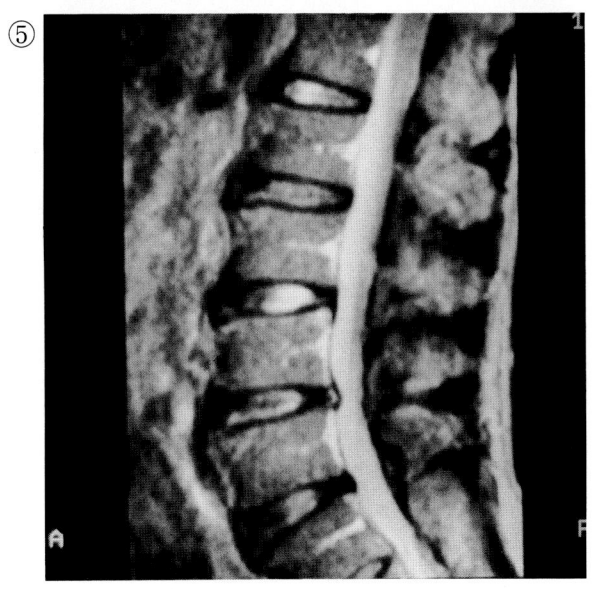

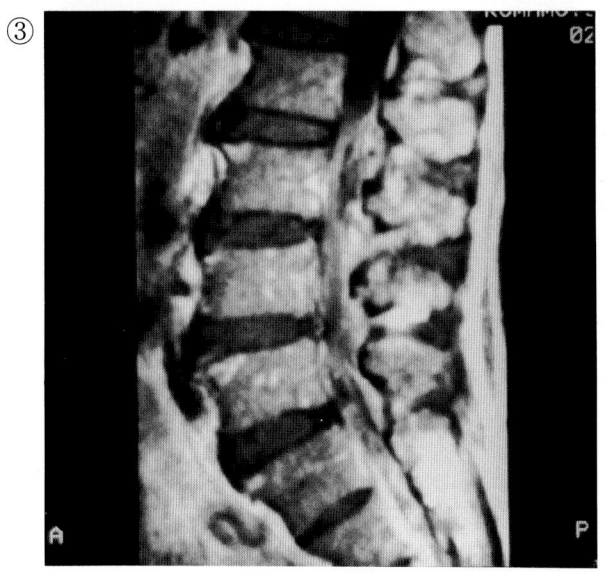

図1 T₁強調矢状断像. SE 400/25
図2 T₂強調矢状断像. SE 1800/100
図3 造影T₁強調矢状断像. SE 400/25
図4 造影T₁強調横断像. SE 400/25
図5 T₂強調矢状断像. SE 1800/100

脊髄の腫大とT₂強調像における高信号

症例 17歳，女性．
主訴：四肢麻痺・排尿障害．
病歴・検査結果：突然発症した下肢脱力，排尿障害を主訴として近医受診，入院後上肢にも脱力が出現した．腰椎穿刺にて髄液細胞数の増加（1856，単核球82％）を認めた．IgGの増加は認められなかった．

MRI所見 T₁強調矢状断像（図1）にて，頸部脊髄の著明な腫大を認める．T₂強調矢状断像（図2），PD矢状断像（図3）にて，C3レベル以下の脊髄は高信号を呈している．造影MRI矢状断像（図4）では頸部脊髄には著明な増強の所見は認められない．横断像にても髄内の増強は明らかではなかった．

最終診断 急性横断性脊髄炎．

〔解説〕 急性横断性脊髄炎は特発性の炎症または脱髄によって発症し，急激な脊髄横断症状を呈する疾患群である．その本態は不明であるが，ウイルス感染後，ワクチン接種後に起こるものや，膠原病に伴うものなどがあり，その一部にはDevic病に代表される多発性硬化症の急性期も含まれている[1]．

脊髄の腫大は脊髄腫瘍，炎症性疾患，脱髄性疾患などで認められ，臨床症状は明らかである場合が多いが，単純X線撮影では所見は認められず，ミエログラフィーやミエロCT上も脊髄の腫大が描出されるものの病変の範囲は明らかではない．

病変の広がりはT₁強調像で脊髄の腫大所見として示される．

T₂強調像において腫大部は高信号を呈することが多く[2]，その場合には星細胞腫などの浸潤性の髄内腫瘍との鑑別が問題となる．腫瘍はGd-DTPAにより限局性に造影されることが多く，鑑別点のひとつとなるが，他の病変でも造影されることもあり，やや鑑別が困難な場合も経験される．その場合，発症のしかたなどの臨床所見が鑑別に重要な役割を果たす．

また，MSとの鑑別については経過を追うことにより可能であるが，横断性脊髄炎の一部にMSの急性期が含まれることなど，臨床的にも鑑別が困難なこともあり，画像診断上は鑑別は困難である．

画像診断，とくにMRIの役割は，本疾患を鑑別にあげ，ステロイド治療などを急ぐとともに，その経過観察に役立てることである．

また，本疾患においてGd-DTPAで増強される病変は最も病変の進行した部分ともいわれており[3]，その意味でもMRIの横断性脊髄炎の診療に果たす役割は大きいものと考えられる．

本症例では急性期の増強は明らかではなかった．加療により症状の軽快を認めたが，その時期のT₁強調矢状断像（図5）において脊髄腫大は認められなくなっており，T₂強調矢状断像（図6）における高信号の程度も著明に減少している．

本例は臨床的に急性横断性脊髄炎（ATM）を疑わせる所見を呈し，MRIを中心とした画像診断上も頸髄の腫大と異常信号を認め，ATMの診断のもとにステロイド治療を施行され，MRI上も臨床症状と相関する所見の改善を認めた．

〔高橋睦正・伊豆永浩志〕

〈文献〉
1) Marine D, Wang H, Kumar AJ, et al : CT myelography and MR imaging of acute transverse myelitis. *JCAT*, **11** (4) : 606-608, 1987.
2) 前田尚利，臼井康臣，吉田英治：急性横断性脊髄炎の1例—MRI所見．臨床放射線，**36**：493-496, 1991.
3) Keith A, Sanders MD ; Gadolinium-MRI in acute transverse myelopathy. *Neurology*, **40** ; 1614-1616, 1990.

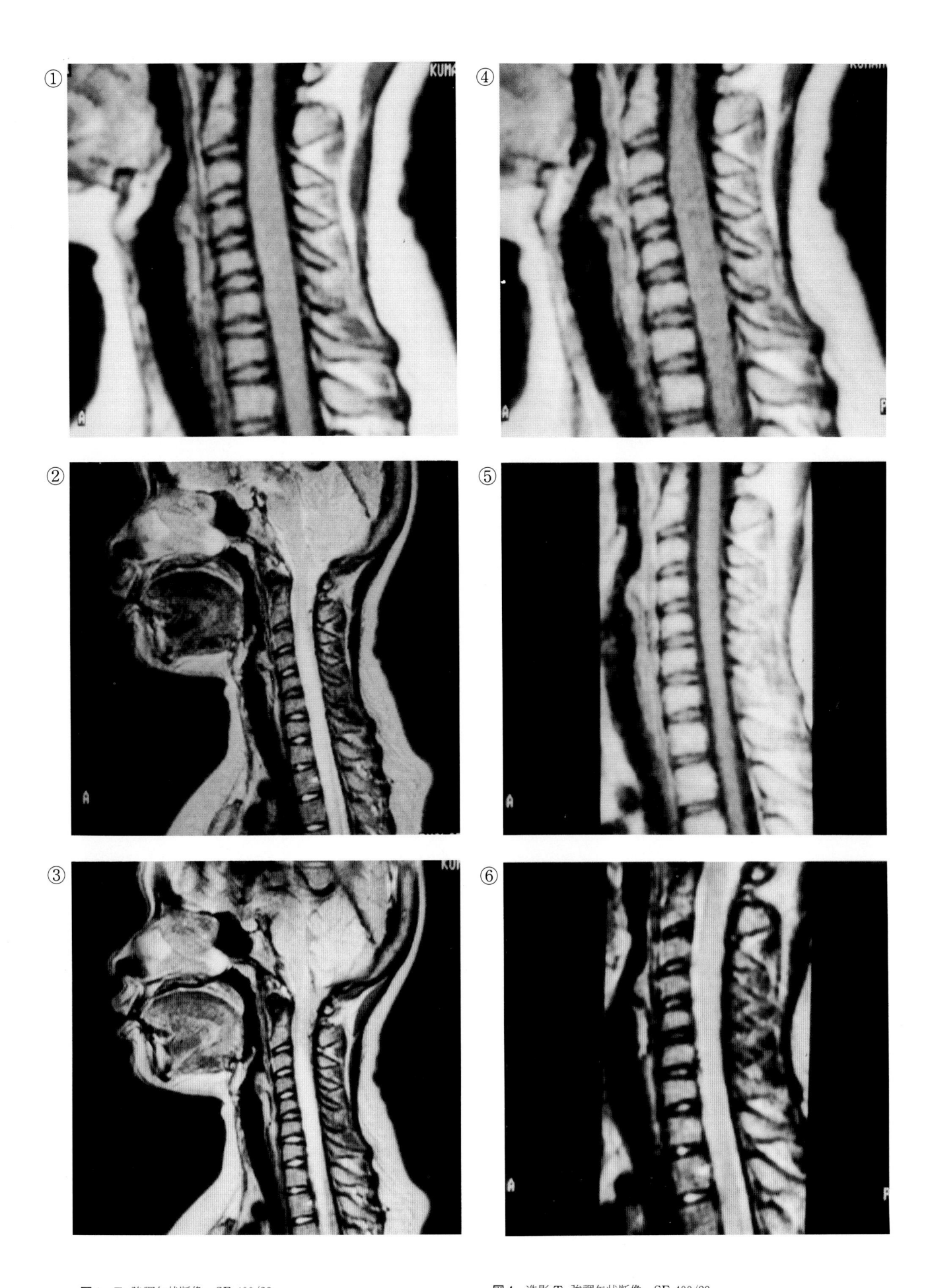

図1 T₁ 強調矢状断像．SE 400/29
図2 T₂ 強調矢状断像．SE 1600/100
図3 PD 矢状断像．SE 1600/49

図4 造影 T₁ 強調矢状断像．SE 400/29
図5 T₁ 強調矢状断像．SE 400/29
図6 T₂ 強調矢状断像．SE 1600/100

脊髄の腫大と異常高信号

症　　例　41歳，女性．
主訴：発熱，意識障害．
病歴・検査所見：38.5度の発熱あり，近医にて精査するも血液所見などに著変なくウイルス感染として加療していたが，症状の改善なく転院，受診時神経学的に neck stiffness のみを認めた．髄液所見では細胞増多（単核球），蛋白増多を認めた．IgGの増加は認められなかった．その後，意識低下など出現したため MRI 施行，異常を認めた．

MRI 所見　T_1 強調矢状断像（図1）にて頸部脊髄の腫大を認める．T_2 強調矢状断像（図2）にても同様に脊髄の腫大を認め，内部にやや高信号が散在している．横断像（図3）にて病変の分布は白質中心の分布のようにみえる．
造影MRI矢状断像（図4）にて，脊髄内に軽度の増強が散在している．横断像（図5）にて白質の一部に点状の高信号を認める．

その他の画像所見　頭部CT上は著明な変化は認められなかった．

最終診断　急性散在性脳脊髄炎（ADEM）．

〔解説〕　MRI上の脊髄の腫大と異常信号は脊髄の腫瘍性疾患，炎症性疾患，血管障害，脊髄圧迫，脱髄性疾患において認められる．

このような状態において単純X線撮影上の情報はなく，ミエログラフィー，ミエロCTにおいては脊髄の腫大はわかるが脊髄内部の情報は少なく，MRIが必須の検査といえる．

発症のしかたなどの臨床所見も診断上重要である．

MRI上，髄内腫瘍においては腫大および異常信号の範囲がある程度明確であることが多い．MSやADEMなどの脱髄性・炎症性疾患においては腫大の範囲はあまり明確ではなく，異常信号もびまん性の場合も多い．MSでは病変の多発もみられる．血管障害においては急性期に脊髄の腫大を認めることもあるが，必ずしも認められず，病変が多発することもある．

Gd-DTPAを用いた造影MRIにおいては髄内腫瘍では明確な増強を認めることが多い．血管障害においては急性期に病変の増強を認めることもある．脱髄性・炎症性疾患では，活動性の病変が増強されるともいわれているが，MSでは必ずしも病変の活動期との相関は認められない．

上記の疾患では早急に疾患の範囲をしぼり，的確な治療へとむすびつけなければならない．その場合，臨床診断とともに画像所見，とくにMRIは重要な位置を占める．

急性散在性脳脊髄炎（ADEM）は急性の経過をとる脳および脊髄の散在性炎症性疾患で，病理学的には白質の静脈周囲の単核細胞浸潤と脱髄巣が主体である．主として単相性の経過をとる．病因は自己免疫，アレルギーが考えられている[1]．

MRI上，T_2 強調像において大脳白質に散在性に脱髄を示す高信号域が認められる[2]．脊髄においても同様に本例のように病変部は T_2 強調像において高信号を呈する．多発性硬化症との鑑別は画像診断上，必ずしも容易ではない．

MRIの役割は，臨床所見もあわせて本疾患を疑い，ステロイドなどによる適切な治療に結びつけることで，経過観察により，治療効果の判定にも有用である．

本症例は，MRI上，頸髄の散在性の白質を中心とした病変，および臨床所見よりADEMが考えられた症例である．その後の加療により軽度の下肢麻痺を残して臨床症状は改善した．

〔高橋睦正・伊豆永浩志〕

〈文献〉
1) 宮本昭正，水島　裕：今日の内科学，pp 1157-1158，医歯薬出版，東京，1988.
2) 今道英秋，笹本和広，山下隆司，ほか：急性散在性脳脊髄炎の1男児例．小児科，**32**(2), 1991.

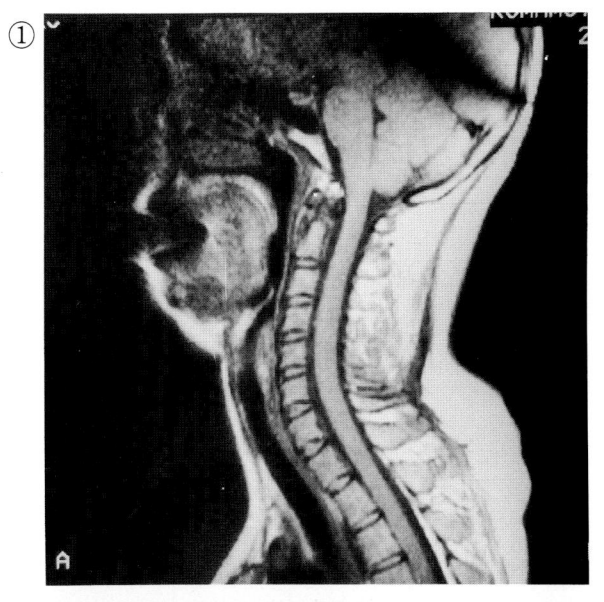

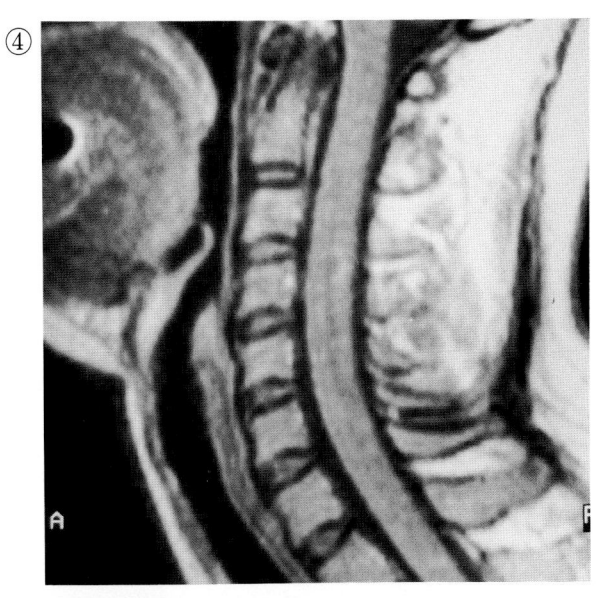

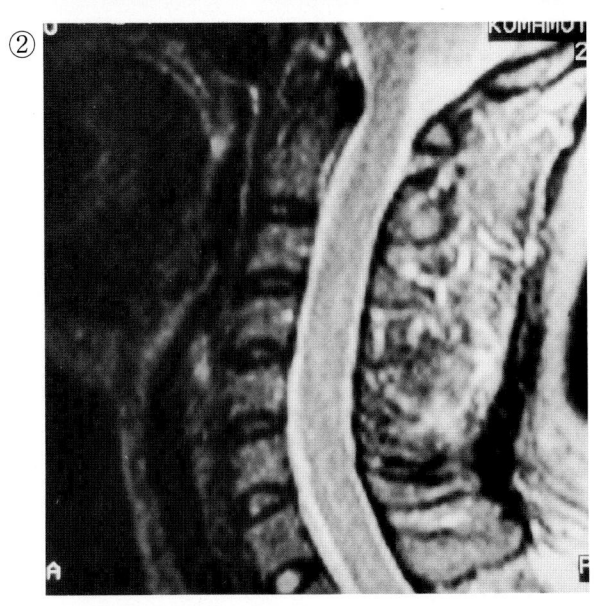

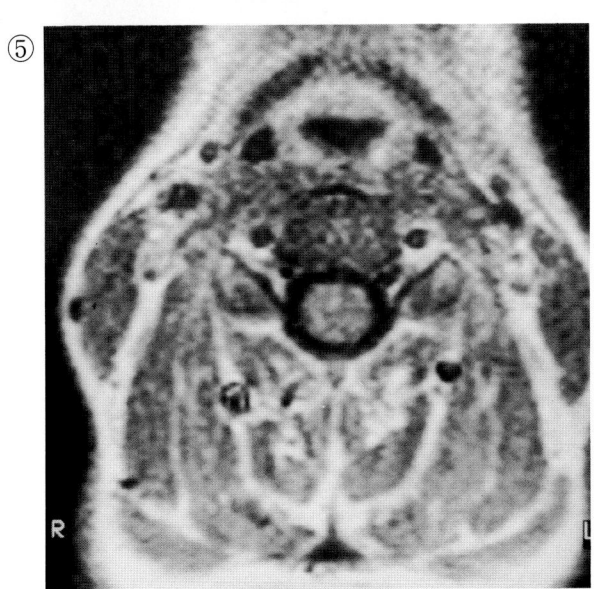

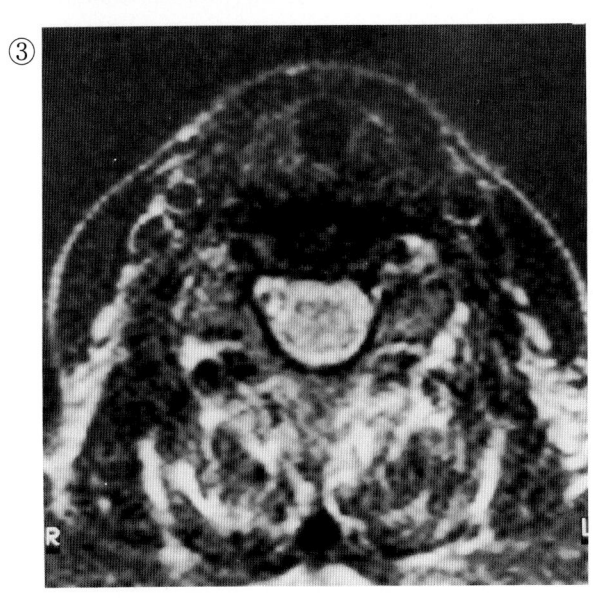

図1 T₁強調矢状断像．SE 400/25
図2 T₂強調矢状断像．SE 2250/100
図3 T₂強調横断像．SE 2250/100
図4 造影T₁強調矢状断像．SE 400/25
図5 造影T₁強調横断像．SE 400/25

T_1，T_2 強調像で低信号の，頸部脊髄を圧迫する病変

症　　例　63歳，男性．
　主　訴：両手指のしびれ感，歩行障害．
　経　過：1年前頃より両手指のしびれ感が出現した．6か月前頃より膝の脱力感のため歩行しにくくなった．他医に入院し頸椎牽引を受けたが，効果が少なく手術目的で入院となった．
　入院時所見：C5以下の痙性四肢麻痺があり，伝い歩きがやっとの状態であった．

MRI所見　C2とC3は癒合椎となっている．T_1 強調像（図1）では，C3からC5に至り椎体後縁と脊髄との間に低信号領域（矢印）がある．C3/4椎間板と等信号でC3からC2へと椎体後縁を上行する線状陰影（矢頭）もみられる．C3/4間，C4/5間では椎間板が膨隆していると思われる所見がある．脊髄は同部で前方および後方からのいずれも低信号を呈する領域により圧迫されている．C4からC7に至り，椎体の前方には一部高信号を含んだ低信号領域がある．T_2 強調像（図2）では，C3からC5に至る硬膜管の狭窄が明らかである．T_1 強調像で線状陰影を呈した部分，その線状陰影と硬膜管との間を低信号領域が占めている．C4からC7に至る椎体前方には，椎体骨髄と同等の低信号領域がある．図1で矢頭で示した線状陰影は T_2 では椎間板と等信号である．C3/4間の水平断面（図3）では，ブーメラン型に扁平化した脊髄の前方に低信号の圧迫物（矢印）のあることがとらえられる．

その他の画像所見　単純X線写真側面像（図4）ではC2とC3が癒合し，C4からC7に至り前縦靱帯の骨化がみられる．後縦靱帯骨化は，C3からC5椎体後縁に沿った淡い陰影（矢印）としてみられる．棘突起後方にはバルソニー（項靱帯骨化）がある．断層写真（図5）では，C3からC4に連続する骨化とC5背側の骨化が明瞭にみられる．X線CT（図6）では，椎体後方から膨隆した骨化が脊柱管を高度に狭窄していることが判明した．

手術・経過　手術は後方侵入で行い，C2/3は癒合していたのでC3棘突起を切除し，C2からC6までの棘突起縦割法椎弓形成術を行い，C7椎弓の上方半分を部分切除した．左右に拡大した棘突起間にはスペーサーをはさんだ（図7）．C3/4間およびC4/5間では黄色靱帯が肥厚しており，切除を要した．手術後のCTでは脊柱管が拡大されていることが確認できる（図8）．
　四肢麻痺の改善は良好で，小走りが可能となり，手のしびれも軽快した．

最終診断　頸椎後縦靱帯骨化症．

〔解　説〕　後縦靱帯骨化症は，椎体の後縁を頭尾方向に連結する後縦靱帯が骨化して脊柱管の狭窄を生じる疾患であり，40歳以上の男性に多く（男対女2：1）みられ，頸椎に好発する．本症は前縦靱帯，黄色靱帯など他の脊柱靱帯の骨化を合併する頻度が高いため，これらと合わせて脊柱靱帯骨化症と包括的によばれることもある．本症は頸椎部では側方向写真における骨化形態から，連続型，混合型および分節型と分類され，本例は混合型である．一般的には，骨化が脊柱管前後径の40％以上を占めると脊髄障害の発現する頻度が高くなるといわれている．

　本症における骨化巣は，T_1 強調像においては無信号となるため，同じく無信号を呈する骨棘，骨皮質あるいは脳脊髄液との区別がつきにくい．T_2 強調像でも骨化部は無信号であるが，脳脊髄液が高信号に描出されるため，骨化巣の輪郭をある程度とらえることができる．より正確にとらえるには，X線断層写真，CTなどのほうが優れている．

　本症における T_1 強調像では，骨化巣内に高信号領域を有することがしばしばあり，骨髄組織に由来するものといわれている．また，T_2 強調像では脊髄内に高信号領域が存在することがあり，これは一般の圧迫性脊髄障害においても同様であり，脊髄の循環障害あるいは不可逆的な組織変化などを示す所見であると推定されている[1]．

　靱帯が骨化する過程は未解決な点が多々あるが，靱帯の肥厚が骨化の前駆状態として注目されている[2,3]．これはMRIでのみとらえられる所見であり，肥厚した後縦靱帯が示す信号強度に関し椎間板と等信号とするものや無信号であるとするものがあり，今後の研究課題である．

　硬膜管を後方から圧迫する黄色靱帯骨化は本症に合併する頻度が高く，障害高位診断には十分な注意が必要である．MRIは黄色靱帯の骨化，石灰化，あるいは肥厚を低信号領域として確実にとらえる点で，他の画像診断法よりも有用である．本例においても硬膜管を後方から圧迫する肥厚した黄色靱帯がとらえられている（図1，2）．〔星野雄一〕

〈文　献〉

1) Takahashi M, et al：Chronic cervical cord compression：Clinical significance of increased signal intensity on MR imaging. *Radiology*, 173：219-224, 1989.
2) 上小鶴正弘，ほか：脊髄症状を呈した頸椎後縦靱帯肥厚症の1例．臨整外，10：1101, 1985.
3) 黒川高秀，平林　洌，ほか：厚生省特定疾患脊柱靱帯骨化症調査研究班平成2年度報告書，1991.

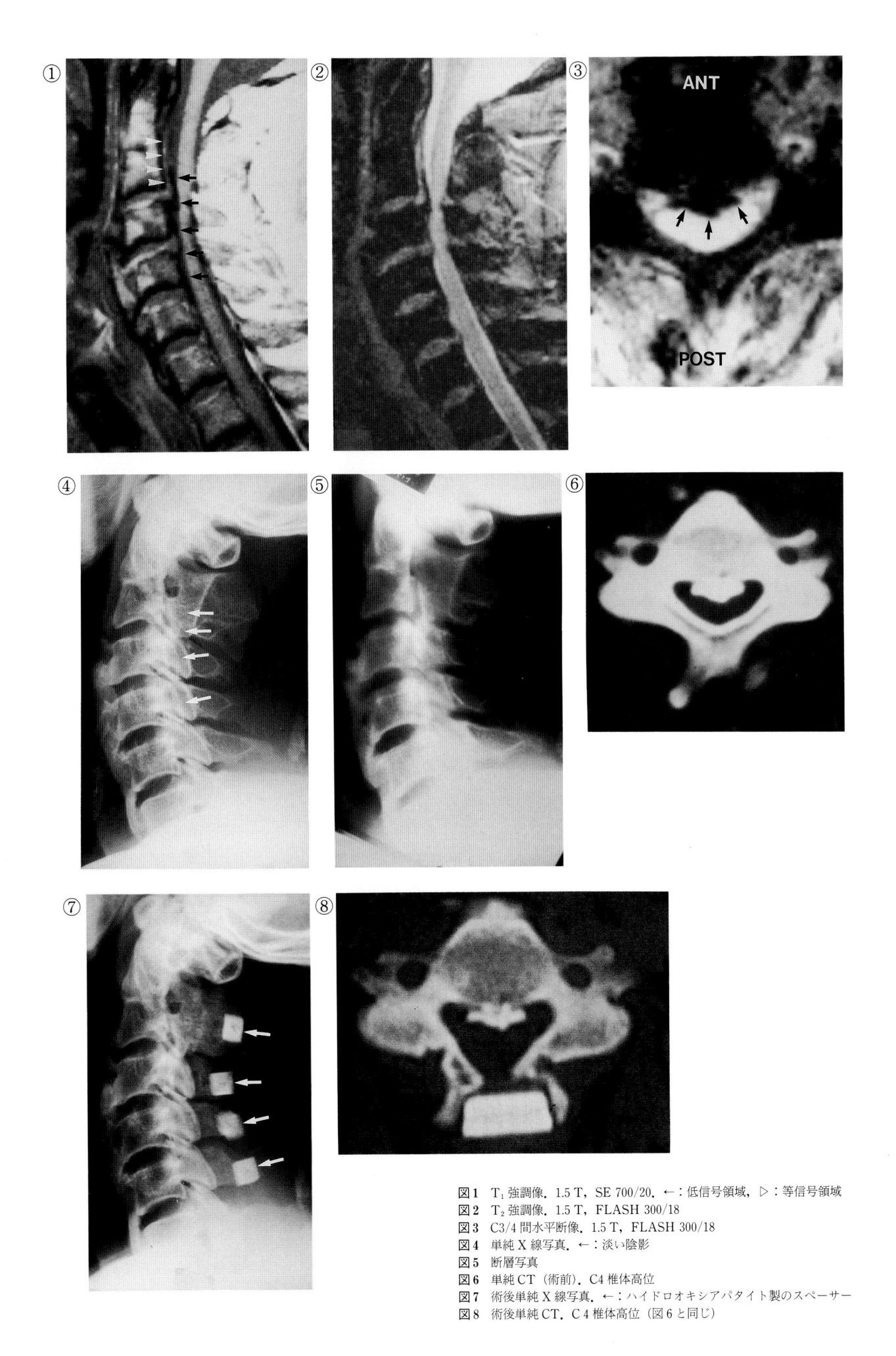

図1 T₁強調像．1.5 T, SE 700/20. ←：低信号領域，▷：等信号領域
図2 T₂強調像．1.5 T, FLASH 300/18
図3 C3/4間水平断像．1.5 T, FLASH 300/18
図4 単純X線写真．←：淡い陰影
図5 断層写真
図6 単純CT（術前）．C4椎体高位
図7 術後単純X線写真．←：ハイドロオキシアパタイト製のスペーサー
図8 術後単純CT．C4椎体高位（図6と同じ）

椎間板から膨隆し，硬膜管を圧迫する腫瘤性病変

症　　例　55歳，女性．
　病　歴：6年前から誘因なく右下腿外側のしびれ感と痛みが，4年前から腰痛が出現した．半年前から，歩行で両下肢のしびれが増強し，4～5分以上歩くことができなくり来院した．
　入院時所見：右下肢痛があり，両下肢のL5，S1領域に知覚鈍麻があった．右腓骨筋と両下腿三頭筋の筋力が低下していた．増強する下肢しびれ感のため5分以上の歩行が困難であった．

MRI所見　T_1強調像（図1）ではL4/5，L5/S1において脊柱管が狭窄し，L5後方では高信号（矢印）となっている．L2からL4にみられる硬膜後方の脂肪組織（矢頭）は，L4からS1では消失している．T_2強調像（図2）では，L4/5，L5/S1における硬膜管の狭窄がより鮮明に描出されている．プロトン密度強調像（図3）では，L5/S1椎間板のヘルニア（矢印）がとらえられている．

その他の画像診断　脊髄造影（図4，5）では造影剤はL4/5間で完全停止し，L5以下は造影されない．L3/4間にも軽度の圧迫がある．L4では馬尾神経の蛇行（矢印）がみられる．L4/5間にはこり症がある．脊髄造影後のCT（図6a～c）では，前方から膨隆した椎間板（矢印）により硬膜管が狭小化していることが明らかである．また，硬膜管は前方からの圧迫のみでなく，後方の椎弓腹側からも圧迫を受け，これは肥厚した黄色靱帯が主因と考えられる．

手術所見　脊髄造影でL3/4間にも軽度の圧迫があったため，L3/4間からL5/S1間に至る両側の椎弓開窓術を行い，L5/S1間は椎間板ヘルニアを摘出した．L4/5間およびL5/S1間では黄色靱帯の肥厚が著しかった．

最終診断　腰部脊柱管狭窄症．

〔解　説〕腰部脊柱管狭窄症は，馬尾神経あるいは神経根の圧迫により下肢の痛みやしびれ，さらには麻痺をきたす疾患であり，脊椎や椎間板の加齢による変形性変化を基盤とすることが多い．一方，固有脊柱管の狭小を背景とするものもあり，これらを発育性脊柱管狭窄とよぶが，発生頻度は変形性変化によるものが圧倒的に高い．
　本症の本態は，椎間板変性による椎間板の膨隆，椎体後方の骨棘形成，肥厚した椎間関節，あるいは肥厚した黄色靱帯などによる硬膜管あるいは神経根の圧迫である．硬膜管の形態を把握するには，髄液が高信号となるT_2強調像が適しているが，これのみでは馬尾神経腫瘍などを見落とす危険性があり，T_1強調像も必要となる．馬尾神経や神経根の圧迫の態様を詳細に観察するには脊髄造影が最も適しているが，本例のように造影剤が完全停止する場合には観察が不十分となる．このような場合にはMRIが有用であり，また，MRIは椎間板ヘルニアや黄色靱帯などの軟部組織による圧迫を造影剤なしに直接描出できる利点を有する．さらには，T_2強調像では椎間板変性を信号強度の低下として容易にとらえることができる（図7）．
　膨隆あるいは脱出した髄核は変性のためにT_2強調像で低信号を呈するといわれているが，なかには水分含量が高いままでT_2高信号を呈するものもあるとの報告[3]があり，本例ではプロトン密度像でやや高信号であった（図3）．手術後の瘢痕と再発ヘルニアとの鑑別が必要な場合があり，これにはGd-DTPAにより瘢痕が造影されることがその鑑別に有用であるといわれている[4]．
　本症におけるMRI読影上の注意点は二つある．第1は，すでに述べたように，神経組織を詳細に観察するには空間分解能の点から従来の脊髄造影およびX線CTが優れており，MRIのみでは不十分であることである．本例においても，L3/4の狭窄はMRIでは明らかでなく，脊髄造影でとらえられた．椎間板ヘルニアが単独の圧迫要因であるような場合はMRIのみで手術を計画しても除圧範囲を誤る危険性は少ないが，圧迫が多発する本症のような場合は，除圧範囲を決定するにはMRIのみでは不十分である可能性がある．本症におけるMRI読影の第2の注意点は，狭窄部位よりも尾側の信号強度がT_1強調像においてびまん性に増強し（図1），クモ膜炎や腫瘍と誤診される場合があることである．この原因としては，脳脊髄液の蛋白含量の増加などが考えられるが，T_2強調像ではこのような信号強度の増強はなく（図2），両者をあわせて読影を行うことにより誤診を避けうる．　　　　　　　〔星野雄一〕

〈文　献〉
1) Modic MT, et al : Lumber herniated disk and Canal Stenosis : Prospective Evaluation by Surface Coil MR, CT, and Myelography. *AJNR,* **7** : 709-717, 1986.
2) Reicher MA, et al : MR imaging of the Lumbar Spine : Anatomic Correlations and the Effects of Technical Variations. *AJR,* **147** : 891-898, 1986.
3) Glickstein MF, et al : Magnetic resonance demonstration of hyperintense herniated discs and extruded disc fragments. *Skeletal Radiol,* **18** : 527-530, 1989.
4) 高橋睦正編：MRI 最近の進歩II，南江堂，東京，1990．

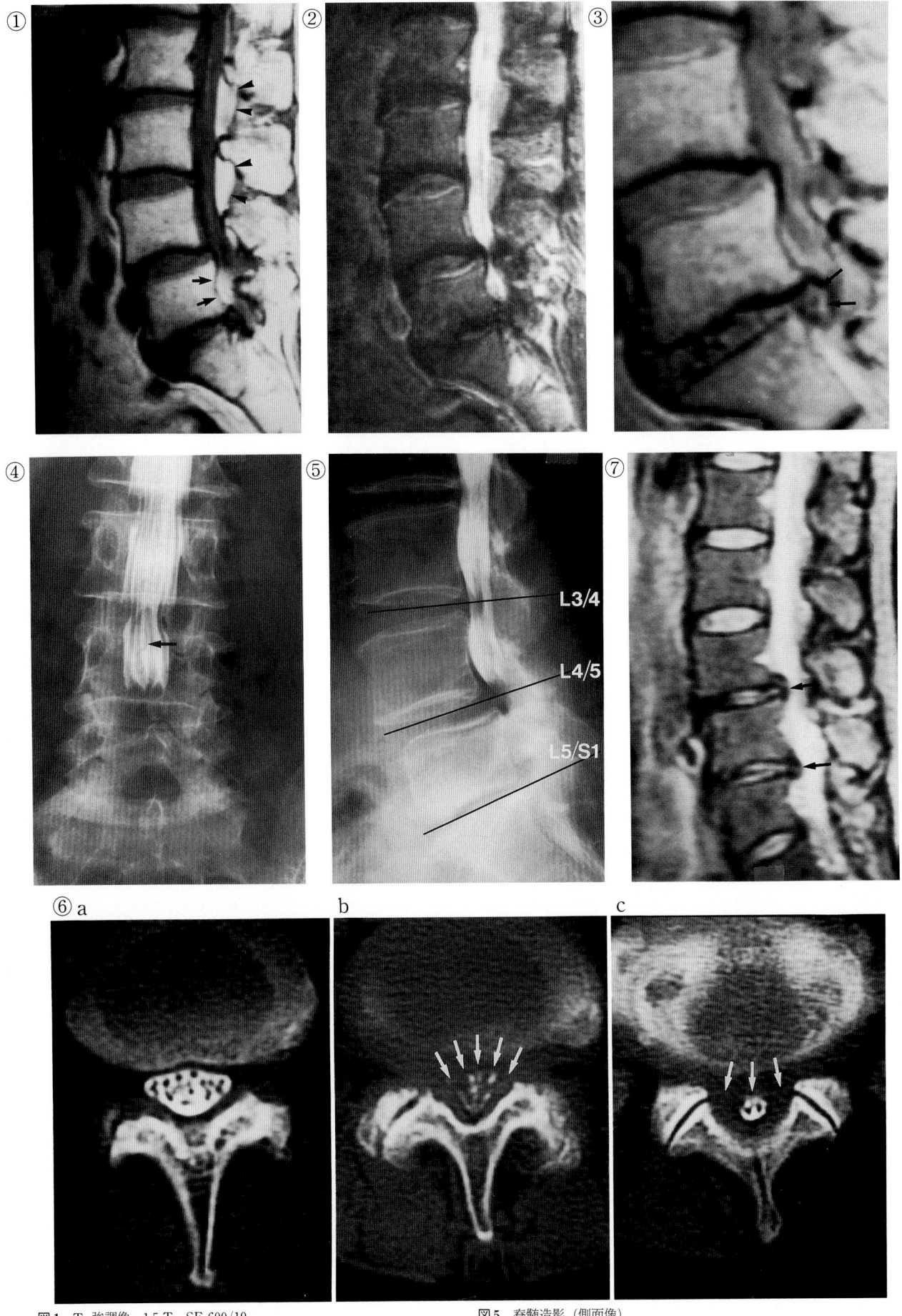

図1 T₁強調像. 1.5 T, SE 600/19
図2 T₂強調像. 1.5 T, SE 2500/90
図3 プロトン密度像. 1.5 T, SE 2500/15
図4 脊髄造影（正面像）. 矢印は馬尾神経の蛇行を示す.
図5 脊髄造影（側面像）
図6 脊髄造影後 CT
図6 a) L3/L4間, b) L4/L5間, c) L5/S1間
図7 T₂強調像. 1.5 T, SE 2000/80. 矢印は変性した椎間板を示す.

椎体を破壊し，不規則な信号強度を示す腫瘍性病変

症　　例

56歳，男性．
主　訴：頸部の鈍痛．
病　歴：1年前，検診で胸部X線異常陰影を指摘されたが，経過観察となっていた．2か月前より頸部痛が出現し，単純X線写真にて上位頸椎の腫瘍を疑われた．1か月前に左肺腫瘤に対する部分切除（左S4, S5）を行った．

MRI所見

矢状断において，C2歯突起からC3, C4椎体に至る病変が，T_1強調像（図1）では椎体海綿骨と等信号あるいは低信号に，T_2強調像（図2）では多房性の高信号病変としてとらえられる．ガドリニウム造影によるT_1強調像（図3）では病変の信号強度はまちまちであり，C3椎体は高信号に，C2椎体は低信号と等信号の混在した多房性病変として描出されている．ガドリニウム造影における水平断（図4）では脊髄の右方に椎体からの腫瘍が廻り込み，椎弓の一部にも病変が及んでいる．脊髄は腫瘍に圧迫され，いくぶん変形している（図5）．

その他の画像所見

単純X線写真（図6）ではC2からC4にかけて後弯変形があり，その部の椎体前方に架橋状の骨新生がある．骨溶解性変化はC3椎体に著明である．単純CT（図7a～c）では歯突起のほぼ先端からC3, C4に至る骨溶解性病変があり，C3では骨破壊は椎弓に及び，また椎体は多房性変化を示している．

手術・病理所見

手術はまず後方から行い，C2, C3の椎弓を切除し，脊柱管内の灰白色で易出血性の軟かい腫瘍塊を切除し，頭蓋骨からC5に至る後方固定を行った．初回手術の3か月後（後方固定の骨癒合が得られたと思われる時期）に，2回目の手術を行った．前方進入法にて，歯突起よりC4椎体に至る腫瘍を掻爬し，腸骨より採取した骨移植を行った．
切除した腫瘍の病理組織学的診断は巨細胞腫瘍であり，これは左肺腫瘤の組織像と一致していた．よって，肺腫瘤は椎体に発生した巨細胞腫瘍からの転移巣と判断した．

最終診断

巨細胞腫瘍．

〔解　説〕　脊椎に原発する腫瘍には，骨軟骨腫，良性骨芽細胞腫，類骨腫，血管腫，巨細胞腫，好酸球性肉芽腫などの良性腫瘍と，骨髄腫，骨肉腫，細網肉腫，脊索腫などの悪性腫瘍とがある．また，癌などの転移による続発性脊椎腫瘍は上記の原発性脊椎腫瘍より発生頻度が高く，肺癌，乳癌，子宮癌，胃癌，前立腺癌，腎癌などからの転移が多い．

MRIは，腫瘍の脊椎内の広がり，脊柱管内への侵入，脊髄圧迫の態様，脊柱周辺部の軟部組織内の広がりなど，他の画像ではとらえにくい情報を提供する[1]．脊椎腫瘍の病変部は，T_1強調像では正常骨髄より低信号を，T_2強調像では高信号を呈することが多いといわれている[2]が，必ずしもこのかぎりでない．

転移性腫瘍は一般的に骨破壊速度が速く，また強い自発痛を伴うのが特徴である．すでに原発巣が明らかである場合が多いが，ときには脊椎転移に起因する疼痛や麻痺が初発症状のこともある．この場合，脊椎に原発する腫瘍との鑑別を要する．転移性腫瘍が脊椎において発見された場合には，すでに他の部位にも転移が多発していることが多く，このスクリーニングにはシンチグラムが能率的である．

原発性脊椎腫瘍のうち，多発性骨髄腫は骨破壊が急激であるが，この場合は血液や尿の生化学的検査などから診断できる．好酸球性肉芽腫は小児に多い疾患で椎体の扁平化が特徴であり，類骨腫は椎弓根部に好発し骨硬化像を呈するがあまり巨大な骨病変とならない．巨細胞腫と鑑別を要する原発性脊椎腫瘍は，骨芽細胞腫および脊索腫である．脊索腫は胎生遺残組織より発する腫瘍で，上位頸椎および腰仙部に好発し，腰仙部に生じたものは骨盤腔内に巨大な腫瘤を形成するまで無症状のこともある．骨芽細胞腫は骨新生能が高いため，骨硬化像を伴うことが多いが，画像診断では巨細胞腫と鑑別しにくい場合もある．

〔星野雄一〕

〈文　献〉
1) 酒匂　崇編：脊椎・脊髄のMRI，南江堂，東京，1991．
2) Pomeranz SJ : Neoplasm of the spine. Craniospinal magnetic resonance imaging, Saunders, Philadelphia, 1989.

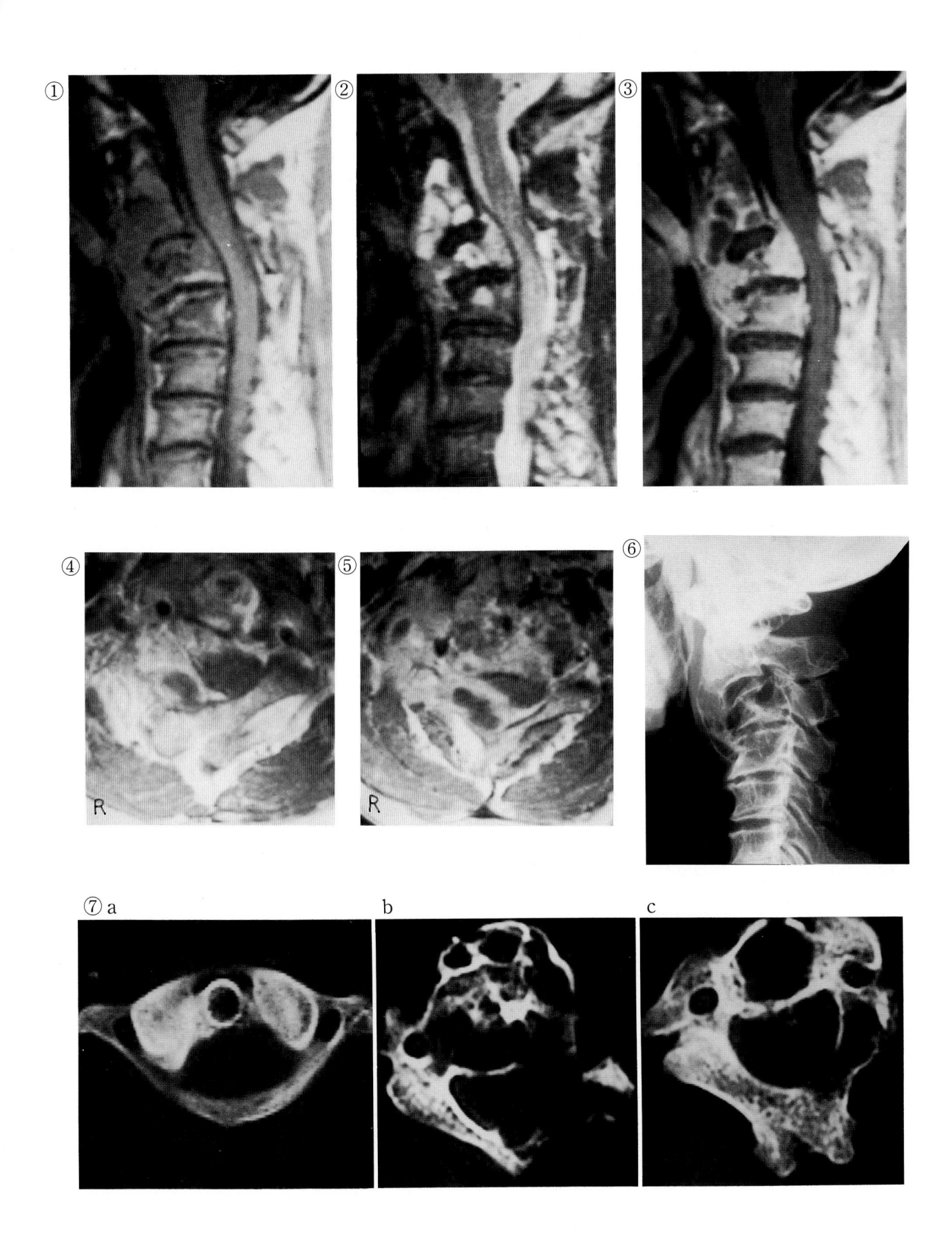

図1 T₁強調像. 1.5 T, SE 500/17
図2 T₂強調像. 1.5 T, SE 2500/90
図3 Gd造影像. 1.5 T, SE 500/17
図4 Gd造影水平断（C2下縁）. 1.5 T, SE 500/17
図5 Gd造影水平断（C3下縁）. 1.5 T, SE 500/17
図6 単純X線写真
図7 単純CT. a) C2歯突起, b) C3, c) C4

不規則な信号強度を示し，脊髄を圧迫する硬膜外病変

症　例　63歳，男性．
　主　訴：両下肢麻痺，排尿障害．
　病　歴：午後4時頃，テニスコートの杭打ちをしていて突然腰背部痛が出現した．すぐ歩いて帰宅し臥床したが，同日午後11時頃に起立できないことに気づき，ただちに入院となった．
　入院時所見：意識障害はなく，上肢は正常であった．両下肢の筋力はゼロであり，L1以下の知覚は脱失し，膝蓋腱反射およびアキレス腱反射が消失しており，弛緩性両下肢麻痺であった．また，自排尿が不可能であった．

MRI所見　第5病日に行ったMRI（図1, 2）では，第10胸椎から第1腰椎に及ぶ硬膜外背側の病変が描出された．病変は硬膜管を後方から圧迫し，第11腰椎で最も圧迫が高度である．病変の吻尾端はいずれも先細りとなり，全体としては紡錘形あるいは凸レンズ型を呈していた．信号強度はT_1強調像（図1）では脊髄と等信号および高信号，T_2強調像（図2）では高信号のなかに一部低信号の部分が混在していた．水平断（図3 a～d）では，脊髄の背側に不整形の病変があり，硬膜管の約3分の2を占め，脊髄を前方に圧迫している．また，病変の周辺部は高信号であり，それに囲まれた中心部には低信号の部分がある．

その他の画像所見　第3病日に行った脊髄造影（図4）では，Th 10下縁からL1に至る硬膜管の圧迫像があり，後方の硬膜外腔内の病変と考えられた．直後のCT（図5）では硬膜管背側の病変が脊柱管の3分の2を占拠している．

経　過　緊急の除圧手術を計画したが，心筋梗塞の既往があるため慎重に1日待機していたところ，第2病日には麻痺の改善が始まり，第3病日には下肢筋力が徒手筋力テストで4から5と著明に改善したため，手術を見送った．発症後3週で膀胱直腸障害も改善し，1か月で完全に回復して退院した．
　第17病日に行ったMRI（図6）では紡錘形病変のほとんどは消失し，淡い線状陰影（矢印）を残すのみとなり，硬膜管の形状も回復した．

最終診断　病変が自然消褪したことから実質性の腫瘍は考えにくく，特発性脊髄硬膜外血腫と診断した．

〔解　説〕　特発性脊髄硬膜外血腫は比較的まれな病態であるが，圧迫による脊髄麻痺を生じる重大な疾患である．脊髄麻痺が重篤にならないうちに早期除圧を行うのが原則とされている．

　脊髄造影やCTなどの従来の画像検査法では，硬膜管の圧迫をとらえることはできるが，病変の輪郭や内部情報を直接とらえることはできず，画像診断から病変の病理を推定することは不可能であった．本症の診断におけるMRIの価値はきわだっており，病変の輪郭や広がりをとらえることができ，また信号強度の検討からある程度の病理を推測できる．

　脊髄硬膜外血腫におけるMRI像の特徴は，輪郭が紡錘形あるいは凸レンズ状であることである．本症のMRI信号強度に関しては，ヘモグロビンの性質が時間経過に伴いさまざまに変化しこれらが混在することから，発症からの時間を考慮する必要がある．出血性病変のMRI信号強度に関し，出血の直後はプロトン緩和促進効果のないオキシヘモグロビンが大部分であるためT_1強調像，T_2強調像いずれも脊髄実質と等信号であり，1日たつとデオキシヘモグロビンが多くなるためにT_2強調像にて低信号を呈するようになり，数日後にはこのデオキシヘモグロビンがメトヘモグロビンに変化していくためT_1強調像で高信号となるといわれている[2]．本症においては出血が反復性に生じることがあり，この場合は時間経過の異なる血液成分が混在するために均質な信号強度を呈さず不規則な信号強度を示すことになり，画一的な画像解釈は不可能である．

　鑑別診断としては脊髄硬膜外腔に出血を生じる疾患があり，血管腫や他の腫瘍，たとえば悪性リンパ腫の硬膜外腔転移などに伴う出血がある．これら硬膜外腔出血を伴う病変との鑑別は，腫瘍などの空間占拠性病変が出血巣内に描出されないかぎりは，MRIでは困難である．また，硬膜外膿瘍も鑑別する必要があるが，この場合は発熱や持続する疼痛など臨床症状から鑑別できる．

〔星野雄一〕

〈文　献〉
1) Avrahami E, Tdmor R, Ram Z, et al: MR demonstration of spontaneous acute epidural hematoma of the thoracic spine. *Neuroradiology* **31**: 89-92, 1989.
2) 菅　信一：脊髄出血のMR診断．脊椎脊髄ジャーナル，**3**: 753-759, 1990.

〔付記〕症例提供：富士吉田市立病院，整形外科大和田豊医長および清水泉医師

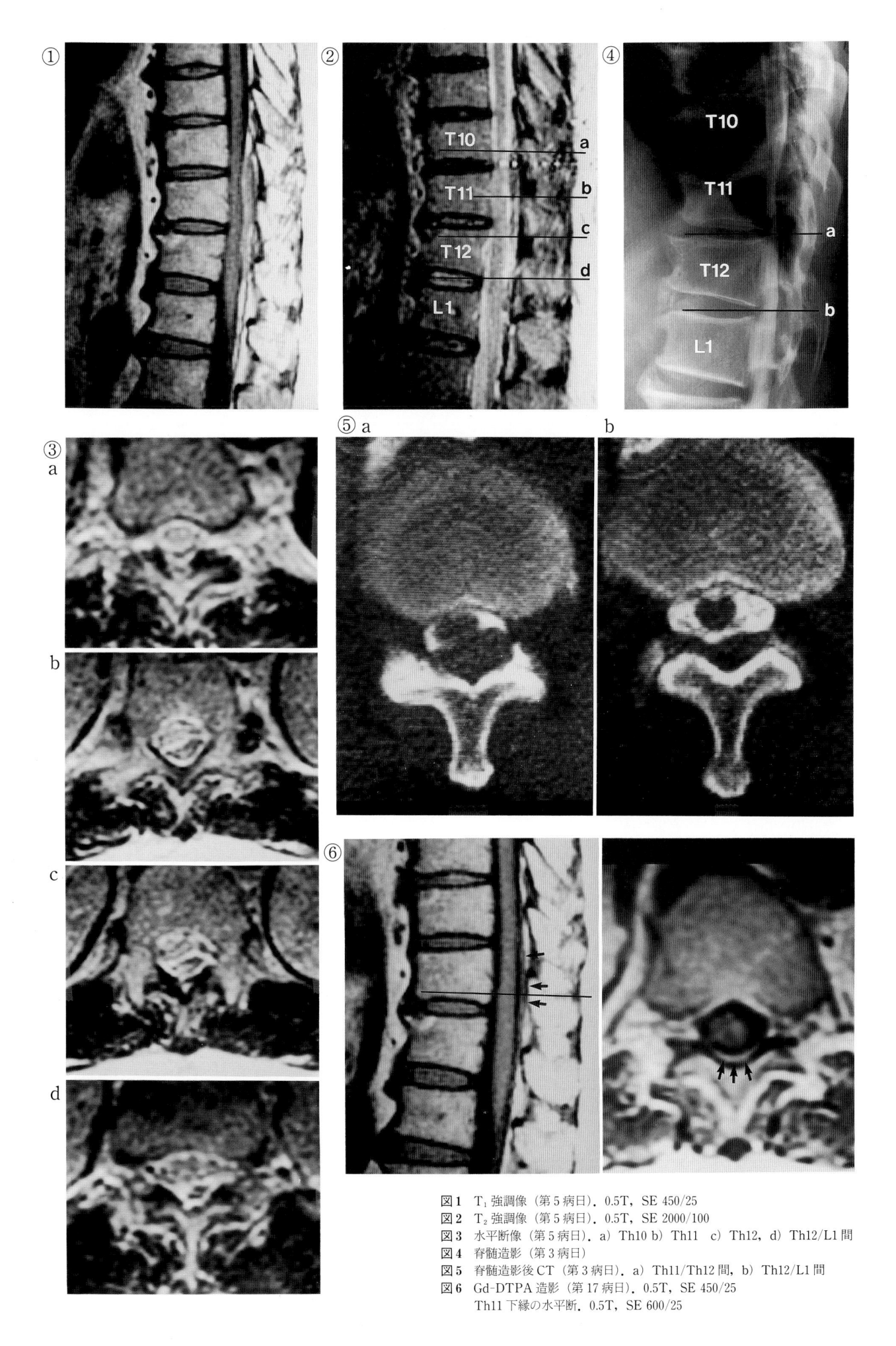

図1 T₁強調像（第5病日）．0.5T, SE 450/25
図2 T₂強調像（第5病日）．0.5T, SE 2000/100
図3 水平断像（第5病日）．a) Th10 b) Th11 c) Th12, d) Th12/L1間
図4 脊髄造影（第3病日）
図5 脊髄造影後CT（第3病日）．a) Th11/Th12間, b) Th12/L1間
図6 Gd-DTPA造影（第17病日）．0.5T, SE 450/25
　　Th11下縁の水平断．0.5T, SE 600/25

T_1，T_2 強調像で高信号を示す腰部脊柱管後方の腫瘤性病変

症　　　例　　12歳，男児．
　　　主　訴：歩行障害，足部変形．
　　　病　歴：生下時より腰部の皮膚陥凹を指摘されていた．処女歩行は1歳6か月と，やや遅かった．転びやすいことに気づかれていたが，日常生活に支障がなかったため放置されていた．8歳時に，足部の変形を主訴に医療機関を初診し，それ以来定期的に経過観察となった．足趾屈伸および足関節底屈の筋力が徐々に低下し，足部変形も進行性であったため，精査および治療目的に入院した．腰椎の前弯が増強し，いわゆる出っ尻姿勢であった．L4付近の背部には皮膚陥凹があったが，滲出液はなく乾燥していた．

MRI所見　　L4高位の背部皮下組織から発する索状物があり，その深部は脊髄背側に接する腫瘤に連続していた(図1)．腫瘤はT_1強調像において高信号を呈しており，皮下脂肪と同等の信号強度であった．脊髄は腫瘤の下部にまで存在し，L2付近には脊髄内に空洞(矢印)が存在し，また，腫瘤の信号強度は脊髄よりも高いことなどが判明した．小児であったため撮像時間の短縮をはかったものが図2であり，硬膜管が著明に拡大していることが確認できた．この撮像法にても，脊髄背側の腫瘤は皮下脂肪と同等の信号強度を呈した．
　　　水平断面像(図3)では，脊髄に空洞(矢印)が確認され，また，腫瘤が背側から脊髄に接し，いくぶん脊髄が変形していることが判明した．

その他の画像所見　　単純X線写真では，椎弓の癒合不全がみられた(図4)．MRIにて手術に必要な情報が得られたこと，および小児であったことから，本例では侵襲を伴う脊髄造影を行わなかった．

手術・病理所見　　後方進入法にて手術を行い，腰部の皮膚陥凹部から始まる索状物を追跡し黄色の脂肪腫に到達した．脂肪腫の腹側は低位に係留された脊髄の背側に移行し，その境界は不鮮明であり，脂肪腫と脊髄との間を剥離することは困難であった．硬膜は脂肪腫の周囲に移行し，脂肪腫の背側において欠損していた．慎重に脂肪腫の背側のみを部分的に切除し脊髄と索状物との連結を断つと，脊髄円錐部が吻側に10 mm程度上昇した．手術の2年後に行ったMRI(図5)では，脂肪腫の背側が切除され，脊髄円錐が解離されて吻側に上昇していることが確認できる．また，腰部の皮膚が背側に移動し，腰椎の前弯もいくぶん減少したことがとらえられる．

最終診断　　二分脊椎に伴う脊髄脂肪腫．

〔解　説〕　二分脊椎(spina bifida)は，潜在性二分脊椎(spina bifida occulta)と嚢状二分脊椎(spina bifida cystica)に大別される．後者は髄膜が脊柱管外に脱出している場合を示し，硬膜のみからなる髄膜瘤(meningocele)あるいは馬尾神経や脊髄を含む脊髄髄膜瘤(myelo meningocele)として，生下時より容易に診断できる．
　診断上問題となることがあるのは潜在性二分脊椎の場合で，単なる腰痛[1]，足部の変形や潰瘍，歩行異常，下肢痛あるいは遺尿などを主訴とし，明らかな神経学的脱落症状を伴わない場合があり，小児では診断が遅れる場合がしばしばある．腰仙部の皮膚に陥凹，瘻孔，色素沈着あるいは多毛などの異常があれば，本症を疑う．
　単純X線写真にて，椎弓や棘突起の癒合不全あるいは欠損(図4)などの所見があれば本症と診断できるが，これのみでは病態の把握には不十分である．すなわち，緊張した脊髄終糸(tight filum terminale)や索状物あるいは脂肪腫により脊髄円錐が異常に尾側に係留されていないか(低位脊髄症：low placed conus medullaris)，脂肪腫による脊髄圧迫がないか，など神経組織の異常所見をとらえておかなければならない．これら神経組織の病態を把握するには，従来は脊髄造影法が唯一の手段であった．脊髄造影法には，脊髄終糸や神経根などの細く長い組織を観察するには適している利点があるが，いくつかの欠点もある．すなわち，小児ではそのために全身麻酔を必要とすること，クモ膜下腔が拡大している場合には大量のヨード系造影剤を投与せざるをえないことなどである．このような問題点を解決したのがMRIであり，電離放射線を用いないため無侵襲で，造影剤を用いずに，小児でもわずかな鎮静処置で検査を行うことができ，しかも脊髄，脂肪腫あるいは索状物など軟部組織の病態を，骨組織と同時に容易に明瞭に描出できるようになった点で画期的である．MRIは本症の画像診断において最優先に行うべきものである[2,3]．

〔星野雄一〕

〈文献〉
1) 大塚訓喜：潜在性二分脊椎と腰痛，整形外科MOOK 49：188-199, 1987.
2) 星野雄一, 黒川高秀, 吉川宏起：脊椎外科におけるMRIの有用性．臨床整形外科, **21**：451-459, 1986.
3) Raghavan N, et al：MR imaging in the tethered spinal cord syndrome. *AJR.* **152**：843-852, 1989.

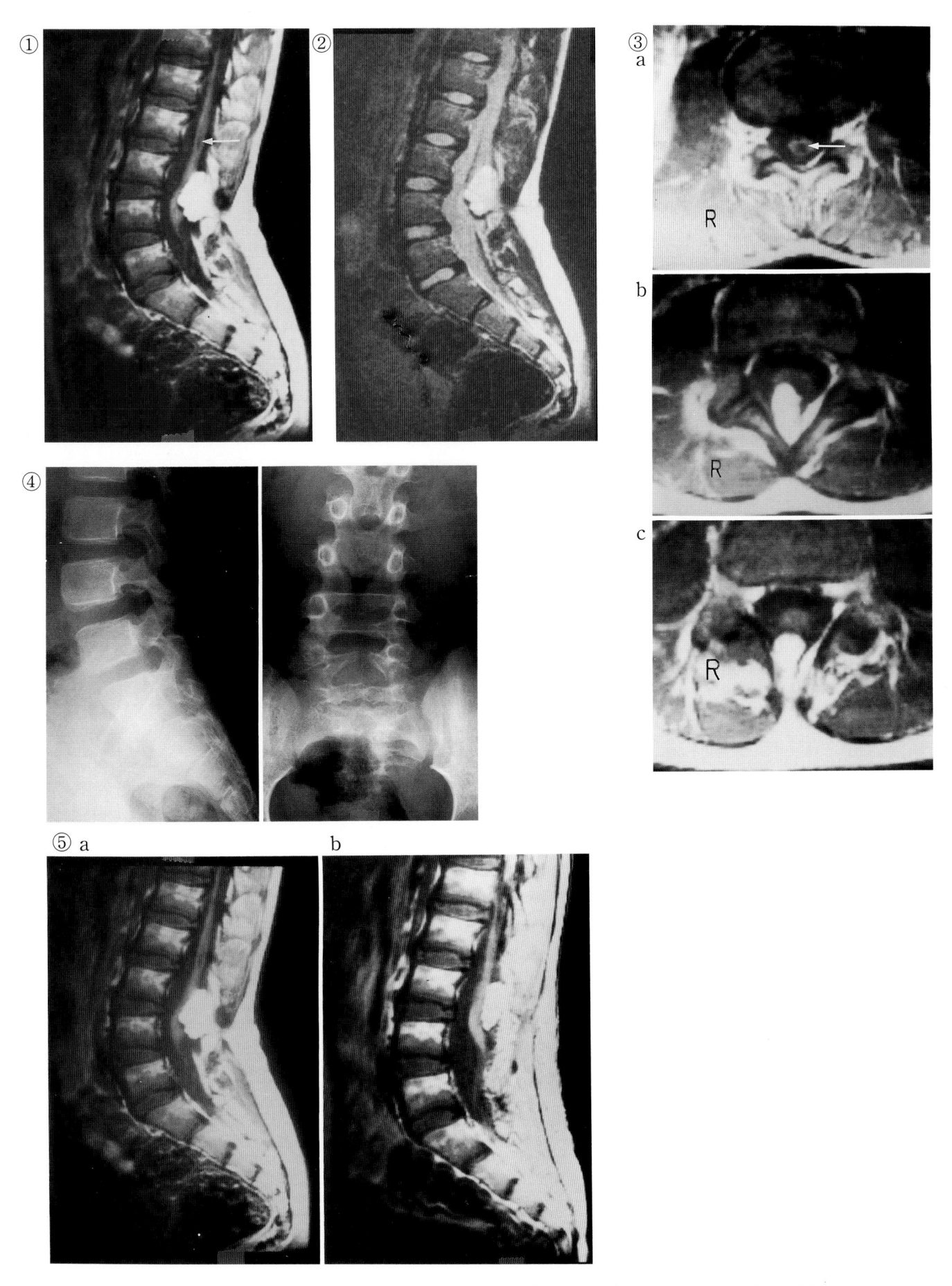

図1 T₁強調像．1.5T，SE 600/22
図2 T₂強調類似像．1.5T，SE 600/90
図3 水平断像．1.5T，500/17
　　a) L2, b) L3/4間, c) L4
図4 単純X線写真．L3, L4, L5に棘突起の欠損および椎弓の二分がある．
図5 手術による低位脊髄の解離
　　a) 術前．1.5T，SE 600/22
　　b) 術後2年．1.5T，SE 600/22

4. 頭頸部 MRI 読影

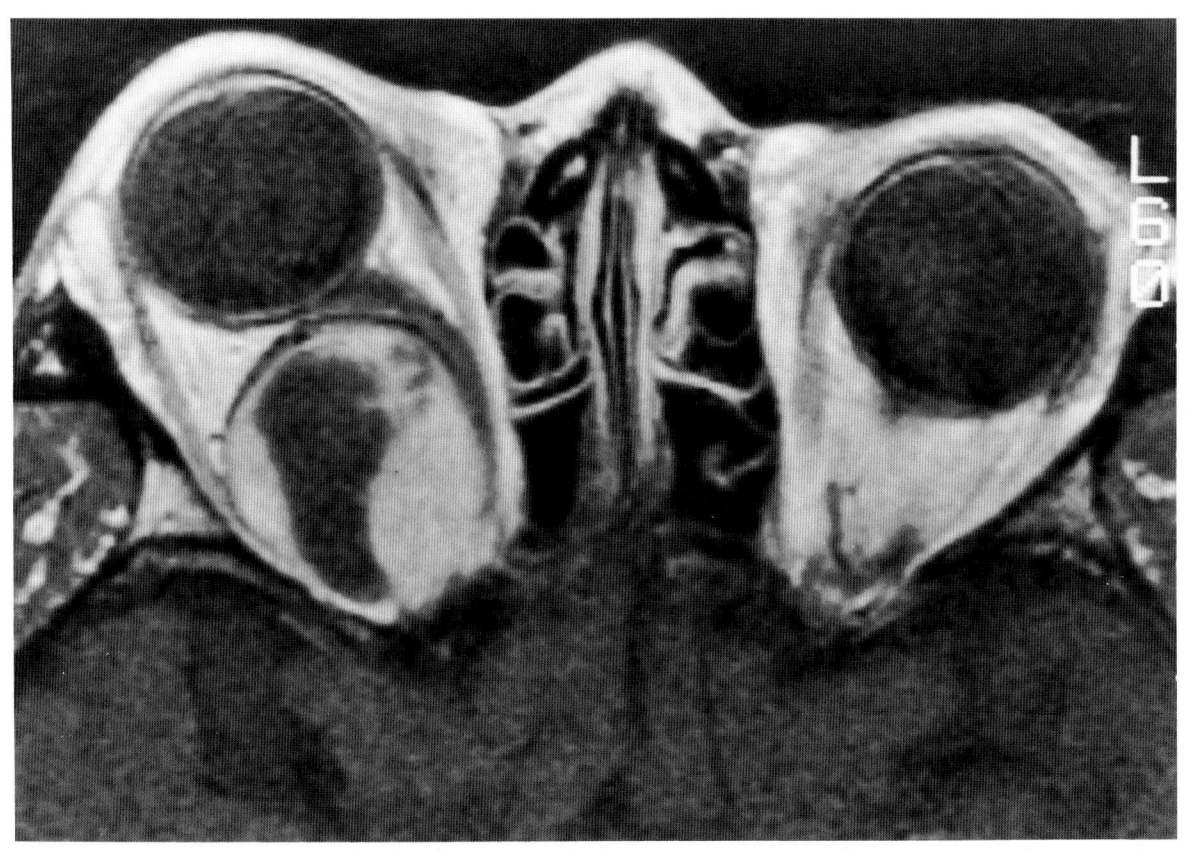

この写真から何が読み取れるか (p. 159 参照)

球後の円形の腫瘤性病変 (1)

症　　例　32歳, 女性.
　主　訴：右眼球突出.
　病歴・検査結果：15年前から右眼球突出を自覚していた. そのまま放置していたが, 眼球突出は徐々に進行し, 最近, 右眼痛が出現してきた. そのため近医を受診し, CTで眼窩腫瘍と診断された. 視力・視野・眼球運動：正常. 眼球突出度 (Hertel)：右20 mm, 左15 mm (base 96 mm).

MRI所見　右側球後に最大径2.3 cmのほぼ円形の腫瘤があり, T_1強調像 (図1) では, 脳実質および外眼筋と同等の均一な信号強度を示している. T_2強調像 (図2) では, 硝子体に近い高信号強度で, 眼窩脂肪体とは明瞭に区別できる. Gd-DTPA投与後のT_1強調像 (図3) では, ほぼ均一の増強効果が認められる. 冠状断像 (図4) および視神経の走行に沿った矢状断像 (図5) で, 腫瘤は筋漏斗 (筋円錐) 内 (intraconal) に位置し, 視神経は内上方に圧排されていることがわかる.

その他の画像所見　造影CT (図6) の所見は, MRIとほぼ同様であるが, 増強効果はやや不均一にみえる. 腫瘤内に石灰化は認められない. 外直筋を介して接する眼窩外壁の限局性の膨隆が認められる.

手術・病理所見　lateral approach (Krönlein法) による腫瘍摘出術を施行した. 腫瘤の後部が周囲組織と癒着しており, 剥離はかなり困難だったが, 一塊として摘出できた. 病理組織診断は海綿状血管腫であった.

最終診断　眼窩海綿状血管腫.

〔解　説〕　球後の円形あるいは楕円形の腫瘤性病変としては, 種々のものがあるが, 海綿状血管腫 (cavernous hemangioma) と神経鞘腫 (schwannoma) の発生頻度が高い. 海綿状血管腫は炎性偽腫瘍を除くと, 成人の最も多い球後の腫瘤性病変である. 中年女性に好発し, 発育はきわめて緩徐である. 通常, 筋漏斗内に発生し, 筋漏斗内の外側部あるいは上外側部に位置する場合が多い[1].

　海綿状血管腫のMRI所見は次のとおりである[2]. T_1強調像では, 脳と同程度の均一な信号強度を示す, 境界明瞭な円形あるいは楕円形の腫瘤である. T_2強調像では脳よりも高く, 硝子体に近い高い信号強度を示す. T_2強調像で比較的低い信号を示す眼窩脂肪体とは容易に区別できる. Gd-DTPAによる増強効果はかなり著明である. 増強効果にはいくぶん不均一な場合があるが, 明らかな嚢胞や壊死の形成はみられない. 通常, 外眼筋や視神経の圧排は認められるが, これらとは区別できる. 脳の海綿状血管腫とは違って, ヘモジデリン沈着によるT_2強調像での低信号域は認められない. 腫瘍内に細かい血管によるflow voidが散在している場合には, hemangiopericytomaやfibrous histiocytomaを考えるべきである.

　CT所見はMRI所見と類似するが, 石灰化の有無はCTでしかわからない. 通常, 眼窩海綿状血管腫には石灰化を伴わない. 眼窩壁の限局性の拡大と, これに伴う骨の菲薄化が認められることがある.

　CT導入以前には, 頸動脈撮影での動脈相後期以後にみられる造影剤のpooling像が, 眼窩海綿状血管腫の診断の重要な根拠となっていた. しかし, CT, MRI導入以後は血管に富む病変が疑われる場合を除いて, 血管撮影はほとんど行われなくなった.

　MRIは容易に任意の断面を撮像でき, 冠状動脈や視神経に沿う矢状断像では, 腫瘍と外眼筋や視神経との位置関係を把握しやすい. このため, 術前の最も有用な画像検査法となっている.

〔志賀逸夫〕

〈文　献〉
1) Harris GJ, Jacobiec FA : Cavernous hemangioma of the orbit. *J Neurosurg*, **51** : 219-228, 1979.
2) Fries PD, Char DH, Norman D : MR imaging of orbital cavernous hemangioma. *J Comput Assist Tomogr*, **11** : 418-421, 1987.

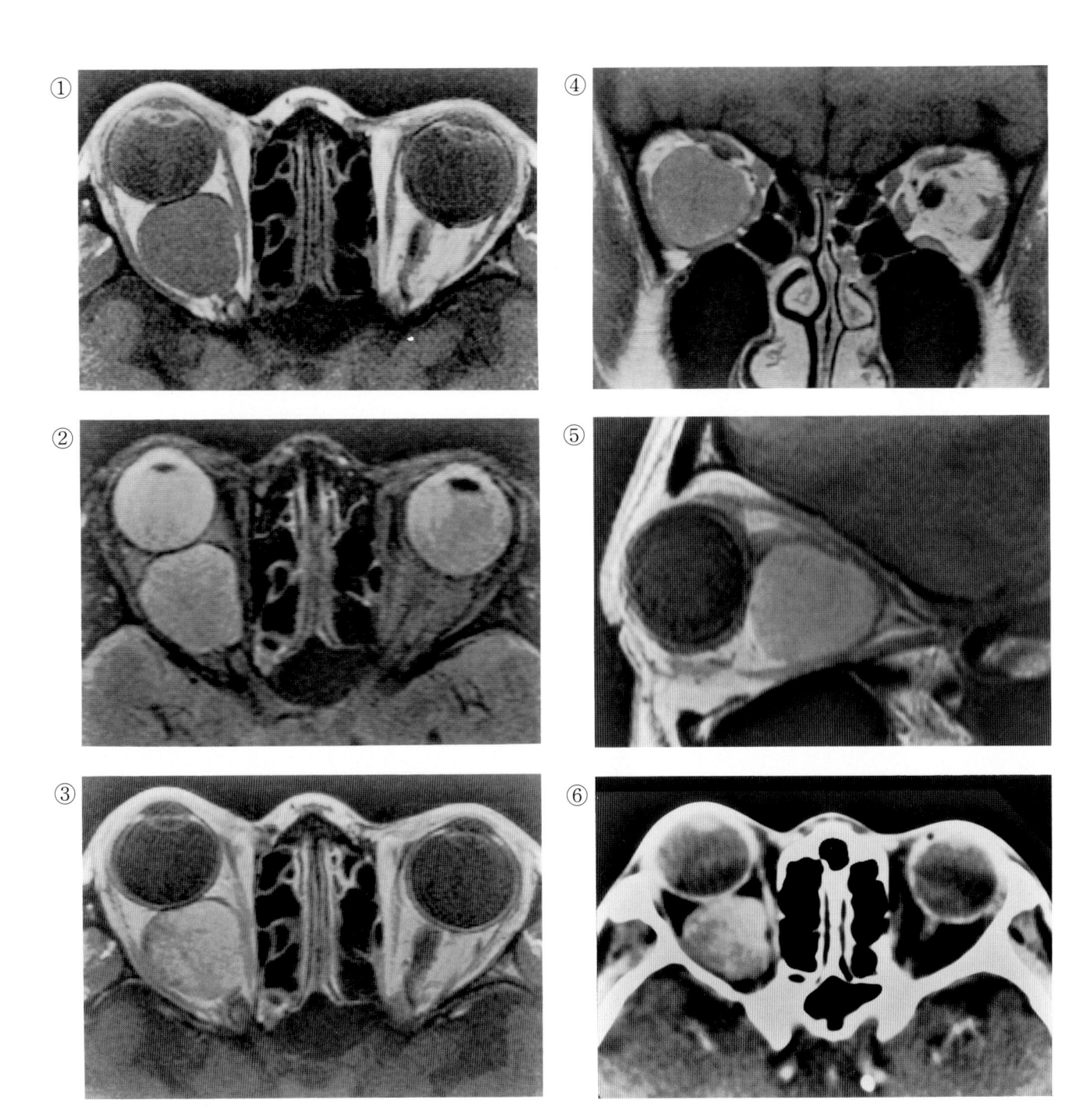

5 inch surface coil
図1 水平断像．T_1強調像 SE 600/20
図2 水平断像．T_2強調像，SE 1500/80
図3 水平断像．Gd-DTPA 投与後 T_1強調像，SE 600/20
図4 冠状断像．Gd-DTPA 投与後 T_1強調像，SE 600/20
図5 矢状断像．Gd-DTPA 投与後 T_1強調像，SE 600/20
図6 造影 CT 水平断像

球後の円形の腫瘤性病変（2）

症例　36歳，男性．
主訴：右眼球突出，右視力低下．
病歴・検査結果：約10年前，右眼球突出で発病，他院で開頭手術により腫瘍の部分摘出術を受けた．病理組織診断：神経鞘腫．約1年前から眼球突出の増強がみられ，視力が低下してきたため当院を受診した．視力：右0.04，左0.7，眼球運動：右内下方障害(+)，眼球突出度(Hertel)：右18 mm，左12 mm(base 106 mm)．

MRI所見　右側球後の筋漏斗内に径約2.8 cmの円形の腫瘤が認められる．T_1強調像（図1）では，脳実質や外眼筋とほぼ同程度の信号強度を示し，高信号強度の眼窩脂肪体内の低信号強度の腫瘤として明瞭に認められる．視神経は強く内方へ偏位している．T_2強調像（図2）では，高い信号強度を示し，眼窩脂肪体とは明瞭に区別できる．腫瘍の内部には境界明瞭で，著明な高信号領域があり，嚢胞あるいは壊死と思われる．Gd-DTPA投与後のT_1強調像（図3）では，腫瘍実質は著明な増強効果を示すが，嚢胞あるいは壊死は増強効果の乏しい領域として描出される．造影後の冠状断T_1強調像（図4）では，腫瘍が筋漏斗内に位置することが明らかである．矢状断T_1強調像（図5）では，腫瘍が眼窩尖に達している状態が明瞭に描出されている．

その他の画像所見　単純CT（図6 a）では，ほぼ均一な濃度の球後の腫瘤だが，造影CT（図6 b）では，MRIと同様に造影剤による増強効果の乏しい領域として，腫瘍内の嚢胞あるいは壊死が描出されている．右眼窩の内壁後部は，内直筋を介して腫瘍の圧迫を受け，内側へ偏位していることがわかる．

手術・病理所見　lateral approachによる腫瘍摘出術を施行した．筋漏斗内に被膜に包まれた黄色で硬い腫瘍があり，その内部に凝固壊死部を有していた．腫瘍は視神経と強く癒着していたため，分割して摘出した．この強い癒着は，10年前の手術に関連して起こっていたと思われる．病理組織診断：神経鞘腫．

最終診断　眼窩神経鞘腫．

〔解説〕　神経鞘腫は末梢神経由来の，被膜に覆われた発育の緩徐な良性腫瘍である．眼窩内には動眼神経，滑車神経，外転神経，三叉神経第1枝のほかに，交感神経および副交感神経線維があり，そのいずれからも発生しうるが，三叉神経から発生する場合が多い．筋漏斗内に位置することが多いが，筋漏斗外（extraconal）にも発生する[1]．経過が長いこともあって，しばしば腫瘍内に変性，嚢胞形成，および脂質沈着が認められる[2]．これは，比較的大きい聴神経鞘腫の多くが，造影CTで増強効果の乏しい領域を伴っている事実とよく一致する所見である．大きい嚢胞や壊死はCTでも明らかであるが，小さい嚢胞や壊死の存在はMRIで初めて明らかになる場合もある[3]．ときに腫瘍内出血が認められる[4]．

腫瘍の充実性の部分は，T_1強調像で外眼筋と同程度の信号強度，T_2強調像では眼窩脂肪体よりも高信号強度を示す．したがって，神経鞘腫が均一な場合には，MRIでもCTでも海綿状血管腫との鑑別は不可能である．結局，腫瘍内部の不均一性が，海綿状血管腫との唯一の鑑別点ということになる．

超音波検査では，海綿状血管腫に特有の所見があるといわれており，神経鞘腫と海綿状血管腫との鑑別上，重要である．

〔志賀逸夫〕

〈文献〉
1) Rootman J, Goldberg C, Robertson W: Primary orbital schwannomas. *Br J Ophthalmol*, **66**: 194-204, 1982.
2) Rootman J, Robertson WB: Neurogenic tumors. In: Diseases of the Orbit (Rootman J ed), pp 281-334, JB Lippincott, Philadelphia, 1988.
3) 志賀逸夫, 百島祐貴, 加山英夫, 潮田隆一: 眼窩腫瘤性病変. 高橋睦正編集: MRI最近の進歩II, pp 42-51, 南江堂, 東京, 1990.
4) Spencer WH: Ophthalmic Pathology. In: An Atlas and Textbook, WB Saunders Co, Philadelphia, 1986.

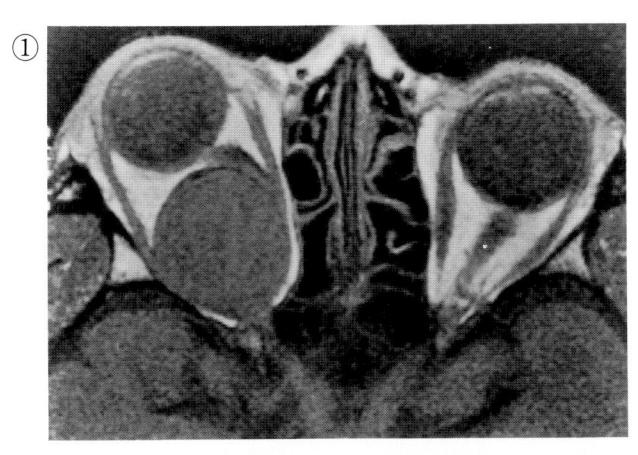

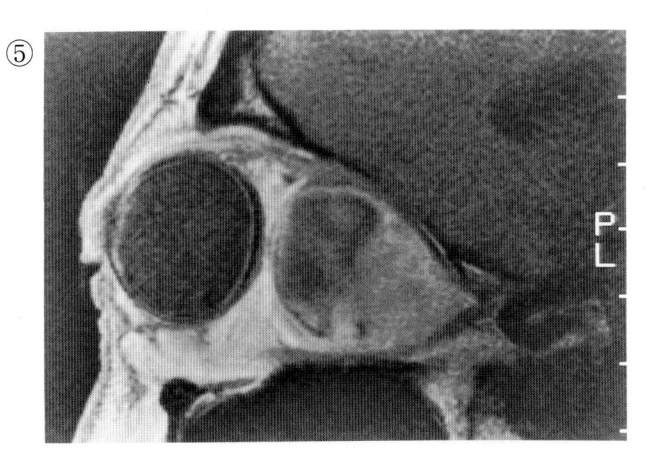

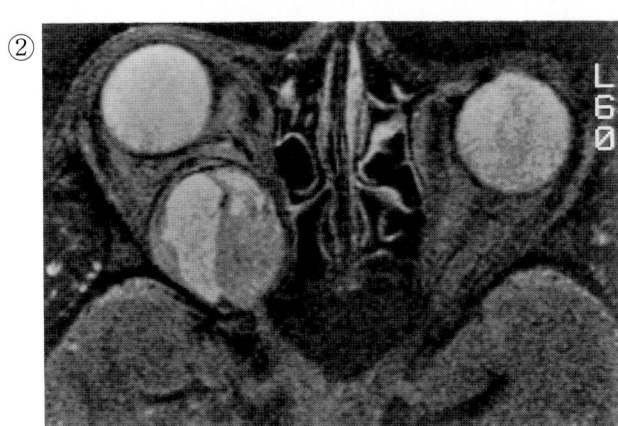

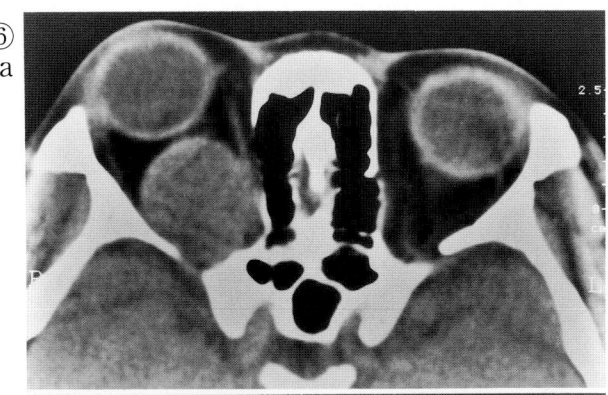

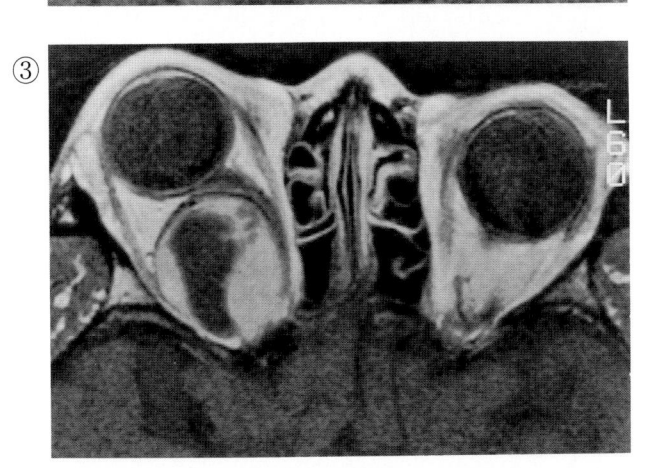

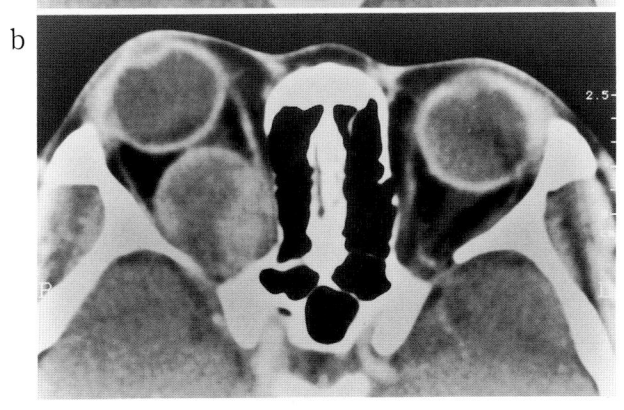

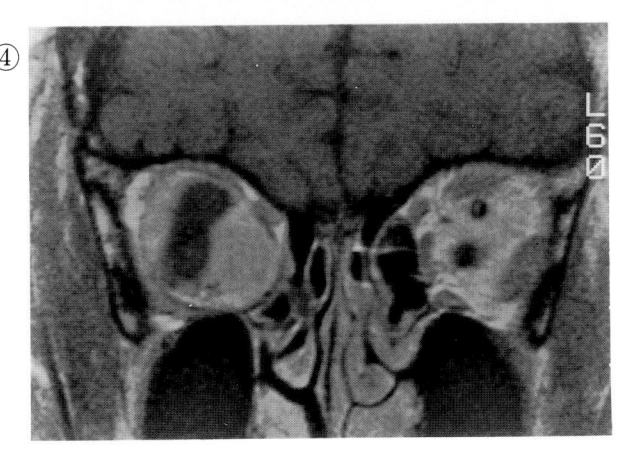

5 inch surface coil
図1 水平断像．T_1強調像，SE 600/20
図2 水平断像．T_2強調像，SE 1500/80
図3 水平断像．Gd-DTPA投与後T_1強調像，SE 600/20
図4 冠状断像．Gd-DTPA投与後T_1強調像，SE 600/20
図5 矢状断像．Gd-DTPA投与後T_1強調像，SE 600/20
図6 CT水平断像．a：造影前，b：造影後

涙腺窩の楕円形の腫瘤性病変

症　　例　46歳，女性．
　主　訴：左上眼瞼腫脹，左眼球突出．
　病歴・検査結果：6年前に左上眼瞼の腫脹に気づいたが，放置していた．1年前から眼球突出も加わったため他院を受診し，CTで涙腺腫瘍と診断され，当院を紹介された．視力・視野・眼球運動：正常，眼球突出度（Hertel）：右10 mm，左17 mm（base 85 mm）．

MRI所見　左涙腺窩を中心に，最大径2.7 cmの楕円形の腫瘤が認められる．T_1強調像（図1）では，脳実質と同程度の信号強度を示し，ほぼ均一である．T_2強調像（図2）では，眼窩脂肪体よりも高い信号強度をもつ．Gd-DTPA投与後（図3），比較的強い増強効果を示す．冠状断像（図4）で，腫瘤は眼窩の上外1/4の部位にあり，筋漏斗を下内へ圧迫していることがわかる．

その他の画像所見　頭蓋単純X線（Caldwell法）（図5）では，左眼窩の涙腺窩に相当する部分は膨隆し，変形していることがわかる（矢印）．CT（図6）の所見はMRIとほぼ同様だが，腫瘤の内縁にMRIではわからない小さい石灰化が認められる．

手術・病理所見　lateral approachによる腫瘍摘出術を施行した．腫瘍は周囲組織と比較的容易に剥離可能で，被膜ごと一塊として摘出できた．病理組織検査では，上皮性成分と間質成分からなる多形腺腫の像を示し，腫瘍細胞の異型性は軽度で，分裂像も目立たない．

最終診断　涙腺良性多形腺腫（benign pleomorphic adenoma, benign mixed tumor）．

〔解　説〕　涙腺部の腫瘤性病変の半数は上皮性腫瘍，半数は非上皮性腫瘍だといわれている[1]．上皮性腫瘍の約半数が良性多形腺腫で，半数が悪性腫瘍である．悪性腫瘍のなかでは，腺様嚢胞癌が最も多く，以下，悪性多形腺腫，粘膜表皮癌，腺癌，扁平上皮癌，未分化癌の順である[2]．良性多形腺腫は被膜を破らずに全摘すれば，予後はきわめて良好である[3]．しかし，被膜が破れた場合にはしばしば再発し，ときに悪性化する．したがって，生検は禁忌とされている．以上のような理由から，画像診断による良性か悪性かの判断は重要である．悪性の所見として，骨破壊像や腫瘍辺縁の不整をあげることができる．骨破壊の有無の判定にはCTが有用だが，腫瘍の辺縁の不整や周囲組織への浸潤の有無に関しては，多方向の断面を容易に撮像できるMRIの有用性が高い．涙腺腫瘍の場合の石灰化は悪性腫瘍に多く起こるといわれている[4]．しかし，本例のように良性腫瘍にも認められ，良性・悪性の鑑別診断上の意義は少ない．そのほか，腫瘍内の壊死や出血の存在は，悪性を示唆する所見と思われる．

　涙腺の非上皮性病変としては，炎性偽腫瘍と悪性リンパ腫があげられる．上皮性腫瘍の多くは涙腺の眼窩部から発生するのに対して，炎性偽腫瘍やリンパ腫は涙腺の眼窩部から眼瞼部にびまん性に広がる．したがって，これらの腫瘍は眼瞼から眼窩の上外側壁に沿って後方へ延び，前後に長い形を示す場合が多い．通常，炎性偽腫瘍やリンパ腫の場合には，眼球の変形や眼窩壁の骨変化を伴わない[4]．

〔志賀逸夫〕

〈文献〉
1) Chales NC: Pathology and incidence of orbital disorders: an overview. In: Tumor of the Ocular Adnexa and Orbit (Hornblass A ed), pp 185-205, The CV Mosby Co, St. Louis, Toronto, London, 1979.
2) Hasselink JR, Davis KR, Dallow RL, et al: Computed tomography of masses in the lacrimal gland region. *Radiology,* **131**: 143-147, 1979.
3) Mafee MF, Haik BG: Lacrimal gland and fossa lesion: Role of computed tomography. *Radiol Clin North Am,* **25**: 767-779, 1987.
4) Stwart WB, Krohe GB, Wright JE: Lacrimal gland and fossa lesion: An approach to diagnosis and management. *Ophthalmology,* **86**: 886-895, 1979.

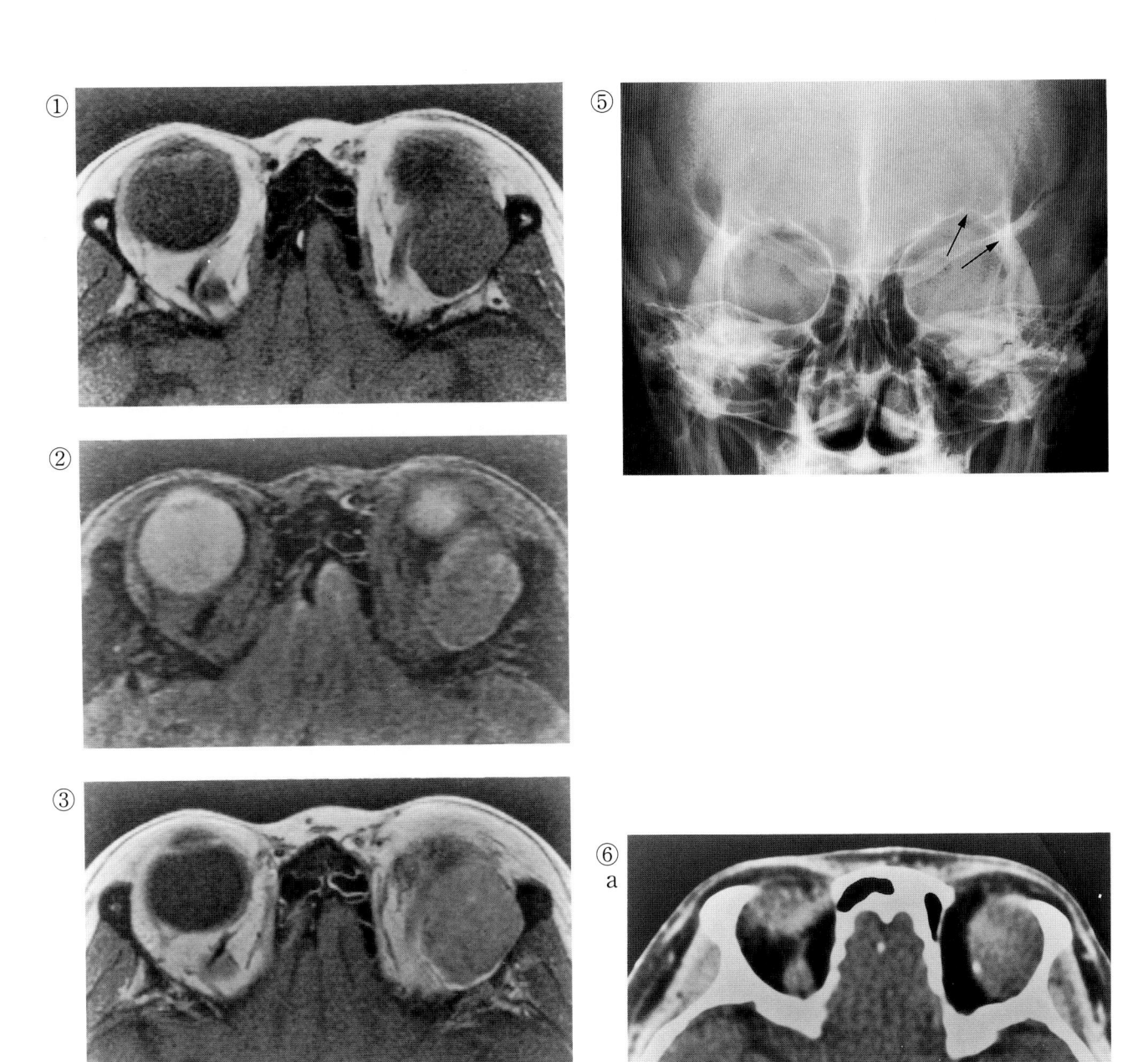

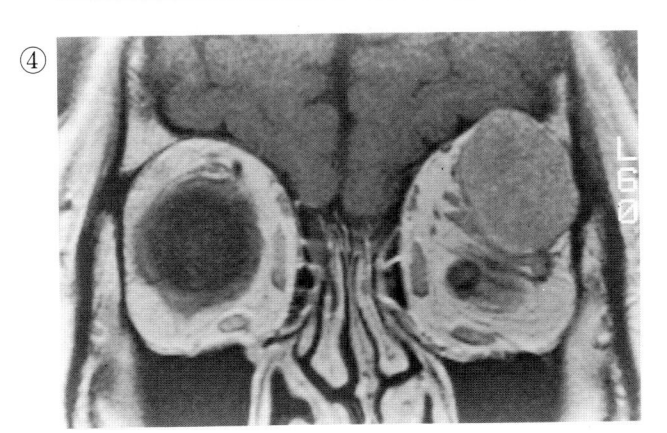

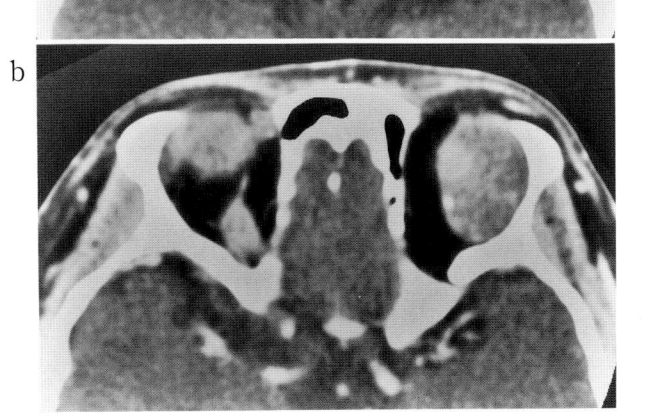

5 inch surface coil
図1 水平断像．T_1強調像，SE 600/20
図2 水平断像．T_2強調像，SE 1500/80
図3 水平断像，Gd-DTPA 投与後 T_1 強調像，SE 600/20
図4 冠状断像，Gd-DTPA 投与後 T_1 強調像，SE 600/20
図5 頭蓋単純 X 線像．Caldwell 法
図6 CT 水平断像．a：造影前，b：造影後

視力障害側の視神経の腫大（小児）

症　　　例　3歳，女児．
主訴：左視力障害．
病歴・検査結果：約1年前からテレビを近くで見るようになった．CTで左視神経膠腫と診断され，当院へ紹介された．視力：右0.2，左0.09，左視神経萎縮（＋），左外転神経麻痺（＋），全身に多数のcafé au lait spotsあり．母，姉：neurofibromatosis type 1 (von Recklinghausen病)．

MRI所見　左視神経は最大径1.4 cmに腫大し，著明に屈曲・蛇行している．腫瘍は視神経管をこえて，視交叉部へ進展している．T_1強調像（図1）では，脳実質とほぼ同じ信号強度で，周囲の眼窩脂肪体と明瞭に区別できる．T_2強調像（図2）では，脳実質よりもやや高信号強度を示している．Gd-DTPA投与後の視神経に沿った脂肪抑制T_1強調像（図3）では，著明な増強効果を示すが，一部に増強効果の乏しい領域が認められる．腫大した視神経の屈曲・蛇行の様子はよくわかる．また，腫瘍が視神経管を経由して，視交叉部に達している状態の描出も明瞭である．

その他の画像所見　視神経管撮影（図4）では，左視神経管は著明に拡大しているが，辺縁の骨皮質は保たれている．造影CT（図5）の所見はMRIの所見とほぼ同様であるが，視神経管の拡大の所見が描出されている．

手術・病理所見　Lt.-subfronal & transpetrosal approachによる腫瘍摘出術を施行した．前方は眼球後部，後方は視神経と視交叉移行部で視神経を切断した．約98％の腫瘍亜全摘となった．病理組織診断：星細胞腫II度．

最終診断　視神経膠腫頭蓋内進展．

〔解説〕neurofibromatosisの症例に，視神経膠腫が好発することはよく知られている．多数例を集めた報告の一つでは，neurofibromatosis 217例中33例（15％）に視神経あるいは視交叉の神経膠腫が認められている[1]．neurofibromatosisは，type 1（von Recklinghausen病）とtype 2（bilateral acoustic nuerofibromatosis）とに分けられている．type 1には星細胞および神経細胞性の腫瘍が，type 2には髄膜細胞およびシュワン細胞性の腫瘍が発生する．neurofibromatosis type 1では，53例中19例（36％）に視神経膠腫が認められている[2]．視神経膠腫が認められた場合には，café au lait spotsや皮下の神経線維腫など，他のnerurofibromatosis type 1の所見を検索する必要がある．視神経膠腫が両側性であれば，neurofibromatosisであるといわれている．視神経膠腫は小児に好発するが，視神経膠腫22例中7例は20歳をこえる症例であったとの報告がある[3]．成人の視神経膠腫の場合には，視神経鞘髄膜腫との鑑別が必要となる．

本症例は星細胞腫II度であったが，病理組織学的には星細胞腫I度であるpilocytic astrocytomaが多い．したがって，発育は緩徐な場合が多く，拡大した視神経管の辺縁の骨皮質の保たれている症例が多い．発育が比較的早ければ，視神経管の辺縁は不明瞭となる．成人の視神経膠腫は，小児のものよりも発育が早く，より悪性の場合が多い[3]．

視神経膠腫の多数例のCT所見の分析では，典型例は硬膜縁の保たれた，平滑で境界明瞭な視神経の紡錘形の腫大を示す．ときに腫大した視神経の屈曲・蛇行，および腫瘍内の壊死や囊胞が認められる．これらの所見は，髄膜腫との鑑別診断上重要である[4]．

MRIのT_1強調像では，通常脳灰白質と類似した信号強度を示す．T_2強調像では，高信号強度を示す場合が多く，しばしば不均一である．視神経管内の腫瘍の状態の把握や，視交叉への腫瘍の進展の有無の判定には，多方面の断面を撮像できるMRIの有用性が高い．

〔志賀逸夫〕

〈文献〉
1) Lewis RA, Gerson LP, Axelson KA, et al: Von Recklinghausen neurofibromatosis. II. Incidence of optic gliomata. *J Ophthalmology*, **91**: 929-935, 1984.
2) Aoki S, Barkovich AJ, Nishimura K, et al: Neurofibromatosis type 1 and 2: Cranial MR findings. *Radiology*, **172**: 527-534, 1989.
3) Azar-Kia B, Naheedy MH, Elias DA, et al: Optic nerve tumors: Role of magnetic resonance imaging and computed tomography. *Radiol Clin North Am*, **25**: 561-581, 1987.
4) Jakobiec FA, Depot MJ, Kennerdell JS, et al: Combind clinical and computed tomographic diagnosis of orbital glioma and meningioma. *J Ophthalmology*, **91**: 137-155, 1984.

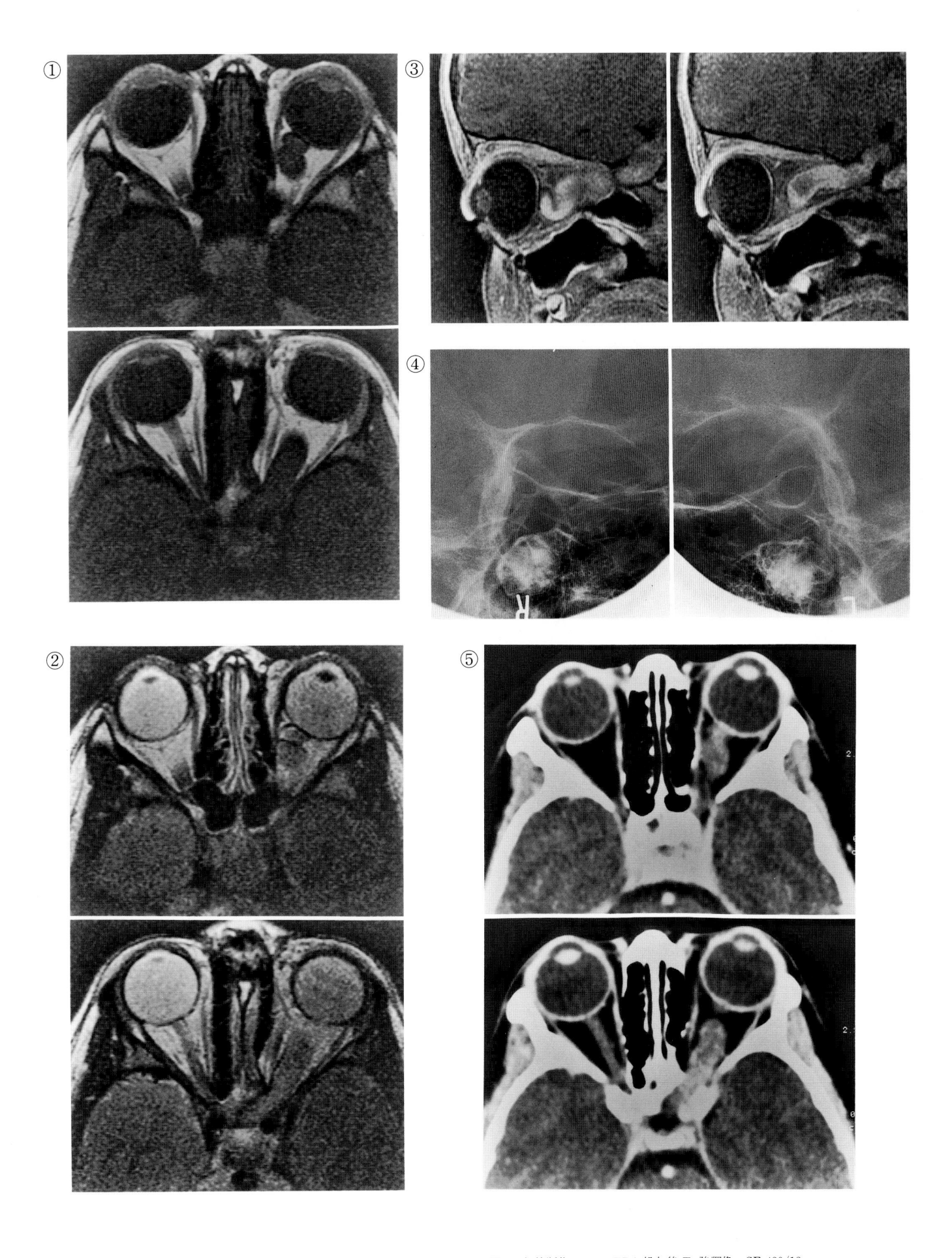

5 inch surface coil
図1 水平断像．T_1 強調像，SE 580/13
図2 水平断像．Fast SE 4000/89
図3 矢状断像．Gd-DTPA 投与後 T_1 強調像，SE 480/18
図4 視神経管撮影
図5 造影 CT 水平断像

視力障害側の視神経の腫大（成人）

症　　　例　51歳，女性．
主　訴：右視力低下．
病歴・検査結果：6年前から徐々に右眼の視力が低下してきた．3年前に当院を受診し，CTで右視神経鞘髄膜腫と診断された．経過観察中，頭蓋内への腫瘍の進展が認められたため，手術目的で入院となった．

MRI所見　T_1強調像（図1）では，右眼窩内の視神経周囲の腫瘍は外眼筋とほぼ等信号，頭蓋内の腫瘍は脳実質とほぼ等信号を示す．T_2強調像（図2，脂肪抑制像）では，眼窩内の腫瘍は眼窩脂肪体よりも高信号，外眼筋よりもやや高信号を示す．頭蓋内の腫瘍は脳実質よりもわずかに高信号である．Gd-DTPA投与後のT_1強調像（図3）で，頭蓋内の腫瘍の増強効果は明らかである．眼窩内の腫瘍の造影剤による増強効果は，脂肪抑制法を併用したdynamic MRI（図4）で明瞭となる．腫瘍内部の増強効果の乏しい領域は視神経である．眼窩内腫瘍と頭蓋内腫瘍との連続性は，視神経に沿う矢状断像（図5）で描出される．

その他の画像所見　視神経管撮影（図6）では，右視神経管の骨皮質はやや厚く，辺縁はいくぶん不明瞭だが，視神経管の拡大は認められない．造影CTの所見はMRIとほぼ同様である．石灰化は認められない．

手術・病理所見　supraorbital approachによる腫瘍摘出術を施行した．まず，眼窩内で視神経とともに腫瘍を切除し，ついで頭蓋内の腫瘍を全摘した．腫瘍は視神経管の部分では，神経束の間を通って頭蓋内と連続している．頭蓋内腫瘍は内頸動脈を覆っていたが，硬度は軟で，内頸動脈との癒着なく，容易に吸引できた．病理組織診断は髄膜腫（meningotheliomatous meningioma）であった．

最終診断　視神経鞘髄膜腫頭蓋内進展．

〔解説〕頭蓋内髄膜腫の眼窩への進展はまれではなく，蝶形骨稜髄膜腫はしばしば蝶形骨自体あるいは上眼窩裂などを経由して眼窩へ発育する．しかし，眼窩内原発の髄膜腫は，頭部の髄膜腫の約1%とかなりまれな腫瘍である[1]．これには視神経鞘から発生するものと，視神経鞘とは無関係に発生するものとがある．中年女性に好発するが，頭蓋内髄膜腫よりも小児の発生頻度が高い傾向がある[2]．小児の眼窩内髄膜腫は，通常neurofibromatosisに伴って起こる．

視神経鞘髄膜腫は，円形あるいは楕円形の腫瘤として認められることもあるし，視神経全体のびまん性の腫大の場合もある．ときに，硬膜外進展によるきわめて不整な輪郭を示すが，視神経膠腫にみられるような屈曲・蛇行は示さない[3]．CTは有用な画像診断法で，視神経鞘髄膜腫に比較的高頻度にみられる石灰化を容易に検出できる．造影剤により増強される腫瘍内に，増強効果の乏しい領域として視神経が描出されれば，診断はほぼ確定する[4]．腫瘍に囲まれた視神経の描出はMRIでも可能だが，石灰化の有無はMRIでは確定できない．しかし，多方向の断面が得られるMRIでは，腫瘍の立体的な把握が容易であるし，視神経管内の視神経鞘への浸潤の有無の判定も可能である．高度のうっ血乳頭の場合の視神経周囲のクモ膜下腔の拡大との鑑別も容易である．血管撮影では，しばしば淡いtumor blushが認められるが，CT導入以後ほとんど行われなくなった．

〔志賀逸夫〕

〈文献〉
1) Bradac GB, Ferszt R, Kendall BE (eds): Cranial Meningiomas. In: Diagnosis, Biology, Therapy. Springer-Verlag, Berlin/Heiderberg, 1990.
2) Karp LA, Zimmerman LE, Borit A, et al: Primary intraorbital meningiomas. *Arch Ophthalmol,* **91**: 24-28, 1974.
3) Jakobiec FA, Depot MJ, Kennerdell JS, et al: Combined clinical and computed tomographic diagnosis of orbital glioma and meningioma. *J Ophthalmology,* **91**: 137-155, 1984.
4) Rothfus WE, Curtin HD, Slamovits TL, et al: Optic nerve/sheath enlargement. A differential approach based on high-resolution CT morphology. *Radiology,* **150**: 409-415, 1985.

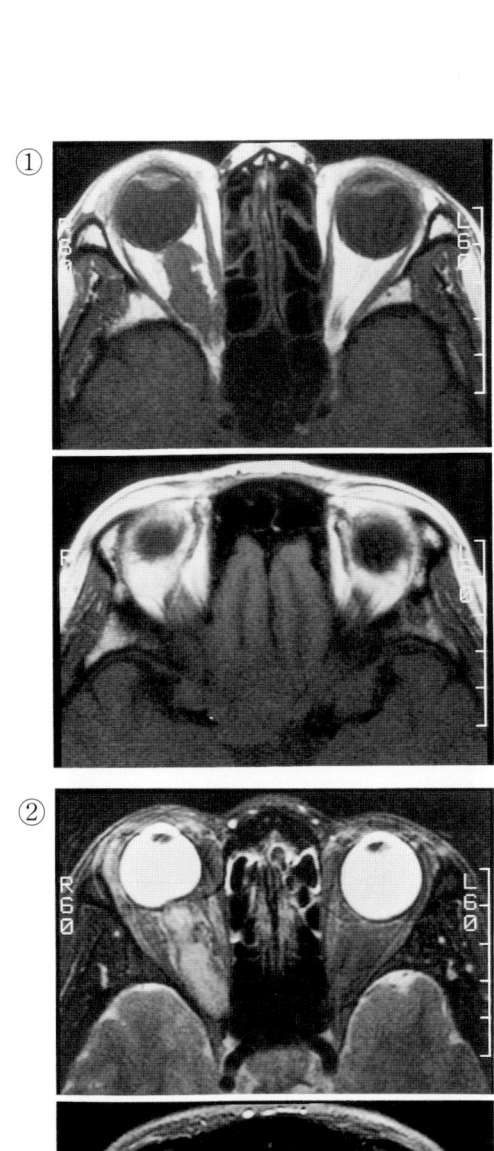

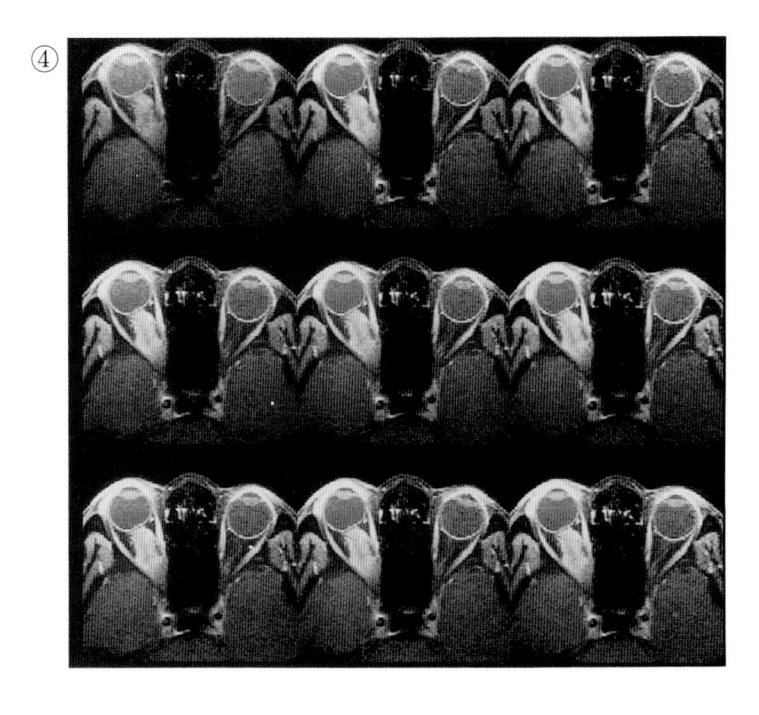

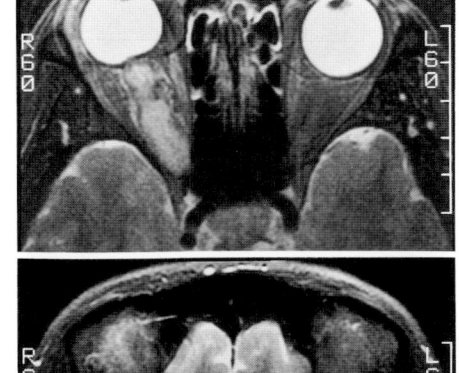

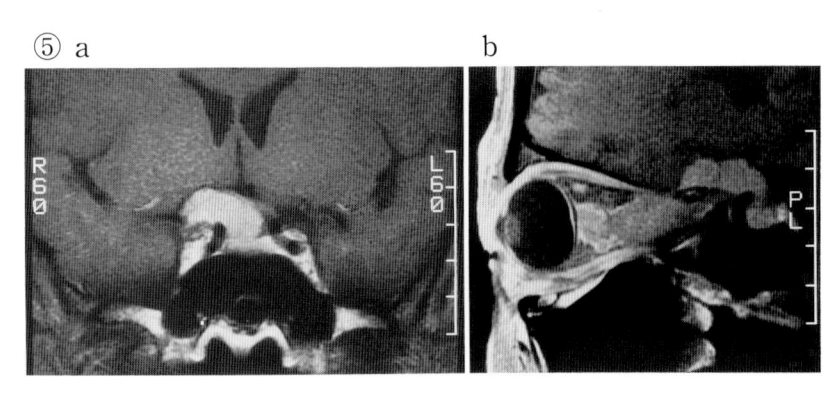

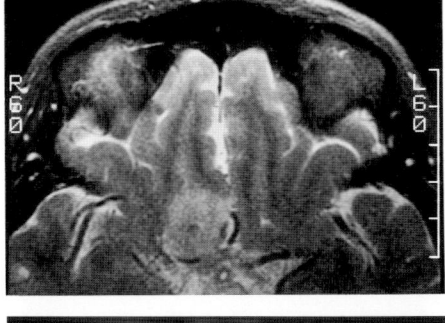

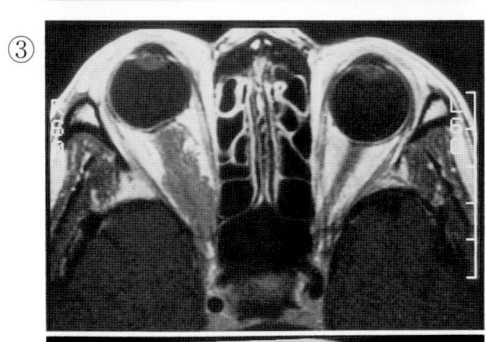

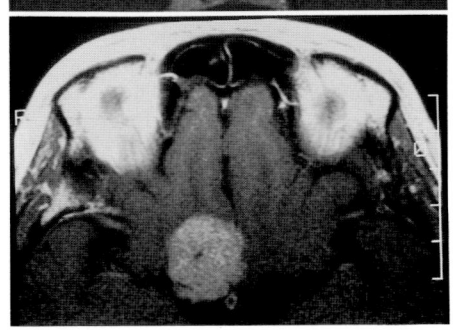

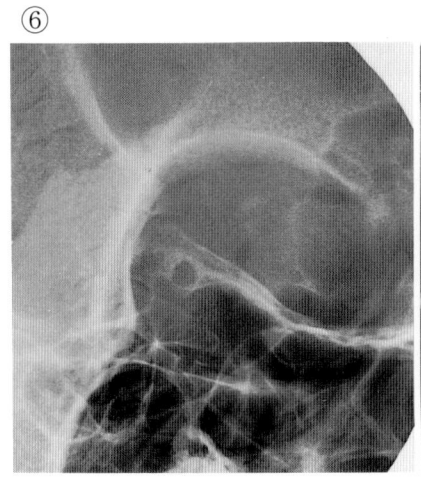

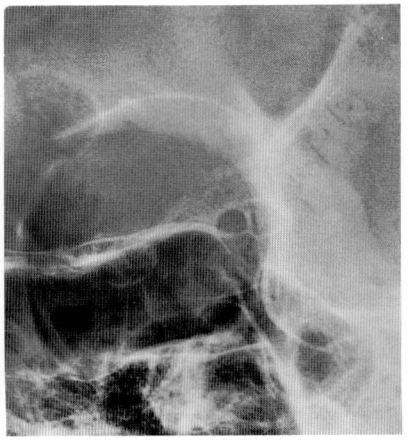

5 inch surface coil
図1 水平断像．T_1強調像，SE 600/20
図2 水平断像．T_2強調像，Fast SE 4000/99（脂肪抑制像）
図3 水平断像．dynamic MR 2D SPGR (spoiled GRASS)
　　TR/TE 51/5, FA 30度（脂肪抑制像）
図4 水平断像．Gd-DTPA投与後T_1強調像，SE 600/20
図5 a：冠状断像．Gd-DTPA投与後T_1強調像，SE 500/13
　　b：矢状断像．Gd-DTPA投与後T_1強調像 SE 400/17
図6 視神経管撮影

鼻咽頭を占拠する巨大な腫瘤性病変

症　　　例　19歳，男性．
主　訴：鼻出血．
検査結果：血液・生化学検査では異常は認められない．

M R I 所 見　上咽頭から中咽頭・右鼻腔にかけて大きな腫瘤が認められ，蝶形骨洞，翼口蓋窩から側頭窩，傍咽頭間隙に浸潤が認められる．

T_1 強調像（図1）では，腫瘤は筋肉と同程度の低信号を示している．右翼状突起骨髄の高信号が消失している．PD像（図2）では，腫瘤の信号強度は不均一である．T_2 強調像（図3）では，腫瘤は不均一な高信号を示している．しかし，右上顎洞炎による肥厚した上顎洞粘膜に比べれば，低信号である．これらのSE像では，腫瘤内部に，点状ないし線状の低信号域・無信号域が散在して認められる．GRASS像（図4）では，腫瘤内部に，内頸動脈と同程度の高信号が散在して認められる．Gd-DTPAによるdynamic MRI（図5）では，静注後早期から著明な増強効果が認められる．造影後 T_1 強調像（図6）では，腫瘤は著明に増強され，やや不均一な高信号を示している．肥厚した上顎洞粘膜との境界は明瞭である．

その他の画像所見　造影CT（図7）で腫瘤は強く濃染され，内頸静脈と同程度のCT値を示している．翼状突起の破壊が明瞭に認められる．右上顎洞後壁は前方に圧排され（antral bowing sign），翼口蓋窩の拡大も明らかである．

病　理　所　見　切除された腫瘤の病理組織学的検索では，血管の著明な新生と，線維芽細胞・膠原線維の増生が認められた．

最　終　診　断　若年性血管線維腫．

〔解　説〕　通常のSE法で無信号を呈するものは，血流のある血管，空気，石灰化巣，沈着ヘモジデリンなどである．血流のある血管が無信号を呈するのは，flow voidとよばれる現象による[1]．これは，SE法の最初の90度パルスによって励起されたスライス面内の血中のスピンが，スライス面から流出してしまうために，次の180度パルスによるエコーが形成されないこと（high velocity signal loss）や乱流，odd echo dephasingなどが関与しているとされている[1]．実際のMRIでは，スライス厚が10mmないし5mmであるので，部分容積現象によって，flow voidを示すべき血管が，低信号域として認められる場合もある．

SE法で血管と考えられる無信号ないし低信号域を認めた場合には，他の撮影法で確認することが重要である．筆者らの施設では，このためには，グラジエントエコー法の一種であるGRASS像（TR 40〜60 msec，TE 15 msec，flip角30度）を用いている．この撮影パラメーターのGRASS像では，大部分の血管が高信号を呈するので血管の確認は容易である．本症例のGRASS像（図4）でも，腫瘤内に散在する血管の高信号が認められる．

SE法の T_2 強調像で，腫瘍実質の高信号の中に，無信号が多数認められる場合には，salt-and-pepper appearanceとよばれている[2]．この所見は，傍神経節腫や腎癌・甲状腺癌などのhypervascular tumor，神経原性腫瘍に認められるとされている[3]．本症例では，いわゆるsalt-and-pepper appearanceといえるほどの血管の無信号は認められないが，SE像とGRASS像を合わせて考えると，hypervascular tumorと判断できる．また，Gd-DTPA静注によるdynamic MRIでもhypervascular tumorであることが確認されている．

本例は，上咽頭を主体として周囲に浸潤するhypervascular tumorと考えられる．鑑別疾患としては，若年性血管線維腫，血管内皮腫・血管周皮腫，横紋筋肉腫などがあげられるが，発生頻度・好発年齢を考慮すると，若年性血管線維腫を最も疑うべきであり，腫瘤の進展様式も若年性血管線維腫に矛盾しない．

〔前原康延〕

〈文　献〉
1) Bradley WG: Flow phenomenon. In: Magnetic Resonance Imaging (Stark DD, Bradley WG eds), pp 108-137, The C V. Mosby, St. Louis, 1988.
2) Olsen WL, Dillon WP, et al: MR imaging of paragangliomas. *AJNR*, **7**: 1039-1042, 1986.
3) Som PM, Braun IF, et al: Tumors of the parapharyngeal space and upper neck: MR imaging characteristics. *Radiology*, **164**: 823-829, 1987.

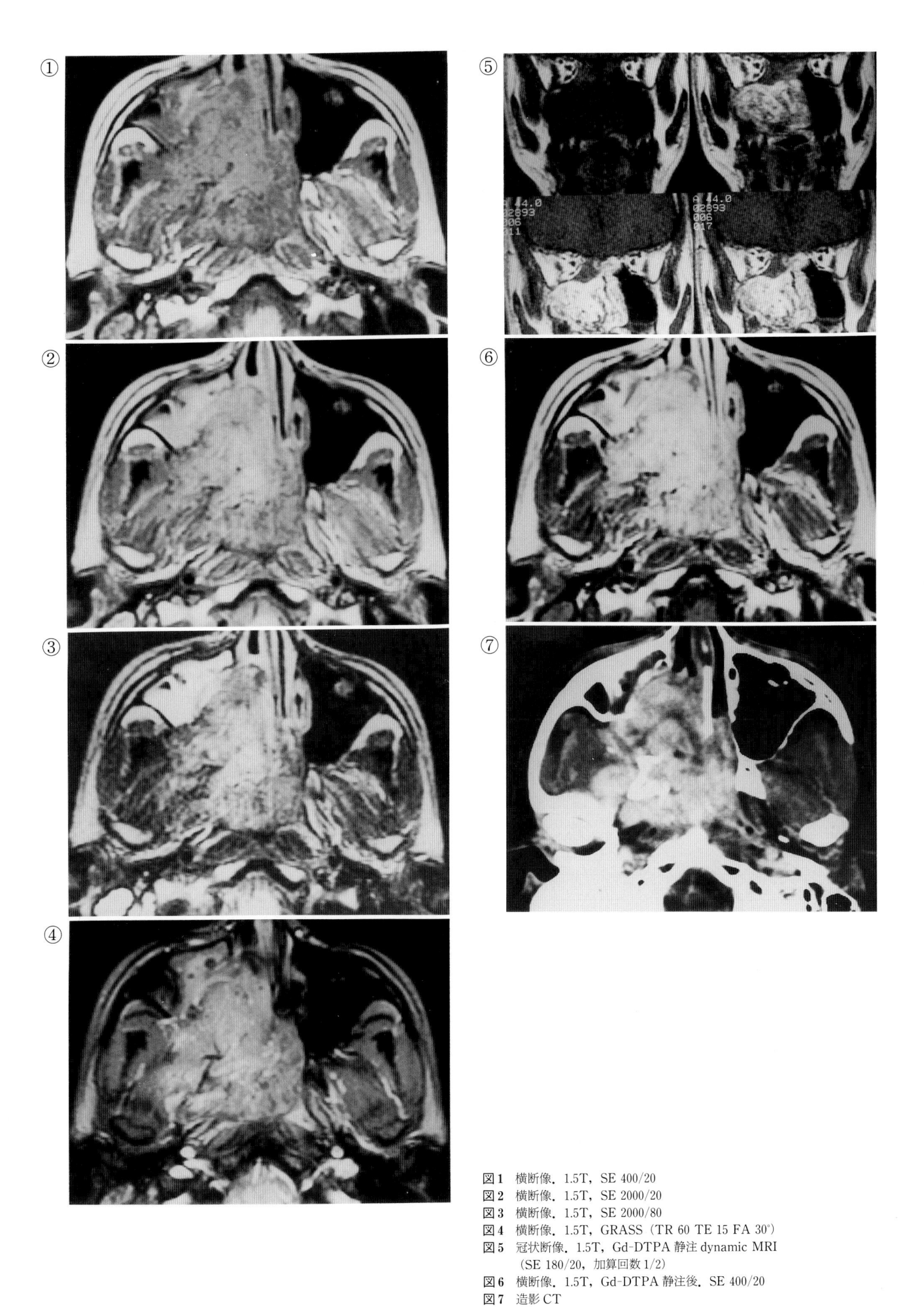

図1　横断像．1.5T，SE 400/20
図2　横断像．1.5T，SE 2000/20
図3　横断像．1.5T，SE 2000/80
図4　横断像．1.5T，GRASS（TR 60 TE 15 FA 30°）
図5　冠状断像．1.5T，Gd-DTPA 静注 dynamic MRI
　　　（SE 180/20，加算回数1/2）
図6　横断像．1.5T，Gd-DTPA 静注後．SE 400/20
図7　造影 CT

上咽頭・頭蓋底の浸潤性病変

症　　例	80歳，男性．
	主　訴：頭痛．
	病歴・検査結果：糖尿病にてインスリン療法中（NPHインスリン24単位）．胆石症．血液・生化学検査では，貧血（RBC 244万/mm³，Hb 9.5 g/mm³）以外には異常は認められない．上咽頭ファイバースコープでは，少量の膿汁が付着し，軽度腫大した右耳管隆起が認められた．粘膜の不整は認められなかった．
MRI所見	T_1 強調像（図1～3）では，上咽頭から頭蓋底右側にかけて，筋肉と等信号ないしわずかに高信号を示す病変が認められる．頭蓋底部では（図1），耳管の走行に沿って異常な信号が認められ，斜台右側の骨髄の高信号も消失している．Rosenmüller窩のレベルでは（図2），右咽頭腔から頸動脈間隙に病変が認められ，口蓋帆挙筋基部や頭長筋外縁は同定できない．右Rosenmüller窩も同定できない．耳管開口部レベルでは（図3），口蓋帆挙筋の腫大が認められるが，信号強度は正常である．
	Gd-DTPA静注後の造影MRI（図4～6）では，上咽頭から頭蓋底にかけて，不均一な増強効果が認められる．右内頸動脈壁も強く増強されているが，内腔は正常に保たれている．口蓋帆挙筋や頭長筋右外側部も不均一に増強されている．耳管開口部レベルでは，耳管開口部やRosenmüller窩も明瞭に認められる．粘膜も，強く増強され，連続性に認められる．
	ほかのスライスでは，軽度の右側頭骨乳突洞炎が認められた．外耳道や鼓室には著変なく，リンパ節腫大も認められなかった．
その他の画像所見	造影CT（図7）では，上咽頭・頭蓋底部に，不均一に濃染される病変が認められ，斜台の骨破壊像も明瞭に認められる．石灰化巣は認められなかった．
	⁶⁷Gaシンチグラム（図8）では，病巣部に一致して，非常に強いRIの集積が認められる．
病理所見	上咽頭からの生検では，リンパ球と形質細胞の浸潤の強い非特異炎と診断された．起炎菌は同定しえなかったが，抗生物質投与によって臨床症状の軽快が認められた．
最終診断	上咽頭・頭蓋底部の細菌性非特異炎．

〔解　説〕　境界不鮮明で浸潤性の病変が，上咽頭から頭蓋底軟部組織に存在し，斜台の骨破壊は軽度である．したがって，骨腫瘍（転移性骨腫瘍や脊索腫を含む）や脳腫瘍（髄膜腫，頭蓋咽頭腫，嗅神経芽細胞腫など）は考えにくい．

上咽頭悪性腫瘍の大半は，扁平上皮癌である．ほかの癌腫としては，移行上皮癌，腺癌，腺様囊胞癌などが認められる．また，悪性リンパ腫も好発する．

上咽頭癌は，耳管軟骨と口蓋帆挙筋が咽頭蓋底筋膜を貫く部位であるMorgani洞を出口として深部方向に浸潤し，しばしば頭蓋底の骨破壊をきたすことが知られている．また，耳管に沿う進展も高頻度に認められているとされている[1]．この上咽頭癌の進展様式は，本例の病巣進展様式と矛盾しない．一方，悪性リンパ腫は，深部方向への浸潤傾向に比較的乏しく，通常は頭蓋底骨破壊は認められない．

画像診断上，上咽頭癌と鑑別すべき疾患として，悪性外耳道炎[2]や真菌症[3]があげられる．

悪性外耳道炎は，*Pseudomonas aerginosa* を起炎菌とする，高齢者糖尿病患者に好発する重篤な感染症である．外耳道炎で発症し，次いで，中耳炎さらに頭蓋底および上咽頭にまで進展する．耳管周囲の病変や上咽頭の腫瘤は，約50％に認められるとされている．骨破壊は多発する傾向があり，まれには斜台の骨破壊も認められるとされている[2]．

真菌症においても，まれに，上咽頭から頭蓋底に進展し，錐体部の骨破壊が認められることがあるとされている[3]．

上咽頭・頭蓋底局所の所見[1,2]から，上咽頭癌と炎症性疾患を鑑別するのは容易ではない．しかし，本症例では，耳管開口部レベルの口蓋帆挙筋の著明な腫大や断裂のない粘膜が認められ，⁶⁷Gaシンチグラムでは局所にきわめて強いRIの集積が認められた．これらの所見は，炎症性疾患を疑う根拠となりうるものと思われる．また，本症例では，外耳道に異常は認められなかったので，耳管を中心とした炎症性疾患（細菌性）と考えられる．　　　　　〔前原康延〕

〈文　献〉

1) Teresi LM, Lufkin RB, et al : MR imaging of the nasopharynx and floor of the middle cranial fossa Part II malignant tumors. *Radiology*, **164** : 817-821, 1987.
2) Rubin J, Curtin HD, et al : Malignant external otitis : utility of CT in diagnosis and follow-up. *Radiology*, **174** : 391-394, 1990.
3) Centeno RS, Bentson JR, et al : CT scanning in rhinocerebral mucormycosis and aspergillosis. *Radiology*, **140** : 383-389, 1981.

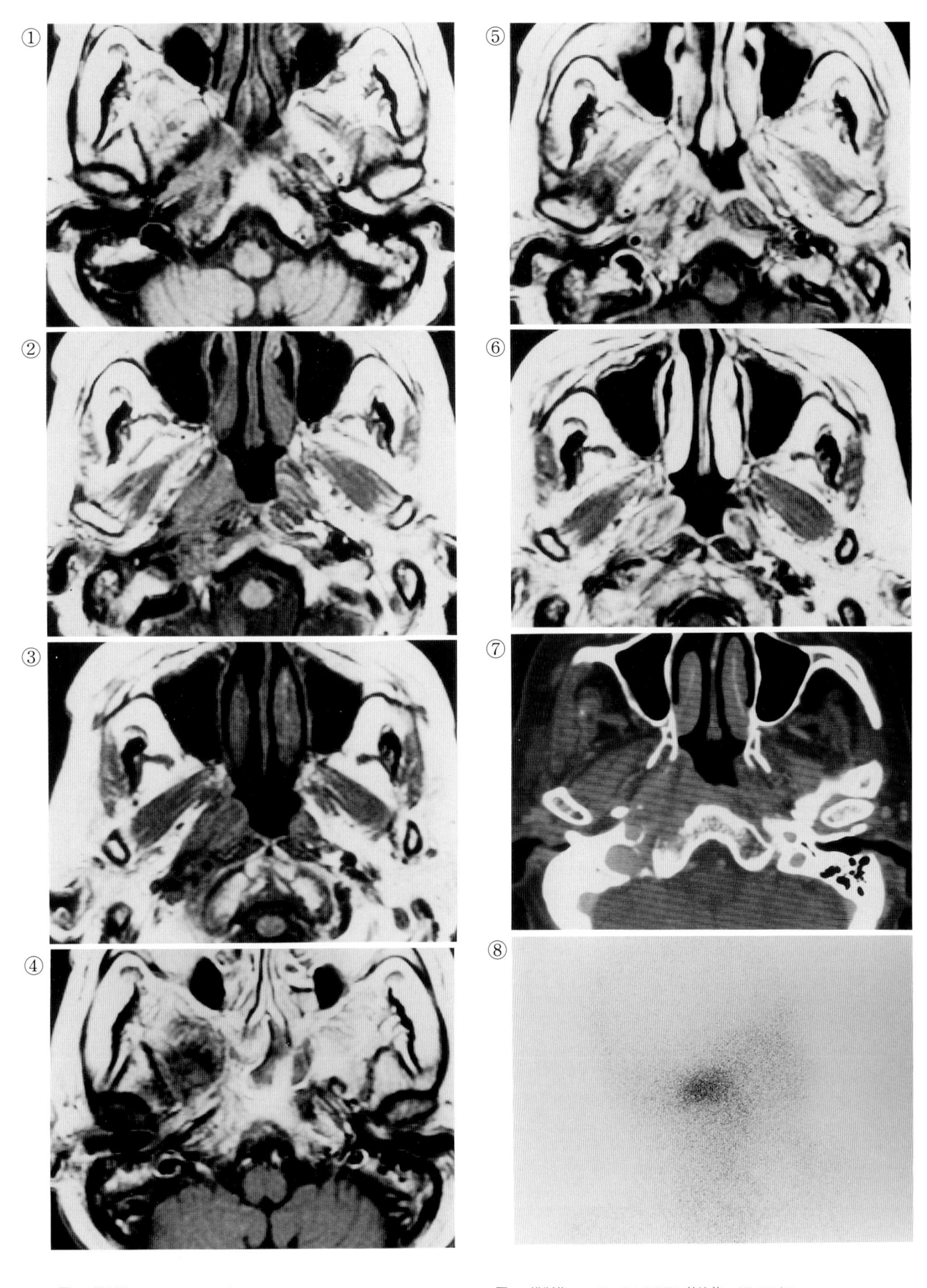

図1 横断像，1.5T，SE 500/20
図2 横断像，1.5T，SE 500/20
図3 横断像，1.5T，SE 500/20
図4 横断像，1.5T，Gd-DTPA 静注後，SE 500/20
図5 横断像，1.5T，Gd-DTPA 静注後，SE 500/20
図6 横断像，1.5T，Gd-DTPA 静注後，SE 500/20
図7 造影 CT
図8 ^{67}Ga シンチグラム

多彩な信号強度を示す上顎洞病変

症　　　例　21歳，女性．
　　主訴：右鼻出血．
　　検査結果：血液・生化学検査では，異常は認められない．鼻鏡検査で，中鼻甲介根部に，表面平滑で，一部に壊死性変化を伴う易出血性腫瘤が認められた．

MRI所見　T_1強調像（図1）では，上顎洞前半部に，均一な高信号が認められる．鼻腔側には，筋肉とほぼ等信号を示す腫瘤が認められる．腫瘤中央部に弓状の低信号帯が認められる．鼻甲介との境界は不明である．PD像（図2）では，前半部の病変はかなりの高信号を示している．上顎洞鼻腔側の腫瘤も高信号を示している．腫瘤周囲に薄い低信号帯がわずかに認められる．腫瘤中央部には，明瞭な低信号帯が認められる．T_2強調像（図3）では，上顎洞前半部は著明な高信号を示している．腫瘤もかなり高信号を示すが，鼻腔側は不均一である．腫瘤辺縁および中央部には，明瞭な低信号が認められ，鼻甲介とは離れているように思われる．GRASS像（図4）では，腫瘤中央部の無信号域が強調されて描出されている．血管を示す高信号域は認められない．Gd-DTPA静注後，造影後T_1強調像（図5）では，腫瘤の表面に強く増強される被膜様構造が認められる．腫瘤内部にも，強く増強される不整な領域が多数認められる．上顎洞前半部にも，強く増強される粘膜が描出されている．

その他の画像所見　造影CT（図6）では，腫瘤外側部は濃染されない．腫瘤内側部には，不整に濃染される領域が認められる．石灰化巣は認められなかった．上顎洞自然口の開大が認められる．

手術・病理所見　上顎洞内側壁から自然口・中鼻道にかけて，血管に豊んだ腫瘤が認められた．壊死巣も伴っていた．上顎洞内には膿汁が貯留していた．病理組織学的検討では，上皮に被われた腫瘍で，比較的太い血管の増生が認められた．出血や壊死の強い部分でも，ghost状の血管が認められた．悪性像は認められなかった．

最終診断　上顎洞海綿状血管腫．

〔解　説〕　上顎洞前半部の病変は，T_1強調像，T_2強調像ともに均一な高信号を示し，造影後も増強されていない．また，その周囲には，T_2強調像，造影後T_1強調像でともに高信号を示す肥厚した粘膜が認められる．したがって，この病変は滲出液（膿汁）の貯留した上顎洞炎と容易に診断できる．

　上顎洞後半部から鼻腔にかけての腫瘤は不均一な信号を示している．腫瘤中央部に認められる弓状の低信号帯は，SE法ではT_2強調像で最も明瞭に認められ，GRASS法ではさらに明瞭に認められる．MRIでは，局所磁場の乱れによるT_2^*の短縮効果で，信号強度が減弱ないし消失することが知られている．このT_2^*短縮の効果は，SE法ではTEの長いT_2強調像で強く現れる．SE法とグラジエントエコー法（本症例でGRASS法）を比較するとグラジエントエコー法で強く現れる．したがって，本症例では，腫瘤中央部の低信号帯はT_2^*の短縮によるものと考えられる．腫瘤内に空気が存在している可能性は乏しいので，ヘモジデリン沈着（古い出血巣）が最も考えやすい．

　SE法では，腫瘤内に flow void は認められず，GRASS像でも高信号域は認められないので，通常の血流速度を示す比較的太い血管は存在しないと考えられる．造影後T_1強調像では，著明な高信号域が認められるので，いわゆる hypervascular な部分は存在するものと思われる．また，腫瘤表面にも薄い被膜様の高信号帯が認められる．

　上顎洞内側壁は薄いため，MRIでの評価は困難である．CTでは，内側壁自然口の開大が明らかに認められる．

　以上の画像所見を総合すると，上顎洞内側壁付近に発生した，膨張性発育を示す充実性腫瘤で，古い出血巣を伴って上皮下に存在すると思われる．上顎洞粘膜から発生する血管腫（海綿状血管腫）はまれである．しかし，血管腫は非常に hypervascular な腫瘍でありながら，拡張した血管内の血流は遅く[1]，血管としての特徴的なMRI所見（SE法で flow void，TR・TEの短いGRASS画像で強い高信号）を示さないことが知られている．したがって，肝や軟部組織[2]，鼻腔の血管腫[3]のMRI所見から類推して，本症例のMRI所見は血管腫として矛盾はない．　　〔前原康延〕

〈文　献〉
1) Olmsted WW, Stocker JT : Cavernous hemangioma of the liver. *Radiology*, **117** : 59-62, 1975.
2) Itoh k, Nishimura K, et al : MR imaging of cavernous hemangioma of the face and neck. *J Comput Assist Tomogr*, **10** : 831-835, 1986.
3) Dillon WP, Som PM, et al : Hemangioma of the nasal vault : MR and CT features. *Radiology*, **180** : 761-765, 1991.

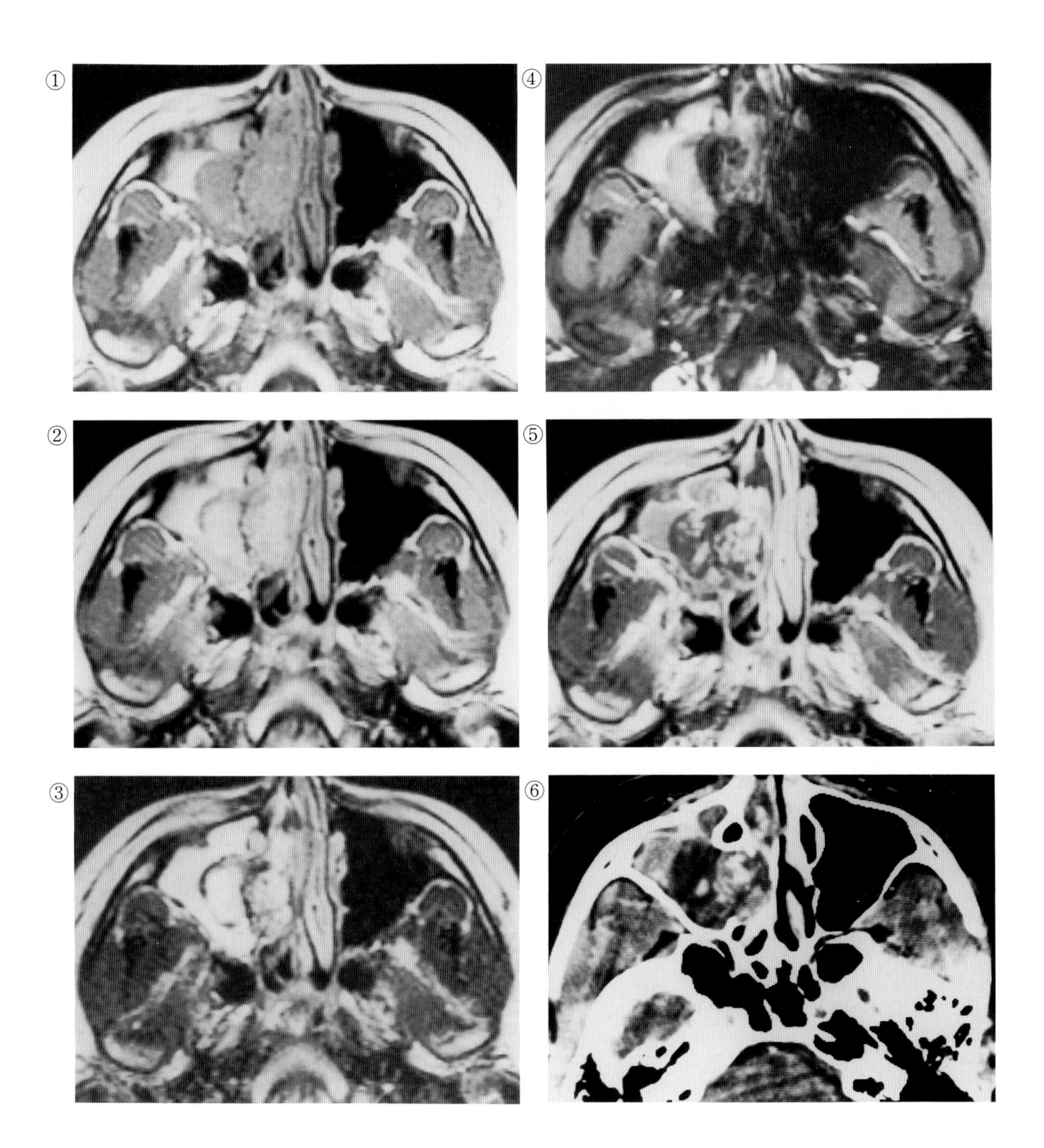

図1 横断像．1.5T，SE 400/20
図2 横断像．1.5T，SE 1800/20
図3 横断像．1.5T，SE 1800/80
図4 横断像．1.5T，GRASS(TR 60, TE 15, FA 30°)
図5 横断像．1.5T，Gd-DTPA静注後．SE 400/20
図6 造影CT

骨破壊を示す上顎洞病変

症　例	73歳，女性． 主　訴：左頬部痛，鼻出血． 検査結果：左中鼻甲介の腫大と硬口蓋の腫張が認められたが，粘膜面には不整は認められなかった．
MRI所見	左上顎洞内に大きな腫瘤性病変が認められる． T_1強調像（図1）では，腫瘤はほぼ均一な低信号を示している．頬部皮下脂肪組織との境界はおおむね明瞭であるが，一部では微細な突起様所見が認められる．T_2強調像（図2）では，腫瘤は皮下脂肪織よりわずかに低い intermediate signal intensity を示している．内部はわずかに不均一で，小さい低信号域も認められる．Gd-DTPA静注後のT_1強調像（図3）では，腫瘤は軽度増強され，筋肉より軽度高信号（intermediate signal intensity）を示している．腫瘤内には不整な高信号域も認められる． 造影後T_1強調冠状断像（図4）では，口蓋骨の低信号が消失し，口蓋骨の破壊が疑われる．左下鼻甲介との境界は明瞭である．腫瘤内には不整な高信号が認められる．左上顎洞眼窩側と右上顎洞には炎症所見が認められる．
その他の画像所見	造影CT（図5）では，不整に破壊された上顎骨を取り込んで筋肉と同程度の濃度を示す腫瘤が認められる．皮下脂肪組織との境界は明瞭である．造影CT冠状断像（図6）では，口蓋骨の完全な骨破壊が認められる．上顎骨歯槽突起は，不整に破壊され，腫瘤に取り囲まれている．腫瘤の口腔側は強く濃染される粘膜に被われている．上顎洞内側壁はまったく同定できない．
病理所見	経鼻的に生検が施行された．核小体の明瞭な不整形の核を有する幼若リンパ球がびまん性に浸潤増殖し，核分裂像も散見された．
最終診断	上顎洞初発悪性リンパ腫（diffuse, large cell type）．

〔解説〕　上顎の炎症性粘膜は，T_1強調像で低信号，T_2強調像で著明な高信号，Gd-DTPA静注後のT_1強調像で均一な高信号を示す．炎症性滲出液は，T_1強調像で低ないし高信号を示すが，T_2強調像で高信号を示し，腫瘍との鑑別は容易である．真菌症の場合には，上顎洞炎の所見に加え，T_2強調像で低信号を示す菌塊が認められれば，診断は容易である．腺様嚢胞癌のような小唾液腺由来の悪性腫瘍や神経鞘腫，inverted papilloma の一部なども，T_2強調像で高信号を呈するとされている．

しかし，上顎洞から発生する腫瘍の多くは，T_2強調像で intermediate signal intensity を示す．したがって，上顎洞腫瘍の大部分を占める扁平上皮癌と悪性リンパ腫，形質細胞腫，横紋筋肉腫，amelanotic melanoma などとの鑑別は困難であるとされている[1]．

本症例のMRIでは，腫瘍内部に壊死巣は認められず，比較的均一な腫瘍といえる．また，腫瘍内には，一部Gd-DTPAによって強く増強される，いわゆる hypervascular な領域が存在するものと思われる．大きな扁平上皮癌としては比較的まれな所見といえる．

上顎骨壁の変化は，腫瘍の質的診断にとって重要な所見である．しかし，上顎洞骨壁は薄く，MRIで骨壁の状態を診断するのは困難である．本例では，口蓋骨の破壊と上顎骨歯槽突起の骨髄の信号の消失が認められるにすぎない．一方，空間分解能の優れているCTでは，骨壁の状態が明瞭に描出されている．CTでは，上顎骨歯槽突起は，その形態をおおむね残して腫瘤に巻き込まれているのが明瞭に認められる．この骨破壊の様式は，通常の扁平上皮癌の場合[2]とやや異っているように思われる．また，CT所見を参考にMRIを検討すると，残存する大きな歯槽突起が存在するにもかかわらず，MRIで皮質の低信号や骨髄の高信号（T_1強調像）が認められないのは，歯槽突起内にびまん性に腫瘍浸潤が存在すると考えれば理解できる．

本例のMRI所見は非特異的であり，MRI所見のみからは質的診断は難しい．しかし，CT所見と見合わせると，本質的に浸透性の骨破壊を示す悪性腫瘍（代表的には悪性リンパ腫）を疑うべきであろう．

〔前原康延〕

〈文献〉
1) Shapiro MC, Som PM: MRI of the paranasal sinuses and nasal cavity. *Radiol Clin North Am*, **27**: 447-475, 1989.
2) DePeña CA, Tassel PV, et al: Lymphoma of the head and neck, *Radiol Clin North Am*, **28**: 723-743, 1990.

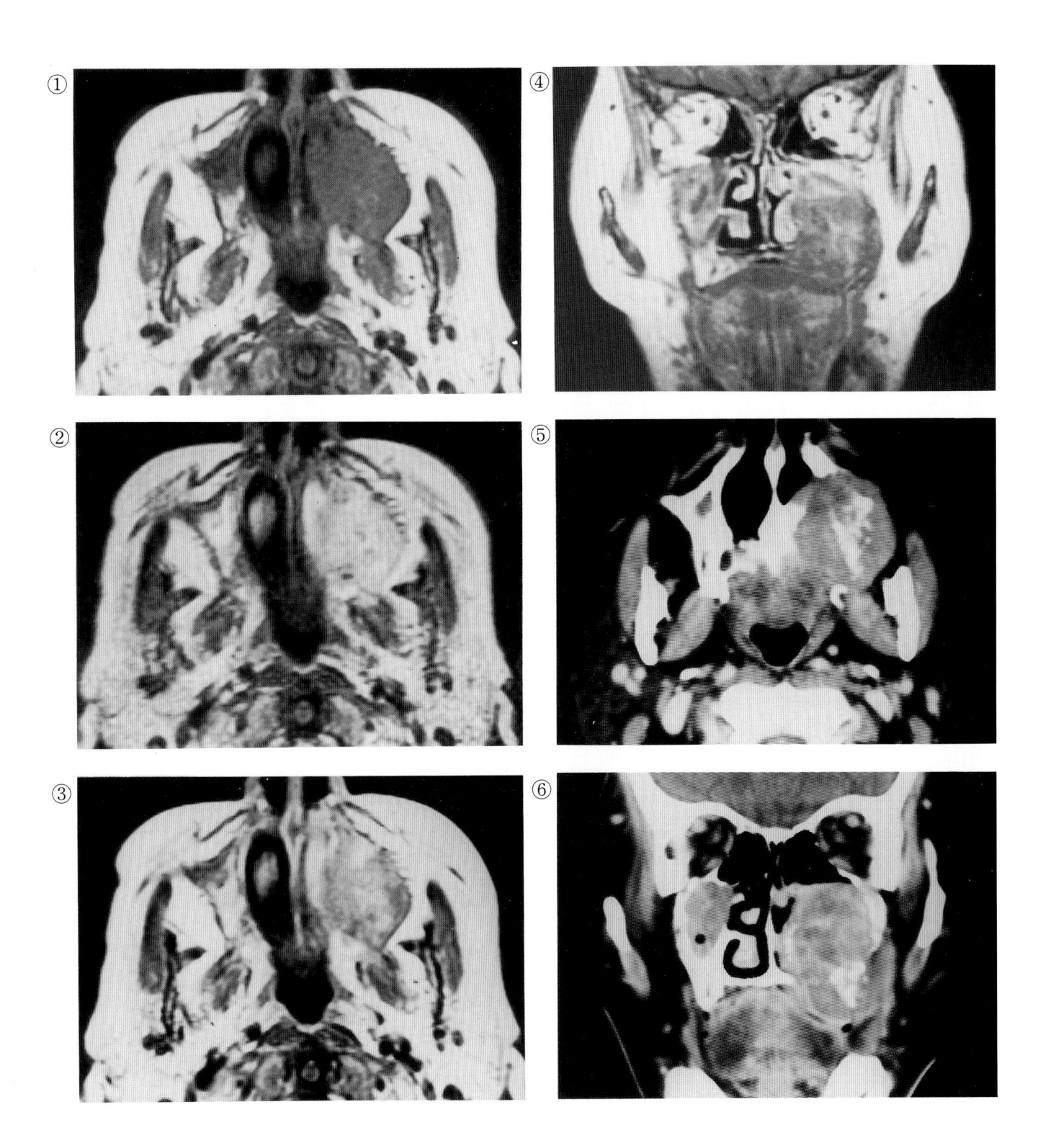

図1 横断像．1.5T, SE 500/20
図2 横断像．1.5T, SE 2000/80
図3 横断像．1.5T, Gd-DTPA 静注後，SE 500/20
図4 冠状断像．1.5T, Gd-DTPA 静注後，SE 500/20
図5 造影 CT
図6 造影 CT, 冠状断像

T_1強調像で高信号を示す鼻腔内腫瘍性病変

症　例　52歳，男性．
主訴：鼻出血．
検査結果：血液・生化学検査では異常は認められない．

MRI所見　T_1強調像（図1）では，左鼻甲介と明らかに異なる信号を示す腫瘍が，右鼻腔内に認められる．腫瘍の後半部は不均一な高信号を示している．しかしこの信号は，脂肪に比べれば低い．腫瘍前半部の表面には薄い被膜様の信号がみえ，その内部にはきわめて低い信号が認められるのみである．鼻中隔の偏位・変形は認められない．PD像（図2）では，腫瘍表面に薄いintermediate signal intensityの膜様構造が認められる．腫瘍後半部は筋肉と同程度の低信号を示している．腫瘍前半部は著明な低信号を示している．T_2強調像（図3）では，腫瘍辺縁に高信号帯が認められる．腫瘍の大部分は著明な低信号を示している．T_1強調冠状断像（図4）では，高信号を示す腫瘍が下鼻甲介に接して認められる．変形した下鼻甲介と腫瘍との境界は明瞭である．鼻中隔，鼻腔底には異常は認められない．

その他の画像所見　単純CT（図5）では，腫瘍後半部は筋肉と同程度の濃度を示し，前半部はやや高濃度を示している．鼻中隔の破壊は認められない．上顎洞骨壁にも異常は認められない．造影CT（図6）では，腫瘍全体が明らかに増強されている．壊死巣は認められない．

手術・病理所見　右下鼻甲介付着部直下から外向性に発育する境界明瞭な黒色の腫瘍が認められた．病理組織学的検討では，線毛上皮に被われた腫瘍が認められた．広い胞体内に多量のメラニン顆粒をもつ異型細胞が血管結合組織に囲まれて浸潤増殖していた．メラニン顆粒が非常に密に存在する部分と比較的粗に存在する部分が認められた．出血巣やヘモジデリンの沈着は認められなかった．

最終診断　悪性黒色腫（melanotic melanoma）．

〔解　説〕　本症例のMRI所見の特徴は，T_1強調像で高信号，T_2強調像で低信号を示す後半部と，いずれの画像でも低信号を示す前半部から腫瘍が成り立っていることである．

　T_1強調像で高信号を示すものとしては，脂肪，蛋白含有量の多い滲出液，出血を伴う液体や血腫などが一般的である．このうちで，T_2強調像で低信号を示すものは，赤血球内メトヘモグロビンの状態の出血（血腫）である．また，腫瘍前半部のように，T_1強調像・T_2強調像ともに低信号を示すものは，石灰化や完全な凝固壊死巣，ヘモジデリンの沈着などが考えられる．本例のCT所見からは，腫瘍全体が濃染され，石灰化巣は認められないことから，腫瘍後半部の高信号が血腫（赤血球内メトヘモグロビン）の可能性は否定される．腫瘍前半部の低信号の原因としては，石灰化や凝固壊死は否定しうるが，ヘモジデリン沈着の可能性は残る．

　メラニン色素も，常磁性体効果によって，T_1時間を短縮させることが知られている．また，メラニン自体にはT_2時間短縮効果は乏しいが，メラニンが不均一に沈着した場合には，局所磁場の乱れによってT_2^*時間の短縮が起こるとされている．そのT_1時間，T_2時間の短縮効果は，メラニンの量に比例するとされている[1]．したがって，メラニン量が比較的多い場合には，T_1強調像で高信号，T_2強調像で低信号を示し[1]，悪性黒色腫（melanotic melanoma）に特有の信号パターンとされている．一方，悪性黒色腫は易出血性腫瘍として知られており，そのMRI信号も腫瘍内出血巣の影響であるとの報告もある[2]が，本例では，病理組織学的に出血巣やヘモジデリンの沈着は認められず，メラニンの沈着によるMRI信号の変化と考えられる．

　腫瘍前半部の低信号の原因としては，ヘモジデリンの可能性は組織学的に否定されたので，メラニン色素の沈着が原因と考えざるをえない．メラニン色素の沈着によってT_1強調像，T_2強調像ともに低信号を示した悪性黒色腫の報告は認められなかった．しかし，メラニン色素の量が多く，T_2^*時間が著しく短縮すれば，TE 20 msecのSE法ではMR信号が検出されないことも起こりうると考えられる．腫瘍前半部は単純CTで明らかに高濃度に描出され，組織学的にも著しいメラニン色素の沈着が認められたことは，その可能性を示唆していると思われる．　〔前原康延〕

〈文献〉
1) Gomori JM, Grossman RI, et al : Choroidal melanomas : correlation of NMR spectroscopy and MR imaging *Radiology,* **158** : 443-445, 1986.
2) Hammersmith SM, Terk MR, et al : Magnetic resonance imaging of nasopharyngeal and paranasal sinus melanoma. *Magnetic Resonance Imaging,* **8** : 245-253, 1989.

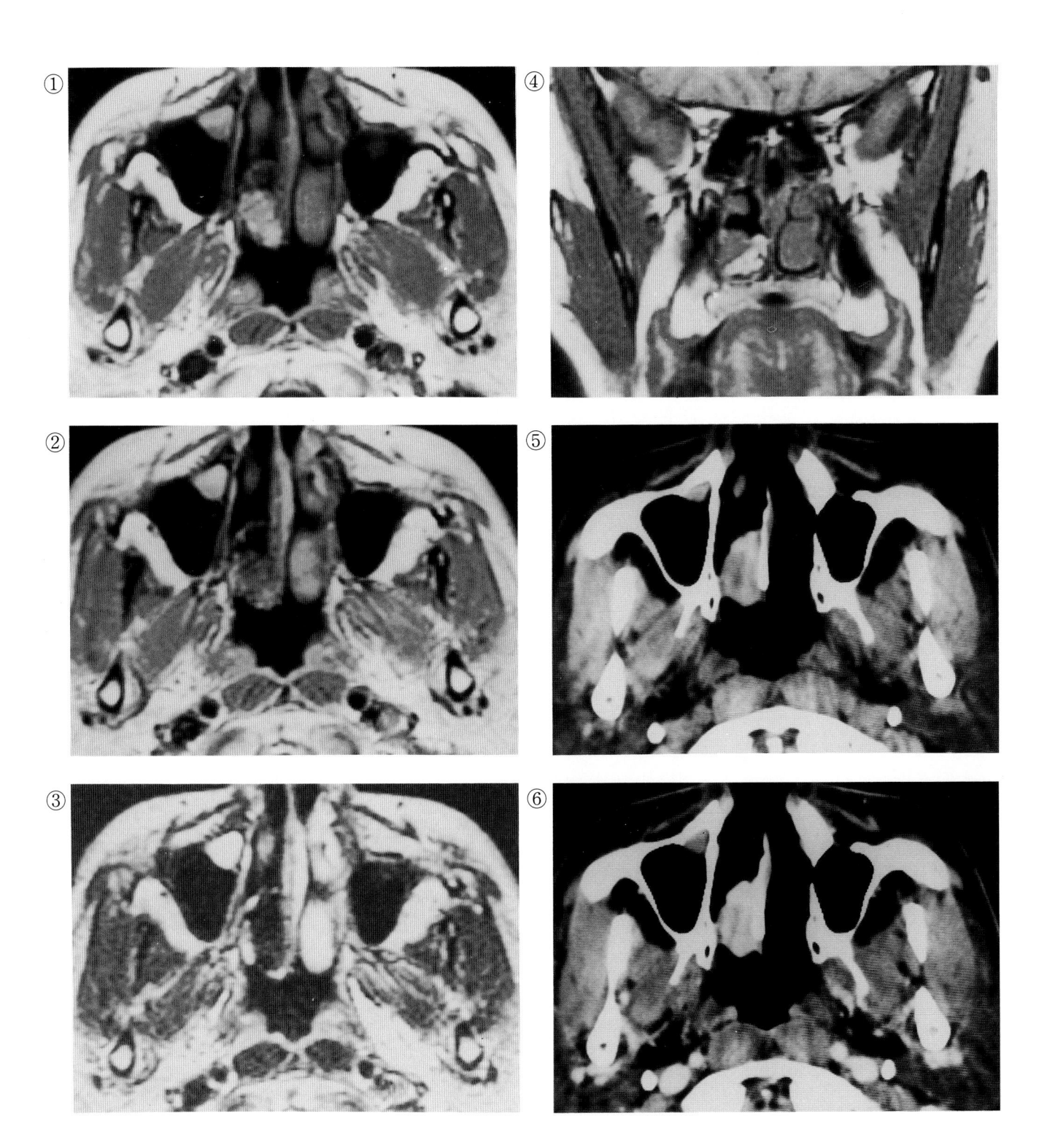

図1 横断像．1.5T, SE 500/20
図2 横断像．1.5T, SE 2000/20
図3 横断像．1.5T, SE 2000/80
図4 冠状断像．1.5T, SE 500/20
図5 単純CT
図6 造影CT

低信号を示す中耳腫瘤性病変

症　　　例　30歳，男性．
　主　訴：左顔面神経麻痺および難聴・耳鳴．
　病　歴：1989年1月10日，左耳後部痛出現．2日後，左半分の味覚がないことに気づき，その日の夕方，左顔面神経麻痺出現．1月12日，近医受診し，注射・内服治療するも改善せず，受診．外来での耳鏡検査で赤青色の腫瘤が認められ，punctionを施行．腫瘤からは動脈血のみ採取．

MRI所見　図1〜3はGd-DTPA造影（0.1mmol/kg）像である．鼓室内に認められる高信号は，punctionによる出血である．鼓室内に内頸動脈と連続し，内頸動脈と同程度の信号強度を呈するものが認められる（図1〜3，矢印）．内頸動脈と同様の信号を呈し，連続していることより走行異常が疑われる．

その他の画像所見　CT（図4〜6）では，正常耳（右耳）と比較して患側耳（左耳）では，鼓室内に軟部組織陰影が認められ，内頸動脈と連続しているのが認められる（矢印）．
　左内頸動脈撮影（図7，8）では，図7の正面撮影像において内頸動脈が外側へ突出するように曲がっており，図8の側面撮影像では後方に内頸動脈が屈曲し突出している．

最終診断　aberrant carotid artery（中耳奇形）．

〔解説〕　aberrant carotid arteryは，中耳に存在するまれな奇形である．耳鏡では，後鼓室内の腫瘍として認められ，paraganglioma（glomus tumor）との鑑別が困難である[1]．今までの同症例報告すべて血管撮影により確定診断がなされている．しかし，高分解能CTやMRIを撮像することで微小な形態を注意深く検討することにより血管撮影を行わなくとも診断可能である[2]．今回，呈示した症例は，顔面神経麻痺はaberrant carotid arteryとは無関係のBell麻痺と考えられ，難聴・耳鳴が関係するものと思われる．また，paragangliomaとの鑑別は，内頸動脈と連続する血管陰影であり，すなわち，MRIではflow void phenomenonによる無信号を呈することである．最近は，MRアンギオグラフィー（MRA）が進歩してきたため，同症例のような場合MRAを撮像するのも有用であると考える．

〔谷岡久也・佐々木康人〕

〈文献〉
1) Valvassori GE, Buckingham RA : Middle ear masses mimicking glomus tumors : Radiographic and otoscopic recogonition. *Ann Otol Rhinol Laryngol,* **83** : 606-612, 1974.
2) Lo WWM, Solti-Bohman LG, MacElveen J T : Aberrant carotid artery : radiologic diagnosis with empahasis on high-resolution computed tomography. *Radiographics,* **5** : 985-993, 1985.

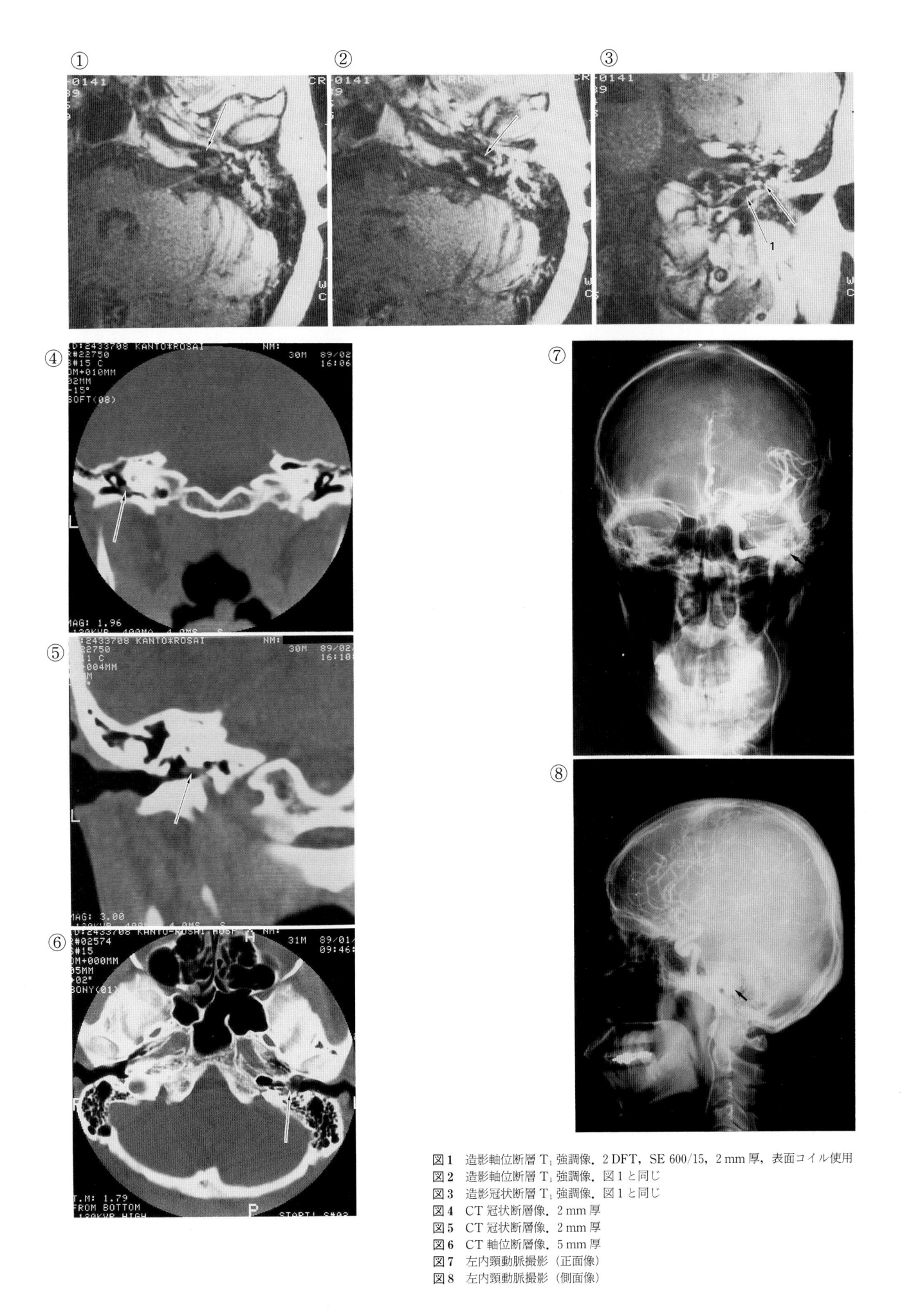

図1　造影軸位断層 T_1 強調像．2 DFT, SE 600/15, 2 mm 厚，表面コイル使用
図2　造影軸位断層 T_1 強調像．図1と同じ
図3　造影冠状断層 T_1 強調像．図1と同じ
図4　CT 冠状断層像．2 mm 厚
図5　CT 冠状断層像．2 mm 厚
図6　CT 軸位断層像．5 mm 厚
図7　左内頸動脈撮影（正面像）
図8　左内頸動脈撮影（側面像）

鼓室内に低信号を示す軟部腫瘤性病変

症　　　例　35歳，女性．
　主　訴：左難聴および顔面神経麻痺．
　病　歴：左難聴および顔面神経麻痺を主訴に受診．耳鏡検査にて，左中耳炎の所見と中耳腫瘍が認められた．

MRI所見　図1～6はGd-DTPA (0.1 mmol/kg) 使用前後の T_1 強調像である．耳管から鼓室洞にかけて腫瘍が認められる．腫瘍の信号強度は，造影前で脳実質とほぼ同程度かそれよりもやや低信号を呈し，造影後は高信号を呈している（矢印）．また，耳管閉塞のため滲出性中耳炎を併発している．このため鼓室から乳突蜂巣まで高信号に描出されているが，これはこの液体成分が高蛋白物質を多量に含むためである．また，鼓室内の小さな低信号は，滲出液内に存在する耳小骨である（矢頭）．曲線矢印は耳管開口部を示す．

その他の画像所見　図7，8に高分解能CT像を，図9，10にDSAを呈示した．
　図7，8の高分解能CTでは，耳管から鼓室・鼓室洞にかけて腫瘍が認められる．しかし，明らかな骨破壊は存在しない．また，鼓室から乳突蜂巣にかけて含気がまったく認められず，低吸収を呈しているが，乳突蜂巣の破壊は存在しない．
　図9の外頸動脈撮影では，腫瘍部分に濃染を認める（矢印）．図10の静脈撮影では，矢印の腫瘍部分に著明な濃染が認められる．

最　終　診　断　paraganglioma (glomus tympanicum)（中耳腫瘍）．
　滲出性中耳炎（otitis media exudative）

〔解　説〕　paragangliomaは化学受容体系の腫瘍である．従来，この腫瘍が側頭骨部にあるとき，動脈撮影・静脈撮影や高分解能CTが用いられてきた[1]．軟部組織コントラストのよいMRIを用いることによりさらに腫瘍の進展範囲が明瞭となったと考える．しかし，今回の症例のように中耳に炎症を併発していた場合，腫瘍部分の把握が困難となる場合がある．一般にこの腫瘍は，プロトン密度強調および T_2 強調像では高信号を呈し，とくに，プロトン密度においては，腫瘍と周囲組織との鑑別が容易である．しかし，この場合においても腫瘍周囲に炎症組織が存在している場合は腫瘍の局在を正確に診断することは困難と考える[2]．　　　　　　　　　　　　〔谷岡久也・佐々木康人〕

〈文　献〉
1) Chakeres DW, LaMaster DL : Paragangliomas of the temporal bone : high-resolution CT studies. *Radiology*, **150** : 749-753 ; 1984.
2) Koenig H, Lenz M, Sauter R : Temporal bone region : high-resolution MR imaging using surface coils. *Radiology*, **159** : 191-194 : 1986.

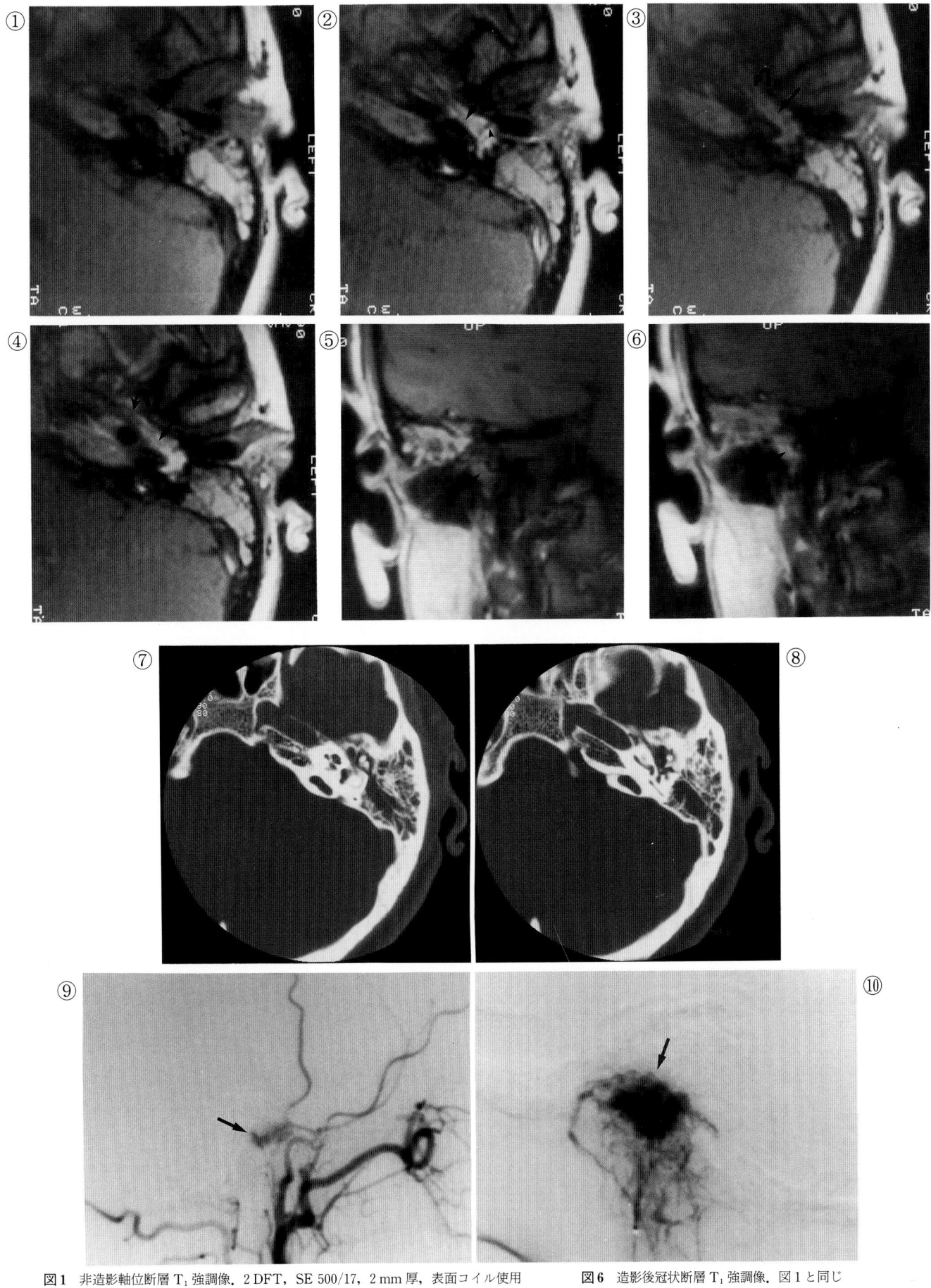

図1 非造影軸位断層 T₁ 強調像．2 DFT，SE 500/17，2 mm 厚，表面コイル使用
図2 造影後軸位 T₁ 強調像．図1と同じ
図3 非造影軸位断層 T₁ 強調像．図1と同じ
図4 造影後軸位断層 T₁ 強調像．図1と同じ
図5 非造影冠状断層 T₁ 強調像．図1と同じ
図6 造影後冠状断層 T₁ 強調像．図1と同じ
図7 高分解能 CT
図8 高分解能 CT
図9 DSA
図10 DSA

T₁，T₂強調像で高信号を示す中耳限局性病変

症　　　例	48歳，女性． 主　訴：左耳漏，難聴，耳痛． 病　歴：8年前に左真珠腫性中耳炎で鼓室形成術を受ける．最近，耳漏および耳痛が出現し，受診．
MRI所見	図1にT₁強調像を，図2にT₂強調像を呈示した． 図1のT₁強調像でも，図2のT₂強調像でも，鼓室内に高信号を呈する腫瘤が認められる．
最終診断	コレステリン肉芽腫（cholesteatoma）．

〔解　説〕　CTでは中耳の軟部腫瘍の区別はつきにくかったが，MRIではコレステリン肉芽組織を特徴的にとらえることができる．すなわち，成分としてコレステロール結晶と崩壊赤血球の二次的産物を含んでいるためである[1]．このためMRIでは，T₁強調像でもT₂強調像でも高信号に描出される．コレステリン肉芽腫の特徴はT₁強調像で高信号を呈することである．

一方，真珠腫はT₁強調像で中等度の信号，T₂強調像で高信号を呈することが多いが，炎症の状態により信号強度が変化する．また，肉芽は炎症の程度により，低〜中等度信号をT₁強調像で呈し，T₂強調像では低〜強信号のいずれも示しうる．したがって，真珠腫との鑑別がつきにくいことがある．肥厚粘膜はT₁強調像で低信号，T₂強調像で高信号を示す[2]．

真珠腫と鑑別が必要になるのはglomus tympanicumであるが，一般に後者の方はT₁強調像で中ないし高信号を呈さず，Gd-DTPAにより造影されるため鑑別できると考える[3,4]．　　　　　〔谷岡久也・佐々木康人〕

〈文献〉
1) Plester D, Steinbach E : Cholesterol granuloma. *Otolaryngol Clin Nort Am,* **15** : 655-672, 1982.
2) 橋本　省，小林俊充，ほか：中耳病変のMRI—コレステリン肉芽腫と他病変の鑑別．臨床耳科，**16** : 37, 1989.
3) Griffin C, DeLaPaz R, Enzmann D : MR and CT correlation of cholesterol cysts of the petrous bone. *AJNR,* 8 : 825-829, 1987.
4) Remley KB, Coit WE, et al : Pulsatile tinnitus and the vascular tympanic membrane : CT, MR, and angiographic findings. *Radiology,* **174** : 383-389, 1990.

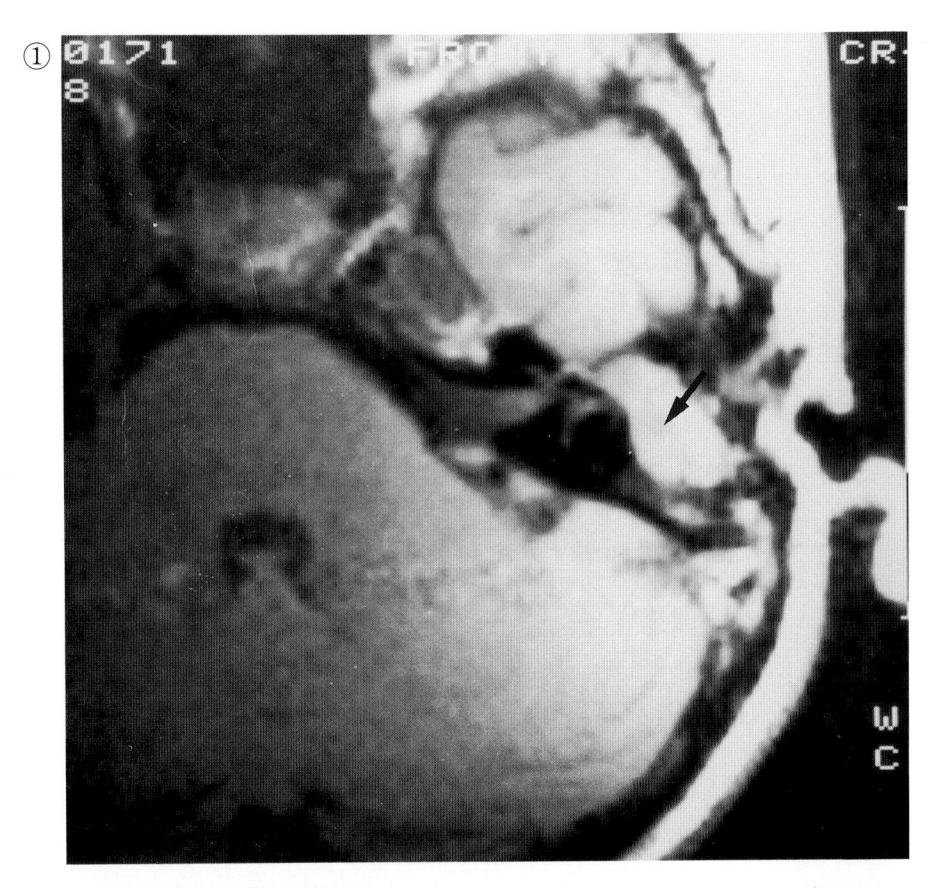

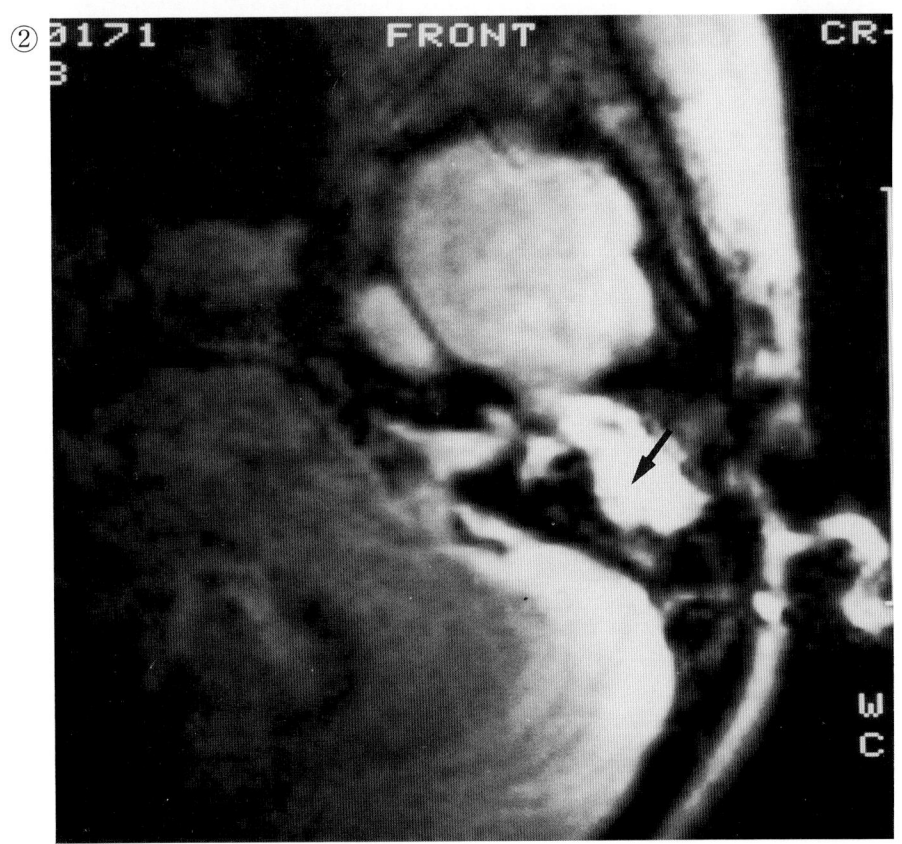

図1 軸位断層 T₁ 強調像．2 DFT，SE 500/22，2 mm 厚，表面コイル使用
図2 軸位断層 T₂ 強調像．2 DFT，SE 2500/80，表面コイル使用

造影効果を示す内耳道から小脳橋角部限局性病変

症　　例　34歳，女性．
　主　訴：右突発性難聴．
　病　歴：1か月前頃より，急に右耳鳴・難聴が出現し，突発性難聴のかたちで受診．聴力は，受診当初67.5 dBであったが，ステロイド療法などにより20 dBまで改善した．温度眼振反応は正常範囲内である．

MRI所見　図1，2はGd-DTPA（0.1 mmol/kg）造影後MR像である．内耳道から小脳橋角槽にかけて造影される脳実質外腫瘍が認められる．

その他の画像所見　図3にtransorbital AP viewを，図4にTowne viewを呈示した．X線写真上，右内耳道の拡大を認める．
　図5〜7にCTを呈示した．CT上も右内耳道の拡大を認め，小脳橋角部に造影される腫瘍が存在する．

最終診断　聴神経腫瘍（acoustic neuroma）．

〔解　説〕　聴神経腫瘍は，小脳橋角部腫瘍の約80％を占める．主として前庭神経より発生する．好発年齢は，20〜50歳で，若干女性に多い傾向を示す．大部分の腫瘍の進展は内耳道から小脳橋角槽へ向かう．
　一般に聴神経腫瘍は，ほかの腫瘍と同様にMRIではT_1とT_2値の延長を示す傾向がある．つまりT_1強調像においては脳実質より低信号を呈し，T_2強調像では高信号を示すことが多い．けれども，内耳道限局の小さな腫瘍の場合，T_2強調像でもT_1強調像でも脳実質でほとんど変化のない信号強度を呈することがあり，腫瘍部分がただ単に神経の腫大としてのみとらえられることもある．しかし，MR用造影剤を使用することにより，腫瘍部分のT_1値が短縮し，T_1強調像で高信号に描出され，腫瘍の存在部位および進展範囲が明瞭に診断できる[1]．　〔**谷岡久也・佐々木康人**〕

〈文　献〉
1) 谷岡久也，佐々木康人：聴神経腫瘍の発生部位の同定．耳と脳幹・脳神経の最新MRI（熊川孝三，煎本正博編），pp129-134，メジカルビュー社，東京，1991．

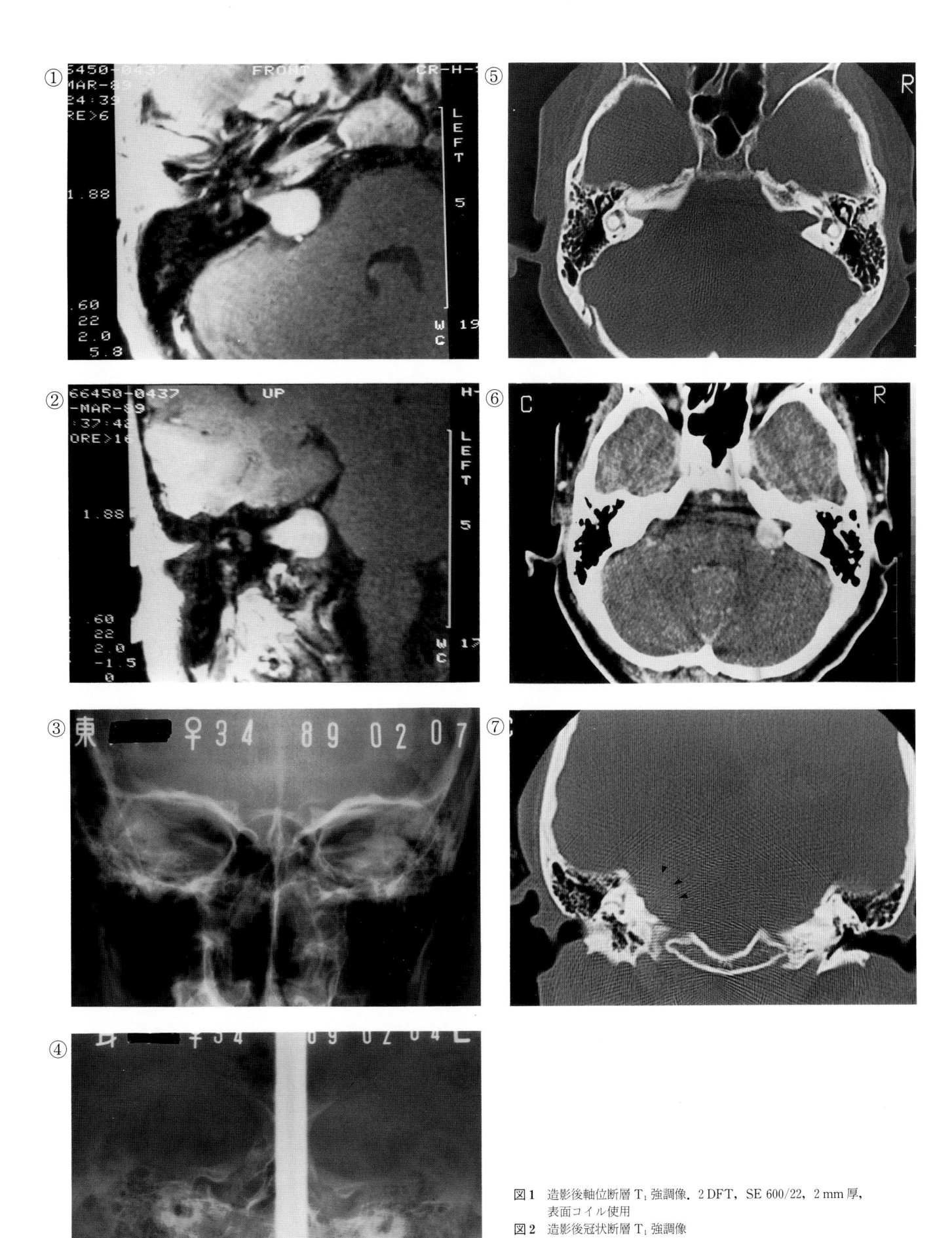

図1 造影後軸位断層 T_1 強調像. 2 DFT, SE 600/22, 2 mm 厚, 表面コイル使用
図2 造影後冠状断層 T_1 強調像
図3 transorbital AP view
図4 Towne view
図5 CT
図6 CT
図7 冠状断層像

造影効果を示す内耳道内限局性病変

症　　　例	78歳，女性． 主　訴：左顔面神経麻痺および難聴． 病　歴：14年前より左顔面神経麻痺が生じ放置していたが，最近，しだいに左難聴が増強してきたため受診．
M R I 所 見	図1～3はGd-DTPA造影後MR像である．軸位断層像では，内耳道内が造影されているが，聴神経は腫大を呈さず，造影効果はほとんど認められない．矢状断像では，顔面神経膝神経節の腫大と，それに連続する顔面神経の腫大，および軽度の造影効果が認められる．また，蝸牛神経・前庭神経はまったく正常の大きさを呈している．
その他の画像所見	図4，5に高分解能CT像を呈示した．錘体骨上縁の骨破壊が存在し，鼓室前部から側頭葉部に連続する軟部陰影が認められる．
最 終 診 断	顔面神経鞘腫（facial neuroma）．

〔解　説〕　神経鞘腫は全脳腫瘍中の約8％程度であり，感覚線維から発生することが知られている．この点，混合神経である顔面神経に発生する神経鞘腫は特異な存在である．

　この腫瘍も聴神経腫瘍と同様MRIでは，T_1およびT_2値の短縮が認められ，T_1強調像で脳実質より低信号，T_2強調像で高信号を呈することが多い．またGd-DTPA造影により腫瘍部分が造影される．しかし，この症例のように内耳道も造影されてしまうと聴神経腫瘍との鑑別が困難になると思われるが，高分解能MRIを撮像することにより聴神経と顔面神経が分離同定でき，腫瘍発生部位が確認できると考える[1,2]．

〔谷岡久也・佐々木康人〕

〈文　献〉

1) Daniels DL, Millen SJ, et al：MR detection of tumor in the internal auditory canal. *AJR*, **148**：1219-1222, 1987.
2) 谷岡久也，佐々木康人：聴神経腫瘍の発生部位の同定．耳と脳幹・脳神経の最新MRI（熊川孝三・煎本正博編），pp129-134, メジカルビュー社，東京，1991.

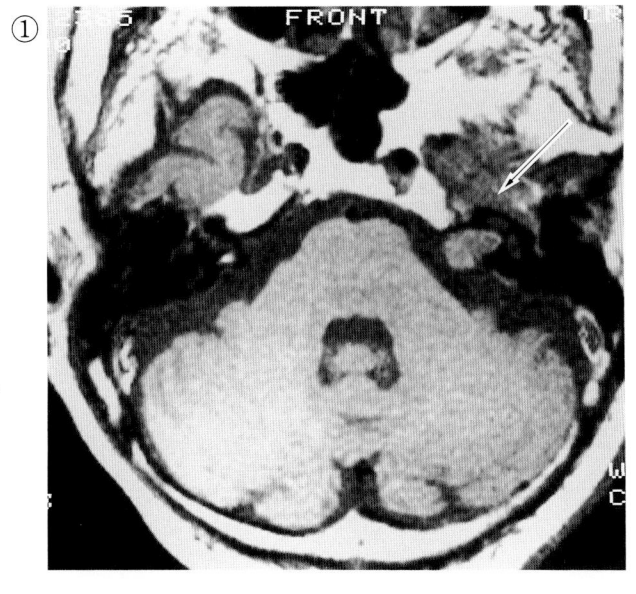

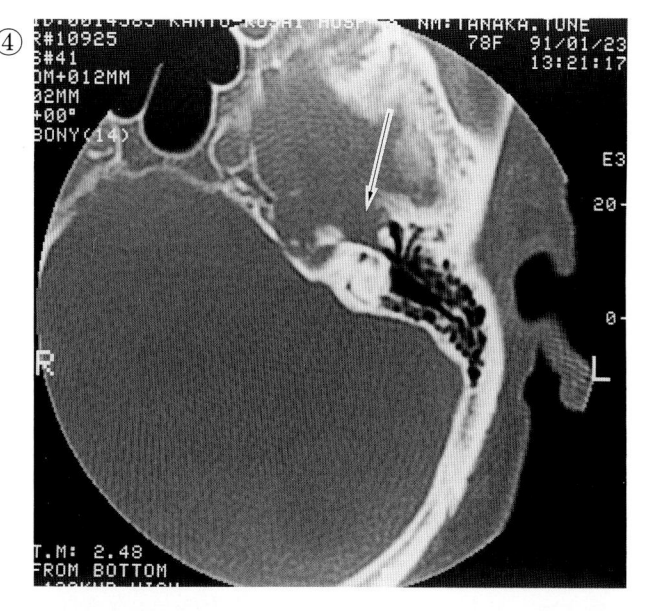

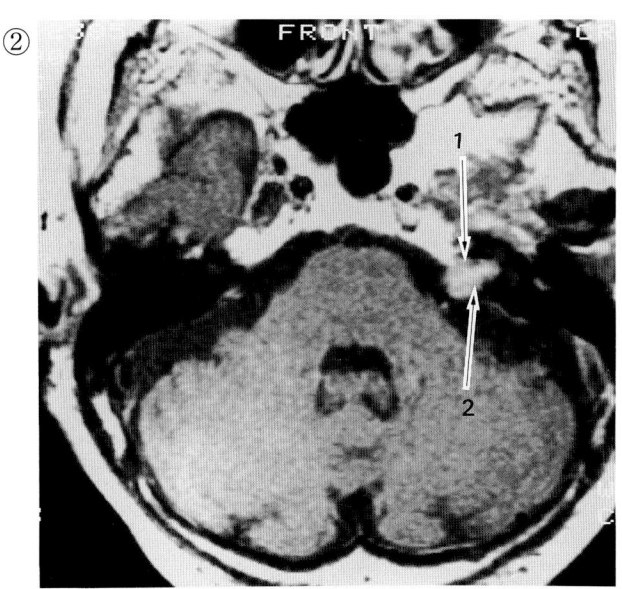

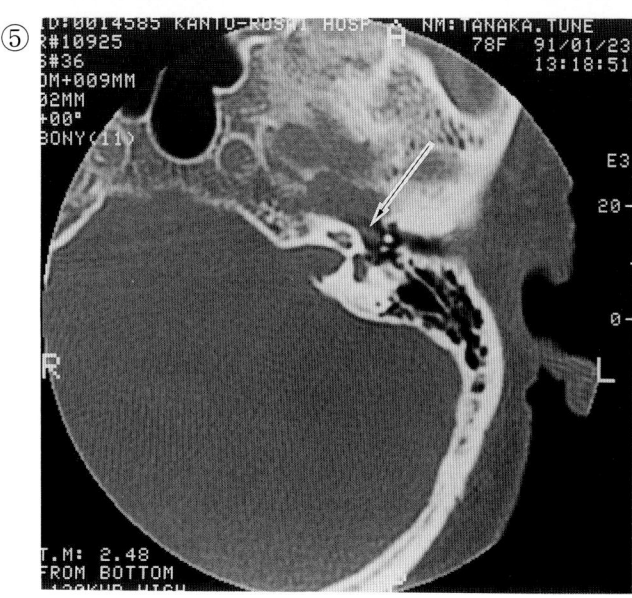

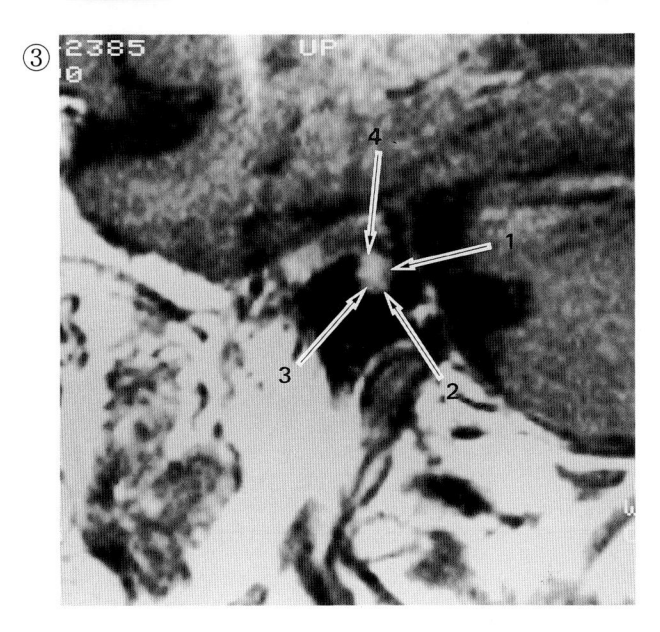

図1 軸位断層像．2DFT，SE 600/20，2mm 厚
図2 図1より2mm頭蓋底よりの軸位断層像
　　1：顔面神経，2：聴神経
図3 矢状断像
　　1：上前庭神経，2：下前庭神経，3：蝸牛神経，4：顔面神経であり，腫大した膝神経節と連続している
図4 CT
図5 CT

造影効果を示す小脳橋角部限局性病変

症　　　例	70歳，女性．
	主　訴：右難聴および後頭部痛．
	病　歴：右難聴が進行したため受診し，CT実施．小脳橋角部腫瘍が指摘された．温度眼振反応は廃絶していた．
MRI 所見	図1～3の造影前 T_1 強調像では，小脳橋角部の硬膜に接して脳実質外に存在する腫瘍が認められる．造影後の画像では，同部の腫瘍は著明に造影されている．また，腫瘍周辺の硬膜も造影されており，内耳道内の部分も造影されているが，内耳神経の腫大および造影効果は存在しない．
その他の画像所見	図4，5に air-CT を呈示した．内耳道内に air が存在し，小脳橋角部に腫瘍を認める．
	図6に外頸動脈撮影像を呈示した．図の矢印部分に濃染を認める．
最終診断	小脳橋角部髄膜腫瘍 (celebellopontine angle meningioma)．

〔解　説〕　髄膜腫は，クモ膜細胞から発生する腫瘍で，脳腫瘍全体の18%を占め，神経膠腫についで多い腫瘍である．中年女性に好発し，大部分は良性であるが，悪性は3～5%存在する．後頭蓋窩には髄膜腫の約8%が存在し，そのおよそ40%が小脳橋角部に認められる．大きくなり小脳橋角部症候群を呈したものでは，聴神経腫瘍との鑑別が必ずしも容易でない．実際，本症例も聴神経腫瘍と他院で診断されていた．一方，MRIでは小脳橋角部の腫瘍が認められ，硬膜に付着しているのがわかり，硬膜から派生したものであると容易に判断できる．また，内耳神経はまったく造影されないが，内耳道内の硬膜が造影されている．これは，腫瘍が硬膜に浸潤したためではなく，腫瘍周囲の血管に富む結合組織の新生による二次的な変化と考えられる[1,2]．このように高分解能MRIを用いれば微細構造が描出でき，診断が容易となると考える．

〔谷岡久也・佐々木康人〕

〈文　献〉

1) 関要次郎：小脳橋角部腫瘍について．耳と脳幹・脳神経の最新MRI（熊川孝三，煎本正博編），pp88-96，メジカルビュー社，東京，1991．
2) Aoki S, Sasaki Y, et al : Contrast-enhanced MR images in patients with mengioma : important of enhancement of the dura adjacent to the tumor. *AJNR,* **11** : 935-938, 1990.

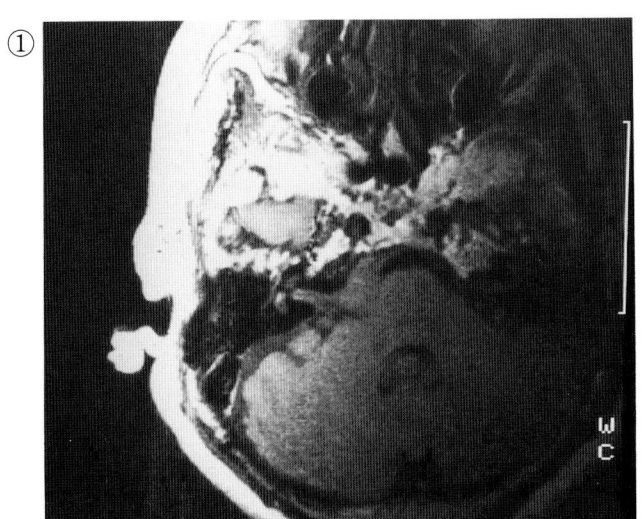

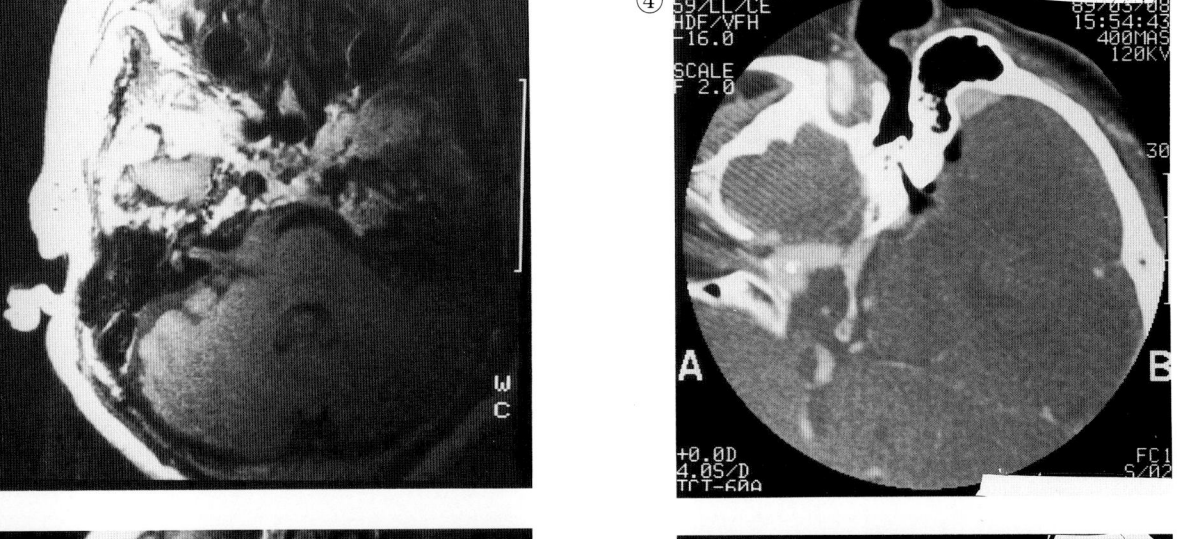

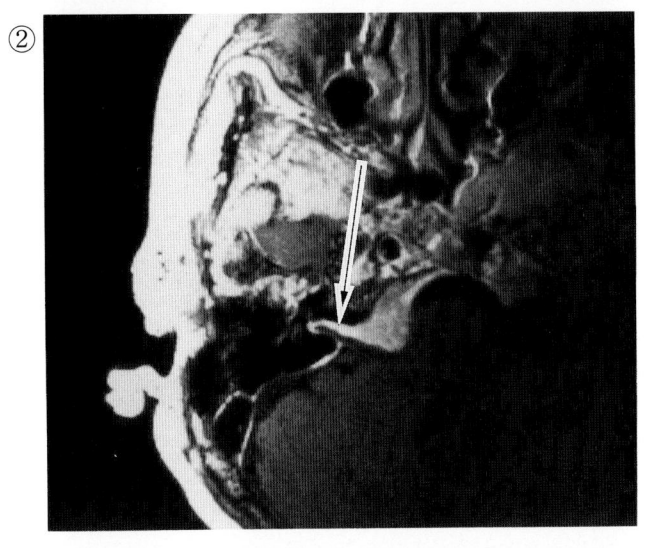

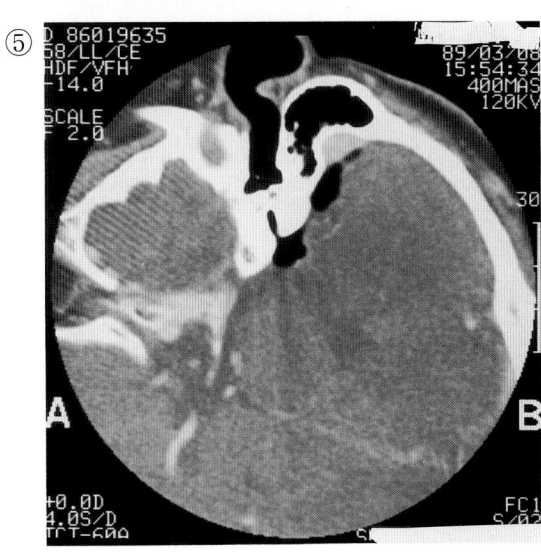

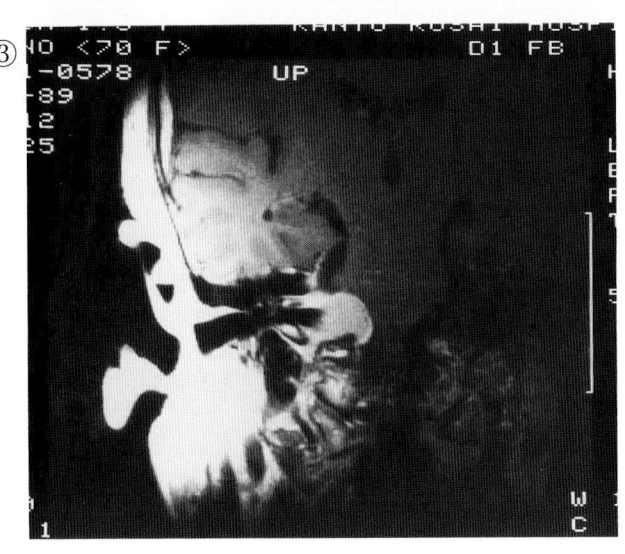

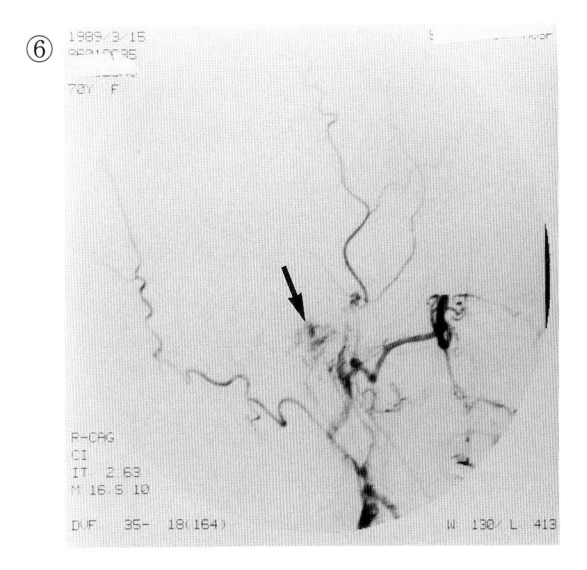

図1 非造影軸位断層 T₁ 強調像．2 DFT，SE 600/20，2 mm 厚
図2 造影軸位断層 T₁ 強調像．図1と同じ
図3 造影冠状断層 T₁ 強調像．図1と同じ
図4 air-CT
図5 air-CT
図6 外頸動脈撮影

造影効果を示す側頭骨内神経病変

症　　　例	43歳，男性． 主　訴：右顔面神経麻痺． 病　歴：11年前，右顔面神経麻痺になり，入院治療を受け治癒．今回，再度右顔面神経麻痺を再発し受診．
MRI所見	図1〜5は造影後MR画像である．軸位断像では，健側の顔面神経には造影効果が認められないが，図の矢印のごとく患側の顔面神経は造影されている．また，患側の矢状断像では，顔面神経の腫大は認められないが，Gd-DTPAにより造影されているのが認められる．それぞれの図について具体的に説明すると，図1では左側の健側と比して右側の患側の矢印部分の膝神経節部にGd-DTPAによる著明な造影効果を認める．図2でも同様に患側部分の顔面神経第2部分（鼓室部分）に造影効果を認める．図3は顔面神経第3部分（垂直部分）レベルでの画像である．矢印1の患側ではGd-DTPAによる造影効果を認めるが，矢印2の健側では認められない．図4の矢状断層像では矢印1の顔面神経第1部分にのみ造影効果を認め，矢印2の上前庭神経，矢印3の下前庭神経，矢印4の蝸牛神経にはまったく認めない．なお，これらの神経の経自体はいずれも正常範囲内を呈している．図5の膝神経節部レベルの矢状断層像においても矢印1の部分に造影効果を認めるのみである．なお，矢印2は前庭である．
最終診断	Bell麻痺（Bell's palsy）．

〔解　説〕　顔面神経麻痺（Bell麻痺，Hunt症候群）における顔面神経の病巣部位については，これまで電気生理学的および症候学的に検討されてきた．しかし，1989年にSchwaberら[1]が顔面神経麻痺患者に造影MRIを用いてから，MRIが顔面神経の組織変化過程を解明する手がかりとなる期待がもたれている．彼らの報告によると顔面神経内耳道部に造影効果を認めた症例に対し経中頭蓋窩法により内耳道を開放し観察している．それによると炎症により膨化していたとある．また，1990年にTienら[2]が，Bell麻痺11症例の造影MRを検討し，同様の結果を得ている．

〔谷岡久也・佐々木康人〕

〈文　献〉

1) Schwaber MK, Zealear D, et al: The use of magnetic resonance imaging with high-resolution CT in the evaluation of facial paralysis. *Otolaryngolgy Head and Neck Surgery,* **101**: 449-458, 1989.
2) Tien R, Dillon WP, Jackler RK: Contrast-enhanced MR imaging of the facial nerve in 11 patients with Bell's palsy. *AJNR,* **11**: 735-741, 1990.

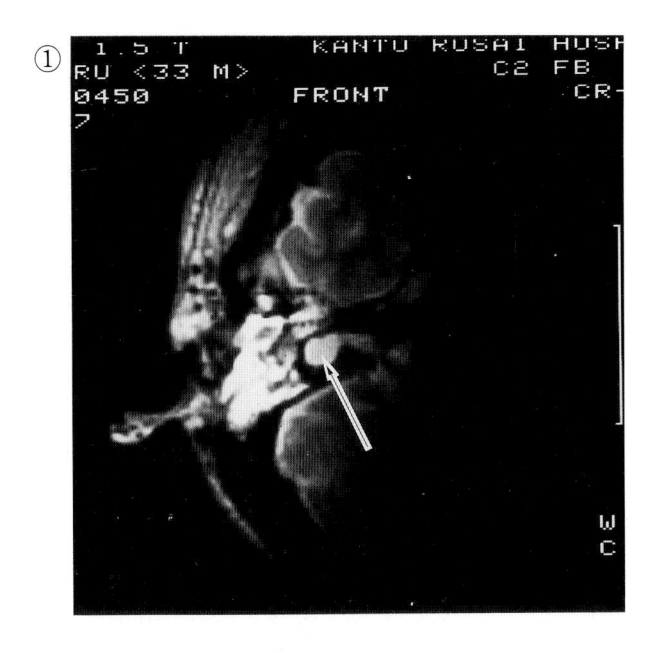

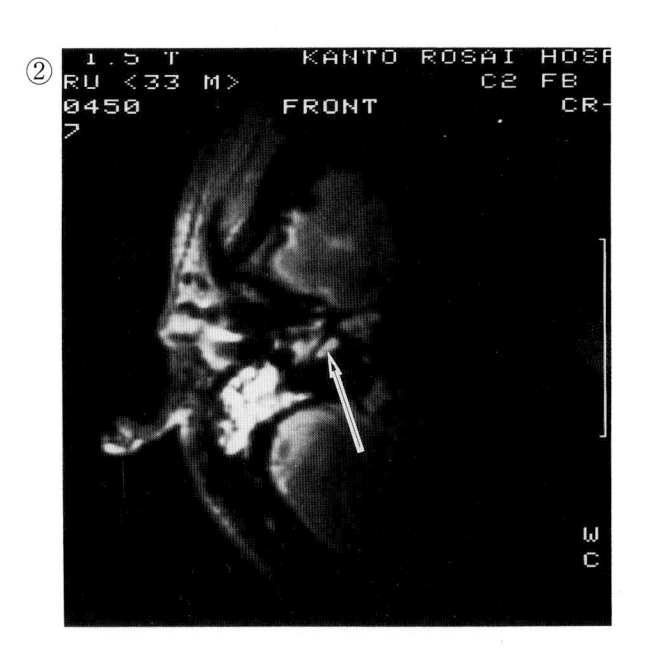

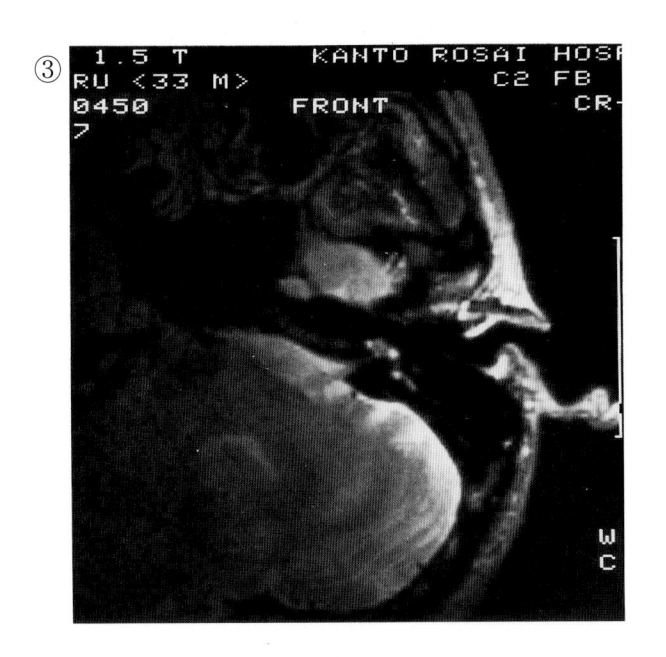

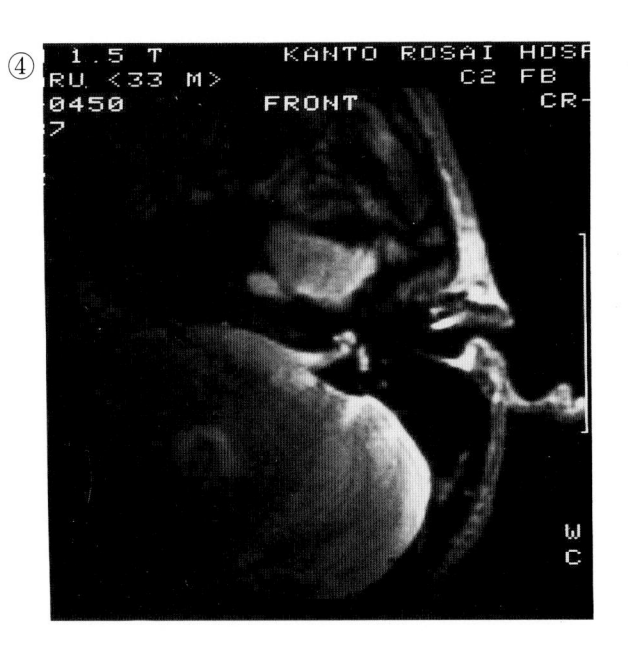

図1 軸位断層 T_2 強調像（患側）．2 DFT, SE 2500/80, 2 mm 厚，表面コイル使用
図2 軸位断層 T_2 強調像（患側）．図1の4 mm 頭蓋底側のスライスである
図3 軸位断層 T_2 強調像（健側）
図4 軸位断層 T_2 強調像（健側）

蝸牛の信号が得られない内耳限局性病変

症　　　例　75歳，女性．
主　訴：右聾．
病　歴：15年前に髄膜炎にかかり，その後，右聾になる．耳X線写真において蝸牛，半規管がはっきりしない．鼓膜所見は正常である．

MRI 所見　図1左は3DFT：FISP（30/10，flip angle 90°，T_2^*強調）により撮像した画像をMIP処理することにより三次元立体再構築画像としたものである．さらに，図1右の画像は三次元立体再構築画像の軸を12°ずらしたもので，両画像によりステレオ画像としたものである[1]．
蝸牛はまったく描出されておらず，半規管の一部のみと前庭からしか信号が得られていない．

最終診断　内耳炎後聾（deafness was secondary to meningitis）．

〔解　説〕　後天性の高度難聴は細菌性髄膜炎や流行性耳下腺炎・風疹や外傷や中耳炎が原因となって起こる化膿性迷路炎によるものがほとんどである．その炎症の治癒過程で，まず蝸牛内に白血球浸潤が起こり，続いて線維芽細胞が増殖し，最終的段階では骨化が起こるようである．よって軟部組織あるいは骨化を伴った軟部組織による迷路リンパ腔の置換が起こる．高度な骨化はCTで診断可能であるが，線維化はCTのみでは診断は困難である．

内耳性聾の患者に，最近，蝸牛内に電極を挿入し，聴神経を電気刺激して聴覚の再獲得を可能にする人工内耳治療が行われている．この場合，多チャンネル方式のものが優れているという結論が一般的である．しかし，単チャンネルに比べ電極を蝸牛内に深く差し込まなければならないので，蝸牛内の状態をよく知る必要がある．このため高分解能MRIは，内耳内の状態，とくにリンパ液の状態が把握でき，非常に有用である[2]．　　　〔谷岡久也・佐々木康人〕

〈文　献〉
1) Tanioka H, Shirakawa T, et al : Three-dimensional reconstructed MR imaging of the inner ear. *Radiology,* **178** : 141-144, 1991.
2) Harnsberger HR, Dart DJ, et al : Cochlear implant candidates : assessment with CT and MR imaging. *Radiology,* **164** : 53-57, 1987.

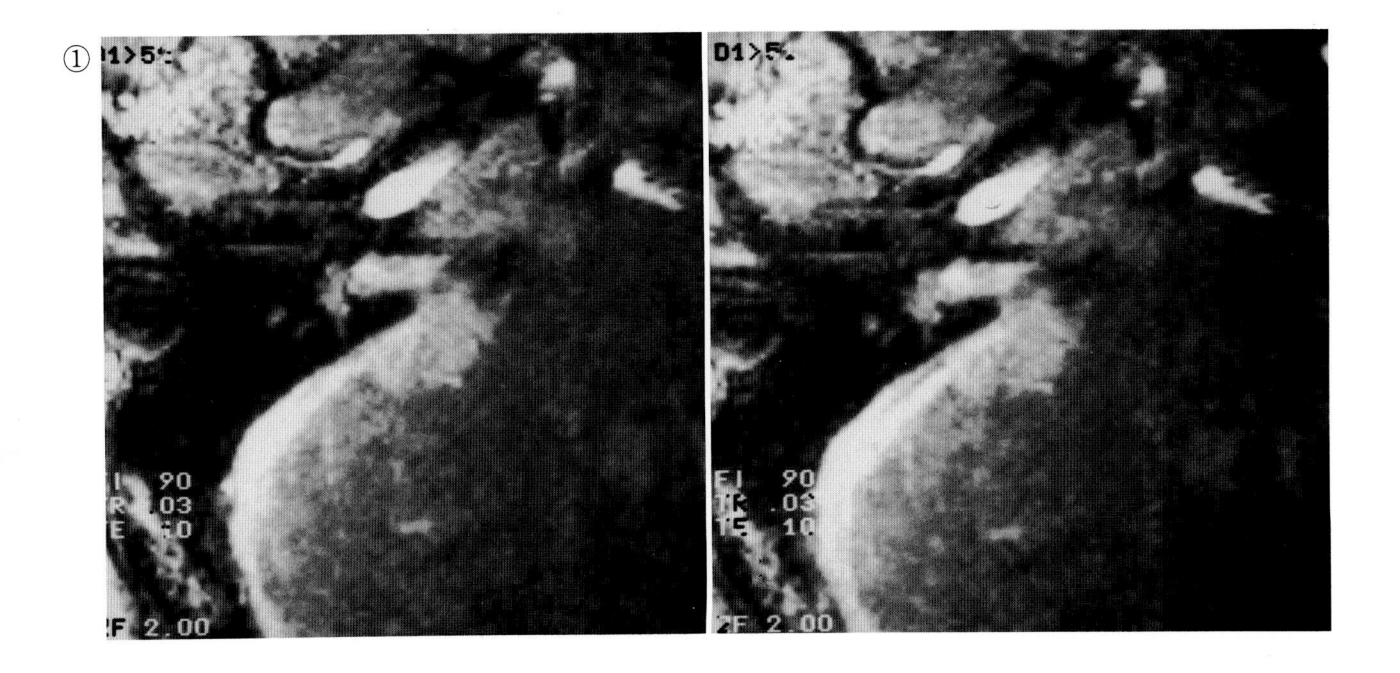

図1 3DFT, FISP（30/10 flip angle 90° 1 mm 厚にて撮像したものを
MIP 処理により三次元立体再構築画像としたもの）
（ステレオ画像）

5. 胸部 MRI 読影

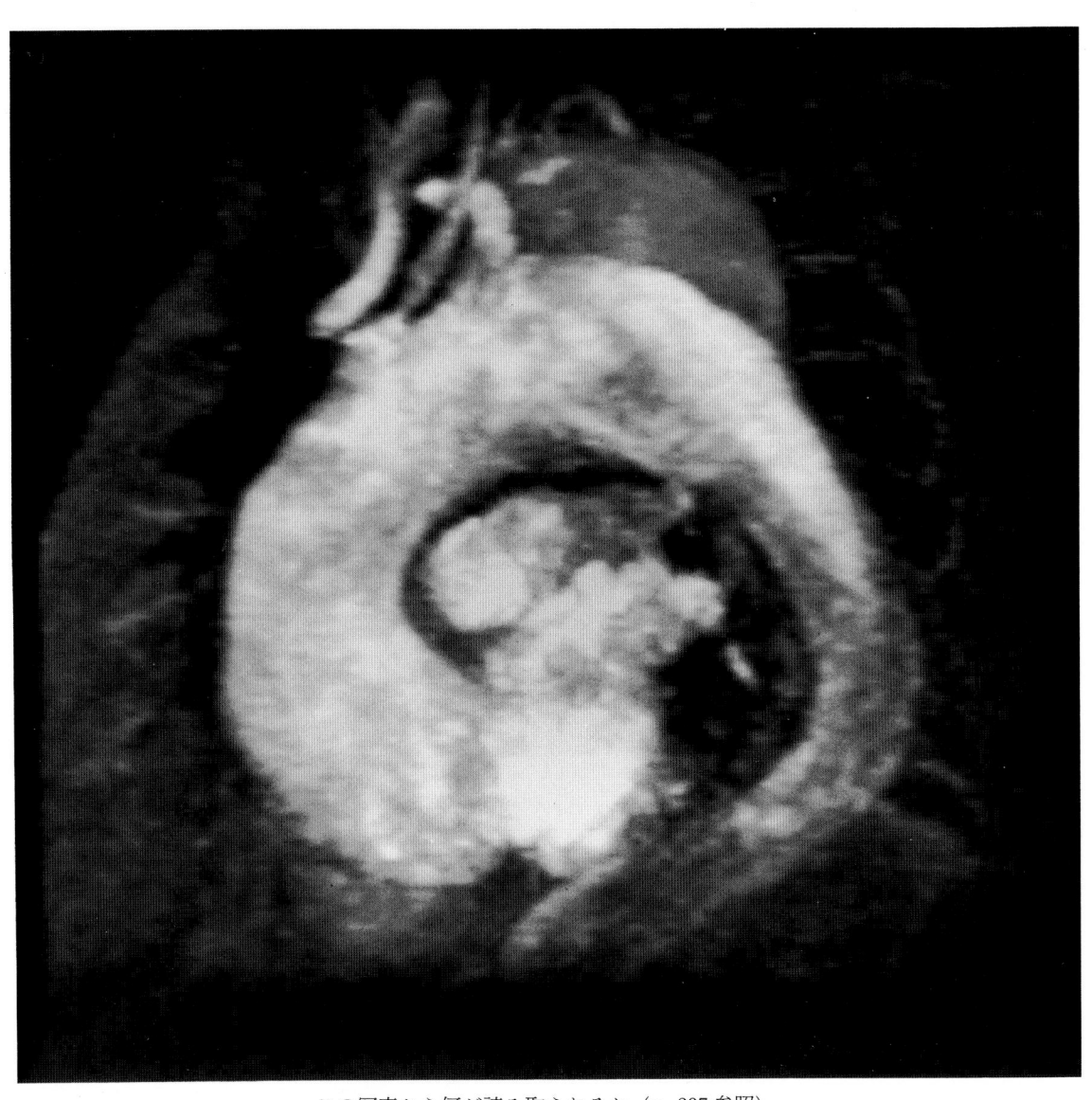

この写真から何が読み取られるか (p. 237 参照)

STIR 像で著しい高信号を示す肺結節性病変

症　　　例	63歳，女性．

主　訴：住民検診で異常影を指摘．
病歴・検査結果：自覚症状なし．既往歴に特記すべきものなし．尿，血液，一般生化学検査に著変を認めない．

MRI所見　T_1強調像では不整形で骨格筋よりやや高い信号強度を示す病変がみられる．病巣内には点状あるいは線状の低〜無信号領域がある（図1）．
T_2強調像では病巣の信号強度は heterogeneous であるが，部分的に脂肪の信号強度に近い高信号を示している．T_1強調像同様，内部には低信号領域がみえる（図2）．
STIR 像では病変は不整形の凹凸を示す著しい高信号強度を示している（図3）．

その他の画像所見　2mm スライス，肺野条件の CT では，S^3a に不整形の高吸収域があり，結節影としてみえる．内部には air bronchogram による小透亮像がみえ，周囲血管の集束像もみられる（図4）．

手術・病理所見　右上葉切除が施行された．1.8×1.5cm の高分化腺癌であった．リンパ節転移はなく，pT1N0M0 と判定された．

最終診断　肺癌（腺癌）．

〔解説〕　孤立性肺結節性病変の MRI 診断について評価はまだ定っていない．検出能や質的診断について MRI が CT に置き換わりえない理由は次のとおりである．①肺の信号強度が低く，かつ肺病変とのコントラストが低いため検出能に限界があることである．一般に 1cm 以下の病変の検出は困難で，ことに呼吸性移動の大きい下肺野，横隔膜近傍での検出能が低い．②心拍動や心大血管血流による motion artifact，呼吸運動による partial volume averaging により画質の劣化がさけられないこと．③MRI の空間分解能が CT よりも劣ること．④肺結節やリンパ節内の石灰化の存在診断が困難であることなどである[1]．また MRI では葉〜区域気管，肺血管，葉間胸膜の描出が不良であるため，病変の局在はもとより，質的診断についても血腫や AVM，脂肪組織を含む病変などを除けば，限界があるといわざるをえない．また当初期待された肺癌と良性病変の鑑別についても T_1，T_2 値にはオーバーラップがあり，有用な鑑別法とはなっていない[1,2]．

本例は CT から明らかなように典型的な分化型腺癌である．比較的小型の肺癌の MRI における信号強度は，T_1強調像で低〜中，T_2強調像で中〜高信号である．組織型診断も主としてその形態の分析によっており，SE 法の信号強度のみからの診断は困難である．

STIR 像では病巣は CT でみられる病巣の大きさ，形にほぼ一致して著しい高信号を示している．STIR 法を用いた肺癌のリンパ節転移が著しい高信号強度を示すことから[3]，原発巣に STIR 法を応用するときわめて高い信号強度により高コントラスト画像が得られた．これは腫瘍の発育増大により cellularity が豊富となり，結果として T_1，T_2 延長の付加的強調によって著しい高信号強度になったものと思われる．

〔松本満臣〕

〈文献〉
1) Gefter WB : Magnetic resonance imaging in the evoluation of lung cancer. *Semin Roentgenol*, **25** : 73-84, 1990.
2) Naidich DP, Zerhouni EA, Siegelman SS : Computed Tomography and Magnetic Resonance of the Thorax, 2nd ed, pp26-32, 337-338, Raven Press, New York, 1991.
3) 小金丸道彦，藤本公則，西村　浩，ほか：原発性肺癌の肺門，縦隔リンパ節転移診断，臨床放射線，**35** : 811-819, 1990.

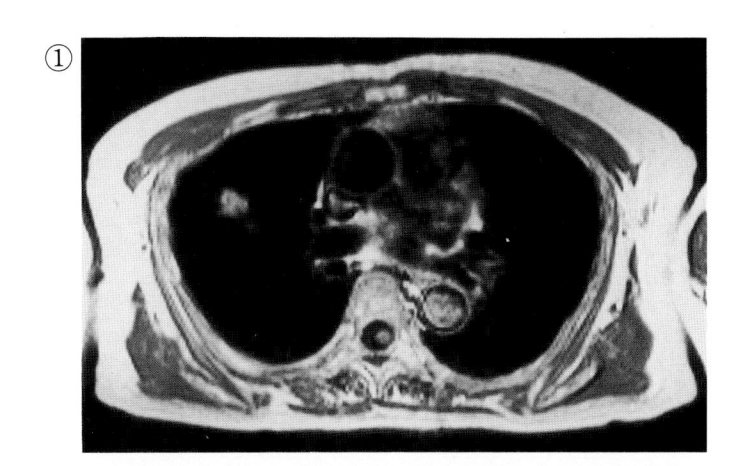

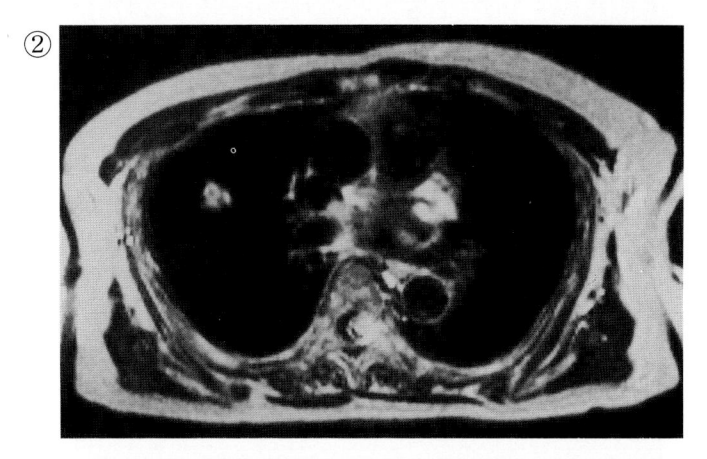

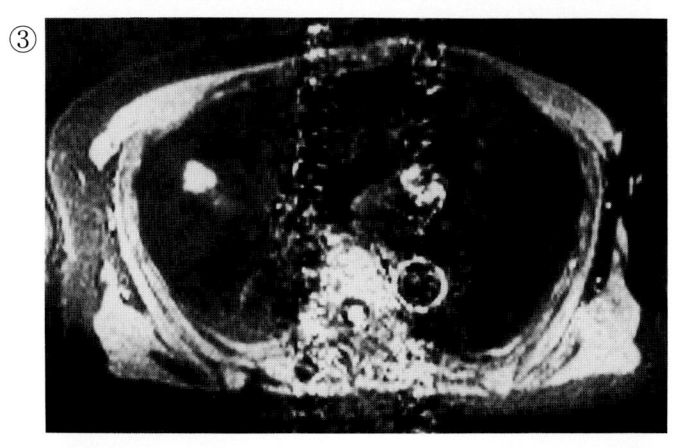

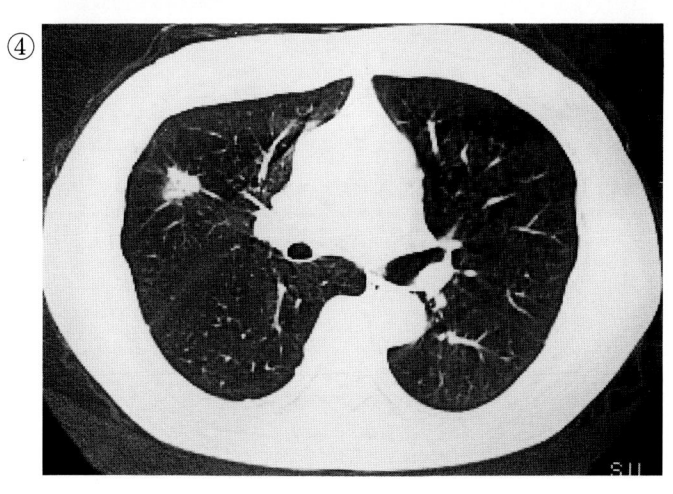

図1 横断像．1.5 T，SE 850/15
図2 横断像．1.5 T，SE 1800/90
図3 横断像．STIR 像，IR 1700/140/22
図4 CT．2 mm スライス，肺野条件

肺結節性病変とT₁強調像で中信号の縦隔内小結節性病変

症　　　例	53歳，女性． 主　訴：住民検診胸部間接X線撮影にて異常影． 病歴・検査結果：自覚症状，既往歴ともになし．血液，尿，一般生化学検査で異常を認めない．
MRI所見	T_1強調像で左肺下葉S^8領域に筋肉と同程度の信号強度を示す大きさ18 mmの結節性病変がある（図1）．縦隔内には左右気管気管支リンパ節，気管前リンパ節の部位に胸壁の筋肉と同等の信号強度を示す小結節性病変が認められる（図2，3）．これら縦隔内の小結節病変は縦隔内の高信号の脂肪成分により明瞭に境されている．この部のSTIR像（図4）では，T_1強調像で中等度の信号強度を示した小結節病変はいずれも著しい高信号強度を示している．
その他の画像所見	胸部単純X線写真では左肺下野に孤立性結節影が認められる（図5）．CTでは境界鮮明な結節性病変がやや分葉状となっている．A^8a，B^8aの関与とV^8aの関与が疑われる（図6）．縦隔には左右気管気管支リンパ節，大動脈下リンパ節が軽度に腫大している（図7）．
手術・病理所見	胸骨縦切開で左下葉切除と両側縦隔リンパ節郭清が行われた．病理診断は腺癌で，郭清されたすべてのリンパ節に被膜内転移が認められた．また，切除された左下葉には肺内転移が認められた．
最終診断	肺腺癌および縦隔リンパ節転移．

〔解　説〕　肺孤立性結節影のMRIによる良悪性の鑑別診断は一般に困難である．肺癌，肺炎，結核腫，mucoid impaction，cryptococcosisなどは信号強度に若干の差があるとはいえ，すべてT_1強調像で中等度，T_2強調像で高信号を呈するからである[1,2]．

一方，CTはその優れた解像力から，結節性病変の検出，形態分析，肺血管・気管支との関連，肺葉裂（葉間胸膜）との関連，さらには微量の石灰化の検出とその判定などにおいて明らかにMRIより優れている．

本例では，左下葉の結節性病変については肺癌が強く疑われたが，問題となるのは縦隔リンパ節転移診断である．直径1 cm前後のリンパ節が気管気管支リンパ節領域を中心に集簇してみられたため，CTではリンパ節転移疑いの診断の域を出ない．そこで一歩でも病理診断に近づくための方策としてMRIが行われたものである．

SE法による肺門・縦隔リンパ節の検出能，転移の診断能はCTとほぼ同等であるとされている．もちろん，T_1，T_2値の計測による鑑別診断も腫瘍と非腫瘍とのオーバーラップが多く決定的情報とはなりえない．特筆すべきはSTIR法による成績で，縦隔リンパ節でsensitivity 84％，specificity 98％，accuracy 96％と報告されている[3]．本例ではT_1強調像でCTと一致する部位のリンパ節が検出され，STIR像により著しい高信号を示したことから，術前に診断が容易となり，手術は胸骨縦切開で行われ，両側縦隔リンパ節郭清の結果，病理学的に転移が確認された．

肺癌のリンパ節転移は同側縦隔リンパ節転移がN_2，対側縦隔リンパ節転移がN_3と規定され，N_2かN_3かの診断は治療方針の決定や予後との関連においてきわめて重要である．　　　　　〔松本満臣〕

〈文　献〉
1) Müller NL, Gamsu G, Webb WR: Pulmonary nodules: detection using magnetic resonance and computed tomography. *Radiology*, **155**: 687-690, 1985.
2) 河野通雄，足立秀治，楠本昌彦，ほか：肺癌―縦隔・胸壁・横隔膜への転移進展を含む．臨床放射線，**36**: 1483-1495, 1991.
3) 小金丸道彦，藤本公則，西村　浩，ほか：原発性肺癌の肺門・縦隔リンパ節転移診断．臨床放射線，**35**: 803-810, 1990.

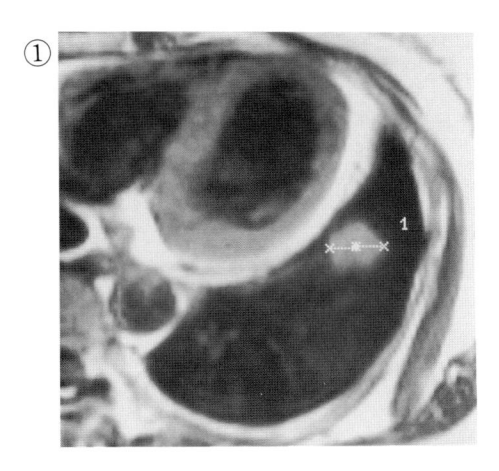

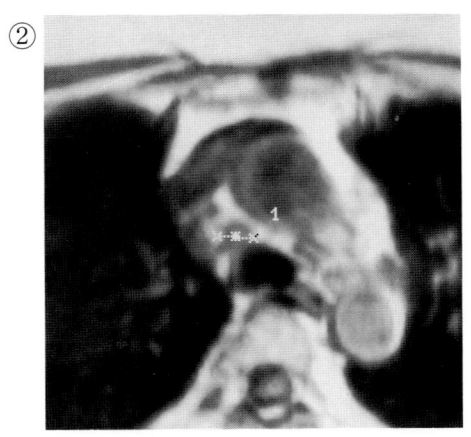

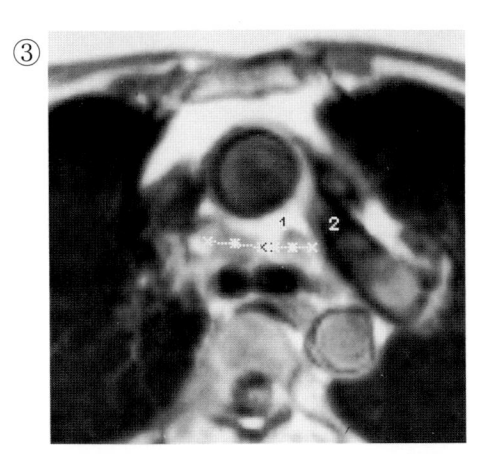

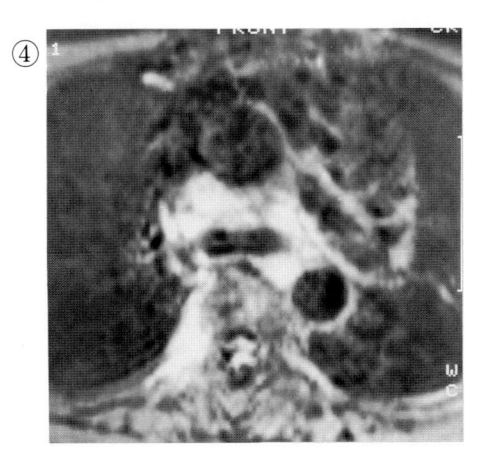

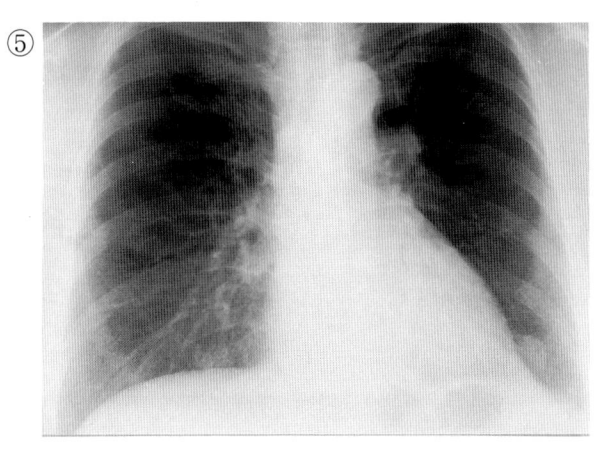

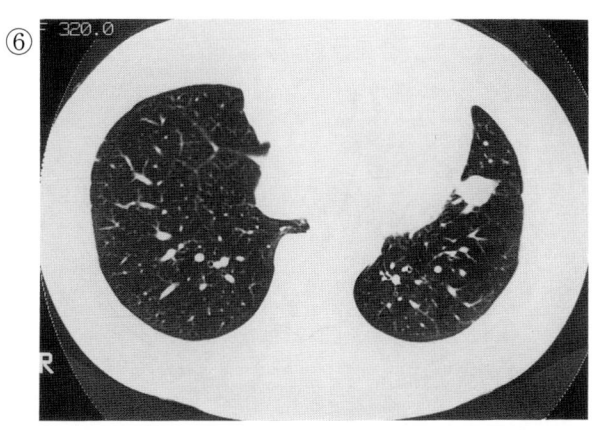

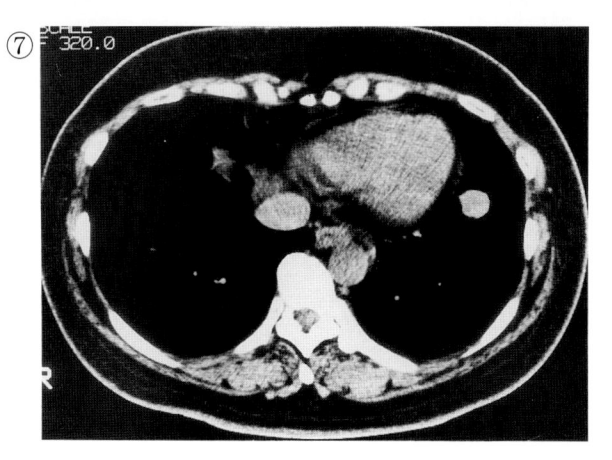

図1　横断像．1.5 T，心電図同期，SE 700/15
図2　横断像．1.5 T，心電図同期，SE 700/15
図3　横断像．1.5 T，心電図同期，SE 700/15
図4　横断像．1.5 T，IR 2200/40/22
図5　胸部単純X線写真
図6　CT．5 mmスライス
図7　CT．5 mmスライス

STIR像で著しい高信号を示す肺・胸膜病変

症　　　例	81歳，女性． 主　訴：住民検診（間接X線撮影）で異常影． 病歴・検査結果：自覚症状なし．既往歴なし．尿，血液，生化学検査に異常を認めない．
MRI所見	T_1強調像で左肺に不整形の中等度の信号強度を示す病変が認められる（図1，2）．同部のSTIR像（図3，4）では病変は著しい高信号を示している．病変から外側に伸びる線状の高信号がみえ，胸壁に達したのち後側胸壁に沿って後方へ広がって線状，弧状の高信号に連続している．
その他の画像所見	胸部X線写真（図5）では左肺上・中肺野に淡い境界不鮮明な陰影が認められる．thin-section CT（図6，7）では左$S^{1+2}b$，cの領域に不整形の病変があり，内部には気管支透亮像が認められる．この病変から外側に伸びる肥厚した葉間胸膜がみえ，胸壁側では胸壁を底辺とした三角形をなしている．胸壁の内側面を前方・後方に追跡すると半球状の小結節が肺野に向かってわずかに突出しているのがわかる．
手術・病理所見	開胸すると壁側胸膜，肺胸膜面に無数の小結節があり，その一部の術中迅速標本で腺癌の胸膜播種と診断された．また，肺内転移も認められたため非治癒手術となった．
最終診断	肺腺癌とその胸膜播種．

〔解　説〕　胸部X線写真およびCTより肺癌，なかんずく腺癌の診断は比較的容易である．そして腫瘍に隣接する葉間胸膜の肥厚と胸壁に半球状の小結節が認められることから，術前に胸膜播種を疑うことができる[1]．胸水を伴う例はともかく，明らかな胸水が認められる以前の胸膜播種の診断はとくに腺癌症例において重要である．

　胸水はT_1強調像で低信号，T_2強調像で著しい高信号を示すので診断は容易である．しかし胸水を証明するためにMRIが行われることはほとんどなく，胸水の証明はCTで十分である．MRIへの期待は，胸水貯留以前にCTでも判定の困難な胸膜播種の診断ができるかどうかである．

　STIR法は脂肪のシグナルを抑え，水を強調した画像で，T_1，T_2の延長がある場合，それらの相乗的な強調効果によりきわめて高信号に描出されるという特徴がある[2,3]．すなわち，わずかな水分量があれば十分なコントラストをもって描出しうる可能性があるといえる．MRIにおける胸膜播種診断の報告はまだ手にしていないが，本例ではCT所見に一致して微量の胸水と小結節がきわめて高信号に描出されており，胸膜播種の早期診断の可能性を示唆したものとして興味深い．

　胸膜播種はT_4に分類される．癌性胸膜炎の手術例では3年生存のないことからも明らかなように，胸水の有無にかかわらず予後は不良である．肺癌，ことに腺癌では胸膜陥入部が癌の進展経路となり，いったん胸膜面に癌が及ぶと重力に従って下方，後方に移動し，小結節を形成する．CTで胸膜播種を疑う場合にはSTIR法が役立つ可能性があると考えられる．

〔松本満臣〕

〈文献〉
1) 森　雅樹, 森　裕二, 森　拓二, ほか：肺癌の胸膜播種のCT診断. 肺癌, **28**：869-876, 1988.
2) Bydder GM, Young IR：MR imaging: Clinical use of the inversion recovery sequence. *J Comput Assist Tomogr*, **9**：659-675, 1985.
3) 松本満臣, 石坂　浩, 佐藤典子, ほか：原発性肺癌. 画像診断, **12**：142-152, 1992.

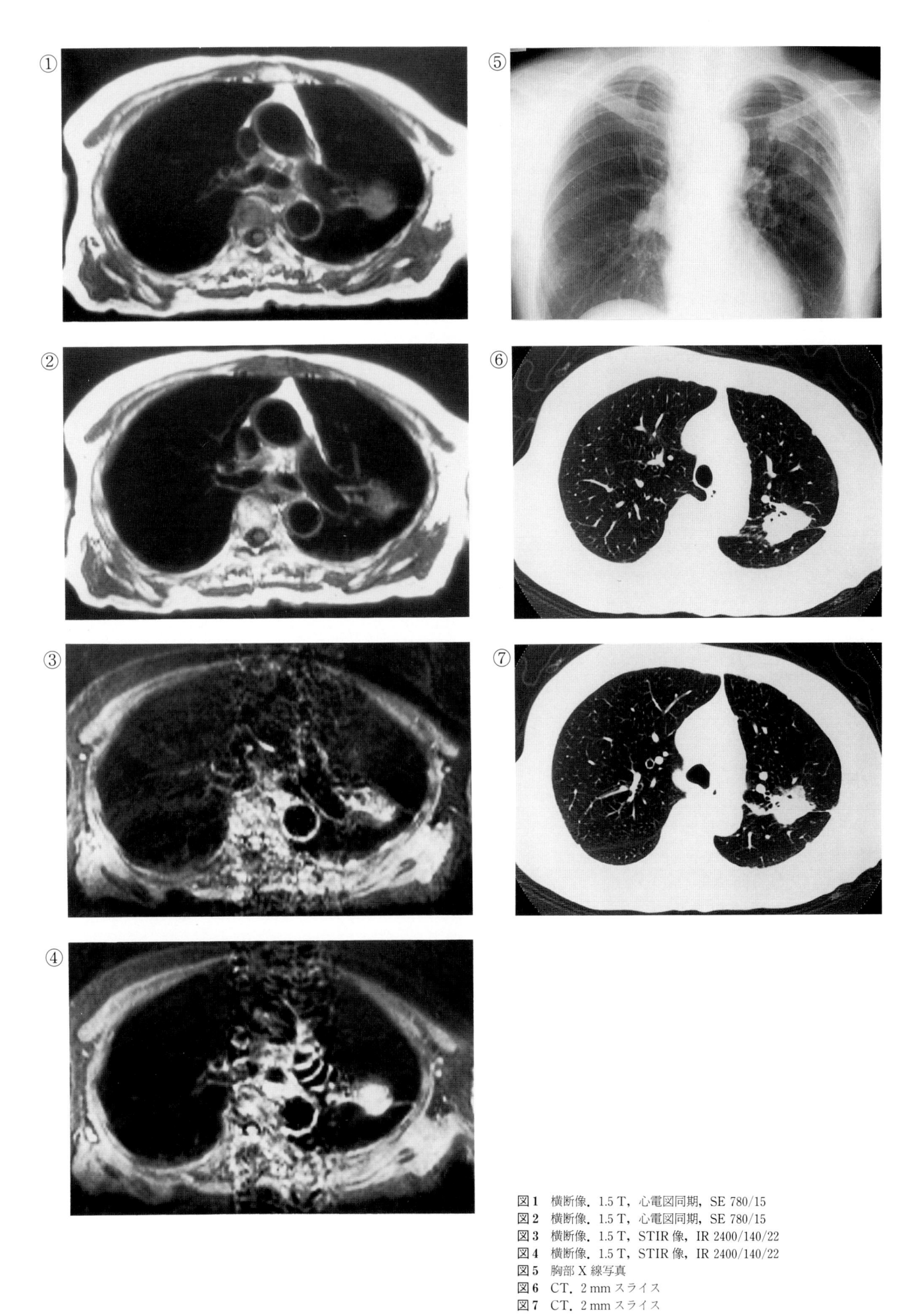

図1　横断像．1.5 T，心電図同期，SE 780/15
図2　横断像．1.5 T，心電図同期，SE 780/15
図3　横断像．1.5 T，STIR 像，IR 2400/140/22
図4　横断像．1.5 T，STIR 像，IR 2400/140/22
図5　胸部 X 線写真
図6　CT．2 mm スライス
図7　CT．2 mm スライス

STIR像により信号強度に差異が認められた肺病変

症　　例　77歳，男性．
主訴：住民検診にて異常影を指摘．
病歴・検査結果：労作時軽度の息切れがある以外に特記すべきことなし．肺機能検査で軽度の拘束性障害，血液・生化学検査に異常を認めない．

MRI所見　右上葉 S^2 と S^3 の領域の2か所に病変がある．S^2 の病変は T_1 強調像で骨格筋よりやや高い信号強度を示し，S^3 の病変は骨格筋と同等の信号強度を示している（図1，2）．STIR像では S^2 の病変はきわめて高信号強度であるのに対し，S^3 の病変は高信号強度ではあるが，その信号強度は S^2 の病変よりかなり低い（図3，4）．

その他の画像診断　肺野条件のCT（図5，6）ではMRIでみられたように S^2a と S^3a に病変が認められる．S^2a の病変はnotchを示す充実性病変で，spiculationを示し，末梢側に軽度の含気不全がみられる．S^3a の病変はspiculationが強く，胸膜陥入や病巣内気管支の開存による小透亮像もみられる．
^{201}Tl SPECT（図7，8）では2個の病変ともに集積を示し，delayed scanで2個ともより強い集積を示している．

手術・病理所見　右上葉切除が行われた．S^2a の病変は扁平上皮癌で，S^3a の病変は炭粉沈着（anthracosis）による線維化で，癌は認められなかった．

最終診断　1．扁平上皮癌（S^2a）．2．炭粉沈着線維化巣（S^3a）．

〔解　説〕　本例では2個の病変があり，S^2a の扁平上皮癌と S^3a の腺癌との重複癌が疑われた．^{201}Tl chlorideによるSPECTでも二つの病巣に集積があり，かつdelayed scanでより明瞭となり，2個とも悪性病変が疑われた．

MRIではSTIR像において2個の病変の信号強度に差異があり，S^2a は著しい高信号を示したのに対し，S^3a 病変の信号強度はかなり低いことがわかる．STIR法[2]の特徴は別症例で述べたが，線維化巣のように線維成分の増加が主体でcellularityの少ない病変と肺癌とを鑑別しうる可能性を示した例として興味深い．

^{201}Tl SPECTでは1.5cm程度の肺癌例でも異常集積を示すことから肺癌診断の有用性が報告されている一方，良性病変では肉芽形成のあるもの，器質化傾向のあるものによく集積するとされている[2]．

一般にCTで肺癌が疑われた場合，気管支ファイバースコピーやCTガイド針生検などによる病理学的診断を得るための検査が行われる．しかしこれらによっても診断のつかないときには ^{201}Tl SPECT，MRIなどが行われることになろう．また肺癌の早期診断が叫ばれ，集検にCTを応用しようとする動きもある．そうなると，肺癌のほかにもCT上，肺癌と鑑別困難な多くの病変がピックアップされることになろう．そのような将来に備えて，肺小結節性病変の鑑別診断体系をつくりあげる必要がある．

現在では肺小結節性病変鑑別診断のベースにはCTを置くとしても，鑑別診断の困難な症例では，計りしれない可能性を有するMRIに大きな期待が寄せられる．その意味で本例は興味深く，種々の病変に対するMRI経験の蓄積による新しい展開が待たれるところである．

〔松本満臣〕

〈文献〉
1) Bydder GM, Young IR : MR imaging : Clinical use of the inversion recovery sequence. *J Comput Assist Tomogr,* **9** : 659-675, 1985.
2) 利波紀久，久田欣一，渡辺洋宇，ほか：^{201}Tl single photon computed tomographyによる肺癌診断．臨床放射線，**35** : 825-832, 1990.

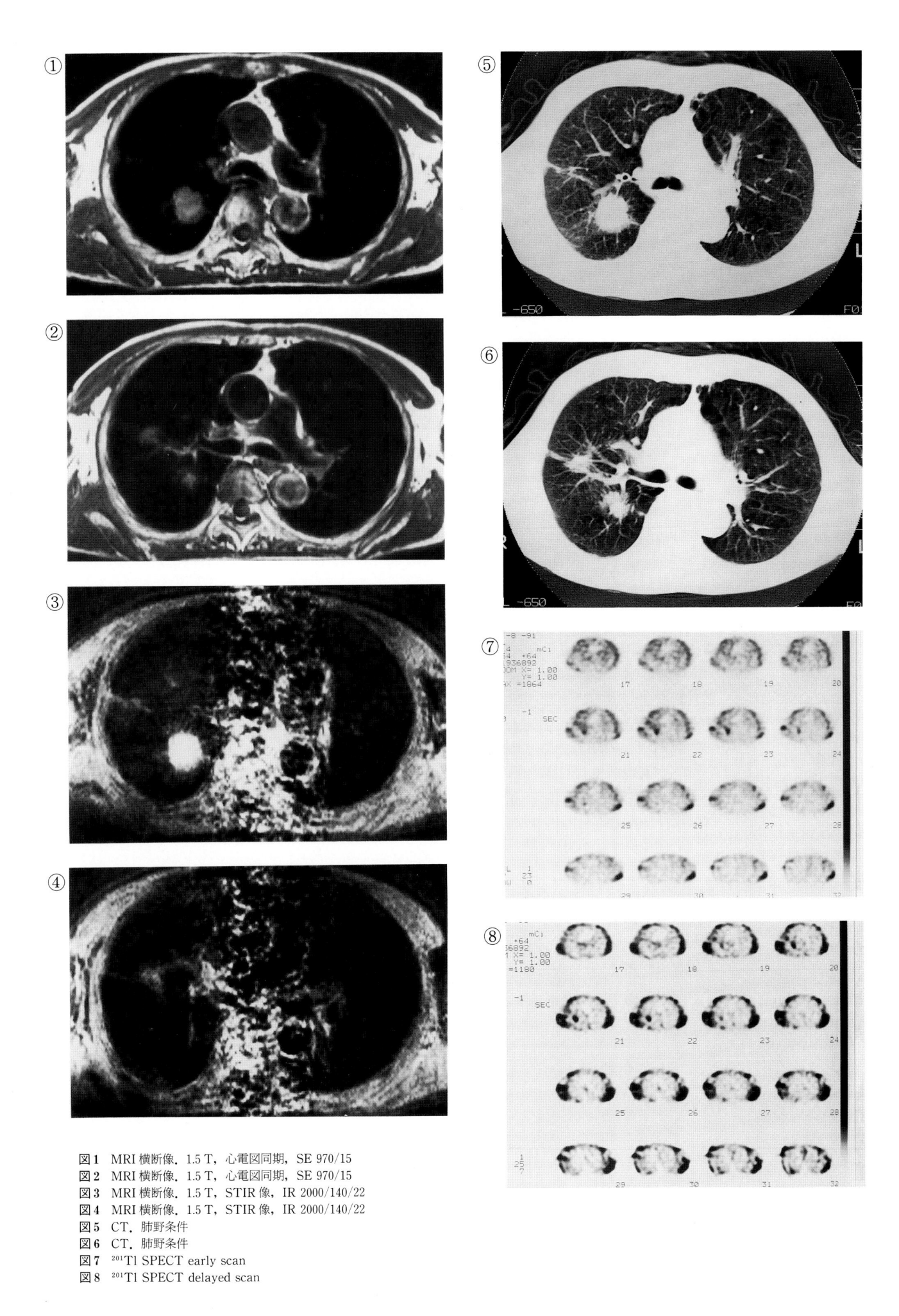

図1 MRI 横断像. 1.5 T, 心電図同期, SE 970/15
図2 MRI 横断像. 1.5 T, 心電図同期, SE 970/15
図3 MRI 横断像. 1.5 T, STIR 像, IR 2000/140/22
図4 MRI 横断像. 1.5 T, STIR 像, IR 2000/140/22
図5 CT. 肺野条件
図6 CT. 肺野条件
図7 ^{201}Tl SPECT early scan
図8 ^{201}Tl SPECT delayed scan

STIR像で著しい高信号を示す孤立性結節性病変

症　　　例　70歳，女性．
　　主　訴：住民検診間接X線撮影にて異常影を指摘．
　　病歴・検査結果：自他覚症状なく，血液・生化学検査で著変を認めない．

MRI所見　右肺 S^3b 領域の胸膜直下に T_1 強調像（図1）で骨格筋と同等の信号強度，STIR像（図2）で著しい高信号を示す病変が認められる．STIR像では病変内部に無信号領域が存在するが，CTとあわせてみると気管支透亮像であることがわかる．

その他の画像所見　胸部単純X線写真（図3）では右中肺野にやや不整形の結節性陰影がみえる．肺野条件のCT（図4）では，病変は S^3b の胸膜直下にあり，異なる亜々区域の気管支の関与が明らかで，気管支あるいは細気管支の透亮像が air bronchogram としてみえる．集束像はわずかに認められる．

手術・病理所見　右上葉切除が行われた．割面はCTから予想された状態よりは全体として充実性で，病巣中心部の瘢痕様組織は認められなかった．pseudolymphoma と診断された．

最終診断　pseudolymphoma．

〔解説〕孤立性肺結節性病変に air bronchogram が認められた場合には，① 細気管支肺胞上皮癌，② 悪性リンパ腫，③ pseudolymphoma が鑑別診断にあげられる[1]．① は腺癌の一亜型であり，胸膜陥入や集束像が高頻度に認められるのに対し，②③ ではこれらの変化は病巣の大きさの割に軽度であることが多い．

　本症は一般に術前確定診断が困難であること，X線所見が肺癌とくに腺癌に類似することなどから，手術によってはじめて確定診断が得られることが多い．

　pseudolymphoma にしても，悪性リンパ腫，肺癌にしても，cellularity の増加のために T_1，T_2 が延長することが予想される．しかし in vivo および in vitro で，肺癌，転移リンパ節，リンパ腫と炎症性肉芽腫性病変の T_1 値，T_2 値にオーバーラップが多く，良悪の質的診断になりえないことが知られている[2]．

　STIR法は通常のIR法より inversion time を短くとり，脂肪など T_1 の短い組織の信号を抑制し，他の部分は T_1，T_2 両者の付加的強調による高コントラスト画像を得る方法で，肺癌のリンパ節転移診断に応用され良好な結果が得られている[3]．原発巣やリンパ節転移診断がより容易になるものと期待され，筆者はSTIR法を取り入れているが，STIR法の本質が水分量の増加をとらえるものである以上，本例において鑑別診断となる肺癌，悪性リンパ腫，pseudolymphoma などを信号強度のみから鑑別しうるわけではない．

　しかし，肺癌と鑑別を要する種々の限局性病変例での多くの症例蓄積により，鑑別診断能の向上につながる期待もあり，今後の成果が待たれる．

〔松本満臣〕

〈文献〉
1) Buchwald I: Pulmonary pseudolymphoma presenting as a solitary nodular density with an air bronchogram. *Chest*, **65**: 691-693, 1974.
2) Glozer G, Orringer MB, Chenevert TL, et al: Mediastinal lymph nodes: relaxation time/pathologic correlation and implications in staging of lung cancer with MR imaging. *Radiology*, **168**: 429-431, 1988.
3) 小金丸道彦，藤本公則，西村　浩，ほか：原発性肺癌の肺門，縦隔リンパ節転移診断．臨床放射線，**35**: 811-819, 1990.

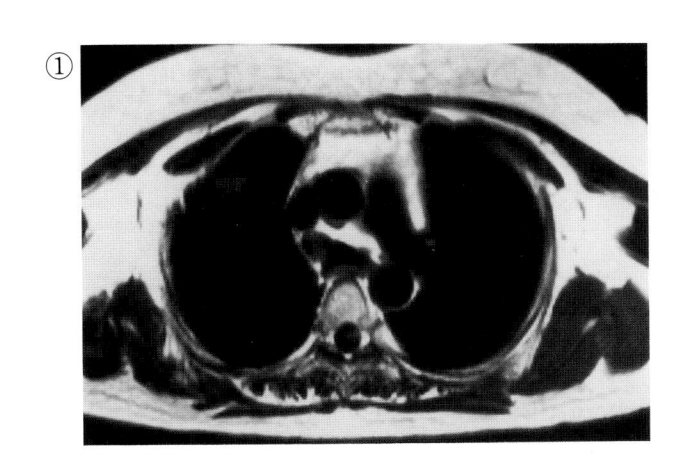

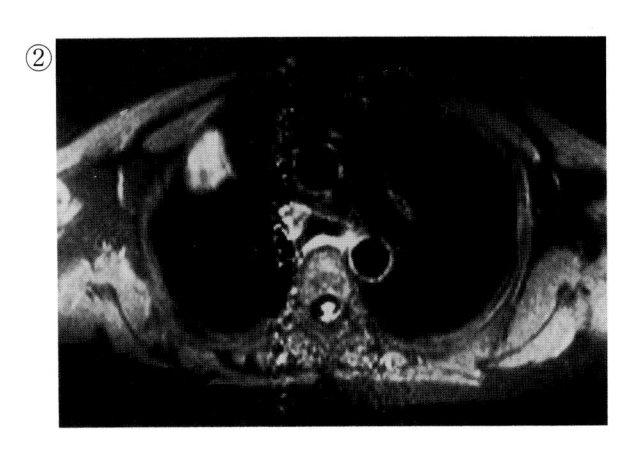

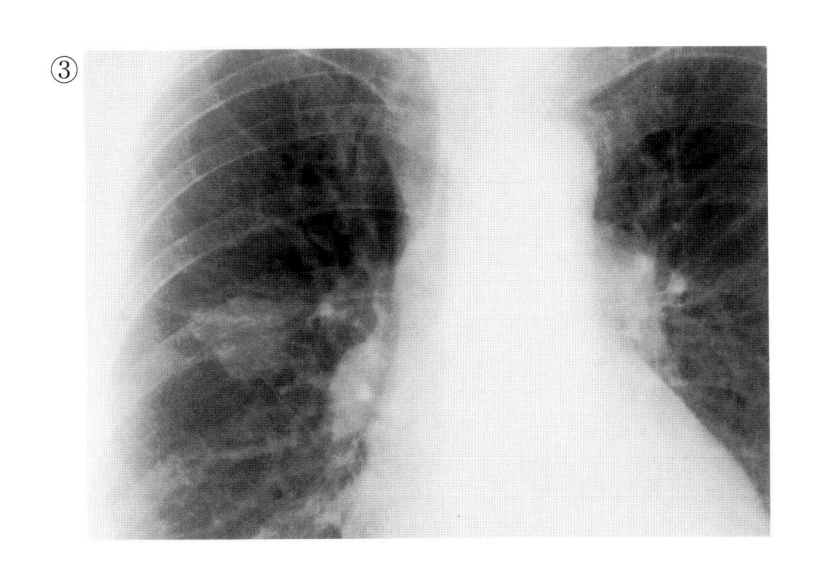

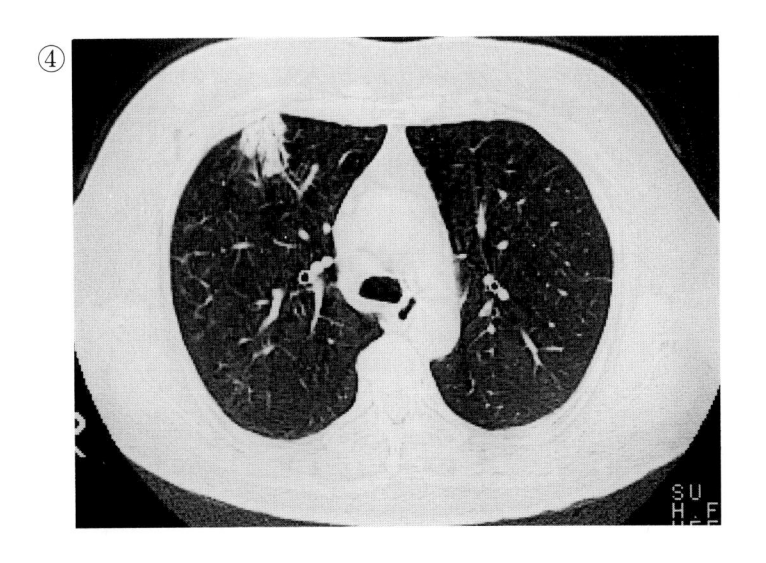

図1 横断像．1.5 T，心電図同期，SE 570/15
図2 横断像．1.5 T，STIR像，IR 1200/140/22
図3 胸部単純X線写真
図4 CT．肺野条件，スライス厚2mm

大動静脈に接し，T_1 強調像で中等度の信号強度を示す腫瘤性病変

症　　　例　53歳，男性．
　　主　訴：胸部X線検査で異常影を指摘．
　　病歴・検査結果：自覚症状なし．既往歴なし．尿，血液，生化学検査で異常なし．

MRI 所 見　T_1 強調像（図1）で上大静脈前壁，上行大動脈の右壁に接するやや不整な信号強度を有する腫瘤がみられる．この腫瘤の前縁は縦隔脂肪組織により明瞭に境されている．腫瘤の右縁は肺に接している．肺と腫瘤の間の脂肪組織はみえない．冠状断像（図2～4）では，上行大動脈と腫瘤との間に脂肪組織はみえない．大動脈の壁信号はみえる．

その他の画像所見　造影CT（図5，6）では造影剤増強効果を示す比較的均質な腫瘤があり，上大静脈を圧迫している．上行大動脈壁の一部は腫瘤と接している．

手術・病理所見　腫瘤は胸腺腫で，上大静脈，上行大動脈と癒着していたが，剥離は容易で，肉眼的には動静脈壁への浸潤はみられなかった．病理学的には被膜を破り，浸潤傾向が認められた．

最 終 診 断　浸潤性胸腺腫．

〔解　説〕　CT所見から胸腺腫の診断は容易である．本例で診断上のポイントは上大静脈あるいは大動脈浸潤の有無の判定である．胸腺腫の良性・悪性の鑑別は組織学的にも困難であるとされ，被膜を破って浸潤する所見の有無によって浸潤性，非浸潤性胸腺腫に分けられる．

　胸腺腫は T_1 強調像で骨格筋と同等の信号強度を示す類円形あるいは分葉状の腫瘤としてみえ，T_2 強調像では脂肪に近い高信号強度となる．浸潤性か否かの判定は縦隔内脂肪組織内への浸潤，縦隔大血管への浸潤などに判定されるが，浸潤の程度が軽度である場合の判定は決して容易ではない．縦隔大血管周囲の potential space に沿う perivascular extension が浸潤性胸腺腫の診断に有用され，横断像のみならず多方向からのMRI像による検討の重要性が報告されている[1]．

　本例では横断像において上大静脈と上行大動脈との間隙に腫瘍が入り込んでいる所見がみられ，これを perivascular extension と判定すべきであろう．また，CTで上行大動脈の前方で腫瘍がやや不整に脂肪組織内へ進入していることも重要な所見である．

　CTでは上大静脈の変形が認められるが，静脈は隣接の腫瘤によって変形を受けやすく，変形のみによって静脈壁浸潤と診断すべきではない．肺癌例の検討であるが，上大静脈浸潤の診断は，一側性の圧排狭窄および1/2周以下の脂肪層の消失を診断基準とした場合は false positive が多く，閉塞・変形狭窄または1/2周以上の脂肪層の消失が最も信頼性の高い所見であったとされていることは診断上参考となる[2]．

〔松本満臣〕

〈文　献〉
1) 中島秀行, 臼杵則郎, 福田晴行, ほか：胸腺腫のMRI―浸潤性と非浸潤性の鑑別. 日本医放会誌, **51**：759-763, 1991.
2) 足立秀治, 河野通雄, 田中浩司, ほか：肺癌における上大静脈, 胸部大動脈への浸潤診断―切除例, 剖検例におけるCT, MRIの対比. 臨床放射線, **35**：803-810, 1990.

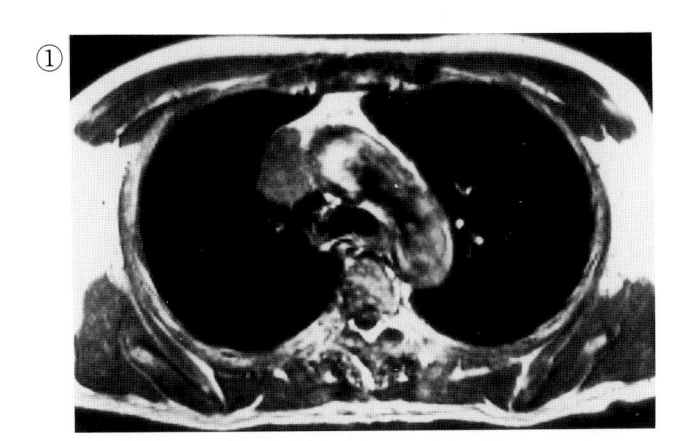

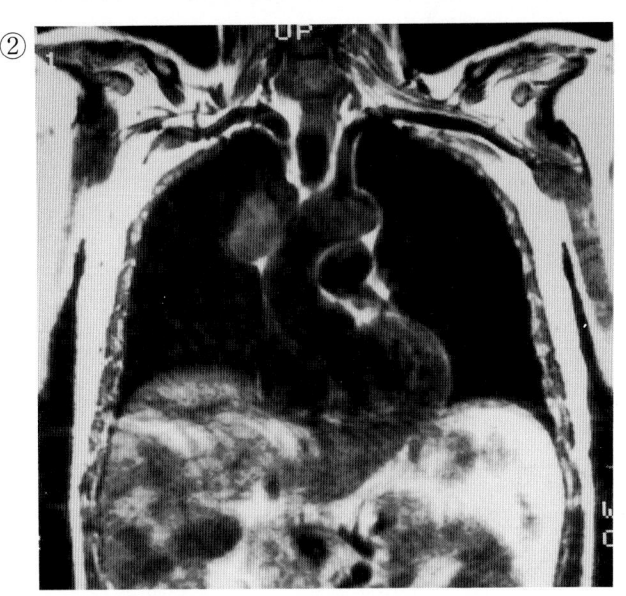

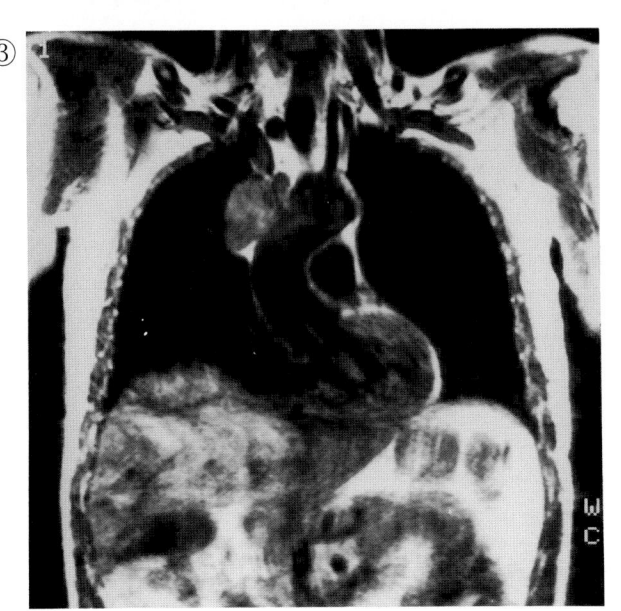

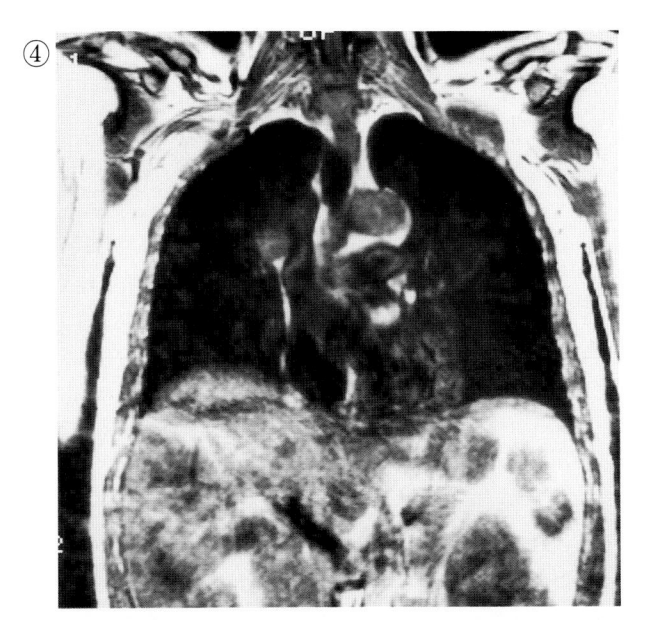

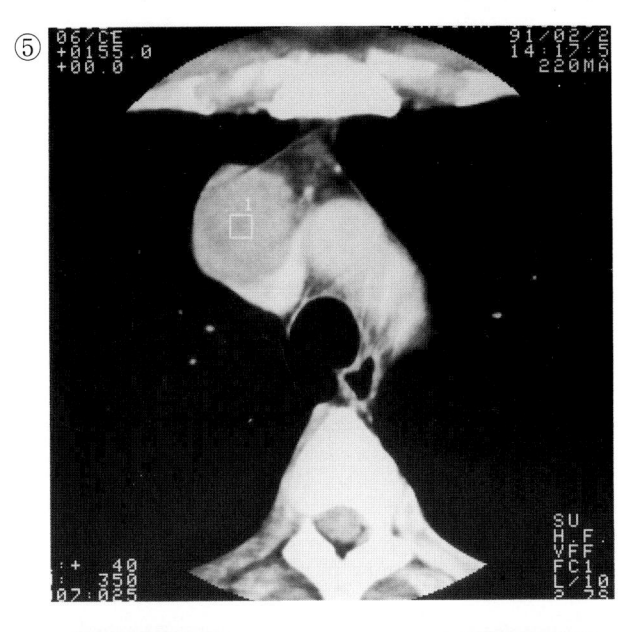

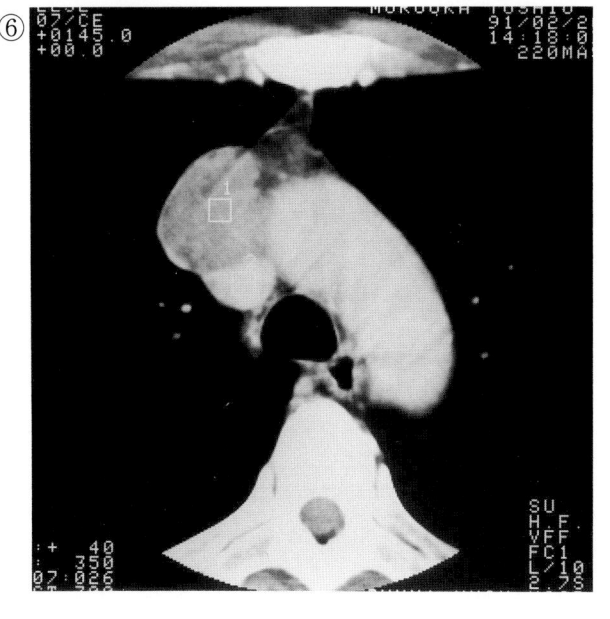

図1 横断像．1.5 T，心電図同期，SE 780/15
図2 冠状断像．1.5 T，心電図同期，SE 640/15
図3 冠状断像．1.5 T，心電図同期，SE 640/15
図4 冠状断像．1.5 T，心電図同期，SE 640/15
図5 造影 CT
図6 造影 CT

高信号を示す気管分岐部の腫瘤性病変

症　　　例	62歳，男性． 主　訴：胸部X線検査で異常陰影を指摘． 病歴・検査結果：とくに異常を認めない．
MRI所見	冠状断 T_1 強調像（図1）では気管分岐部の右下方に卵円形の腫瘤があり，骨格筋と比較するとやや高信号である．T_2 強調像（図2）では同腫瘤はきわめて高信号強度を呈し，境界鮮明・辺縁平滑な腫瘤としてみえる．
その他の画像所見	造影CT（図3）では造影剤増強効果を示さない平滑な腫瘤が気管分岐部直下の右寄りにあり，内部は均質で筋肉と同程度の吸収値を示している．右中間気管支幹と接しているが，浸潤性所見はみられない．
手術・病理所見	気管支嚢胞と診断し，自覚症状もないことから経過観察中である．
最終診断	気管支嚢胞．

〔解　説〕　縦隔の嚢胞性病変には気管支嚢胞，心膜嚢胞，消化管嚢胞などがあり，嚢胞壁を形成する上皮の組織学的所見によって命名されている．いずれも先天性で良性であるため，臓器圧迫症状などがなければ通常手術を必要としない．

　MRIでは漿液性内容物であれば，肝や腎の単純嚢胞と同様に T_1 強調像では脳脊髄液と同じ低信号強度を示すが，蛋白含有量が多い場合，出血性の場合，粘液物質が多くなるにつれて T_1 強調像で信号強度が上がることが知られている．T_2 強調像では著しい高信号強度となる[1]．

　気管支嚢胞は気管や主気管支の近傍に発生し，とくに気管分岐部直下の右側が好発部位である．本例はこの特徴に合致する．CTでも前述の内容物によってCT値はさまざまで，粘液，蛋白，出血などの量が多くなるとCTは高くなる．本例は手術していないので内容物の正確な評価はできないものの，やや高いCT値，T_1 強調像でやや高い信号強度を示していることから，蛋白成分，粘液成分，あるいは出血などを含んでいると考えられる．　　　　〔松本満臣〕

〈文　献〉
1) Barakos JA, Brown JJ, Brecit RJ, et al : High signal inintersity lesions of the chest in MR imaging. *J Comput Assist Tomogr*, **13**: 797-802, 1989.

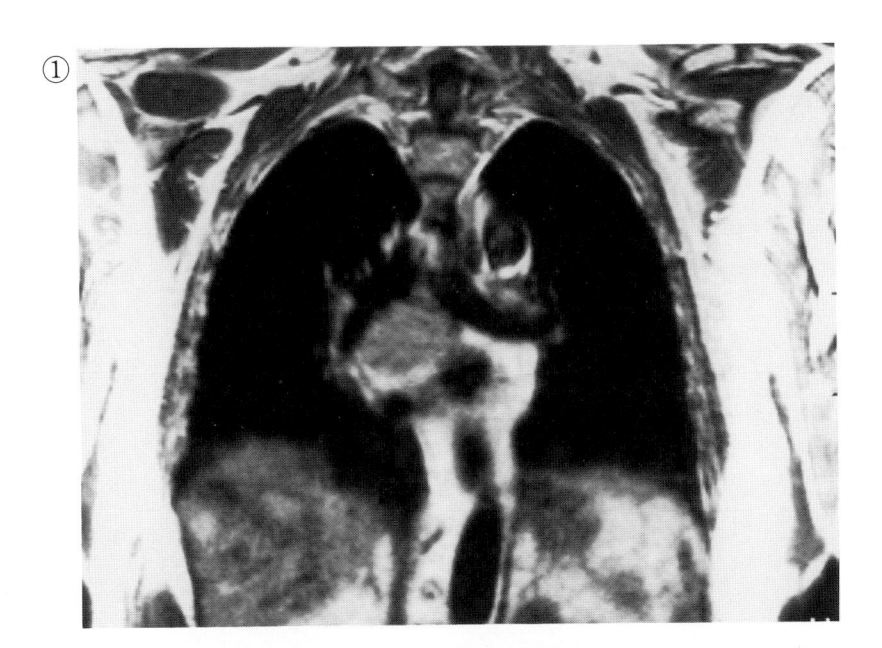

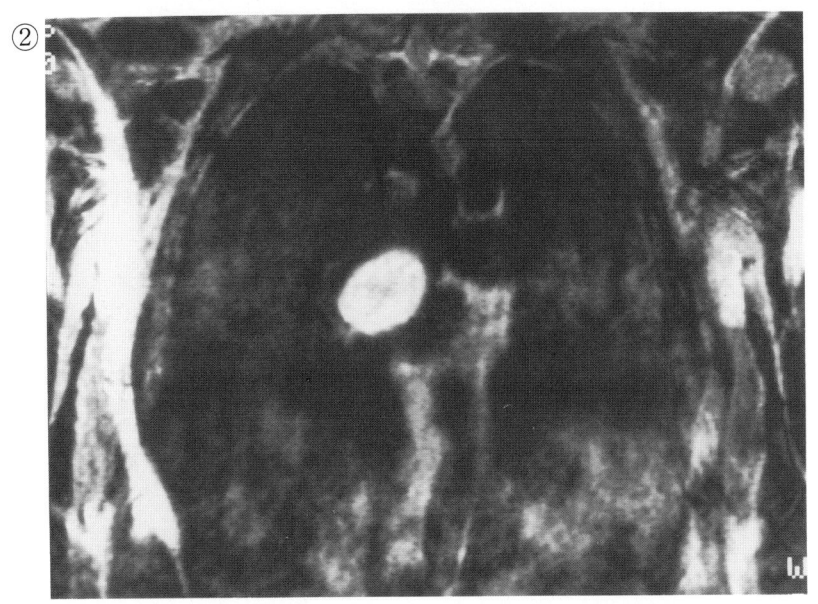

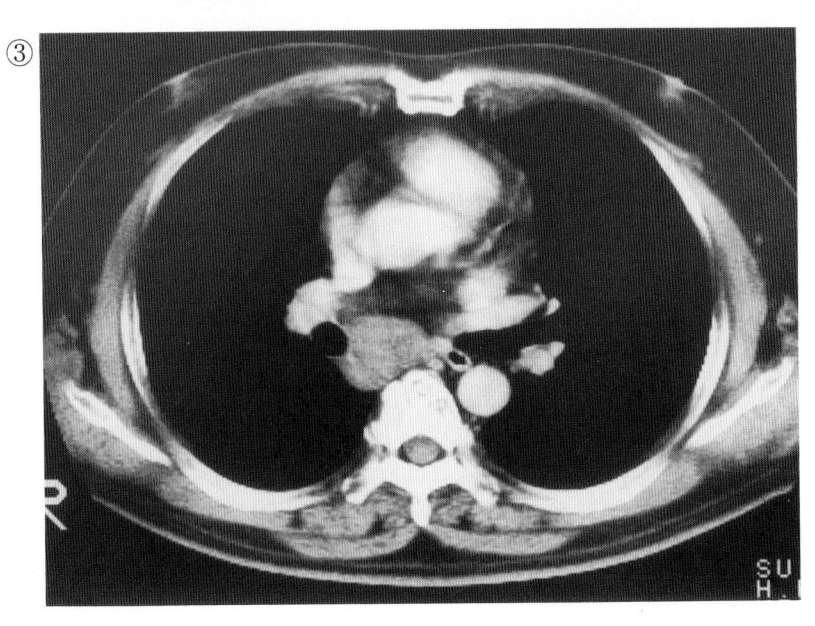

図1 冠状断像，1.5 T，SE 750/15
図2 冠状断像，1.5 T，SE 1100/90
図3 造影CT

T_1 強調像で低信号，T_2 強調像で高信号の心膜腫瘤性病変

症　　　例	46歳，女性． 主　訴：住民検診胸部間接X線撮影にて異常影． 病歴・検査結果：自覚症状なし．既往歴なし．血液，尿，一般生化学検査で異常なし．
MRI 所見	T_1 強調像（図1，2）で低信号強度の心膜に接して骨格筋とほぼ同等の信号強度を示す類円形の腫瘤がある．T_2 強調像ではほぼ一様なきわめて高い信号強度を示している（図3）．
その他の画像所見	胸部単純X線写真（図4，5）では右心横隔膜角に境界鮮明な腫瘤影があり，正面像では心縁との，側面像では横隔膜とのシルエットサインを示している． CTでは同部の腫瘤は造影剤増強効果を示さない（図6，7）．
手術・病理所見	無症状であること，比較的小さい囊胞性病変であることから，手術は行われず，経過観察中である．
最終診断	心膜囊胞．

〔解　説〕　右心横隔膜角部の腫瘤性病変としては心囊脂肪パッド，Morgagniヘルニア，心膜囊胞などがよく知られている．まれではあるが奇形腫，胸腺腫，悪性リンパ腫などが鑑別診断にあげられる．これらのうち心囊脂肪パッドは脂肪組織そのものであるから T_1 強調像で高信号を示す．本例は肥満のため心膜外の脂肪組織が豊富であるが，病変とは明瞭に境されており，心囊脂肪パッドは否定できる．Morgagniヘルニアは腸管や結腸間膜などの脂肪組織を含み腹腔内に連続しているが，本例ではそのような所見はない．奇形腫は脂肪組織を含むことが多いが，水様性成分のみのこともあり完全には否定できない．胸腺腫は T_2 強調像で脂肪に近い高信号を呈することから除外できる．

本例は水に近い液状成分を含み，図2からわかるように心膜に接して一部に心膜の低信号の消失している部分がみられるなどの所見から心膜囊胞と診断される．なお，本例では超音波検査も行われており，囊胞性病変であることが確認されている．

心膜囊胞の約70%は右心横隔膜角部にみられる．約20%は左心横隔膜部，残りの10%弱がその他の部位にみられる．約80%は単房性である[1]．一般に T_1 強調像では心筋よりも低信号強度で，T_2 強調像では著しい高信号を呈するが，内容物の性状によっては筋肉や脂肪に近い信号強度を呈することがある[2]．

〔松本満臣〕

〈文　献〉
1) Miller SW : Imaging pericardial disease, *Rad Clin North Am,* **27** : 1113-1125, 1989.
2) Ampars EG, Higgins CB, Farmer D, et al : Gated MRI of cardiac and paracardiac masses initial experience. *AJR,* **143** : 1151-1156, 1984.

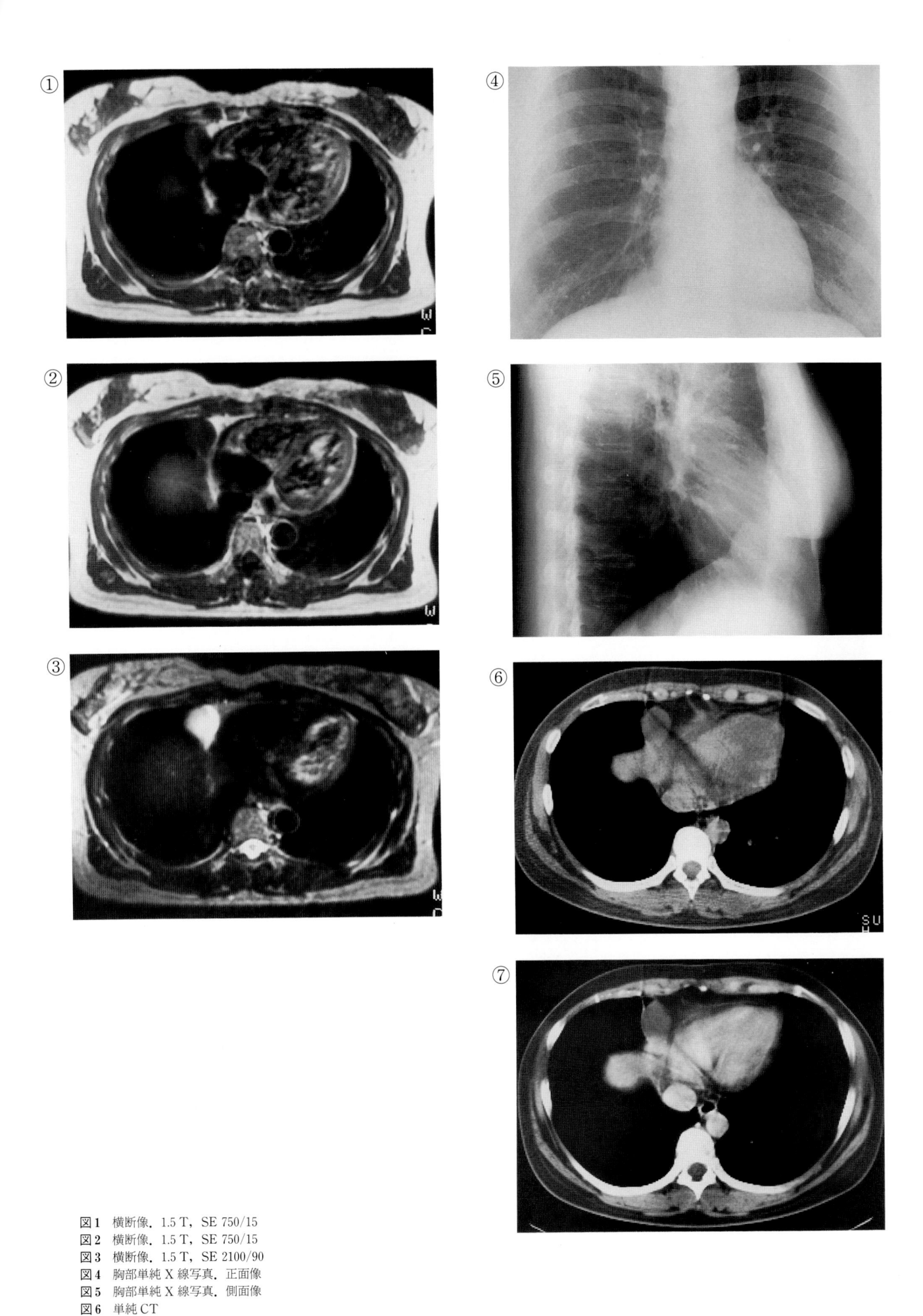

図1 横断像．1.5 T，SE 750/15
図2 横断像．1.5 T，SE 750/15
図3 横断像．1.5 T，SE 2100/90
図4 胸部単純X線写真．正面像
図5 胸部単純X線写真．側面像
図6 単純CT
図7 造影CT

T_1 強調像で等信号，一部高信号を示す前縦隔腫瘤性病変

症　　　例　40歳，女性．
　　　　　　　主訴：集検にて異常影を指摘．
　　　　　　　病歴・検査結果：自覚症状なし．理学的に異常なし．血液・生化学検査で異常なし．

MRI所見　T_1 強調像で胸骨後の前縦隔に腫瘤があり，大部分は骨格筋と等信号強度であるが，部分的に脂肪組織と同等の高信号を示す領域がある（図1，2）．横断像の T_2 強調像では内部は一様の著しい高信号強度を呈している．T_1 強調像で腫瘤の周囲にみられる高信号は縦隔内脂肪組織が圧排されたものと考えられる（図3）．

その他の画像所見　胸部単純X線写真では右肺門に重なる腫瘤影があり，右第1号のシルエットは消失しており前縦隔腫瘍と判断される．
　　　　　　　CT では同部に腫瘤があり，内部は不均質な軟部組織濃度の領域が大部分を占め，一部皮下脂肪と同等の低吸収域がみえる．

手術・病理所見　大きさ 4.5×4.0×2.5 cm の成熟型奇形腫で，皮脂腺，毛髪，角化扁平上皮様組織，膵様組織を含んでいた．

最終診断　奇形腫．

〔解説〕　前縦隔腫瘍のなかで頻度の高い胸腺腫と奇形腫の鑑別診断には内部構造の分析が重要である．良性奇形腫の多くは囊胞性で，内部にチーズ様物質，毛髪，歯牙，粘液，脂肪組織などを含有する．典型例では画像診断上重要な脂肪，軟部組織，石灰成分が混在する．石灰化や脂肪成分がない場合は診断が困難となる[1]．発生頻度に性差はない．
　悪性奇形腫は充実性のことが多く，良性奇形腫の一部に癌や肉腫が混在するものと，胚細胞腫として一括されている精上皮腫や胎児性癌，絨毛上皮腫，あるいはそれらの混合腫瘍などがある．悪性奇形腫は若年男性に多い[1]．
　本例では T_1 強調像で内部に脂肪による高信号領域が存在し，良性奇形腫と診断できる．石灰化は認められない．診断は比較的容易と思われる．

〔松本満臣〕

〈文献〉
1) Brown LR, Aughenfach GL : Masses of the anterior medsastinum : CT and MR imaging. *AJR*, **157** : 1171-1180, 1992.

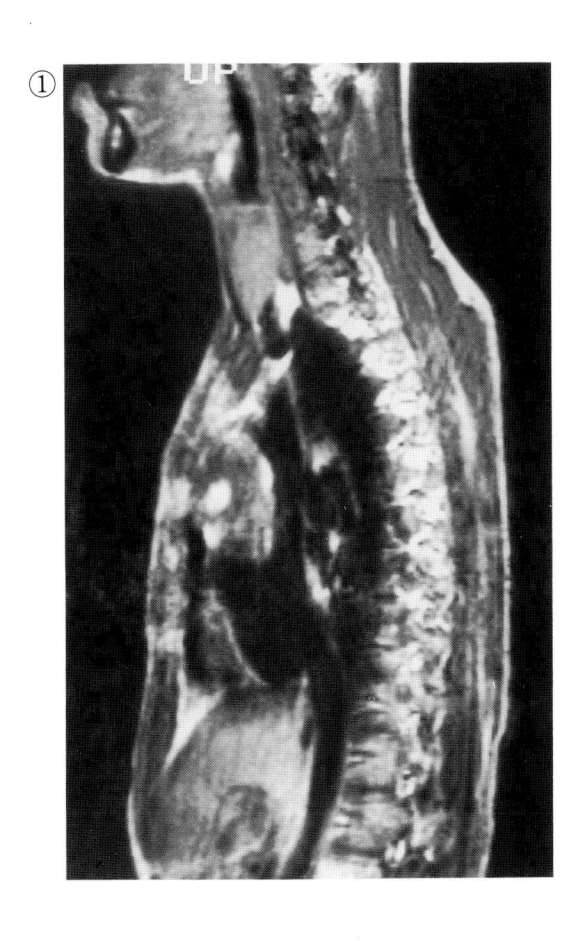

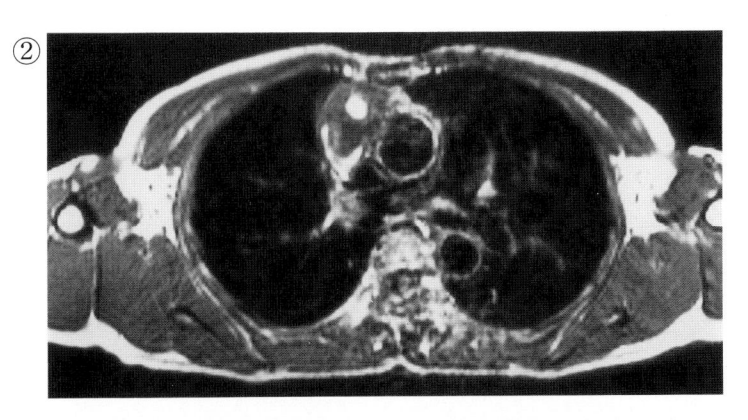

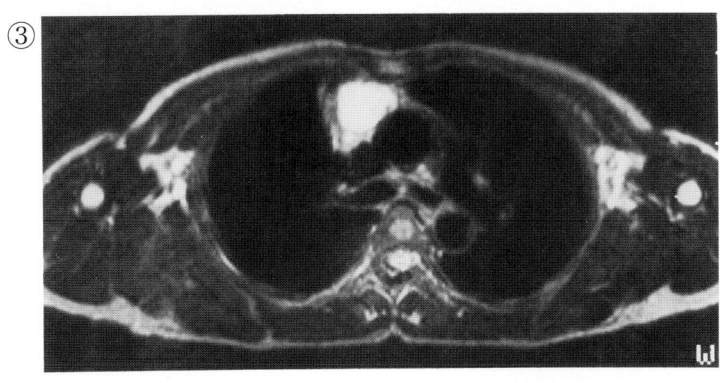

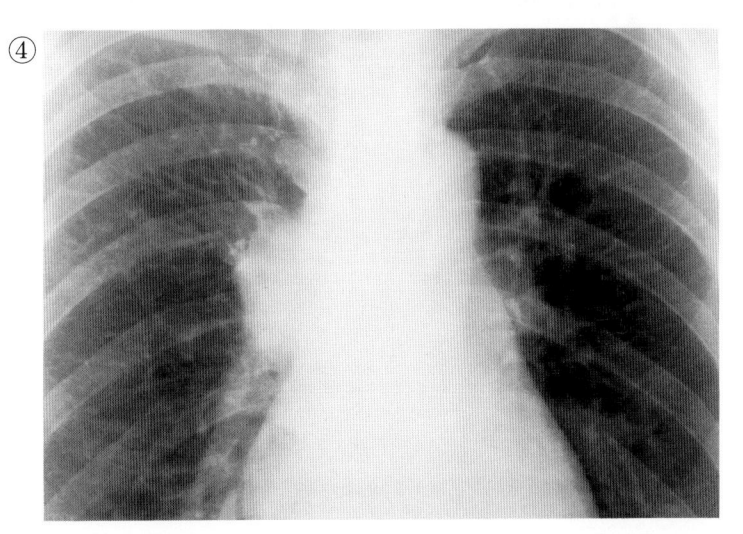

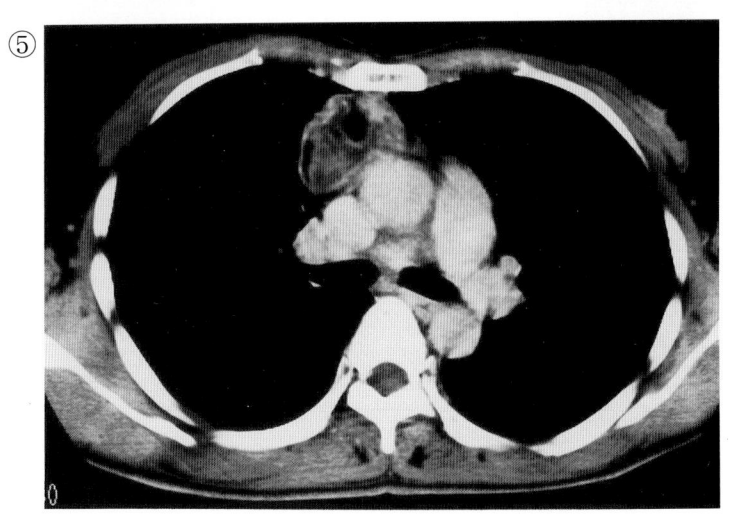

図1 矢状断像．1.5 T，SE 840/15
図2 横断像．1.5 T，SE 1400/25
図3 横断像．1.5 T，SE 1400/90
図4 胸部単純X線写真
図5 造影CT

大動脈弓に接し，不規則な信号強度を示す腫瘤性病変

症例 68歳，男性．
主訴：高血圧，胸部腫瘤状陰影．
病歴・検査結果：高血圧にて治療中の経過観察のための胸部単純X線写真で大動脈弓に接する腫瘤陰影を発見された．梅毒血清反応陰性．ほかに特記すべき異常はない．

MRI所見 横断像（図1～3）では大きさ約4cmの球状の腫瘤が大動脈弓の外側の前縦隔内にあり，大動脈弓に接している．T_1強調像（図1）では腫瘤内の外側後方に高信号の領域があり，前方には中等度の信号強度を示す部分がみえる．中央部から内側にかけて低信号強度の領域がある．

このような腫瘤内の不規則な信号強度の分布は，PD像（図2），T_2強調像（図3）でも類似の所見を呈している．大動脈弓部の血流信号はT_1強調像からPD像，T_2強調像となるにつれて高信号強度になっている．

大動脈弓の走行と直交する断層面（図5）では，大動脈弓に接した中等度の信号強度を示す腫瘤がみられる．

その他の画像所見 単純CT（図6）では同部に筋肉よりやや低濃度，大動脈内の濃度と等濃度を示す腫瘤があり，大動脈弓と密に接している．大動脈内膜の石灰化の偏位はみられない．造影CT（図7）では腫瘤の大部分はまったく濃染しないが，内側には一部濃染（？）がみられる．

IVDSA（第2斜位；図8）では大動脈弓より分岐する血管の蛇行がみられるが，周囲からの圧迫や動脈瘤などは指摘しえない．

手術・病理所見 左鎖骨下動脈を分岐した直後の動脈瘤で，大きさは6×4×4cm，拍動は軽度であった．切除された病理組織学的検討では新旧の血栓形成を伴った動脈瘤で，一部に内膜欠損があり，破裂が切迫しているものと診断された．

最終診断 嚢状胸部大動脈瘤．

〔解説〕胸部X線写真で胸部大動脈と分離しえない腫瘤状病変では縦隔腫瘍と動脈瘤の鑑別が常に問題となる．本例では問題の腫瘤と大動脈弓とは分離しえないため，大動脈瘤は鑑別診断上常に残る．前縦隔腫瘍，たとえば胸腺腫，奇形腫などとは，CTで濃染の有無・程度，脂肪組織，液体成分，石灰化の存在などを参考に多くは鑑別可能であり，本例ではこれらの疾患は考えにくい．

MRIの心電図同期による標準的なSE法では，血流信号は無信号に表され，他の腫瘤性病変との識別を容易にするというのが一般原則である．ところが本例では大動脈弓に接する腫瘤内部に不規則な低信号から高信号が存在することにより，鑑別診断がいまひとつすっきりとは行えないことが問題を複雑にしている．術前検討会ではこの点が問題となった．

単純CTでみられる腫瘤部の内膜石灰化の偏位はなく，動脈瘤は考えにくい．造影CTでみられたわずかの濃染部分の解釈は，濃染部分以外はすべて血栓とする動脈瘤支持の意見と，腫瘍のごく一部のみが濃染したとする縦隔腫瘍支持の意見とに分かれ，結論が出せなかった．

IVDSAでは胸部大動脈の走行や辺縁になんらの異常はなく，この所見からすると縦隔腫瘍に有利となるが，動脈瘤の大部分が血栓化するとこのような所見にもなりうるので，病変自体を描出しえない本例のような場合には診断根拠となりにくい．

したがって病変の内部構造を最も詳細に検討しうるMRIの読みが重要である．血栓化した動脈瘤では血栓が高信号を呈し，double echo法では血流信号はsecond echoの方が増強するが，血栓では信号強度が減少することが知られている[1,2]．また古い血栓はfirst echoで中等度，second echoで比較的低い信号強度を呈すること，新しい血栓ではfirst echo，second echoともに高信号を示すことが知られている[3]．本例の所見はこれに合致し，内部構造の大部分は新旧の血栓で形成されているものとして矛盾はない．また図5の大動脈弓と直交する断層像では縦隔の脂肪が大動脈弓・腫瘤の全体を包み込むように取り囲んでいること，大動脈弓と腫瘤との間に脂肪層がないことも診断上重要な所見である．

〔松本満臣〕

〈文献〉
1) Amparo EG, Higgins CB, Hoddick W : Magnetic resonance imaging of aortic disease : preliminary results. *AJR*, **143** : 1203-1209, 1984.
2) Glazer HS, Guiterrez FR, Levitt RG : The thoracic aorta studied by MR imaging. *Radiology*, **157** : 149-155, 1985.
3) White RD, Higgins CB : Magnetic resonance imaging of thoracic vascular disease. *J Thorac Imag*, **4** : 34-50, 1989.

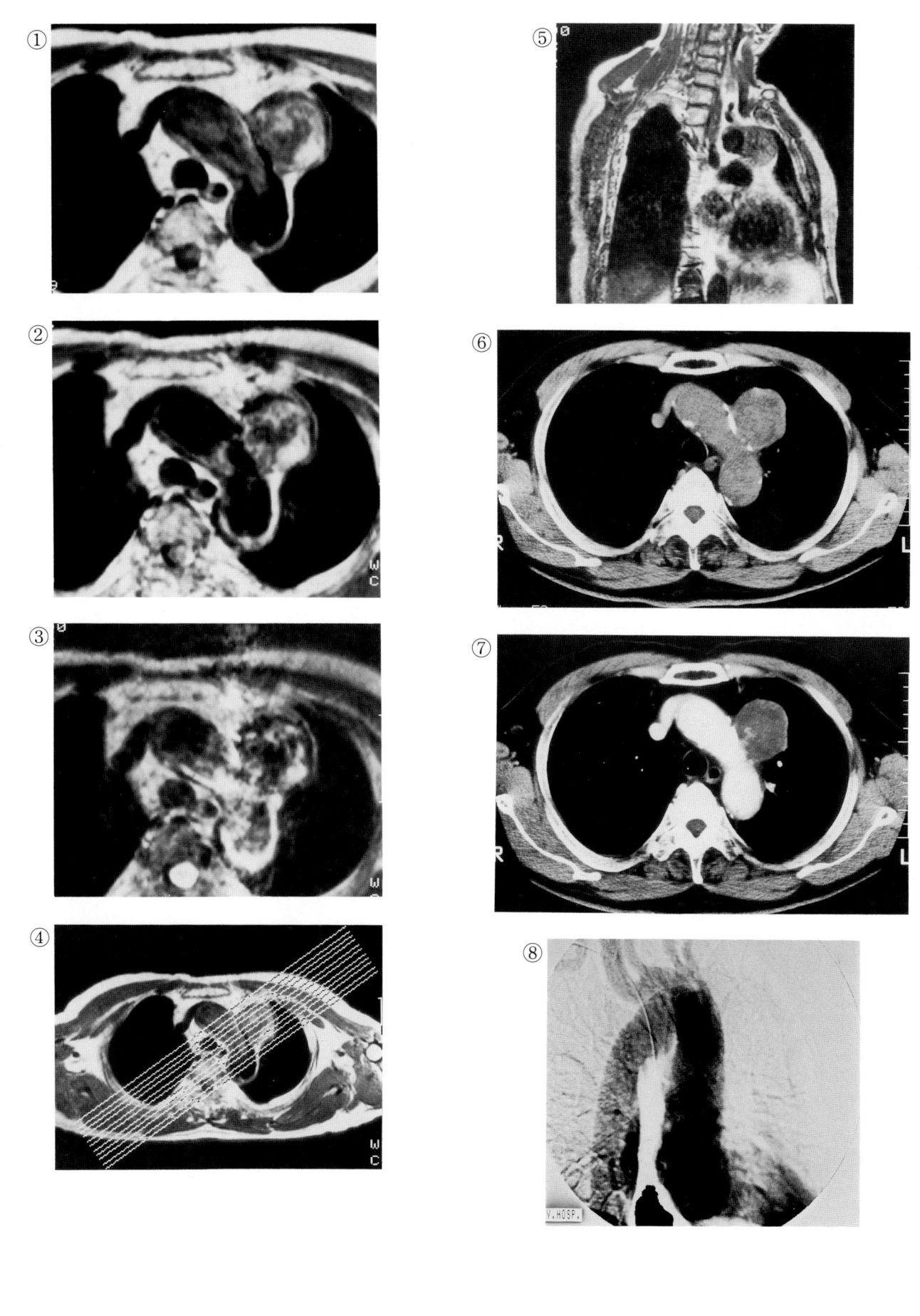

図1 横断像．1.5 T，心電図同期，SE 1200/15
図2 横断像．1.5 T，心電図同期，SE 200/25
図3 横断像．1.5 T，心電図同期，SE 200/90
図4 横断像．1.5 T，心電図同期，位置決め，SE 1200/15
図5 長軸断面直交像．心電図同期，SE 890/19
図6 単純CT
図7 造影CT
図8 IVDSA（第2斜位像）

T_1強調像で低信号を示す大動脈起始部に接する腫瘤性病変

症　　　例　12歳，男児．
　主　訴：胸部単純X線写真異常影．
　病歴・検査結果：3歳時に2週間持続する熱性疾患に罹患している．このとき心エコーで異常を指摘されており，心電図ではII, III, $_aV_F$に異常Q波を，^{201}Tlシンチグラムで下壁の集積低下を認めている．現在胸痛などの症状はなく，心電図もほぼ正常となっている．

MRI 所見　SE法横断像(図1, 2)では両側冠動脈起始部に不均一な低信号の腫瘤像を認める．腫瘤内部には血流を示唆する明らかな信号低下や異常な高信号域はみられない．房室弁レベルの横断像(図3)では心房，心室系には明らかな異常は認められず，右房室間溝には冠動脈のflow voidと思われる低信号域がみられる．しかし，多断面で施行したグラジエントエコー法によるシネ画像(図4)では，右冠動脈起始部の腫瘤内，およびその末梢領域において血流を示唆する信号は得られなかった．左室短軸のシネ画像においては腫瘤内部に血流と思われる高信号像を認める(図5, 6矢印)．左室心筋の明らかな菲薄化，運動異常の所見はみられなかった．

その他の画像所見　心カテーテル検査では，右冠動脈は起始部で完全閉塞，左冠動脈は不規則な内腔をもつ動脈瘤を形成するものの血流は保たれていた．前下行枝は長く，右冠動脈の灌流域まで栄養していた．

最 終 診 断　両側冠動脈動脈瘤（川崎病後）．

〔解　説〕　両側の冠動脈起始部の動脈瘤形成であり，川崎病患者に高い頻度で認められる異常である．
　川崎病は小児，特に乳幼児期に発症する原因不明の炎症性疾患である．通常は3～6週間で自然寛解するが，長期予後の面から最も重要なのは心血管性病変の存在である．冠動脈の動脈瘤形成は急性期の20%前後で認められるが，多くは自然退縮する．しかし，直径8mm以上の大きなものはしばしば血栓化を生じ，冠動脈閉塞の原因となることが報告されている[1]．
　本例では既往歴と胸部単純X線写真で認められた石灰化像とからその診断自体は困難ではなかった．本例におけるMRIの役割は動脈瘤内および末梢における冠動脈における血流評価である[2]．動脈瘤内の信号強度はT_1強調像，シネ画像ともに低く，内部の血栓が古いものであることを示唆する．この信号強度については石灰化の関与も考えられた．シネ画像において右冠動脈の動脈瘤内に血流信号は認められず，完全閉塞が強く疑われた．一方，左冠動脈内側では動脈瘤内に同様の血栓形成を認めるものの，内部に血流信号が保たれており，短軸像で明瞭に観察された．これらの所見は心カテーテル検査の結果とよく一致した．
　一般に冠動脈は，その大動脈からの起始部はSE法でしばしば観察されるが，末梢領域では空間分解能の限界から評価が困難である．また，現時点においては冠動脈のMRアンジオグラフィーもなお多くの課題をかかえており，その臨床応用は実際的ではない[3,4]．しかし，シネMRIは血流の存在と同時に壁運動の異常の評価にも有用であり，超音波や核医学検査とともに川崎病患者の長期follow upに有効であると考えられる．　　〔天沼　誠・平敷淳子〕

〈文献〉
1) Gersony WM : Diagnosis and management of Kawasaki disease. *JAMA,* **265** : 2699-2703, 1991.
2) Bisset GS 3d, Strife JL, McCloskey J, et al : MR imaging of coronary artery aneurysms in a child with Kawasaki disease. *AJR,* **152** : 805-807, 1989.
3) Burstein D : MR imaging of coronary artery flow in isolated and in vivo hearts. *J Magn Reson Imaging,* **1** : 337-346, 1991.
4) Portman MA : Cardiothoracic magnetic resonance angiography. *Semin Ultrasound CT MR,* **13** : 274-290, 1992.

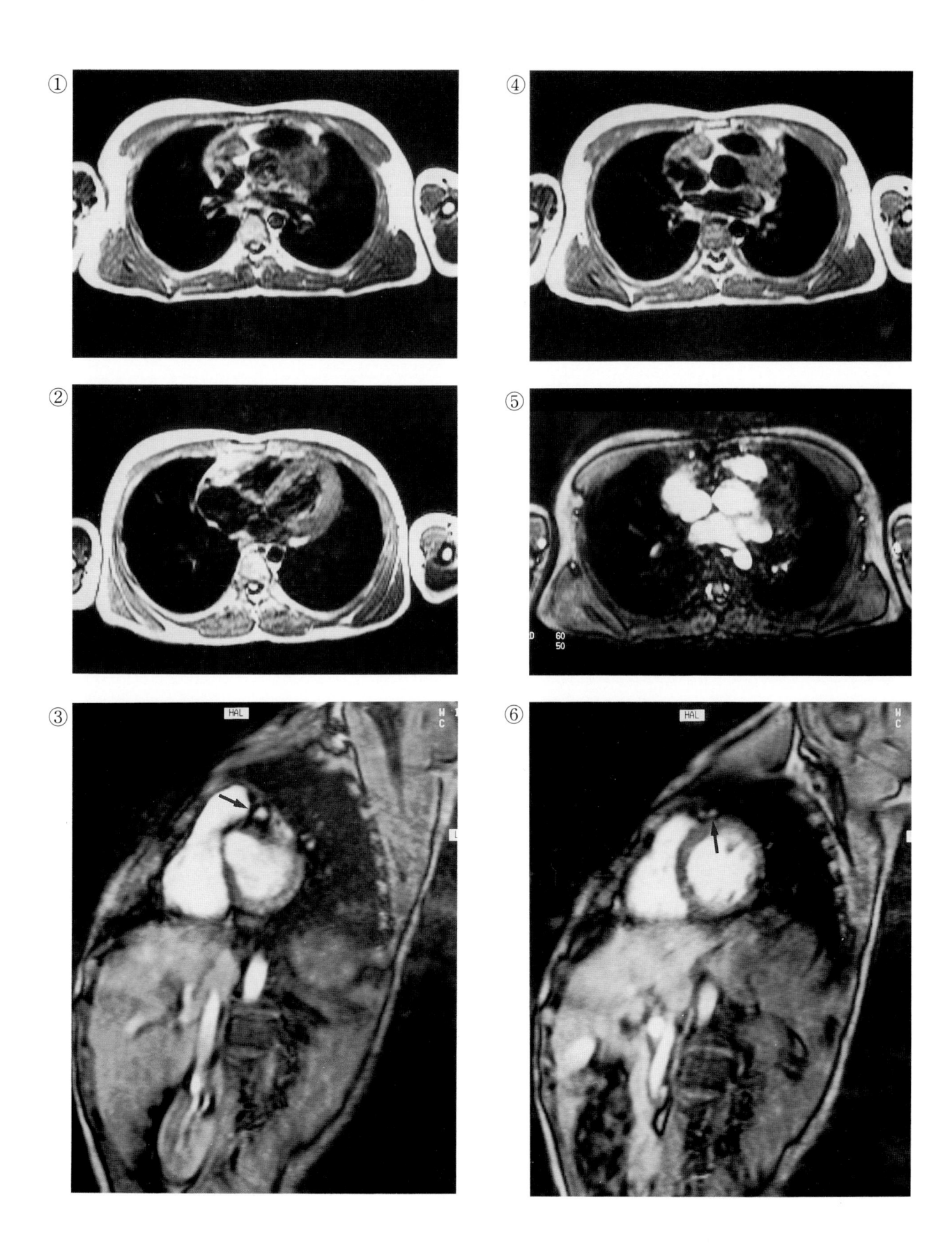

図1 横断像．1.5 T，心電図同期，SE 870/22
図2 横断像．1.5 T，心電図同期，SE 870/22
図3 横断像．1.5 T，心電図同期，SE 870/22
図4 横断像．1.5 T，心電図同期，FISP 60° 50/12
図5 左室短軸像．1.5 T，心電図同期，FISP 60° 100/12
図6 左室短軸像．1.5 T，心電図同期，FISP 60° 100/12

T_1 強調像で不均一な高信号を示す右房内腫瘤性病変

症　　　例	67歳，女性． 主　訴：右房内腫瘤． 病歴・検査結果：29年前に僧帽弁狭窄症と診断のもとに，交連切開術を受け，その後順調に経過していた．今回超音波にて，右房内に腫瘤を指摘された．過去に肺梗塞などの既往はない．
MRI所見	SE法横断像（図1, 2）において右心房外側壁に接する直径約3cmの腫瘤を認める．腫瘤と心房中隔は直接には接していない．内部の信号強度は比較的高く，一部に低信号の部分が存在する．グラジエントエコー法によるシネ画像（図3, 4）で，腫瘤の信号は均一で，心筋組織と比較して低信号を示した．収縮期，拡張期において明らかな位置，形状の変化は認められなかった．左房は拡張し，拡張期に僧帽弁から左室に，また収縮期に左房に向かう signal loss が認められる．
その他の画像所見	胸部単純X線写真（図5）では左房の拡大を認める以外に明らかな異常は指摘できない．肺内の血管分布は正常で，肺血流の減少，肺梗塞を示唆する所見は認められない．単純CT（図6）では腫瘤は周囲血液と同等のX線吸収値を有し，同定できない．造影CT（図7）において腫瘤は造影効果を示さず，周囲血液から明瞭に分離できる．
手術・病理所見	腫瘤の大きさは25×25 mm，直径約15 mmの茎で，右心房自由壁に強く癒着していた．筋層への浸潤は認められなかった．また僧帽弁は強く肥厚，短縮しており，一部で石灰化を認めた．病理所見では腫瘤は器質化されつつある血栓であった．
最終診断	右心房内血栓，僧帽弁狭窄兼閉鎖不全症．

〔解　説〕　右心房内部に壁と交通をもつ，あるいは壁原発の腫瘤を認めた場合，鑑別診断として次の疾患があげられる．(1) 粘液腫，(2) 壁在血栓，(3) 横紋筋腫，(4) 肉腫，(5) 線維腫，(6) 過誤腫，(7) 血管腫．このうち横紋筋腫は乳幼児期に多く，通常結節性硬化症の合併症としてみられる．また，心臓の肉腫は右心房に最も高頻度にみられるが，心腔内に乳頭状に発育する頻度は低く20%前後である．一般に(3)以下はまれな疾患であり，鑑別上重要なのは粘液腫と血栓である．

　粘液腫は30から60歳に多く，小児期には少ない．左房に好発し，右房発生は約25%である．心房中隔となんらかのつながりを有することが多い．部位によっては房室弁を通して心室側に逸脱する例もみられる．臨床症状は発生部位によって異なり，右房発生のものでは無症状から大静脈の閉塞症状ないしは多発性の肺梗塞を生じるものなどさまざまである．MRIでの信号強度は腫瘤内部の組成により異なり，石灰化部の低信号，出血部での高信号などが報告されている[1]．しばしば分葉状の表面を示す．

　血栓はその生成時期により，異なる信号を示す．初期のものでは T_1 緩和時間の短縮により T_1 強調像で高信号になることが多い．しかし時間のたったものでは T_1, T_2 強調像のいずれにおいても信号は低下してくる．すでに述べたように，粘液腫でも出血を伴う場合があるため信号強度のみからの鑑別は必ずしも容易ではない．

　本例では T_1 強調像でやや高信号，グラジエントエコー画像で低信号で，経過の長さを考えると信号強度からはいずれの可能性も考えられた．有茎性の形状から粘液腫を第一に疑ったが，グラジエントエコー法での均一な低信号，心房中隔と直接関係がないこと，造影CTでの造影効果の欠如などの所見からは血栓をまず考えるべきだったのかもしれない．T_1 強調像で腫瘤内に一部低信号の部分がみられたが，石灰化は認めなかった．

　MRIは空間分解能，コントラスト分解能にすぐれるため心臓内腫瘤性病変の評価にすぐれ，超音波についで行われるべき検査である．

〔天沼　誠・平敷淳子〕

〈文　献〉

1) de Roos A, Weijers E, van Duinen S, et al : Calcified right atrial myxoma demonstrated by magnetic resonance imaging. *Chest*, **95** : 478-479, 1989.
2) Conces DJ Jr, Vix VA, Klatte EC : Gated MR imaging of left atrial myxomas. *Radiology*, **156** : 445-447, 1985.
3) GO RT, O'Donnell JK, Underwood DA : Comparison of gated cardiac MRI and 2D echocardiography of intracardiac neoplasms. *AJR*, **145** : 21-25, 1985.

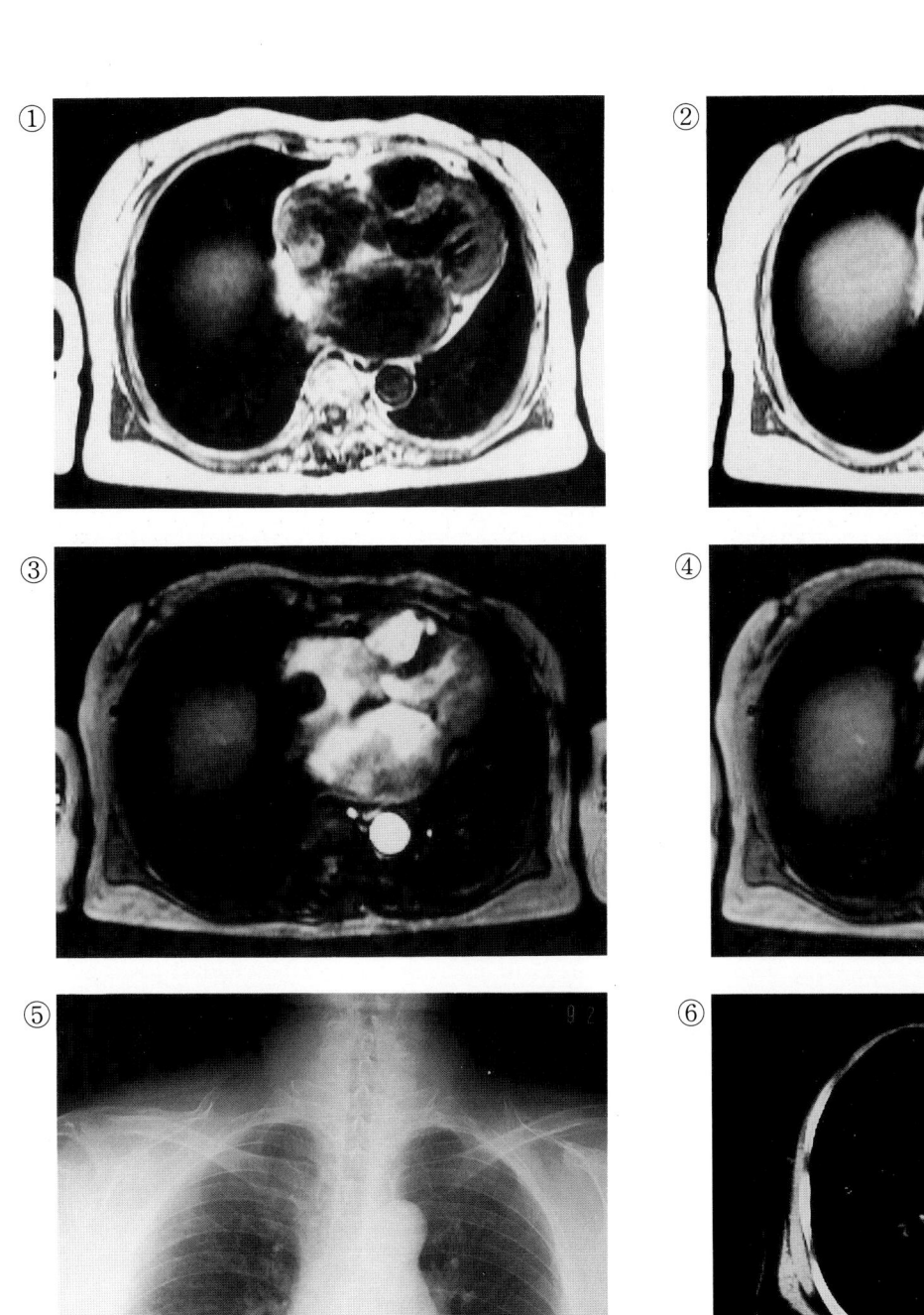

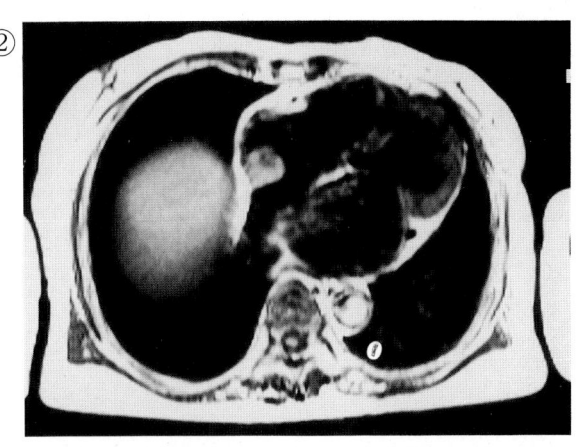

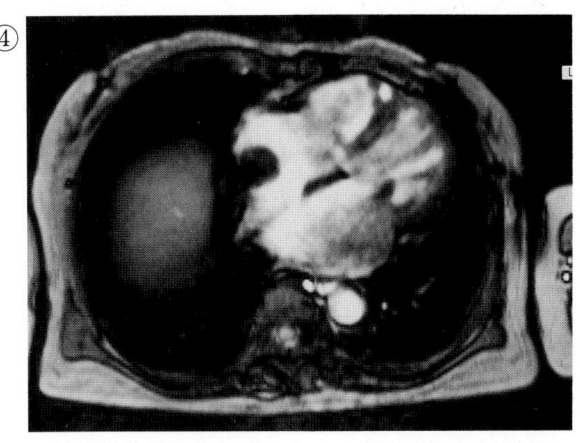

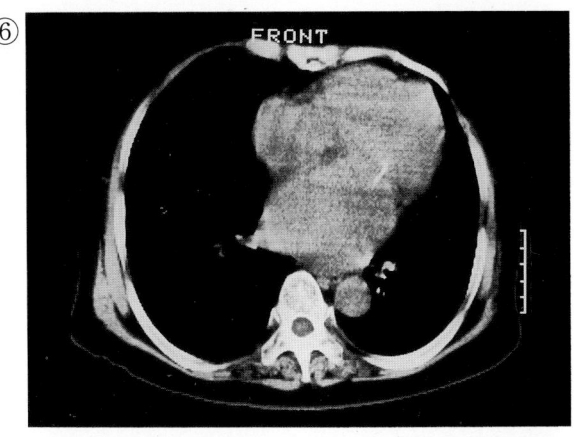

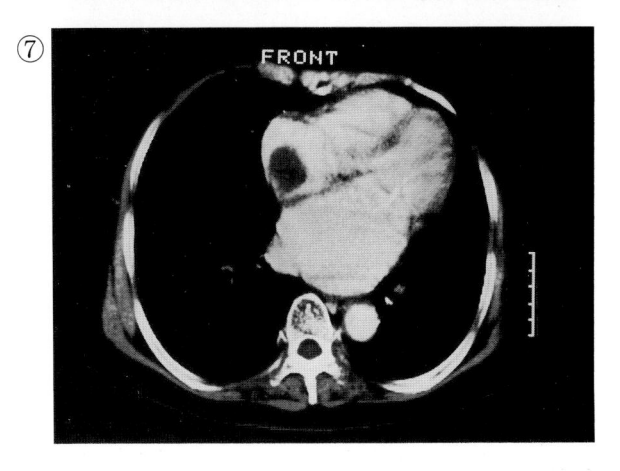

図1 横断像．1.5 T，心電図同期，SE 949/22
図2 横断像．1.5 T，心電図同期，SE 949/22
図3 横断像．1.5 T，心電図同期，FISP 60° 50/12
図4 横断像．1.5 T，心電図同期，FISP 60° 50/12
図5 胸部単純X線写真，正面像
図6 単純CT
図7 造影CT

シネ MRI において認められた大動脈血流の signal loss

症　　例	66歳，女性． 主　訴：失神発作，心雑音． 病歴・検査結果：数年前より失神発作，胸部絞扼感あり．聴診にて収縮期雑音を聴取する．超音波は肥満が強く，詳細は不明．
M R I 所 見	位置決め冠状断像（図1）において左室心筋の著明な肥厚と上行大動脈の拡張が認められる．グラジエントエコー法による横断像（図2〜4）でも同様に，左室壁の肥厚を認め，内腔の拡大はない．大動脈弁は肥厚し，著明な低信号構造として描出されている（図2）．やや上位のレベルで拡張期には大動脈内に正常の血流信号がみられるが（図3），収縮期には左室流出部から大動脈にかけ強い signal loss を認める（図4）．スピンエコー法左室短軸像で左室壁は全周性の著明な肥厚（図5）を示している．
その他の画像所見	胸部単純X線写真（図6, 7）では，心陰影の拡大を認める．明らかな弁の石灰化は同定できない．
最 終 診 断	大動脈弁狭窄症．

〔解　説〕　易疲労性で受診し，心雑音を指摘された場合，胸部単純X線についで第一に行われるべき画像検査は超音波である．本例では心雑音の特徴から大動脈弁狭窄症が強く疑われたが，肥満のために十分な情報が得ることが不可能であった．また心カテーテル検査では大動脈弁の狭窄が強く，カテーテルを左室に挿入することができず，MRIが血行動態の把握のために施行された．

　弁疾患の検出にMRIはきわめて鋭敏な検査である．スピンエコー法では通常，弁そのものを描出することは困難である[1]．しかし，グラジエントエコー法によるシネMRIでは，弁尖の動きをしばしば直接描出できるだけでなく，乱流のために位相の乱れた血流の信号は低下するため，弁の狭窄あるいは閉鎖不全に伴う血流の変化を局所的な signal loss として検出可能である．本例のように弁の肥厚，石灰化の高度な例では弁尖そのものが低信号に描出される．弁狭窄に伴う血流信号の低下は，本例でも観察されたように，弁尖部の中枢側から観察されることもあり，狭窄前の血流の加速によるものとされる[2]．大動脈腔内の signal loss の広がりから狭窄の重症度を判定する試みは数多くなされ，心カテーテル法による圧勾配の測定結果とよく相関することが報告されているが，定量の方法論は必ずしも確立していない．この理由は systolic jet の方向と撮像平面が必ずしも一致しているとはかぎらないこと，狭窄による圧勾配が 60 mmHg 以上の重症例では signal loss の範囲が大きくその評価が困難なことがあげられる．同時に signal loss の程度は使用装置，パルス系列，撮像パラメーターなどにより大きく影響を受けるため，各施設ごとにその評価基準を確立する必要があり，異なる施設間でのデータの比較には注意を要する．

　また，最近では phase contrast 法による狭窄部血流の直接測定も試みられているが，グラジエントエコー法における signal loss は正確な定量化を妨げるのでパルス系列上の工夫を要する[3]．なお，パルス系列によっては正常例においてもしばしば大動脈弁開口時に生理的な signal loss がみられ，病的なものと誤らないよう注意が必要である．

〔天沼　誠・平敷淳子〕

〈文　献〉

1) Mitchell L, Jenkins JP, Watson Y, et al: Diagnosis and assessment of mitral and aortic valve disease by cine-flow magnetic resonance imaging. *Magn Reson Med*, **12**: 181-197, 1989.
2) de Roos A, Reichek N, Axel L, et al: Cine MR imaging in aortic stenosis. *J Comput Assist Tomogr*, **13**: 421-425, 1989.
3) Kilner PJ, Firmin DN, Rees RS, et al: Valve and great vessel stenosis: assessment with MR jet velocity mapping. *Radiology*, **178**: 229-235, 1991.

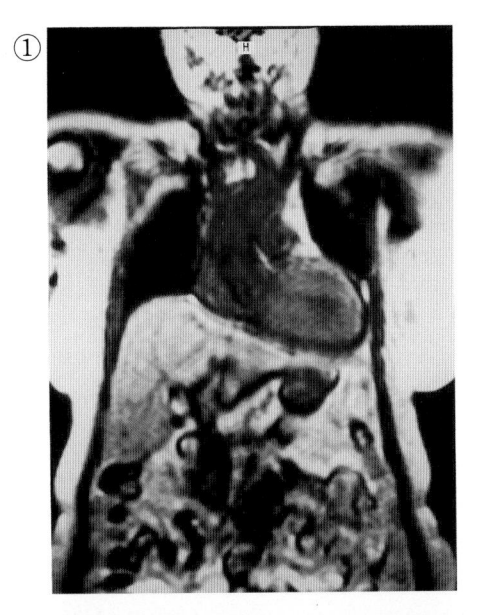

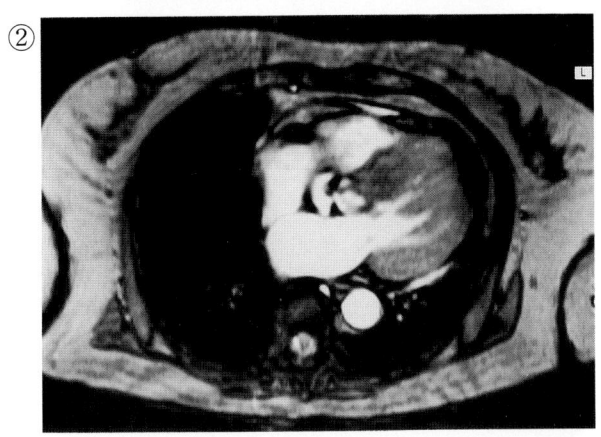

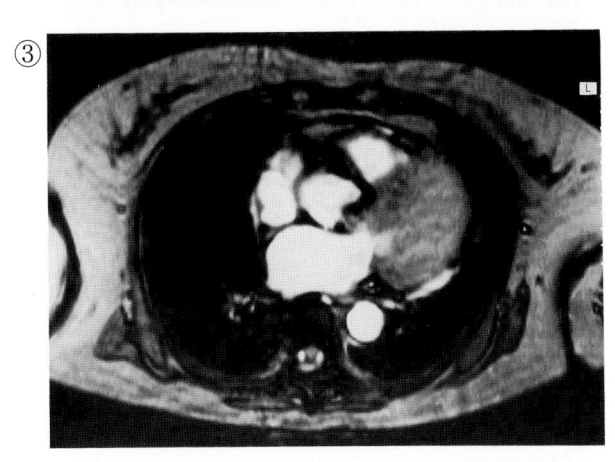

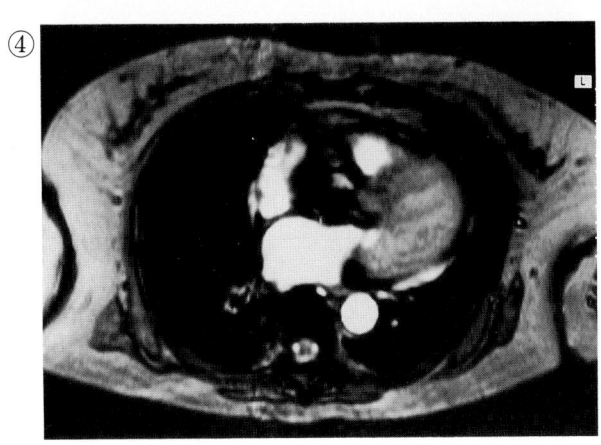

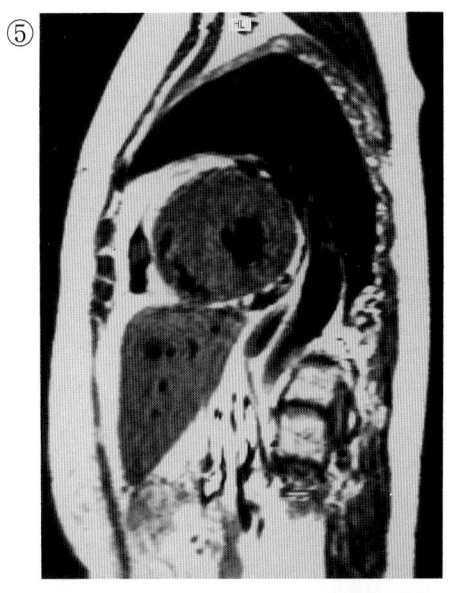

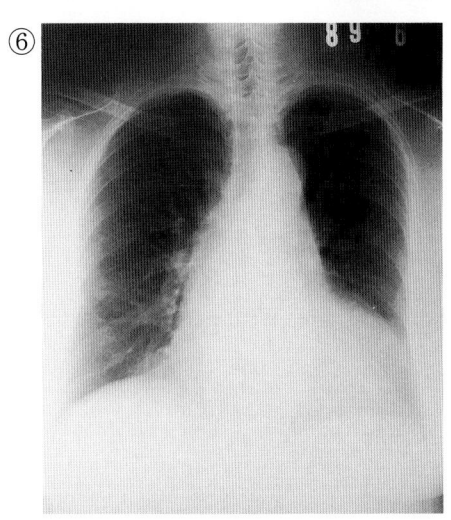

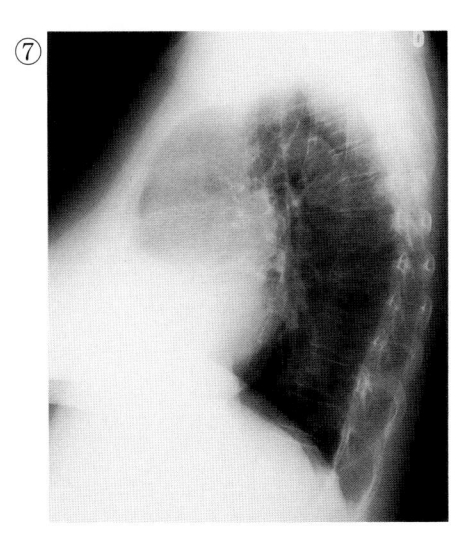

図1 冠状断像．1.5 T, Turbo-FLASH 8° 7/3
図2 横断像．1.5 T, 心電図同期, FISP 60° 50/12
図3 横断像．1.5 T, 心電図同期, FISP 60° 50/12, 拡張末期
図4 横断像．1.5 T, 心電図同期, FISP 60° 50/12, 収縮中期
図5 左室短軸像．1.5 T, 心電図同期, SE 838/22
図6 胸部単純X線写真, 正面像
図7 胸部単純X線写真, 側面像

心筋の収縮異常とGd-DTPAでの灌流異常

症　　　例	61歳，男性． 主　訴：胸部痛． 病歴・検査結果：2週間前に突然の胸部痛のために緊急入院となった．心電図上II，III，aV_Fの異常Q波，およびT波の逆転，I，aV_L，$V_{5~6}$でST低下を認める．
MRI所見	グラジェントエコー法における短軸像（図1, 2）では，心室中隔から下壁にかけて拡張期には明らかな異常を認めないが（図1），収縮期に他の部位と比較して壁の菲薄化が観察される（図2）．T_1強調型超高速撮像法によるdynamic study（図3～5）では，造影剤注入前に均一な低信号であった左室心筋が（図3），造影剤の左室充満直後より正常部では信号の上昇がはじまり（図4），約10秒後には均一な造影効果を認める（図5）．これに対して病変部位では心筋の信号上昇がみられず，正常心筋との間に明らかなコントラストを生じる（図5矢印）．造影剤注入約5分後に撮像されたスピンエコー像では逆に，造影効果はむしろ中隔から下壁で認められ（図6），正常左室壁の信号強度は相対的に低下している．
その他の画像所見	心カテーテル検査では右冠動脈の完全閉塞を認め，^{201}TlシンチではMRIの異常部位に一致する欠損像がみられた．
最終診断	右冠動脈閉塞による心筋梗塞（亜急性期）．

〔解　説〕　急性期ないし亜急性期の心筋梗塞巣は一般にSE法で正常心筋より高い信号を示すとされる[1]．これは梗塞巣の浮腫によりT_2値が延長するためと考えられるが，通常の心電図同期法で得られるSE画像では撮像時間の制約からT_1強調型のコントラストの画像を得ることが多く，この変化を同定するのには適していない．グラジェントエコー法によるシネMRIは壁運動の異常の検出にすぐれ，特に収縮期に梗塞巣が周囲心筋に対して壁の厚みが減少していることから，その部位の同定が可能である．この目的には本例のように短軸像を用いた評価が最も適している．また局所壁運動異常に対する定量的な解析法としてtagging法，phase contrast法などが用いられ，その有用性が報告されている．

MRIの造影剤であるGd-DTPAはこの虚血巣の同定にすぐれ，急性期，亜急性期の心筋梗塞巣に集積することが知られている[2]．分子量の小さいGd-DTPAは静注後短時間で血管外細胞外腔に移行する．この造影剤の虚血巣への集積のメカニズムについてはいくつかの考えが提唱されているが正確には解明されていない．なお，虚血心筋では壁運動が低下するために，この部に隣接する心内腔の血流の停滞からSE法でしばしば異常な高信号が観察される場合があり，この現象はGd-DTPAによってより著明となる．心筋内虚血巣の造影効果とまぎらわしい場合があり，読影には十分な注意が必要である．

高速撮像法の進歩により，最近ではコントラスト分解能，空間分解能にすぐれたMR画像を1秒以内の短時間で得ることも可能となってきている．本例に提示したように超高速撮像法によるT_1強調型のdynamic MRIでは，正常心筋がGd-DTPAの灌流により信号強度の経時的増加として観察でき，虚血部の灌流異常をより直接的に描出することが可能である[3]．複数の画像所見を比較することにより，その診断をより的確にすることができる．

〔天沼　誠・平敷淳子〕

〈文　献〉
1) Fisher MR, McNamara MT, Higgins CB: Acute myocardial infarction: MR evaluation in 29 patients. *AJR*, 148: 247-251, 1987.
2) van Dijkman PR, van der Wall EE, de Roos A, et al: Acute, subacute, and chronic myocardial infarction: quantitative analysis of gadolinium-enhanced MR images. *Radiology*, 180: 147-151, 1991.
3) Schaefer S, van Tyen R, Saloner D: Evaluation of myocardial perfusion abnormalities with gadolinium-enhanced snapshot MR imaging in humans. *Radiology*, 185: 795-801, 1992.

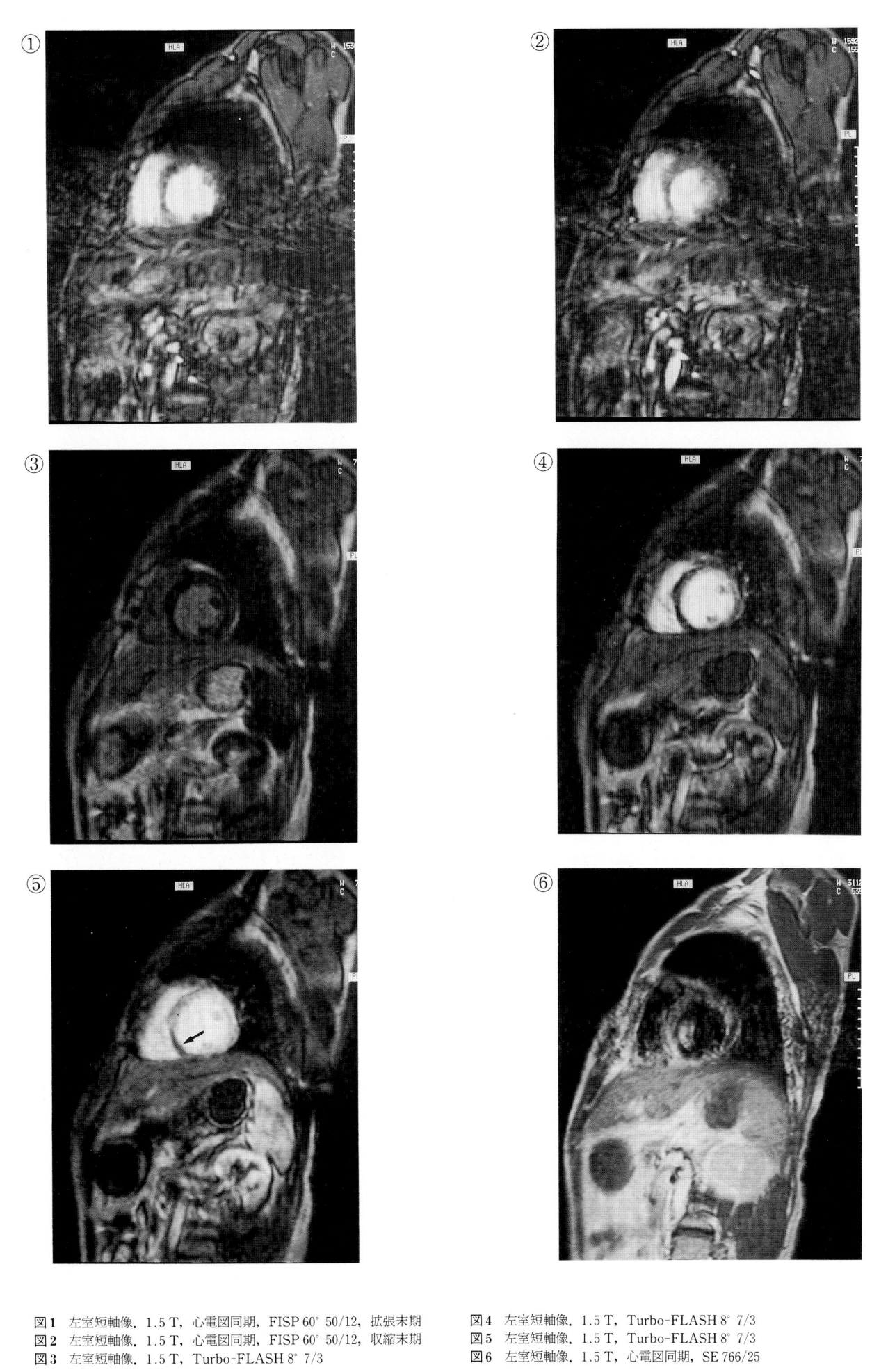

図1 左室短軸像．1.5 T，心電図同期，FISP 60° 50/12，拡張末期
図2 左室短軸像．1.5 T，心電図同期，FISP 60° 50/12，収縮末期
図3 左室短軸像．1.5 T，Turbo-FLASH 8° 7/3
図4 左室短軸像．1.5 T，Turbo-FLASH 8° 7/3
図5 左室短軸像．1.5 T，Turbo-FLASH 8° 7/3
図6 左室短軸像．1.5 T，心電図同期，SE 766/25

右室の肥厚と肺動脈の拡張（幼児）

症　　　例	9か月，女児． 主　訴：咳嗽，喘鳴． 病歴・検査結果：生後2週より呼吸困難出現．心エコーにて異常を指摘され現在までに2回胸部手術を受けている．今回感冒様症状にて精査，加療のため入院．心電図では両室肥大の所見を認める．
MRI所見	SE法横断像（図1）において右室壁の著明な肥厚を認める．左室は拡大しているが壁肥厚は軽度であり，心室中隔上部に欠損孔が同定できる（図2, 3）．冠状断および斜め矢状断像で肺動脈の著明な拡張が認められる．右室漏斗部の肥厚も強く，肺動脈の拡張は弁口の遠位部において著しい（図5）．グラジエントエコー法斜め矢状断シネ画像では拡張期に肺動脈および心室中隔欠損部に血流信号が存在するが（図6），収縮期にはこれらの領域が無信号となっている（図7）．また，大動脈弓遠位部に同様の信号低下が認められる．
その他の画像所見	胸部単純X線写真正面像（図8）では心陰影の拡大と肺血管陰影の増強を認める．
最終診断	心室中隔欠損症（肺動脈banding術後）．

〔解　説〕　右室内腔の拡大と右室壁の肥厚，肺動脈の拡張から右室流出路の狭窄性病変ないしは左→右短絡疾患が疑われる．スピンエコー法より心室中隔欠損症の診断は明らかで，肉性部上方，流出部の欠損孔が明瞭に描出されている．グラジエントエコー法によるシネ画像では収縮期に，この部の血流の乱流による信号低下が認められ，短絡が右室から左室に向かっていることが確認できる．

　本例は生後2週目からの呼吸困難があり，超音波で心室中隔欠損症を指摘されている．肺動脈のbanding 1か月後，欠損孔の縮小を認め，絞扼を解除した症例で，肺動脈弁遠位部での肺動脈の著明な拡張はこのためと考えられる．また，血管造影時に大動脈縮窄症の合併が発見され，拡張術が施行されているが，スピンエコー法上は縮窄ははっきりせず，シネ画像で収縮期に大動脈弓遠位部で軽度の信号低下を認めるのみであった．

　心室中隔欠損は先天性心疾患の中でも最も頻度の高い奇形であり，単独奇形のみならず，合併奇形としても重要な位置を占める．欠損は中隔のいずれの部分にも生じ，膜様部で最も多く認められる．欠損孔が大きい場合には短絡量が多くなり，右室圧，肺動脈圧を高めて，その形態を変化させる．

　MRIは心室中隔欠損症の診断には高いsensitivity, specificityを有することが知られており[1]．また欠損孔の大きさ，部位，弁との関係などを評価するうえで，超音波と同等以上の情報が得られる可能性も指摘されている[2]．しかし，実際の診断上は超音波によってなされていることが多いので，この領域におけるMRIの役割は合併する心大血管奇形の評価，短絡量の定量[3]などが考えられる．短絡量の定量は多断面のシネ画像上で左室および右室の収縮期，および拡張期の内腔面積を測定し，両心室のejection fractionを算出することにより求められる．最近ではphase contrast法により直接大動脈，肺動脈血流量を算出することが可能であり，より短時間にこれらの定量が可能となってきている[4]．

〔天沼　誠・平敷淳子〕

〈文　献〉

1) Kersting-Sommerhoff BA, Diethelm L, Teitel DF, et al: Magnetic resonance imaging of congenital heart disease: sensitivity and specificity using receiver operating characteristic curve analysis. *Am Heart J*, **118**: 155-161, 1989.
2) Yoo SJ, Lim TH, Park IS, et al: MR anatomy of ventricular septal defect in double-outlet right ventricle with situs solitus and atrioventricular concordance. *Radiology*, **181**: 501-505, 1991.
3) Sechtem U, Pflugfelder P, Cassidy MC, et al: Ventricular septal defect: visualization of shunt flow and determination of shunt size by cine MR imaging. *AJR*, **149**: 689-692, 1987.
4) Sieverding L, Jung WI, Klose U, et al: Noninvasive blood flow measurement and quantification of shunt volume by cine magnetic resonance in congenital heart disease. Preliminary results. *Pediatr Radiol*, **22**: 48-54, 1992.

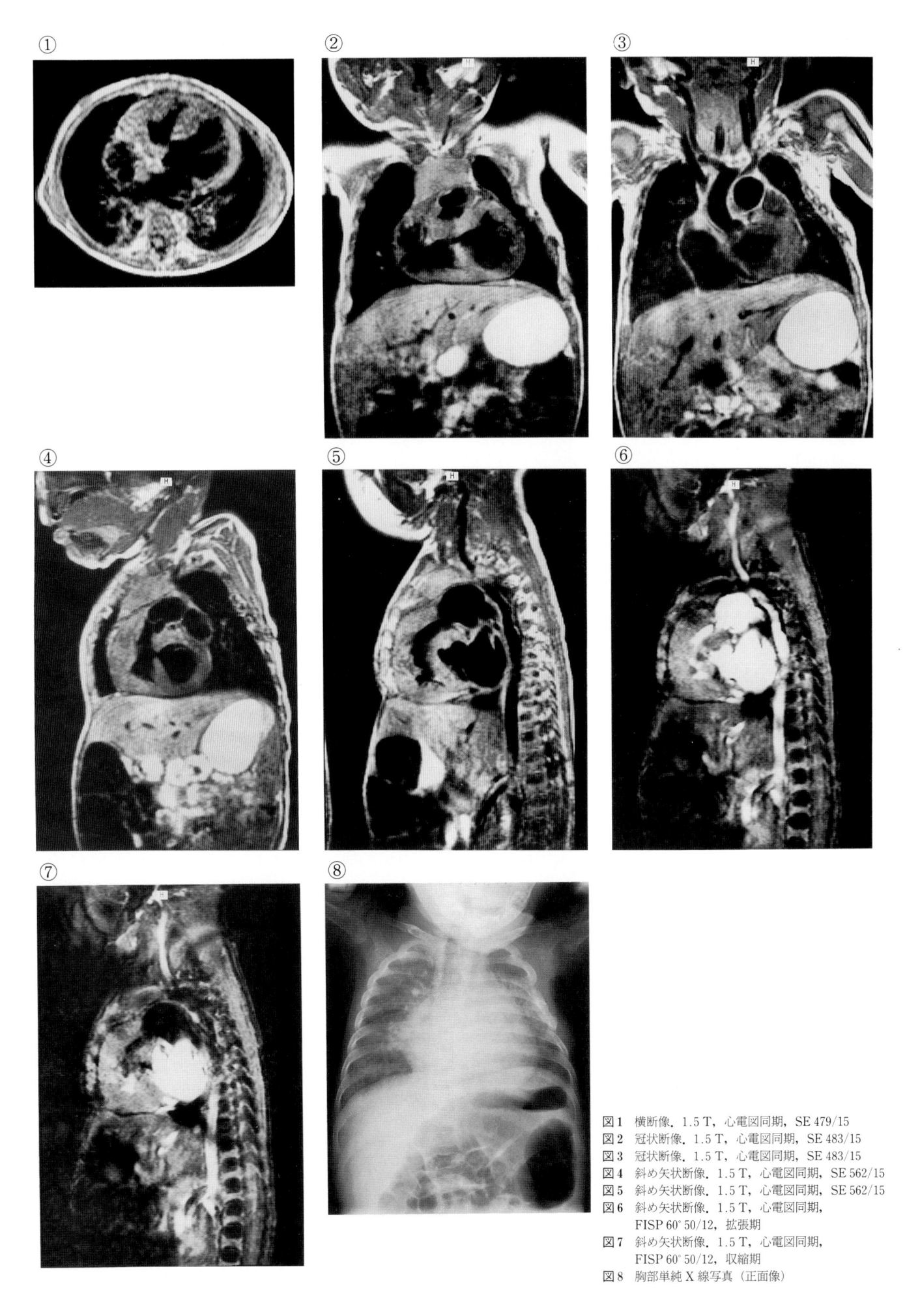

図1 横断像．1.5 T，心電図同期，SE 479/15
図2 冠状断像．1.5 T，心電図同期，SE 483/15
図3 冠状断像．1.5 T，心電図同期，SE 483/15
図4 斜め矢状断像．1.5 T，心電図同期，SE 562/15
図5 斜め矢状断像．1.5 T，心電図同期，SE 562/15
図6 斜め矢状断像．1.5 T，心電図同期，
　　FISP 60° 50/12，拡張期
図7 斜め矢状断像．1.5 T，心電図同期，
　　FISP 60° 50/12，収縮期
図8 胸部単純X線写真（正面像）

SE法で認められる複雑な心臓構造（小児）

症　　例　4歳，女児．
主訴：チアノーゼ．
病歴・検査結果：41週，3410gで出産．生直後よりチアノーゼがあり，精査の結果心奇形を指摘される．2か月時に姑息的手術を受け，以後経過観察していた．チアノーゼ著明だが，呼吸，心音は正．軽度の多血症以外に特記すべき異常はない．

MRI所見　房室弁レベルのSE法横断像（図1）では房室間溝の脂肪組織が前方から深く内側に入り込んでいる（矢印）．心室は拡大した1つの内腔からなり，比較的粗な肉柱形成がみられる．心房中隔は存在せず，心房，心室は共通の房室弁により境されている．心室左後部に小さな内腔をもつ構造が認められる．下行大動脈は右側に位置し（図2, 3），下大静脈，上大静脈，右肺静脈系は単一の心房に還流していたが，左肺静脈系は明瞭に描出できなかった．冠状断で肺動脈起始部は大動脈の左後方に位置し，その狭窄が疑われ（図4），本幹にも狭窄様所見がみられるが内部の血流は保たれている．肝臓，脾臓は正常に存在し，位置異常も認められない．大動脈弓部の横断像（図5）において異常血管とシャント血管（矢印）が描出されている．同レベルにおけるグラジェントエコー像（図6）においてシャント血管は高信号を示す．presaturation pulseを上位のレベルに加えた画像では（図7），左側の異常血管およびシャント血管のいずれの信号も消失している．

その他の画像所見　胸部単純X線写真では左側肋骨に手術による変化を認める．心尖部は挙上しており，左側には大動脈弓部および下行大動脈の陰影が認められない．
心カテーテル所見では，左肺動脈は本幹不明で側副血行路より，右肺動脈は右側動脈管を通して血流の供給を受けていた．心室，心房はいずれも1つの内腔のみ描出され，心室内には粗な肉柱形成が認められた．

最終診断　複合心奇形（単心室，単心房，大血管転位，心内膜床欠損，肺動脈弁閉鎖，左上大静脈遺残），Blalock-Taussig手術後．

〔解説〕　複雑な心臓の奇形を解析する場合には，心房の特定，房室間の連結，心室の特定，心室大血管間の連結のようにステップを踏んで読影する[1]．本例では心房，心室が1つの内腔より形成されており，房室間は共通の弁により境されていた．心室壁に粗な肉柱形成がみられ，右室型の単心室と考えられた．後方の房室弁直下に小さな内腔形成が示唆され，遺残左室と思われる．肺動脈弁は閉鎖していたが，肺動脈起始部は大動脈弁の左後方に位置し，大血管転位とした．

MRIは心大血管系の3次元的な解剖の描出に優れるため，超音波と同様に複雑な先天性心疾患の解析に有用である[2]．心房の特定には，(1) 心耳の形状，(2) IVCとの連結，(3) 気管支の分岐パターンなどが，心室の特定では，(1) 肉柱形成，特にmoderator bandの有無，(2) 筋性漏斗の有無，(3) 大動脈弁と房室弁との連続性などの所見が手がかりとなる．

本例のような右室型の単心房では肺動脈弁狭窄あるいは弁下狭窄を合併することが多く[3]，本例では肺動脈は閉鎖していた．このため生後2か月時に左Blalock-Taussigシャントの形成術を施行している．この症例の今回のMRIの目的は，このシャント内の血流が保たれているかどうかを確認することであった．SE法においてシャント内の信号は低く保たれ，血流の存在が示唆された．さらにグラジェントエコー法で強い信号を示し，presaturation pulseを上位のレベルに加えると，この信号がなくなることによりシャント内血流が保たれていることが確認できた．なお，シャント前方に同様に血管構築がみられるが，同様の所見から頭側より尾側に向う血流が確認でき，左上大静脈遺残であることがわかる．

〔天沼　誠・平敷淳子〕

〈文献〉
1) Van Praagh R : The importance of segmental situs in the diagnosis of congenital heart disease. *Semin Roentogenol*, **20** : 254-271, 1985.
2) Didier D, Higgins CB, Fisher MR, et al : Congenital heart disease : gated MR imaging in 72 patients. *Radiology*, **158** : 227-235, 1986.
3) Van Praagh R, Van Praagh S, Vlad P, et al : Diagnosis of the anatomic types of single or common ventricle. *Am J Cardiol*, **15** : 345-366, 1965.

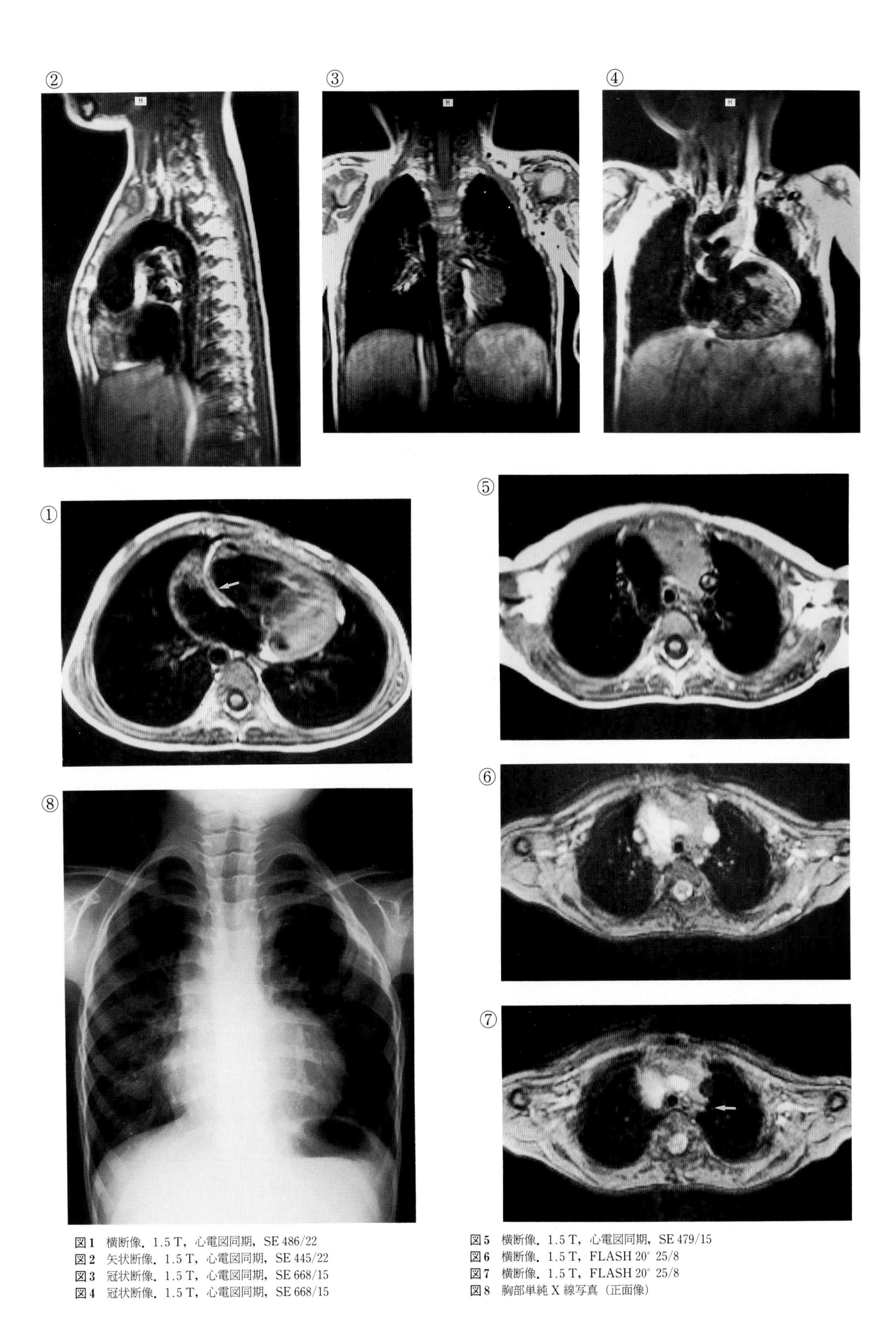

図1 横断像．1.5 T，心電図同期，SE 486/22
図2 矢状断像．1.5 T，心電図同期，SE 445/22
図3 冠状断像．1.5 T，心電図同期，SE 668/15
図4 冠状断像．1.5 T，心電図同期，SE 668/15
図5 横断像．1.5 T，心電図同期，SE 479/15
図6 横断像．1.5 T，FLASH 20° 25/8
図7 横断像．1.5 T，FLASH 20° 25/8
図8 胸部単純X線写真（正面像）

縦隔内の多数の異常血管像（幼児）

症　　例　10か月，女児．
主訴：チアノーゼ．
病歴・検査結果：母親に妊娠中毒症があったが，3650 g にて正常分娩．生後数日にて心雑音，チアノーゼを指摘された．心エコーで心奇形を指摘されたが，手術は施行せず，保存的に治療されていた．今回，心臓カテーテル検査を目的に来院．

MRI 所見　肺動脈分岐レベルにおける SE 法横断像（図1）では拡張した上行大動脈と肺動脈の低形成が疑われる．上位の大動脈弓レベル（図2）とともに気管の後方および上大静脈外側に異常な血管構築が疑われる（矢印）．大動脈弁を通る矢状断（図3）では上行大動脈の拡張が認められる．気管分岐部後方にやはり異常血管がみられる．下行大動脈を通る矢状断（図4）において右室内腔の拡大と壁の肥厚，および心室中隔の欠損が同定できる（矢印）．冠状断（図5）において椎体前面を横切る異常血管が描出されており，大動脈から派生しているものと考えられた．グラジエントエコー横断像（図6）では上大静脈外側の異常管腔構造に血流信号を認め，収縮末期に軽度の信号低下がみられた．矢状断像（図7）では気管分岐部後方に血流信号が認められ，収縮中期（図8）には上行大動脈および肺動脈に著明な signal loss を認める．大動脈弓は左側に位置していた．

その他の画像所見　心カテーテル検査では，心室中隔欠損，肺動脈弁狭窄を認め，肺動脈本幹は細く，左右の肺動脈に対し拡張した気管支動脈および両側鎖骨下動脈から複数の側副血行路の形成がみられた．また，上行大動脈は拡張し，中等度の大動脈弁狭窄を認めた．

最終診断　Fallot 四徴症．

〔解　説〕　右室の内腔の拡大と壁の肥厚，肺動脈の低形成から肺動脈狭窄ないしは閉鎖が考えられ，グラジエントエコー法により確認された．本例では SE 法矢状断像において心室中隔欠損が認められ，Fallot 四徴症の診断が可能である．上行大動脈内は拡張しているが，心室中隔欠損を経て短絡した静脈血の影響と考えられ，その短絡量が多いことを予想させる．また，心室中隔欠損は心室中隔上部（室上稜下）に位置しており，グラジエントエコー像における上行大動脈血流の信号低下には，この短絡血流が影響しているものと考えられる．

Fallot 四徴症は小児のチアノーゼ性心疾患の中でも最も頻度の高い心奇形であり，全先天性心疾患の約 10% を占める[1]．通常はチアノーゼその他の臨床症状および超音波所見から，その診断が可能である．MRI はこの疾患を特徴づける異常（心室中隔欠損，右心室肥大，大動脈騎乗，肺動脈狭窄）のいずれも明瞭に描出することが可能で，特に手術に際して重要な情報となる右室流出路の形態と大きさの評価に優れている[2]．

本例では気管分岐部後方，および上大静脈周囲などに異常な血管形成が認められる．多方向の SE 像から拡張した気管支動脈その他の肺動脈に対する側副血行路と診断することができる．Fallot 四徴症では肺動脈狭窄の程度に応じて種々の側副血行路が形成される．このうち特に頻度の高いものは気管支動脈および動脈管であるが，重症例，特に極型の肺動脈閉鎖を合併する例では縦隔，胸壁，横隔膜などへの動脈からも血流の供給がなされる．腹部大動脈から側副血行路が形成される例もあり，程度の差はあるが気管支動脈の拡張はほぼ全例で認められる．本例で認められた異常血管はいずれも心カテーテル検査で動脈からの側副血行路であることが確認された．手術を必要とする症例ではこれらの解剖学的情報を得ることは重要であり，特に部位的にも超音波で評価が困難であることから，全体像の把握とともに MRI の貢献すべき領域と考えられる．現時点ではまだその臨床的評価は確立していないが，肺動脈狭窄の圧勾配の測定[3]やシャント血流量の定量などの役割も今後は期待される．

〔天沼　誠・平敷淳子〕

〈文　献〉
1) Pinsky WW, Arciniegas E：Tetralogy of Fallot. *Pediatr Clin North Am*, **37**：179-192, 1990.
2) Mirowitz SA, Gutierrez FR, Canter CE, et al：Tetralogy of Fallot：MR findings. *Radiology*, **171**：207-212, 1989.
3) Kilner PJ, Firmin DN, Rees RS, et al：Valve and great vessel stenosis：assessment with MR jet velocity mapping. *Radiology*, **178**：229-235, 1991.

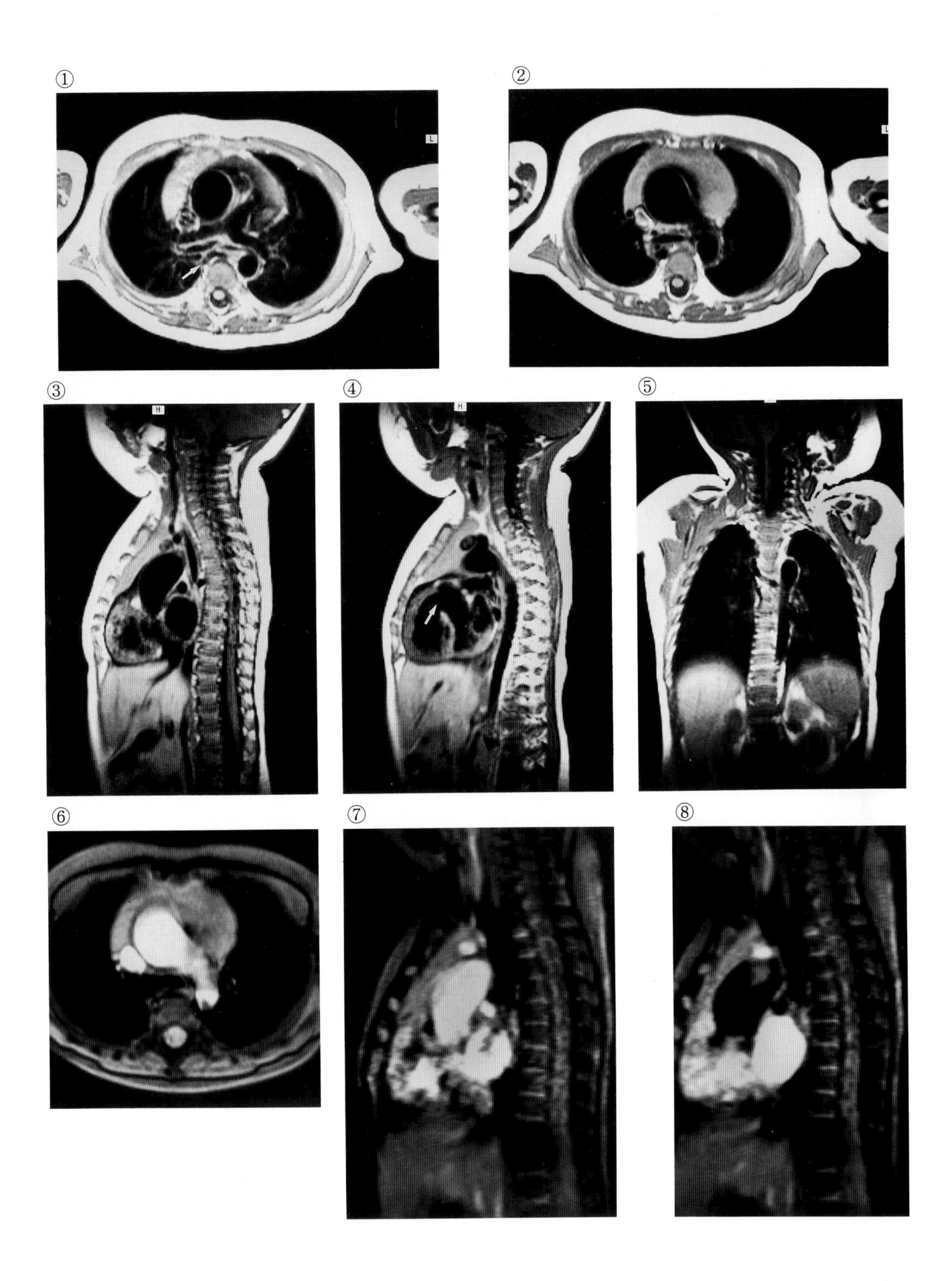

図1 横断像．1.5 T，心電図同期，SE 545/15
図2 横断像．1.5 T，心電図同期，SE 545/15
図3 矢状断像．1.5 T，心電図同期，SE 556/15
図4 矢状断像．1.5 T，心電図同期，SE 556/15
図5 冠状断像．1.5 T，心電図同期，SE 531/15
図6 横断像．1.5 T，心電図同期，FISP 30° 75/12
図7 矢状断像．1.5 T，心電図同期，FISP 30° 50/12
図8 矢状断像．1.5 T，心電図同期，FISP 30° 50/12

T₁強調像で低信号，一部無信号の胸部腫瘤性病変

症　　　例　62歳，女性．
主　訴：胸部異常陰影．
病歴・検査結果：心電図より急性心筋梗塞を疑われ，緊急入院となる．胸部単純X線写真で異常を指摘された．血液，生化学検査では心筋梗塞の所見以外には明らかな異常はみられない．

MRI所見　T₁強調型SE法横断像において，胸椎の前に大きさ7×5 cmの腫瘤を認める（図1，2）．腫瘤の大部分は不規則な低信号を示し，後部の一部は無信号（図1）となっている．左房は前方に圧排され，変形している．冠状断T₁強調型超高速撮像法（図3）で腫瘤は気管分岐直下の低信号構造として，グラジエントエコー法（図4）で不均一な高信号構造として描出されている．矢状断グラジエントエコー法（図5，MRアンジオグラフィー原画像）では，腫瘤は大動脈に連続する高信号領域であり，MRアンジオグラフィー再構成像（図6）で，大動脈の局所的膨隆であることが明瞭である．膨隆部の末梢では大動脈の屈曲，蛇行が観察される．

その他の画像所見　胸部単純X線写真正面像（図7）では心陰影に重なり，脊椎の左側に2つの腫瘤陰影が透見される．病変部に明らかな石灰化は認められない．

最終診断　下行大動脈の囊状大動脈瘤．

〔解　説〕　胸部単純X線写真で，心陰影と重なる腫瘤が描出されており，下行大動脈の正常の外側縁が追えないことより，下行大動脈の異常ないしはこれに隣接する腫瘤性病変が疑われた症例である．

　MR上，腫瘤と大動脈との連続性から大動脈瘤の診断は明らかである．本例ではスピンエコー法による横断像，矢状断像が得られた時点で腫瘤内の不規則な高信号が問題となった．一般にスピンエコー法では早い血流は無信号となることが知られているが，本例のように大きな動脈瘤の内部ではしばしば血流が停滞し，種々の信号をとりうることが知られている．腫瘤後部でのsignal lossは遠心力により比較的速い血流が保たれているためと考えられるが，問題は前方の信号が遅い血流か血栓かの鑑別である．

　停滞した血流と血栓を区別するためには多くの方法が試みられている．presaturation pulseの印加による血流信号の消去は簡便で広く行われているが，血流速度が遅い場合にはsaturation pulseの部位から撮像面までの移動の間に磁化の回復が生じ，その効果が現れにくい．double echo法では血流信号がsecond echoで増強し，血栓の場合にはこれが減弱するために鑑別が可能である．このほかにも位相画像の応用などいくつかの報告がなされており，装置や病変に応じて使い分けることが望ましい．本例ではグラジエントエコー法によるシネ画像で大動脈瘤内の血流信号の移動が確認された．手術適応のための大動脈瘤の破裂の危険性を予測する因子として瘤の大きさ，成長速度があげられるが，MRIは大動脈瘤の3次元的な広がりの把握に最も適した検査法と考えられる．また，櫛橋らは破裂の予測因子として壁在血栓の多寡を報告しており[3]，この意味からも上述の血流と血栓の鑑別は重要であると考えられる．

　なお，本例ではMRアンジオグラフィーにおいて，瘤の遠位部の大動脈の蛇行が描出されており，胸部単純X線写真における異常影の一部がこれによる変化であることがわかる．

〔天沼　誠・平敷淳子〕

〈文　献〉
1) Felmlee JP, Ehman RL : Spatial presaturation : a method for suppressing flow artifacts and improving depiction of vascular anatomy in MR imaging. *Radiology*, **164** : 559-564, 1987.
2) Glazer HS, Guiterrez FR, Levitte RG : The thoracic aorta studied by MR imaging. *Radiology*, **157** : 149-155, 1985.
3) 櫛橋民生，宗近宏次，松井青史，他：腹部大動脈瘤のCT：破裂の危険因子としての瘤径と瘤内血栓．日医放会誌，**51** : 219-227, 1991.

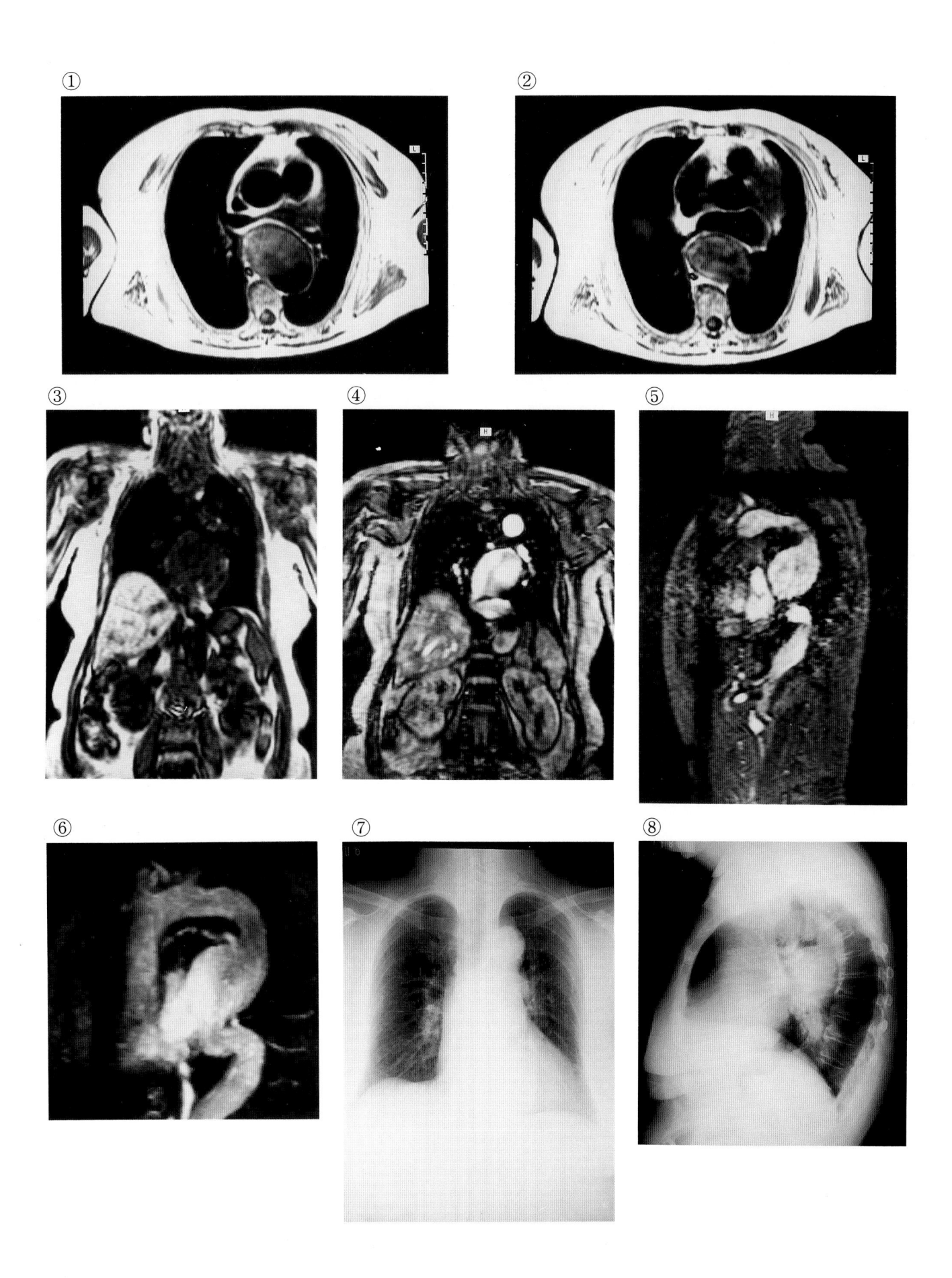

図1 横断像．1.5 T，心電図同期，SE 780/22
図2 横断像．1.5 T，心電図同期，SE 780/22
図3 冠状断像．1.5 T，Turbo-FLASH 8°10/3
図4 冠状断像．1.5 T，FISP 60°50/12
図5 矢状断像．1.5 T，FISP 40°36/10，MRA 原画像
図6 FISP 40°36/10，MRA 再構成画像
図7 胸部単純X線写真，正面像
図8 胸部単純X線写真，側面像

大動脈腔内に認められる腫瘤性病変

症　　例　　83歳，女性．
主訴：心雑音．
病歴・検査結果：4か月前に発症した心内膜下梗塞の経過観察のため外来通院中，心雑音を指摘された．この間，明らかな胸痛，背部痛は認めていない．心電図上，下壁の虚血性変化を認める．血液，生化学検査上，明らかな異常を認めない．

MRI所見　　大動脈弓部直下での T_1 強調スピンエコー法横断像（図1）において拡大した上行大動脈腔内部に弓状の線状構造が認められ，その中央部が欠損している（矢印）．左室流出路のレベルにおいては大動脈起始部腔内に巨大な腫瘤が存在する（図2）．腫瘤は不均一な高信号を示している．スピンエコー法冠状断（図3）では拡大した上行大動脈内腔を占拠する形で腫瘤が存在し，内部は無信号から高信号の領域まで複雑な信号パターンを有している．大動脈腔内側には狭小化した無信号領域が存在する（矢印）．右房は腫瘤による圧排のため扁平化しているが内腔は保たれている．グラジエントエコー法によるシネ画像では（図4），狭小化した大動脈内腔に血流信号が保たれ，拡張期（図5）には大動脈弁口から左室内に向かう signal loss が認められる．なお，腫瘤内部に一部高信号の部分が存在する（矢印）が，心周期に伴う信号強度の変化は認めない．腫瘤は内部が低く，周辺部はほぼ心筋と等しいかやや高い信号を呈する（図6）．

その他の画像所見　　胸部単純X線写真正面像（図7）では縦隔陰影，特に上行大動脈の軽度拡大が疑われる以外，明らかな異常は認められない．胸水は存在しない．

最終診断　　解離性大動脈瘤（DeBakey type II）．

〔解説〕上行大動脈内に認められた剥離内膜の所見から解離性大動脈瘤の診断は容易である．本例では上行大動脈の外側に位置する偽腔内に大動脈弁直上から巨大な血栓形成が認められている．シネ画像において拡張期に左室内にみられた signal loss はこの血栓の圧排あるいは大動脈起始部の拡大に伴う大動脈弁閉鎖不全と考えられる．血栓はスピンエコー法で中程度の信号を示すが，大動脈弁近位部では高く，この部での血栓形成がまだ比較的新しいものであることを示唆している．解離の範囲は弓部分枝には及んでおらず，上行大動脈に限局しているものと考えられた．本例では患者の年齢，活動範囲，現在症状が安定していることなどから手術は施行せず，保存的療法で経過観察となった．

MRIの解離性動脈瘤に関する報告は多く，その有用性が指摘されている[1,2]．造影剤を使用しなくても剥離内膜を同定することが可能で，血栓形成，大動脈弁不全，心囊液貯留などの合併症の描出にもすぐれている．とくにこの方法で重要なのは entry, re-entry の描出の可能性である．本例ではスピンエコー法において大動脈弓部直下のレベルで内膜の断裂が認められ（図1），re-entry の所見と考えられた．この所見はグラジエントエコー法による同部位のシネ画像において確認された．一般に entry, re-entry の部位に関する情報は解離性大動脈瘤の手術に欠かせないものである．MRI特にシネ画像は非侵襲的にこの同定を可能とし，大動脈長軸像におけるシネ画像は解離性大動脈流の疑われる症例には欠くことのできないものである．しかし実際には血行動態，あるいは撮像断面上の制約から異常を描出不能の症例も多く経験され，得られた画像から総合的に判断する必要がある．

偽腔内の血流は速度が遅いためにしばしばスピンエコー法で異常な信号を生じ，血栓とまぎらわしいことがある．これらの鑑別には double echo 法による even echo rephasing, saturation pulse, 位相画像の応用[3,4]など種々工夫が試みられている．通常のスピンエコー法においてもエコー時間を長くする，rephase をはずすなどの撮像上の工夫が重要と考えられる．

〔天沼　誠・平敷淳子〕

〈文献〉

1) Goldman AP, Kotler MN, Scanlon MH, et al：The complementary role of magnetic resonance imaging, Doppler echocardiography, and computed tomography in the diagnosis of dissecting thoracic aneurysms. *Am Heart J,* **111**：970-981, 1986.
2) Fruehwald FX, Neuhold A, Fezoulidis J, et al：Cine-MR in dissection of the thoracic aorta. *Eur J Radiol,* **9**：37-41, 1989.
3) Iwai F, Sostman HD, Evans AJ, et al：Cine phase-contrast magnetic resonance imaging for analysis of flow phenomena in experimental aortic dissection. *Invest Radiol,* **26**：1071-1078, 1991.
4) Chang JM, Friese K, Caputo GR, et al：MR measurement of blood flow in the true and false channel in chronic aortic dissection. *J Comput Assist Tomogr,* **15**：418-423, 1991.

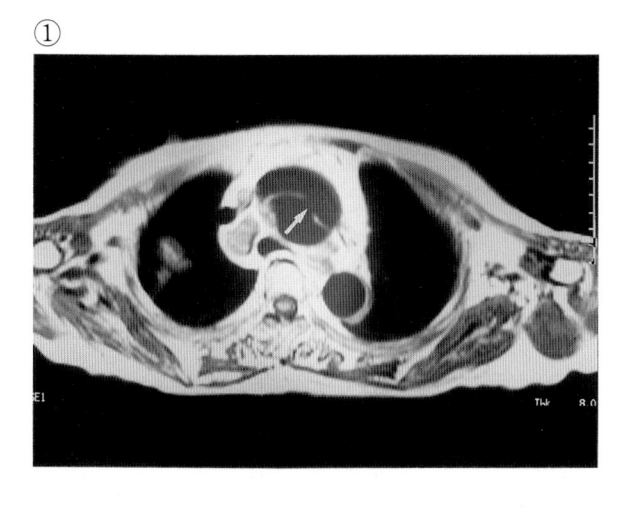

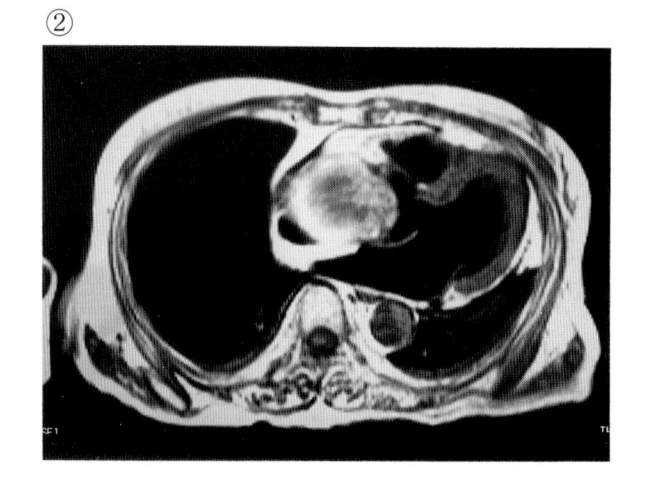

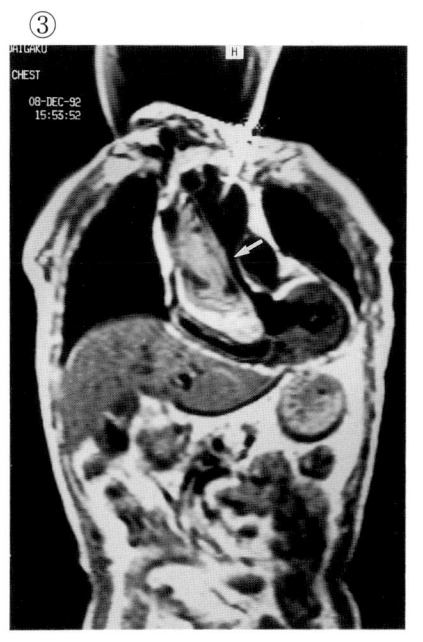

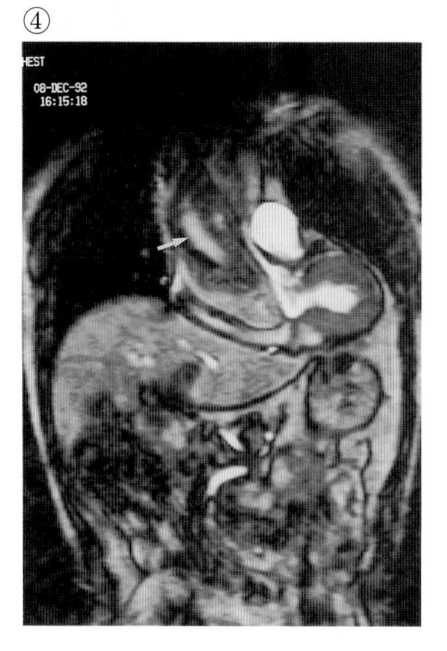

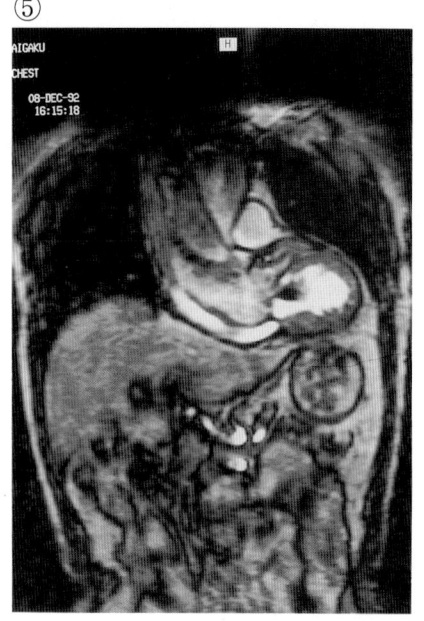

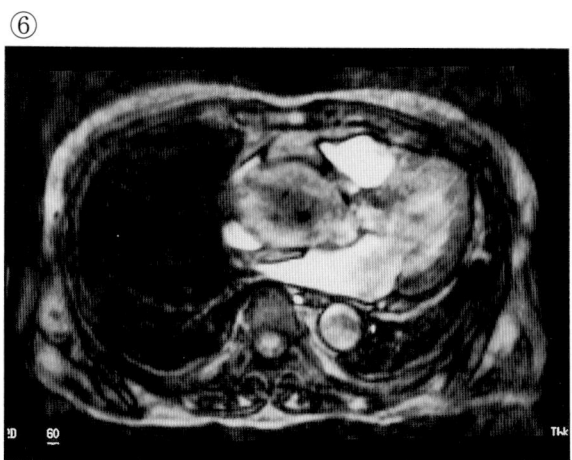

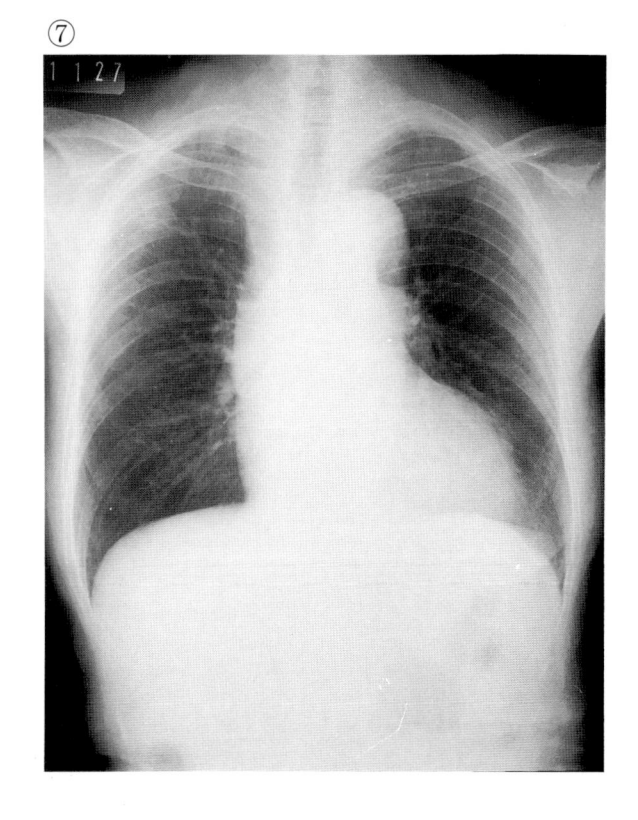

図1 横断像．1.5 T，心電図同期，SE 1071/25
図2 横断像．1.5 T，心電図同期，SE 1071/25
図3 冠状断像．1.5 T，心電図同期，SE 1052/25
図4 冠状断像．1.5 T，心電図同期，FISP 60°
　　50/12，収縮期
図5 冠状断像．1.5 T，心電図同期，FISP 60°
　　50/12，拡張期
図6 横断像．1.5 T，心電図同期，FISP 60° 50/12
図7 胸部単純X線写真（正面像）

肺動脈の著明な拡張像

症　例　60歳，男性．
　　主　訴：意識消失発作．
　　病歴・検査結果：風呂場で意識を失っているところを発見され，緊急入院となった．胸部単純X線写真にて異常を指摘された．過去に胸部外傷などの既往はない．血清梅毒反応陰性．

MRI所見　肺動脈分岐部でのT_1強調スピンエコー法横断像(図1, 2)において本幹左右肺動脈起始部の著明な拡張がみられるが，分岐後肺門部レベルにおける拡張は軽度である．拡張した動脈内には明らかな信号増強を認めず，壁在血栓形成などの所見も認められない．グラジエントエコー法によるシネ画像（図3, 4）では同様に肺動脈本幹の拡張が認められるが，拡張は肺動脈弁直後より生じており，収縮期には右室壁，肺動脈漏斗部の軽度の壁肥厚が認められる．収縮期において肺動脈弁周囲にわずかに signal loss がみられたが，その広がりおよび持続は軽度であった．MRアンジオグラフィー（図5, 6）でも拡張部位は肺動脈本幹にとどまり，末梢での拡張は明らかではなかった．

最終診断　特発性肺動脈拡張症．

〔解　説〕　胸部単純X線写真では軽度の心陰影拡大と左2号の著明な突出がみられたが，末梢肺血管影には明らかな拡張および狭小化の所見がみられなかった症例である．胸部単純X線写真からは鑑別すべき疾患として，(1) 肺動脈狭窄症，(2) 肺動脈瘤，(3) 突発性肺動脈拡張症，(4) 肺動脈塞栓，(5) 左肺門部腫瘤などが考えられた．

SE法横断像では肺動脈本幹の著明な拡張を認めるが，肺動脈内の血流は均一な低信号に保たれている．高度の肺高血圧症では血流速度の低下のために拡張期のみならず収縮期にも信号の上昇が生じることが知られているが[1]，本例では末梢の血管抵抗の上昇は著明でないことが推測される．また，中枢側および末梢側における異常腫瘤像は認めず，塞栓，腫瘍などの可能性は低い[2]．

肺動脈の拡張は中枢側に限局しており，単純X線写真からは肺動脈弁狭窄に伴う狭窄後拡張が最も疑われたが，グラジエントエコー法によるシネ画像では収縮期に肺動脈弁付近に軽度の信号低下を認めるものの，正常例でもしばしば観察される程度であり，肺動脈弁狭窄に伴う systolic jet の存在はほとんどないと考えられた．肺動脈狭窄は単独で認められるものでも先天性心疾患の中では頻度の高い疾患であるが，本例は高齢であり，これまで明らかな症状も認められなかった．また著明な肺動脈の拡張にもかかわらず，右室心筋および漏斗部の壁肥厚は軽度であり，長期の圧負荷が存在したとは考えにくい所見であった[3]．

肺動脈中枢側の著明な拡大を伴いながら，明らかな右心系の圧勾配が存在せず，右室負荷の所見が軽度なことから特発性肺動脈拡張症と診断した．カテーテル検査で右室，肺動脈間に異常な圧較差がないことが確認された．

特発性肺動脈症は肺動脈幹から左右肺動脈中枢側にびまん性に著しい拡張を認める疾患で，胸部X線写真上肺動脈弓の拡大が唯一の所見であることが多い．肺動脈狭窄症と異なり末梢の肺血管影は減少しない．右室流出路には明らかな圧較差が存在しないことが多いが，拡張が肺動脈弁付近で高度の場合にはしばしば肺動脈弁閉鎖不全症を合併する．MRIのシネ画像は弁疾患に伴う乱流の存在に敏感であり，同時に右室流出路の形態学的評価にすぐれているため[4]，本例のような症例の鑑別には威力を発揮すると考えられる．

〔天沼　誠・平敷淳子〕

〈文献〉
1) Marshall ME, Trump DL : Acquired extrinsic pulmonic stenosis caused by mediastinal tumors. *Cancer,* **49** : 1496-1499, 1982.
2) White RD, Winkler ML, Higgins CB : MR imaging of pulmonary arterial hypertension and pulmonary emboli. *AJR,* **149** : 15-21, 1987.
3) Bouchard A, Higgins CB, Byrd BF 3d, et al : Magnetic resonance imaging in pulmonary arterial hypertension. *Am J Cardiol,* **56** : 938-942, 1985.
4) Canter CE, Gutierrez FR, Mirowitz SA, et al : Evaluation of pulmonary arterial morphology in cyanotic congenital heart disease by magnetic resonance imaging. *Am Heart J,* **118** : 347-354, 1989.

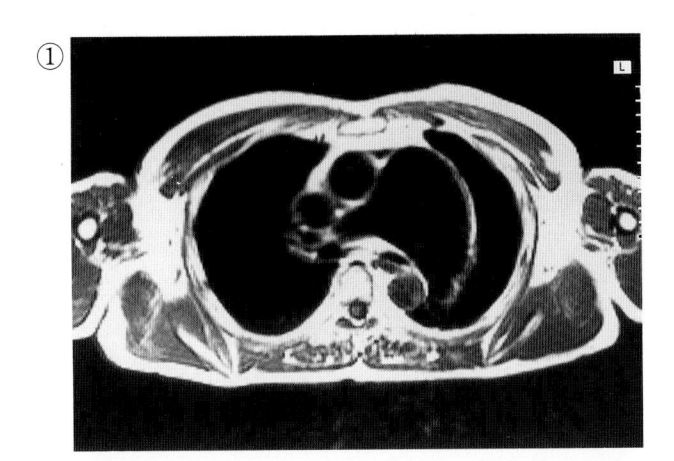

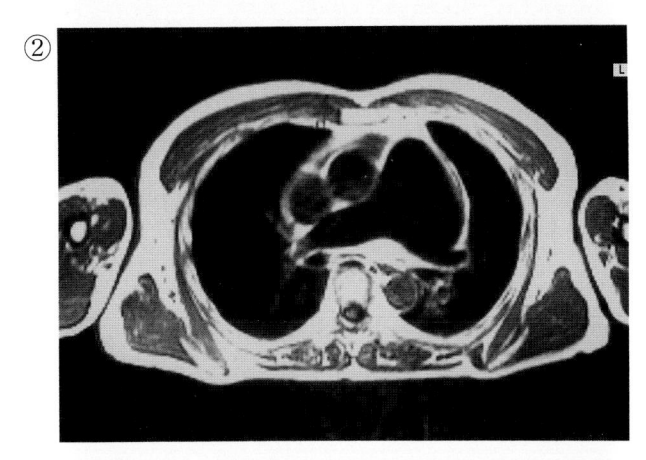

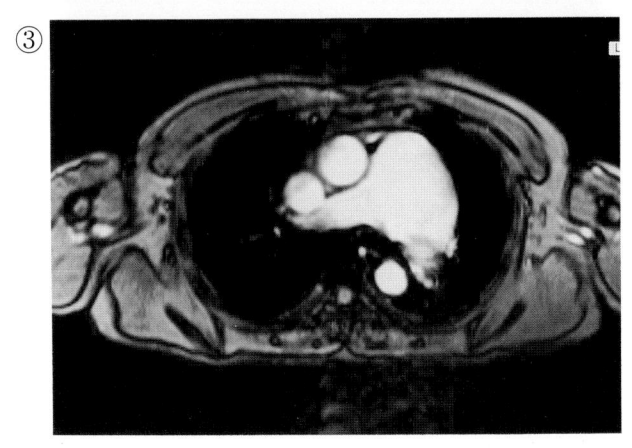

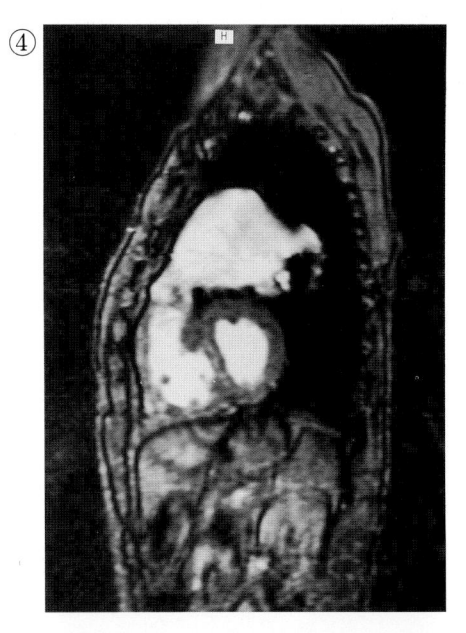

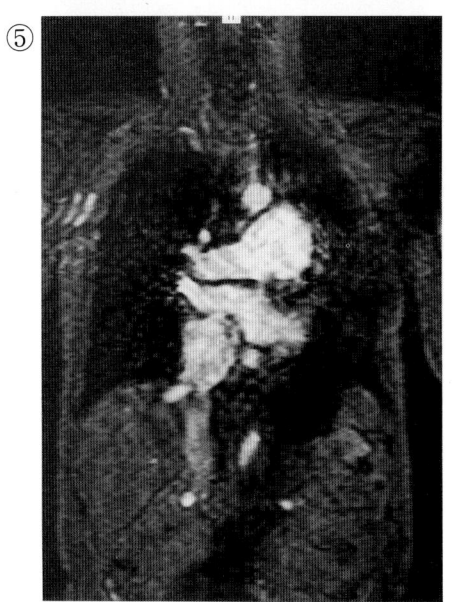

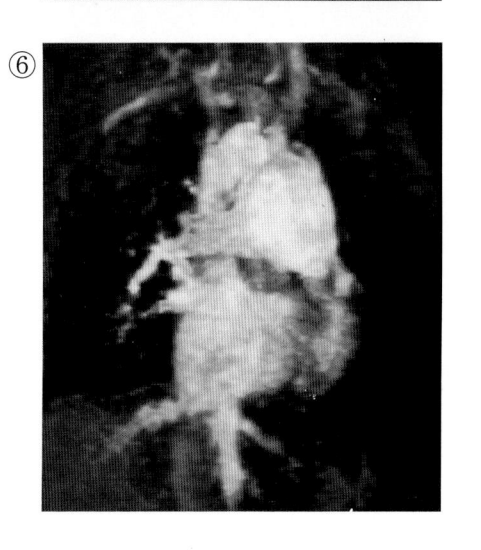

図1　横断像．1.5 T，心電図同期，SE 870/15
図2　横断像．1.5 T，心電図同期，SE 870/15
図3　横断像．1.5 T，心電図同期，FISP 30° 50/12
図4　矢状断像．1.5 T，心電図同期，FISP 30° 50/12
図5　冠状断像．1.5 T，FLASH 40° 31/10，MR
　　　アンジオグラフィー原画像
図6　1.5 T，FLASH 40° 31/10，MRアンジオグラフィー
　　　再構成画像

大動脈弓部の巨大腫瘤性病変

症　　例　74歳，男性．
主　訴：胸部X線異常陰影．
病歴・検査結果：5年前に大動脈弁閉鎖不全症のため弁置換術を施行している．その後，明らかな胸部痛などの所見はない．梅毒血清反応陰性．

MRI所見　位置決め冠状断像（図1）において，病変部大動脈内腔は無信号であり，周囲をとりまくように弓状の高信号構造が広がっている．横断像（図2，T_1強調像）においても同様に大動脈弓をとりまく高信号像を認める．シネ画像（図3）では内腔の血流は正常に保たれている．周囲の病変部はやや強度の低い高信号を認めるが血流の所見はない．MRアンジオグラフィー（以下MRA，図4）において拡張した上行大動脈および弓部が明瞭に描出されており，病変部でも内腔の大きさに明らかな変化はみられない．しかし，この周囲を球状のやや信号強度の低い高信号構造が取りまいており，左鎖骨下動脈分岐直後よりこの構造が認められる．原画像（図5）において左鎖骨下動脈起始部より同病変が始まっていることが確認できる．

その他の画像所見　胸部単純X線写真正面像（図6）では大動脈弓部に直径約9 cmの腫瘤性病変が存在し，周辺部に弧状の石灰化を認める．造影CT（図7）では腫瘤内部の濃染像および周辺の石灰化を伴う低吸収域が描出されている．IVDSA（第1斜位：図8）では大動脈弓部における不規則な内腔が造影されている．

手術・病理所見　上行大動脈より大動脈弓部全体を含む人工血管置換術を施行した．左鎖骨下動脈分岐部より広がる90×100×110 mmの動脈瘤で，周囲には著明な血栓形成と内膜の石灰化を認めた．上行大動脈径も100 mmと拡大していた．

最終診断　胸部大動脈瘤．

〔解　説〕　胸部大動脈瘤の診断は石灰化の存在，CTでの造影効果などの所見から必ずしも困難ではない．本例でも，単純X線写真およびX線CTよりその診断は可能であった．またCTにおいて周辺部は造影効果を認めず，血栓形成の可能性が強く示唆された．

本例におけるMRIの意義は血栓と内腔を含めた病変の三次元的把握，とりわけ頸部大血管分岐との関係である[1,2]．T_1強調型のturbo FLASH法，およびSE法において病変周辺部は均一な高信号を呈し，血栓が比較的新しいものであることが考えられた．また，拡大した内腔の中心部ではこれらの画像で低信号となり，血流の存在が考えられたが，グラジエントエコー法によるシネ画像で確認された．これらの位置関係は冠状断，矢状断像でより明確に把握することができた．

MRAではこの病変を三次元的に描出することにより，全体像の把握をより容易とした[3]．本例においては，血栓が比較的新しいものであったために原画像上も高信号となり[1]，再構成された画像上も内腔の血流部とは別に認めることが可能であった．左鎖骨下動脈分岐部より病変は広がっていたが，この状態はMRAの原画像および再構成像において観察することが可能であった．血流速度が遅く，造影剤の充満が不十分であること，血流部分しか描出できないなどの問題から，本例ではIVDSAよりMRAがはるかに有用であった．

なお，MRAにおいて両側腕頭静脈および上大静脈はpresaturation pulseにより消去した．本例では用いなかったが，冠状断より右房を通るように右上方から左下方にsaturation pulseを加えることにより右心系の消去も可能であり，より読影に適したMRAを得ることができる．

〔天沼　誠・平敷淳子〕

〈文　献〉
1) White RD, Higgins CB: Magnetic resonance imaging of thoracic vascular disease. *J Thorac Imag*, **4**: 34-50, 1989.
2) Dinsmore RE, Liberthson RR, Wismer GL, et al: Magnetic resonance imaging of thoracic aortic aneurysms. Comparison with other imaging methods. *AJR*, **146**: 309-314, 1986.
3) Valk PE, Hale JD, Crooks LE, et al: Magnetic resonance imaging of aortic aneurysms with 3-D image reconstruction. *Australas Radiol* **31**: 196-200, 1987.

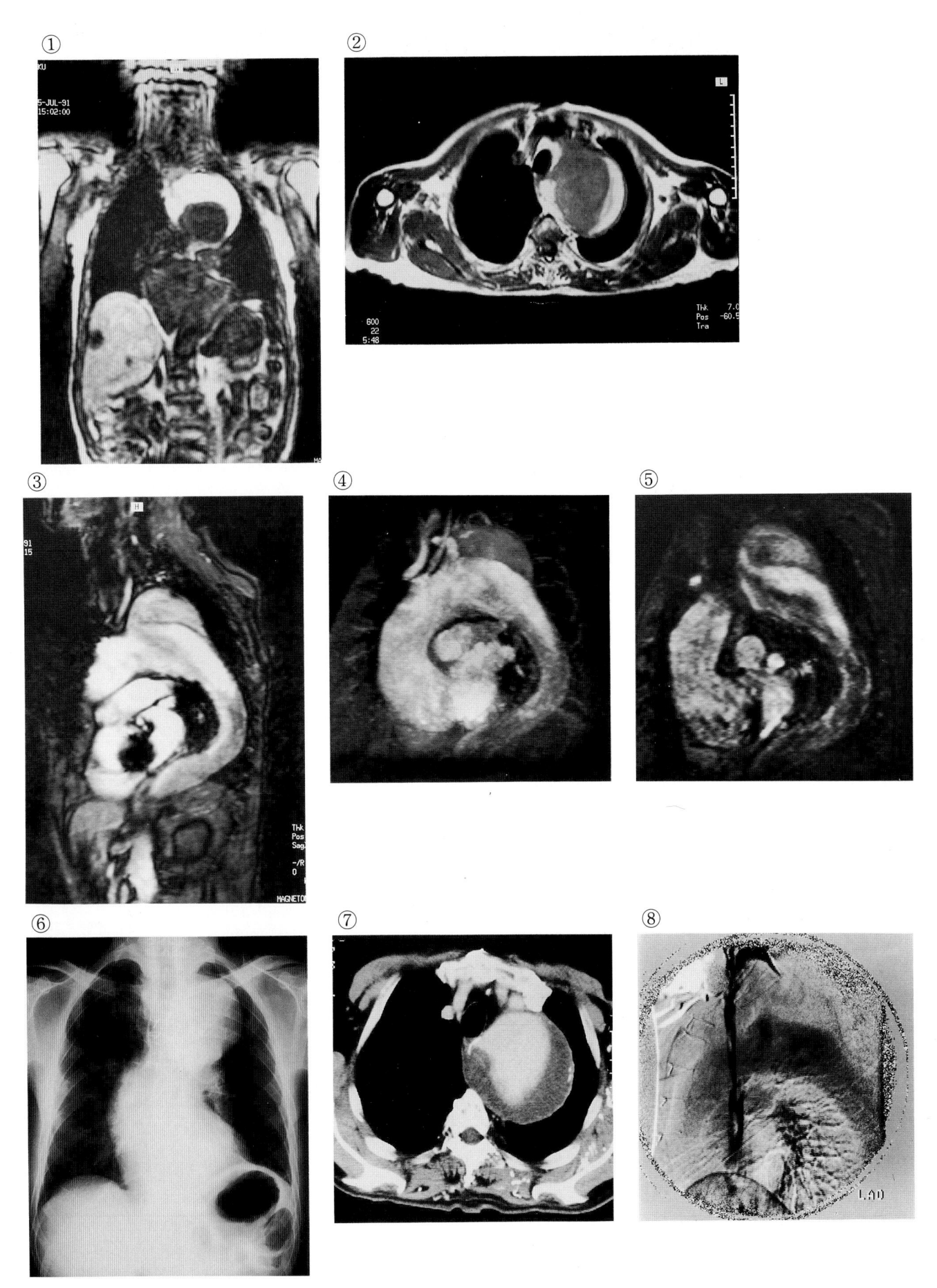

図1 冠状断像．1.5 T，位置決め，Turbo FLASH 8° 7/3
図2 横断像．1.5 T，SE 500/22
図3 矢状断像．1.5 T，シネ FISP 30° 50/12
図4 MRA 再構成像．1.5 T，FLASH (2D) 40° 36/8
図5 大動脈長軸断像．MRA 原画像．1.5 T，FLASH (2D) 40° 36/8
図6 胸部単純 X 線像
図7 造影 CT
図8 IVDSA（第1斜位像）

心房中核の欠損所見のない右心系の拡大（女児）

症　　　例　13歳，女児．
主訴：心雑音．
病歴・検査結果：学校検診にて心雑音を指摘された．チアノーゼは認めない．心電図上不完全右脚ブロックおよび右軸偏位を認める．心カテーテル検査上，肺体血流比（Qp/Qs）は4.3と左→右シャントが示唆されているが，欠損孔の同定はできなかった．

MRI所見　SE法横断および冠状断（図1，2）では右房の著明な拡張を認める．撮像範囲内では心房中隔の連続性は保たれていた．シネ画像（図3，4）ではやはり右房の拡大と右室心筋の肥厚がみられる．連続4断面でのシネ画像において心房中隔の連続性は保たれており，左→右シャントを示唆するflow voidも確認できなかった．MRA原画像（図5，矢状断）において左肺静脈は上下2本とも左房への還流が確認された．再構成像（図6）において，軽度の拡張は認めるものの右肺静脈の走行は正常と考えられた．また，左肺静脈系（図7）にも還流異常は認められなかった．

その他の画像所見　胸部単純X線写真（図8）上，右心系の拡大と肺血流量の増加が認められる．心エコーでは右房の拡大を認めたものの，やはり心房中隔の異常は検出できなかった．心カテーテル検査では，下大静脈右室入口部付近での酸素飽和度の上昇が確認されている．

手術・病理所見　冠状静脈洞の形成はみられず，冠静脈は数個の小口を通して直接左房へと開口していた．

最終診断　冠状静脈洞欠損症（coronary sinus defect, unroofed type）．

〔解説〕　小児で明らかな臨床症状がなく，心雑音，胸部X線，心電図パターンより典型的な心房中隔欠損症と考えられた症例である．しかし，心エコー上明らかな欠損孔は同定することができなかった．本症例ではMRI検査前に心カテーテル検査が施行されており，肺体血流比より左→右シャントの存在が強く疑われたにもかかわらず，その部位を確定することができなかった．しかし，下大静脈の右室入口部付近で酸素飽和度の上昇（69→83％）が確認されたため，下大静脈型欠損のASDあるいは右肺静脈の部分還流異常症が疑われた．

　MRIは先天性心疾患の診断に有効であるとされ，ASDの描出に高いsensitivityを有するとされている[1,2]．本症例ではやはり右房の著明な拡大を認めたが，心房中隔を通る4断面でのシネ画像においては中隔欠損の所見は認められなかった．右肺静脈系の還流異常の検索のために施行したMRAにおいて右上，下肺静脈は正常の走行をとり，左房に還流していることが確認された．補助的に施行した左側MRAでも異常所見はみられなかった[3,4]．

　手術所見では非典型的な冠状静脈洞欠損症であった．通常は左上大静脈遺残などの複合心奇形の一部としてみられ，その全体像の把握が重要である．本例のような非典型例では，画像所見から診断をつけることは困難であったが，ASDの所見と他の亜型の除外診断から鑑別に含めるべき疾患ではあった．

　肺のMRAは末梢における小血管の描出能ではCTに劣るが，presaturation pulseの利用により肺動脈系，肺静脈系の選択的描出が可能である．したがって本例のように，肺静脈還流異常など比較的中枢側の肺動静脈異常が疑われる症例において威力を発揮する．ただし，複雑な走行をとる血管の描出を目的とする場合にはpresaturation pulseの設定部位に注意が必要となる．

〔天沼　誠・平敷淳子〕

〈文献〉
1) Didler D, Higgins CB, Fisher MR, et al：Congenital heart disease：Gated MR imaging in 72 patients. *Radiology,* **158**：227-235, 1986.
2) Diehtelm L, Dery R, Lipton MJ, et al：Atrial-level shunts：Sensivity and specificity of MR in diagnosis. *Radiology,* **162**：181-186, 1987.
3) Budorick NE, McDonald V, Flisak ME, Moncada RM：The pulmonary vein. *Semin Roentgenol* **24**(2)：127-140, 1989.
4) Moes CAF, Freedom RM, Burrows PE：Anomalous pulmonary venous connection. *Semin Roentgenol* **20**(2)：134-150, 1985.

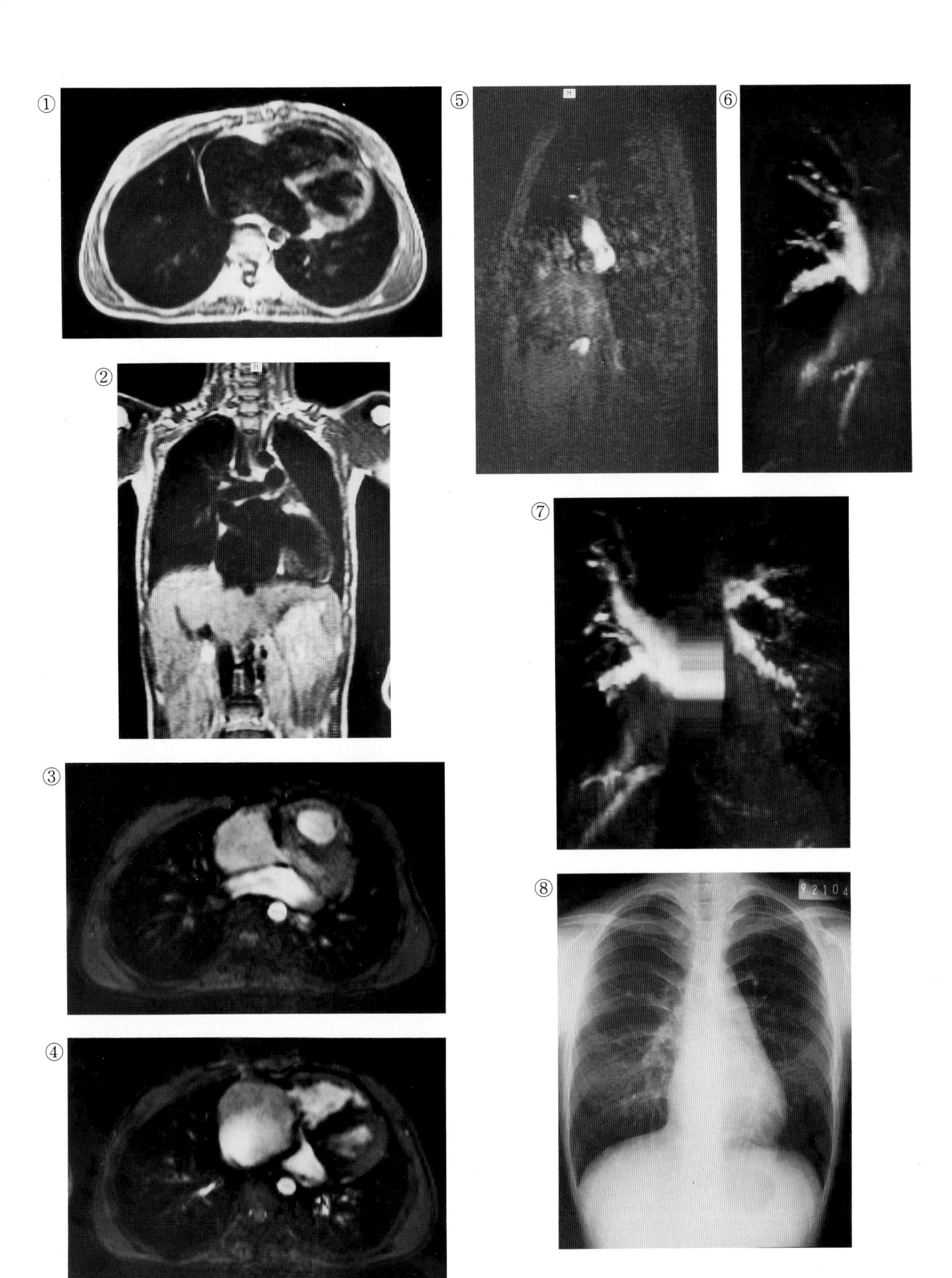

図1 横断像．1.5 T，心電図同期，SE 667/22
図2 冠状断像．1.5 T，心電図同期，SE 668/22
図3 横断像．1.5 T，心電図同期，FISP 60° 50/12
図4 横断像．1.5 T，心電図同期，FISP 60° 50/12
図5 矢状断像．MRA 原画像．1.5 T，FLASH 40° 34/8
図6 MRA 再構成像．1.5 T，右側肺静脈
図7 MRA 再構成像．1.5 T，両側肺静脈
図8 胸部単純 X 線写真（正面像）

MRAで認められた鎖骨下動脈の閉塞と狭窄

症　例　38歳，女性．
主　訴：左頸部痛，上腕部痛．
病歴・検査結果：2年前より左頸部痛，上腕部痛があったが，自覚症状軽度のため放置していた．出産目的に入院時，左上肢の脈拍の触知不能を指摘された．炎症反応(−)．

MRI所見　位置決めの冠状断像（図1）において左鎖骨下動脈起始部より椎骨動脈にかけてはほぼ正常に描出されており，周囲に明らかな異常は認められない．SE法横断像（図2）では右腕頭動脈，左総頸動脈，左鎖骨下動脈は正常に認められるが，presaturation pulseの効果が不十分であり，内腔は完全な無信号とはなっていない．大動脈弓部三次元MRA（図3）では右腕頭動脈，左内頸動脈は正常に認められるが，左鎖骨下動脈が描出されていない．また，右鎖骨下動脈の描出も不良である．しかしMRAの原画像（図4）では信号の低下はあるものの，左鎖骨下動脈起始部に血流を示唆する高信号が観察される．二次元MRA（図5）においては左鎖骨下動脈起始部から椎骨動脈にかけて描出されている．また，信号は落ちるものの右鎖骨下動脈も認めることができる．原画像（図6）においても左鎖骨下動脈を含めた頸部動脈分枝は周囲組織と比較して強い高信号を呈している．

その他の画像所見　RIアンジオグラフィー動脈相（図7）において，両側頸動脈に比較して鎖骨下動脈の描出が悪く，とくに左側ではほとんど認められない．

最終診断　高安動脈炎．

〔解　説〕　左上腕動脈での脈拍触知不能，RIアンジオグラフィーより同血管の完全閉塞および右側での狭窄性変化を疑われた症例である．年齢，性別よりaortitisが最も考えられた[1]．

頸部血管分枝起始部の狭窄性病変には周囲の骨，空気などに影響されず，かつ非侵襲的なMRAはきわめて有効な検査法である．また，この領域は呼吸性移動，心拍動などの影響を受けにくいので，呼吸，心電図同期などの必要がなく，短時間で撮像可能なことも大きな利点である．

現在，MRAは大きく分けて，time-of-flight（以下TOF）法，phase contrast（以下PC法）法に基づく撮像法があり，さらに，それぞれにいわゆる二次元（2D）および三次元（3D）のデータ収集法が存在する．それぞれの方法に一長一短があり，症例により使い分ける必要があることが指摘されている[2,3]．

本症例ははじめ，撮像領域が限定されており，動きの少ない領域であることから3D-TOF法が用いられた．得られたMRAでは左鎖骨下動脈が起始部より，また右側も腕頭動脈から分岐後が描出されておらず，これらの部での閉塞は否定できない．しかし，原画像においては左鎖骨下および椎骨動脈に血流と考えられる信号がみられたので2D-TOF法を追加した．2D-MRAでは左鎖骨下動脈起始部，左椎骨動脈，右鎖骨下動脈の描出が認められ，3D，2D-MRAの画像所見から椎骨動脈分岐後の左鎖骨下動脈の閉塞，および右鎖骨下動脈の狭窄と診断した．これらの所見は臨床症状，RIアンジオグラフィーとも一致した．

3D-TOF法は空間分解能に優れるが，信号が撮像領域外からの流入効果に依存するため，血流速度の遅い静脈の描出には適さない．本例でも，両側鎖骨下動脈起始部の描出がみられていないのは，狭窄性変化により血流速度が低下したためと考えられる．2D-TOF法は血流の流入効果を効率よく画像化するため，静脈などの遅い血流の画像化に優れており，本例ではこの方法がより病態を正確に反映していた．なお，静脈は頭側にpresaturation pulseを加えて消去した．2D-TOF法では信号が強すぎて一部が再構成画像中に描出されている．撮像断面とともにsaturation pulseを平行移動させることで，この問題は解決することが可能である．

〔天沼　試・平敷淳子〕

〈文　献〉

1) Miller DL, Reining JW, Volkmann DJ, et al : Vascular imaging with MRI : Inadequacy in Takayasu's arteritis compared with angiography. *AJR*, **146** : 949-954, 1986.
2) Edelman RR, Wentz KU, Mattle H : Projection arteriography and venography : Initial clinical results using MR. *Radiology*, **172** : 351-357, 1989.
3) Parker DL, Yuan C, Blatter DD : MR angiography by multiple thin slab 3D acquisition. *Magn Reson Med*, **17** : 434-451, 1991.

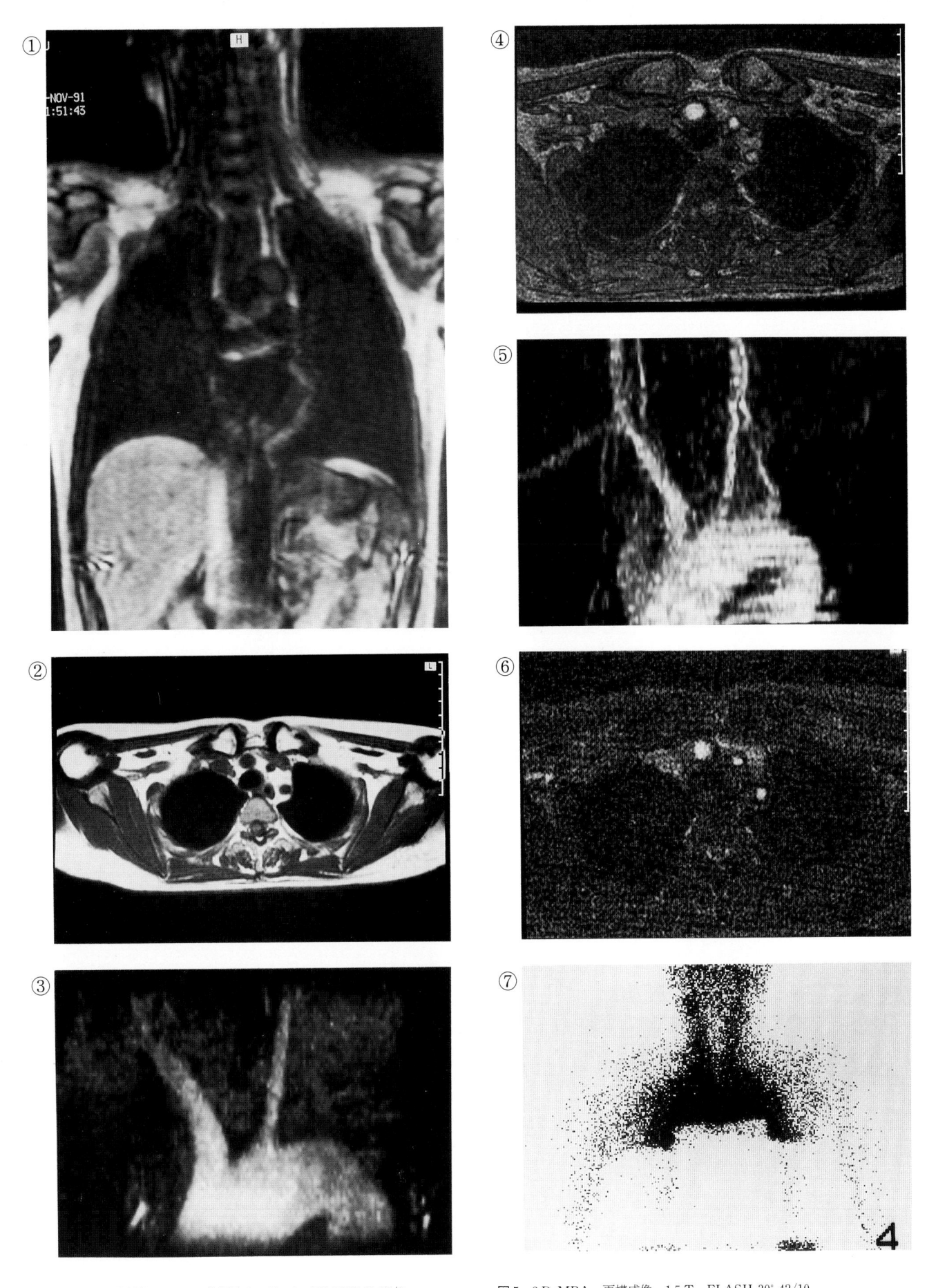

図1 冠状断像．1.5 T，位置決め，Turbo FLASH 8° 10/3
図2 横断像．1.5 T，SE 600/22
図3 3 D-MRA，再構成像．1.5 T，FISP 25° 40/7
図4 3 D-MRA，原画像．1.5 T，FISP 25° 40/7
図5 2 D-MRA，再構成像．1.5 T，FLASH 30° 42/10
図6 2 D-MRA，原画像．1.5 T，FLASH 30° 42/10
図7 RIアンジオグラフィー

シネ MRI で左心心尖部に低信号を示す病変

症　　例　56歳，男性．
主　訴：胸部絞扼感．
病歴・検査結果：夜間仕事中に胸部絞扼感が出現，ニトログリセリンを舌下するも症状改善せず，当センター受診．心電図にて V_2〜V_4 は QS 型，血清 peakCPK 1694 IU/l であった．発症3か月後に MRI 検査を施行した．

MRI 所見　心電図同期 SE 法による水平横断像（図1，2）にて，左室心尖部から前壁中隔にかけて，心筋壁厚の菲薄化が著明である．T_1 強調像（図1），T_2 強調像（図2）において左室心尖部に淡い高信号領域が出現し，同部位の血流停滞ないし壁在血栓の存在が疑われる．また，短軸断層像（図3）にて，前壁中隔の菲薄化が明瞭に示されている．

一方，図1，2と同断層レベルにおけるシネ MRI を図5に示す．左室内腔は拡大し，拡張期，収縮期にかけて心尖部から前壁中隔にかけて無収縮を示している．また，心尖部に低信号領域を示す部位をシネ MRI にて認める．心電図同期 SE 法（図1，2）とシネ MRI（図5）の結果から，心尖部における壁在血栓が考えられる．

その他の画像所見　心エコー図では，左室前壁中隔にて asynergy を示し，左室心尖部に血栓様エコーを認めた．造影 CT（図4）では，MRI と少し断面が異なるが左室心尖部に充盈欠損像を認めた．また冠動脈造影では，左前下行枝閉塞を有し，左室駆出分画は 44% であった．本症例は発症3か月後に運動負荷心筋シンチグラフィーを施行したが，初期分布では前壁中隔から心尖部にかけて灌流欠損を認め，晩期分布では再分布を認めなかった．

最　終　診　断　前壁中隔心筋梗塞（心尖部左室壁在血栓）．

〔解　説〕　心電図同期 SE 法では心内腔は flow void（無信号）として表現されるため，心内腔と心筋壁が明瞭に区別して描出される．一方，シネ MRI では反対に血液が心筋より高信号となる．この理由として，グラジエントエコーにおいて SE 法における流出効果を考慮する必要がなく，流入効果のみ考慮すればよいためである[1]．このような SE 法とシネ MRI の画像の違いについて，まず頭にいれておくことが大切である．

本症例は発症1か月目において MRI 検査を施行している．一般に急性心筋梗塞発症1〜2週間では，梗塞部位は浮腫形成のため高信号領域として描出されるが，1か月後ではむしろ瘢痕形成のために菲薄化を示すことが多い．

ところで，梗塞部位の近傍では SE 法にて血流停滞のため高信号領域を呈することがあり，壁在血栓との鑑別が困難なことが多い．本症例においても同様の所見を図1，2にて認める．一方，このような症例にはシネ MRI を施行することにより，同部位における低信号領域の出現から壁在血栓と診断することができる[2]．したがって，心電図同期 SE 法とシネ MRI を組み合わせることにより，心筋梗塞に合併した壁在血栓の診断をより確実に行うことができる．実際に本症例では，造影 CT，心エコー図にて壁在血栓が証明されている．

また，MRI にて血流信号と血栓を鑑別する方法として位相画像がある[3]．グラジエントエコー下を磁気モーメントが動くとき速度と傾斜磁場の大きさに応じて位相が変化する．血栓の動きと心内腔の大きさと方向が異なるため両者に位相差が生じ，このため血栓と血流信号が鑑別できる．

心筋梗塞において壁在血栓は 10〜30% に生じると報告されている．しかもこれらは，全身の塞栓症の原因となるためその検出は重要である．MRI は X 線 CT に比し，造影剤を使用せず壁在血栓を全体像として検出できる利点がある．図5に示すように，心筋梗塞症例においてシネ MRI にて心尖部を中心に低信号領域の出現を認めるときには壁在血栓の存在を考慮すべきである．また，シネ MRI による壁在血栓の検出は左室のみならず左房壁在血栓の検出にも有用であり，とくに僧帽弁膜症における左心耳の血栓の検出は心エコー図より優れている．　　　〔西村恒彦〕

〈文　献〉
1) 山田直明，西村恒彦，内藤博昭：虚血性心疾患—MRI 診断．臨床画像，**5**：56-65，1989．
2) 西村恒彦，山田直明，松尾剛志，ほか：心電図同期 SE 法およびシネ MRI による心筋梗塞の診断．日磁医法，**9**：20-27，1989．
3) Yamada N, Imakita S. Sakuma T, et al : Evaluation of the susceptibility effect on the phase images of a simple gradient echo. *Radiology*, **175**：561-565, 1990.

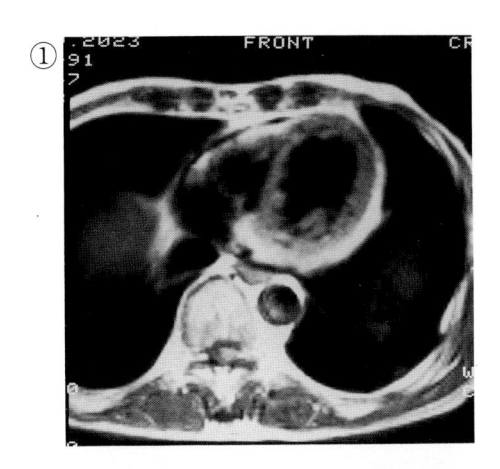

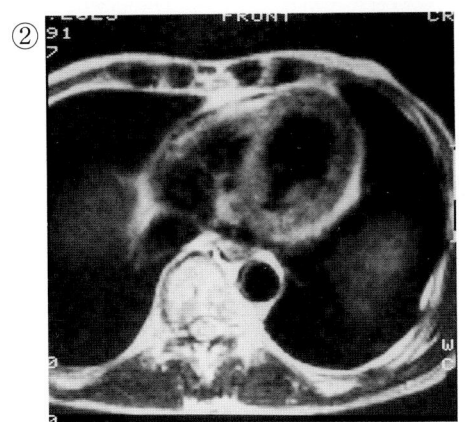

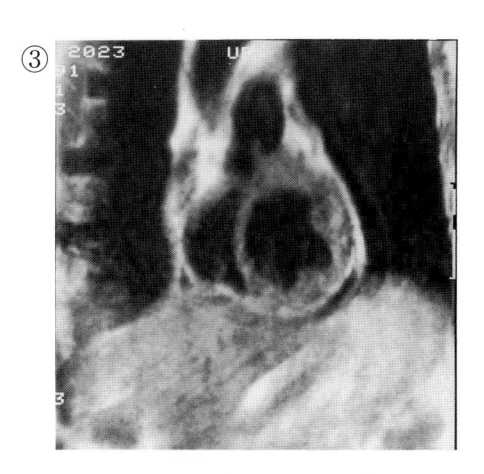

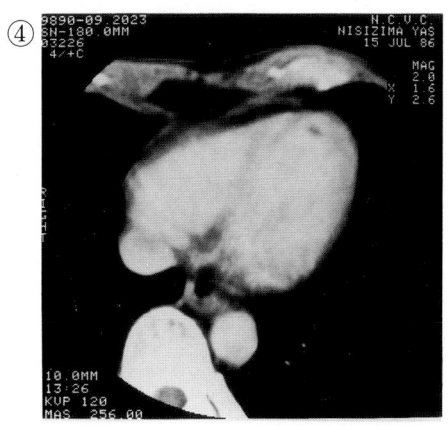

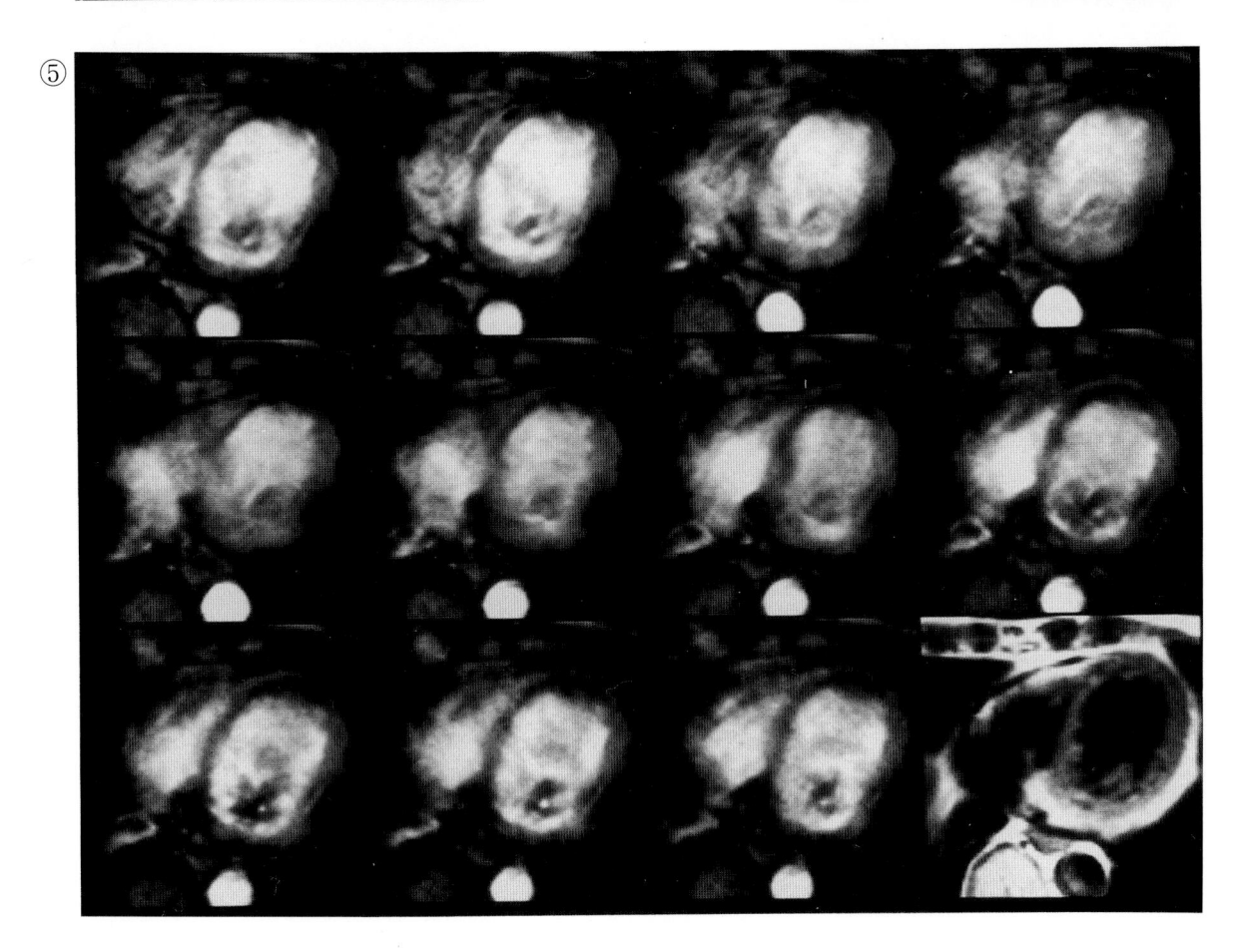

図1 水平横断像．1.5 T，心電図同期，SE 830/30
図2 水平横断像．1.5 T，心電図同期，SE 830/70
図3 短軸断層像．1.5 T，心電図同期，SE 830/30
図4 造影CT
図5 水平横断像．1.5 T，心電図同期，シネMRI

シネMRIで左心全体の収縮低下を示す病変

症　　例　55歳，女性．
　　主　訴：息切れ，失神発作．
　　病歴・検査結果：8年前より息切れがあり，当センター受診，胸部X線で両側肺門部リンパ節腫脹を指摘される．以後，外来で経過観察中（プレドニン投与）だが，心不全の悪化，失神発作，不整脈（期外収縮）が出現している．

MRI所見　心電図同期SE法による左房，左室レベルの水平横断像を示す（図1，3）．左房レベルでは，左房の拡大が著しく，左房内に軽度の血流信号を認める（図1）．一方，左室レベルでは，左室は著明に拡大し，左室内腔に血流信号を認める（図3）．また，心筋壁厚は全体に菲薄化を認める．

　図1，3との同断面レベルにおけるシネMRIを図5〜8に示す．それぞれ，拡張末期（図5，7）および収縮末期像（図6，8）を選んだものである．左房レベルでは，左房の拡大とともに，左房後壁内に収縮期に低信号領域の出現を認める．これは，左室拡大に伴う相対的僧帽弁逆流に起因する[1]．弁逆流を有するとき，血流勾配，加速度などが正常部位と異なるため，シネMRIで低信号領域が出現することになる．一方，左室レベルでは，左室の著明な拡大とともに，拡張期，収縮期を通じて左室全体におけるびまん性の壁運動低下を認める．右室も拡大があり，収縮低下を認める．

その他の画像所見　心エコー図では左室拡大（LVDd：82 mm，LVDs：80 mm）があり，びまん性に収縮低下を認めた．カラードプラー法で僧帽弁逆流（2/4）を示した．心プールシンチグラフィーでは左室駆出分画14％，右室駆出分画35％と両心機能低下を示した．心筋シンチグラム（図2）では，左室拡大とともに心筋へのタリウム摂取は低下，前側壁から後壁にかけて，灌流欠損を認めた．一方，^{67}Ga（ガリウム）シンチグラフィーでは，肺門部へのガリウム摂取とともに，心筋タリウム欠損像に一致してガリウムの心筋摂取を認めた（図4）．本症は，胸部X線で両側肺門部リンパ節腫脹があり，かつタリウム心筋欠損像，ガリウム心筋摂取を認めることから，サルコイドーシスによる心病変が疑われる．さらに，本症では，左室の収縮低下が著しく，心不全が進行した状態と考えられる．

最終診断　心サルコイドーシス．

〔解　説〕シネMRIは，心内腔血流動態を評価するのに適している．このため，心筋梗塞や拡張型心筋症における局所壁運動異常や，僧帽弁膜症における弁逆流の検出に有用である．本症例では，シネMRIにて左室全体にびまん性収縮低下（generalized hypokinesis）を認め，拡張型心筋症，二次性心筋疾患による拡張型心筋症疑似の病態，弁膜症高血圧心の終末像が考えやすい．虚血型心筋症でもこのようなシネMRIを示すことがあるが，心電図同期SE法ではむしろ，局所的な壁厚の菲薄化を有することから鑑別できる[2]．また，本症例では，左室拡大に伴う相対的弁逆流を有したため，左房レベルにおけるシネMRIにて収縮期に低信号領域として逆流部位が描出されている．

　本症例では，胸部X線にて両側肺門リンパ節腫脹を有することからサルコイドーシスが考えられる．ついで，心エコー図やMRIの成績から，心病変がかなり進行していることが示され，しかも，タリウム心筋欠損像およびガリウム心筋摂取像を認めることから，心サルコイドーシスと確認できる．シネMRIにて，びまん性壁運動低下を認めるときは，拡張型心筋症とともに，虚血性心筋症，心サルコイドーシスや心アミロイドーシスなどの二次性心筋疾患，高血圧心，弁膜症の終末像などの病態があげられる[3]．このようなとき，その原因疾患の検索が必要であり，他の画像所見とあわせ読影することが肝要である．

　心サルコイドーシスは，サルコイドーシスの5〜17％に合併するとされており，40歳以上の女性に多い．心筋病変を有するため不整脈（房室ブロック，期外収縮，心室頻拍）が出現しやすく，突然死もこれらのうち30〜40％に認めることから，その早期発見は重要である．このため，心サルコイドーシスを疑う症例では，心エコー図あるいは，シネMRIなどを用いて心病変の検索をすることが望ましい．

〔西村恒彦〕

〈文　献〉
1) Nishimura T, Yamada N, Itoh A, et al : Cine MR imaging in mitral regurgitation : comparison with color Doppler flow imaging. *AJR*, 153 : 721-724, 1989.
2) 西村恒彦：MRI診断学—基礎と臨床（永井輝夫編）心大血管系，pp271-296，朝倉書店，東京，1988.
3) 西村恒彦，山田直明：心大血管MRIの読み方，中外医学社，東京，1990.

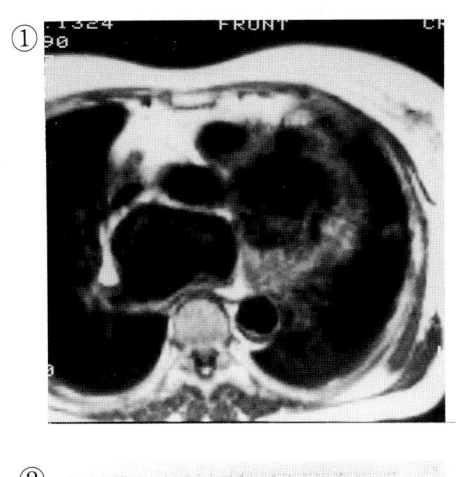

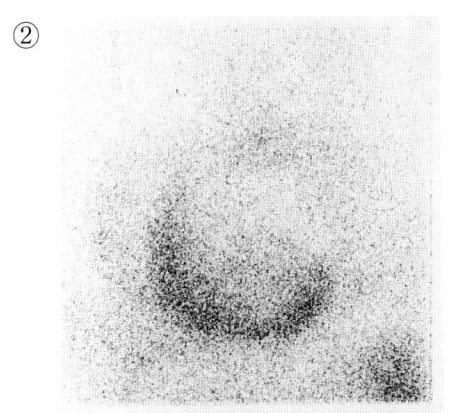

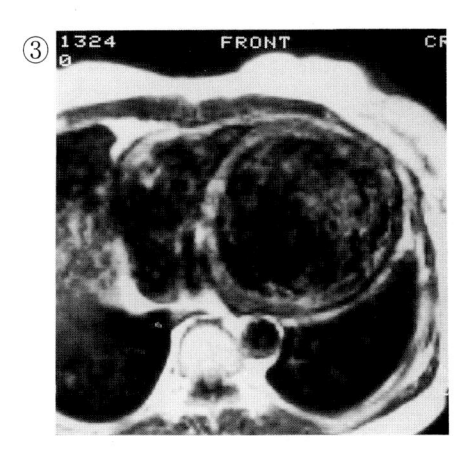

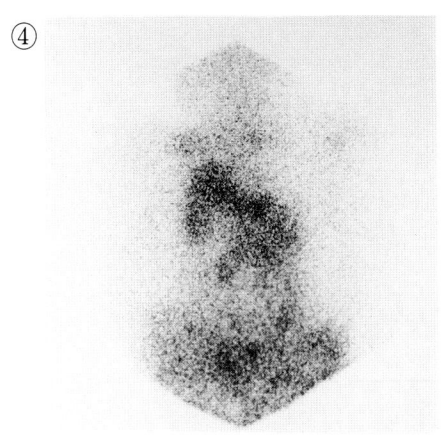

図1 水平横断像(左房レベル).1.5 T,心電図同期,SE 750/30
図2 タリウム心筋シンチグラフィー.左前斜位 45°
図3 水平横断像(左室レベル).1.5 T,心電図同期,SE 750/30
図4 ガリウムシンチグラフィー.左前斜位 45°

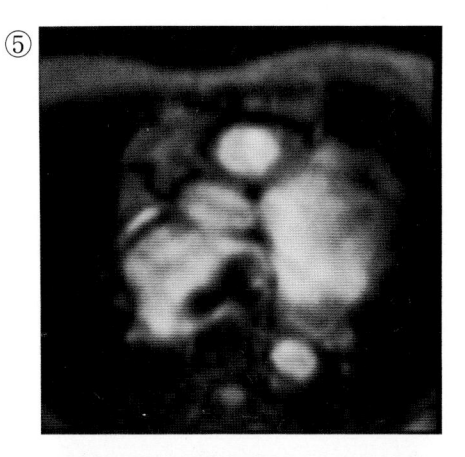

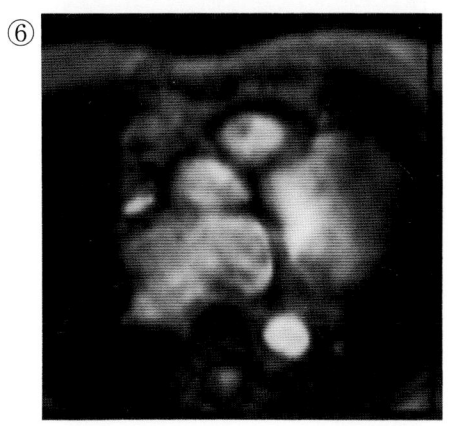

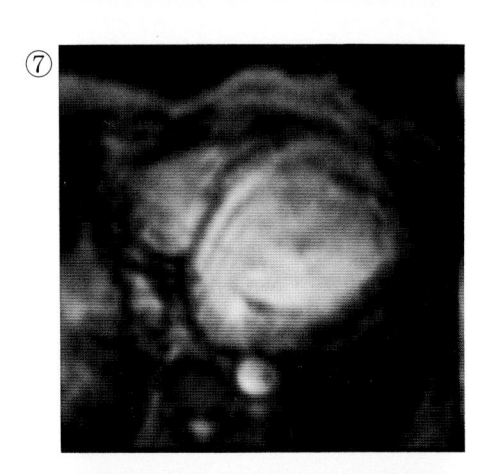

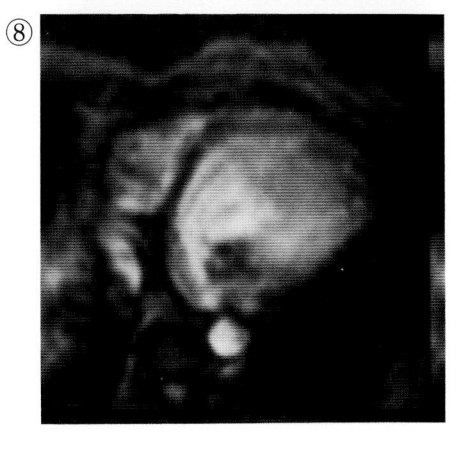

図5 水平横断像(左房レベル).1.5 T,心電図同期,シネMRI(拡張期)
図6 水平横断像(左房レベル).1.5 T,心電図同期,シネMRI(収縮期)
図7 水平横断像(左室レベル).1.5 T,心電図同期,シネMRI(拡張期)
図8 水平横断像(左室レベル).1.5 T,心電図同期,シネMRI(収縮期)

^{31}P-MRS で PCr ピークの低下を示した心筋

症　　　例	39歳，男性．

主　訴：突然の前胸部痛発作．
病歴・検査結果：心電図で V_1〜V_4 に異常Q波を認める．

^{31}P-MRS 所見	

図1は前胸部痛発作発症後約10日目に前壁中隔より得た ^{31}P-MR スペクトルである．正常例のスペクトル（図2）と比較してPCrピークの低下が認められる．また，この症例のPCr/β-ATP比は0.8で，正常症例の2分の1以下に低下していた．無機リン（Pi）のピークは血液由来の二峰性の2,3-DPGのピークと重なっており，同定することはできない．

Ｍ Ｒ Ｉ 所見	

胸痛発作約14日後に撮像された造影前 T_1 強調像（図3a，TR=800msec，TE=20msec，256×128 matrix，4 averaging）では前壁中隔の軽度壁菲薄化と淡い信号増強が認められる．Gd-DTPA 0.1 mmol/kg 投与後の造影 MRI（図3b）では前壁中隔の広範な領域にGd-DTPAによる異常造影が貫壁性に認められる．図1の ^{31}P-MR スペクトルは異常造影を示す心筋組織から得られたものである．

その他の画像所見	

胸痛発作約7日後の安静時 ^{201}Tl-SPECT像（図4）では前壁中隔に広範な欠損像が認められる．欠損部はほぼGd-DTPAで異常造影像を呈する部分と一致している．

最　終　診　断	

急性広範前壁梗塞．

〔解　説〕　急性前壁中隔心筋梗塞患者のMRスペクトルの1例を示した．動物実験モデルと ^{31}P-MRスペクトロスコピーを使用した心筋虚血のさいの高エネルギーリン酸代謝の変化に関する検討は1970年代後半より数多くなされている．一過性の心筋虚血では，PCrは速やかに減少，Piは増加し，心筋pHも上昇すると考えられており[1]，PCr/Pi比が局所の心筋灌流量と良い相関を示すとの報告もみられる．一方，ATPはPCrより低下しにくく，高度の虚血ないし梗塞に陥ってはじめて大きく低下すると考えるのが一般的である．

これに対し，^{31}P-MRスペクトロスコピーのヒト心筋虚血への臨床応用は，スペクトルの局在化法が確立されるに伴い，最近になってようやく実用化されてきた．BottomleyらはDRESS法を用いて，正常例と発症後5〜9日の急性前壁心筋梗塞患者のスペクトルを比較し，心筋梗塞患者では正常例と比較してPCr/Pi比が低下し，Pi/ATP比が増加していたと述べている[2]．

心筋虚血時の代謝を評価するにはPiが動物実験のみならずヒト心筋虚血においても有用なパラメータになるものと予想される．しかし，図1，2に示した心筋スペクトルからも理解されるように，Pi〜PME領域には血液からの2,3-DPGの大きな信号が認められ，Piピークの面積や，ピークの位置を計測してもデータの信頼性は乏しいと思われる．このため中枢神経系や骨格筋で行われているような心筋組織のpHの測定も困難なのが実状である．こうした理由から，われわれは現状ではPCr/ATP比がヒト心筋虚血時における代謝異常の信頼できる有用な指標と考えている．当施設における発症後1〜2週間の急性前壁梗塞患者5名を対象とした検討では，梗塞患者のPCr/β-ATP比の平均は 0.71 ± 0.12 と正常対象群の50%以下を示し，正常対象群と比較して有意に低下していた（$p<0.05$）．

急性心筋梗塞における ^{31}P-MRスペクトロスコピーは，上述のように解決すべき技術的な問題点が数多く残されているため，現状では臨床的に広く使用されるには至っていないが，将来的には心筋のviabilityの判定に有用なモダリティとなるものと思われる．今後，血液由来の2,3-DPGと心筋Piを分離して評価する手法や，3D-chemical shift imaging（CSI）法による心筋内の高エネルギーリン酸代謝物の分布の画像化などの技術が重要となってくるものと思われる．

〔佐久間肇・多上智康・竹田　寛・中川　毅〕

〈文　献〉

1) Clark K, Willis RJ: Energy metabolism and contractile function in rat heart during graded, iosovolumic perfusion using P-31 nuclear magnetic resonance spectroscopy. *J Mol Cell Cardiol*, **19**: 1153-1160, 1987.
2) Bottomley PA, Herfkens RJ, Smith LS, et al: Altered phosphate metabolism in myocardial infarction: P-31 MR spectroscopy. *Radiology*, **165**: 703-707, 1987.

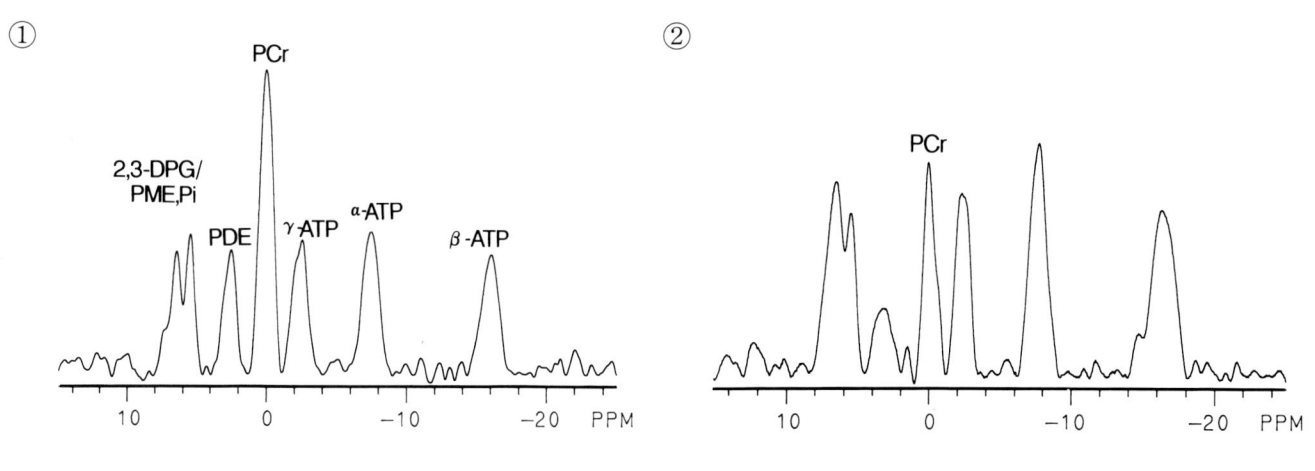

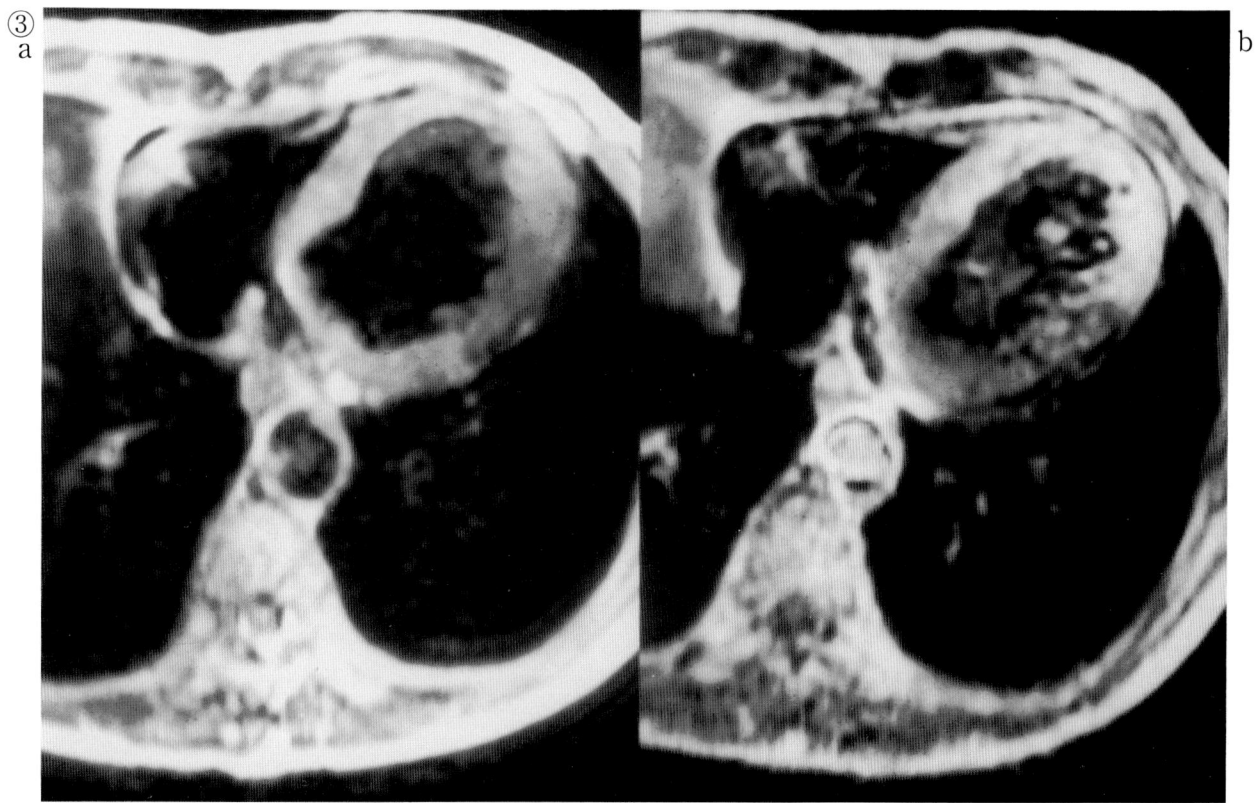

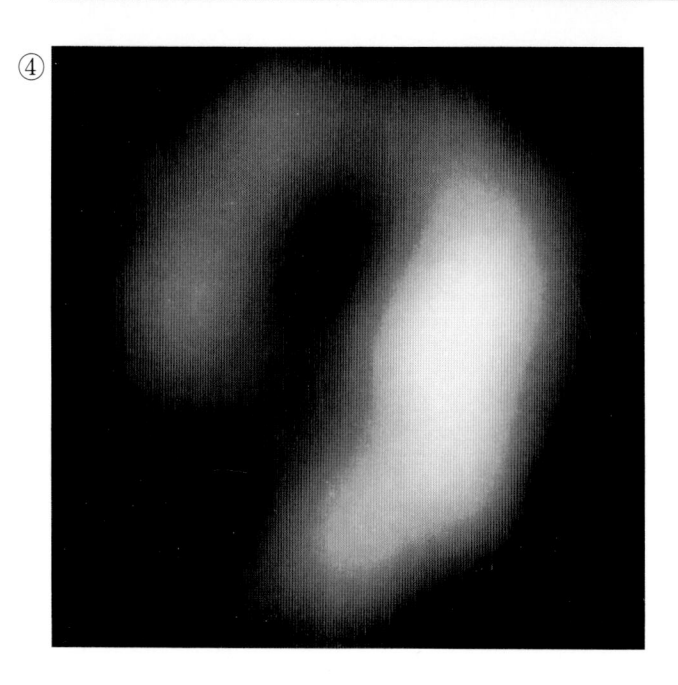

図1 患者心筋 ³¹P-MR スペクトル．
　　 DRESS 法により前壁中隔の信号を得た．
図2 正常心筋 ³¹P-MR スペクトル
図3a 単純 T_1 強調像．心電図同期，SE 800/20
図3b Gd-DTPA 造影 T_1 強調像．心電図同期，SE 800/20
図4 ²⁰¹Tl 心筋 SPECT 像

^{31}P-MRS で著しい PCr/β-ATP 比低下を示した心筋

症　　例　54歳，男性．
主　訴：労作時呼吸困難，動悸．
病歴・検査結果：UCG にて LVESV＝129 ml，LVEDV＝180 ml，LVEF＝28％，IVST＝13 mm，PWT＝13 mm．

^{31}P-MRS 所見　前壁中隔の ^{31}P-MR スペクトル（図1）では，PCr ピークは β-ATP ピークよりもかなり低く，PDE ピークの増高も認められる．2,3-DPG ピークがこれまでの症例と比較してかなり高いのは，左室収縮末期容積が 180 ml と増加しており，血液由来の信号の影響がとくに大きくなっているためと考えられる．こうした症例では血液由来の PDE，β-ATP 成分の補正がとくに必要となる．本症例では補正後も PCr/β-ATP 比は 0.44 と著しく低く，また PDE/PCr 比も 1.7 と正常例の平均値 0.38±0.12 と比較して著しく上昇していた．

MRI 所見　造影前の体軸横断 T_1 強調像（図 2 a，TR＝850 msec，TE＝20 msec，4 averaging）では左室内腔の拡大が認められ，しかも前壁を中心として心筋壁の肥厚もみられる．造影前 MR 像で左室壁内膜側は高信号を呈しており，内部には斑点状の low intensity area が認められ，いわゆる foamy pattern を示している．Gd-DTPA 0.1 mmol/kg 投与後の T_1 強調像（図 2 b）では左室内膜側はさらに強く濃染され，foamy pattern も明らかになっている．この心筋の異常造影所見は中隔，前壁，側壁ともに同様に認められており，血液によるアーチファクトの可能性は除外できると判断した．

その他の画像所見　安静時の ^{201}Tl-心筋 SPECT 体軸横断像では，左室心筋肥厚を認めるものの，とくに集積の異常を認めなかった（図 3）．

最終診断　肥大型心筋症（家族性）．

〔解　説〕肥大型心筋症（HCM）は，心筋の不均等肥大と肥大部心筋細胞の錯綜配列を特徴とする心筋疾患で，肥大は中隔にみられることが多い．その臨床経過はさまざまで，なかには心筋変性が高度となり，拡張型心筋症様の病態へと移行するものもみられる．本症例は肥大型心筋症の家族歴を有し，過去に左室拡大を有しない左室肥大の病歴があることより，拡張相の肥大型心筋症と診断された．

心筋症は虚血性心疾患よりもびまん性に心筋異常が存在するため，^{31}P-MR スペクトロスコピーの対象としては好都合といえる．われわれの施設における 13 例の HCM 患者を対象とした検討では，正常対照群と比較して PCr/β-ATP 比の有意の低下が認められ，とくに LVEF の低下した症例で PCr/β-ATP 比は低値を示す傾向がみられた[1]．また，特発性心筋症の実験モデルとしてよく使用されているシリア系ハムスター Bio 14.6 においても同様の PCr/ATP 比の低下傾向が報告されており，PCr/ATP 比は肥大型心筋症患者の心筋異常を評価するさいに有用な指標と考えられている．

ところで，この症例では心筋スペクトル上 PCr/β-ATP 比の低下とともに PDE ピークの上昇が認められた．われわれの検討では，本例のような著明な PDE ピークの上昇は，拡張型心筋症様の左室内腔の拡大を示す重症の HCM 患者数例で認められたものの，HCM 患者全体では正常対照群と比較して有意の PDE/PCr 比の上昇はみられなかった．HCM と対象は異なるが，Auffermann らは 13 例の拡張型心筋症患者の ^{31}P-MR スペクトルを検討し，PDE/PCr 比が正常対照よりも有意に上昇していたと述べている[2]．これらの結果より心内腔拡張による血液信号の混入（コンタミネーション）が心筋 PDE ピーク上昇の一因と考えられるが，今後さらに検討が必要と考えられる．

この症例では図 2 b に示すように Gd-DTPA 造影 MRI 上，心内膜側を主体とする心筋に異常造影像が認められた．当施設における HCM 29 例を対象とした検討では 6 例（21％）でこのような異常造影所見がみられ[3]，しかも異常な造影 MRI 所見を呈する患者の PCr/ATP 比はとくに低かった．Gd-DTPA 造影 MRI は ^{31}P-MR スペクトロスコピーとともに従来の画像診断法では得られない HCM 患者心筋の病態に関する知見をもたらし，診断に有用と考えられる．

〔佐久間肇・多上智康・竹田　寛・中川　毅〕

〈文　献〉

1) 佐久間肇，竹田　寛，野村新之，ほか：肥大型心筋症における P-31 magnetic resonance spectroscopy．日本磁気共鳴医学会雑誌，**10**：168-176，1990．

2) Auffermann W, Chew WM, Wolfe CL, et al：Normal and diffusely abnormal myocardium in humans：functional and metabolic characterization with P-31 MR spectroscopy and cine MR imaging．*Radiology*, **179**：253-259, 1991．

3) 山門亨一郎，竹田　寛，佐久間肇，ほか：MRI による肥大型心筋症の組織性状の検討―Gd-DTPA の有用性について．日本磁気共鳴医学会雑誌，**11**：75-82, 1991．

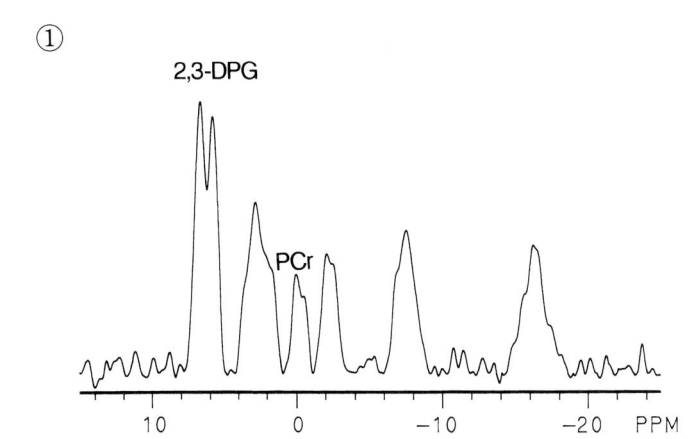

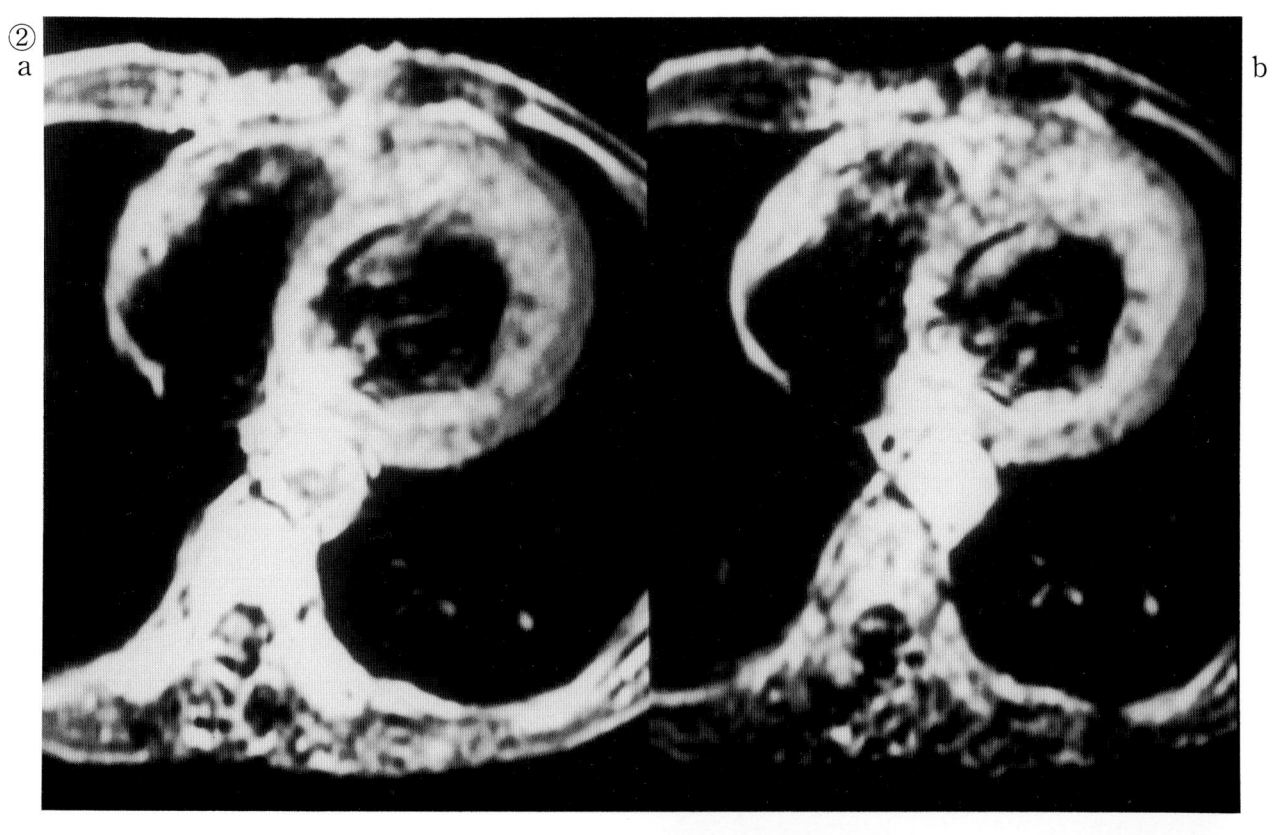

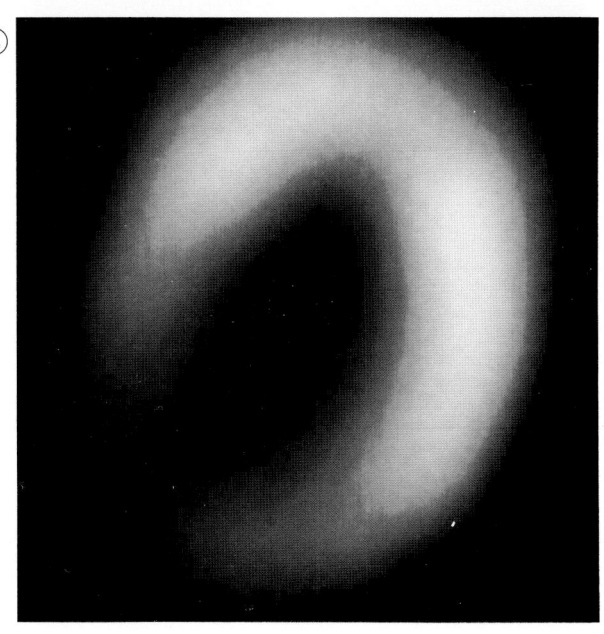

図1 患者心筋 ^{31}P-MR スペクトル．
　　　DRESS 法により前壁中隔の信号を得た．
図2a 単純 T_1 強調像．心電図同期，SE 800/20
図2b Gd-DTPA 造影 T_1 強調像．心電図同期，SE 800/20
図3 ^{201}Tl 心筋 SPECT 像

複数の腫瘤性病変が認められた乳房疾患

| 症　　　例 | 45歳，女性．
主　訴：乳房腫瘤．
病歴・検査結果：約1年前より左乳房腫瘤を自覚．近医にて針生検を受け，手術が必要といわれて来院．左乳房C領域に3.5cm大の腫瘍を触知した．ほかには特記すべき異常はない． |

| MRI所見 | 腹臥位乳房下垂体位にての横断 T_1 強調像（図1）で，左乳房のC領域に相当して約3cm大の腫瘤が認められる．内部の信号強度は均一で，脂肪組織より低く，ほかの乳腺組織と同程度である．
次に乳房の情報をより多く得るために，腫瘤と乳腺組織を通る斜めの断層面を設定して画像を得た（FOV 18 cm，5 mm厚）．
T_1 強調像（図2）では，八ツ頭状の腫瘤が乳腺組織とほぼ同様かやや低い信号強度を示している．また，これと異なる断層面（図3）にて，乳腺内部にやはり乳腺と同様の信号強度をもつ境界明瞭な2cm大の長円形の腫瘤が認められる．
T_2 強調像（図4）では，八ツ頭状の腫瘤はその輪郭がより明瞭になり，乳腺より高信号かつ脂肪とほぼ等信号を示している．長円形の腫瘤は乳腺組織，脂肪組織より非常に高い信号強度を示しており，内部の性状の違いを表している（図5）．これら二つの腫瘤のほかにも高信号を示す小さい腫瘤が多数認められる． |

| その他の画像所見 | マンモグラム側面像（図6）では，乳房の上方部分（頭尾方向撮影を参考にすればC領域）に境界明瞭で，凸凹した結節状の形状を示す腫瘤が認められる．内部の濃度は不均一性は認められないが，乳腺組織より高く，かつ形状から悪性が示唆される．乳腺組織にはそのほかにも結節状の淡い陰影が存在するようにもみえるが，乳腺との区別はできず，明らかに腫瘤の存在を指摘しえない．
超音波断層像（図7）では，乳腺内部に境界明瞭な低エコー性の腫瘤が認められる．側方陰影を伴い，後方陰影の増強傾向も認められるが強いものではない．悪性腫瘍の像である． |

| 手術・病理所見 | 胸筋保存乳癌根治術が施行され，腫瘍は2.8×2.5×2.0cm大，腺管形成を主体とする，明瞭な境界をもつ乳頭腺管癌であった．リンパ節転移は認められなかった． |

| 最終診断 | 乳頭腺管癌・嚢胞． |

〔解　説〕　乳腺腫瘤の質的診断は，触診でスクリーニングされた病変について，マンモグラフィーや超音波断層法によって検索されることが通常である．CTの台頭時には，それら以上の情報収集が可能になり，治療方針の作成に寄与しうるのではないかと期待されたが，空間分解能の制限などによりそれほど多くの情報を提供するものではなく，実際には転移の検索にしか用いられていない．しかしながら，MRIでは，軟部組織のコントラスト分解能が優れていることやX線被曝がないことなど，乳腺の検査法として優れており，現在検討が進められている．

乳腺腫瘤は通常，T_1 強調像では乳腺組織と等信号を示すことが多い．T_2 強調像では，腫瘤の壊死，浮腫，出血などの二次性変化を描出し，良悪性の鑑別というより，病理組織との関連を検討できる可能性があるといわれている[1,2]．

本症例では，T_1 強調像では均一な低吸収値を示しているものの，T_2 強調像では脂肪組織とほぼ同信号を示している．乳腺腫瘍の T_2 強調像での表現はさまざまである．桑原は脂肪組織および筋肉との信号強度の違いを調べ[2]，脂肪と同等あるいは脂肪より高信号（H），脂肪より低信号かつ筋肉より高信号（M），筋肉より低信号（L）およびこれらの混合型（L+M，L+M+H，L+H，M+H）に分けて検討しているが，充実性の腫瘍では髄様癌や粘液癌などの特殊なものを除いて，定まった傾向はみられていない．しかしながら，高信号強度を示した組織は壊死，浮腫，嚢胞，膿瘍，拡張乳管や粘液で，中等度の信号を示したのは大量壊死の周囲組織，軽度の浮腫，軽度の線維化および腫瘍の充実性成分のみの部分，低信号を示したのは線維化，硝子化および瘢痕形成などで，T_2 画像における低信号は線維化によるものであると報告している．

検査手段の意義として，腫瘍の良悪性の鑑別や広がりの把握が重要であるが，その目的に近づくために，組織構成が非侵襲性の検査手段で把握できることは意味があり，MRIの臨床的意義が確認される．

〔遠藤登喜子・木戸長一郎〕

〈文　献〉
1) Heywang SH, Bassermann R, Fenzl G, et al: MRI of the breast-histopathologic correlation. *Eurpo J Radiol*, **7**: 175-182．
2) 桑原雅子：乳腺腫瘤のMRI-T_2 強調像における信号強度と病理組織像との比較．日本医学放射線学会雑誌，**51**: 1366-1374, 1991．

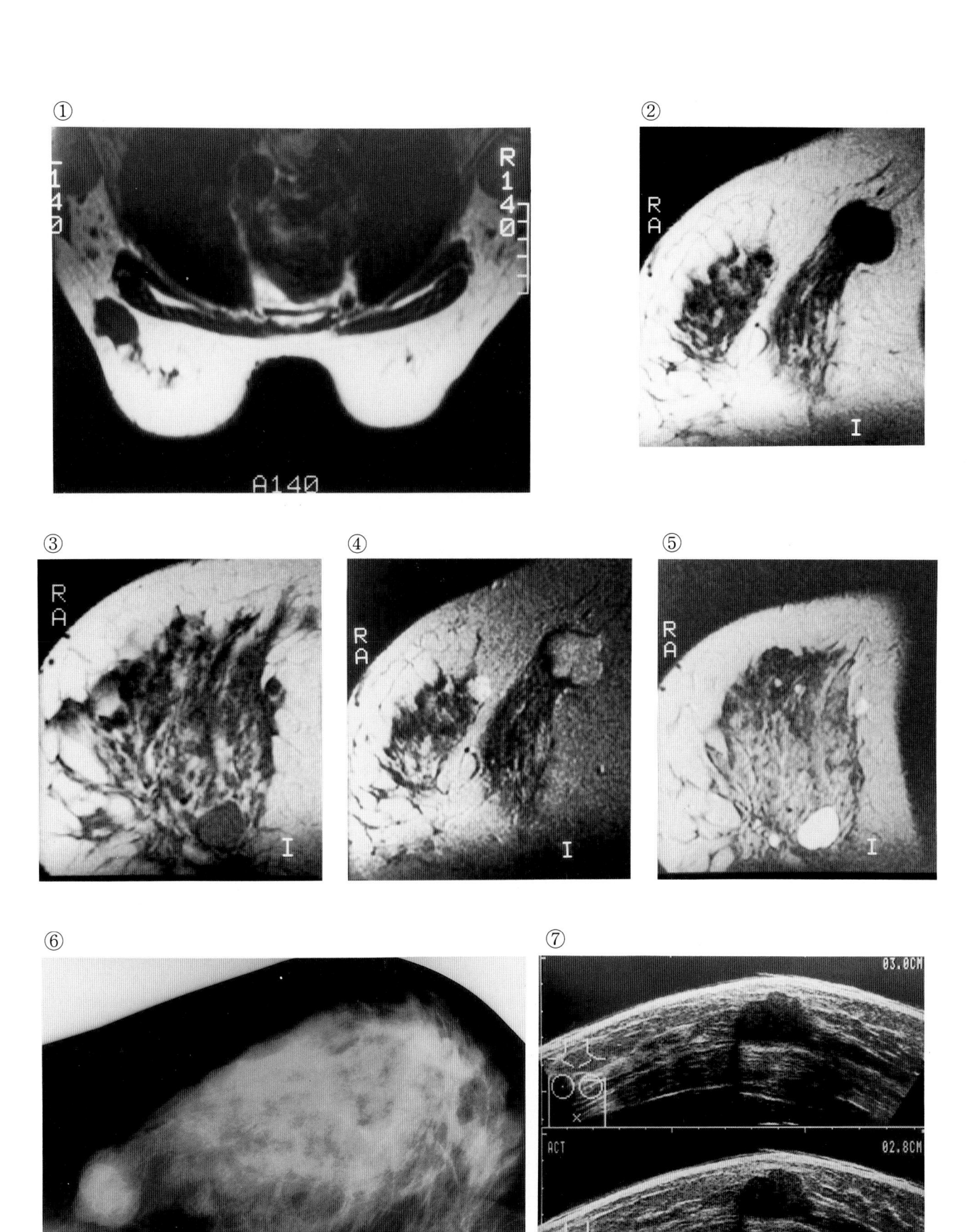

図1 腹臥位乳房下垂位横断像．1.5 T, SE 600/25, FOV 28 cm, 7 mm 厚
図2 乳房接線斜位方向断面像．1.5 T, SE 600/25
図3 同　他断面像
図4 同方向．1.5 T, SE 2000/90
図5 同　他断面像
図6 マンモグラム
図7 超音波断層像

造影効果の弱い部分が目立つ腫瘤性病変

症　　　例	46歳，女性． 主　訴：左乳房腫瘤． 病　歴：2～3年前より定期的に検診を受けていたが，とくに異常は指摘されなかった．しかし，乳頭の陥没が気になり，病院を受診した．触診上，腫瘤はACE領域にあり，約2.5×3.0 cm大，皮膚牽引を伴っていた．
MRI 所見	T_1強調矢状断面像（図1）では，乳腺および腫瘤は筋肉と等信号を示し，腫瘤と正常乳腺の鑑別は困難である．T_2強調横断像およびPD像（図2，3）では，筋肉や対側正常乳腺と比較してほぼ同等の信号強度を示す辺縁部分とそれより高信号（脂肪組織とほぼ同等）を示す中央部分よりなる腫瘤を認める．Gd-DTPA 0.1 mmol/kgの静脈内注射による造影像（図4）では，造影効果の弱い部分が目立つが，辺縁部分と内部の一部は強く造影されている．
その他の画像所見	マンモグラム（図5）では乳頭下から外上部にかけて高濃度の腫瘤が認められる．一部は辺縁が明瞭であるが，深部は放射状の線状陰影を伴っている． 超音波断層像（図6）では，ハローを伴った不整形の低エコー性の腫瘤が描出され，後方エコーの減弱も認められる．一部にほとんど内部エコーのない部分も認められる．
手術・病理所見	t＝3.7×2.0×1.5 cm大の腫瘍で，浸潤性乳癌（硬癌）であった．病理所見上，腫瘤を形成している部分は線維の間に細胞がやや多く存在し，小葉癌とまぎらわしい像を呈しており，周囲は線維が著明に多くみられた．
最　終　診　断	浸潤性乳癌（硬癌）．

〔解　説〕　乳腺の腫瘤性病変のMRIは，造影剤を用いない場合にはT_2強調像を検討することによって，良悪性の鑑別というより組織学的な構成を解明することに有用であると報告されている．しかしながら，CTでも同様であるが，MRIにおいても造影剤を用いることによって多くの情報が得られる．通常，造影剤はGd-DTPAが用いられる．

　造影剤を用いることへの期待の一つは，造影効果の違いにより腫瘍内の性状の違いをより詳しく明らかにできるかということであり，もう一つは良悪性診断においてマンモグラムと超音波検査の診断結果が相違を示した場合に，より正確に良悪性を判別できないかということである．

　通常，乳癌はGd-DTPAによる造影効果が強いと報告されているが[1,2]，必ずしも腫瘍の全体が強い増強効果を示すものではなく，壊死，浮腫，出血，硝子化，線維化，瘢痕形成，石灰化などによって修飾され，画像所見に反映される．

　さらに，造影剤を急速に静脈内注射して経時的に信号強度の変化を観察するいわゆるdynamic MRIを行うことによってより詳細な判定を行う試みがなされ，悪性疾患では急速な信号強度の上昇（ほぼ1分程度で強度曲線が高原状になる）が認められるが，線維腺腫では数分間は緩徐に上昇し続け，かつ造影効果が長く持続し，鑑別に有用であると報告されている[1～3]．また，形態学的には癌症例においてリング状の造影（peripheral ring enhancement）を示す症例が約33%にみられ，診断に有用な所見とされている[3]．

　本症例では，腫瘍はT_1強調像にては正常乳腺と同様の信号強度を示し，腫瘤の存在が示されるのみである．T_2強調像では，やや信号強度の高い腫瘍が認められる．これだけの情報では乳癌や線維腺腫など他の腫瘍との鑑別は困難である[1]．

　造影像では，単純T_1強調像にて腫瘤を示していた部分の中心が低信号を，辺縁と内部の一部が高信号を示している．

〔遠藤登喜子・木戸長一郎〕

〈文　献〉

1) Stack JP, Redmond OM, Codd MB, et al : Breast disease : Tissue Characterization with Gd-DTPA enhancement profiles. *Radiology*, **174**, 491-494, 1990.
2) 池田幸央，楢林口勇，吉田祥二，ほか：3 cm以下の乳癌の造影MRI．日本医学放射線学会雑誌，**51**：1314-1323, 1991.
3) 関　恒明：乳腺腫瘤のdynamic MRI．日本磁気共鳴医学会雑誌，**10**：314-325, 1990.

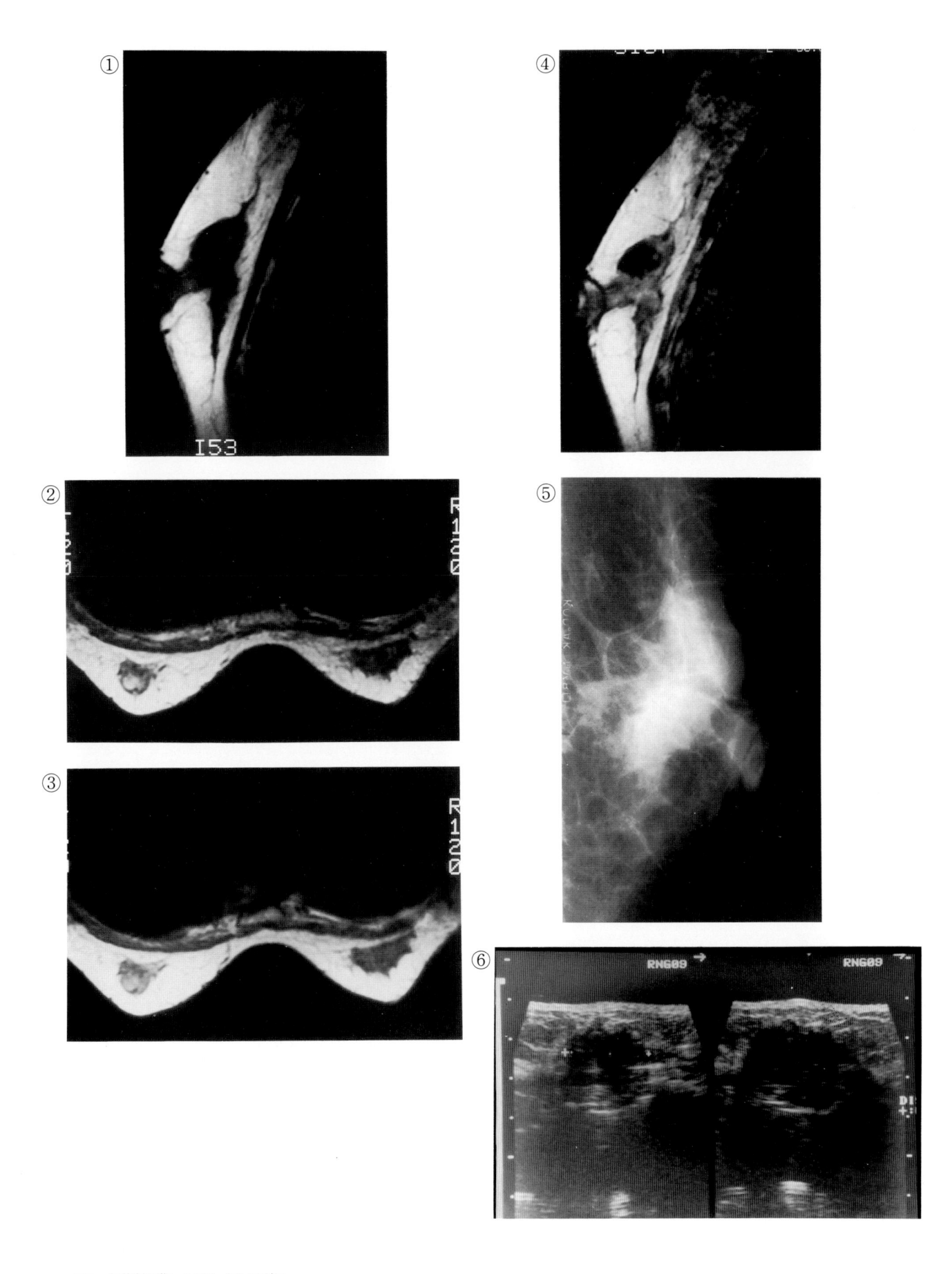

図1 矢状断面像．1.5 T，SE 600/25
図2 腹臥位乳房下垂位　横断像．1.5 T，SE 2000/90
図3 腹臥位乳房下垂位　横断像．1.5 T，SE 2000/30
図4 矢状断面像．1.5 T，SE 600/25 Gd-DTPA 0.1 ml/kg による enhance 像
図5 マンモグラム
図6 超音波断層像

術後・放射線治療後の断端部の腫瘤性病変

症　例　77歳，女性．
主訴：手術創断端部付近の腫脹．
病歴・検査結果：14年前，Paget病にて左乳房非定形的乳房切断術を受けた．5年前，局所再発をきたし，42 Gyの電子線照射治療を受けた．3年前には鎖骨上窩のリンパ節転移が出現，左鎖骨上窩から縦隔に51 Gyの照射治療を受けている．最近，胸部手術創断端部付近（照射野に入っていた）の腫脹と発赤をきたした．

MRI所見　矢状断 T_1 強調像（図1）では，正中から右前胸壁に膨隆する腫瘤が認められ，内部の信号強度は筋肉と同等である．
PD像（図2）での信号強度は，筋肉より高いが脂肪組織より低く，T_2 強調像（図3）では筋肉や脂肪組織より高信号を呈している．大胸筋および胸骨との分離は悪く，前縦隔に同様の高信号領域が広がっている．腫瘤近傍の脂肪組織はやや高い信号強度を示し，浮腫などの変化を起こしていることがうかがわれる．

その他の画像所見　超音波検査（図4）では，上胸部中央の切除端近くの膨隆した部分は表皮直下まで充実性の低エコーの腫瘤が迫り，深部は筋層との境界が観察できない．腫瘤は深部で広がりを示し，巨大な腫瘍となっている．皮下の脂肪組織の中には約1 cm径の低エコーの結節もみられる．
CT検査（図5）では，前胸部に大きく膨隆し，胸骨に浸潤する巨大な腫瘤がみられる．周囲脂肪組織の変化は明らかでない．右腋窩リンパ節の腫大も認められる．

最終診断　乳癌の再発．

〔解説〕臨床的には，放射線照射後の変化（線維化）およびそれに伴った炎症と，線維組織中の再発腫瘍の鑑別診断は困難なことがある．

MR像では，線維組織はその原因の種類にかかわらず，T_1 強調像，T_2 強調像ともに筋肉と同様の低信号を示し，再発腫瘍は T_2 強調像では筋肉より高信号を示すと報告されており[1,2]，線維組織中に腫瘍が存在する場合にも同定が可能であり，鑑別診断に有用である．

しかしながら，T_2 強調像において相対的な高信号強度を示すのは腫瘍だけではない．感染，出血や未成熟な線維化の過程などにおいても信号強度の上昇が認められると報告されており，注意が必要である[1,2]．とくに，本症例のように，放射線照射が相当以前に行われた場合には線維組織は成熟していると判断されるが，照射後間もない場合は鑑別には慎重でなければならない．

さらに，Gd-DTPAにより造影を行った場合，Heywangの報告[3]（手術創の線維化における研究ではあるが）によると，6か月以内の瘢痕ではさまざまな程度の造影効果を示したが，6か月以上経過したものであれば造影効果はみられず，一方，腫瘍が強く造影されることから，線維組織中の腫瘍の検出は容易であるといわれている．

〔遠藤登喜子・木戸長一郎〕

〈文献〉
1) Glazer HS, Lee JKT, Levit RG, et al: Radiation fibrosis: Differentiation from recurrent tumor by MR imaging. *Radiology,* **156**: 721-726, 1985.
2) Lee JKT, Glazer HS: Controversy in the MR imaging appearance of fibrosis. *Radiology,* **177**: 21-22, 1990.
3) Heywang SH, Hilbertz T, Beck R, et al: Gd-DTPA enhanced MR imaging of the breast in patients with postoperative scarring and sillicon implants. *Com Assist Tomogr,* **14**: 348-356, 1990.

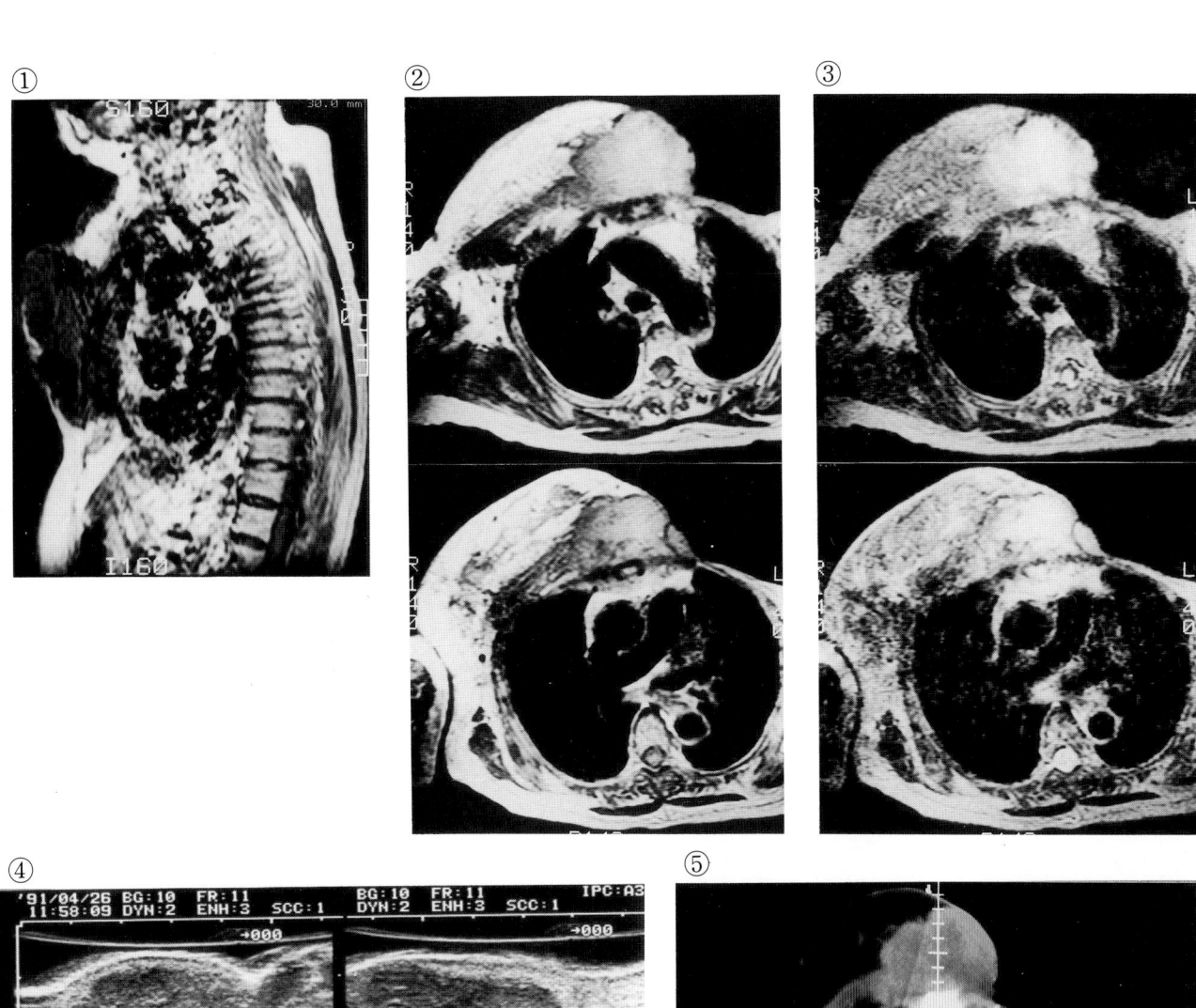

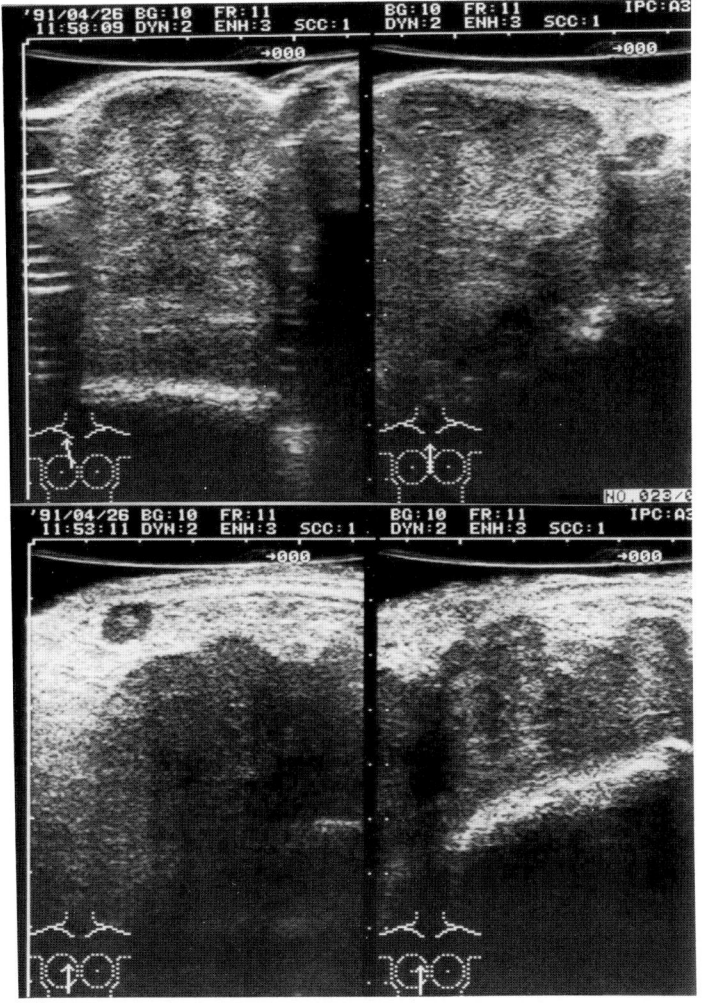

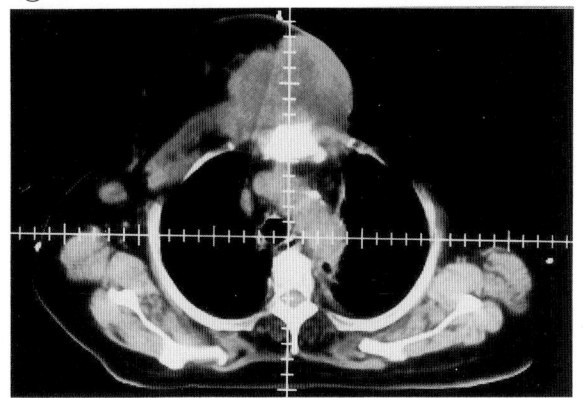

図1 矢状断面像. 1.5 T, SE 500/20
図2 横断像. 1.5 T, SE 2069/20
図3 横断像. 1.5 T, SE 2069/80
図4 超音波断層像
図5 CT像

6. 腹部 MRI 読影

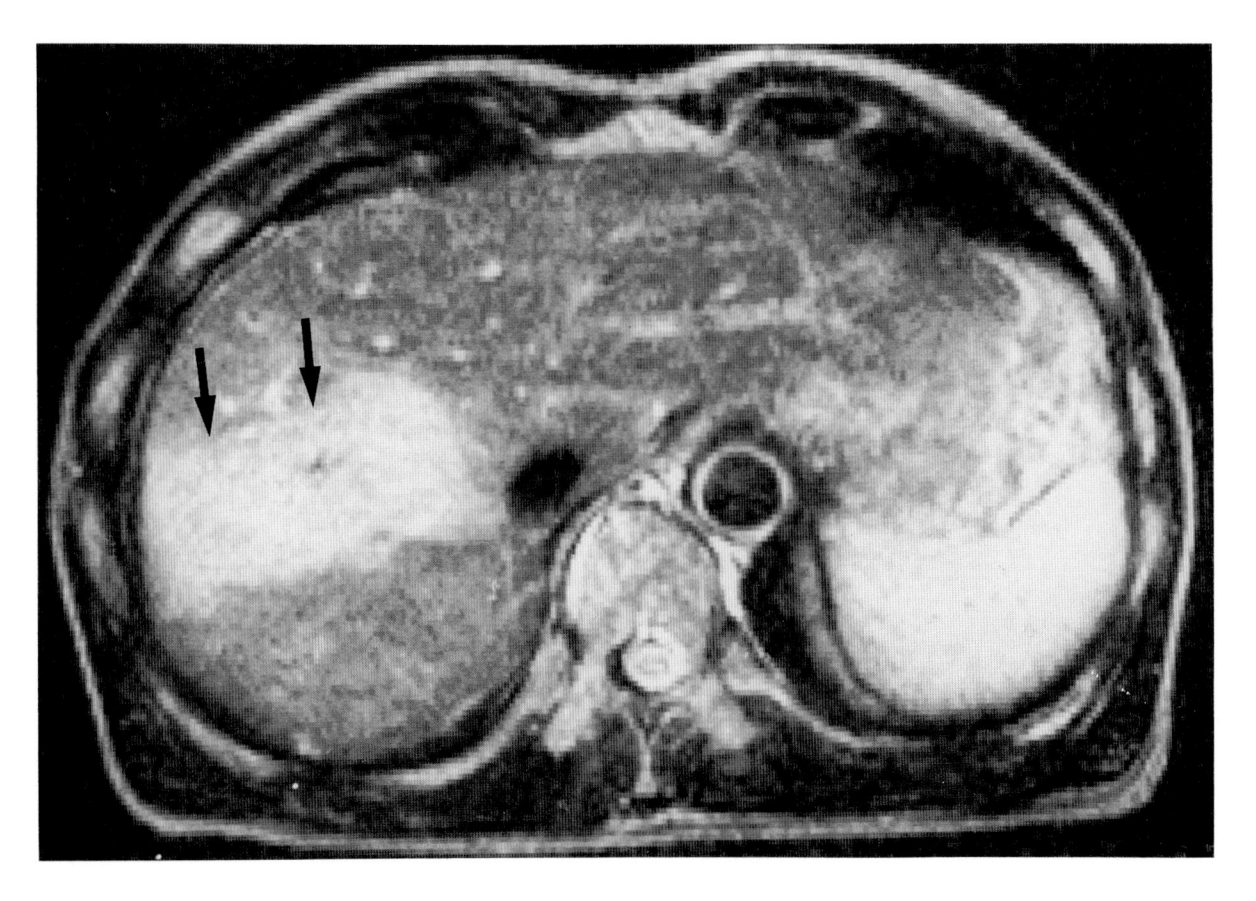

この写真から何が読み取れるか（p. 261 参照）

T_1強調像で等〜高信号のモザイク状を示す腫瘤性病変

症　　例　46歳，男性．
主訴：全身倦怠感．
病歴・検査結果：10年ほど前から慢性肝機能障害にて加療中のところ，1か月ほど前から全身倦怠感や下肢の浮腫を認めたため超音波検査などの精査を受けたところ肝腫瘤性病変を発見され，入院した．血清AFP値34 ng/ml，フェリチン450 ng/ml，CEA値4.2 ng/mlである．

MRI所見　T_1強調像（図1）で腫瘤は周囲肝実質より等〜高信号強度域に描出されており，少なくとも4個が認められる．腫瘤を取り囲んだリング状の低信号強度帯と一部の腫瘤にモザイク様パターン（矢印）を認める．T_2強調像（図2）ではそれら腫瘤のうち，T_1強調像でモザイク様パターンを呈したもののみがより高信号強度域に描出されており，残りのものは等信号強度域になっている．
dynamic MRI（図3）の早期像で腫瘤は全体に濃染され（3コマ目の矢印），その後速やかに造影効果を低下させ，周囲肝実質に比べて低信号強度域に移行している．一方，造影前には腫瘤を取り囲んで低信号強度帯を示していたもの（被膜）は，腫瘤の濃染時期より1コマ遅れてリング状に造影されており，その濃染は静注7分後のコマまで持続して認められる．

その他の画像所見　肝動脈造影動脈相（図4）で腫瘤はhypervascular lesion（矢印）を呈し，上腸間膜動脈経由門脈造影（図5）では末梢枝に造影欠損（矢印）を認める．

最終診断　被包型肝細胞癌，肝硬変．

〔解　説〕　肝細胞癌の多くは，周囲肝実質に比べてT_1強調像で低信号強度を呈するが，等信号強度や軽度の高信号強度を呈する症例も認められる．このうちT_1強調像で高信号強度を呈する所見は肝細胞癌に比較的特徴的所見であり，その原因として，腫瘍内出血や脂肪変性[1]などの関与が推測されている．脂肪変性は肝細胞癌のうち，高分化型において高頻度に認められる．しかし，脂肪変性を含有する肝細胞癌以外の腫瘍や出血性病変においても同様に高信号強度を呈する[2]ので，診断にさいしては注意が必要である．一方，T_2強調像では，肝細胞癌のほとんどが周囲肝実質より高信号強度を呈するが，一部で等信号強度や低信号強度を示すものもある．このうち低信号強度を示す原因として，細胞質内に著明に沈着した銅の関与が報告されているが，自験例では組織学的に銅を検出することができなく，銅以外の関与も否定しえない．腫瘍結節に対するMRIの検出率はX線CTと同等か，あるいはそれ以上である．さらに，腫瘍の広がりや内部構造の描出ではMRIの方が優れている．T_2強調像は，娘結節も含めて肝細胞癌の検出に有用であるが，びまん型肝細胞癌の進展範囲を正確に検出することは，MRIにおいても多くの場合難しい．肝細胞癌の類似病変として肝硬変でみられる腺腫様過形成（adenomatous hyperplasia）や再生結節病変は，T_1強調像で高信号域に，T_2強調像では低信号域に描出されることで鑑別しえるといわれている[3]．しかし，前述のように肝細胞癌においても頻度は低いがT_2強調像で低信号域に描出されることもあり，信号強度のみから鑑別することは困難と思われる．また，肝血管腫との鑑別診断は，T_2強調像での信号強度の差や，内部信号の均一性の有無や，分葉状形態などによって可能である[4]．

肝細胞癌の診断には線維性被膜や隔壁（モザイク様パターン）—これらは進行肝癌に特徴的所見である—のほかに，門脈腫瘍塞栓や肝硬変の合併も大切な副所見である．線維性被膜は腫瘍の周囲を取り囲んでいる低信号強度帯として描出され，T_1強調像がその検出に優れている[1]．線維性被膜は肝腺腫（adenoma）においても認められるので，診断にさいしては注意が必要である．

被包型肝細胞癌の多くは，隔壁によって内部がいくつかに区切られており，各区画間で細胞密度，血流量，出血や壊死の有無などによって信号強度に差を生じ，いわゆるモザイク様パターンを呈する．これの検出にはT_2強調像がよく，しかもX線CTより優れている．隔壁は線維性成分が主体であり，しかも水分量に乏しいので，T_1，T_2強調像ともに低信号強度域に描出される．被膜外浸潤の検出にはT_2強調像が優れている．

肝細胞癌のdynamic MRIのパターンは，本症例のように早期像で癌結節が全体に濃染され，その後，急速に濃染の程度を低下させて，周囲肝実質に比べて等または低信号強度域になる．ときには被膜が腫瘍周辺部に輪状に濃染されて認められる．多くの転移性肝癌，血管腫，腺腫様過形成などとは異なった造影様式を示す．壊死部には造影効果が認められないので，dynamic MRIは治療効果判定に有用と考えられる．

〔今枝孟義・土井偉誉〕

〈文　献〉

1) Ebara M, Ohto M, Watanabe Y, et al: Diagnosis of small hepatocellular carcinoma. *Radiology*, **159**: 371-377, 1986.
2) Itoh K, Nishimura K, Togashi K, et al: Hepatocellular carcinoma: MR imaging. *Radiology*, **164**: 21-25, 1987.
3) Matsui O, Kadoya M, Kameyama T, et al: Adenomatous hyperplastic nodules in the cirrhotic liver. *Radiology*, **173**: 123-126, 1989.
4) Itai Y, Ohtomo K, Furui S, et al: MR imaging of hepatocellular carcinoma. *JCAT*, **10**: 963-968, 1986.

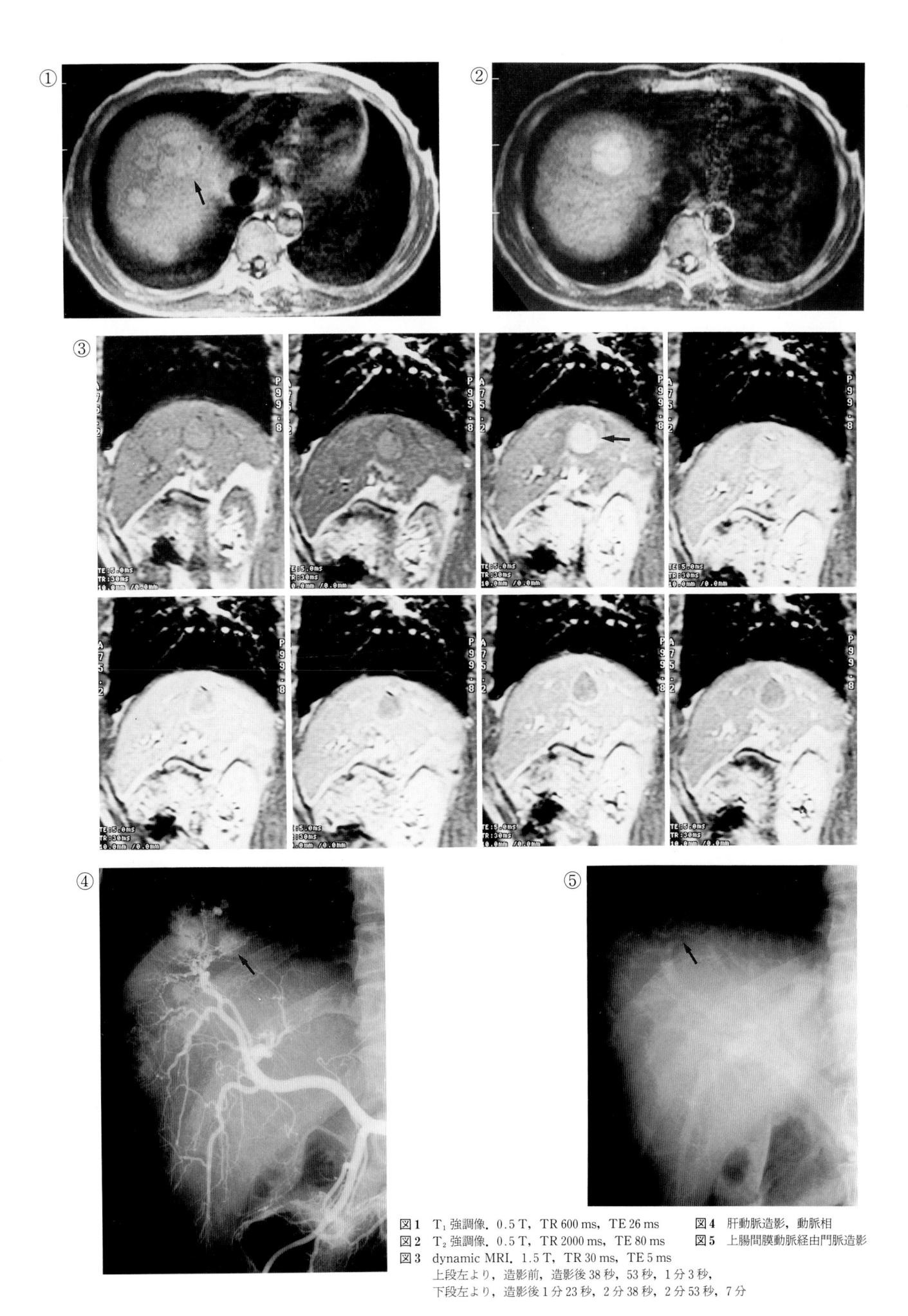

図1 T₁強調像．0.5 T，TR 600 ms，TE 26 ms
図2 T₂強調像．0.5 T，TR 2000 ms，TE 80 ms
図3 dynamic MRI．1.5 T，TR 30 ms，TE 5 ms
　　上段左より，造影前，造影後 38 秒，53 秒，1 分 3 秒，
　　下段左より，造影後 1 分 23 秒，2 分 38 秒，2 分 53 秒，7 分
図4 肝動脈造影，動脈相
図5 上腸間膜動脈経由門脈造影

segmental intensity difference の所見を示す腫瘤性病変

症例 54歳，男性．
主訴：肝腫瘍のため治療中である．
病歴・検査結果：肝腫瘍のために1年ほど前からすでに3回 Lip-chemo-TAE 療法を受け，経過観察中のところ，最近腫瘍の増大を指摘され，再加療を目的として入院した．血清 AFP 値 6,687 ng/ml，PIVKA II 0.12 AU/ml，CEA 5.3 ng/ml である．

MRI所見 肝右葉（S^{VIII}）に長方形の，T$_1$ 強調像（図1）では周囲肝実質よりわずかに低信号強度域（矢印）を，T$_2$ 強調像（図2）では高信号強度域（矢印）を認める．

その他の画像所見 単純 CT（図3）では lobular attenuation difference の所見（矢印）を認める．造影 CT（図4）で右門脈前枝（矢印）と第一次分枝の一部に腫瘍塞栓による LDA がみられる．上腸間膜動脈経由門脈造影（図5）で右第一次分枝内に陰影欠損（矢印）を認める．これより4か月後の MRI と X 線 CT（図6，7）において腫瘍塞栓は門脈本幹にまで進展しており，内腔の一部を残して閉塞している（矢印）．

最終診断 肝細胞癌，門脈腫瘍塞栓，肝硬変．

〔解説〕 門脈，肝静脈および下大静脈の腫瘍塞栓は，T$_1$ 強調像で周囲肝実質に比べて無信号の血管の中に低～等信号強度域として，一方，T$_2$ 強調像では高信号強度域として，血管の走行に一致して描出される．T$_1$ 強調像において高信号強度域を認める場合は，比較的新しい血栓の存在が考えられ，これは時間の経過とともに低信号強度域に変わる[1]ので腫瘍塞栓との鑑別が可能である．一般に超音波検査や X 線 CT は，門脈本幹から二次分枝までの腫瘍塞栓を検出することが可能であるが，3次分枝より末梢枝の閉塞を診断することは困難なことが多いといわれている．腫瘍塞栓によって肝内門脈枝に血流障害が生じると，その支配領域に X 線 CT でいわれている lobular attenuation difference と同様な所見が MRI においても認められる．これを segmental intensity difference といい，T$_1$ 強調像ではっきりしないことが多いけれども低信号強度域に，T$_2$ 強調像では高信号強度域に描出される[2]．たとえ MRI によって腫瘍塞栓を直接検出できなくとも，その存在を示唆する有用な所見であるといわれている．dynamic MRI の動脈相において，門脈腫瘍塞栓の栄養血管はリング状や糸状に濃染されたり，門脈が早期に描出されたりする．門脈本幹または右第一次分枝に腫瘍塞栓のある場合，肝門部門脈の周囲に求肝性側副血行路（cavernous transformation）がみられることもある．門脈腫瘍塞栓は，肝細胞癌でよく認められるが，転移性肝癌ではまれである．

肝細胞癌における門脈腫瘍塞栓の発生頻度および程度は，腫瘍の大きさや組織型などによって大きく異なり，腫瘍径5cm 以上での頻度は高く，径2cm 以下ではその頻度は低い．さらに，腫瘍径の大きな症例ほど，小さな症例に比べて腫瘍塞栓の発育程度は高度であり，しかもより肝門部側にまで浸潤している傾向がみられる．しかし，腫瘍径が小さくとも，すでに腫瘍塞栓が門脈本幹にまで発育している症例をまれではあるが経験している．また組織型のうち，浸潤型や混合型での腫瘍塞栓の発生頻度は高く，一方，膨張型では低い．

門脈腫瘍塞栓の存在の有無は，門脈圧亢進症や予後と深い関係があり，たとえば，門脈本幹に腫瘍塞栓のある症例の食道静脈瘤破綻頻度は，そうでない症例のそれに比べて高率である．また，門脈腫瘍塞栓のある症例の生存期間は，そうでない症例のそれに比べて有意に短い．なお，腫瘍塞栓の有無は治療法を決定するさいにも重要な因子であり，正確に診断することが大切である．腫瘍塞栓が肝静脈，さらに下大静脈に浸潤すると Budd-Chiari 症候群を，右心房内にまで浸潤すると ball-valve thrombus syndrome（体位変換時に発作的に増悪する呼吸困難，心音異常，心雑音，血圧低下，チアノーゼの出現など）を認めることがある．

〔今枝孟義・土井偉誉〕

〈文献〉

1) Zirinsky K, Markisz JA, Rubenstein WA, et al : MR imaging of portal venous thrombosis : correlation with CT and sonography. *AJR*, **150** : 283-288, 1988.
2) Itai Y, Ohtomo K, Kokubo T, et al : Segmental intensity differences in the liver on MR imaging : a sign of intrahepatic portal flow stoppage. *Radiology*, **167** : 17-19, 1988.

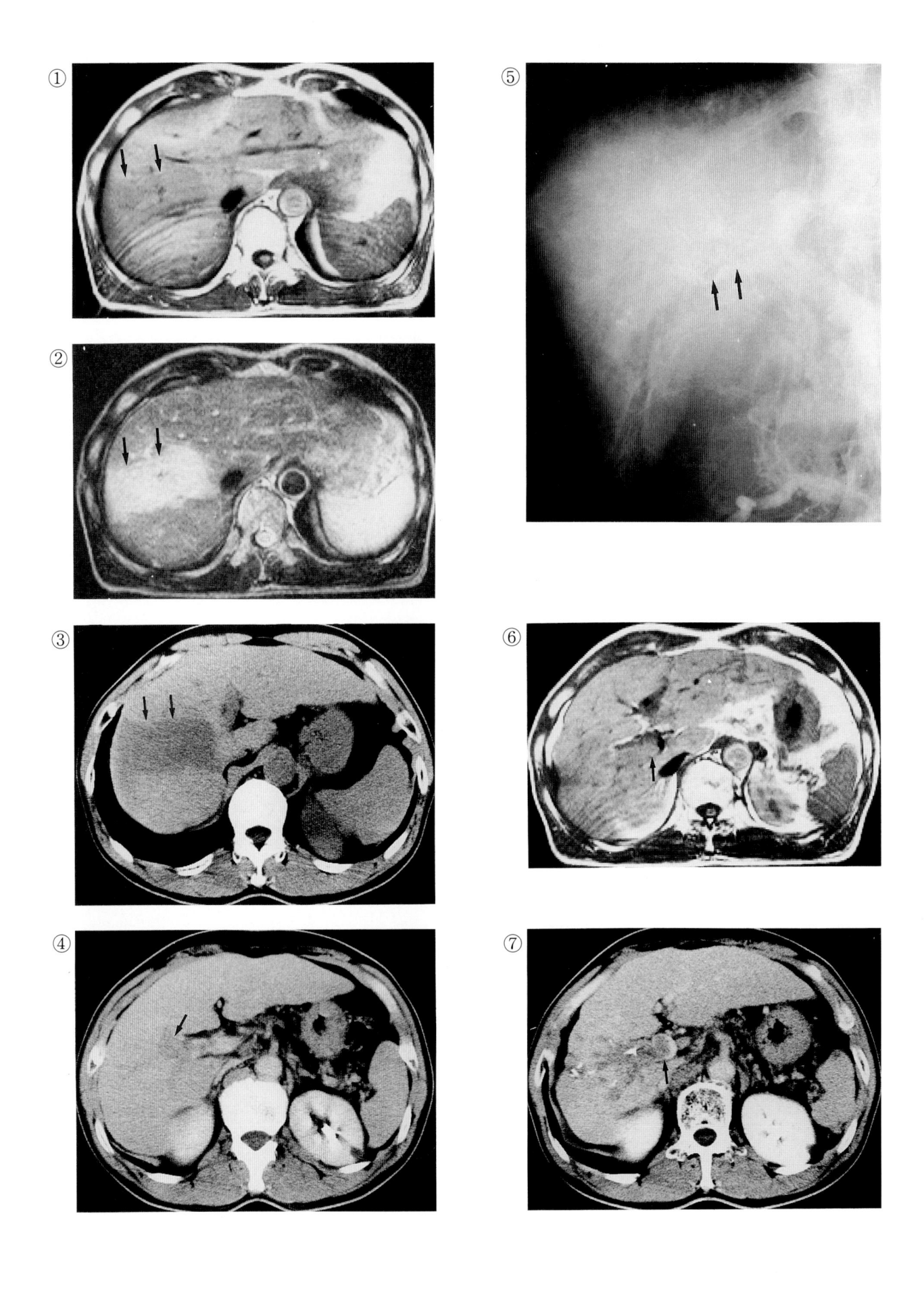

図1 T₁強調像．1.0 T，TR 460 ms，TE 15 ms
図2 T₂強調像．1.0 T，TR 1800 ms，TE 90 ms
図3 単純CT像
図4 造影CT像
図5 上腸間膜動脈経由門脈造影
図6 図1より4か月後のT₁強調像．TR 460 ms，TE 15 ms
図7 図4より4か月後の造影CT像

T_1 強調像で低信号，T_2 強調像で高信号を示す腫瘤性病変

症　　　例	60歳，男性． 主　訴：腹部腫瘤を触知する． 病歴・検査結果：3か月ほど前に左季肋下に鶏卵大の腫瘤を触知したが，定年後の転職先を捜すために多忙であったので放置していた．最近，腫瘤の増大と自発痛を認めるようになったので来院した．血清 AFP 値 5 ng/ml 以下，PIVKA II 0.1 AU/ml 以下，CEA 5 ng/ml 以下，CA 19-9 150 U/ml である．
MRI 所見	肝左葉に周囲肝実質より，T_1 強調像（図1）で境界不鮮明な低信号強度域を，T_2 強調像（図2）で高信号強度域を認める．Gd-DTPA 静注後の T_1 強調像（図3）で腫瘍は濃染しており，左胆管枝の拡張所見（矢印）を認める．
その他の画像所見	超音波検査（図4），造影 CT（図5）で左胆管枝の拡張所見（矢印）はより鮮明に描出されている．ERCP（図6）では左胆管枝の中断像（矢印），上腸間膜動脈経由門脈造影（図7）では左門脈枝の中断像（矢印）を認める．
最終診断	左葉のほぼ全体を占める胆管細胞癌．

〔解　説〕　胆管細胞癌は胆管粘膜の上皮細胞から発生する癌で，臨床的には占拠部位によって末梢型胆管癌（肝内胆管癌）と肝門部胆管癌（左右肝管合流部より上流に発生したもの）に分けられる．

原発性肝癌のうち胆管細胞癌が占める割合は約 5%，混合型のそれは約 1% にすぎなく，肝細胞癌の約 92% に比べて著しく低率である．

また，胆管細胞癌が肝細胞癌に比べて異なる点は，肝硬変の合併率が低いこと，胆管内発育頻度が高いこと，腫瘍血管に乏しいことなどがあげられる．たとえ腫瘍血管が hypervascular であっても肝細胞癌ほど著明でなく，むしろ動脈の encasement，圧排，伸展，偏位，閉塞が主な所見であり，tumor stain は腫瘍の周辺部に認められるが，中心部には少ない．

胆管細胞癌は，T_1 強調像で周囲肝実質より低～等信号強度域に，T_2 強調像では高信号強度域に描出されるが，浸潤性に発育するために非癌部との境界は不明瞭であることが多い．さらに，腫瘍の中心部には線維性組織がよく発達しているので，硬癌の形をとるものが多く，T_2 強調像では腫瘍内部が低信号強度域として描出される[1]．しかし，これと類似した所見は腫瘍内部に線維性成分の多い大腸癌肝転移や硬化型肝細胞癌などにおいても認められる．腫瘍が肝臓の表層部に存在している場合は，多くの転移性肝癌と同様に腫瘍表面に凹状の変形，すなわち，癌臍（delle）の形成を認める．また，腫瘍より末梢の胆管に拡張を認めることが多く，これが特徴的所見である．肝内胆管の拡張は，T_1 強調像で周囲肝実質より低信号強度域に，T_2 強調像では高信号強度域に描出されるが，この検出には空間分解能のよい X 線 CT の方が MRI より優れている[2]．しかし，胆管細胞癌の検出，進展度診断，リンパ節転移の検出においては，T_2 強調像の方が X 線 CT より優れている．

dynamic MRI の早期像で腫瘍の辺縁のみがまずドーナツ状に濃染され，数分後には逆に中心部のみが濃染されるようなパターンを示す．

画像診断法以外による胆管細胞癌と肝細胞癌の鑑別診断には，血清 AFP 値と CA 19-9 の組合せが最も有用である．

〔今枝孟義・土井偉誉〕

〈文　献〉
1) 伊藤　亨，柴田登志也，小西淳二：原発性肝癌の MRI，病理的背景を中心に．画像診断，10：1292-1298，1990．
2) Dooms GC, Kerlan RK Jr, Hricak H, et al：Cholangiocarcinoma：imaging by MR. *Radiology*, 159：89-94, 1986.

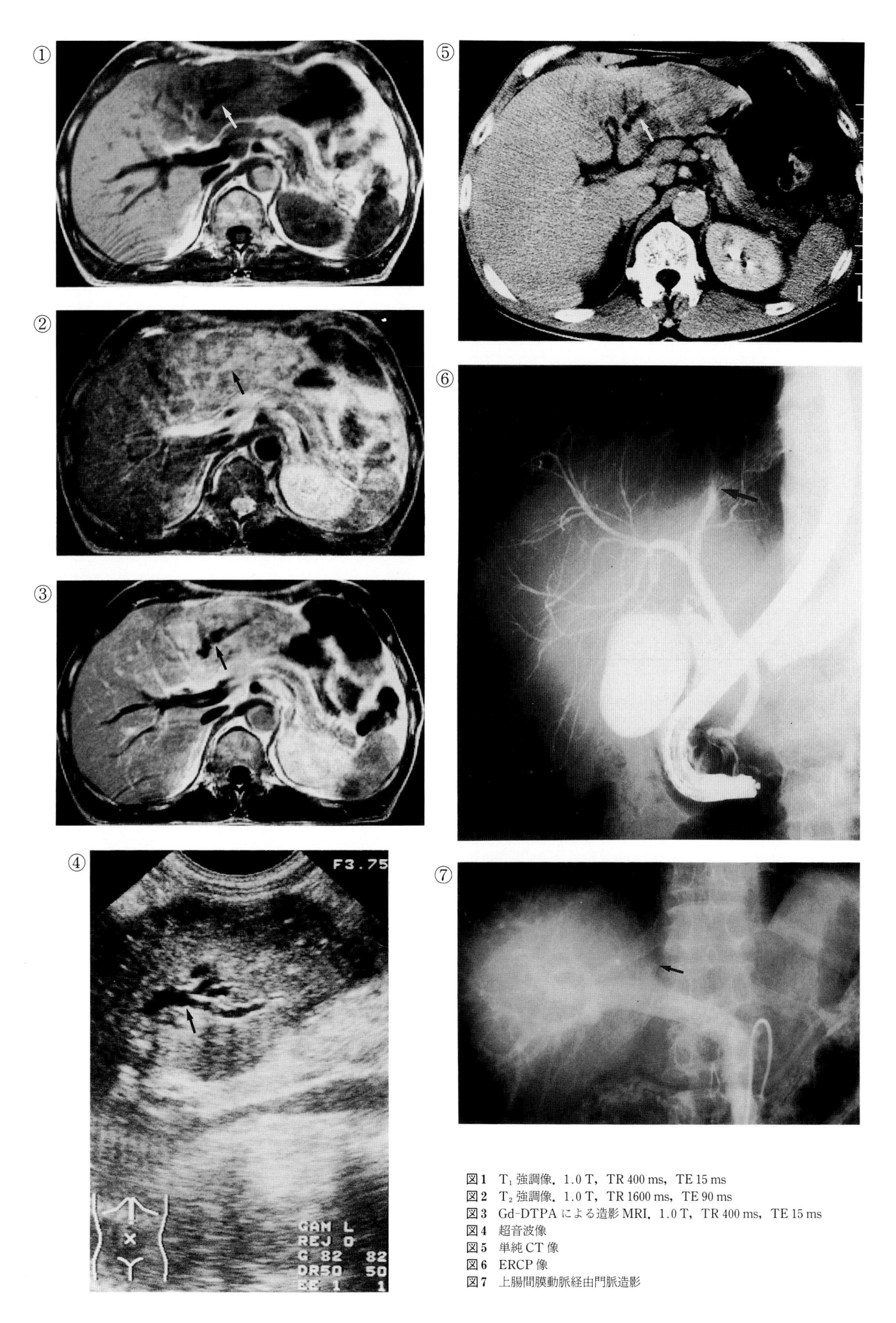

図1 T_1 強調像．1.0 T，TR 400 ms，TE 15 ms
図2 T_2 強調像．1.0 T，TR 1600 ms，TE 90 ms
図3 Gd-DTPA による造影 MRI．1.0 T，TR 400 ms，TE 15 ms
図4 超音波像
図5 単純 CT 像
図6 ERCP 像
図7 上腸間膜動脈経由門脈造影

同心円状の二重信号を示す腫瘤性病変

症　　例　56歳，男性．
主　訴：食物摂取時ののどのつかえ感．
病歴・検査結果：ここ4か月ほど前から主訴と左下胸部痛を訴えて来院した．血清AFP値 5 ng/ml 以下，PIVKA II 0.1 AU/ml 以下，CEA 5 ng/ml 以下である．

MRI所見　肝右葉（S^{VIII}）に，T$_1$強調像（図1）で低信号強度を示す腫瘍の中央部により低信号強度域（矢印）を，T$_2$強調像（図2）では高信号強度を示す腫瘍の中央部により高信号強度域（矢印）を認める．Gd-DTPA静注後のT$_1$強調像（図3）で腫瘍の中央部は濃染されず，周辺部のみが造影されており，壊死の存在を疑わしめる．

その他の画像所見　バリウムによる上部消化管造影（図4）で食道下部左壁側より噴門部にかけて Borr. 3 type の進行癌を認める．造影CT（図5）で腫瘍の中央部に壊死を，また左外側区域内にも腫瘍を認める．肝動脈造影動脈相（図6）で腫瘍血管（矢印）を認め，さらに実質相（図7）では腫瘍の中央部に壊死の存在を疑わしめる．

最終診断　胃癌（poorly differentiated adenocarcinoma），肝転移巣に壊死を認めた．

〔解　説〕肝臓は，血行性，リンパ行性および隣接臓器から直接的に転移をきたしやすい臓器の一つであり，原発巣として消化管，とくに胃癌がわが国において最も多く，肺，乳腺，膵，卵巣などがこれに次いでいる．

転移性肝癌の診断においては，T$_2$強調像がT$_1$強調像に比べて有用である[1]．

転移性肝癌のMRIにおける特徴的所見として，以下のごときいくつかのパターンがあげられている．

1) 壊死傾向の強い腫瘍では，中心部の液化壊死巣を反映してT$_1$強調像で低信号強度を示す腫瘍の中心部により低信号強度域（doughnut）が認められ，一方，T$_2$強調像では高信号強度を示す腫瘍の中心部により高信号強度域が認められ，同心円状の二重構造として描出される（target）．癌結節が肝臓の表層部に存在する場合は，腫瘍の表面に凹状の変形，いわゆる癌臍（delle）を認めることも胆管細胞癌と同様，転移性肝癌に特徴的所見の一つである．

2) 腫瘍の内部構造は，不均一で，特徴に欠けるために種々の信号強度域に描出され，その辺縁は不整である（amorphous）．

3) 腫瘍は，輪状の高信号強度帯（その厚みは 2〜10 mm である．これは腫瘍の発育，増殖によって腫瘍周囲の肝実質に炎症性反応とか，浮腫をきたすためである）によって周囲を取り囲まれており，腫瘍自体はそれより低信号強度域に描出される（halo sign）．

4) T$_1$強調像とT$_2$強調像で腫瘍の形態や大きさに違いを認める（change in morphology，これは末梢組織の循環障害によって浮腫をきたしているためである）．

5) これらのほかに，腫瘍の形態が円形か楕円形で，その辺縁は鮮明であり，その信号強度は胆囊や髄液と同様に均一で著しく高信号強度域に描出される（light bulb，これは完全な壊死か，多血性腫瘍による）．これは海綿状血管腫や囊胞と単純MRIのみでは鑑別困難であるとされている．とくに膵島細胞腫などの内分泌性腫瘍や腎癌などからの転移巣でこの傾向が強い[1]．

腫瘍内出血巣は，T$_1$強調像で高信号強度を示すが，石灰化巣はMRIによって検出されない．

転移性肝癌の多くは，肝細胞癌に比べて腫瘍血管に乏しい．大腸癌，胃癌，乳癌などの腺癌からの肝転移巣の内部には線維性成分を多く含むために，dynamic MRIの早期像で腫瘍の中央部が低信号強度域に，辺縁部は輪状に濃染し，一方，晩期像（15分以後）では逆に中央部が濃染し，辺縁部は低信号強度域，いわゆるX線CTでいわれている peripheral low density area と同様な所見を示す．転移性肝癌に対するMRIとX線CTの検出率を比較すると，MRIの方がX線CTより優れているか，両者に差を認めないとする報告が多い[2]．しかし，リンパ節などの肝外病変の検出能に関しては，MRIよりX線CTの方が優れており，スクリーニング検査としてはX線CTの方が適当であるという報告もみられる[3]．

〔今枝孟義・土井偉誉〕

〈文　献〉
1) Wittenberg J, Stark DD, Forman BH, et al: Differentiation of hepatic metastases from hepatic hemangiomas and cysts by using MR imaging. *AJR*, **151**: 79-84, 1988.
2) Stark DD, Wittenberg J, Butch RJ, et al: Hepatic metastases: Randomized, controlled comparison of detection with MR imaging and CT. *Radiology*, **165**: 399-406, 1987.
3) Heiken JP, Lee JKT, Glazer HS, et al: Hepatic metastases studied with MR and CT. *Radiology*, **156**: 423-427, 1985.

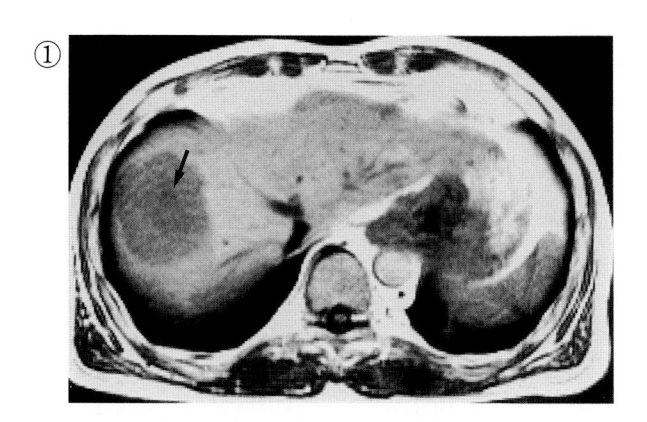

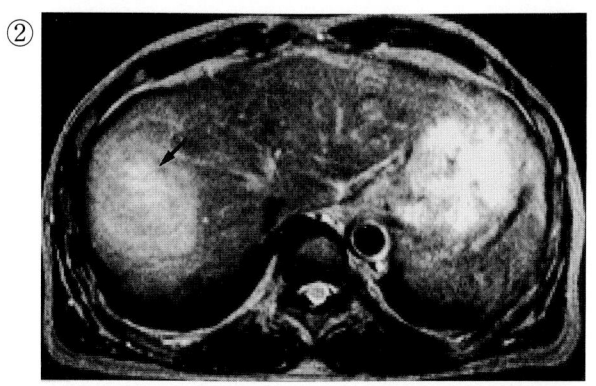

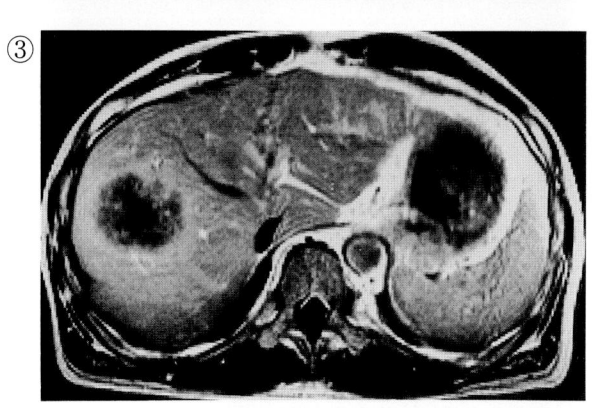

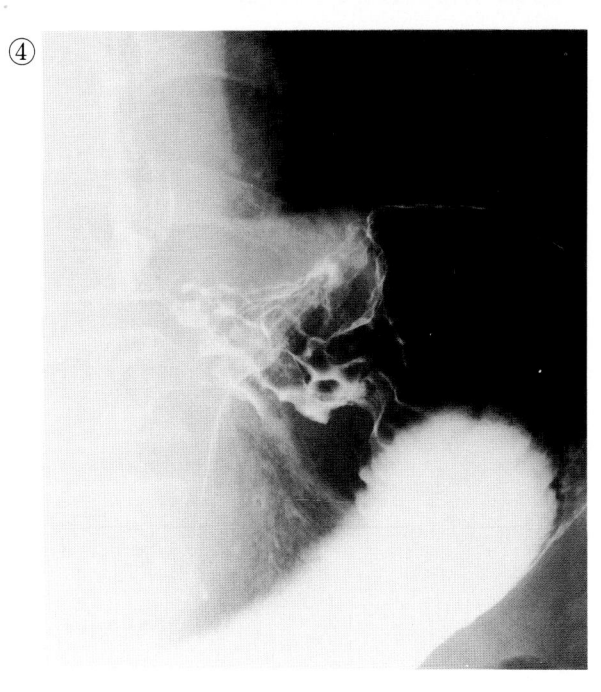

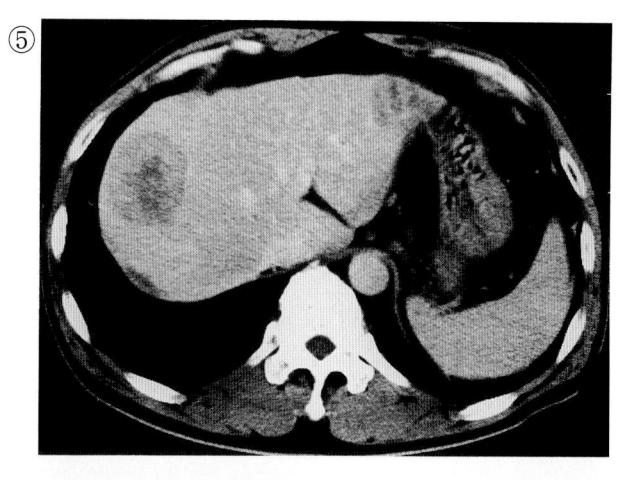

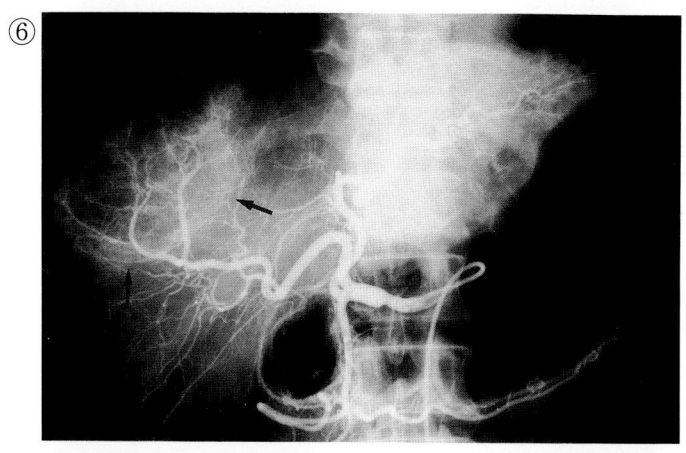

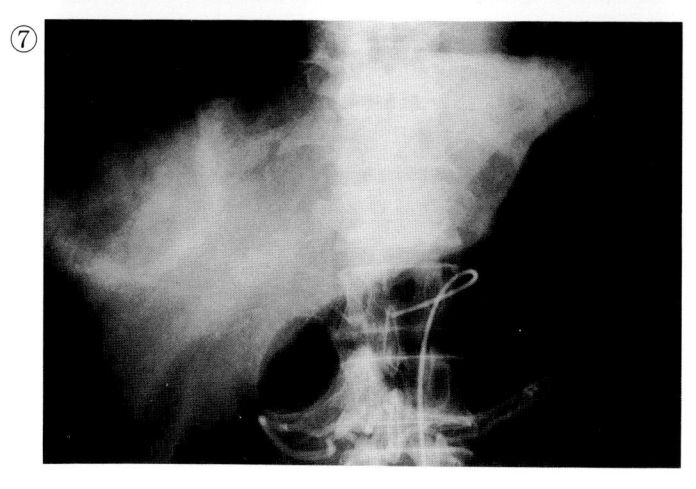

図1　T₁ 強調像．1.0 T，TR 460 ms，TE 15 ms
図2　T₂ 強調像．1.0 T，TR 1800 ms，TE 90 ms
図3　Gd-DTPA による造影 MRI．1.0 T，TR 460 ms，TE 15 ms
図4　上部消化管造影
図5　造影 CT 像
図6　肝動脈造影，動脈相
図7　肝動脈造影，実質相

T₂強調像で同心円状の二重信号を示す腫瘤性病変

症　　例	47歳，男性．
	主　訴：発熱．
	病歴・検査結果：3週間ほど前に右胸部から腹部にかけて蹴られた．8日ほど前から38〜39℃台の発熱と右側腹部痛を認めたため諸検査を受けたところ，肝に腫瘤性病変を発見され入院した．白血球数 17100/μl，CRP 5+，ESR 30分値 66 mm，1時間値 99 mm，ALP 740 IU/l，γ-GTP 308 IU/l である．
MRI所見	腫瘤性病変（矢印）は肝右葉後区域に認められ，T₁強調像（図1）で周囲肝実質より低信号強度域に描出されており，その境界は不鮮明である．一方，T₂強調像（図2）で腫瘤性病変は，中央部が著しく高信号強度域に描出されており，その周囲をやや高信号強度帯が取り囲み，腫瘤全体として同心円状の二重信号強度域を呈している．病巣の範囲は，T₁強調像のそれに比べて明らかに大きく描出されている．
その他の画像所見	単純X線CT像（図3），造影X線CT像（図4）では，腫瘤の内部はほぼ均一な低吸収域として描出されている．超音波検査（図5）では，腫瘤（矢印）は混合エコーを示し，その輪郭は凸凹不整である．
最終診断	超音波ガイド下穿刺によるドレナージによって，黄緑色の無臭性の膿汁が排液された．嫌気性菌も含めた膿汁の細菌学的検索によっても原因菌は検出されなかった．外傷性肝膿瘍と診断された．約5か月後の単純X線CT像（図6）で低吸収域は消退していた．

〔解　説〕　肝膿瘍は，大別して化膿性膿瘍とアメーバ性膿瘍の2つに分けられる．

化膿性膿瘍のほとんどは化膿菌によるものであるが，これをさらに原発性と続発性に分けており，原発性は孤立性のことが多く，続発性は多発性のことが多い．原発性は外傷を原因とすることが多いが，その約半数のものの感染源ははっきりしない．続発性は門脈や胆管を経て感染源が肝に入り込み，化膿性静脈炎や静脈血栓を引き起こした後に発生するといわれている．

一方，アメーバ性膿瘍は，赤痢アメーバが腸管から門脈を経て肝に入り込み，アメーバ性肝炎を引き起こすとともに形成される．肝右葉後区域に好発するのは門脈流線現象によるものと考えられている．

各種画像診断法のうち，MRIも肝膿瘍の早期診断ばかりでなく，治療効果判定のモニタリングに有用である[1]．

治療前における肝膿瘍の多くは，T₁強調像で不均一な低信号強度域（壊死物質，出血，液化物質などによる）を呈する．一方，T₂強調像において膿瘍の中央部は著しく高信号強度域に描出されており，その周囲をやや高信号強度帯が取り囲んでいる．病巣の範囲はT₁強調像のそれよりも大きく描出されており[1,2]，その境界は不鮮明である．また，膿瘍が肝内血管を圧排している所見も認められる[1]．この周囲のやや高信号強度帯は，炎症が肝組織へ波及することによって，そこに間質性浮腫，ジヌソイドの線維化，肝細胞の圧迫萎縮などをきたすためであり，USやT₁強調像ではこの所見を検出しえない[1]．肝膿瘍でみられるこの所見は，転移性肝癌を除いた他の病変との鑑別診断において有用である．浮腫の程度は，転移性肝癌のそれに比べてより広範囲に及んでいる傾向がみられる[2]．

抗生物質などによる治療が有効の場合，膿瘍の中央部が液化壊死（壊死に陥った肝組織や，血液の崩壊物などから成り立っており，早いものでは治療後4日目に認められる）になるので，T₁強調像では均一な，より低信号強度域を示す．その外観や液体の信号強度は単純性嚢胞のそれに似ている．また，治療前にT₂強調像でみられた周囲肝組織の浮腫による幅広いやや高信号強度帯は幅狭くなっているか，または消退している．また，膿瘍が成熟するにつれて周囲に線維性被膜の形成がみられ，T₁，T₂強調像で低信号強度のリングとして認められ，膿瘍の境界はそれまでに比べてより鮮明になる[1]．膿瘍壁の完成や浮腫の消退にもかかわらず，治療後2週間以内はまだ膿瘍の大きさに目立った変化を認めない[1]．

膿瘍に Gd-DTPA dynamic MRI を行う意義として，膿瘍そのものは血管を欠くために晩期相でわずかにしか濃染しないが，周囲肝組織との間でコントラストがつき検出されやすくなること，また，被膜がリング状に濃染されるので被膜形成の有無の判定に有用であることなどがあげられる[2,3]．

〔今枝孟義・土井偉誉〕

〈文　献〉
1) Elizondo G, et al : Amebic liver abscess : diagnosis and treatment evaluation with MR imaging. *Radiology,* **165** : 795-800, 1987.
2) Weissleder R, et al : Pyogenic liver abscess : contrast-enhanced MR imaging in rats. *AJR,* **150** : 115-120, 1988.
3) Schmiedl U, et al : MR imaging of liver abscesses ; application of Gd-DTPA. *MRI,* **6** : 9-16, 1988.

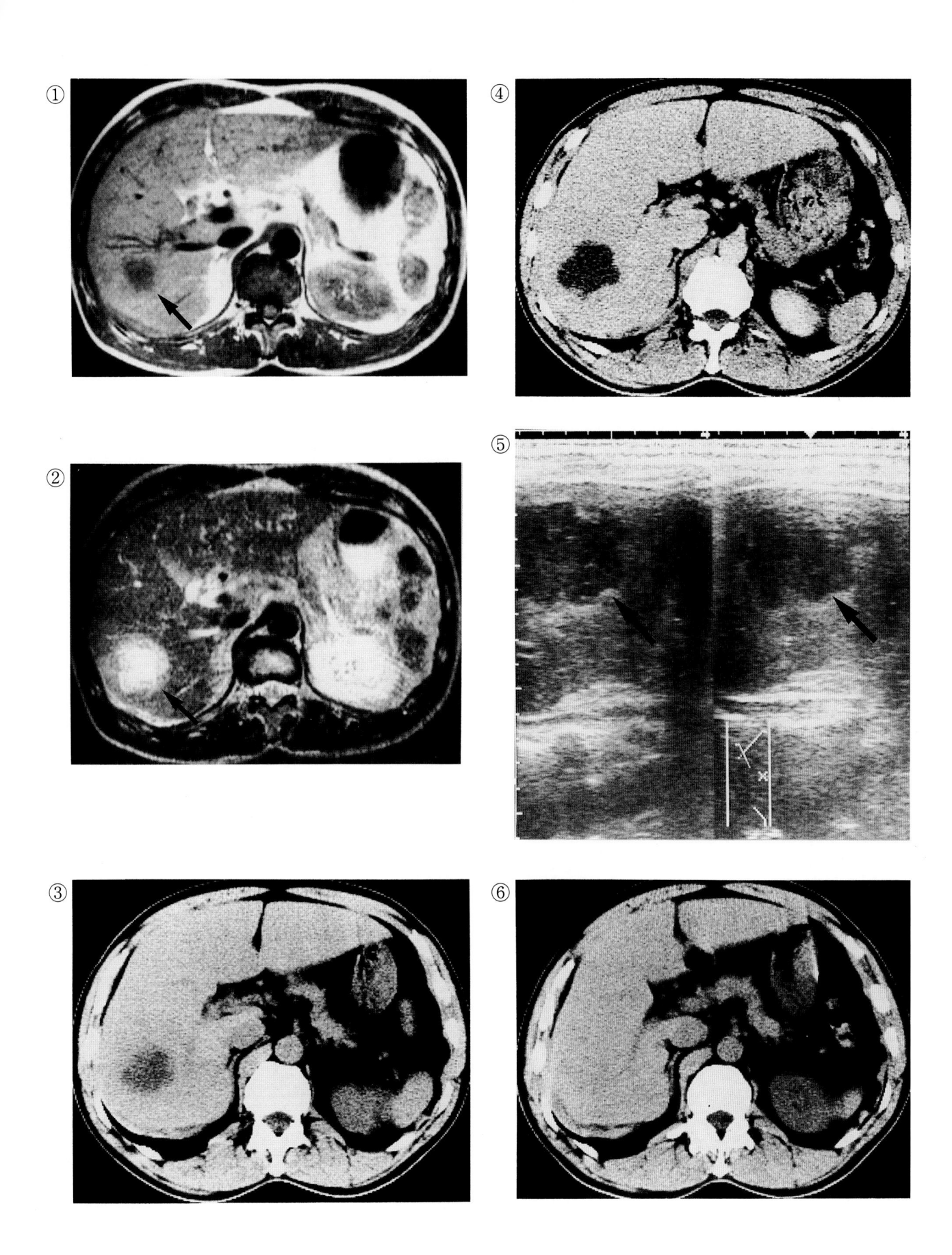

図1 T₁強調像, 0.5 T, TR 550 ms, TE 25 ms
図2 T₂強調像, 0.5 T, TR 1800 ms, TE 90 ms
図3 単純CT像
図4 造影CT像
図5 超音波像
図6 治療約5か月後の単純CT像
　　（山田病院症例）

peripheral contrast enhancement を示す腫瘤性病変

症　　例　55歳，女性．
主　訴：肝腫瘤の精査希望．
病歴・検査結果：数か月前から開業医で胃潰瘍の治療中，1週間ほど前に超音波検査で肝腫瘤を偶然に発見され，精査を目的に入院．
血清 AFP 値 5 ng/ml 以下，CEA 値 5 ng/ml 以下．

MRI 所見　T_1 強調像（図 1）で $S^{VII+VIII}$ と左外側区域に大小 2 個の腫瘤（矢印）が認められ，共に周囲肝実質より低信号強度域に，脾臓とほぼ等信号強度域に描出されている．大きい方の腫瘤の輪郭は分葉状を呈している．T_2 強調像（図 2）でそれら腫瘤（矢印）は，周囲肝実質や脾臓より著しく高信号強度域に描出されている．
dynamic MRI（図 3）において造影剤急速静注後の比較的早い時期で腫瘤（矢印）の辺縁部がまず造影（図 4 に造影 MRI のときの横断像を示す．この所見を peripheral contrast enhancement という）されており，その後時間の経過につれて徐々に腫瘤の内部に向かって造影されている．晩期相で腫瘤はほぼ均一に濃染されており，しかも比較的長時間にわたって濃染像が持続している．

その他の画像所見　超音波検査（図 5）で腫瘤（矢印）は，hyperechoic lesion として認められる．
肝動脈造影動脈相（図 6）で $A^{VII+VIII}$ の支配領域に存在する腫瘤（矢印）の辺縁部に細かい点状の濃染像（いわゆる cotton wool appearance）が認められ，このほかにも 2 か所に濃染像（矢頭）を認める．

最　終　診　断　肝血管腫．

〔解　説〕 肝血管腫は肝の原発性良性腫瘍のうち，もっとも発生頻度の高い疾患の一つであり，毛細管性血管腫と海綿状血管腫に分けられるが，後者がほとんどを占めているので，通常，ことわりのないかぎり海綿状血管腫をさしている．腫瘤の大きさは一般に 2 cm 以下のことが多く，おおむね無症状に経過するので偶然に発見されることが多い．組織像をみると，厚い結合織性の隔壁が縦横に発達していて広い血液腔を仕切っている，いわゆる海綿状構造を呈している．その中に血液がきわめてゆっくりと流れているために，MRI 上は液体の溜りとして認識され，比較的特徴的なパターンを呈する．

T_1 強調像において血管腫は，周囲肝実質より低あるいは等信号強度域に描出され，脾と同等かあるいはそれより低い信号強度を示す．T_2 強調像では周囲肝実質より中等度あるいは著明に高い信号強度域（いわゆる light bulb sign）に描出され，脾と同等かそれよりも高い信号強度を示す[1]．腫瘤の形態は類円形で，非腫瘤部との境界は明瞭であるが，大きな腫瘤では分葉状を呈していることがある．腫瘤の内部信号は一般に均一のことが多いが，大きな血管腫では内部に T_2 強調像で低〜高信号強度域を認めることがある．これは線維性瘢痕や器質化した血栓，あるいはゼラチン様物質を含む囊胞，線維性隔壁などの存在によるものといわれている．またプロトン密度像で血管腫は軽度高信号強度域に描出される．この所見が囊胞との鑑別診断に役立っている．

これらのうち血管腫の検出には T_2 強調像が最もよく，X 線 CT や超音波検査よりも優れている．MRI による血管腫の検出率はきわめて高く[2]，1 cm 前後の小さな腫瘤でも高率に検出している．

しかし，小さな腫瘤は呼吸性移動や partial volume phenomenon などの影響を受けやすく，そのため典型的パターンを呈さないことがあり，また悪性腫瘍のうち，islet cell tumor や carcinoid のごとく hypervascular な腫瘍からの肝転移巣は T_2 強調像で著しく高信号強度域に描出されることがあり，血管腫との鑑別診断が困難なことがある．そのため最近では，腫瘍部の T_2 値や腫瘍部/非腫瘍部の信号強度比などを計測することによって血管腫とその他の腫瘍を鑑別する試みがなされている[3,4]．

Gd-DTPA を用いた dynamic MRI における肝血管腫の特徴的パターンは，図 3, 4 に示すごときであるが，腫瘤の内部に線維性瘢痕や器質化した血栓などが存在していると，腫瘤全体は不均一に濃染されるので悪性腫瘍との鑑別診断が困難なことがある[5]．

〔今枝孟義・土井偉誉〕

〈文　献〉
1) 渡辺義郎，ほか：磁気共鳴画像（MRI）による肝血管腫の診断．日消誌，**83**：2550, 1986.
2) Stark DD, et al：Magnetic resonance imaging of cavernous hemangioma of the liver. *AJR*, **145**：213, 1985.
3) Itai Y, et al：Noninvasive diagnosis of small cavernous hemangioma of the liver. *AJR*, **145**：1195, 1985.
4) Glazer GM, et al：Hepatic cavernous hemangioma. *Radiology*, **155**：417, 1985.
5) Hamm B, et al：Differentiation of hepatic hemangiomas from metastases by dynamic contrast-enhanced MR imaging. *J Comput Assist Tomogr*, **14**：205, 1990.

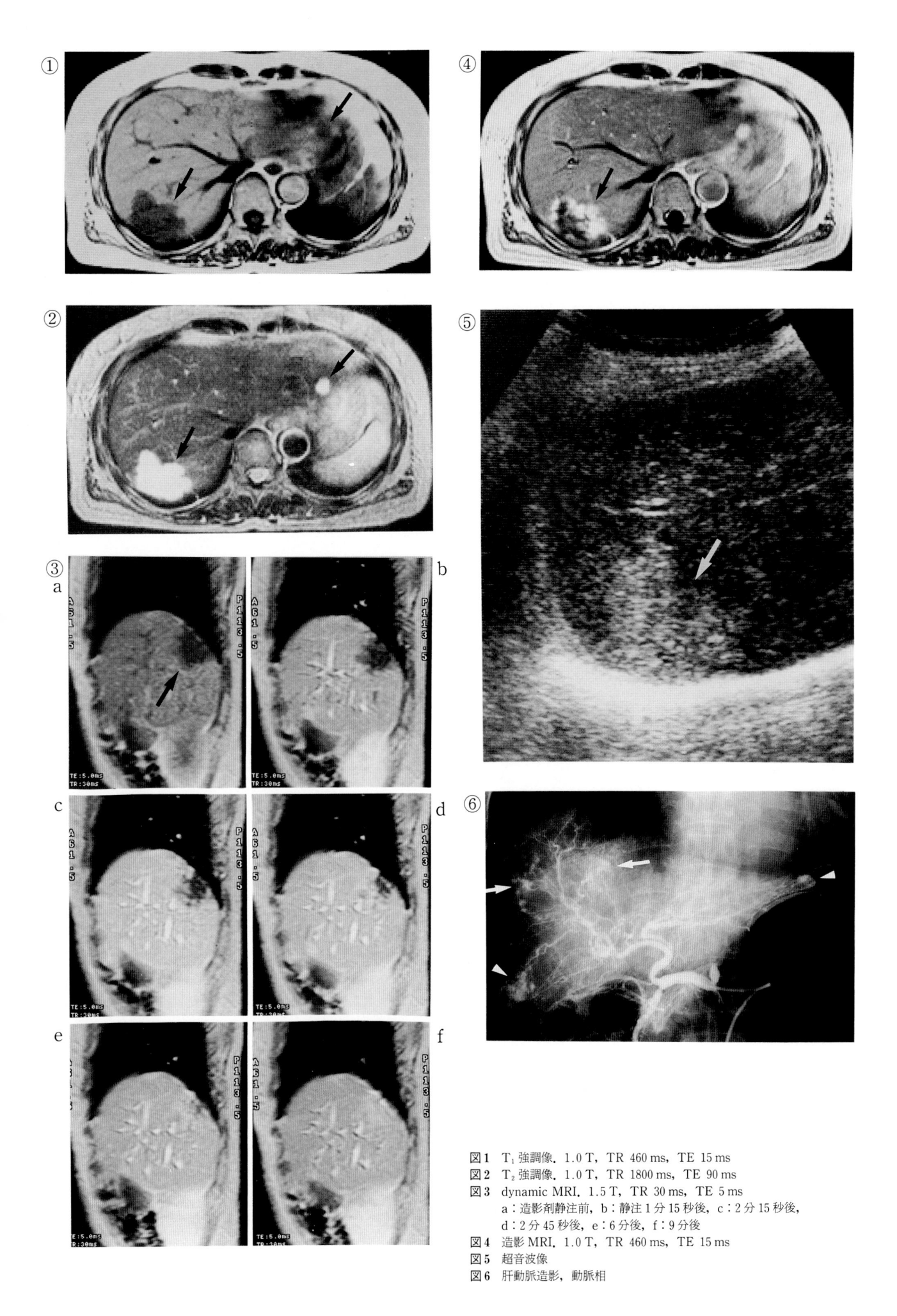

図1 T_1強調像．1.0 T，TR 460 ms，TE 15 ms
図2 T_2強調像．1.0 T，TR 1800 ms，TE 90 ms
図3 dynamic MRI．1.5 T，TR 30 ms，TE 5 ms
　　a：造影剤静注前，b：静注1分15秒後，c：2分15秒後，
　　d：2分45秒後，e：6分後，f：9分後
図4 造影MRI．1.0 T，TR 460 ms，TE 15 ms
図5 超音波像
図6 肝動脈造影，動脈相

T_1強調像で中央部低信号を示す等信号の腫瘤性病変

症　例　24歳，女性．
　主訴：下痢．
　病歴・検査結果：1年半ほど前から過敏性大腸炎のために治療中．数か月前から下痢，腹部膨満感などの増強をきたし，腹部CTで肝右葉に腫瘤を疑われ，精査目的にて入院．
　AFP値 10 ng/ml 以下，CEA値 5 ng/ml 以下．

MRI所見　腫瘤（矢印）はS^{VIII}に認められ，T_1強調像（図1）において，中央部を除き周囲肝実質と等信号強度域に，T_2強調像（図2）では高信号強度域に描出されている．一方，腫瘤の中央部（矢頭）はT_1強調像で不整形の低信号強度，T_2強調像で高信号強度を呈している．腫瘤のほぼ中心部にみられる小さな円形の低信号強度域は血管である．

その他の画像所見　単純X線CT像（図3）で腫瘤（矢印）はX線低吸収域に，その中央部はさらに低吸収域に描出されている．dynamic CTの早期相（図4）において腫瘤（矢印）は中央部を除いて均一に濃染されており，晩期相（図5）では逆に腫瘤の中央部（矢頭）のみが濃染されている．
　超音波検査（図6）で腫瘤（矢印）はhyperechoic lesionに描出されているが，内部構造については詳細不明である．肝動脈造影動脈相において，栄養動脈は腫瘤（矢印）の中央部にまず入り込み（図7），その後腫瘤の辺縁部に向かって車軸状に分岐している（spoke-wheel appearance，図8）．

最終診断　限局性結節性肥大（focal nodular hyperplasia：FNH）．

〔解説〕　限局性結節性肥大（FNH）は女性に多く，しかも20～40歳代に発見されることが多い．肝硬変のない肝に生じ，被膜下に限局して孤立性結節性病変として認められ，複数病変のことは少ない．腫瘤の大きさは，ほとんどのものが2～8 cm大である．組織学的には，肝硬変の再生結節に類似した結節の集簇から成り立っており，正常肝組織に類似しているために，腫瘤の中央部を除いてT_1およびT_2強調像で共に均一な信号強度を呈し，肝とほぼ等信号強度域に描出されることが多い．腫瘍被膜の形成はないか，あっても部分的であるために，MRI上腫瘍辺縁は不鮮明ではっきりしない．そのほかに，内部信号は均一であるが，T_1強調像でやや低信号強度域，T_2強調像でやや高信号強度域に描出されるFNHも報告されている[1]．この場合，腫瘍には多数の毛細管の増生がみられるといわれており[2]，本症例でも，そのような毛細管の増生している所見は組織学的に証明され，肝動脈造影では著しいhypervascular lesionを示していた．

　さらに，FNHの特徴的所見である腫瘤中央部の星芒状の線維性瘢痕（central stellate scar）は，T_1強調像で低信号強度域に，T_2強調像で高信号強度域に描出されることが多い．これは，瘢痕部には線維性組織のほかに胆管の増生や多数の動静脈血管が存在しており，しかもその流速は緩慢なために含水量が豊富にあるとMRI上は認識されるためである[1~3]．FNHのほかに，原発性肝腫瘍のうちで中央部に線維性瘢痕を認める主な病変として，fibrolamellar hepatocellular carcinomaやgiant hemangiomaなどがあげられる．Rummenyら[4]は，これらの線維性瘢痕をinflammatory scar, vascular scarおよびcollagenous scarの3種類に分類して，おのおののMR像について検討を加えている．inflammatory scar（瘢痕部には炎症性細胞，浮腫，壊死などがみられる）は，hepatocellular carcinomaやgiant hemangiomaに認められ，また，vascular scar（瘢痕部には多数の血管がみられ，その流速は血管腫同様緩慢である）はFNHやadenomaに認められる．これら瘢痕部は共に周囲肝実質に比べてT_1強調像で低信号，T_2強調像で高信号強度域に描出されるので，MRIによって両者を鑑別することは不可能である．一方，collagenous scarは，fibrolamellar hepatocellular carcinomaやgiant hemangiomaに認められ，含水量が少ないためにT_1およびT_2強調像で共に低信号強度域に描出されることが多く[1]，前二者の瘢痕との鑑別は可能である．しかし，non-fibrolamellar hepatocellular carcinomaの中央部が星芒状に，T_1強調像でやや高信号強度域に，T_2強調像で高信号強度域に描出されている症例[6]も報告されているので，鑑別は容易でないように思われる．

　この腫瘤中央部の線維性瘢痕の検出には，MRIがX線CTよりも優れている[1,3]．

　形態学的観点から，FNHとその他の原発性肝腫瘍を鑑別する試みのほかに，T_2強調像における腫瘍部/非腫瘍部の信号強度比からの鑑別診断も行われており，良好な成績が得られている[1]．

〔今枝孟義・土井偉誉〕

〈文献〉
1) Mattison GR, et al：MR imaging of hepatic focal nodular hyperplasia. *AJR*, **148**：711, 1987.
2) Schiebler ML, et al：MR imaging of focal nodular hyperplasia of the liver. *J Comput Assist Tomogr*, **11**：651, 1987.
3) Butch RJ, et al：MR imaging of hepatic focal nodular hyperplasia. *J Comput Assist Tomogr*, **10**：874, 1986.
4) Rummeny E, et al：Central scars in primary liver tumors. *Radiology*, **171**：323, 1989.

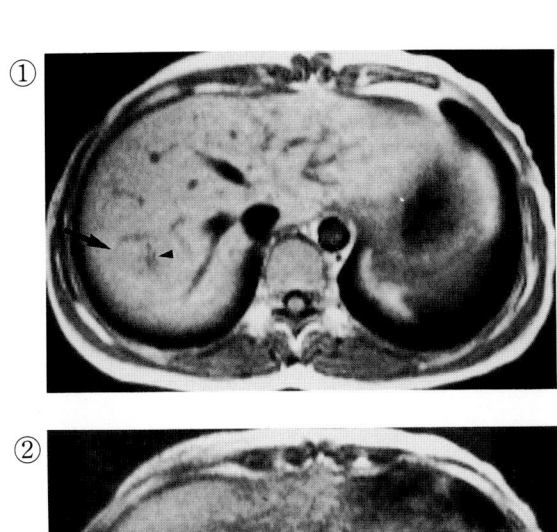

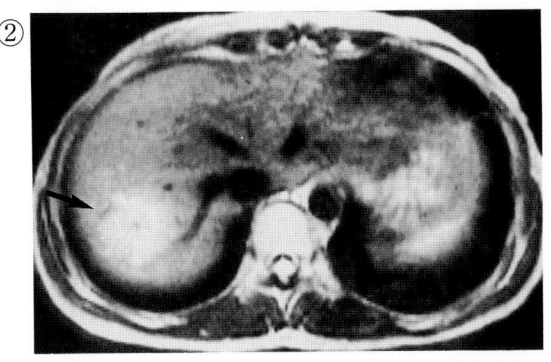

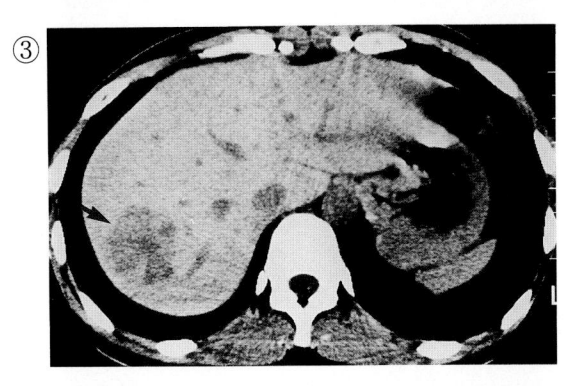

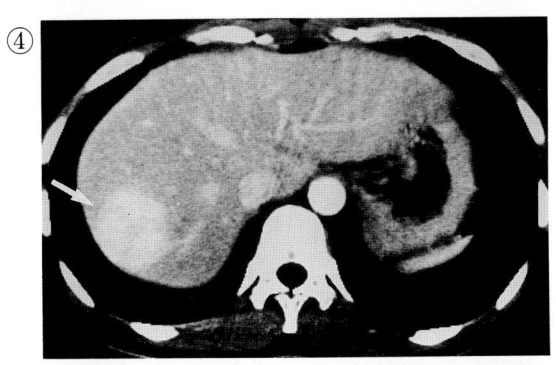

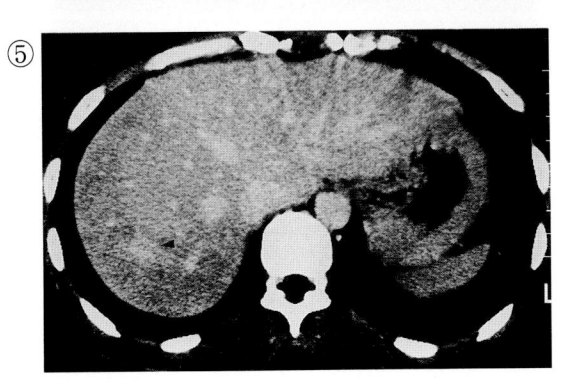

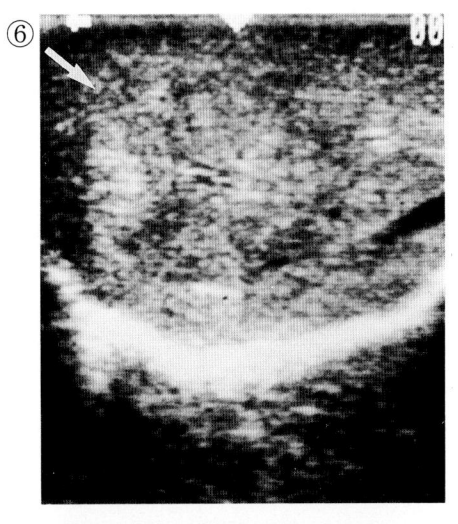

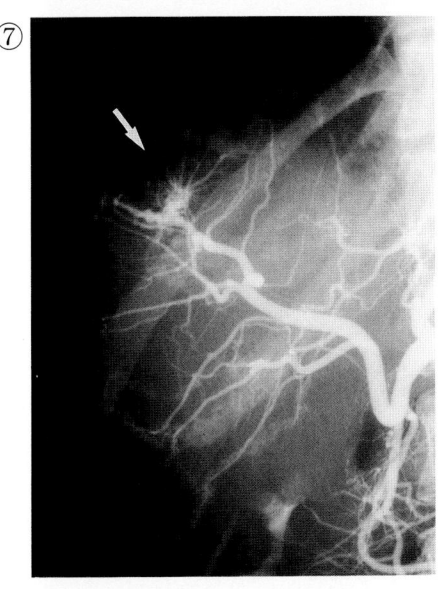

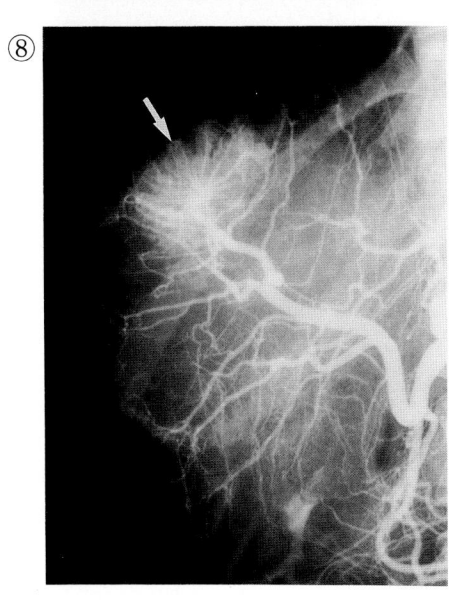

図1 T₁強調像. 0.5 T, TR 600 ms, TE 26 ms
図2 T₂強調像. 0.5 T, TR 2000 ms, TE 80 ms
図3 単純CT像
図4 dynamic CT像, 早期相
図5 dynamic CT像, 晩期相
図6 超音波像
図7 肝動脈造影, 動脈相（その1）
図8 肝動脈造影, 動脈相（その2）

肝全体が T_1, T_2 強調像で著しく低信号の病変

症　　例　73歳, 男性.
　　主　訴：肝機能異常.
　　病歴・検査結果：5年ほど前から肝機能障害と糖尿病のために加療.
　　血清鉄 280 μg/dl, 血清フェリチン 400 ng/ml, 不飽和鉄結合能 35 μg/dl, S-GOT 63 IU/l, S-GPT 70 IU/l.

MRI 所見　T_1 強調像（図1）にて，肝は脾，骨髄より著しく低信号強度域に描出されている．肝，脾，膵（矢印）の信号強度は背側最長筋や腸肋筋（矢頭）よりも低い．しかし，骨髄の信号強度はこれら背側筋群に比べて低くなっていない．また，T_2 強調像（図2）およびプロトン密度強調像（図3）においても肝，脾，膵（矢印）の信号強度は，背側筋群よりも低信号に描出されている．Morison's pouch に腹水を認める．

その他の画像所見　単純 X 線 CT 像（図4）において，肝は萎縮し，表面に凹凸を認める．肝，脾，膵（矢印）の density が高い．また，腹水を認める．

最 終 診 断　ヘモクロマトーシス．

〔解　説〕　鉄の体外への排泄量はほぼ一定であり，しかも微量であるために，過剰な鉄が体内に摂取された場合，その大部分はヘモシデリンとして組織に沈着する．この病態を鉄蓄積（沈着）症（iron storage disease）と総称し，これはさらにヘモクロマトーシスとヘモシデローシスに大別される．ヘモクロマトーシスでは，鉄が全身の臓器組織，とくに肝，膵，副腎，心筋，下垂体などの上皮細胞に沈着して組織障害をひきおこし，肝硬変症，糖尿病，性機能障害，心筋障害などをきたす．一方，ヘモシデローシスでは，鉄が主に肝，脾および骨髄の細網内皮系細胞に沈着するが，これら臓器に器質的，機能的障害をきたさないのが特徴である．しかし，鉄沈着の期間，量などから両者の中間型や移行型が存在し，鑑別困難な症例も認められており，両者を一連の疾患と考えようとする意見が多い[1]．

　組織内に沈着した鉄（Fe^{3+}）は，常磁性体物質であるために，その近傍の水素の緩和時間を選択的に短縮する結果，T_1, T_2 値が短縮される[2]．このために鉄の沈着した肝は，T_1, T_2 強調像で共に低信号強度域に描出され，特に T_2 強調像でこの所見が著しい[3]．

　また，$1/T_1$, $1/T_2$ と肝内鉄含有量は，直線的な相関関係を示すので，MRI によって肝内鉄含有量を定量化することも可能である[3]．骨格筋は，鉄沈着症において比較的影響を受けないので，肝の信号強度をみる場合に一つの基準となる．正常肝は，骨格筋よりも T_1, T_2 強調像やプロトン密度強調像のいずれにおいても高信号強度域に描出されている[4]．しかし，鉄の沈着した肝では逆に骨格筋よりも低信号強度域に描出され，T_2 値で肝/背側筋群比が 0.6 より低値である場合は鉄沈着症である確率が非常に高い[5]．

　ヘモクロマトーシスは多くの場合，びまん性の病変であるが，ときに限局して認められることも報告されている．

　ヘモクロマトーシスに肝細胞癌を合併する頻度は，一般の肝硬変に比べて数倍も高く，このような場合，非癌部/腫瘍部のコントラスト比がつき，肝血管腫と紛らわしいことがある．このさいは T_2 緩和値が有用である[6]．

　このほかに，鉄が過剰に沈着していて，MRI が診断的価値をもつ疾患として，肝硬変症の再生結節があげられる．これは，T_2 像にて多数の小さな低信号強度域（大きさは1 cm 前後）として描出され，MRI 以外の画像診断法では検出しえないといわれている．しかし，鉄沈着を伴わない再生結節でも T_2 像で同様に多数の小低信号強度域として描出されることがあるので注意を要する．これは，再生結節を取り囲む線維性隔壁内の血管腔や炎症性細胞浸潤のために，隔壁の T_2 が延長し，再生結節が相対的に低信号として描出されるためである[7]．

　肝内の鉄沈着によって不可逆的な組織障害をきたす前に，これを診断し，治療を行うことが大切である．MRI は，鉄の検出感度および定量性において X 線 CT よりも優れており，有用である[5]．

〔今枝孟義・土井偉誉〕

〈文　献〉
1) 白石忠雄：ヘモクロマトーシスおよびヘモシデローシス．新内科学大系（吉利　和ほか監修）47 B, pp 48-69, 中山書店，東京, 1977.
2) Brash RC, et al : Magnetic resonance imaging of transfusional hemosiderosis complicating thalassemia major. *Radiology*, **150** : 767, 1984.
3) Stark DD, et al : Magnetic resonance imaging and spectroscopy of hepatic iron overload. *Radiology*, **154** : 137, 1985.
4) Siegelman ES, et al : Parenchymal versus reticuloendothelial iron overload in the liver. *Radiology*, **179** : 361, 1991.
5) Chezmar JL, et al : Hepatic iron overload : diagnosis and quantification by noninvasive imaging. *Gastrointest Radiol*, **15** : 27, 1990.
6) Mirowitz S, et al : Potential MR pitfall in relying on lesion/liver intensity ratio in presence of hepatic hemochromatosis. *J Comput Assist Tomogr*, **12** : 323, 1988.
7) Murakami T, et al : Regenerating nodules in hepatic cirrhosis : MR findings with pathologic correlation. *AJR*, **155** : 1227, 1990.

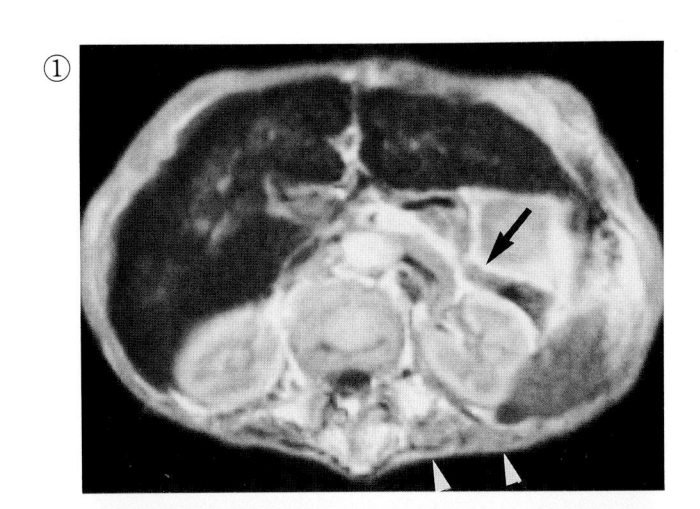

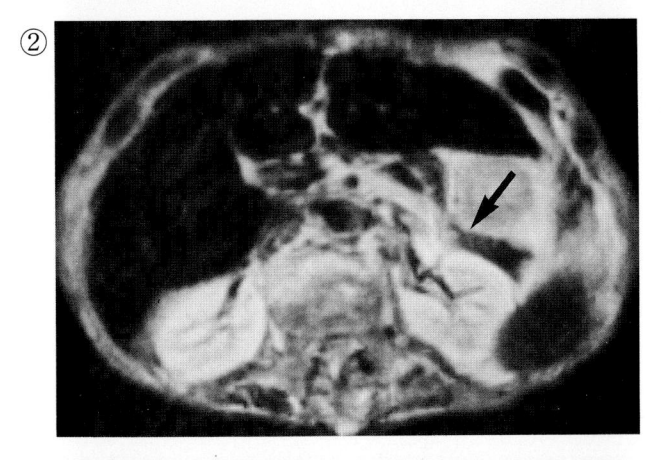

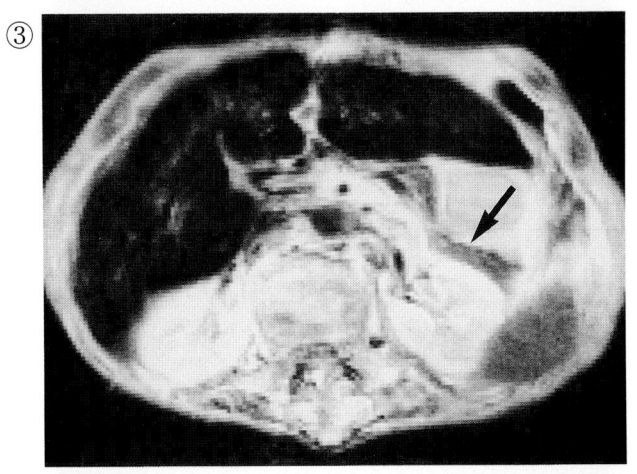

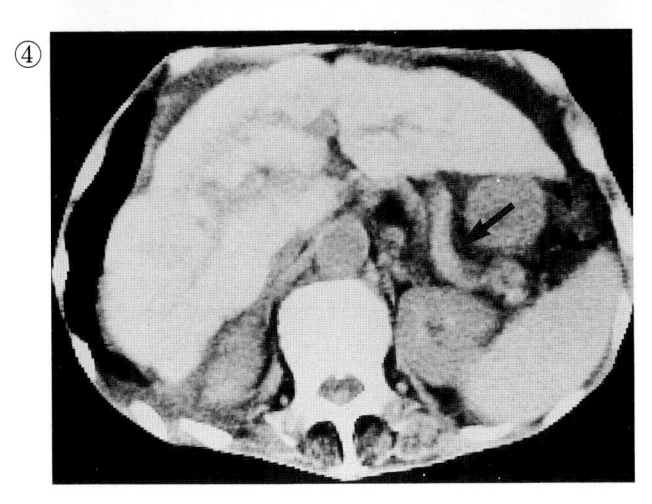

図1 T₁強調像．1.0 T, TR 500 ms, TE 15 ms
図2 T₂強調像．1.0 T, TR 1800 ms, TE 60 ms
図3 プロトン密度強調像．1.0 T, TR 1800 ms, TE 22 ms
図4 単純CT像

T_1，T_2 強調像で著しい低信号を示す胆嚢壁肥厚

症　　　例	56歳，女性． 主　訴：体重減少． 病歴・検査結果：28歳のとき，初めて胆石を指摘された．3か月ほど前から体重減少と食欲不振をきたしている．腫瘍マーカーのうち異常高値を示したものは，CEA 7.1 ng/ml，CA 125 380 U/ml，IAP 1800 μg/ml，フェリチン 2685 ng/ml であった．
M R I 所見	胆嚢（大きな白矢印）は，肝実質に比べて T_1 強調像（図1）で低信号強度域と等信号強度域が混在しており，T_2 強調像（図2）では等信号強度域と高信号強度域が混在して描出されている．胆嚢壁（白矢頭）は，T_1，T_2 強調像で共に不均一に肥厚しており，しかも著しい低信号強度を呈している．胆嚢壁の一部を同定しえない．胆嚢周囲の肝（S^{IV} と S^V）に腫瘍浸潤（黒矢印）が認められ，それらは不整形で胆嚢腫瘍と連続しており，T_1 強調像で低信号強度，T_2 強調像で高信号強度（一部は低信号強度である）を呈している．また，胆石（小さな白矢印）は T_1，T_2 強調像で共に無信号に描出されている．
その他の画像所見	腹部単純X線写真（図3）で鳩卵大の石灰化像が胆嚢部に一致して認められる． 超音波検査（図4）で胆嚢壁は不均一に肥厚し，そこに弓形の高輝度エコー帯を認める．その後方に生じた音響陰影のために胆嚢内腔を観察しえない．胆嚢に接した肝（S^{IV}）に hypoechoic な腫瘍を認める．単純，造影 CT 像（図5，6）で胆嚢壁は全周性に肥厚し，石灰化している．胆嚢内部のX線吸収値が高い．胆嚢に接した肝（単純 CT 像では S^{IV} と S^V に，造影 CT 像では S^{IV}）にX線低吸収域を認め，胆嚢腫瘍と連続している． 肝動脈造影（図7）で胆嚢動脈は拡張し，不整狭窄像と腫瘍血管を認める．
最　終　診　断	陶器様胆嚢，胆嚢癌，胆石．

〔解　説〕　陶器様胆嚢の発生頻度は，外科的胆嚢摘出症例において 0.07〜1.46% である[1]．また，陶器様胆嚢の胆嚢癌合併率は 11.3〜61.5% であり，胆石症の胆嚢癌合併率 6.3% に比べて非常に高率である[1]．これゆえに陶器様胆嚢は胆嚢癌発生の高危険因子の一つとして重要視されており，発見されしだい胆嚢を摘出することが勧められている．

　胆道系における MRI の適応疾患は，胆嚢癌，肝外胆管癌，胆石，胆嚢炎などであると思われる．

　早朝空腹時の健常な胆嚢は濃縮胆汁で満たされているので，肝実質に比べて T_1 強調像で高信号強度に描出されることが多い[2]．しかし，濃縮度の違いや胆汁中のコレステロール，リン脂質などの脂質成分などの違いによって信号強度を異にし，ときに二層性形成を認めることもある．一方，T_2 強調像で胆嚢は肝実質に比べて高信号強度を示す．また，食後の胆嚢は胆汁がまだ濃縮されていないので，肝実質に比べて T_1 強調像で低信号強度，T_2 強調像で高信号強度に描出される．正常な肝内胆管は，造影剤を用いないかぎり認められないが，拡張した肝内および肝外胆管は，肝実質や膵に比べて T_1 強調像で低信号強度，T_2 強調像で高信号強度を呈する．肝外胆管は周囲を脂肪組織に囲まれているので，T_1 強調像がその検出に優れている[3]．MRI による胆管の計測は呼吸性移動のために X 線 CT や US に比べて，その値がやや大きめに測定される傾向にある[4]．

　胆嚢癌は，肝実質に比べて T_1 強調像で低〜等信号強度，T_2 強調像で不均一な高信号強度を呈し[5]，さらに Gd-DTPA T_1 強調像では不均一に濃染される．癌が周囲肝実質へ直接浸潤している場合，胆嚢と周囲肝実質の境界は不鮮明になる．胆嚢癌が胆嚢内に留まっている場合，その診断は困難なことが多い．また，胆石は，そのほとんどが T_1，T_2 強調像で共に無信号か，著しい低信号強度を示す[6]．胆石は T_2 強調像でより検出されやすい．しかし，少数例で胆石内に低信号強度を認めることがあり，これは胆石に裂隙が存在している[6]か，脂肪酸が存在している[7]ことを示唆する所見であると考えられており，前者だと結石溶解剤の適応であるといわれている．

　現時点で MRI は胆道疾患の診断において，超音波検査や X 線 CT のもつ操作の簡便さや画像の鮮明さに比べて劣っているが，胆嚢内胆汁の濃縮状態や胆汁の性状を知るうえで，また胆嚢癌の肝門部リンパ節転移や肝・十二指腸間膜への癌浸潤を評価するうえで有用な検査法である[5]．

〔今枝孟義・土井偉誉〕

〈文　献〉
1)　楢崎健次郎，他：陶器様胆嚢の1例と本邦報告例の検討．内科，**55**：357, 1985.
2)　Hricak H, et al：Work in progress：Nuclear Magnetic resonance imaging of the gallbladder. *Radiology,* **147**：481, 1983.
3)　Dooms GC, et al：MR imaging of the dilated biliary tract. *Radiology,* **158**：337, 1986.
4)　Spritzer C, et al：MR imaging of normal extrahepatic bile ducts. *J Comput Assist Tomogr,* **11**：248, 1987.
5)　Sagoh T, et al：Gallbladder carcinoma：evaluation with MR imaging. *Radiology,* **174**：131, 1990.
6)　Moon KL, et al：Nuclear magnetic resonance imaging characteristics of gallstones in vitro. *Radiology,* **148**：753, 1983.
7)　Moeser PM, et al：Unusual presentation of cholelithiasis on T1-weighted MR imaging. *J Comput Assist Tomogr,* **12**：150, 1988.

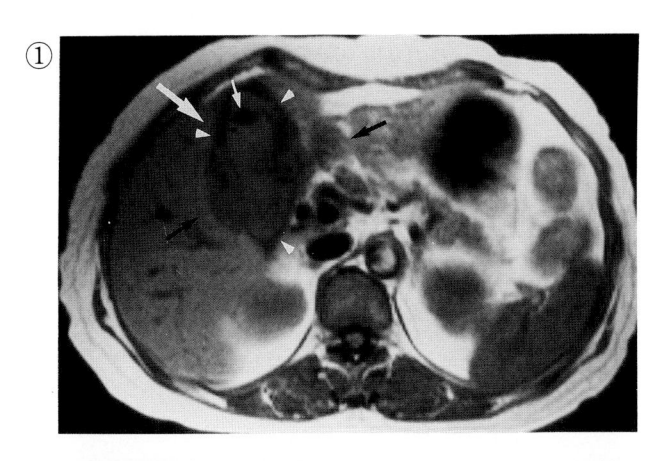

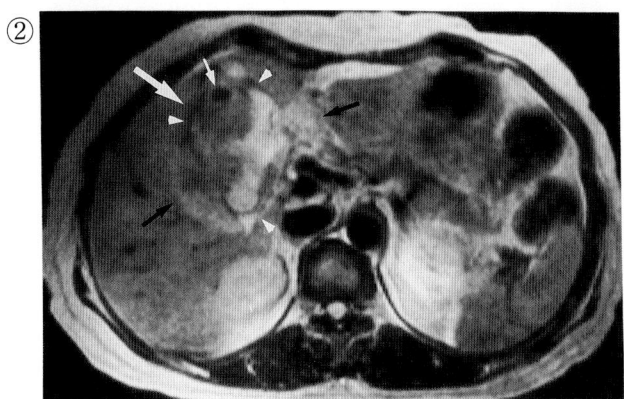

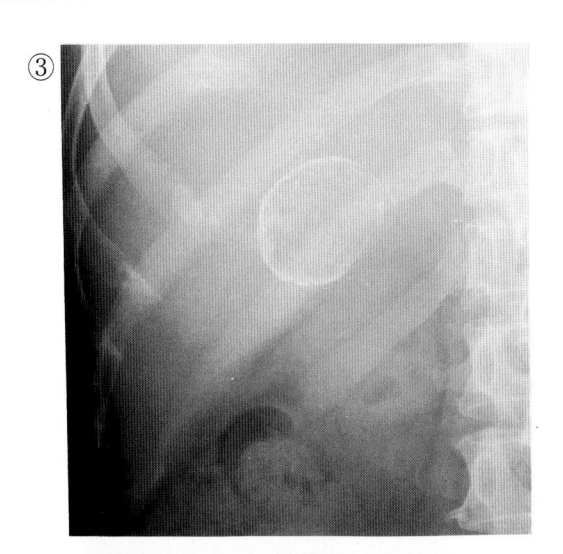

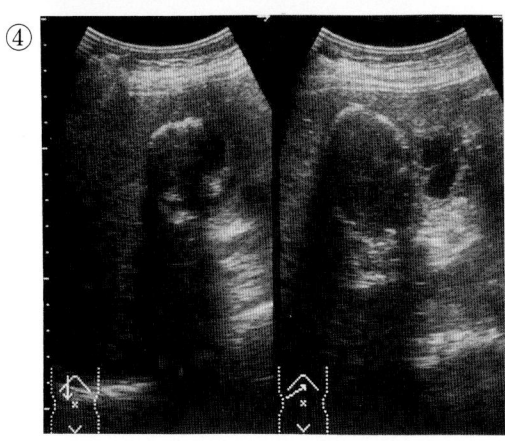

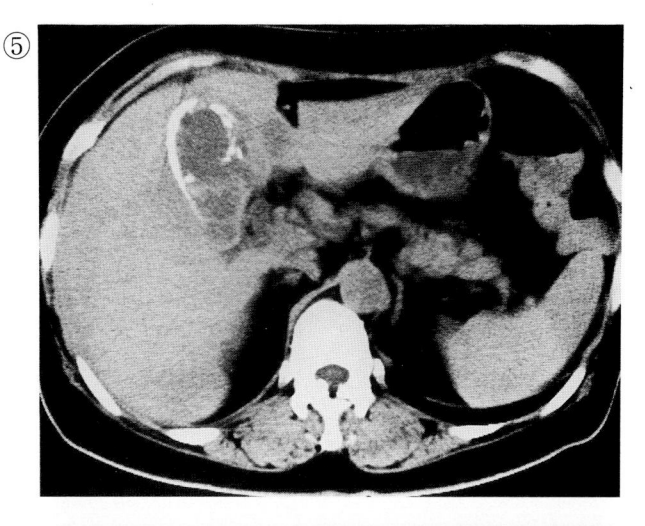

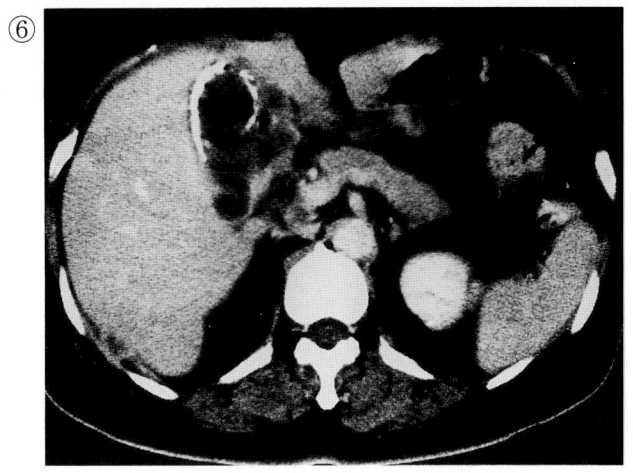

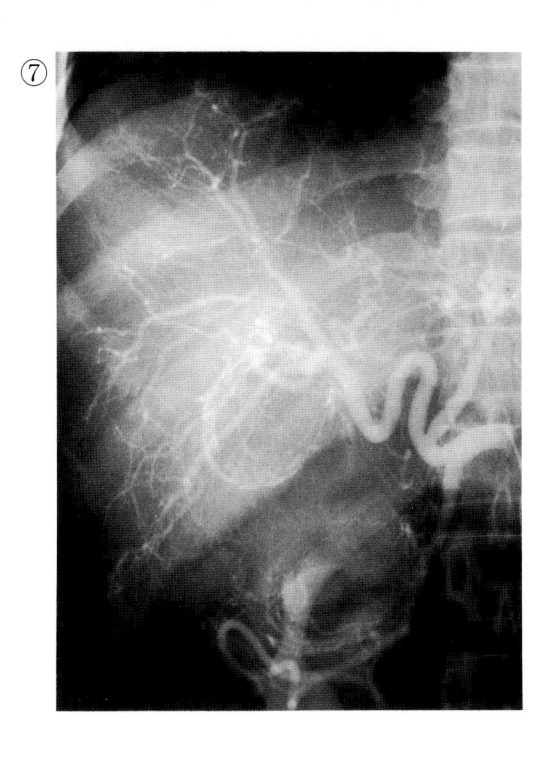

図1 T_1 強調像，0.5 T, TR 600 ms, TE 26 ms
図2 T_2 強調像，0.5 T, TR 2000 ms, TE 80 ms
図3 腹部単純X線写真
図4 超音波像
図5 単純CT像
図6 造影CT像
図7 肝動脈造影，動脈相

T_1強調像で均一の低信号，T_2強調像で高信号の腫瘤性病変

症　例　34歳，男性．
主　訴：背部痛．
病　歴：上記主訴にて腹部画像診断が行われ，脾腫および両側腎腫大が指摘された．臨床検査所見としては特記すべきことはない．

MRI所見　横断像（図1～2）では脾臓前側に直径約8cmの円形の腫瘤がみられる．T_1強調像（図1）では腫瘤は内部の均一な著明な低信号強度を示し，T_2強調像（図2）では著明な高信号強度を示している．さらに，T_2強調像では腫瘤の辺縁には全周性の低信号強度の帯状域がみられる．
　3cm下方の横断像（図3～4）では，前述の腫瘤に加え腫大した両側腎内に多発性の病変がみられる．T_1強調像（図3）ではほとんどの腫瘤は脾臓病変と同様の低信号強度を示すが，中等度から高信号強度を呈する腫瘤もみられる．T_2強調像（図4）では著明な高信号強度を呈するものが多いが，低信号強度を示すものもある．T_1強調冠状断像（図5）では脾病変および腫大した両側腎内のさまざまな信号強度を有する多数の腫瘤が明瞭に描出されている．

その他の画像所見　単純CT（図6）では脾臓の前方に突出する大きな低濃度の腫瘤がみられ，壁は軽度肥厚し，線状および点状の石灰化を伴っている．造影CT（図7）では腫瘤の内部には造影剤増強効果は認められず，壁には軽度の造影効果がみられる．腎門部の高さの造影CT（図8）では軽度腫大した両側腎内部に多発性の囊胞がみられる．

最終診断　脾囊胞．

〔解　説〕　囊胞は内容が水であるため，MRIではT_1強調像では著明な低信号強度を示し，T_2強調像では著明な高信号強度を示す[1,2]．ただし，囊胞内容に出血を伴っていたり，蛋白含有量が高い場合には信号強度が変化し，とくにT_1強調像で信号強度が高くなることが多い[1,2]．この症例は常染色体優性遺伝性多囊胞腎で，腎臓の病変も囊胞であり，腎囊胞が多様な信号強度を示しているのは出血を合併しているためである．MRIはCTに比べコントラスト分解能が高いため，CTでは認識できない囊胞成分の差異を検出できることがある．この症例の脾臓病変は典型的な囊胞の信号強度を示している．
　CTでも水の濃度を示し，造影効果が認められないことから囊胞と診断される．
　MRIでは囊胞の厚い壁はT_2強調像で，低信号強度域として明瞭に描出されているが，CTで鮮明に描出されている石灰化は検出されていない．これはMRIが石灰化の検出能が低いということによるものであるが，腫瘤の質的診断という点から考えるとMRIの大きな欠点の一つである．
　脾囊胞には寄生虫性囊胞，類皮囊胞，外傷性囊胞の3種類がある．寄生虫性囊胞はまれなもので，原因はエヒノコッカス症によることが多い．類皮囊胞は先天性の病変で，真性囊胞である．多くは，小児あるいは青年期に発見される．外傷性囊胞は最も頻度が高く，外傷性血腫の最終像と考えられる．いずれの囊胞も壁の石灰化が起こりうる．
　この症例は手術が行われておらず，確定診断は得られていないが，常染色体優性遺伝性多囊胞腎では肝囊胞，膵囊胞などとともに約5％の頻度で脾囊胞が合併するとされており，多囊胞腎に伴う囊胞と考えられる．

〔河野　敦・重田帝子〕

〈文　献〉
1)　Hahn PF, Weissleder RW, Saini S, et al : MR imaging of focal splenic tumors. *AJR*, **150** : 823-827, 1988.
2)　板橋健司，河野　敦，早野千恵，ほか：脾腫瘤のMRI．臨放，**35**：691-696，1990．

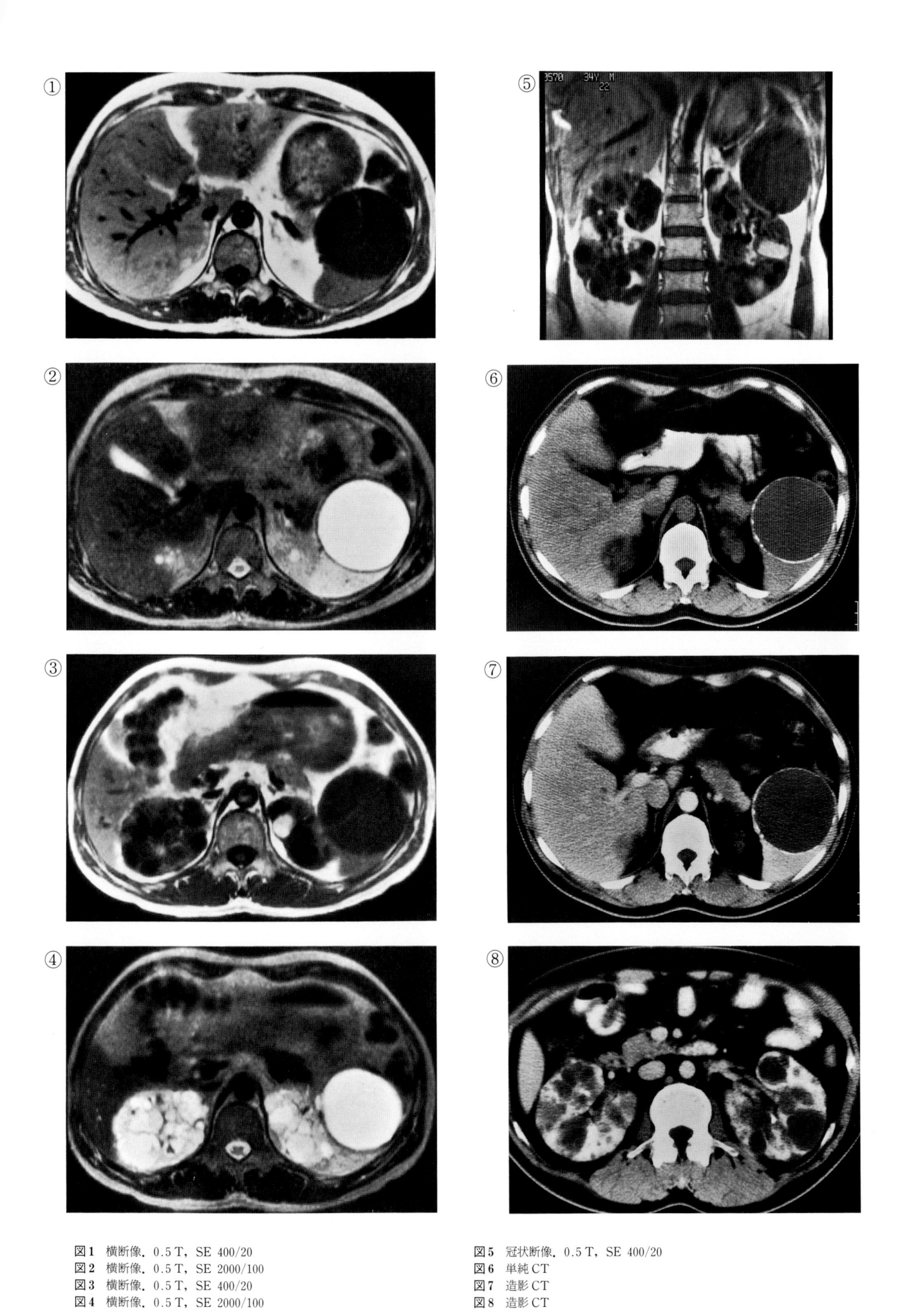

図1 横断像．0.5 T, SE 400/20
図2 横断像．0.5 T, SE 2000/100
図3 横断像．0.5 T, SE 400/20
図4 横断像．0.5 T, SE 2000/100
図5 冠状断像．0.5 T, SE 400/20
図6 単純CT
図7 造影CT
図8 造影CT

T_1 強調像で低信号，T_2 強調像で高信号の腫瘤性病変

症　　例	41歳，女性．
	主　訴：脾臓腫瘤．
	病　歴：血尿，血便の検査中に，腹部超音波検査にて脾臓に多発性の腫瘤を発見された．自覚症状はなく，血液，生化学検査でも異常はない．
MRI所見	横断像（図1～3）では脾臓内に3個の腫瘤がみられる．T_1 強調像（図1）では腫瘤の内部は均一で，低信号強度を示している．PD像（図2）では腫瘤は脾実質と等信号強度を呈している．T_2 強調像（図3）では腫瘤は全体に非常に高信号強度となり，さらに辺縁は軽度分葉状を示し，隔壁様構造も認められる．冠状断像（図4,5）では脾前側の腫瘤（矢印）が脾臓の前縁および下方に突出している状態が明瞭にみられ，T_1 強調像（図4）では低信号強度，T_2^* 強調像（図5）では著明な高信号強度を示している．
その他の画像所見	単純CT（図6）では，MRIと同様に3個の低濃度の腫瘤がみられる．造影CT（図7）では腫瘤の内部に複数の隔壁様構造が認められ，分葉状の辺縁もより明瞭となる．
手術・病理所見	脾臓摘出術が行われ，病理組織学的には多発性の小嚢胞の集簇がみられ，嚢胞の内部にはゼラチン様の物質が含まれていた．嚢胞の壁は薄く，一部には1層の扁平上皮が認められ，リンパ管腫と診断された．
最終診断	多発性脾リンパ管腫．

〔解　説〕　前症例と同様に，MRIでは T_1 強調像で著明な低信号強度を示し，T_2 強調像で著明な高信号強度を示しており，嚢胞性病変である[1,2]．ただし，PD像で通常の嚢胞は低信号強度を呈するが，この症例では脾臓と等信号強度を示しており，嚢胞内容が水とは異なると考えられる．実際に，病理所見でも嚢胞内容はゼラチン様物質であった．

　脾臓の嚢胞性病変としては，前述の嚢胞に加え，血管腫とリンパ管腫がある．

　肝臓の海綿状血管腫はPD像で低信号強度を示さず，この点が嚢胞との鑑別点であるとされており，脾臓の海綿状血管腫でも同様の所見がみられると考えられ，この症例もMRIによる信号の所見のみでは血管腫を否定することはできない．ただし，隔壁様構造が認められ，多嚢胞性病変であることはリンパ管腫を示唆する．

　CTでは多嚢胞性であり，内部は造影効果を示さないことから海綿状血管腫は否定的であり，リンパ管腫と考えられる．

　脾臓の原発性腫瘍はまれである．良性腫瘍としては海綿状血管腫，リンパ管腫，粘液腫，過誤腫などがあり，悪性腫瘍としては血管肉腫が最も多い．

〔河野　敦・重田帝子〕

〈文　献〉
1) Hahn PF, Weissleder RW, Saini S, et al : MR imaging of focal splenic tumors. *AJR*, 150 : 823-827, 1988.
2) 板橋健司，河野　敦，早野千恵，ほか：脾腫瘤のMRI．臨放，35：691-696，1990．

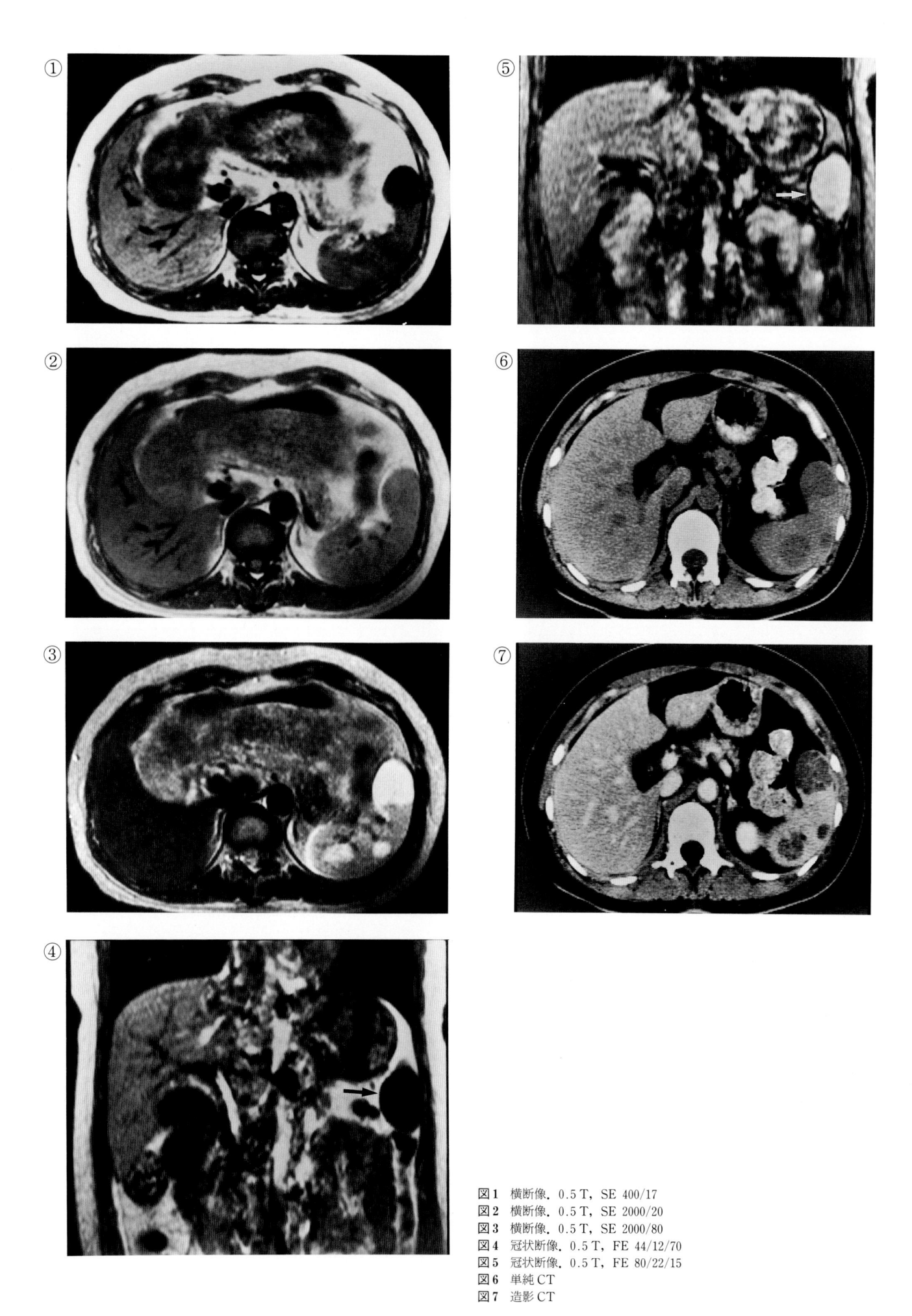

図1 横断像. 0.5 T, SE 400/17
図2 横断像. 0.5 T, SE 2000/20
図3 横断像. 0.5 T, SE 2000/80
図4 冠状断像. 0.5 T, FE 44/12/70
図5 冠状断像. 0.5 T, FE 80/22/15
図6 単純CT
図7 造影CT

不規則な信号強度を示す腫瘤性病変

| 症　　　　例 | 76歳，女性．
主訴：脾腫．
病歴：両側頸部リンパ節腫大が出現し，理学的に脾腫が認められ，腹部の検索が行われた． |
|---|---|
| MRI 所見 | 横断像（図1～3）では，脾臓内に3個の腫瘤がみられる．T_1強調像（図1）では腫瘤の内部は不均一で，辺縁には帯状の高信号強度域が輪状にみられ，内部は低信号強度を示している．PD像（図2）では，腫瘤は全体的に脾実質よりも軽度高信号強度を示すが，最前側の病変では辺縁に弧状の低信号強度域があり，中央の病変では内部に輪状の低信号強度域が認められる．最後側の病変は脾実質と等信号強度を示し，不明瞭となっている．T_2強調像（図3）では前側の2病変はPD像と類似した所見を呈するが，高信号強度はより顕著となっている．最後側の病変（矢印）は低信号強度となっている．T_1強調冠状断像（図4）では横断像での最前側の病変が横隔膜下にまで進展している状態が鮮明にみられ，脾腫も明瞭に示されている． |
| その他の画像所見 | 単純CT（図5）では脾腫があり，脾臓前側には高濃度の腫瘤があり，その周囲には帯状の低濃度域がみられる．さらに，脾臓中央部には辺縁の不明瞭な低濃度域がある．造影CT（図6）では高濃度の腫瘤の周囲の低濃度域はより明瞭となり，中央部の低濃度域の辺縁も明瞭となっている．さらに，その後方にも2個の小さな低濃度域がみられる． |
| 最終診断 | 出血を伴う非Hodgkin悪性リンパ腫（diffuse large cell type）の脾臓浸潤． |

〔解説〕　悪性リンパ腫は脾臓の悪性腫瘍のなかでは最も頻度の高いものであり，病期分類のためにも脾臓浸潤の有無を診断することは重要である．しかし，微小な病変がびまん性に存在することが多く，また，脾腫があっても浸潤が原因とならないことが約30％の例でみられることなどにより，現時点での画像診断での正診度はあまり高くない．この例のようにびまん性ではなく，多発性の腫瘤性病変として脾浸潤が認められる場合には診断は比較的容易となる．MRIではT_1強調像で低信号強度，T_2強調像で高信号強度を示すことが多く，一般に，T_2強調像では正常の脾実質が高信号強度を呈するため描出能は必ずしも高くない[1]．しかし，輸血などによるヘモジデローシスがある場合には脾臓実質がT_2強調像で低信号強度となり，脾浸潤の診断は容易となることもある[2]．

　この症例では脾浸潤に出血が加わっていることが画像所見を複雑にしている．ヘモグロビンは，その性状により信号強度が変化する[3]．急性期にはデオキシヘモグロビンの存在によりT_2強調像で著明な低信号強度を示す．亜急性期にはメトヘモグロビンの出現により血腫の辺縁にはT_1，T_2強調像のいずれかでも著明な高信号強度を示す帯状域が認められるようになり，この高信号強度域はしだいに中央部に広がってくる．この頃に血腫の被膜内にヘモジデリンが出現し，血腫の辺縁にはT_1，T_2強調像のいずれでも著明な低信号強度の弧状域がみられる．その後，血腫は全体がメトヘモグロビンにおきかわり，T_1，T_2強調像のいずれでも高信号強度を示すようになる．したがって，この症例の出血は亜急性期のものである．CTに比べMRIは出血の検出能は非常に高く，CTで診断できない出血の診断も可能である．

〔河野　敦・重田帝子〕

〈文献〉
1) Hahn PF, Weissleder RW, Saini S, et al : MR imaging of focal splenic tumors. *AJR*, **150** : 823-827, 1988.
2) 板橋健司，河野　敦，早野千恵，ほか：脾腫瘤のMRI. 臨放，**35** : 691-696, 1990.
3) Hahn PF, Saini S, Stark DD, et al : Intraabdominal hematoma : The concentric-ring sign in MR imaging. *AJR*, **148** : 115-119, 1987.

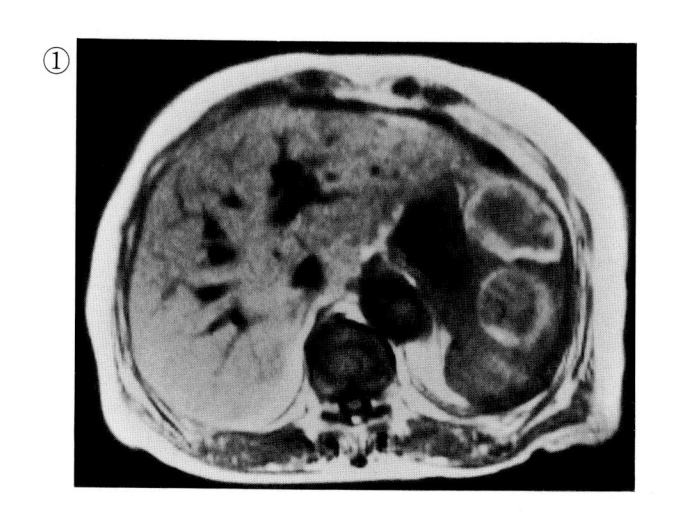

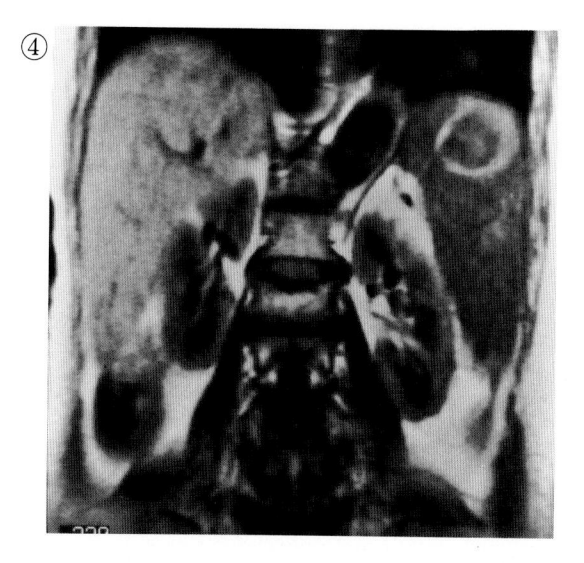

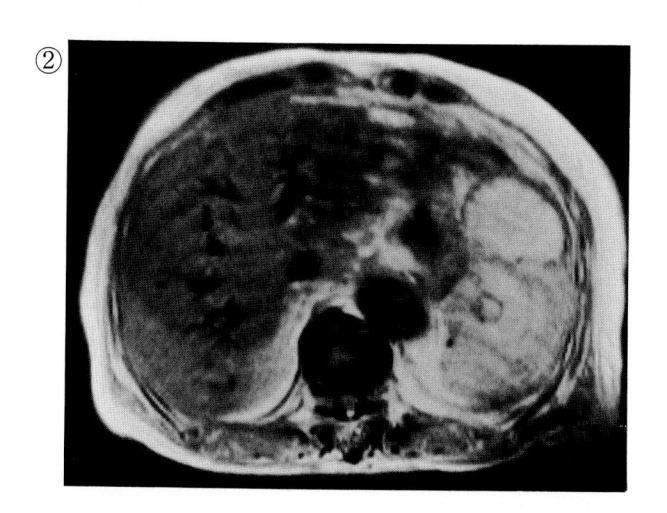

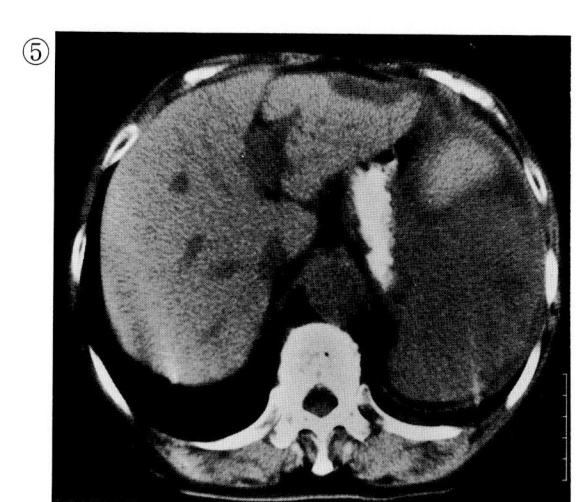

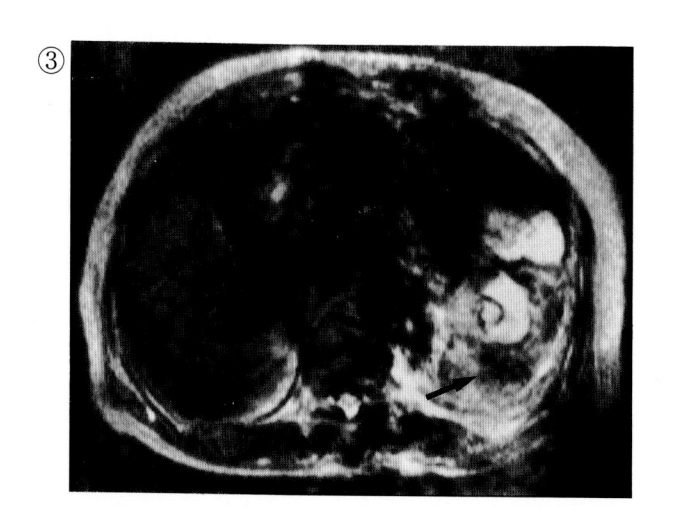

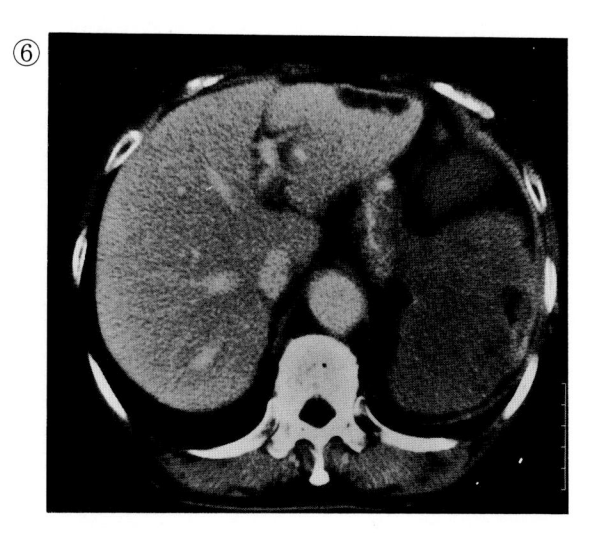

図1 横断像. 0.5 T, SE 400/20
図2 横断像. 0.5 T, SE 3000/20
図3 横断像. 0.5 T, SE 3000/100
図4 冠状断像. 0.5 T, SE 400/20
図5 単純CT
図6 造影CT

T_1 強調像で高信号を示す右副腎部の腫瘤性病変

症　　　例	50歳，女性． 主　訴：高血圧，腹部腫瘤． 病歴・検査結果：数年来の高血圧症．内科受診で腹部腫瘤を指摘された．血中カテコールアミン値が高い．ほかに，明らかな内分泌的異常なし．
MRI 所見	呼吸停止下に行った T_1 強調像の横断像(図1)，冠状断像(図2)，矢状断像(図3)で約 8 cmϕ の腫瘤が描出され，腫瘤内に 6 cmϕ のダルマ型の高信号部が認められる．T_2 強調像(図4)では腫瘤の周辺部が著明な高信号を呈している．高信号部の内部構造は T_1 強調像では比較的均一にみえているが，T_2 強調像では低信号を示す索条構造も認められ，均一な液体ではないことがわかる．
その他の画像所見	X線CT(図5)では，MRIの T_1 強調像で高信号を呈した部分は，周辺部よりも低吸収を示している．腫瘤内に小石灰化が認められる．
手術・病理所見	内部に液化した変性部を有する右副腎の腫瘤が切除された．術後経過は順調である．
最終診断	副腎褐色細胞腫．

〔解　説〕　副腎褐色細胞腫は比較的大きな腫瘤として発見され，診断時点で直径 5 cm をこえるものが多い．両側性のもの，副腎外発生のもの，Sipple 症候群 (MEN type II) に合併するものがあることにも注意を要する．腫瘍内部の出血，壊死などの変性の頻度も高い．本症例の T_1 強調像で認められた腫瘍内部の高信号部は腫瘍内の壊死と考えられ，液化して出血を含んでいるために T_1 強調像で高信号を呈したものと考えられる．

　T_1 強調像で高信号を呈するものには脂肪組織があり，副腎では myelolipoma も鑑別診断に考慮する必要があるが，脂肪は X 線 CT で低吸収を示すことで鑑別できる．また，出血によって液体内に含まれるヘモグロビンの濃度が高ければ X 線 CT でも高信号を呈する場合があるが，本例の CT では変性部の吸収値はむしろ低く，MRI の方が少量の出血には鋭敏である．

　一般に，褐色細胞腫は T_2 強調像で著明な高信号を呈する．筆者の経験では，比較的小さい褐色細胞腫でも T_2 強調像で高信号を示し，腫瘍の水分含有量が多いことを反映するものと思われる．T_2 強調像で高信号を呈する副腎腫瘍には，副腎癌，転移性の副腎腫瘍，神経原性腫瘍などがあり，T_2 信号強度だけでの鑑別は困難である．副腎腺腫でも，大きいものは高信号を呈する場合がある．また，副腎嚢胞は小さいものでも T_2 強調像で著明な高信号を呈する．

　褐色細胞腫は石灰化の頻度が高く，副腎腫瘤の質的診断の手掛かりとなる．本例でも X 線 CT では小石灰化巣が描出されているが，MRI では石灰化部は信号を生じないために検出できず，これは MRI の欠点でもある．反面，MRI はある程度以上の流速の血流がある脈管は無信号構造としてよく同定でき，大血管と腫瘍との位置関係の描出に優れている．

〔八代直文〕

〈文　献〉
1) Lubat E, Weinreb JC : Magnetic resonance imaging of the kidneys and adrenals. *Top Magn Reson Imaging*, **2** : 17-36, 1990.
2) 八代直文，鈴木　誠，飯尾正宏：T_2 強調画像による副腎疾患の質的診断は可能か？　臨床放射線，**34**：1465-1468，1989．
3) 鈴木　誠，八代直文，蓑和田　滋，阿曽佳郎，木下健二，宮下　厚：副腎嚢胞の核磁気共鳴画像．臨床泌尿器科，**44**：595-599，1990．

① ④

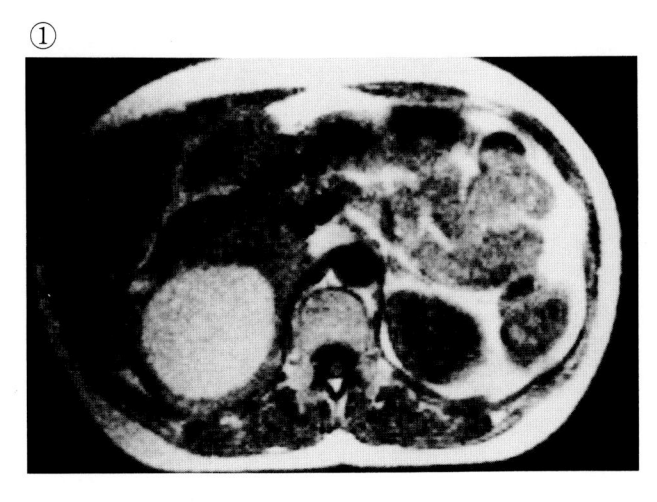

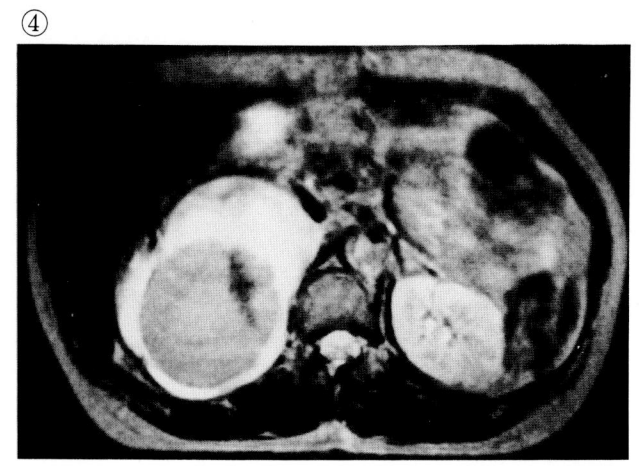

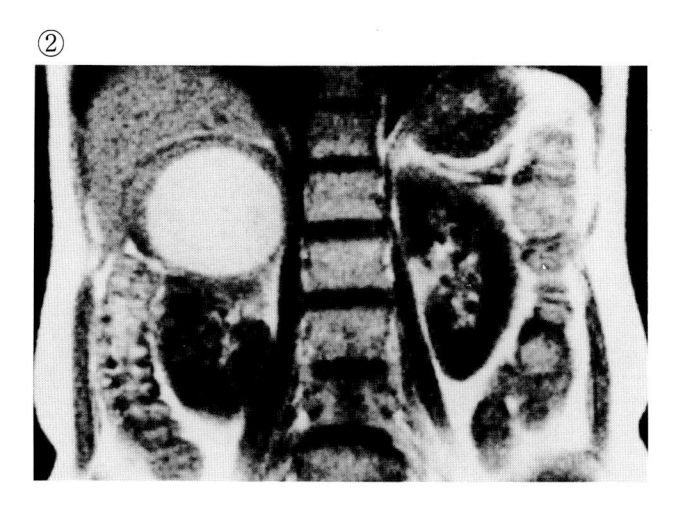

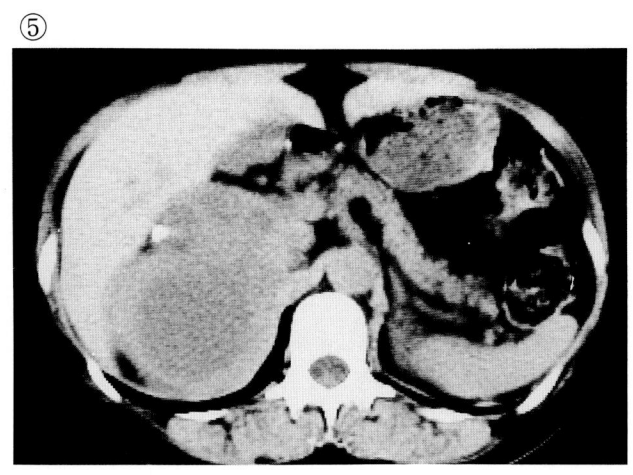

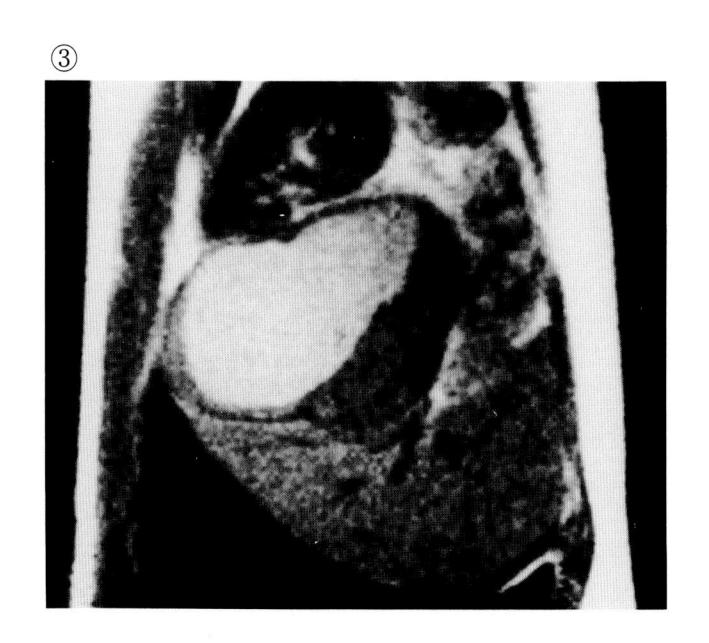

② ⑤

③

図1 横断像
図2 冠状断像
図3 矢状断像
図4 T₂強調像
図5 CT像

多彩な信号強度を示す両腎の多発性腫瘤性病変

症　例　37歳，男性．
　主　訴：高血圧，腹部腫瘤．
　病歴・検査結果：高血圧症で内科を受診し，腹部腫瘤を指摘された．

MRI所見　呼吸停止下に，T_1強調の横断像（図1），冠状断像（図2），矢状断像（図3）を撮影した．両腎に著明な腫大と多発性の多彩な信号強度を呈する腫瘤を認める．腫瘤のなかには，非常に高い信号強度を示すものもみられる．

その他の画像所見　X線CT（図4：造影前CT）では，両腎腫大，多発性の低吸収腫瘤を認める．CTでも，腫瘤によっては，他よりやや高い吸収値を示すものもみられる．正常腎実質はわずかしか残っておらず（図5：造影後CT），左腎の機能は不良である．

最終診断　嚢胞腎．

〔解　説〕　嚢胞腎のなかでは成人型嚢胞腎の頻度が最も高い．成人型嚢胞腎は常染色体優性遺伝の疾患で，中年期以降に高血圧，腎機能不全などで発症する．形態的には，両腎に大小の嚢胞が多発し，腎は腫大する．US，X線CT，MRIのいずれを用いても診断は容易である．肝，膵，卵巣などの嚢胞を合併する頻度も高い．とくに，肝の多発嚢胞の合併率は高く，約80％に認められる．

　成人型嚢胞腎では出血を合併した嚢胞がよくみられる．T_1強調のMRIは微量の出血でも信号強度の上昇として検出できるため，腎には多彩な信号強度を呈する多発腫瘤が認められる．X線CTでも出血性嚢胞は高吸収，等吸収の腫瘤として描出できるが，本例のMRIとX線CTを比較すると，MRIの方が出血の検出には鋭敏であることがわかる．横断像，矢状断像のMRIでは，嚢胞内に重力による層状の分布や沈殿物が認められる場合がある．

　X線CTで出血性の嚢胞が診断された場合には，悪性腫瘍の合併を疑って嚢胞穿刺などを行うべきであるという考えもある．これは単発性の比較的大きな嚢胞では尊重すべき意見である．しかし，成人型嚢胞腎における嚢胞内出血は決して頻度の低いものでなく，むしろ，ほとんどの症例で何らかの信号上昇がみられることがMRIの普及の結果，明らかになってきている．

　成人型嚢胞腎は特徴的な画像所見を呈し，他疾患との鑑別は困難ではない．両側の水腎症が，本疾患と一見似た画像を呈するが，水腎症では嚢胞状にみえるものは拡張した腎盂，腎杯であるのに対し，嚢胞腎では腎盂，腎杯は多発嚢胞に圧迫されて変形，伸展している．また，嚢胞腎の嚢胞の多くは腎輪郭の外縁に達するが，水腎症では嚢胞状に拡張した腎杯と腎輪郭の外縁の間に菲薄化した腎実質が残っている．

　幼児型，小児型の嚢胞腎は常染色体劣性遺伝を呈し，若年で発症する致死的な疾患である．腎の嚢胞は微小で，画像的には個々の嚢胞は検出しにくく，腎全体の腫大として描出される．肝線維症を合併し，食道静脈瘤の破裂などが死因となる．

〔八代直文〕

〈文　献〉
1) Hilpert PL, Friedman AC, Radecki PD：MRI of hemorrhagic renal cyst in polycystic kidney disease. *AJR*, **146**：1167-1172, 1986.
2) Marotti M, Hricak H, Fritzsche P：Complex and simple renal cysts：comparative evaluation with MR imaging. *Radiology*, **162**：679-684, 1986.

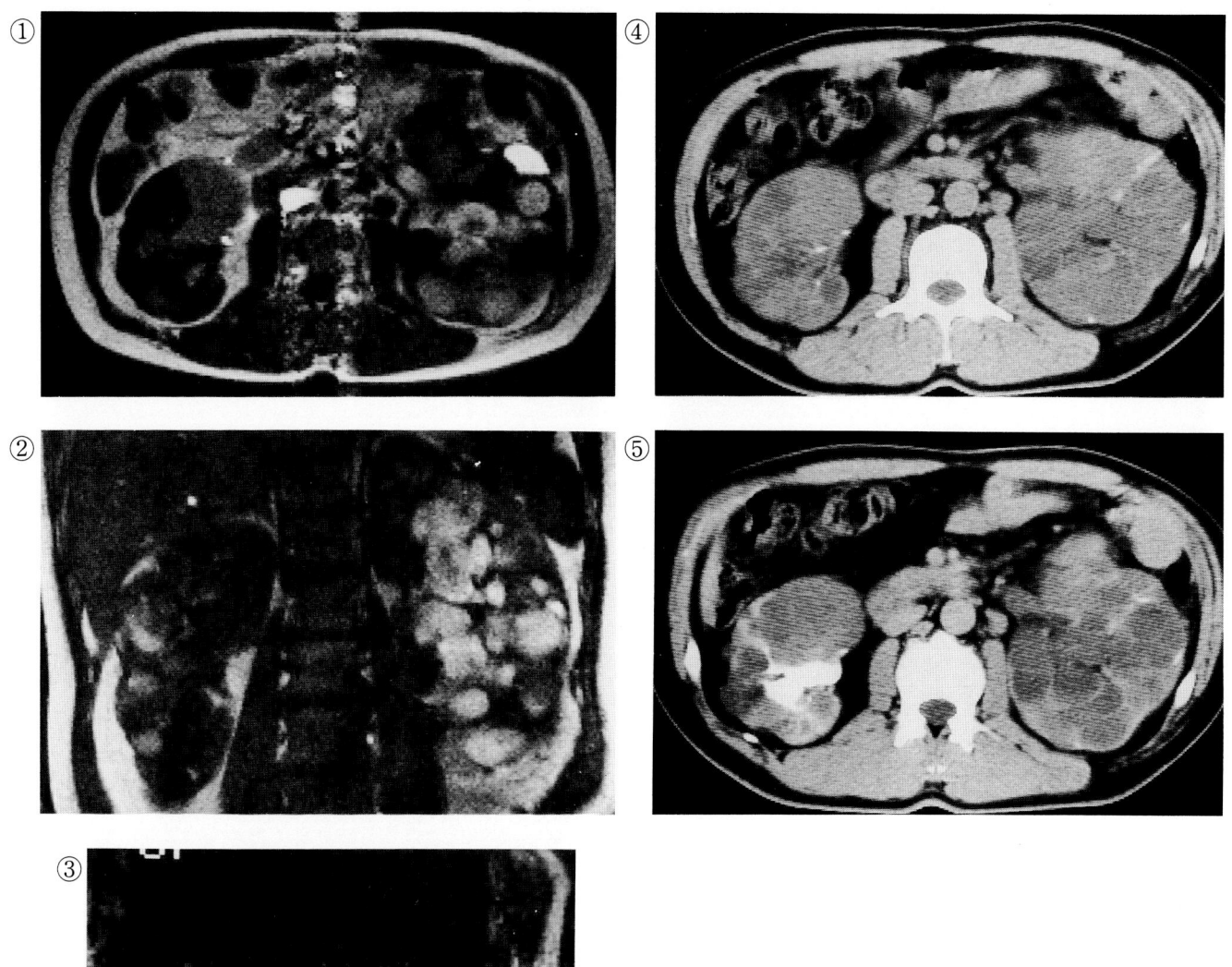

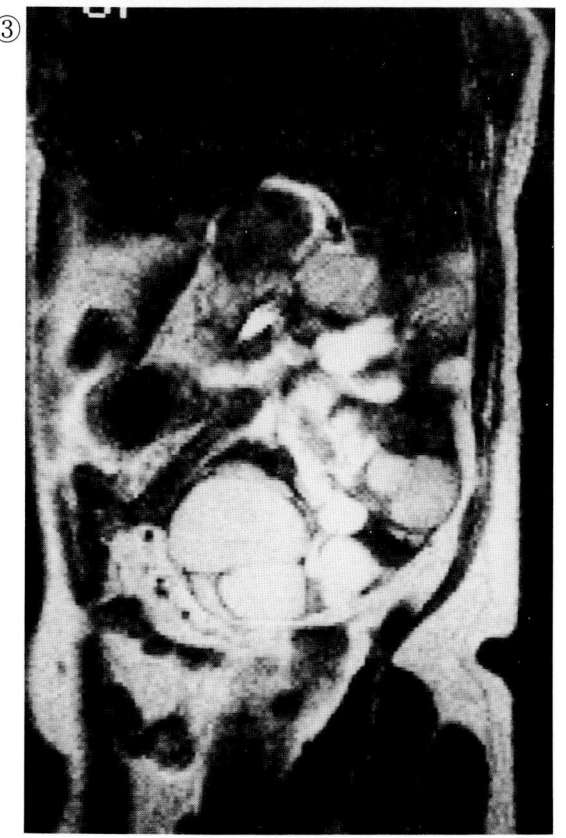

図1 横断像
図2 冠状断像
図3 矢状断像
図4 X線CT（造影前CT）
図5 X線CT（造影後CT）

T₂強調像で高信号を示す左副腎の腫瘤性病変

症　　　例	39歳，女性． 主　訴：高血圧． 病歴・検査結果：10年来の高血圧症．血清アルドステロンが高値を示している．
ＭＲＩ所見	T₁強調の横断像（図1）で，左副腎の約3cmφの腫瘤が描出されている．T₁信号強度はやや低い．冠状断像（図2），矢状断像（図3）でも腫瘤は描出されている．腫瘤の辺縁は滑らかである．T₂強調の横断像（図4）でも描出でき，信号強度は肝より明らかに高いが，腎よりやや低く，ほぼ脂肪の信号強度に近い．T₂強調像では，内部構造はやや不均一にみえる．
その他の画像所見	左副腎の腫瘤は，X線CT（図5，造影後CT）では，内部構造のある低吸収腫瘤として描出されている．副腎静脈採血時に撮影された左副腎静脈造影（図6）では，腫瘤による弧状の圧排像が認められる．
手術・病理所見	左副腎の腫瘤が摘出された．
最　終　診　断	原発性アルドステロン症を示す副腎良性腺腫．

〔**解　説**〕　副腎腺腫には，Cushing症候群，原発性アルドステロン症などのホルモン産生腫瘍と，偶然発見されることの多い非機能性副腎腺腫がある．これらは一般に腫瘍径が小さいが，直径10mm程度の腺腫は呼吸停止下撮像でほぼ確実に描出できる．T₂強調像は呼吸性のぶれによる画像の劣化が避けられないが，直径12mm以上あれば描出可能である．MRIでの小腺腫の検出率は横断像で最も高いが，検出率の観点からは空間分解能にまさるX線CTが優れており，とくにMRIを撮影する意義が大きいとはいえない．しかし，冠状断像，矢状断像ではX線CTより発生部位が明確にできる場合がある．

　1986年にGlazerら，Reinigらによって，T₂強調像によって副腎腺腫を非腺腫と鑑別できる可能性が示唆された．これらの著者は，T₂強調像による肝と副腎腫瘍の信号強度を比較し，腺腫は肝よりも低信号強度を呈するとしている．しかし，その後になって，T₂強調像で肝よりも高信号を呈する副腎腺腫が存在することが指摘され，T₂信号強度の面からは，腺腫と非腺腫が重なり合う部分があることも明らかになってきた．また，副腎腫瘍の信号強度は腫瘍径に依存する傾向が強く，腺腫であっても径の大きなものはT₂強調像で高信号を呈することも示されている．

　現在のところ，径が2cm以下で，T₂強調像で肝より明らかに信号強度の低い副腎腫瘤は腺腫としてよいと思われる．しかし，臨床的に癌腫などとの鑑別が必要な直径3cm程度の腫瘤の診断は，T₂強調像で高信号を示しても腺腫の場合がある．T₁値の測定が副腎腫瘍の良悪性の鑑別に有効であるという報告もあるが，広く認められるには至っていない．　　　　　　　　　　　　　　　　　　　　　　　　　　　　　　　　　　　　　　〔八代直文〕

〈文　献〉
1) Glazer GM, Woolsey EJ, Borrello J, et al: Adrenal tissue characterization using MR imaging, *Radiology*, 158 : 73-79, 1986.
2) Reinig JW, Doppman JL, Dwyer AJ, et al: Adrenal masses differentiated by MR. *Radiology,* 158 : 81-84, 1986.
3) 八代直文，鈴木　誠，飯尾正宏：T₂強調画像による副腎疾患の質的診断は可能か？　臨床放射線，34：1465-1468，1989．

① 図1 横断像（T₁）

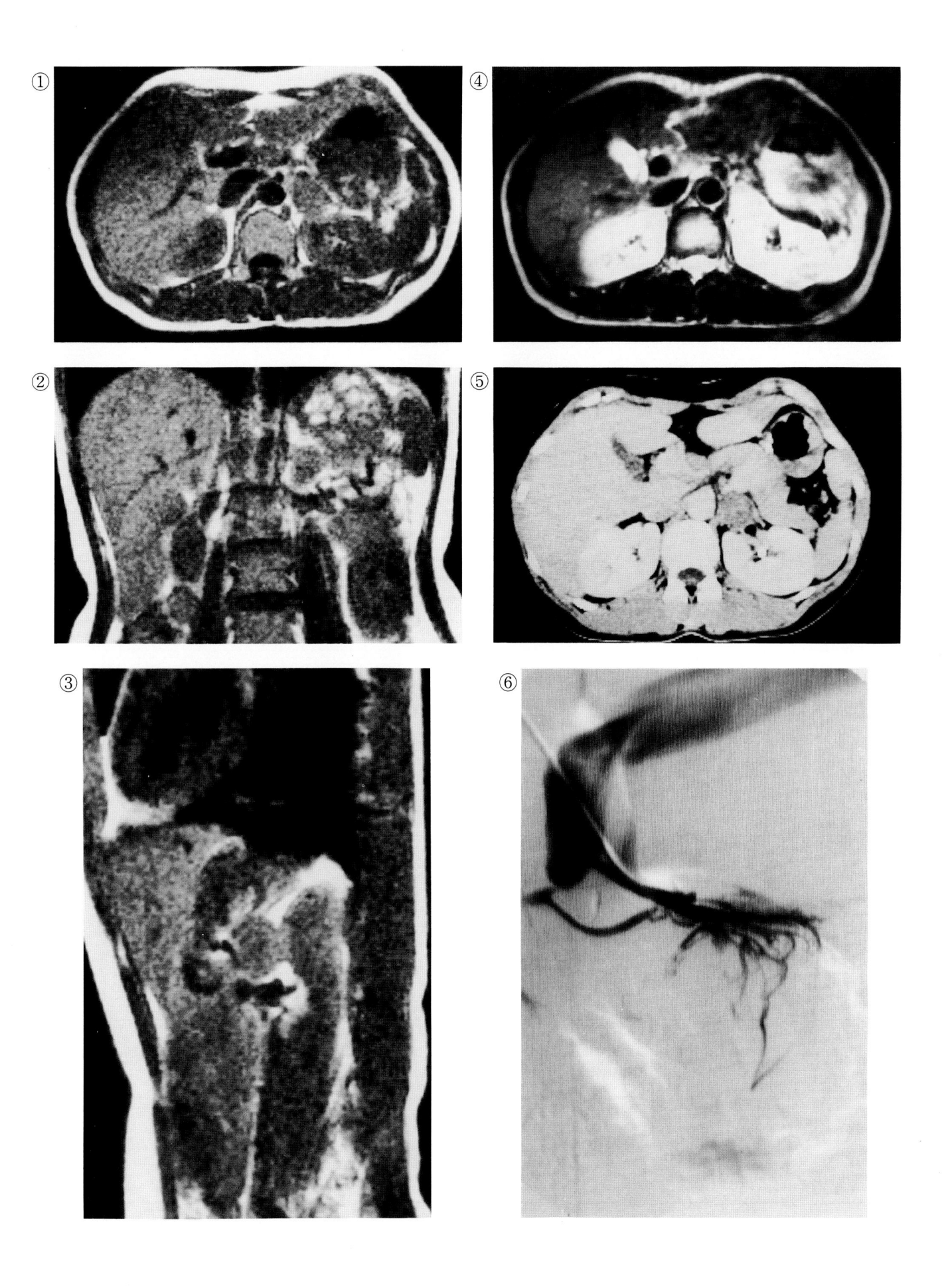

② 図2 冠状断像（T₁）

③ 図3 矢状断像（T₁）

④ 図4 横断像（T₂）

⑤ 図5 X線CT（造影後CT）

⑥ 図6 左副腎静脈造影

T_1強調像で高信号部を含む左腎の腫瘤性病変

症　例　52歳，男性．
　主　訴：特になし．
　病歴・検査結果：健診の超音波断層によるスクリーニング検査で左腎の多発腫瘤を発見され，精査のため来院した．

MRI所見　呼吸停止下にT_1強調像を撮影した（図1：横断像，図2・図3：連続した冠状断像）．冠状断像で明らかなように，左腎から突出する3個の腫瘤を認める．腫瘤は高信号を示す部分を含んでいる．CT（図4：造影前，図5：造影後）とMRIを比較すると，空間分解能はMRIがやや劣っているが，本例に関しては，冠状断像が撮影できるMRIの方が情報が多く，全体像の把握も容易である．

その他の画像所見　呈示したCTは，3個の腫瘤のうち最も左腎下極に近いものが描出されている．やはり，腎外性に発育した腫瘤で，腫瘤内に低吸収部を含んでいることがわかる．
　血管造影は呈示しなかったが，左腎に3個のhypervascularな腫瘍が認められ，腫瘍部にはmicroaneurysmもみられた．

手術・病理所見　腎外に発育した片側性の腎過誤腫（angiomyolipoma）の診断で，将来出血する可能性もあることから左腎摘除が行われた．

最終診断　腎過誤腫（angiomyolipoma）．

〔解説〕　腎過誤腫は比較的頻度の高い腎の良性腫瘍で，腎過誤腫全体の約50％が結節性硬化症に合併し，これらは両側性かつ多発性のことが多い．残りのものは結節性硬化症と無関係で，片側性，単発性の頻度が高い．本例は片側性ではあるが，多発しており，結節性硬化症との関連が疑われたが，臨床的には結節性硬化症の徴候は認められなかった．

　腎過誤腫はangiomyolipomaという別名のとおり，血管成分，筋肉成分，脂肪成分を含んでいる．X線CTでは腫瘍内の脂肪を低吸収巣として検出できる．血管造影は血管成分を反映してmicroaneurysmなどの特徴的な所見が得られ，血行豊富なことが多い．MRIでも，脂肪はT_1が短いために高信号としてよく描出でき，小腫瘍でも腎実質とのコントラストが高い．脂肪の検出のsensitivityは，X線CTとMRIではほぼ同等か，MRIがやや優れている．

　腎過誤腫では腫瘍からの出血をきっかけに発見されるものも多い．MRIでは血腫もT_1強調像で高信号を呈することが多い．T_2強調像では，血腫の水分量が多い部分は高信号を呈し，ヘモジデリンが形成された部分は不規則な低信号となる．腎過誤腫に含まれる脂肪は，腫瘍内でいくつかの塊をつくって巣状に分布するもの，内部に線維性の隔壁や血管の網目状の構造を伴う脂肪塊を形成するものなどが多く，血腫との鑑別は形態から可能である．脂肪を有する腎腫瘍の鑑別診断には，腎脂肪腫，腎脂肪肉腫，腎周囲脂肪組織から発生した脂肪肉腫などがあげられる．また，腎過誤腫の約15％は脂肪をCTなどで証明できず，腎癌などとの鑑別が困難である．

〔八代直文〕

〈文献〉
1) Stark DD, Bradley WG (ed): Magnetic Resonance Imaging, pp1211-1213, CV Mosby, 1988.

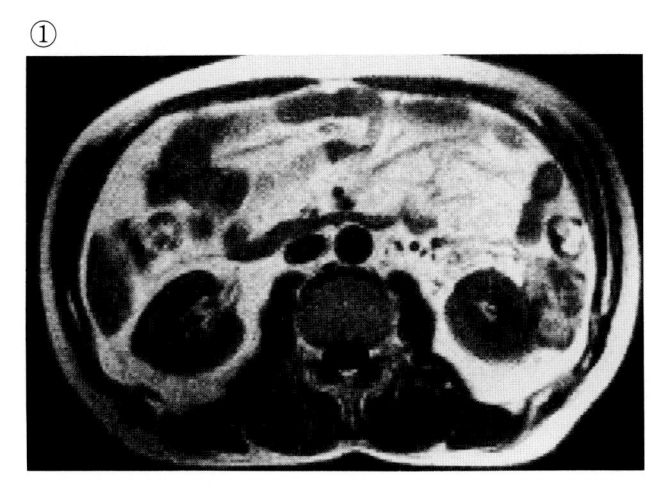

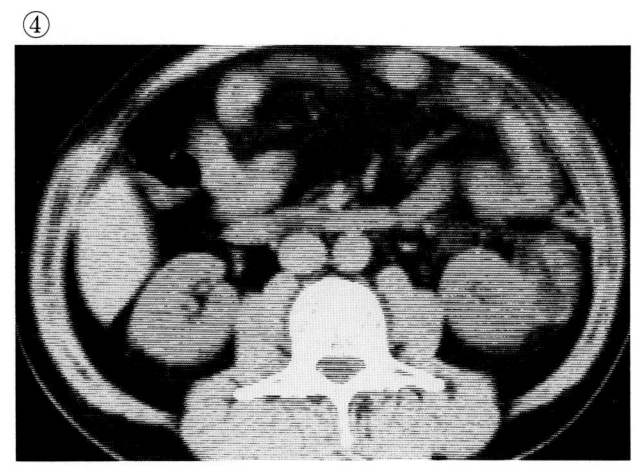

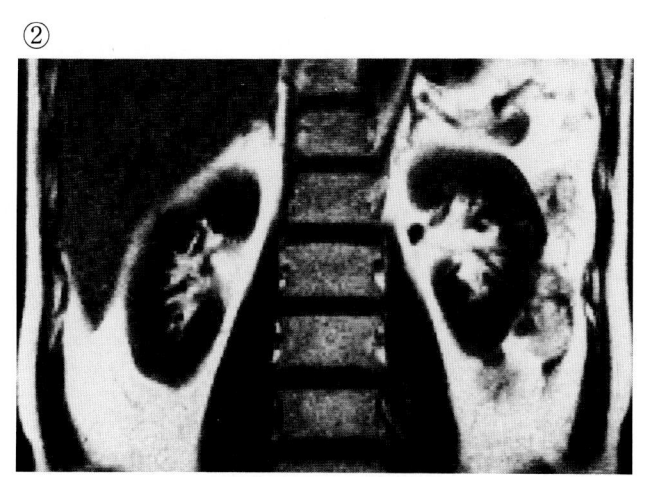

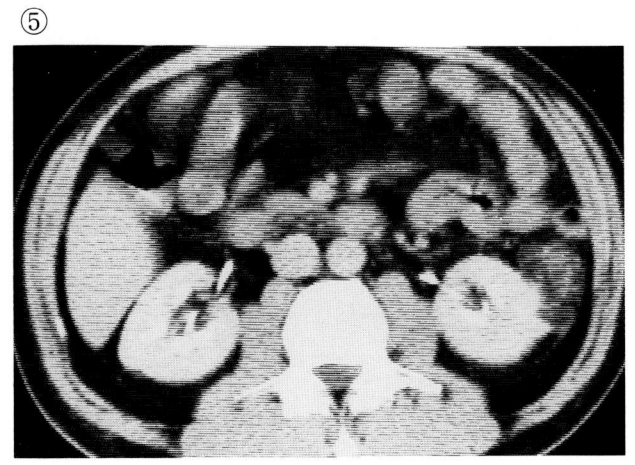

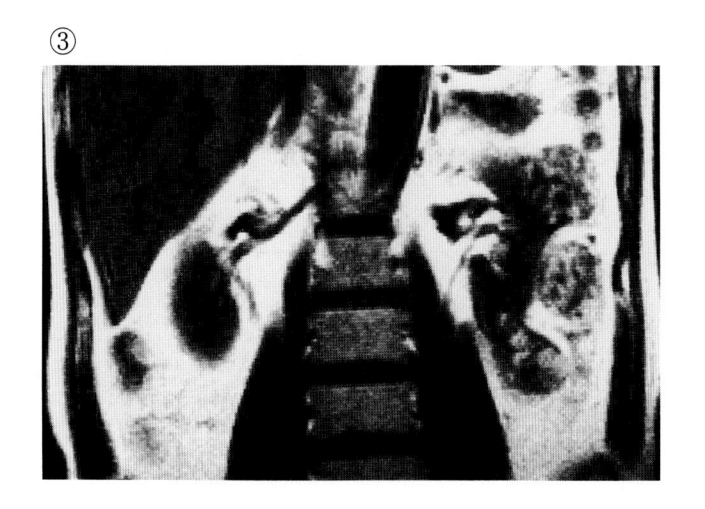

図1　横断像
図2　矢状断像
図3　図2と連続の矢状断像
図4　造影前CT
図5　造影後CT

造影で描出が明らかとなった両側腎の腫瘤性病変

症　　　例	60歳，男性． 主　訴：血尿． 病歴・検査結果：肉眼的血尿で腎の超音波断層撮影を行ったところ，両腎に腫瘤が発見された．
MRI 所見	呼吸停止下 T_1 強調 SE 法による造影前の冠状断像（図1）では，右腎上極に 6 cmϕ の腫瘤が認められる．左腎の腫瘤は指摘が困難である．Gd-DTPA を 0.05 mmol/kg 注入して行った造影後の冠状断像（図2）では，右腎上極の腫瘤に不規則な内部構造を認め，左腎の腫瘤も造影欠損部として描出されている．造影後の右腎の矢状断像（図3）で，腫瘤は右腎の上半を占め，肝右葉との関係も明らかである．造影後の左腎の矢状断像（図4）では，左腎の腫瘤の局在はいっそう明らかである．T_2 強調横断像（図5）で，下大静脈内に部分的な腫瘍血栓が疑われる．
その他の画像所見	造影後の X 線 CT（図6）で，右腎上極の腫瘤と左腎の腫瘤が描出でき，下大静脈内に造影欠損を認める．血管造影（図7）は左腎動脈造影を呈示したが，腫瘍は血行豊富である．右腎の腫瘍も同程度の vascularity を示す．
手術・病理所見	両側腎腫瘍の診断で，右腎摘除，下大静脈腫瘍血栓摘除，左腎部分切除が行われた．
最終診断	どちらの腫瘤とも腎癌（renal cell cancer, clear cell type）．

〔解　説〕　腎癌に対する画像診断では，小腫瘍の検出と進展度診断が重要である．大きな腎癌は内部の壊死や出血のために複雑な信号分布を示すが，小さい腎癌は一般に均一で，MRI 画像上で正常腎実質とのコントラストが低い．手術標本のスペクトロメーターによる測定でも，腎癌と正常腎実質の T_1 値，T_2 値に有意の差はほとんど認められず，小さい腎腫瘍を診断するためには，もっぱら形態的な変化の描出に頼ることになる．したがって，腎の形態に影響を及ぼさないような小腫瘍や，置換浸潤性の発育を示す腎腫瘍は描出が困難である．

　造影剤の使用によって，これはある程度克服できる．MR 造影剤は X 線造影剤に比べるとはるかに微量でも造影効果があり，特に Gd-DTPA は腎から排泄されるため，投与後には腎の信号が T_1 強調像で著明に増加して腫瘍と腎実質の区別ができるようになる．腫瘍の内部構造も造影によってより明らかになる場合が多い．本例での左腎の腫瘍は，造影前の MRI では指摘が困難であったが，造影後には造影欠損として容易に描出されている．

　腎癌の進展度は，TNM 分類あるいは Robson の stage 分類によることが多く，腫瘍の周囲への浸潤，脈管内腫瘍進展，リンパ節転移などを確実に診断することが重要である．

　太い静脈への腫瘍進展の有無は，これによって治療方針や術式が異なるので，正確に判断する必要がある．SE 法による撮像では，ある程度以上の流速で血液が流れている血管は無信号となるため，リンパ節腫大の診断や静脈内への腫瘍の進展の診断などは，原理的に X 線 CT よりも容易に行うことができる．本例の右腎腫瘍には下大静脈への進展（部分的な腫瘍血栓形成）が認められ，MRI の T_2 強調像で診断できる．

　腫瘍が腎被膜内にとどまるのか，腎周囲の脂肪組織内にも浸潤しているのかの判断が X 線 CT で困難なことがあるが，MRI でも同様である．これは主として，腫瘍が腎被膜内に限局している場合でも，周囲の浮腫や炎症などの反応性の変化のために脂肪組織が不鮮明化したり，網状の構造が目立つようになることによる．すなわち，T 2 腫瘍でも画像上は T 3 腫瘍とまぎらわしいものがあるということであり，MRI でも T 2 腫瘍と T 3 腫瘍の鑑別では overstaging の傾向がある．

　MRI では，冠状断・矢状断を撮影できるため，腫瘍の上下方向への進展や，腫瘍と肝や脾との関係などの診断は X 線 CT より正確である．腸腰筋や腰椎への浸潤などのような，腫瘍の水平方向への進展の診断では，MRI と CT はほぼ同等と考えることができる．　　　　　　　　　　　　　　　　　　　　　　　　　　　　　　　　　〔八代直文〕

〈文　献〉

1) Suzuki M, Yashiro N : Measurements of magnetic relaxation times of normal tissue and renal cell carcinoma. *Radiation Medicine*, **6** : 263-266, 1988.
2) Yashiro N : MRI of kidney and adrenal gland. In : Enhanced Magnetic Resonance Imaging (Ring M, ed), pp268-275, CV Mosby, 1989.
3) 八代直文，岸　洋一，松島　常，古川金之輔，ほか：MRI による腎細胞癌の進展度診断．臨床放射線，**33** : 455-459, 1988.

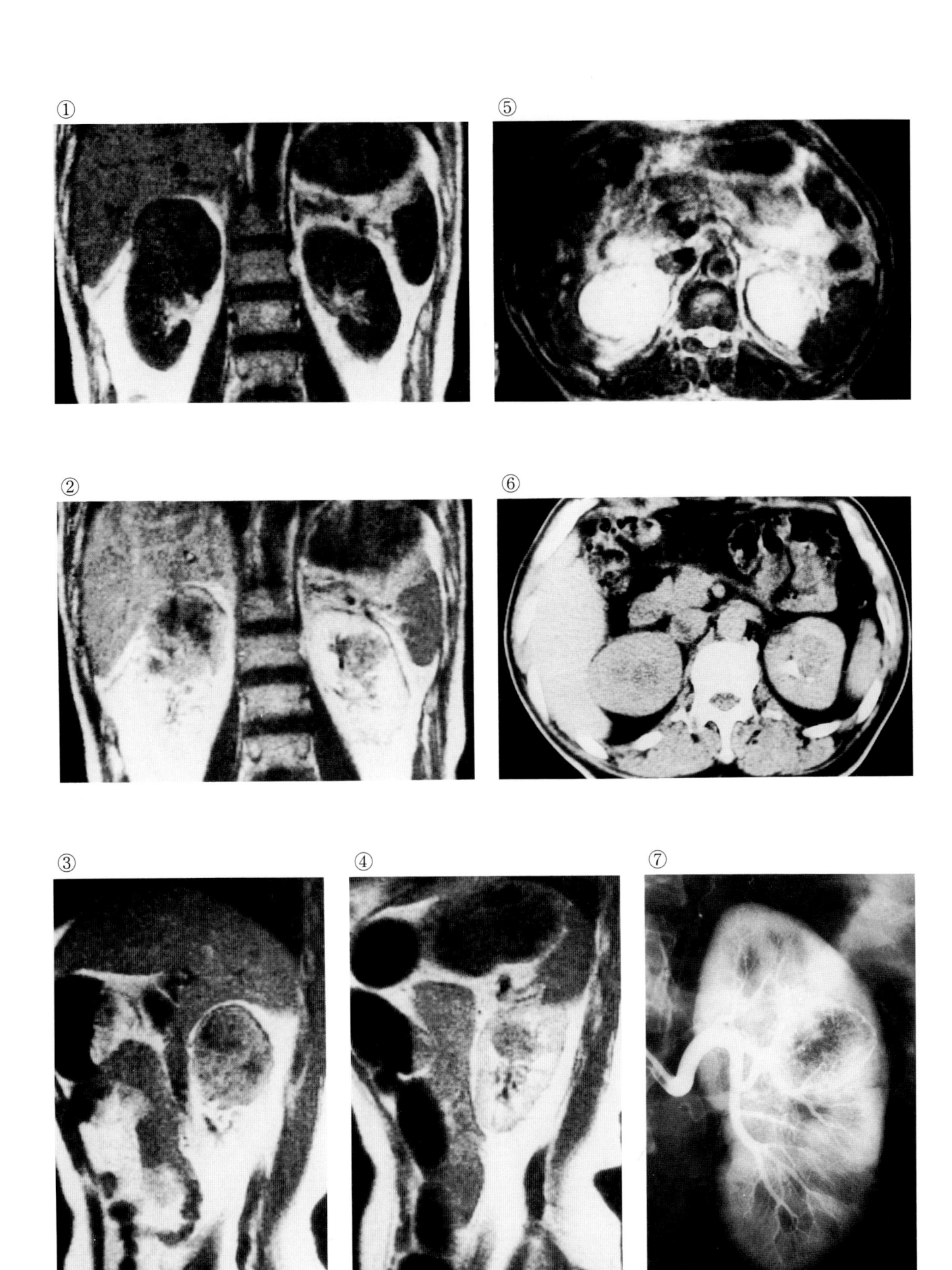

図1 造影前矢状断像
図2 造影後矢状断像
図3 造影後右腎矢状断像
図4 造影後左腎矢状断像
図5 T₂強調横断像
図6 X線CT（造影後）
図7 血管造影

造影で境界が明瞭となった膵尾部腫瘤性病変

症　　例　61歳，女性．

病歴・検査結果：臨床上，また画像診断を除く諸検査上確実に insulinoma の存在が疑われていた．しかしながら，画像としては腫瘤性病変を明確には指摘できえなかったため，主治医である内科医が手術に踏み切れず（患者が手術をいやがったこともあるが），内科的に加療，経過観察を行ってきた．今回，胆石による症状のため手術が必要となり，どうせ開腹するのならと再度画像診断による insulinoma の localization の描出を試みた症例である．

MRI所見　T_1 強調横断像（図1）では膵尾部に約2cm大の周囲の膵実質よりも少し低信号を示す腫瘤性病変が疑われるが，確信がもてない．PD 強調像（図2）ではどうであろうか．腫瘤性病変の有無についてはなんともいえない．T_2 強調像（図3）では問題となっている部位については，高信号といわれればそうかもしれないが，確信をもってはいいがたい．Gd-DTPA 注入約8分後 T_1 強調像（図4）では図1と比して相当境界が明瞭な低信号領域として描出されている．

FISP を用いた dynamic enhancement 像の Gd-DTPA 注入前が図5である．膵尾部に低信号領域が認められる．Gd-DTPA 注入約4分後（図6）では，軽度低信号領域として描出されてはいるが，むしろ周囲膵実質とのコントラストは低下して描出されている．図としては示してはいないが，造影剤注入後の早い時期では腫瘍と周囲膵実質とのコントラストが低下してしまい，時間がたつにつれて図6のように少しコントラストが回復してきた結果になった．図7のように膵体尾部に沿ってオリエンテーションされて撮像された，呼吸停止下斜断 FISP 像（図8）では，膵尾部に約2cm径の腫瘤性病変が低信号領域として明瞭に描出された．

その他の画像所見　超音波，X線CT，ERCP，血管造影では明瞭には腫瘤性病変として描出することができなかった．超音波内視鏡では主膵管，脾静脈を圧排している mass を認め，辺縁は不明瞭，内部エコーは周囲の膵実質より高エコー（ただし周辺部は低エコー）に描出された．PTPC での IRI step up データはまさにこの腫瘤性病変が insulinoma であることを示唆する値であった．

手術・病理所見　膵体尾部切除，胆嚢摘出術，総胆管砕石術を施行した．

膵は弾性軟で小葉構造分明であった．膵尾部に触診にて径2cm大，球形の硬い腫瘤を触れ，これが insulinoma であった．多発性の病変はなかった．

最終診断　膵尾部 insulinoma（17×16×15mm）．

〔解説〕 insulinoma が MRI にて描出される場合は T_1 強調像において低信号，T_2 強調像において高信号を示すことが多い．また，dynamic enhancement CT, contrast enhancement CT においても濃染を呈することが多い．vasucularity の高い症例では当然血管造影，X線CT にても明瞭に描出されることが多いであろうし，MRI でも T_2 強調像で高信号を呈したり，dynamic enhancement においても高信号を呈すると考えられる．しかしながら，この症例のように T_2 強調像においてあまり高信号を呈さず，また dynamic enhancement において周囲膵実質に比し高信号を示さず，むしろ周囲膵実質とのコントラストが低下し，Gd-DTPA 注入後の T_1 強調像ではむしろ低信号を呈するような症例は少ない．このような症例ではコントラスト分解能に優れている MRI が有利である．その MRI のなかでも，今回用いた FISP のようなグラジェントエコーが腫瘍のコントラストをいっそう鮮明にしてくれることがあることをこの症例は示しており，MRI の有利さを十分に示してくれたものといえる．Gd-DTPA 注入後ある程度時間が経過していることと，グラジェントエコーである FISP を用いたことが腫瘍の描出につながったと考えている．むしろ Gd-DTPA 注入により周囲膵実質とのコントラストが低下して腫瘍像がとらえにくくなったのは isovascular な腫瘍なのかもしれないし，partial volume effect により，周囲膵実質の造影剤の高信号をひろったためかもしれない．そして，造影後ある程度時間が経過した時期では，腫瘍と周囲膵実質との間質における造影剤量の差が腫瘍の明瞭な描出を助けていると考えたい．このように，MRI における特殊なシークエンスが明瞭な腫瘍描出に威力を発揮しうる症例があるという事実は，膵臓における MRI の存在価値を高めてくれたものと考えている．

〔松尾導昌〕

〈文　献〉
1) Stark DD, Moss AA, Goldberg Hl, et al : CT of pancreatic islet cell tumors. *Radiology*, 150 : 491-494, 1984.
2) Stark DD, Moss AA, Goldberg Hl, et al : Magnetic resonance and CT of the normal and diseased pancreas : A comparative study. *Radiology*, 150 : 153-162, 1984.
3) 大友　邦, 板井悠二, 吉川宏起, ほか：膵島細胞腫の MRI. 臨放, 31 : 551-553, 1986.
4) 廣橋伸治：肝・胆・膵の MRI. 映像情報 MEDICAL, 6 : 345-350, 1990.
5) 葛西恭一, 粉川隆文, 青木真一郎, ほか：Pharmacoangiography および MRI が部位診断に有用であった Insulinoma の一例. 臨床画像, 7 : 98-103, 1991.

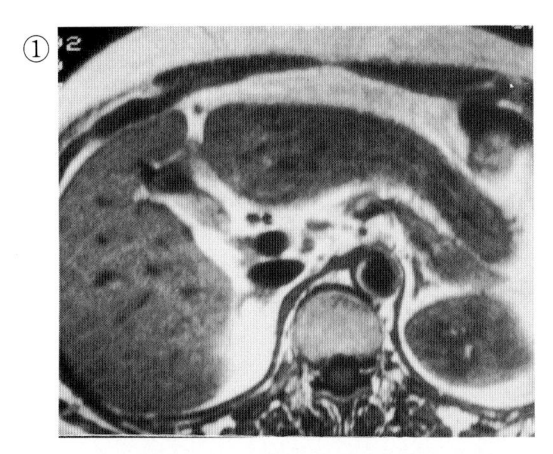

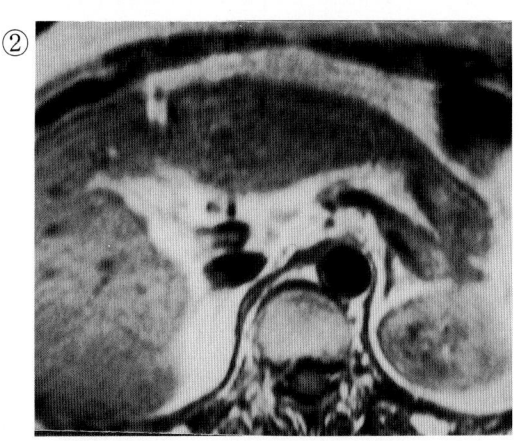

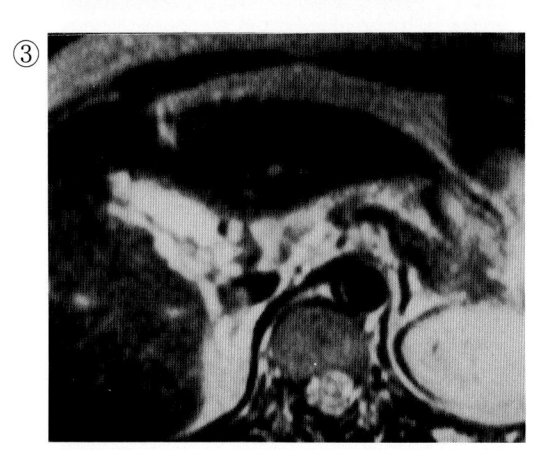

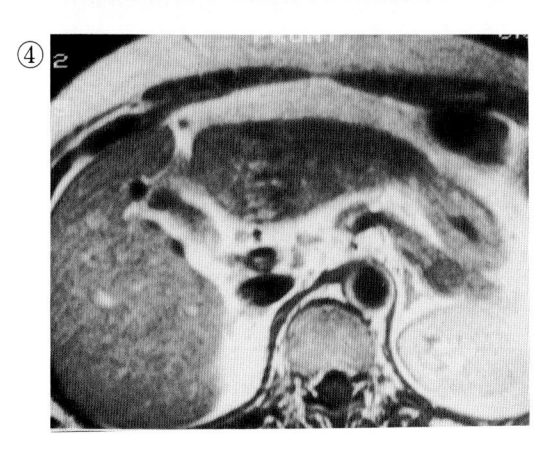

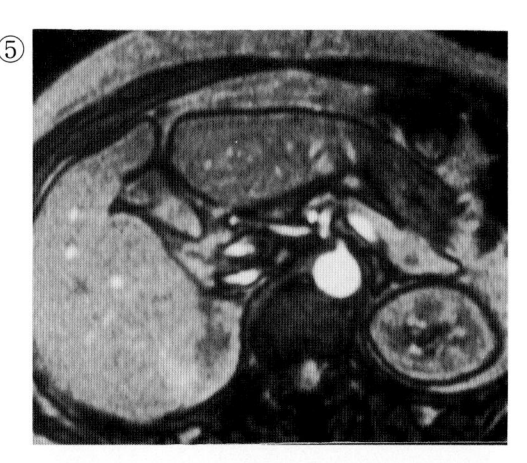

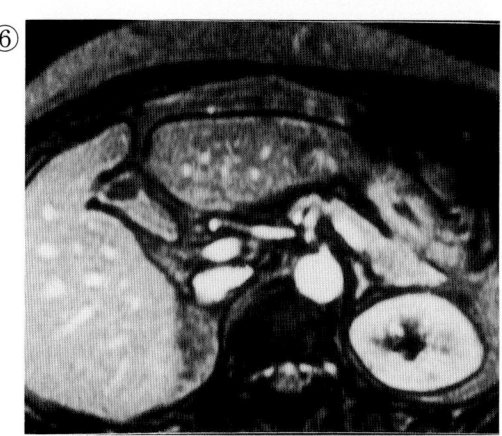

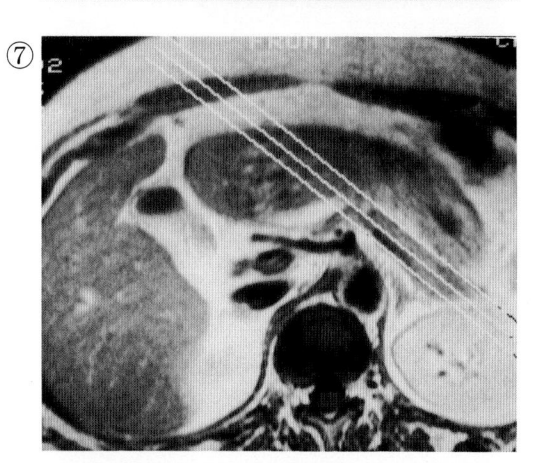

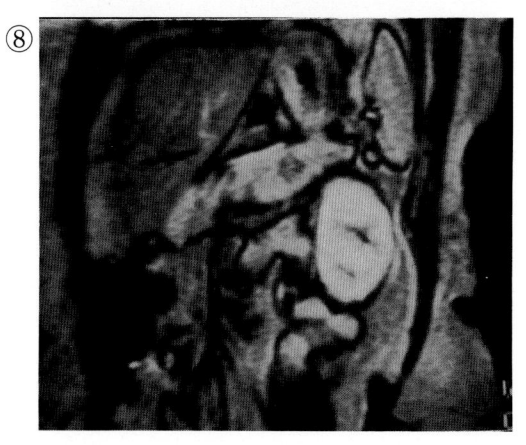

図1 T₁強調横断像. SE 600/15, スライス厚5mm
図2 PD強調像. SE 2000/15, スライス厚5mm
図3 T₂強調像. SE 2000/70, スライス厚5mm
図4 Gd-DTPA注入約8分後T₁強調像. SE 600/15, スライス厚5mm
図5 dynamic enhancement像. Gd-DTPA注入前. FISP 125/12, FA 70°, スライス厚5mm
図6 図5と同じ. Gd-DTPA注入約4分後
図7 図8の撮像のためのスライス・オリエンテーション・セッティング像
図8 斜断像. Gd-DTPA注入20分後. FISP 80/11, FA 70°, スライス厚5mm

異なった信号強度を示す膵頭部腫瘤性病変

症　例　66歳，女性．

病歴・検査結果：腹部超音波にて膵頭部に嚢胞性病変を指摘され精査希望．ほかに胆囊内に胆石，慢性肝炎，糖尿病あり，子宮癌術後（42歳時）の既往あり．

MRI所見　T_1 強調横断像（図1）において，低信号を呈する径約4 cmの病変が認められる．かなりの低信号であるから，嚢腫，血腫，脈管のflow void，石灰化など考慮しながら，以下の画像をみることにする．この病変は円形ではなく不整形をしており，多房性が疑われるが，この T_1 強調像でみるかぎりでは隔壁などは判然としていない．また，膵体尾部の主膵管の拡張が著明である．

PD強調像（図2）において，矢印の部分が病変である．高信号部分と低信号部分が混在している．

T_2 強調像（図3）においては，病変内部分はそれぞれ高信号を呈している．T_1 強調像やPD強調像ではよくわからなかったが，この T_2 強調像では円形の大小混った嚢胞を推定することができる．そして，これら3種の画像から総合して考えると，血腫，石灰化，脈管のflow voidなどとは考え難い．また，否定はしきれないが T_2 強調像の高信号からみて膵実質性病変とは考えにくい．それゆえ，多房性嚢胞性病変と考えたい．

Gd-DTPA注入約25分後 T_1 強調像（図4）では，嚢腫と推定した部分は造影されず，その薄い隔壁部分だけが造影されて描出されている．

上記を総合し，とくに，PD強調像において信号強度の差違を示していることを考え合わせてみると，嚢胞内への出血（intensityの組み合わせからみてちょっと考えにくいかもしれない），ムチン成分の存在などを推定してみたい．

また，とくに隔壁が厚く描出されている部分はみられない．さらにまた，明らかなリンパ節腫大もみられない．

FISPを用いた呼吸停止下dynamic enhancement横断像のGd-DTPA注入前が図5であり，図6〜8はGd-DTPA注入後の像である．

造影剤注入後の早い時期においては，矢印の病変部分は増強されていないが，約3分30秒後の図6では，比較的薄い壁が増強されて描出されている．

その他の画像所見　超音波内視鏡画像：多房性嚢胞性病変．隔壁は薄い．

血管造影：特記すべき所見なし．とくにhypervascularな所見はない．

ERCP：共通管が22 mmと長く膵胆管合流異常．頭部の二次膵管が拡張し5 mm以下の嚢腫状に描出．頸部膵管は20 mm大に拡張し，その周囲に15 mm以下の多房性の嚢腫を認める．filling defectが主膵管にありductectaticのmucinous cystadenomaあるいはmucinous cystadenocarcinomaが疑われた．

手術・病理所見　悪性が否定できないため手術を施行した．画像診断どおりの多房性嚢胞性病変を膵頭部に認め切除した．このさい，ムチンを含む嚢胞を認めた．とくにinvasiveな所見はなく，リンパ節の腫大もなかった．

最終診断　膵頭部mucinous cystadenoma（ductectatic type）．

〔解　説〕　MRIでは多房性嚢胞性，隔壁の厚さなどはこの症例のようにある程度描出が可能となってきた．とくに，呼吸停止下で撮像することにより相当画質がよくなってきたと考えている．ただし，造影剤のbolus注入後5分くらいの間でないとなかなかコントラストよくは描出されないようである．本症例のようにSE画像でも（呼吸停止はできないにもかかわらず）ある程度細かく描出されうることもときにはあるが，確実性が少ない．悪性の可能性を画像診断だけで否定するのは困難であるのが現状であり，とくに，ductectatic typeのmucinous cystadenomaではその傾向があるように思われる．MRIではこの症例のようにムチン存在の可能性の有無についてもinformationを提供してはくれるが，実際MR画像の信号強度だけから，それがムチンであると断定するのはむつかしい．　〔松尾導昌〕

〈文　献〉
1) Friedman AC, Lichtenstein JE, Dachman AH : Cystic neoplasms of the pancreas. *Radiology*, **149** : 45-50, 1983.
2) Minami M, Itai Y, Ohtommo K, et al : Cystic neoplasms of the pancreas : Comparison of MR imaging with CT. *Radiology*, **171** : 53-56, 1989.
3) 竜　崇正，岸田正俊，菊地俊之，ほか：膵嚢胞性疾患のダイナミックCT診断．胃と腸，**25** : 159-166, 1990.
4) 堀口裕爾，亀井　明，今井英夫，ほか：MRIによる膵嚢胞性疾患の動態診断．胃と腸，**25** : 167-174, 1990.
5) 柳澤昭夫，加藤　洋：膵の上皮性腫瘍性嚢胞の分類．消化器外科，**15** : 421-426, 1992.

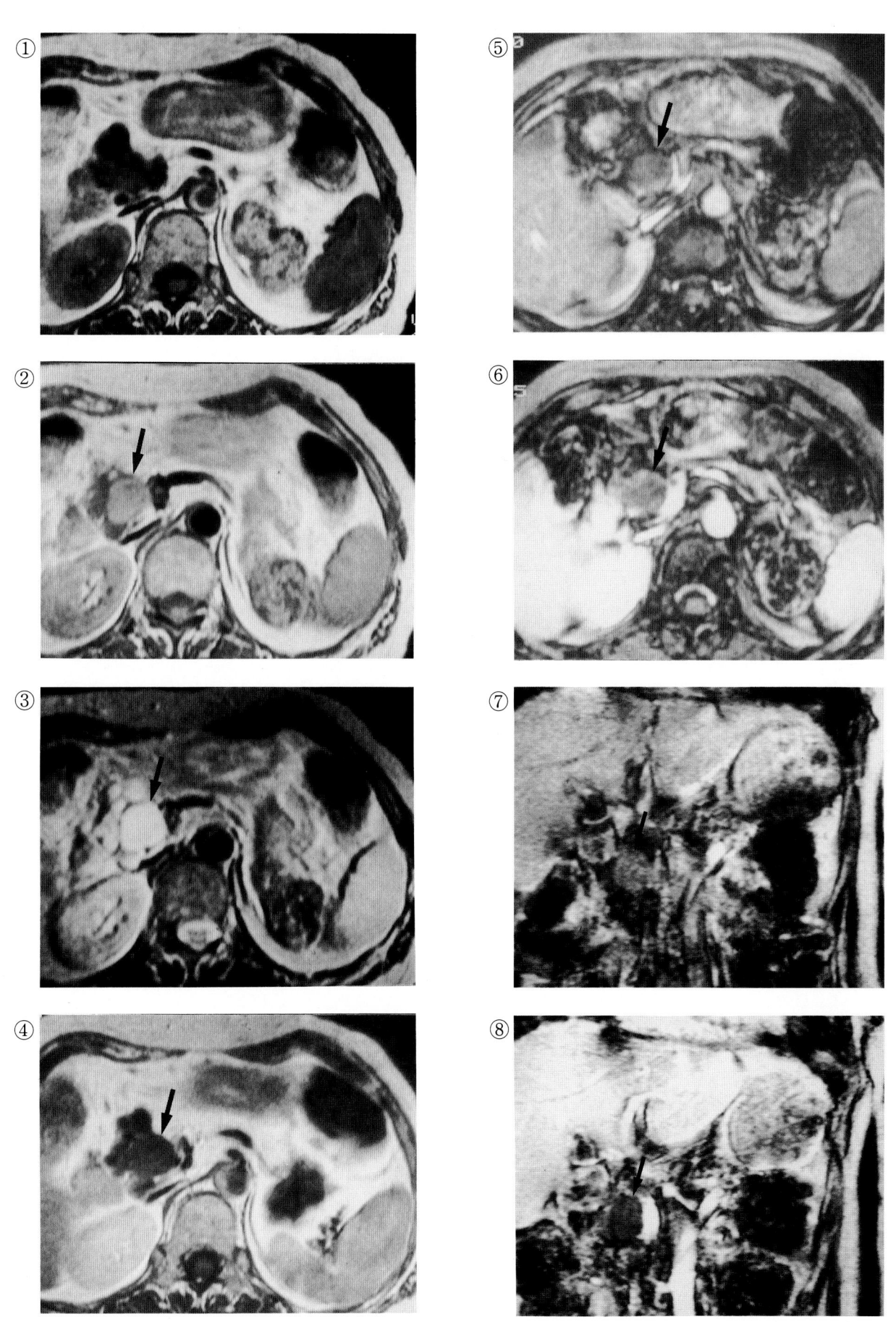

図1 T₁強調横断像．SE 600/15，スライス厚 5 mm
図2 PD強調像．SE 2000/15，スライス厚 5 mm
図3 T₂強調像．SE 2000/70，スライス厚 5 mm
図4 T₁強調像．Gd-DTPA注入約25分後．SE 600/15，スライス厚 5 mm
図5 dynamic enhancement 横断像．Gd-DTPA 注入前．FISP 100/12，FA 70°，スライス厚 10 mm
図6 同，Gd-DTPA 注入約3分30秒後
図7 dynamic enhancement 冠状断像．Gd-DTPA 注入前．FISP 100/12，FA 70°，スライス厚 10 mm
図8 同，注入1分後

異なった信号強度を示す膵頸〜体部腫瘤性病変

症　　　例　49歳，男性．
病歴・検査結果：ネフローゼ症候群にて加療中の患者であるが，偶然超音波 screening 検査で膵の頸〜体部の囊胞を伴う腫瘤を指摘された．

MRI所見　T_1 強調像（図1）では，膵頸部〜体部にかけて 6 cm 大の低信号を有する腫瘤を認める．一部に高信号領域を認める．PD 強調像（図2）において，T_1 強調像で高信号を示した領域も高信号を呈しており，出血あるいは protein を含有していることが疑われる．そして，とくに T_2 強調像（図3）で辺縁の lobulation 像と小囊胞の集簇がみられる．

Gd-DTPA 注入約8分後の T_1 強調像（図4）においては，内部の多数の小囊胞の隔壁が増強されて構造がよくわかる．ここで，可能性としてあがってくるのがまず，microcystic serous adenoma と mucinous cystadenoma（or mucinous cystadenocarcinoma）であろう．

この症例では，囊胞のそれぞれが小さいが，これだけでは microcystic adenoma とはいいきれないのは周知の事実である．

図5〜8は FISP を用いた呼吸停止下 dynamic enhancement 像である．

その他の画像所見　血管造影：hypervascular な病変であった．

手術・病理所見　組織型は microcystic serous adenoma（serous cystadenoma）with papillary proliferation であった（かなりの範囲で囊胞内腔への著しい papillary な増生が認められた）．

最終診断　膵体部の 6×6 cm の microcystic serousadenoma with papillary proliferation．

〔解　説〕 臨床所見，画像所見から pseudocyst, simple true cyst, polycystic disease などは除外できると思われる．膵癌，その他の充実性腫瘍（島細胞由来の腫瘍を含む）内の囊胞変性を次に除外する必要がある．そのような場合には solid な腫瘤の存在が示唆されていることがまず普通であり，囊胞部分が主体をなしているこのような多房性病変はまず cystadenoma を考えたい．

2方向の dynamic enhancement 像において，早い時期から（多房性の囊胞内部を除いた）部分は diffuse に濃染されている．また，ちょうど susceptibility artifact のおかげで，薄い輪郭として病変全体を包む薄い被膜が想定できる．もし mucinous cystadenoma とすれば，megacystic type とは考えにくく ductectatic type を想定したい．もし，そうであれば，膵管の拡張がないことや，また，病変全体を囲む線維性被膜らしい像は反証の一助となるかもしれない．また，ductectatic type の場合は，病変内部の各房を囲む線維性被膜はあっても薄い，ということであり，dynamic enhancement における diffuse な濃染を示すことは少ないと考えられる．この病変が早い時期に濃染することも考え合わせて microcystic adenoma を疑いたい．これに calcification でもあればますます microcystic adenoma を考えたい．この症例の場合鑑別すべきものとしては，islet cell tumor, metastatic pancreas tumor, hypervascular tumor arising in the juxtapancreatic organs などであろう．

Gd-DTPA 注入約8分後の T_1 強調像におけるよりも，dynamic enhancement 像において小囊胞間がより厚く描出されているようにみえるが，これは，各時相における（stroma 内の血流中の）造影剤量の差異をみているのかもしれない（あるいは，単なる MRI の空間分解能の悪さによるものかもしれない）が，特徴所見になればと考えて症例を集めていきたいと考えている．また（まだわれわれの施設では MRI 像としてはとらえてはいない），microcystic adenoma with large cysts and a small amount of connective tissue のときには，mucinous cystadenoma との鑑別はこの症例のようにはいかず，もっとむつかしいかもしれない．さらに，この症例では T_1 強調像において，小囊胞内に高信号を認めるものがあった．microcystic serous adenoma においては，多くの文献では T_1 強調像，PD 強調像，T_2 強調像のどれにおいても著明な intensity の差異をみなかったと報告されてはいるが，出血，蛋白成分の貯留を報告している文献もある．

〔松尾導昌〕

〈文　献〉
1) Itai Y, Ohhasi K, Nagai H, et al : "Ductectatic" mucinous cystadenoma and cystadenocarcinoma of the pancreas. *Radiology*, **161** : 697-700, 1986.
2) Itai Y, Ohhasi K, Furui F, et al : Microcystic adenoma of the pancreas : Spectrum of computed tomographic findings. *J Comput Assist Tomogra*, **12** : 797-803, 1988.
3) George DH, Murphy F, Michialsky R, et al : Serous cystadenocarcinoma of the pancreas : A new entity? *Am J Surg Pathol*, **13** : 61-66, 1989.
4) 堀口裕爾, 亀井　明, 今井英夫, ほか：MRI による膵囊胞性疾患の動態診断. 胃と腸, **25**：167-174, 1990.
5) 柳澤昭夫, 加藤　洋：膵の上皮性腫瘍性囊胞の分類. 消化器外科, 15：421-426, 1992.

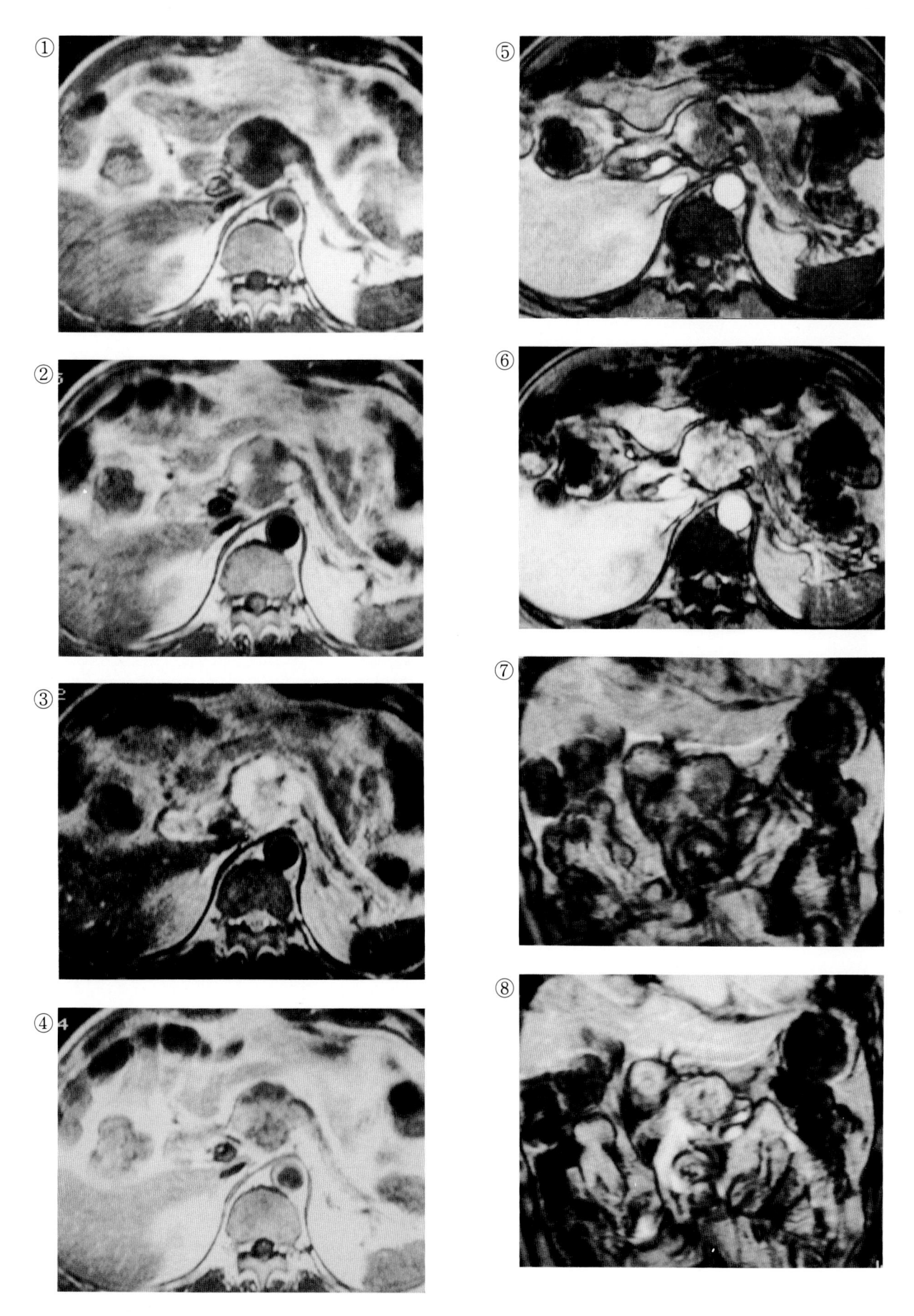

図1 T₁強調像．SE 400/15，スライス厚 5 mm
図2 PD強調像．SE 2000/15，スライス厚 5 mm
図3 T₂強調像．SE 2000/70，スライス厚 5 mm
図4 T₁強調像．Gd-DTPA 注入約 8 分後．SE 600/15，スライス厚 5 mm
図5 dynamic enhancement 横断像．Gd-DTPA 注入前．FISP 130/12，FA 70°，スライス厚 8 mm
図6 同，Gd-DTPA 注入約 1 分 30 秒後
図7 同冠状断像．FISP 130/15，FA 70°，スライス厚 10 mm
図8 同，Gd-DTPA 注入約 3 分後

内部の信号強度に差がない膵頭～体部腫瘤性病変

症例 67歳，男性．
病歴・検査結果：大腸ポリープのポリペクトミーを目的として入院してきた患者であるが，screeningの超音波検査にて膵頭部に囊胞性病変を指摘された．

MRI所見 T_1強調像（図1）では，膵体部30 mm大の低信号を有する腫瘤を認める．内部は低信号を呈している．また，経口造影剤であるOMR 12200により十二指腸内は高信号となっている．

PD強調像（図2），T_2強調像（図3）においてもそれほど内部の信号強度に差異はみられない．

Gd-DTPA注入約10分後T_1強調像（図4）においては，内部の多数の小囊胞の隔壁が増強されて構造がよくわかる．膵尾部において主膵管の拡張所見がみられる．各房の隔壁は薄く，めだって壁の厚いところは指摘できない．そして呼吸停止ができていないためmotion artifactによって像に鮮明さがもうひとつみられない．

図5～8はFISPを用いた呼吸停止下dynamic enhancement像である．拡張した主膵管が明瞭に描出されており，その頭側に病変の一部が描出されている．

SE像（図1～4）に比して明らかに鮮明さが増している．隔壁が個々の囊胞に比して薄く，かつ，病変全体としてはそれほど高いvascularityを示してはいない（隔壁は造影されてはいるが）．多房性の病変と考えられる．しかしながら，7 mm厚で撮像した画像なので病変外の膵実質（intactの膵実質はよく増強される）をpartial volumeとしてとらえている可能性を考えると，とても隔壁の一部が肥厚しているとか，局所的に壁の一部が囊胞内に突出しているとかなどとはいいがたい．

その他の画像所見 超音波内視鏡：膵体部において膵実質はほとんどみられず，径25 mm以下の多房性の囊胞性病変により占められている．囊胞内には薄い隔壁もみられるが，上腸間膜動脈直上付近の囊胞内にhypoechoic solid lesionを認める．膵尾部主膵管は著明に拡張している．

X線CT：超音波内視鏡とほぼ同様な所見であるが，solid lesionは指摘できなかった．

ERCP：Vater乳頭の開大はみられず，ムチンの流出もみなかった．主膵管の拡張が著明である．拡張した主膵管の周囲にcystic spaceがあり，mucinous cystic tumorが疑われる．

手術・病理所見 病変は膵体部を中心に認められた．尾部，頭部には軽い浮腫を認めるのみで，囊胞状変化はなかった．膵体部主膵管は約30 mmに拡張しており，その周囲の二次，三次膵管の囊胞状拡張がみられた．

拡張した主膵管と連続性に，またはこれに近い部分に高円柱上皮よりなるpapillary増生があり，また，囊胞形成がある．明瞭なcapsuleなどはなく，また細胞異型も強くなく，組織学的にmalignancyを示唆する所見は認められない．

最終診断 膵mucinous cystadenoma（ductectatic type）．

〔解説〕 ductectatic mucinous cystadenomaは膵鉤部だけにみられたという施設の文献もあるが，そういう観点からみると，珍しい症例といえるかもしれない．T_1強調像，PD強調像，T_2強調像のそれぞれにおいても，それぞれの多房性囊胞内のintensityに著明な差異を認めない症例である（megacystic type症例のことであろうが，文献ではmucinous cystadenomaではintensityの差がみられることが多いと報告されてはいる）．実際にはわれわれの施設では，ductectatic typeのmucinous cystadenomaのほとんどの症例においては，この症例にみられるようにあまりintensityに差異を見出すことができなかった．そしてわれわれの自験例では，隔壁が薄く，（隔壁自体を除いては）病変全体としてはvascularityが低く描出されている感がある．このあまり大きくない多房性の各囊胞の壁で局所的に厚くなった部位とか内腔への軽度の突出を見出す必要が臨床上あるといわれれば，MRIはまだまだ多くの課題をかかえているといえる．

〔松尾導昌〕

〈文献〉
1) Itai Y, Ohhasi K, Furui F, et al: Microcystic adenoma of the pancreas: Spectrum of computed tomographic findings. *J Comput Assist Tomogra*, **12**: 797-803, 1988.
2) Minami M, Itai Y, Ohtommo K, et al: Cystic neoplasms of the pancreas: Comparison of MR imaging with CT. *Radiology*, **171**: 53-56, 1989.
3) 竜 崇正, 岸田正俊, 菊地俊之ほか: 膵囊胞性疾患のダイナミックCT診断. 胃と腸, 25: 159-166, 1990.
4) 堀口裕爾, 亀井 明, 今井英夫, ほか: MRIによる膵囊胞性疾患の動態診断. 胃と腸, 25: 167-174, 1990.
5) 柳澤昭夫, 加藤 洋: 膵の上皮性腫瘍性囊胞の分類. 消化器外科, 15: 421-426, 1992.

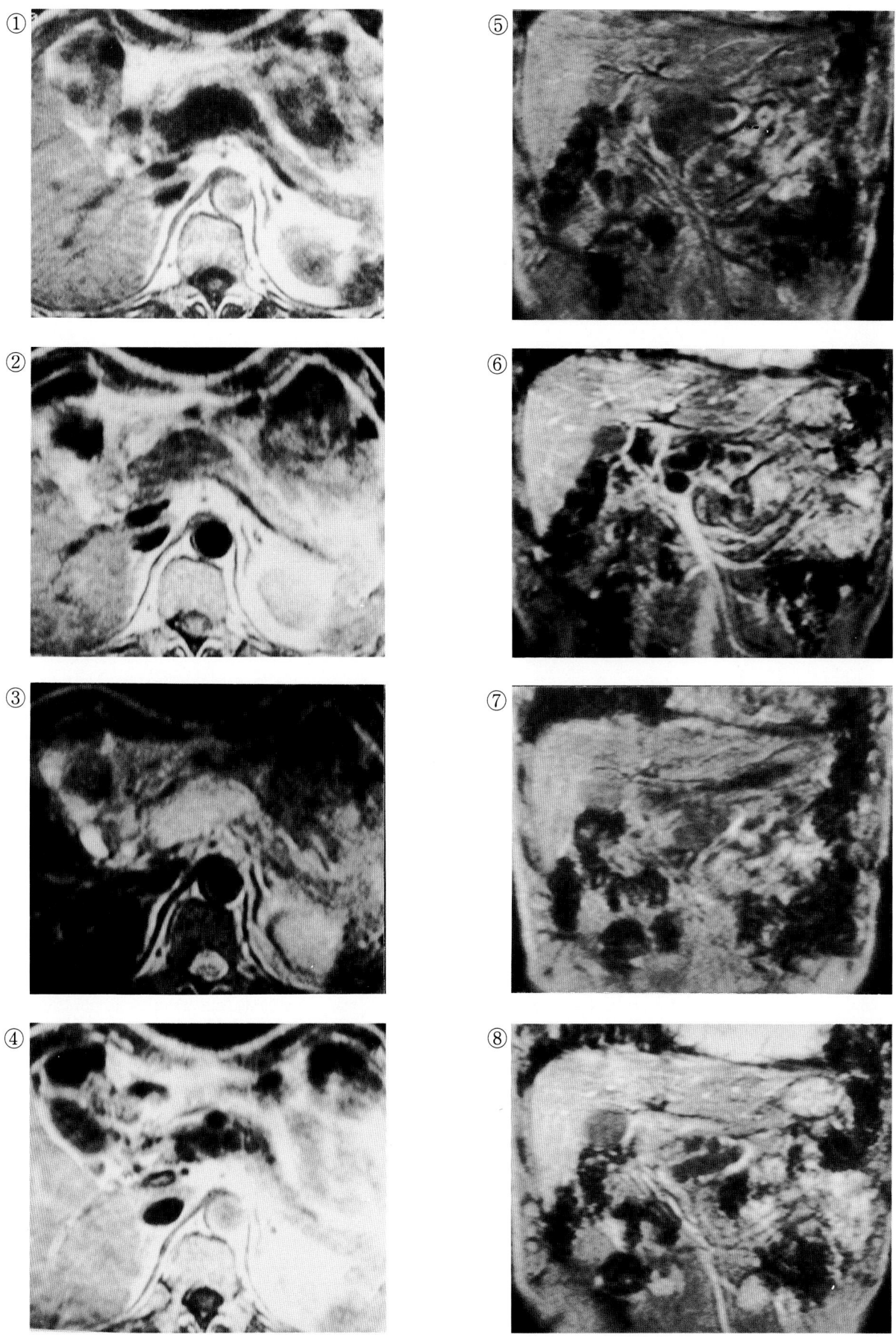

図1 T_1 強調像．SE 600/15，スライス厚 5 mm
図2 PD 強調像．SE 2000/15，スライス厚 5 mm
図3 T_2 強調像．SE 2000/70，スライス厚 5 mm
図4 T_1 強調像．Gd-DTPA 注入約 10 分後．SE 600/15，スライス厚 5 mm

図5 dynamic enhancement 冠状断像．FISP 150/10，FA 70°，スライス厚 7 mm
図6 同，Gd-DTPA 注入約 2 分後
図7 図5と同じ，8.5 cm 腹側よりの画像
図8 図7と同じ，Gd-DTPA 注入約 1 分後

内部の信号強度に差がない膵頭部腫瘤性病変

症　　例	47歳，女性．
	病歴・検査結果：右季肋部に重圧感をおぼえるようになったため外来受診．腹部超音波検査にて膵頭部に囊胞性病変を指摘された．胆摘の既往あり．
MRI 所見	T_1 強調像（図1）では，膵頭部に4cm大の低信号を有する腫瘤を認める．PD 強調像（図2）では，T_1 強調像において低信号を示した病変は軽度低信号を示し cystic なものが考えられる．また，内部の intensity には明らかな差異は認められない．
	T_2 強調像（図3）において，T_1 強調像において低信号を示した病変は高信号を示し，囊胞性であることを示唆している．また，病変内部にはさらに小囊胞の存在を示すところの，低信号の隔壁構造がみられる．そして，それぞれの小囊胞内容間には明瞭な intensity の差は認めない．
	Gd-DTPA 注入約7分後 T_1 強調像（図4）においては，病変部分はやはり低信号領域として描出されている．内部の隔壁構造は明らかには描出されてはいない．また，主膵管の明らかな拡張はみられない．リンパ節の明らかな腫大もみられない．
	図5〜8は FISP を用いた呼吸停止下 dynamic enhancement 像である．
	2方向の dynamic enhancement 像において，病変内の薄い隔壁構造が描出されている．そしてこの症例の病変の広がり方向からして，冠状断面における dynamic enhancement 像のほうが病変全体を的確に描出しているようである．
その他の画像所見	超音波内視鏡：膵頭部に4×3cm程度の多房性の cystic lesion があり，隔壁は最大4mmとやや厚めであるが明らかな solid mass としては描出されていない．囊胞は最大2cm程度となっていて，この囊胞と主膵管との関係は不明瞭であった．膵体尾部には明らかな mass lesion や cystic lesion はみられず，主膵管の拡張もない．
	X線 CT：膵頭部に多房性の lesion を認める．周囲臓器や血管に明らかな浸潤はみられない．リンパ節の明らかな腫大もみられない．
	ERCP：乳頭開口部の開大を認め，乳頭より約3cmにわたり囊胞状の造影剤の貯留をみる．
	血管造影：特記すべき所見なし．
手術・病理所見	膵頭部の表面には肉眼的変化はほとんどなく，触診にてなんとなく cystic な部分を触知するのみであった．膵体尾部にはとくに異常なし．
	この病変においては，主膵管との交通が明らかではなく，carcinoma cell は各房のすべての囊胞壁の上皮にみられているため，ductectatic type cystadenocarcinoma とせず，duct cell carcinoma と考える立場をとったとの病理からのコメントであった．
最　終　診　断	膵頭部 duct cell carcinoma (papillary adenocarcinoma)．

〔解説〕このように冠状断面など，craniocaudal 面での dynamic enhancement 像を得ることができる MRI は，どのような広がりをもつ病変にも対応できる点において有利である．画像上鑑別診断にあがってくるのが，mucinous cystadenoma or mucinous cystadenocarcinoma (ductectatic type), retension cyst (due to chronic pancreatitis or pancreatic carcinoma), solid and cystic tumor of the pancreas, lymphangioma, pseudocyst, polycystic disease, von Hippel-Lindau disease, cystic fibrosis などであろう．この症例では pancreatitis の既往はない．solid and cystic tumor of the pancreas は患者の年齢と T_1 強調像における信号強度からみて否定的である．また，後三者は他の臓器所見あるいは膵の他部位の所見から否定的である．

　この症例でわかるように，画像診断だけでこれが adenoma か adenocarcinoma か鑑別するのは非常にむつかしいことがわかる．とくに現時点の MRI の空間分解能の程度では（しかしながら，いくら空間分解能がよくなったところで，この症例のように隔壁の全体的あるいは局所的な肥厚とか，内腔への突出などのないもので，組織学的にのみ malignancy が判明するような症例では解決しないかもしれないが），画像診断の限界をまざまざとみせつけられる思いがしないでもないが，なんとかしたい永遠の課題でもある．

〔松尾導昌〕

〈文献〉

1) Friedman AC, Lichtenstein JE, Dachman AH : Cystic neoplasms of the pancreas. *Radiology*, **149** : 45-50, 1983.
2) Minami M, Itai Y, Ohtomo K, et al : Cystic neoplasms of the pancreas : Comparison of MR imaging with CT. *Radiology*, **171** : 53-56, 1989.
3) 竜　崇正，岸田正俊，菊地俊之，ほか：膵嚢胞性疾患のダイナミック CT 診断．胃と腸，**25**：159-166，1990．
4) 堀口裕爾，亀井　明，今井英夫，ほか：MRI による膵嚢胞性疾患の動態診断．胃と腸，**25**：167-174，1990．
5) 柳澤昭夫，加藤　洋：膵の上皮性腫瘍性嚢胞の分類．消化器外科，**15**：421-426，1992．

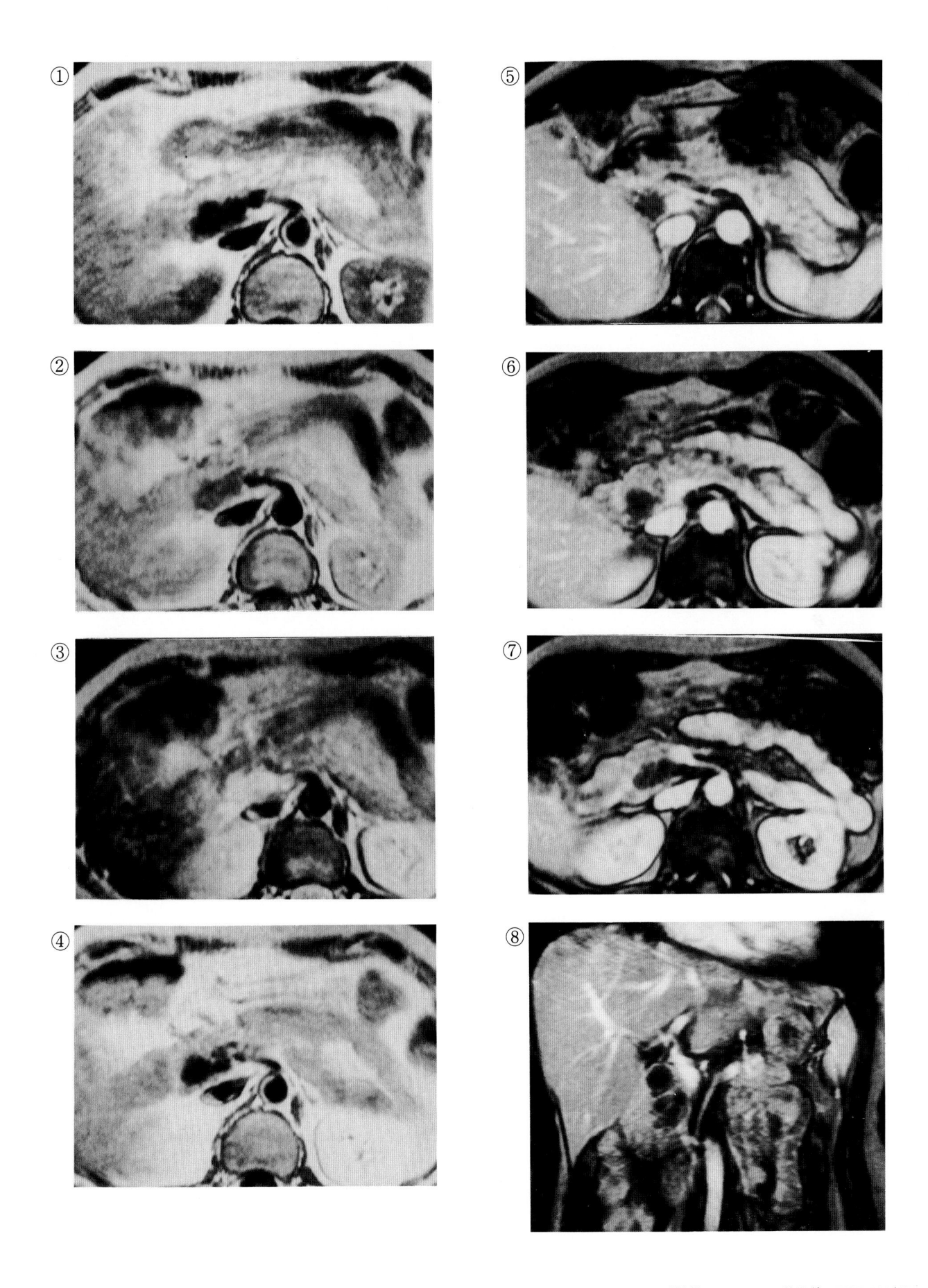

図1 T₁強調像．SE 600/15，スライス厚 5 mm
図2 PD強調像．SE 2000/15，スライス厚 6 mm
図3 T₂強調像．SE 2000/70，スライス厚 6 mm
図4 T₁強調像．Gd-DTPA 注入約 7 分後．SE 600/15，スライス厚 6 mm
図5 dynamic enhancement 横断像．Gd-DTPA 注入前．FISP 130/12, FA 70°，スライス厚 10 mm
図6 同，Gd-DTPA 注入約 2 分 30 秒後
図7 図6と同じ．12 mm 頭側より
図8 dynamic enhancement 冠状断像．Gd-DTPA 注入約 2 分 30 秒後．FISP 130/12, FA 70°，スライス厚 10 mm

胃から肝左葉に連続する均一な信号強度を示す腫瘤性病変

症　例　70歳，女性．
　主　訴：上腹部痛．
　病　歴：上腹部不快感および自発痛あり．上腹部に腫瘤を触知し，同部に圧痛を認めた．表在リンパ節を触知しない．

MRI所見　T_1 強調の横断像（図1）では胃の前庭部を中心に体部小弯にかけての著明な壁肥厚が比較的均一な低信号領域として描出されている．肝に比べその信号強度は低く，脾や筋肉とほぼ同程度の信号強度を示している．腫瘍の中心部左側にあるわずかな高信号と低信号の混在する不整な領域は胃の内腔を示している．腫瘍部分と胃の内腔の境界は不明瞭である．T_2 強調像（図2）ではこの腫瘍は脂肪に近い高信号として描出され，全体的にかなり均一な構造をしていることから肝とは明瞭に区別される．内部にさらに強い高信号域として胃の内腔部分が存在している．経静脈性造影剤を併用した T_1 強調の冠状断像（図3）でみると，腫瘍の増強効果は弱く，この腫瘤は頭側方向で肝左葉内に直接浸潤していることがわかる．

その他の画像所見　背臥位二重造影正面像（図4）では，胃体部から前庭部の小弯のほぼ全長にわたって大きな潰瘍を伴う Borrmann 2型の隆起性病変を認める．隆起の辺縁は腫瘍の大きさに比して平滑であり，粘膜下腫瘍を示唆する所見の一つである．十二指腸ループへの浸潤はみられない．
　造影CT（図5）ではこの腫瘍の造影効果は弱く，内部は比較的均一な濃度を示している．胃内腔への隆起表面はかなり丸みを帯び平滑である．連続的に肝左葉の実質内深くまで浸潤し，境界部での肝実質の辺縁は深く侵食されたようになってみえる．

手術・病理所見　内視鏡的胃粘膜生検により非 Hodgkin リンパ腫が証明され，他の身体部位にリンパ節腫大の所見がないことから胃原発の悪性リンパ腫と診断された．化学療法により胃の腫瘤は著明に縮小．肝内腫瘤は消失した．

最終診断　胃原発非 Hodgkin リンパ腫．

〔解　説〕　消化管に発生する悪性リンパ腫はそのほとんどが非 Hodgkin リンパ腫であり，胃に発生する頻度が最も高い．非 Hodgkin リンパ腫は T_1 強調像では筋肉に近い低信号を示し，T_2 強調像では脂肪組織に近いあるいはそれよりも高い信号強度を示す．T_2 強調像での比較的均一な高信号は，細胞密度が高く線維成分の少ない非 Hodgkin リンパ腫の組織像をよく反映していると思われる[1]．リンパ腫の造影剤による増強効果は癌などの悪性腫瘍や活動期の炎症性病変に比べると明らかに弱く，この所見は悪性リンパ腫に特徴的である．形態的には，進行した胃悪性リンパ腫は胃壁に沿ったひろがりと同時に胃周囲への浸潤進展が強く，潰瘍を含めて腫瘍の辺縁が丸みをもつ傾向がある．

　胃壁に発生し，壁外性に大きな腫瘤を形成する疾患としては，悪性リンパ腫のほかに，胃癌，平滑筋肉腫，潰瘍穿孔による胃周囲膿瘍などが鑑別としてあげられる．胃癌は悪性リンパ腫に比べると，組織学的には線維成分の増生を伴うことが多いために，T_2 強調像で比較的低信号の腫瘍として表現されることが多い[2]．胃癌が外に向かって発育すると肝左葉へ直接浸潤することがあるが，被膜浸潤にとどまることが多く，肝実質内に連続的に腫瘤を形成することはまれである．胃平滑筋肉腫の場合は癌や悪性リンパ腫に比べると，胃壁から外方に突出して腫瘤を形成する頻度が高い．胃平滑筋肉腫の特徴は，造影剤による腫瘍の増強効果が強いこと，内部に比較的広い範囲の腫瘍壊死を伴うことである．中心壊死は T_2 強調像においては高信号，CTにおいては低吸収域として表現され，これらの所見から悪性リンパ腫とは比較的容易に区別される[3]．進行したものでは肝への血行性転移を起こしやすいが，肝へ直接的に浸潤し腫瘤を形成することはやはりまれである．潰瘍穿孔による胃周囲膿瘍の場合は悪性リンパ腫や胃癌に形態的な類似を示すことがあるが，胃周囲の炎症性腫瘤における充実性部分は少なく，形はいびつで境界は不明瞭となり，液体貯留あるいは空洞に相当する部分が大きくなる傾向がある．

〔斎田幸久・板井悠二〕

〈文　献〉
1) Negendank WG, Al-Katib AM, Karanes C, Smith MR: Lymphomas: MR imaging contrast characteristics with clinical-pathologic correlations. *Radiology*, **177**: 209-216, 1990.
2) Winkler ML, Hricak H, Higgins CB: MR imaging of diffusely infiltrating gastric carcinoma. *J Comput Assist Tomogr*, **11**: 337-339, 1987.
3) Scatarige JC, Fishman EK, Jones B, et al: Gastric leiomyosarcoma: CT Observation. *J Comput Assist Tomogr*, **9**: 320-327, 1985.

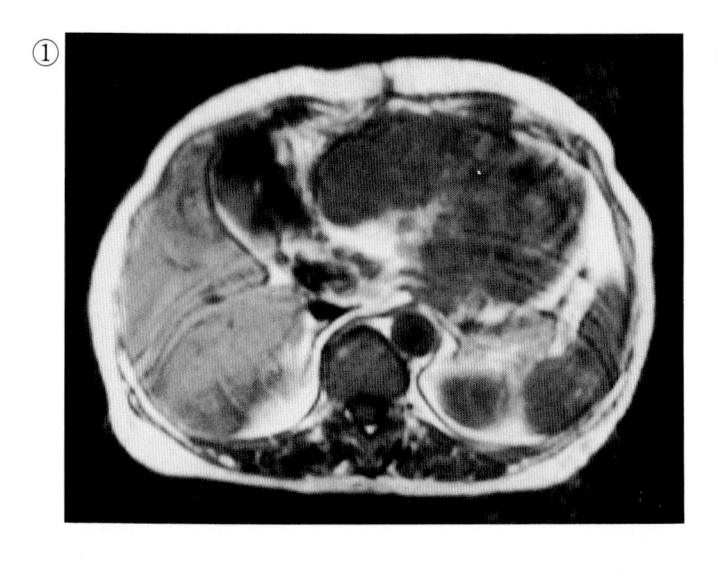

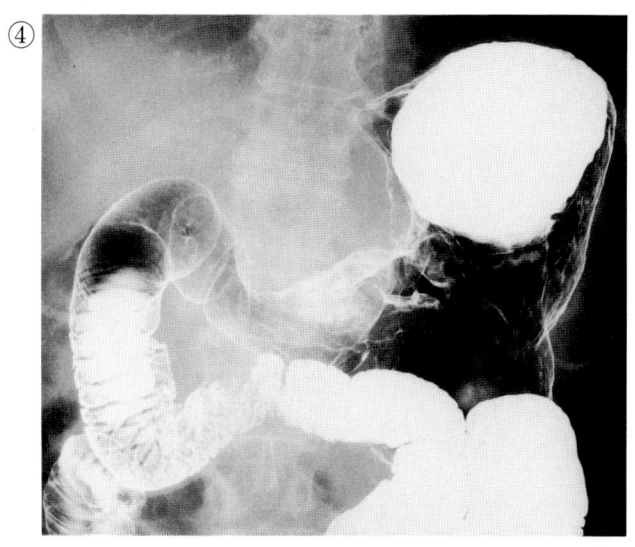

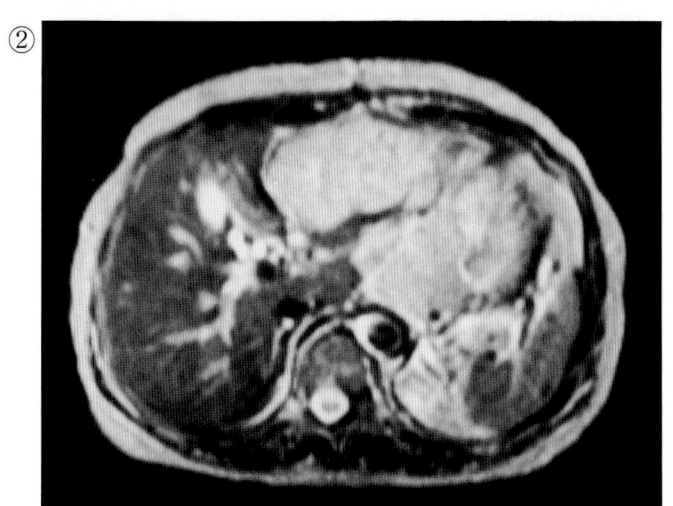

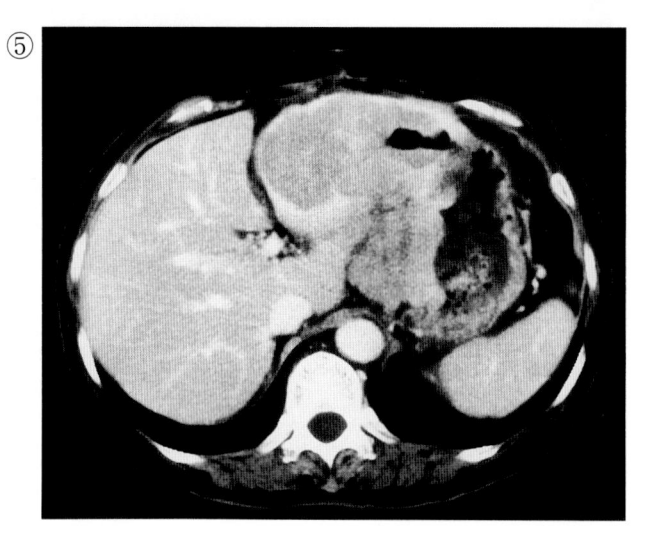

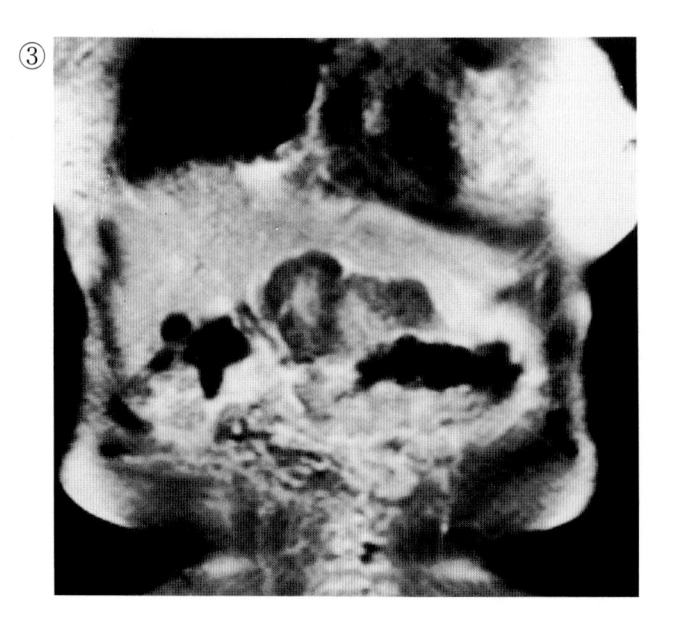

図1 横断像．1.5 T，SE 400/12
図2 横断像．1.5 T，SE 2000/90
図3 冠状断像．1.5 T，SE 400/12 Gd-DTPA
図4 背臥位二重造影正面像
図5 造影 CT

内部に空洞を示す骨盤底部の腫瘤性病変

症　　　例	50歳，女性． 主　訴：肛門部痛，下血，帯下． 病　歴：肛門部腫瘤が触知され，下血とともに腸内容の腟からの漏出があり，直腸腟瘻の存在が強く示唆された．
MRI所見	T_1強調横断像（図1）で膀胱の後壁から直腸を取り巻くように内部に無信号の空洞を含む腫瘤が描出されている．経静脈性造影剤を併用しているので，膀胱内は高信号を示している．矢状断像で骨盤臓器の相互の位置関係をよく把握することができる．単純のT_1強調矢状断像（図2）で仙骨から尾骨にかけての前方，会陰部から直腸，腟，子宮頸部，膀胱後壁にかけて頭尾方向に10 cm，背腹方向に5 cmをこえる比較的低信号の一塊となった腫瘤を認める．経静脈性造影剤投与によって（図3），この腫瘤は不規則にenhanceされる．子宮は頭側に偏位している．下部直腸および肛門から腟壁にかけての領域はほぼ全長にわたってこの腫瘤によって置き換えられ，この腫瘤内部に無信号領域として認められる空洞は直腸腟瘻の臨床所見を裏づける所見である．経静脈性造影剤投与後，1層の高信号として示される膀胱粘膜は後壁側で厚くなっており，かなり二次的な炎症反応が強いことを示している．膀胱の筋層は厚さ5 mmほどの均一な帯状の低信号で示されるが，やはり後壁でその輪郭を失っており，この部に腫瘍が達していることがわかる．骨盤正中部の矢状断（図4）でみると膀胱カテーテルの留置によって均一な低信号として認められる尿道の壁は保たれている．T_2強調矢状断像（図5）では腫瘍の内部を占める変性壊死は高信号領域としてとらえられ，さらに，その前方に無信号領域として空洞が示されている．
その他の画像所見	経静脈性尿路造影（図6）では外からの腫瘍浸潤に伴う膀胱左壁の伸展障害と多結節状の陰影欠損がみられる．造影CT（図7）では骨盤隔膜の尾側，座骨直腸窩に大きく張り出す内部に空洞を有する腫瘤が描出されている．
手術・病理所見	肛門部腫瘤の生検によって扁平上皮癌と診断され，放射線照射後，骨盤内全摘術が施行された．直腸周囲組織，外括約筋，腟壁，膀胱周囲，座骨直腸窩に広範な浸潤を示す肛門原発の扁平上皮癌であった．リンパ節転移は認められなかった．
最終診断	肛門原発扁平上皮癌．

〔解　説〕　骨盤内臓器は骨盤骨によって固定され動きが少ないために，他の腹部臓器に比べると，MRIが有効な場合が多い．子宮頸癌に対するMRIの臨床的有用性はすでに確立されており，直腸癌についてもその病期診断や術後再発の有無に関して積極的にMRIが適応されている．直腸全摘後の再発に関してはT_2強調像で低信号を呈するものでは術後の線維化の可能性が高く，T_2で高信号を呈するものでは再発腫瘍の可能性が高いとされている[1]．この場合，T_2で同じく高信号を呈する術後の液体貯留と腫瘍の再発とをMRI上で鑑別することが困難な場合があり，現時点でその決定力は十分ではない．直腸癌の術前の深達度診断としては直腸内コイルや複数の表面コイル[2]を用いたMRI診断法が高い空間分解能によって脚光を浴びているが，まだ一般化した検査方法とはなっていない．ボディコイルを用いた検査法では局所の微細な変化を描出するには限界があり，骨盤内リンパ節の診断には正確性を欠くものの，直腸周囲脂肪組織内への浸潤や隣接臓器への浸潤の有無についてはかなり正確な診断を行うことが可能となっている[3,4]．また，膿瘍などを対象とする場合には，肛門挙筋に代表される骨盤隔膜の頭側に限局する病変であるか，あるいは尾側にまで存在する病変であるかという診断は外科的アプローチを決める上で重要であり，この要求には冠状断あるいは矢状断でのMRIによる撮影で応えることができる．膀胱壁や子宮壁への浸潤の有無については造影剤を用いたT_1強調像やプロトン密度強調像による診断が有効である．

〔斎田幸久・板井悠二〕

〈文献〉

1) Krestin GP, Steinbrich W, Friedmann G : Recurrent rectal cancer : Diagnosis with MR imaging versus CT. *Radiology*, **168** : 307-311, 1988.
2) Hayes CE, Hattes N, Roemer PB : Volume imaging with MR phased arrays. *Magn Reson Med*, **18** : 309-319, 1991.
3) de Lange E, Fechner RE, Edge SB, et al : Preoperative staging of rectal carcinoma with MR imaging : Surgical and histological correlation. *Radiology*, **176** : 623-628, 1990.
4) Butch RJ, Stark DD, Wittenberg J, et al : Staging rectal cancer by MR and CT. *AJR*, **146** : 1155-1160, 1986.

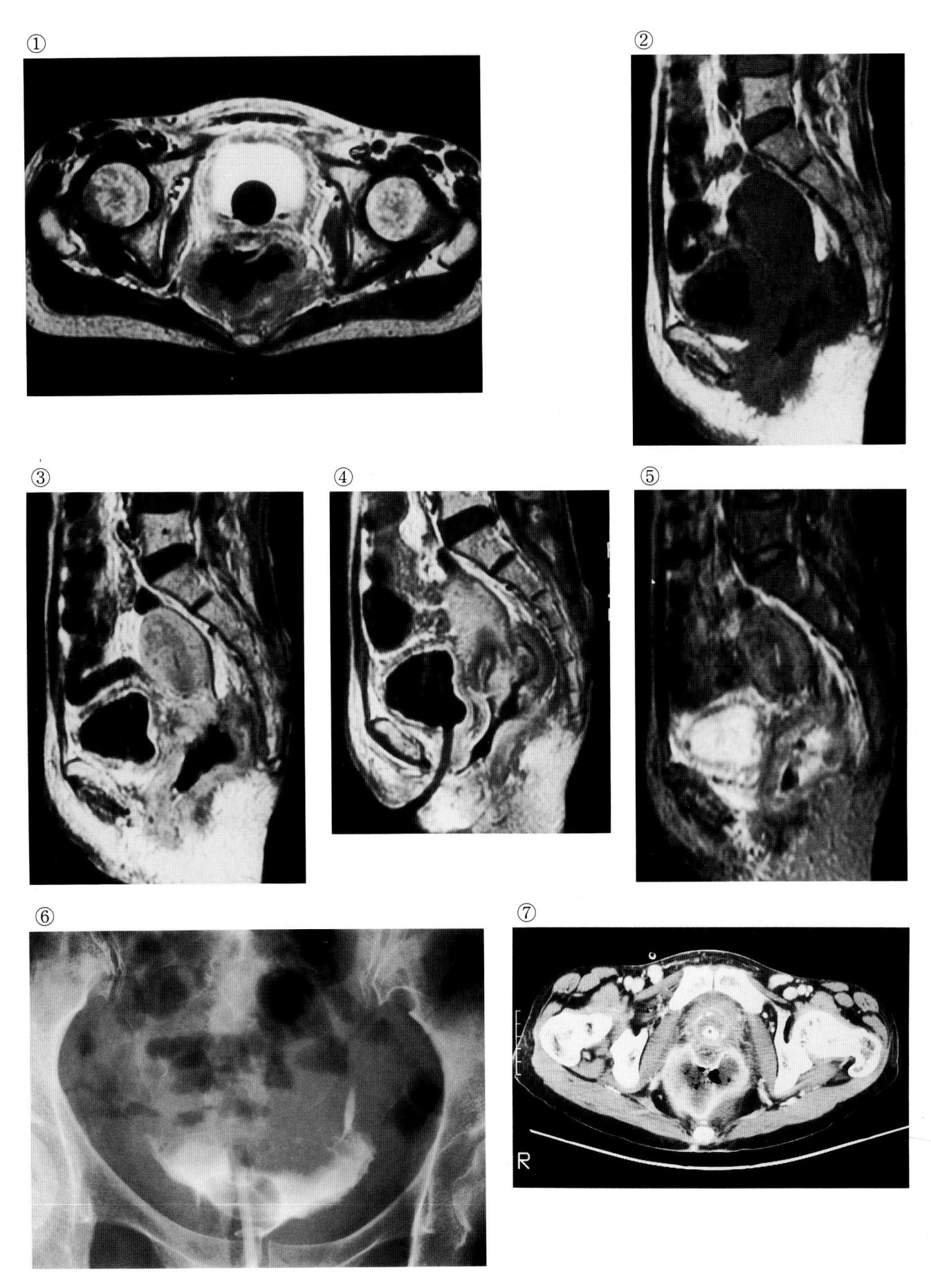

図1 横断像．1.5 T，SE 500/18，Gd-DTPA
図2 矢状断像．1.5 T，SE 500/18
図3 同上．1.5 T，SE 500/18 Gd-DTPA
図4 骨盤正中部の矢状断像．1.5 T，SE 500/18，Gd-DTPA
図5 矢状断像．1.5 T，SE 2500/80
図6 経静脈性尿路造影
図7 造影 CT

腎に多発結節を伴う直腸壁全周性の腫瘤性病変

症　　例　17歳，男性．
　　主　訴：腰痛，便の狭小化．
　　病　歴：骨盤内腫瘤による両側水腎症および直腸狭窄であると診断され，紹介入院となった症例である．内視鏡的に膀胱および直腸の粘膜面は正常であった．

MRI所見　プロトン密度強調横断像（図1）では脂肪の信号強度に近い高信号として描出される腫瘍が低信号の直腸壁を全周性に厚く取り囲んでいる．直腸壁は収縮しているがその構造はよく保たれている．内閉鎖筋に沿ってほぼ対称性に閉鎖リンパ節腫大によると思われる帯状の高信号が存在し，右側で変化が強く，膀胱の右壁にまで連続的に腫瘍が進展している．T_2強調像では（図2）この腫瘍内部の信号強度は全体的に高いが，内部に索状の低信号を層状に多数含んでいる．高信号として示される膀胱粘膜は後壁で厚く，1層の低信号帯としてみられる膀胱筋層も右後壁で厚く不規則に輪郭され，腫瘍浸潤の存在を示している．経静脈性造影剤併用のT_1強調冠状断像（図3）でみると，骨盤内の腫瘍は高信号の中に低信号の混在した不規則な内部構造をもつことが確認される．同時に描出された腎は造影剤によって全体が高信号に増強されているが，15mm程度の低信号病変が両側の腎実質内に多発している．骨盤内腫瘤の存在と結びつければ腎転移ないし腎疾患と考えられる．

その他の画像所見　造影CT（図4）では腫瘍は骨盤部を埋めつくしており，各臓器の輪郭は不明瞭となっている．直腸がどこにあるのかその局在を指摘するのも困難である．鼠径部リンパ節の腫脹はみられない．化学療法施行後のCT（図5）では腫瘍は著明に縮小し，直腸の内腔は拡大している．仙骨前面を中心にして直腸周囲に腫瘍の遺残が認められるのみとなっている．

手術・病理所見　経直腸的腫瘍生検によって非Hodgkinリンパ腫と診断された．

最終診断　後腹膜原発非Hodgkinリンパ腫．

〔解　説〕　悪性リンパ腫は一般には均一なMR信号を呈する特徴がある．Hodgkinリンパ腫は組織学的に線維化を伴うためにやや不均一になる傾向があるが，非Hodgkinリンパ腫は組織学的にその腫瘍は充実性で線維化に乏しく，T_2強調像で脂肪にほぼ類似した均一な高信号を呈することが特徴的である[1]．

　非Hodgkinリンパ腫は臨床的さらに組織学的にgrade分けされるが，high gradeのもののうちMRIにて均一な信号強度を示すものでは比較的良好な予後を期待することができるとする報告がある[2]．この考え方を適応すれば，本症例では内部のMR信号は全体に不均一であり，その予後については大きく期待はできないということになる．悪性リンパ腫に対する化学療法や放射線療法に対する反応をみてみると，診断時にはT_2強調像で高信号を示したものが，治療の進行とともにしだいに低信号に変わっていくことが多い．

　T_2強調像での低信号は線維成分によるという考え方はほぼ一般化しており，悪性リンパ腫の治療後にいつまでも遺残する軟部組織構造はもともとのリンパ腫を構成していた線維性間質であるというHodgkinリンパ腫に関する報告もみられる[3]．いずれにしても，悪性リンパ腫の治療効果の判定に際しては，腫瘍の大きさの比較はもちろんであるが，MRIでのT_2強調像での高信号領域の縮小あるいは消失の所見がとくに重要となる．

　悪性リンパ腫の腎病変としては多結節型およびびまん浸潤型が知られている．結節型では周囲の正常腎組織と比べてT_1強調で低信号，T_2強調で高信号を示す限局性腫瘤が出現するが，腎実質との信号強度の差が少ないことがある．経静脈性造影剤を併用すれば病変の存在はより確実となる．びまん浸潤型の場合は皮質髄質境界の消失や信号強度の不均一性として病変は表現される．

〔斎田幸久・板井悠二〕

〈文　献〉

1) Rehn SM, Nyman RS, Glimelius BG, et al : Non-Hodgkin lymphoma : Predicting prognostic grade with MR imaging. *Radiology*, **176** : 249-253, 1990.
2) Negendank WG, Al-Katib AM, Karanes C, et al : Lymphomas : MR imaging contrast characteristics with clinical-pathologic correlations. *Radiology*, **177** : 209-216, 1990.
3) Nyman RS, Rehn SM, Glimelius BLG, et al : Residual mediastinal masses in Hodgkin disease : Prediction of size with MR imaging. *Radiology*, **170** : 435-440, 1989.

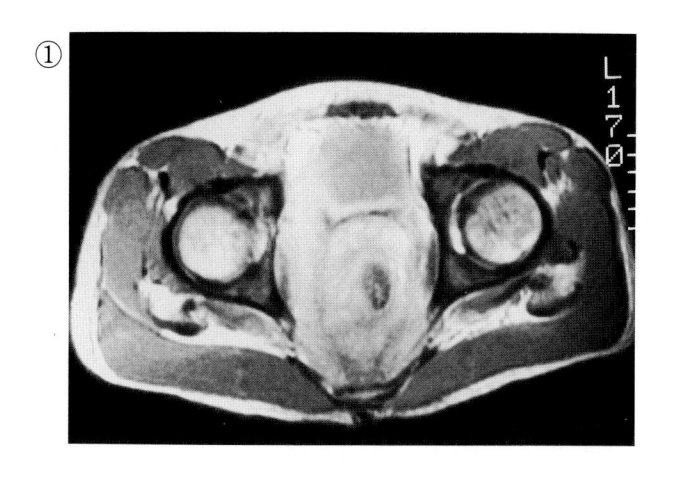

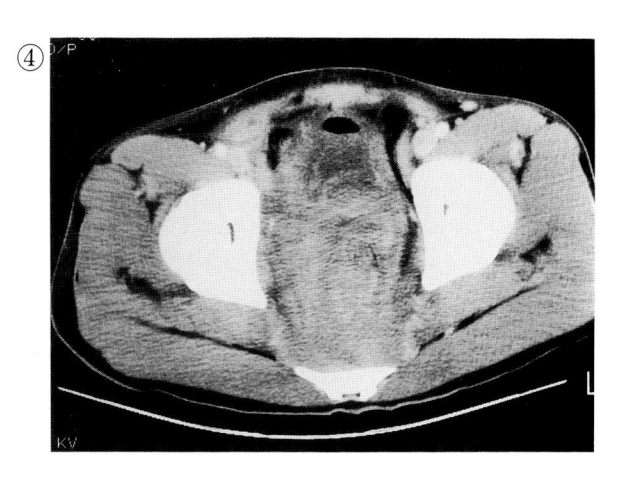

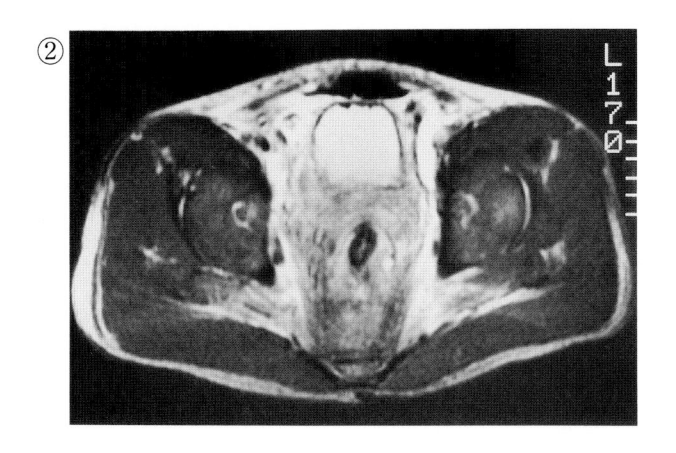

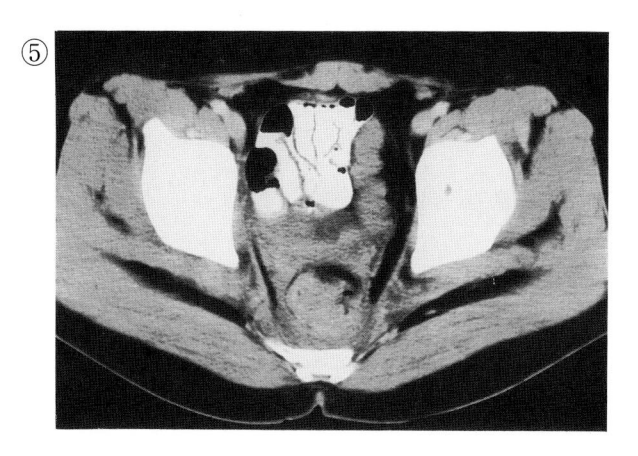

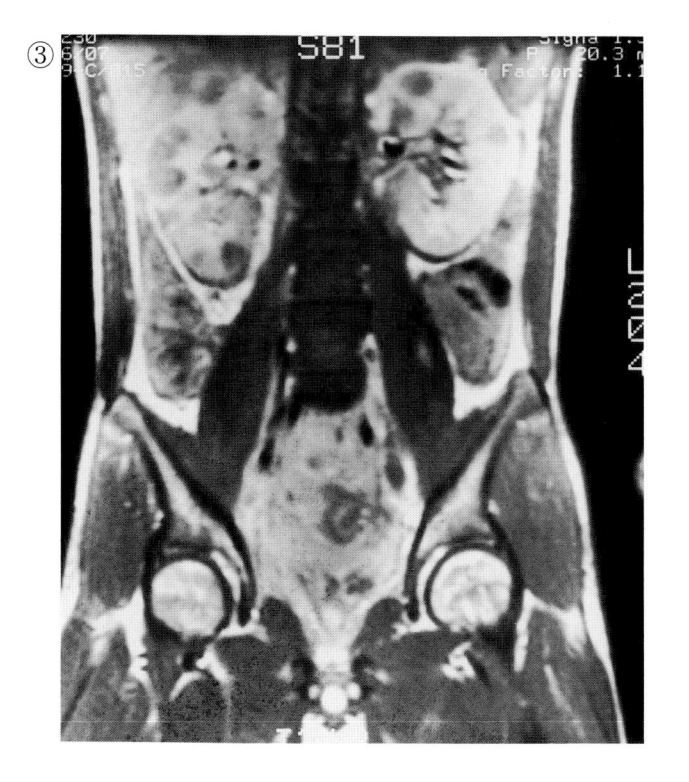

図1 横断像．1.5 T，SE 2000/30
図2 横断像．1.5 T，SE 2000/90
図3 冠状断像．1.5 T，SE 480/11，Gd-DTPA
図4 造影 CT
図5 化学療法後の造影 CT

腎動脈のMRアンジオグラフィー

症　　例　44歳，女性．
主訴：高血圧．
病歴・検査結果：26歳時第1子妊娠中に，高血圧を指摘されている．その後血圧は通常 130/80 mmHg 程度であったが，最近血圧の変動が大きくなり（170～180/100～90 mmHg），また，左側腹部には血管雑音が聴取される．

MRI所見　腎の横断 T_1 強調像（図1）では，左腎の軽度萎縮が認められるが，腎動脈の狭小化の所見は確認できない．三次元 phase contrast 法による MR アンジオグラフィー（図2）では，右腎動脈は明瞭に認められるが，左腎動脈は本幹起始部で著明な狭窄があり，その末梢の本幹がわずかに描出されている．
経皮経管血管拡張術（PTA）後の MR アンジオグラフィー（図3）では，左腎動脈の描出は明瞭となり，狭窄性変化は認められなくなっている．また，シネモードによる MR アンジオグラフィー（図4）でも，両側腎動脈本幹および腎内分枝が拍動流として明瞭に観察される．

その他の画像所見　PTA 施行時に行われた拡張前の血管造影（図5）では，左腎動脈起始部に著明な狭窄がみられ，その末梢では狭窄後拡張（post stenotic dilatation）が認められる．
PTA 施行後の血管造影では，良好な拡張効果が得られているのが確認されている．

最終診断　腎動脈本幹狭窄による腎血管性高血圧．

〔解説〕　腎血管性高血圧の診断は，これまで血管造影によりなされるのが一般的であり，治療法も血管造影手技を利用した PTA が行われることが多くなっている．しかし，より非侵襲的で外来でも施行可能な診断法の確立も望まれており，そのためにエコードップラー法や MRI が期待されている．

MRI で腎動脈狭窄の検索を行う場合には，通常のスピンエコー法による撮影では，腎の萎縮の状態や実質の変化は確認できることがあるが，腎動脈自体の狭窄性変化の確認は困難である．MR アンジオグラフィーでは，time-of-flight 法で検索した報告がみられるが，より空間分解能に優れ，比較的細い血管でも血流信号が明瞭に認められる方法での検索が必要である．三次元の phase contrast 法は動脈分枝の描出に最も適した方法であり，腎動脈狭窄の検出にも有効である．この方法では 1，2 mm のスライス厚での撮影ができるため，正常の場合には腎内の動脈分枝もよく描出される．動脈の狭窄性変化がある場合には，その末梢の描出は低下するが，この症例のように，本幹レベルでの狭窄の有無の検出には支障とはならない．狭窄の程度の判定には，MR アンジオグラフィーは通常の血管造影での診断に比べると不正確なことが多く，とくに高度狭窄と閉塞とを鑑別することは困難であるが，狭窄性変化の検出という点では優れており，とくに本幹狭窄の有無の診断には有効で，スクリーニングとしても十分応用可能である．

この症例では，三次元 phase contrast 法により，PTA 前は右腎動脈が明瞭に描出されているのに対して，左腎動脈本幹は起始部から描出が不良であり，狭窄性変化の存在は容易に診断できる．とくに起始部にはまったく血流信号がなく，その末梢では細い腎動脈本幹がみえており，高度狭窄が起始部に限局して存在していると考えられた．血管造影により，この狭窄は確認され，部位も一致しているが，狭窄部の末梢での拡張性変化については MR アンジオグラフィーでは評価できず，狭窄部およびその末梢の形状の正確な診断には，現状ではいまだ血管造影に劣っている．

PTA 後の三次元 phase contrast 法の画像では，左腎動脈も明瞭に描出されており，PTA 後の評価やその後の経過観察にも有用であると考えられる．また，PTA 後では，シネモードの撮影（二次元 phase contrast 法）も行われたが，この方法でも腎内分枝を含め両側腎動脈の血流が良好に保たれているのが確認でき，三次元法とシネ MR アンジオグラフィーとの組合せにより，より正確な診断が可能になると思われる．

また，これまで phase contrast 法は撮影時間が長く，臨床応用にさいしての問題点とされていたが，ここで呈示した方法では，三次元 phase contrast 法が撮影時間 9 分 20 秒，シネモードでの撮影が 5 分 40 秒であり，日常検査としても十分応用できるものである．

〔湯浅祐二〕

〈文献〉
1) Kim D, Edelmann RR, Kent KC, et al : Abdominal aorta and renal artery stenosis : Evaluation with MR angiography. *Radiology*, 174 : 727-731, 1990.
2) 湯浅祐二：MR angiography. 画像診断，11：26-33, 1991.

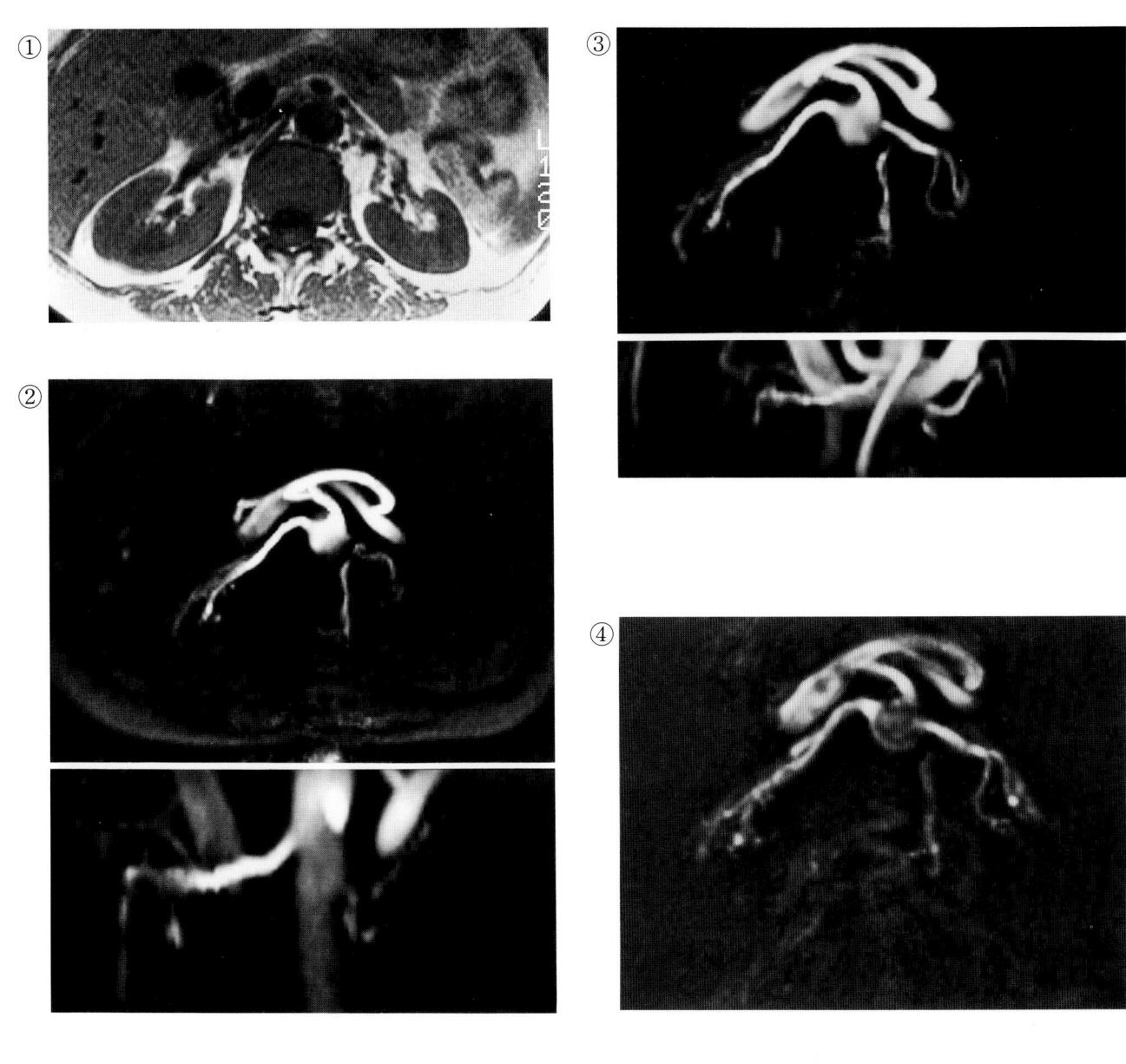

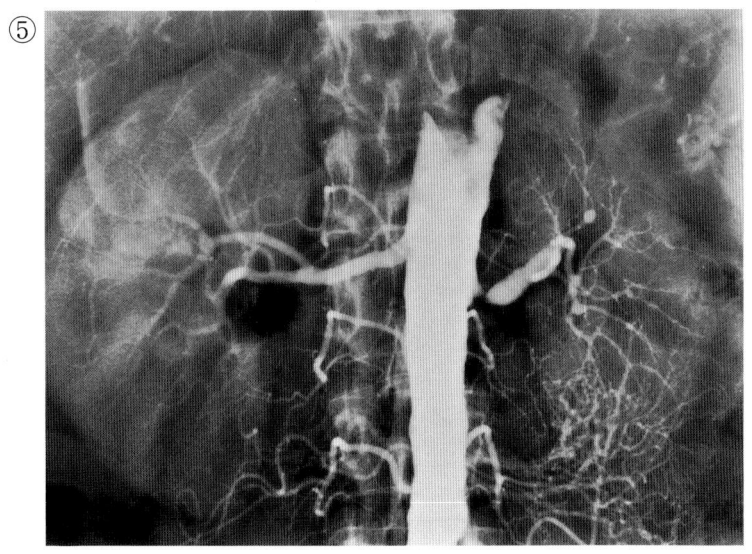

図1 T₁強調横断像．1.5 T，SE 320/10
図2 3D phase contrast MR アンジオグラフィー．1.5 T，35/7.8，20°
図3 3D phase contrast MR アンジオグラフィー．1.5 T，35/7.8，20°
図4 2D シネ phase contrast MR アンジオグラフィー．1.5 T，22/8.6，20°
図5 腹部大動脈造影

下行大動脈のMRアンジオグラフィー

症　例　38歳，男性．
　　主　訴：胸痛．
　　病歴・検査結果：朝方，突然の胸痛が出現し，近医を受診し，解離性動脈瘤の疑いで来院する．血圧，心電図は正常．血液，生化学所見にも異常は認めない．

MRI所見　心拍同期による T_1 強調像（図1）では，下行大動脈内は二つの腔に分かれている．右方の小さな腔はflow voidにより無信号となっており，この腔の血流が保たれていることがわかるが，左方の大きな腔は全体に筋肉と同程度の信号がみられ，この部分の血流の状態についての評価は難しい．しかし，高速スキャン画像（図2a～d）では，腹部大動脈全長にわたって二つに分かれた血管腔ともに高信号であり，解離性大動脈瘤の真腔，解離腔ともに血栓化は認めず，血流が保たれていることが確認される．また，下方では右総腸骨動脈内にも解離が及んでいることがわかる．このような高速スキャン画像から作製したtime-of-flight法のMRアンジオグラフィー（図3）では，解離性大動脈瘤が大動脈弓部左鎖骨下動脈分岐部の遠位から腹部大動脈全長に存在することがわかりやすく，その範囲，真腔，解離腔の大きさなど全体像の把握に有効である．また，シネモードで撮影されたphase contrast法のMRアンジオグラフィー（図4a, b）では，血流の方向により信号が白と黒に識別できるようになっており，白は上から下へ，黒は下から上へ向かっている血流を表しているため，血行動態の把握が容易であり，収縮期，拡張期で真腔，解離腔の血流方向が異なっていることも理解できる．

最終診断　解離性動脈瘤（DeBakey IIIb型）．

〔解　説〕　動脈瘤など動脈性の血管病変では，形態のみならず，その血行動態を把握することも診断上重要である．MRアンジオグラフィーでは，time-of-flight法とphase contrast法の二つの方法が主に行われるが，前者は形態の描出には便利であり，血流速度にはほとんど影響されずに，血流を高信号として描出させることができ，任意の角度からの投影画像が得られるということも血管像を立体的に把握するのに役立つ．本症例でも，time-of-flight法の画像で，解離性大動脈瘤の範囲や腔の大きさなど全体がわかりやすくなっている．また，この方法のもとになる高速スキャン画像自体が診断に有効であることはいうまでもなく，通常のスピンエコー画像上での血流情報を補うことができる．

　phase contrast法は，現在のMRアンジオグラフィーの方法のなかで，シネモードでの撮影が可能な唯一の方法であり，血行動態の把握に有効である．シネモードでの撮影としては，これまでもシネ高速スキャンが用いられているが，これは通常の薄いスライス厚内での血流や心臓の動きを観察するのに有効であり，比較的限られた範囲での観察になり，また，画像としては通常の高速スキャン画像であり，血流のコントラストをとくに強調したものではない．phase contrast法によるシネモードのMRアンジオグラフィーでは，基本的に血流のみの画像であることから，血流情報に関してはより明瞭である．また，血流の方向，速度に応じて血流信号が変化するため，一心拍中の各心位相に応じた血流情報を連続して観察できることになる．通常は一心拍を16の位相に分割してデータ収集することで，拍動流としての把握は容易である．それにより，本症例のように，真腔と解離腔との区別のみでなく，心位相により各腔の血流の方向やその速さの程度などが同時に確認できることになる．また，静止部分の信号が抑えられ，血流の信号だけが高信号となっていることから，必要な場合には，動脈分枝と動脈瘤との関係もわかりやすく描出させることができる．

　解離性大動脈瘤など大動脈疾患の診断は，血管造影でなされることが多く，最近ではDSA（digital subtraction angiography）により比較的容易に検査できるようになっており，また，X線CTの有効性も広く知られている．MRIは非侵襲的な検査であり，造影剤の必要もなく施行できるため，このような大動脈疾患に対しての有効性が認識されつつある．とくにMRアンジオグラフィーはこの症例でも示されているように，多彩な血流情報が得られるということから，血管造影にかわりうる検査手段といえる．

〔湯浅祐二〕

〈文　献〉

1) Sechtem U, Pflugfelder PW, White RD, et al: Cine MR imaging: A potential for the evaluation of cardiovascular function. *AJR*, **148**: 239-246, 1987.
2) Dumoulin CL, Souza SP, Hart HR, et al: Time resolved magnetic resonance angiography. *Magn Reson in Med*, **6**: 275-286, 1988.

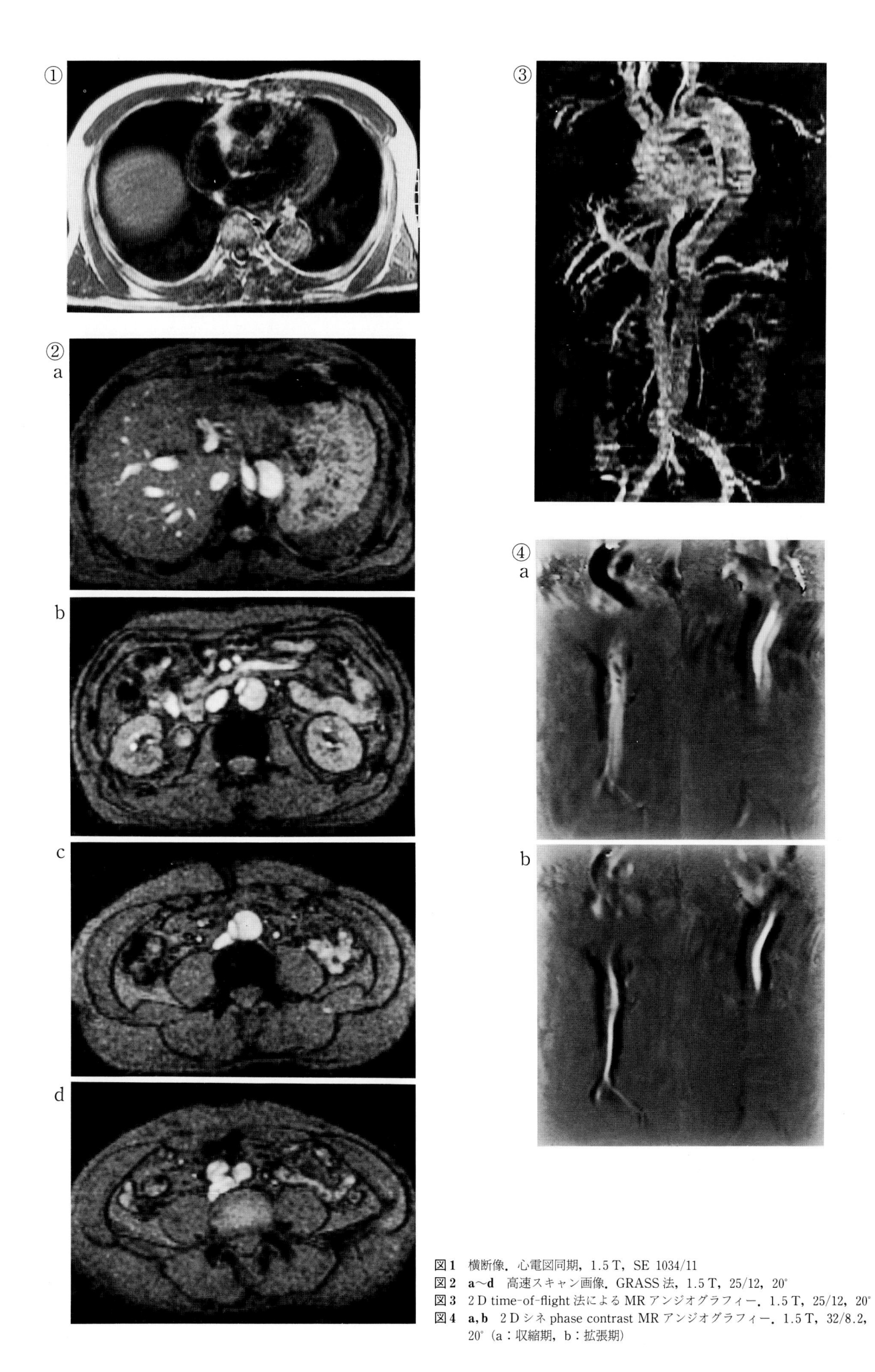

図1 横断像．心電図同期，1.5 T，SE 1034/11
図2 a〜d 高速スキャン画像．GRASS法，1.5 T，25/12，20°
図3 2D time-of-flight法によるMRアンジオグラフィー．1.5 T，25/12，20°
図4 a, b 2Dシネphase contrast MRアンジオグラフィー．1.5 T，32/8.2，20°（a：収縮期，b：拡張期）

下大静脈の MR アンジオグラフィー

症　　例　48歳，女性．
主訴：動悸，呼吸困難．
病歴・検査結果：とくに既往症なく，健康であったが，深夜に突然の動悸，呼吸困難が出現し，来院する．血液，生化学所見に異常なく，血圧，心電図も正常．心エコーにて右房内の腫瘤を指摘される．

MRI 所見　スピンエコー法の T_1 強調像（図1a～c）では，下大静脈内には，右房への流入部から下方の全長にわたって，flow void の部分と軟部組織様の信号強度の部分がみられる．高速スキャン（図2a～c）でも，下大静脈内は血流が保たれていることを示す高信号の部分と，それよりは明らかに低信号を示す部分とに明瞭に区別されている．この高速スキャンを使った二次元の time-of-flight 法の MR アンジオグラフィー（図3）でも，下大静脈は他の血管に比べて不規則であり，内部に何らかの血流を障害する構造物があることがわかるのと同時に，左方では左腎静脈に流入する後腹膜の側副血行の発達も確認できる．同時に施行された三次元 phase contrast 法による MR アンジオグラフィー（図4）では，下大静脈は全体に細いが，血流信号は保たれており，下大静脈の血流自体は，それほど障害されていないということがわかる．また，両側の総腸骨静脈も非常に細く，また，time-of-flight 法でも確認されている骨盤内からの側副静脈血行路はより明瞭である．

この段階で，下大静脈内の腫瘍性病変の可能性が考えられたため，Gd-DTPA による造影検査が施行され（図5），下大静脈内の軟部組織様信号を呈する部分の信号が増強しており，この構造物全体が腫瘍であることが確認された．

術後の検索では，三次元 phase contrast 法により（図6），下大静脈，右腸骨静脈の血流が良好に保たれ，不整像もなく，また，静脈の側副路も消失していることがわかる．

最終診断　下大静脈内腫瘍（平滑筋腫）．

〔解説〕　この症例は，下大静脈内に発育した平滑筋腫であり，MRI 検査のなかで，その質的診断に最も寄与しているのは，通常の T_1 強調像による造影検査であった．

MR アンジオグラフィーは補助的な役割であり，全体の血管解剖と，腫瘍により血流がどのように障害されているかという情報を与えるが，腫瘍そのものの情報は得られない．MR アンジオグラフィーは，その性格上，血流の情報ではあるが，空間分解能の制限や描出される血流の速度の限界から，たとえば腫瘍血管であるとか，腫瘍濃染などの所見は描出されない．

このような症例の場合は，GRASS 法の画像に現れているように，三次元 time-of-flight 法の画像の元になる高速スキャン像が血管内の異常所見の検出に有効である．これは，血流と腫瘤とのコントラストが明瞭であるという意味では最も優れており，診断上もしばしば有効な情報を提供するため，本症例のように，腫瘍塞栓や血栓の存在が疑われた場合には，time-of-flight 法の投影像で全体の血流情報を確認すると同時に，高速スキャンの各画像も注意して検討することが必要である．実際には，検査施行時にはこの高速スキャン像がただちに観察できるため，この所見から血管系についてのおおまかな判断がなされていることが望ましく，MR アンジオグラフィー像は読影の時点で，血管系の全体像のなかから，それを確認するということが多い．

また，二次元 time-of-flight 法と phase contrast 法は，それぞれ情報の異なった MR アンジオグラフィー像であり，両者の特徴を理解したうえで利用すれば，それぞれが相補的な役割を示し，より正確な診断につながるということは，このような静脈系の異常の検出の際にも例外ではない．

とくに術後の評価としては，非侵襲的に静脈系の状態が容易に観察でき有用であり，このような疾患以外でも，術後に起こりうる静脈血栓症の診断などにも有効である．

〔湯浅祐二〕

〈文献〉

1) van Rooij WJJ, Martens F, Verbeeten B Jr, et al : CT and MR imaging of leiomyosarcoma of the inferior vena cava. *JCAT*, **12**: 415-419, 1988.
2) Gehl HB, Bohndorf K, Klose KC : Inferiorvena cava tumor thrombus : Demonstration by Gd-DTPA enhanced MR. *JCAT*, **14**: 479-481, 1990.
3) Gehl HB, Bohndorf K, Klose KC, et al : Two-dimensional MR angiography in the evaluation of abdominal veins with refocused sequences. *JCAT*, **14**: 619-624, 1990.

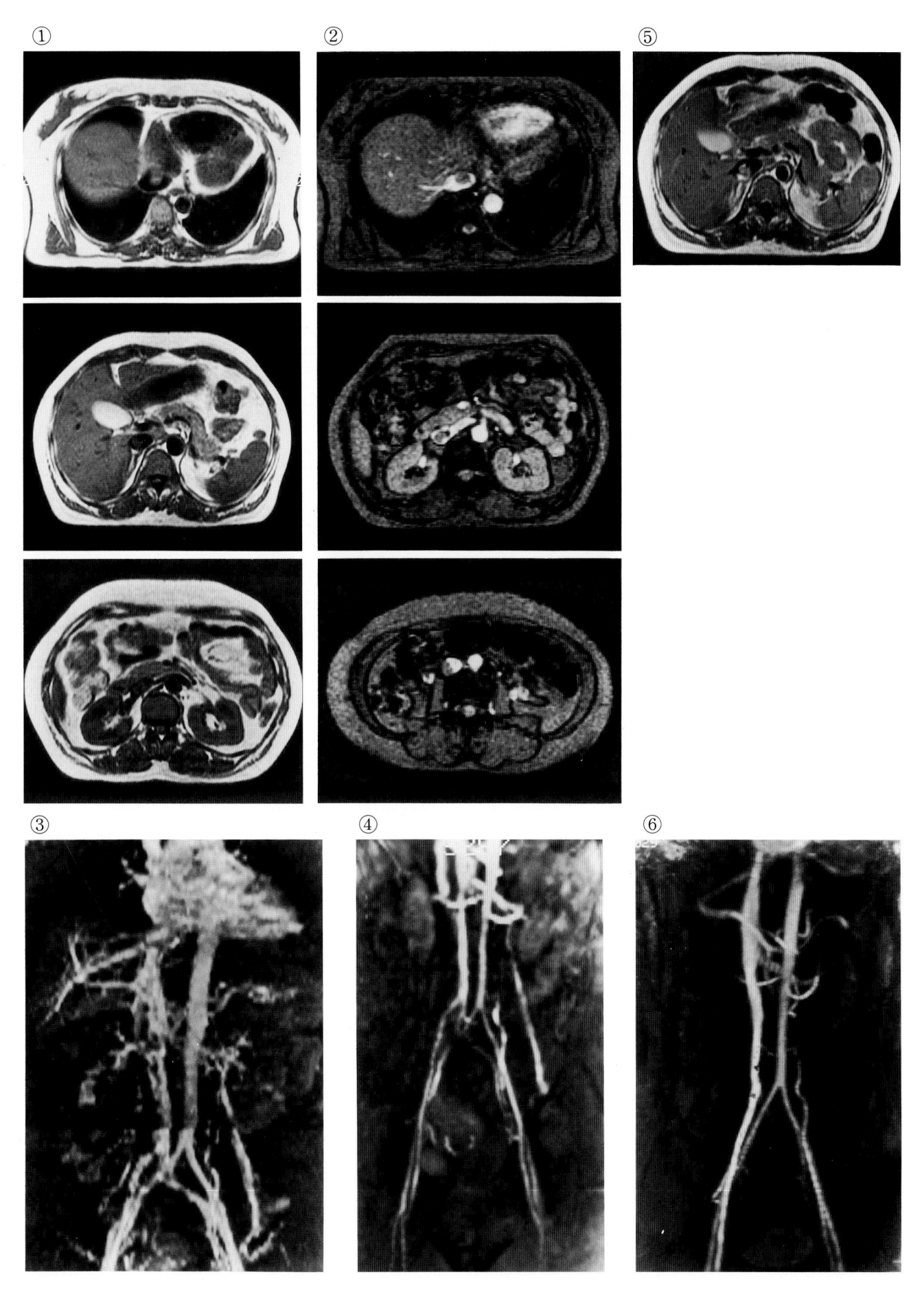

図1 a～c 横断像．心電図同期，1.5 T，SE 714/11
図2 a～c 高速スキャン像．GRASS法，1.5 T，25/12，20°
図3 2 D time-of-flight法 MRアンジオグラフィー．1.5 T，25/12，20°
図4 3 D phase contrast法 MRアンジオグラフィー．1.5 T，24/7.2，20°
図5 横断像．心電図同期，1.5 T，SE 769/11
図6 3 D phase contrast法 MRアンジオグラフィー．1.5 T，24/7.2，20°

7. 骨盤部 MRI 読影

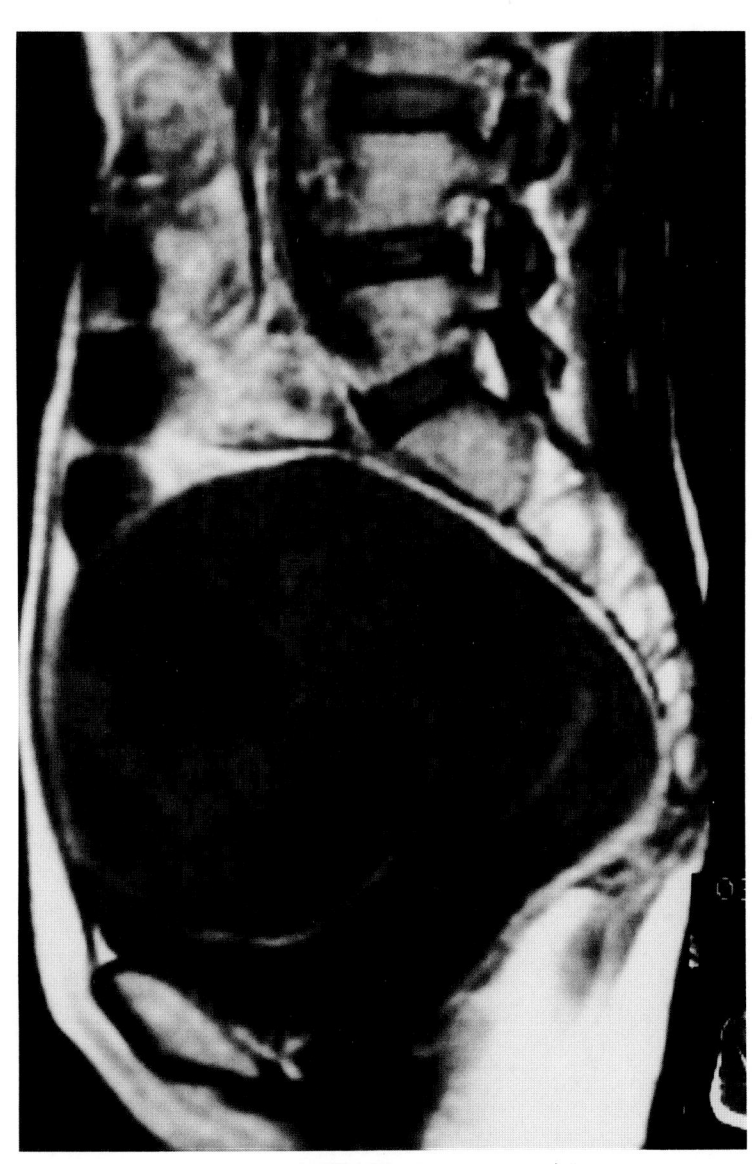

この写真から何が読み取れるか（p. 355 参照）

T_1強調像で低信号，T_2強調像で高信号の前立腺腫瘤性病変

症　例　49歳，男性．
主訴：頻尿，尿線狭小．
病歴・検査結果：人間ドックで前立腺部の硬結を触れ，精査目的に当科受診．PAP 1.8 ng/ml, γ-SM 1.0 ng/ml, PA 1.0 ng/ml, そのほか血液・生化学検査で異常を認めない．

MRI所見　図1は前立腺底部のT_2強調横断像である．前立腺は，やや低信号強度を示すcentral zoneとやや高信号強度を示すperipheral zoneよりなっている．よく観察すると，peripheral zone内に二つの高信号で境界明瞭な管腔像がcentral zoneに隣接して認められる．図2は図1より2cm上方のT_2強調横断像である．精嚢腺に狭まれて，隔壁で二分されたきわめて高信号強度の領域を認める．この領域は図1の高信号域と連続している．図3はT_1強調像ほぼ正中の矢状断面像である．前立腺は全体として低信号であり，zonal anatomyは不明瞭である．前立腺後面から膀胱後部にのびる境界明瞭な低信号域(矢印)が認められる．図4は前立腺後部のT_1強調冠状断面像である．膀胱の後面で前立腺の一部がやや低信号強度で認められている．その中央に隔壁で二分されたきわめて低信号強度の領域を認める．

その他の画像所見　CT(図5)では左右精嚢腺の中央部に境界明瞭で隔壁をもつlow density areaを認める．図6の経直腸超音波断面像ではzonal anatomyははっきりしないが，前立腺peripheral zone部に径約2 cmの低エコー領域を認める．UG(尿道造影)(図7)で軽度のBPHを認める．

手術・病理所見　嚢胞液吸引細胞診でno malignancyであり，精子を認めない．前立腺針生検でBPH．

最終診断　前立腺嚢胞．

〔解説〕　前立腺を超音波断層またはCTにて探索しているときに，前立腺内に，または前立腺に接して嚢胞像をみることがある．前立腺内に限局している小嚢胞で，自・他覚的症状がまったくない場合には，積極的な治療をせずに経過観察とする．もちろん，嚢胞内に悪性腫瘍の存在が少しでも疑われた場合には穿刺細胞診を行う．現在は，前立腺エコー下に確実に，容易に，安全に前立腺生検を行いうるようになっているので疑わしい場合には躊躇してはならない[1]．嚢胞が膀胱と直腸との間にあり，しかも，その一端が前立腺に付着しているような画像がみられることがある．本症例にみられる嚢胞もその先端が膀胱後壁にまで及ぶような大きな嚢胞である．膀胱と直腸の間に存在するこのように大きな嚢胞の場合には，嚢胞と周囲臓器との位置関係を明確にすることが鑑別診断のうえからは重要である．その目的には，MRIの矢状断面像による解析が一番適している．図3から本症例の場合において，嚢胞が膀胱と直腸の間に存在していることが明らかである．しかも，この嚢胞は左右どちらにも偏位せず，正中に位置していることをT_1強調冠状断面像(図4)が示している．また，この嚢胞は左右精嚢腺の間を通って，その先端は前立腺にまで達していることがT_2強調横断像(図1, 2)によって明確にわかる．このような位置的関係をもった嚢胞としては，前立腺部小子宮嚢胞(enlarged prostatic utricle=utricular cyst)[2]，Müller管嚢胞(Müllerian duct cyst)[3]，尿生殖洞-射精管嚢胞(urogenital sinus-ejaculatory duct cyst)[4]がある．これらはいずれも胎生期発生異常に基づく，先天的奇形である．前立腺部小子宮嚢胞は尿道と交通しているので，尿道膀胱造影で前立腺，膀胱後方に管状構造を現すので，後二者とは鑑別される．Müller管嚢胞では，その嚢胞液中に精子がみられないが，射精管嚢胞では，その嚢胞液中に精子が存在するので，嚢胞液を検鏡することで，両者を鑑別できる．

〔戸塚芳宏・山中英寿・石坂　浩〕

〈文献〉
1) 山中英寿，今井強一，林　雅道：早期の前立腺癌の診断と治療．診断と治療, **78**：853-856, 1990.
2) Ikoma F, Shima H, Yabumoto H.: Classification of enlarged prostatic utricle in patients with hypospadia. *Br J Urol*, **57**：334-337, 1985.
3) Ritchey ML, Benson RC, Kramer SA, et al: Management of Mullerian duct reminants in the male patients. *J Urol*, **140**：795-799, 1988.
4) Mayersak JS.: Urogenital sinus-ejaculatory duct cyst : a case report with a proposed clinical classification and review of the literature. *J Urol*, **142**：1330-1332, 1989.

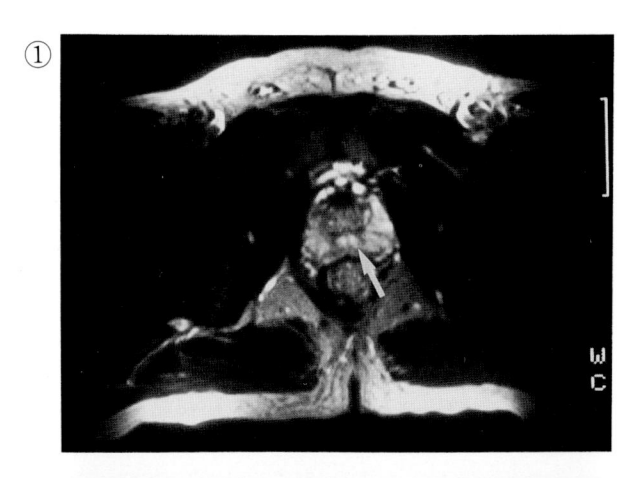

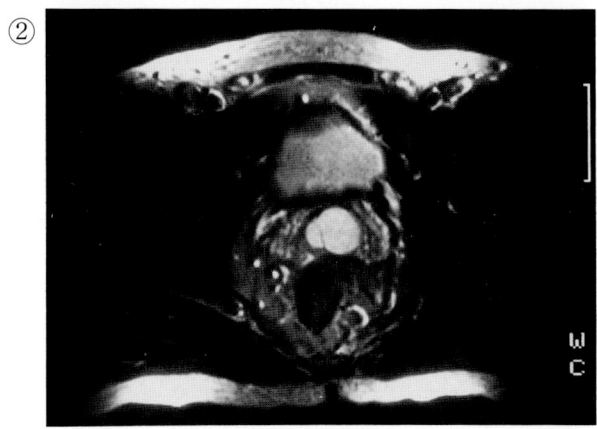

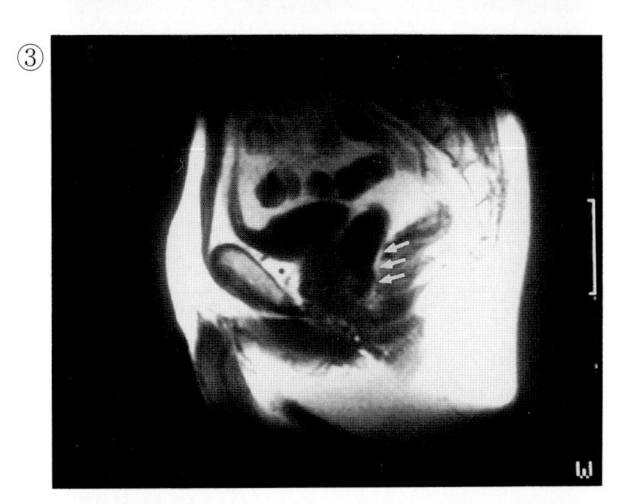

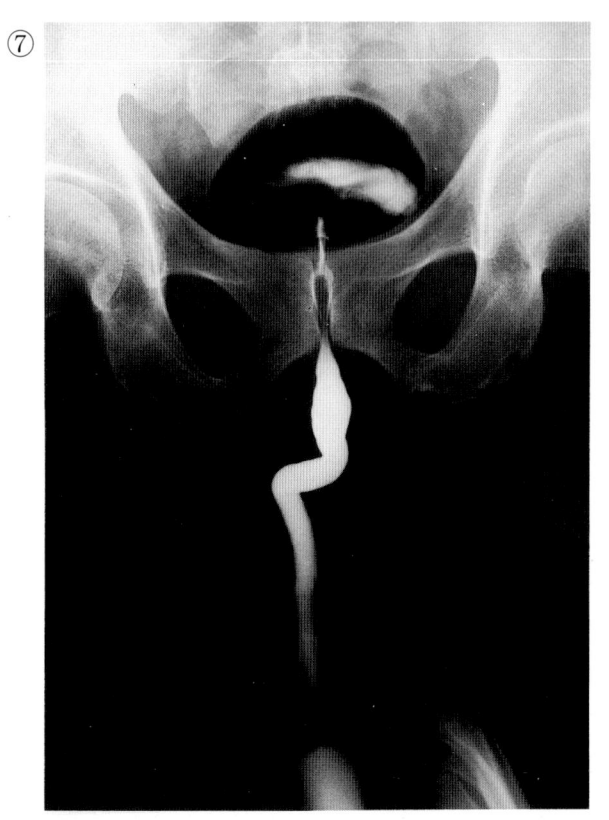

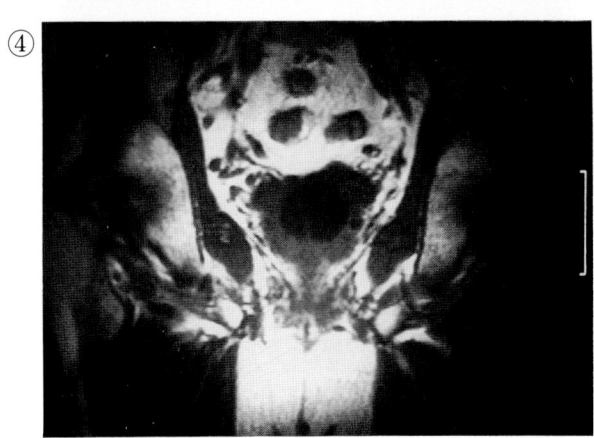

図1　1.5 T, SE 2000/90
図2　1.5 T, SE 2000/90
図3　1.5 T, SE 200/15
図4　1.5 T, SE 500/15
図5　CT
図6　経直腸超音波断層像
図7　UG

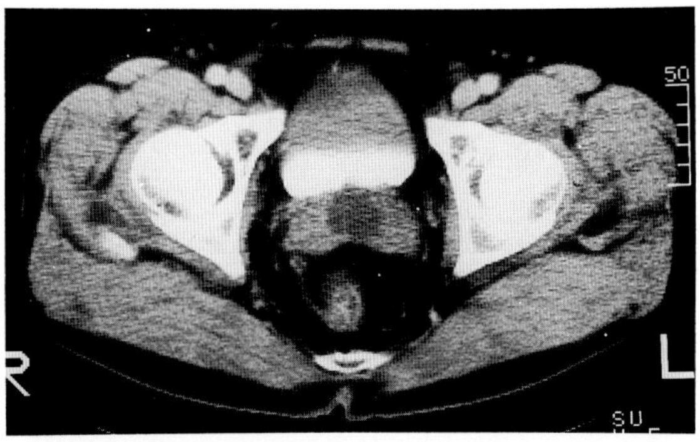

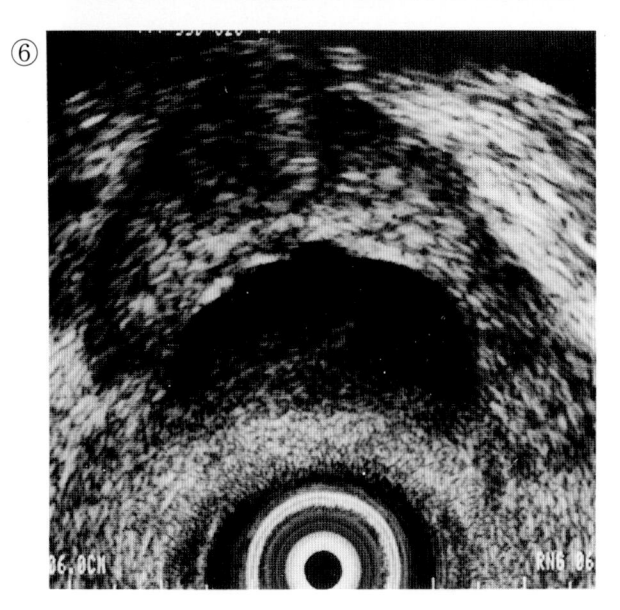

T_2強調像で高信号の境界明瞭な前立腺腫瘤性病変

症　例　63歳，男性．
主訴：会陰部不快感．
病歴・検査結果：近医の前立腺超音波検査にて前立腺内に占拠性病変が認められ，当科紹介受診．PAP 1.0 ng/ml以下，γ-SM 3.0 ng/ml以下，PA 1.5 ng/ml以下，そのほか血液・生化学検査では異常を認めない．

MRI所見　図1は前立腺中央部のT_2強調横断像である．central zoneおよびanteriore fibromuscular stromaは低信号域，peripheral zoneは高信号域である．central zone内に径約1 cmの高信号強度を示す境界明瞭な腫瘤（矢印）を認める．図2はT_1強調像であるが前立腺は全体として低信号でありzonal anatomyは不明瞭である．図3は同条件でGd-DTPA 10 ml投与5分後のdynamic enhancementであるが，T_2強調像における高信号であった腫瘤が造影されている．

その他の画像所見　経直腸超音波断層法（図4）では，不鮮明だがcentral zone内に低エコー領域を認める．CTでは前立腺の内部構造ははっきりしない（図5）．

手術・病理所見　経直腸エコーガイド下前立腺針生検で低エコーを呈したと思われる部位から，well defferenciated adenocarcinomaが証明され，前立腺全摘術を施行した．図6は摘出前立腺標本の生理食塩液中でのMRIである．図1とほぼ同様の所見が得られている．

図7は図1に相当する前立腺の全割面標本である．全割面病理所見では，図1の矢印の部分の病理は前立腺肥大小結節であり，前立腺癌病巣はこの小結節に隣接する径約3 mmのもの（小矢印で囲んだ部位）であった．

最終診断　限局性前立腺肥大小結節とそれに随伴する小前立腺癌（T1N0M0 stage B$_1$）．

〔解説〕　種々の前立腺疾患を鑑別診断するためには，前立腺内部構造を識別し，さらに前立腺周囲臓器・組織と病変との関連についても明らかにすることが必要である．そのためには，従来より前立腺疾患の解析に使われてきたIVU（intraveneous urogram），VCUG（voiding cystourethrogram），RU（retrograde urethrogram）などとは違って，TRUS（transrectal ultrasound），CTやMRIはすぐれた力を発揮する．しかしながら，前立腺疾患の画像診断をより正確に行うためには，まず，前立腺の正常解剖についての知識が必要とされる．前立腺は副性器の一つであり，生後より思春期まで，その大きさを変えないが，思春期になると血中テストステロンの上昇に伴って，前立腺は急激に大きくなるが，それ以降はまた大きさを変えなくなる（最終的に約20 g前後になる）．前立腺は，胎児期，小児期，思春期前期，思春期以降，それぞれの時期において形態，組織像ともに，大きく異なっていること，また成人前立腺は組織学的にも，生化学的にも異なるいくつかのzoneから成り立っている[1]ことを理解しておくことも重要である．これらのzoneのうちでも，腺性組織からなるperipheral zone（70%），central zone（25%），transition zone（5%）の前立腺内の部位別位置を把握しておくことが，とくに臨床的には大切である．というのは，前立腺癌の大部分はperipheral zoneから発生するし[2]，前立腺肥大症はtransition zoneから発生する[3]からである．

図1および図2から明らかなように，T_1強調像では前立腺のzonal anatomyははっきりしないが，T_2強調像では，zonal anatomyは明瞭に示されている．peripheral zoneの信号強度は，前立腺周囲の脂肪組織のそれとほぼ等しいか，やや強い高信号強度を示す．一方，central zoneはperipheral zoneよりも低い信号強度を示すのを特徴とする．前立腺肥大症のMRI画像上での一般的な特徴としては，腺性成分の多い肥大結節は，T_1強調像では均一な低信号強度を示し，T_2強調像では均一ないし不均一な中・高信号強度を示す．本症例で，T_2強調像で前立腺内に限局して高信号強度を示したものは，摘出全割面標本（図7）からみても前立腺癌病巣（径3 mm）ではなくて，限局性前立腺肥大小結節であったとするのが妥当であろう．

〔戸塚芳宏・山中英寿・石坂　浩〕

〈文献〉
1) McNeal JE, Bostwick DG : Anatomy of the prostate : implication for disease. In : Pathology of the Prostate (Boswick DG ed), pp1-14 Churchill Livingstone, New York, 1990.
2) Stamey TA, McNeal JE, Freiha FS, et al : Morphometric and clinical studies on 68 consecutive prostatectomies. *J Urology*, **139** : 1235-1241, 1988.
3) McNeal JE : The prostate gland : morphology and pathobiology. *Monogr Urol*, **4** : 5-13, 1983.

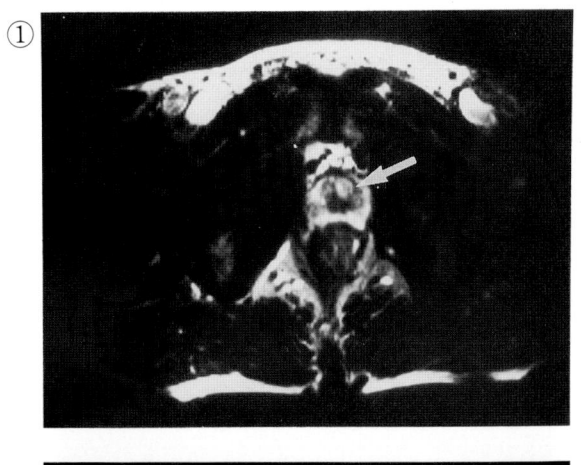

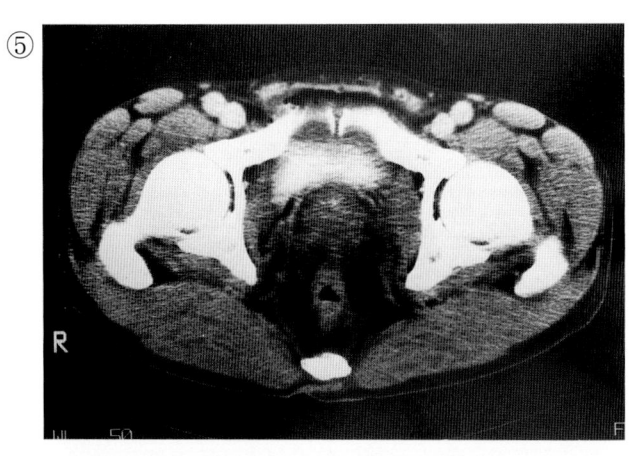

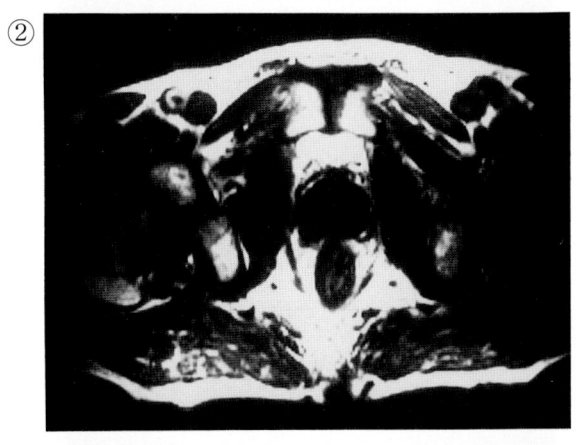

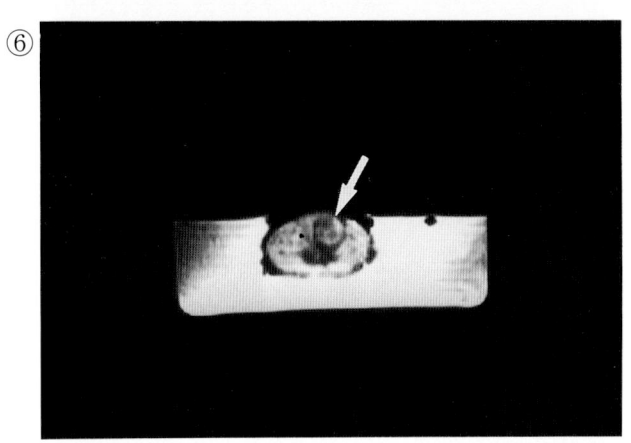

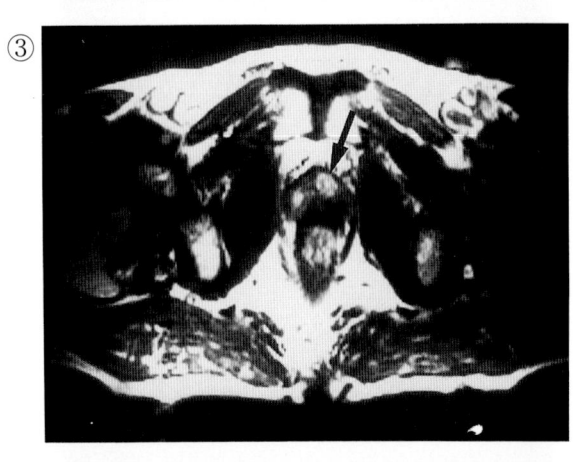

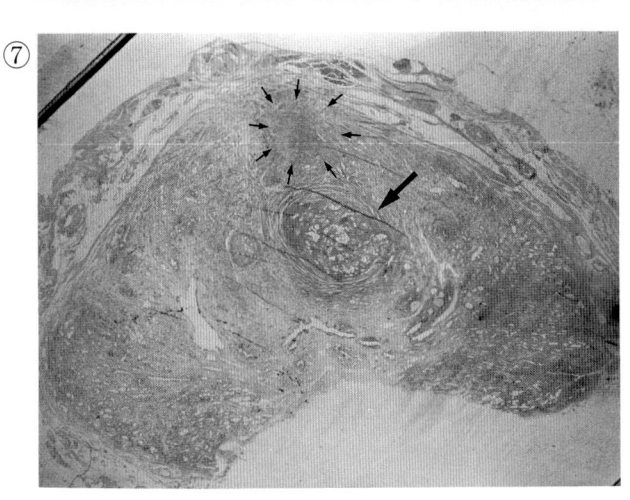

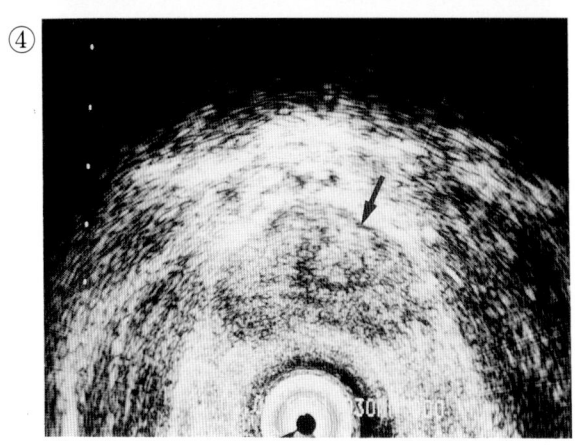

図1　1.5 T, SE 2000/90
図2　1.5 T, SE 250/15, Gd-DTPA 投与前
図3　1.5 T, SE 250/15, Gd-DTTA 10 m*l* 投与 10 分後
図4　経直腸超音波断層像
図5　CT
図6　摘出標本 MRI. 1.5 T, SE 2000/90
図7　摘出標本. HE 染色

内部信号の不均一な前立腺腫瘍性病変

症　　例　61歳，男性．
主　訴：尿閉．
病　歴：尿閉にて受診．触診上前立腺は超鶏卵大．PAP 54.7 ng/m*l*，γ-SM 11 ng/m*l*，PA 17 ng/m*l* と高値を認める．ALP，LDH は正常値．境界型 DM があるほかに特筆すべき事項なし．

MRI所見　図1は T_2 強調横断像である．尿道には留置カテーテルがあり低信号になっている．前立腺 peripheral zone に不均一に低信号を示す領域があり，central zone に及んでいる．この腫瘍は前立腺左背側で被膜を破って不規則に突出しており浸潤を疑わせる所見である．図2の T_1 強調横断像では前立腺は一様に低信号で膀胱との境界も不鮮明であるが，前立腺左葉で前立腺被膜からの突出を認める．Gd-DTPA 10 m*l* 投与2分後の T_1 強調画像（図3）では，上記の突出部を含め前立腺全体が不均一に造影されている．IR像（図4）では peripheral zone 相当部を中心として，不規則な低信号域を認める．上記の左葉突出部では，特に低信号である．
　図5は治療後の T_2 強調横断像（ほぼ図1と同じレベル）であるが，前立腺は著明に縮小している．内部の低信号域も縮小し，突出部分もほとんど正常化している．図6は同じく治療後の T_1 強調横断像の，Gd-DTPA 10 m*l* 投与後1分後であるが，図5と同様な所見である．

その他の画像所見　図7は経直腸超音波断面像であるが，左葉の peripheral zone に低エコー領域を認め，被膜の断裂も認められる．

手術・病理所見　経直腸エコーガイド下前立腺針生検にて前立腺のほぼ全体（6か所）から moderately deferenciated adenocarcinoma を認めた．
　LH-RH analogue によるホルモン療法と，CDDP および etoposide を用いた化学療法を3クール施行した．治療開始後2か月で前立腺の縮小を認め，PAP 3.2 ng/m*l*，PA 3/3 ng/m*l*，γ-SM 3.4 ng/m*l* と正常化し，留置カテーテルを抜去できた．

最終診断　前立腺癌（T3N0M0 stage C）．

〔解　説〕　前立腺癌は，典型的な高齢者癌であり，肺癌や大腸癌とは異なり潜在癌の形でゆっくりと進行していくことを特徴とする．生前にはみつからず，病理解剖のさいにはじめてみつかるラテント癌は，50歳代では約30％に，90歳代では約90％にみられる[1]．この頻度は欧米に比べて顕性癌の少ないわが国においても同じである．前立腺癌の95％以上は adenocarcinoma である．前立腺癌の病期分類は，従来は直腸内前立腺触診と逆行性尿道造影により行われていたが，最近は超音波断層，CT，MRI を取り入れることにより，より分類精度が増している．MRI 画像上，前立腺癌病巣は，T_1 および T_2 強調像で異なった信号を示す[2~4]．すなわち，T_1 強調像では，周囲の前立腺組織と同じか，やや低い信号強度であるが（図2），T_2 強調像では，前立腺癌病巣は一般的には低信号強度を示す（図1）．好発部位である peripheral zone は T_2 強調像では比較的強い高信号強度を示すことが多いので，MRI を使用するようになってから，より早期癌（病期B）の発見が容易となった．MRI 造影剤，Gd-DTPA の投与により，T_1 強調像において，前立腺が周囲組織よりコントラスト強く識別され，T_1 強調像のみよりも診断精度をあげるようである．また，図5および6からも明らかなように，T_2 強調像および Gd-DTPA 投与 T_1 強調像によって，前立腺局所の定量的な治療効果判定が可能である．MRI においては，矢状断面での解析が可能である点で，CT より優れている．

〔戸塚芳宏・山中英寿・石坂　浩〕

〈文献〉
1) Hricak H : Editorial on imaging prostate carcinoma. *Radiology*, **169** : 569-571, 1988.
2) Hricak H, Dooms GC, Jeffrey RB, et al : Prostate carcinoma : staging by clinical assessment, CT and MR imaging. *Radiology*, **162** : 331-336, 1987.
3) Bezzi M, Kressel HY, Allen KS, et al : Prostatic carcinoma : staging with MR imaging at 1.5T. *Radiology*, **169** : 339-346, 1988.
4) Rifkin MD, Gatsonis CA, Zerhouni EA, et al : Endorectal US and MR imaging : accuracy for staging prostate cancer, RNSA, Chicago, (abstract), *Radiology*, **173** (suppl 143), 1989.

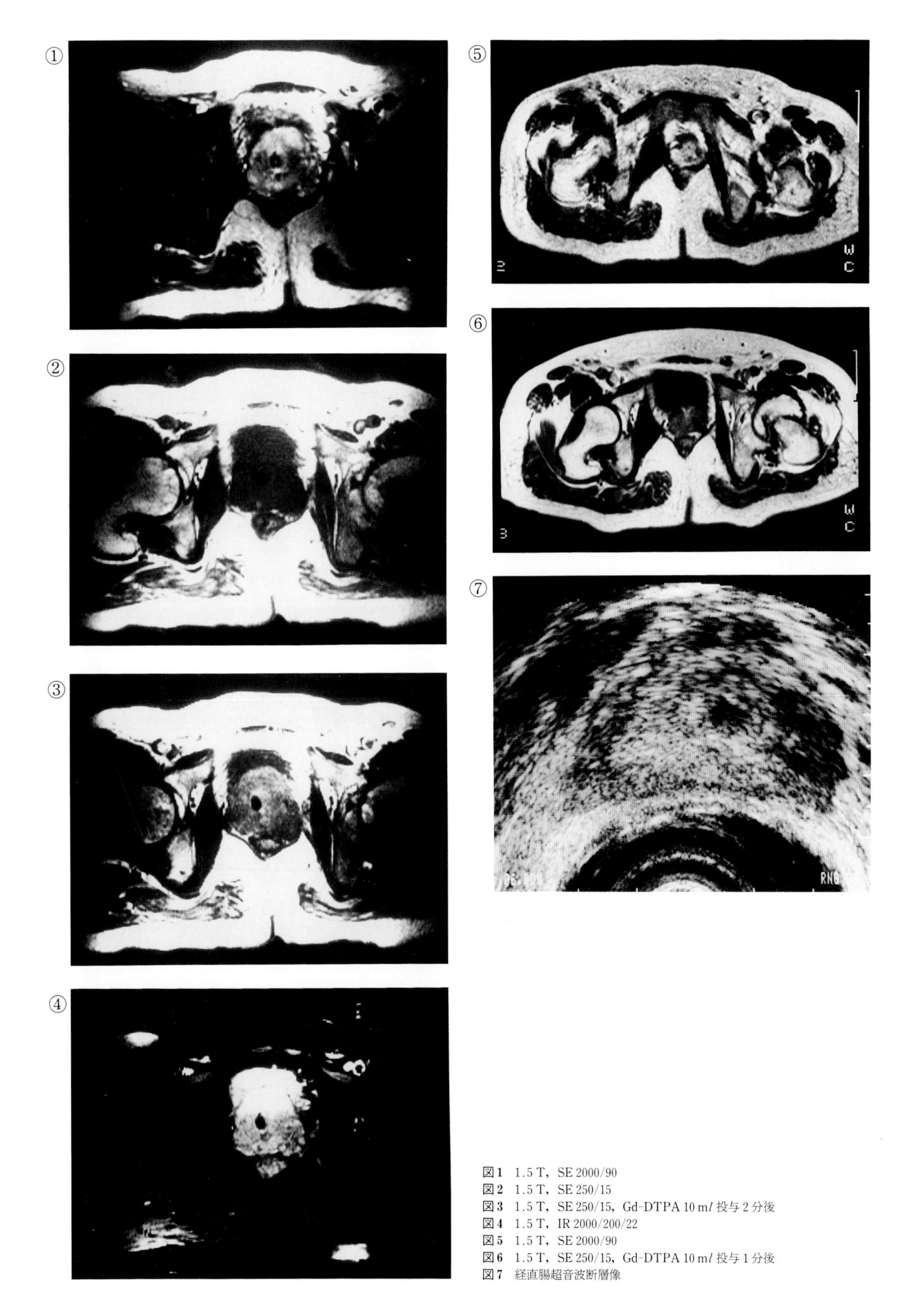

図1　1.5 T，SE 2000/90
図2　1.5 T，SE 250/15
図3　1.5 T，SE 250/15，Gd-DTPA 10 ml 投与2分後
図4　1.5 T，IR 2000/200/22
図5　1.5 T，SE 2000/90
図6　1.5 T，SE 250/15，Gd-DTPA 10 ml 投与1分後
図7　経直腸超音波断層像

不規則な内部信号を示す前立腺腫瘤性病変

症　　例　58歳，男性．
　主　訴：排尿困難，夜間頻尿．
　病　歴：2年前より排尿困難，夜間頻尿を自覚していた．PAP 77 ng/ml，γ-SM 23 ng/ml，PA 1220 ng/ml と高く，LDH 1124 IU/l と高値．

MRI所見　図1はT_2強調横断像である．前立腺は腫大し，膀胱内に強く突出している．また精嚢腺への浸潤もみられる．前立腺の辺縁は不整で，内部信号も高信号域と低信号域が入り交じっている．図2，3は図1と同一面でのT_1強調横断像で，Gd-DTPA 10 ml 投与それぞれ1分，5分後である．T_1強調単純では前立腺は全体として低信号域であり，周囲組織との判別はよくなされない．Gd-DTPAを投与1分後（図2）では前立腺全体が不均一に造影されている．5分後にはさらに強く造影されている．図4はGd-DTPA 10分後のT_1強調矢状断面像であるが，前立腺内には造影剤は不均一に停留している．また，Denonvillier筋膜（矢印）を破って浸潤していない．膀胱は尿中排泄されたGd-DTPAで高信号域となっている．

その他の画像所見　図5はIVPであるがlt. hydronephrosisを認める．腹部CTで傍大動脈リンパ節に腫大を認める．骨シンチグラフィーで肋骨にhot spotを認めた．
　図6のUGでは，前立腺は腫大し，膀胱内に不規則に突出している．前立腺尿道は極端に延長し，一部で腫瘍の尿道への浸潤を疑わせる陰影欠損を認める．これは膀胱鏡所見と一致し，膀胱浸潤の所見である．図7の骨盤部CTでは，前立腺は非対称に腫大し，不均一な内部構造を示している．

手術・病理所見　前立腺針生検にて poorly deferenciated adenocarcinoma であった．LH-RH analogue を中心とする治療により前立腺の縮小と lt. hydronephrosis の軽快をみた．

最終診断　前立腺癌（T4N3M1 stage D_2）．

〔解　説〕　前立腺癌と組織学的に診断されたならば，ただちに病期を決定し，その病期に適した治療法を決定する．とくに，癌病巣が前立腺内に限局している（病期Bまで）か，否かによって，治療法の選択がまったく異なるからである．すなわち，限局性前立腺癌の場合には，精嚢腺を含めての前立腺全摘除術が重要な治療の選択枝になるし，癌病巣が前立腺被膜を破って浸潤し，さらに周囲組織中にまで癌が到達してしまっているような状態ではまったく根治的治療法の対象とならず，ホルモン療法を行うからである．その意味で，前立腺癌の周囲組織および隣接臓器への浸潤の有無を正確に診断することは大切である．とくに，膀胱頸部，精嚢腺への浸潤は前立腺癌においては生じやすいので，注意深い観察が必要である．図1，2，3でみられるように，腫瘍の浸潤をみるのには，T_1強調像においては，Gd-DTPA注射を行って撮影された画像の方が優れている．また，T_2強調像では，本来精嚢腺は高信号強度を示すが，腫瘍が浸潤している場合には，本来の精嚢腺の信号強度が低信号へと変化する[1,2]．本症例においても，精嚢腺のほとんどが低信号化している．また，精嚢腺への浸潤の特徴である膀胱-精嚢腺角（bladderseminal vesicle angle）の消失も観察される（図1矢印）．膀胱，精嚢腺，前立腺尖部，直腸への腫瘍浸潤を一元的に観察するためには，MRIの矢状断面像を欠かすことはできない．図4はGd-DTPA注射10分後のT_1強調像である．腫瘍の膀胱頸部への浸潤状態がはっきりとわかる．また，直腸との間に存在するDenonvillier筋膜がよく保たれているのもよくわかる（図4矢印）．

〔戸塚芳宏・山中英寿・石坂　浩〕

〈文　献〉
1) Hricak H, Dooms GC, Jeffrey RB, et al : Prostate carcinoma : staging by clinical assessment, CT and MR imaging. *Radiology*, **162** : 331-336, 1987.
2) Betti M, Kressel HY, Allen KS, et al : Prostatic carcinoma : staging with MR imaging at 1.5T. *Radiology*, **169** : 339-346, 1988.

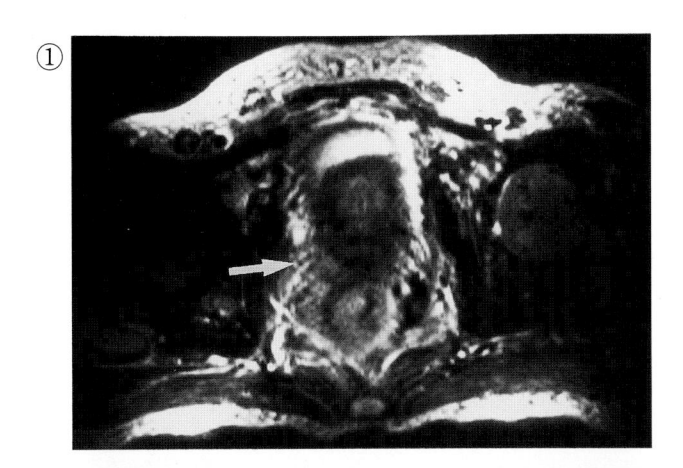

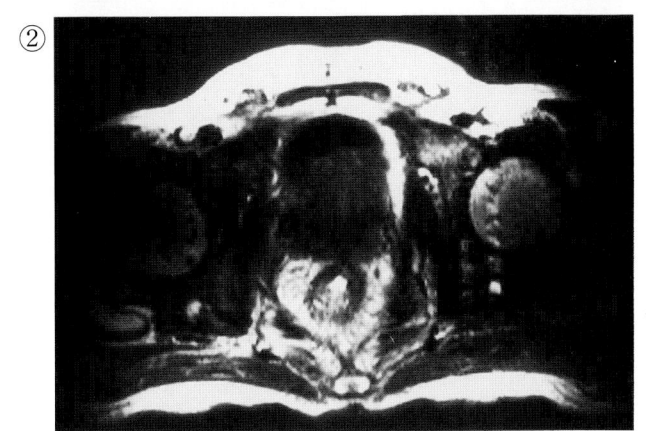

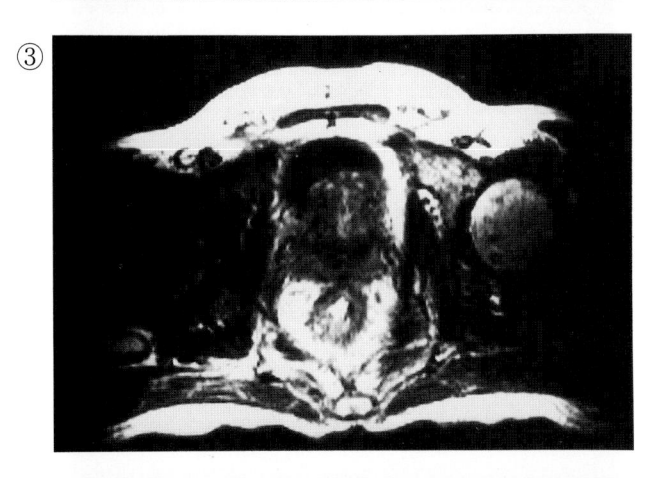

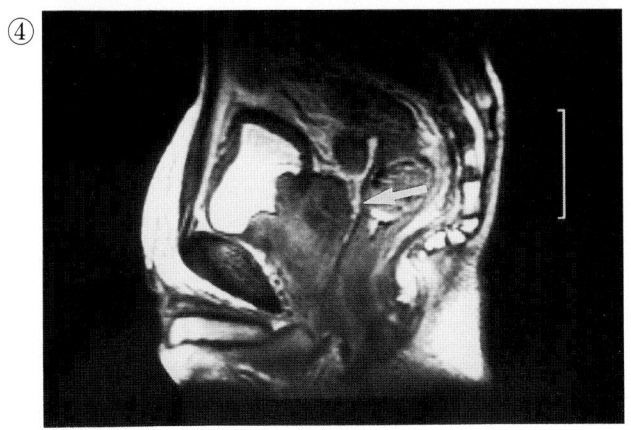

図1　1.5 T, SE 2000/90
図2　1.5 T, SE 250/15, Gd-DTPA 10 ml 投与1分後
図3　1.5 T, SE 250/15, Gd-DTPA 10 ml 投与5分後
図4　1.5 T, SE 500/15, Gd-DTPA 10 ml 投与10分後
図5　IVP
図6　UG
図7　CT

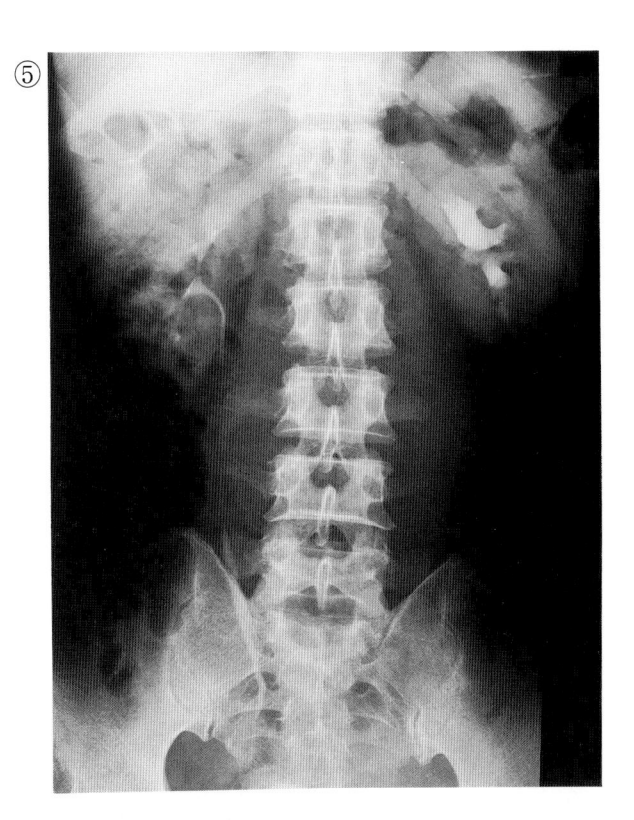

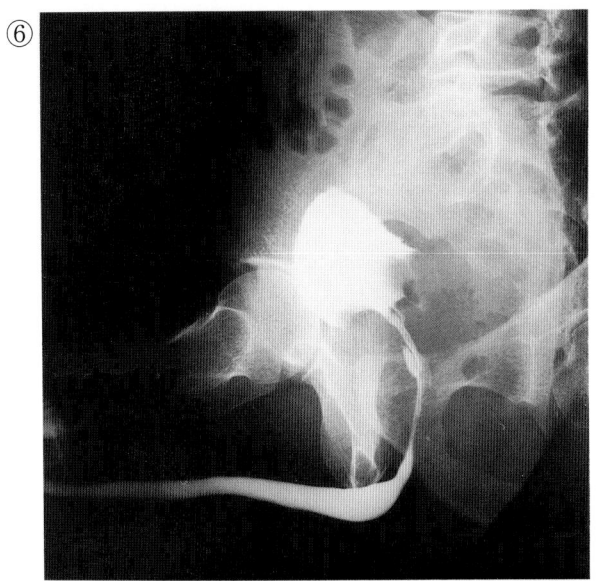

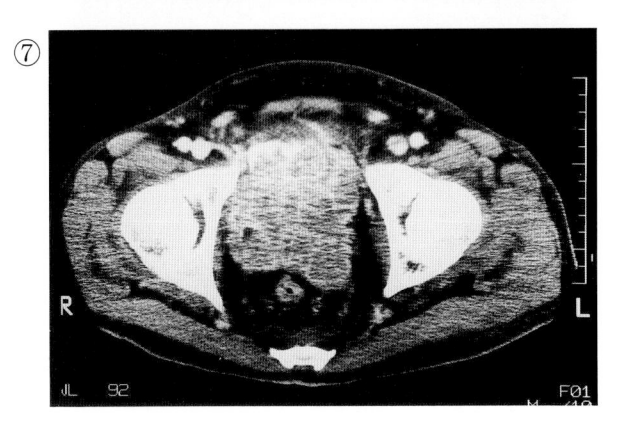

仙骨前から前立腺部尿道に浸潤する腫瘤性病変

症　　　例　71歳，男性．
　　主　訴：血尿．
　　病　歴・検査結果：受診2年前に当院外科にて直腸癌のためMiles手術施行．最近血尿があるとのことで受診した．腫瘍マーカーはPAP 1.2 ng/ml，CA 19-9 10 U/ml，CEA 1.9 ng/mlと正常域．また，CCr 59 ml/minと軽度腎機能低下を認めるが，そのほかには血液・生化学検査で異常を認めない．受診時の膀胱鏡で前立腺部尿道にinvasive changeを認めた．

MRI所見　図1のT$_2$強調像横断面では仙骨前に，筋肉よりやや高信号強度を示す腫瘤性病変があり，これが前立腺背側へ浸潤している（矢印）．図2は図1の膀胱寄りの約2 cmの横断面であるが，この部分では前立腺への浸潤は認められない．図3は正中から5 mm左方の矢状断面のT$_2$強調像であるが，仙骨前に比較的高信号を示す腫瘤がある．図4は図3と同条件の正中におけるsliceだが，ちょうど射精管を囲むかのようにして前立腺部尿道に浸潤している様子がわかる．

その他の画像所見　UG（尿道造影）（図5）では前立腺部尿道の後方からの圧排が認められる．CT（図6）にて仙骨前と前立腺の間に腫瘤があり，前立腺に浸潤しているようにみえるがはっきりしない．

手術・病理所見　残存腫瘍摘除術および膀胱前立腺全摘術，リンパ節郭清術施行．recurence of adenocarcinoma of rectum without lymph node metastasisであった．図7は摘出前立腺の割面で図1に相当する高さだが，斜線部がadenocarcinomaの浸潤部位である．

最　終　診　断　直腸癌局所再発，前立腺浸潤．

〔解　説〕　本症例は直腸癌手術を施行後，2年経ってから血尿を訴えて来院した．受診時の尿道鏡検査で，前立腺尿道に腫瘍浸潤を疑わせる所見であった．原発性前立腺腫瘍か転移・浸潤性前立腺腫瘍が疑われ，鑑別診断をせまられた．通常ならば，第一にしなければならない直腸内前立腺触診および経直腸的超音波断層が，人工肛門が造設されているために本症例においては施行できなかった．経尿道的に内視鏡下に行った生検の結果より，直腸癌の局所再発が強く疑われたので，根治的に残存腫瘍が摘除可能であるか否かの検討に入った．CTは，骨盤内手術後の腫瘍再発を検討する手段として限界がある．手術時に使われたクリップによって画像障害が起こったり，また，瘢痕組織と再発腫瘍との識別がはっきりとできないからである．本症例においても，CTは明確な腫瘍像を描出できていない（図6）．MRIは骨盤内の再発腫瘍の検討には優れた手段である．とくに，前立腺背部であるperipheral zoneへの腫瘍浸潤性病変は明確に描出することができる．図1でわかるように，T$_2$強調像で比較的強い高信号強度を示すperipheral zone内に低信号強度を示す腫瘍浸潤性病変がコントラスト強く描出される（図1矢印）．この部分が腫瘍性病変であることは，摘出前立腺割面の病理検索で明らかである（図7）．

〔戸塚芳宏・山中英寿・石坂　浩〕

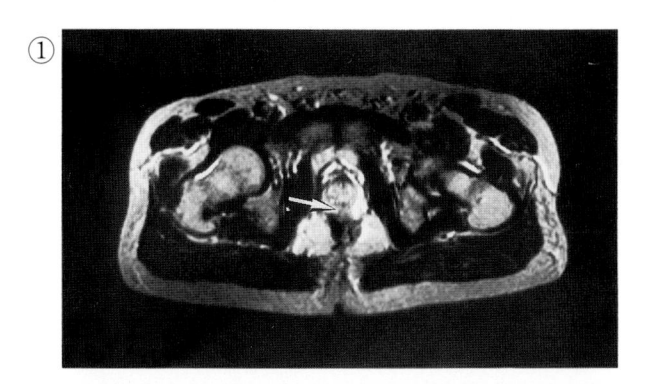

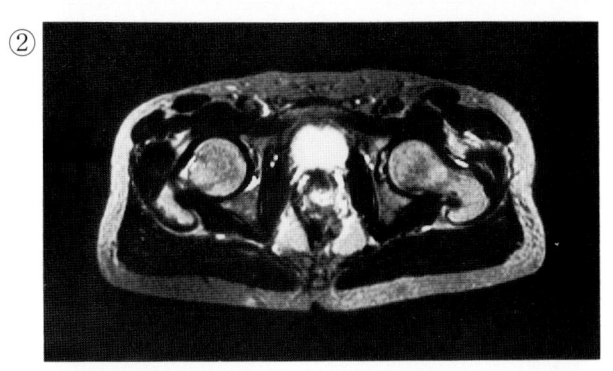

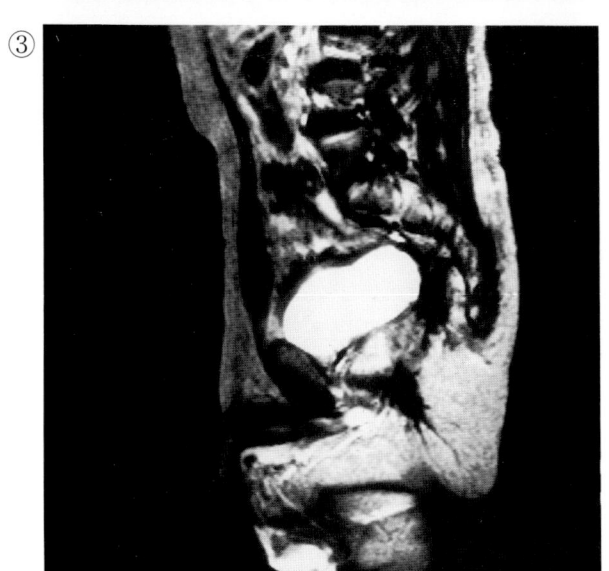

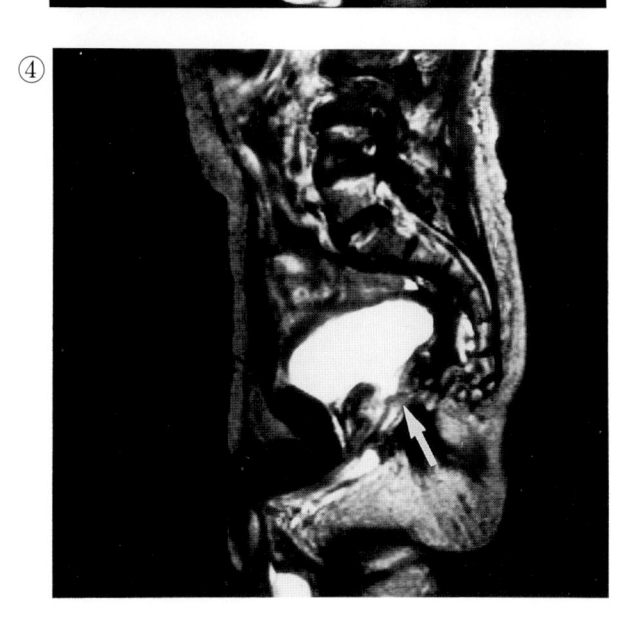

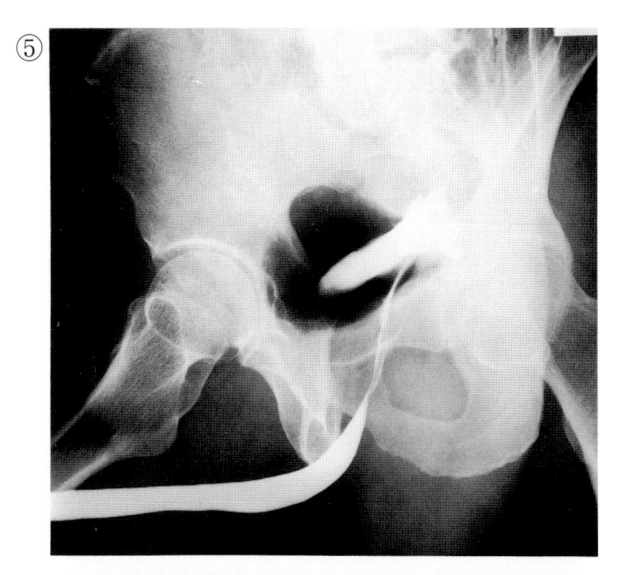

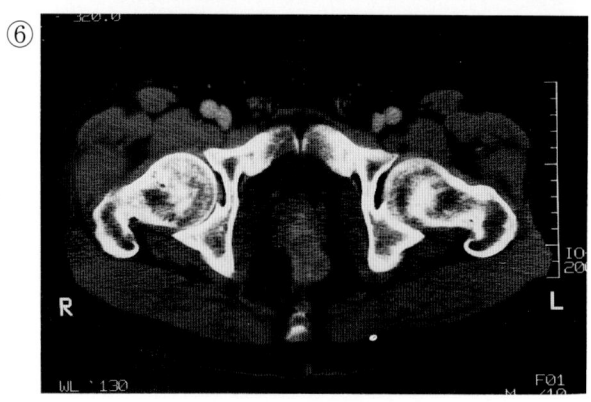

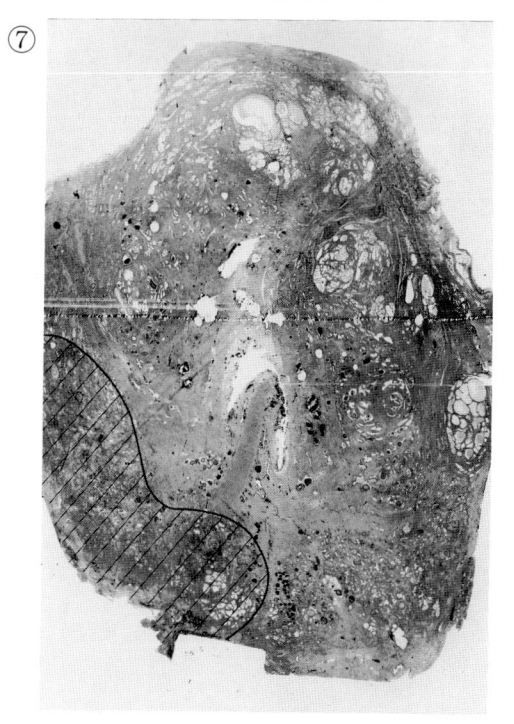

図1　1.5 T, SE 2000/90
図2　1.5 T, SE 2000/90
図3　1.5 T, SE 2000/90
図4　1.5 T, SE 2000/90
図5　UG
図6　CT
図7　摘出標本, HE 染色

endorectal coil 像で深達度が明らかとなった腫瘤性病変

症　　　例　28歳，女性．
　主　訴：不正性器出血．
　病歴・検査結果：不正性器出血を主訴に近医受診し，子宮頸部生検の結果，高分化型腺癌と判明．抗癌剤動注治療を行った後，手術目的にて当院入院となった．

MRI所見　抗癌剤動注治療後の T_2 強調矢状断 body coil 像（図1）では子宮頸部に大きな腫瘤（T）を認める．低輝度の膀胱筋層は残存しており，腫瘍が膀胱に浸潤している可能性は低い．T_2 強調 endorectal coil 像（図2）では，高輝度を呈する頸部腫瘍（T）の浸潤により，低輝度の膀胱後壁筋層（短矢印）が断裂している所見が明瞭である（長矢印）．

その他の画像所見　X線CT（図3）で頸部腫瘍（矢印）は膀胱と密に接しているが，浸潤があるかどうかについては判定できない．膀胱鏡では膀胱三角部を中心とした浮腫を認めるものの，生検では腫瘍が認められなかった．臨床ステージIIbと診断した．

手術・病理所見　MRI上，膀胱浸潤を強く疑ったため前方骨盤臓器全摘術を施行した．子宮頸部に5×4cmの腫瘤が存在し，膀胱後壁筋層下部まで浸潤していた．しかしながら，腫瘍は膀胱粘膜までは達していなかった．

最終診断　子宮頸癌膀胱筋層浸潤．

〔解　説〕　骨盤臓器の悪性腫瘍が膀胱に浸潤しているかどうかが治療方針決定上重要である．子宮頸癌の場合FIGO (international federation of gynecologic oncology) 分類では膀胱浸潤があればステージIVaとなる．その診断は膀胱鏡の病理所見を基準にしている．このため粘膜浮腫が存在し，膀胱筋層浸潤が強く疑われても，粘膜に癌が証明されなければIVaとはならない．これは正確に膀胱筋層浸潤を診断する方法がないことが原因となっている．ところが臨床的には筋層浸潤だけでも，粘膜まで浸潤していても治療方針，予後に差はない．そこで膀胱筋層浸潤を正確に診断できる検査法が重要となってくる．

　本例を含めてCTでは腫瘍が膀胱に癒着しているだけか，筋層まで浸潤しているかどうかを鑑別することは難しい．これは膀胱筋層と腫瘍のX線吸収値に差がないため，等濃度を呈することが原因となっている．臓器浸潤の有無を脂肪層の有無で判定しようとする考えもあるが，正診率は低く臨床上役立たない．今回提示しなかったが，超音波検査でも筋層浸潤の有無を判定することは非常に困難である．一方，MRIとりわけ T_2 強調像は軟部組織コントラスト分解能に優れており，膀胱筋層を低輝度に，腫瘍を高輝度に描出する．そこで，腫瘍の膀胱筋層浸潤を診断できる可能性がある．本例はbody coil像では不明瞭であったが，endorectal coil像では筋層断裂が明瞭に描出され，手術で筋層浸潤が確認された．治療法を左右する膀胱浸潤診断には，このように詳細な画像を得ることが必要になってくる．

　次に対比として術前にMRIで膀胱浸潤が否定され，手術にて確認された39歳子宮頸癌動注治療後の症例を示す．動注前の T_2 強調矢状断 body coil 像（図4）では巨大な頸部腫瘍（T）が認められ，膀胱浸潤が疑われた．endorectal coil 像（図5）では，膀胱後壁筋層は一部不整であるが（矢印）明らかな断裂はない．造影CT（図6）では膀胱浸潤について言及できない．腫瘍と膀胱は接しており，膀胱鏡では腫瘍による粘膜浮腫は存在したが，粘膜の生検では腫瘍を認めなかった．そこで動注治療後，膀胱筋層浸潤の有無を評価し治療方針を決定するために，endorectal surface coil によるMRIを再度施行した（図7）．図に示す動注後のMRIでは膀胱筋層（矢印）は明らかに保たれており，腫瘍（T）の筋層浸潤は否定的である．手術では腫瘍と膀胱の剝離は容易で，膀胱への腫瘍浸潤は認めなかった．このように筋層と腫瘍を良好なコントラストで描出することにより，膀胱筋層浸潤が評価可能となってきた．とくにendorectal surface coilを用いた画像は分解能が優れているため，body coilによる画像ではわからなかった筋層浸潤も明瞭に描出することができる．今後子宮頸癌をはじめとする骨盤内悪性腫瘍のステージングに果たす役割は大きく，より的確な治療が行えるようになるものと考えられる．

〔杉村和朗・楫　靖・石田哲哉〕

〈文　献〉
1) Tavares N, Demas BE, Hricak H.: MR imaging of bladder neoplasm. *Urol Radiol*, **12**: 27-33, 1990.
2) Schnall MD, Imai Y, Tomaszewski J, et al: Prostate cancer: Local staging with endorectal surface coil MR imaging. *Radiology*, **178**: 797-802, 1991.
3) Popovich MJ, Hricak H, Sugimura K: The role of MRI in determining surgical eligibility for pelvic exeteration. *AJR*, **160**: 525-531, 1933.

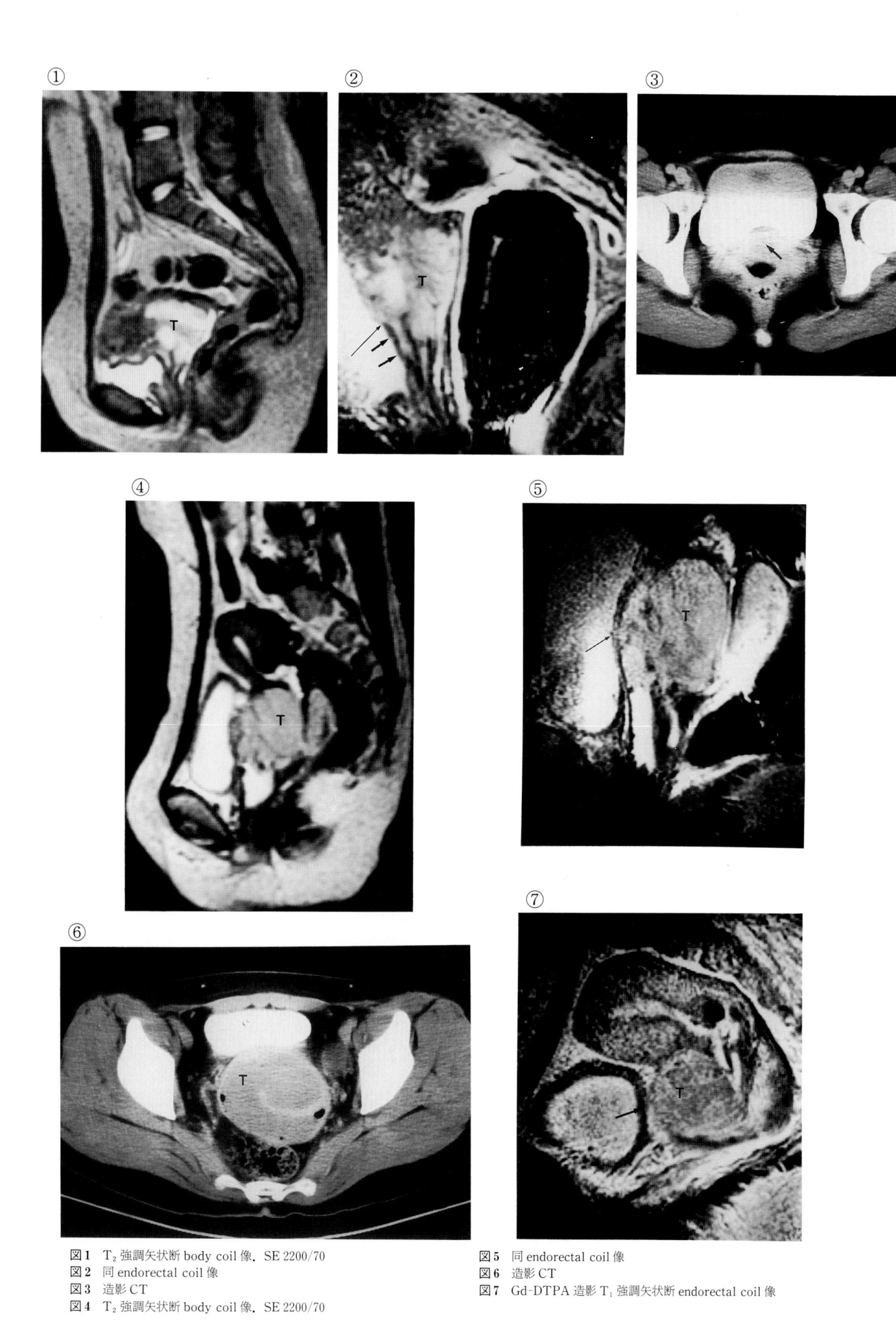

図1 T₂ 強調矢状断 body coil 像．SE 2200/70
図2 同 endorectal coil 像
図3 造影 CT
図4 T₂ 強調矢状断 body coil 像．SE 2200/70
図5 同 endorectal coil 像
図6 造影 CT
図7 Gd-DTPA 造影 T₁ 強調矢状断 endorectal coil 像

T_2 強調像で高信号の膀胱腫瘤性病変

症　　例	51歳，男性． 主　訴：肉眼的血尿． 病　歴：半年前より持続する血尿を主訴に来院．膀胱鏡にて腫瘍を認め，生検により移行上皮癌と判明．深達度を判定し，治療方針を決定するためにMRIを施行した．
MRI 所見	T_1 強調像（図1）で尿は低輝度に，膀胱左壁の腫瘍（矢印）は中等度の輝度として明瞭に描出される．腫瘍は高輝度の膀胱周囲脂肪組織内に浸潤していないことがわかる．T_2 強調像（図2）で尿が高輝度になるため腫瘍（矢印）は不明瞭となる．しかしながら膀胱筋層は低輝度に描出されるため，高輝度の腫瘍と良好なコントラストを示す．腫瘍存在部位で筋層の低輝度線（白抜矢印）は乳頭状腫瘍内に侵入しているが，輝度の変化はなく，断裂も認めない．腫瘍浸潤は筋層浅層までにとどまっていると判定できる．
その他の画像所見	膀胱内に空気を注入した造影CT（図3）では，膀胱壁から内腔に突出している乳頭状腫瘍（矢印）が明瞭に描出されている．腫瘍存在部位での膀胱壁は平滑で，腫瘍が周囲脂肪織までは浸潤していないことはわかる．しかし，腫瘍と筋層が等濃度であるため，筋層浸潤の有無，その程度についての判定はできない．
手術・病理所見	膀胱全摘術を施行した．移行上皮癌で，病理ステージはT2N0M0であった．
最終診断	膀胱癌（pT2）．

〔解　説〕　原発性膀胱腫瘍に関しては，腫瘍の大きさよりも筋層浸潤の有無・浸潤の深さが予後に大きな影響を与える．表在癌のTUR（transurethral resection）の5年生存率は優れており，膀胱全摘術のそれと差がない．T2腫瘍の場合TURの5年生存率は表在癌に比べて劣っているが，膀胱全摘術の5年生存率と差は認めない．そこでquality of lifeを考慮して，表在癌にはTURが，T2腫瘍に対しては腫瘍の数，細胞の異型度を考慮した総合的な判断によって治療法が選択される．一方，T3a以上の場合は膀胱全摘術，化学治療や放射線治療を含めた集学的治療が行われる．そこでT因子の診断には，T2以下とT3a以上の判定が最も重要で，ついで表在癌とT2との判定が重要となってくる．

　T_2 強調像で膀胱筋層は低輝度に描出される．腫瘍は T_2 強調像で尿より低信号に，筋層より高信号に描出される．そこで腫瘍の存在部位で，この低輝度線が断裂している場合はT3a以上と診断する．図4にT3a症例の T_2 強調像を示す．腫瘍存在部位で筋層低輝度線が明らかに断裂している（矢印）．一方，腫瘍存在部位でこの低輝度線が肥厚もなく明瞭に認められる場合は，T2以下と診断する．ただしT3aでも深層筋層浸潤が軽度な場合は，断裂所見を呈さないことがあるので注意を要する．T3bでは低輝度線断裂所見が明瞭に認められる．この所見に加えて周囲脂肪組織内にけばだちや索状影がみられる場合T3bの可能性が高くなる．

　CTは腫瘍を明瞭に描出できる．ところが膀胱壁と腫瘍は同じX線吸収値を示すため，CTでは両者の分離はできない．このためCTではT2とT3aの分離を直接所見として描出できない．この理由からステージの低い腫瘍に対してはMRIの診断能の方がCTより優れている．一方，腫瘍と膀胱周囲脂肪組織濃度は大きく異なるため，T3a以下と膀胱周囲脂肪組織まで浸潤したT3b以上の分離は可能である．そこで浸潤癌の診断にはCTが，表在癌の診断にはMRIが有用であるため，現時点では両者の併用が望ましい．

〔杉村和朗・椙　靖・石田哲哉〕

〈文　献〉

1) Whitmore WF : Bladder cancer : An overview. *CA-A Cancer Journal for Clinicians*, **38** : 213-223, 1988.
2) Doller MJ : Transitional cell cancer : Upper tracts and bladder. Campbell's urology. In : Campbell's Urology (Walsh PC, Gitters RF, Perlmutter AD, Stamey TA, ed), pp1343-1440, WB Saunders Co, Philadelphia.
3) Husband JS, Olliff JFC, Williams MP, et al : bladder cancer : Staging with CT and MR imaging. *Radiology*, **173** : 435-440, 1989.
4) Sager EM, Talle K. Fossa S, et al : The role of CT in demonstrating perivesical tumor growth in the preoperative staging of carcinoma of the urinary bladder. *Radiology*, **146** : 443-446, 1983.

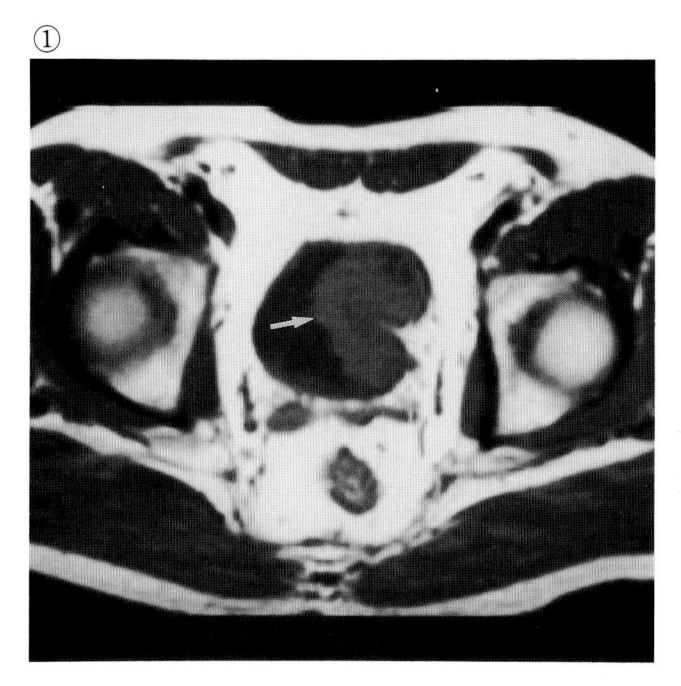

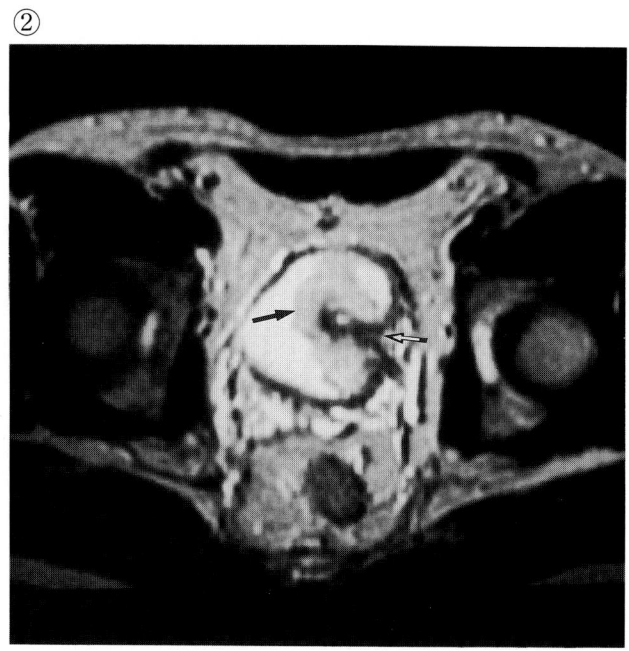

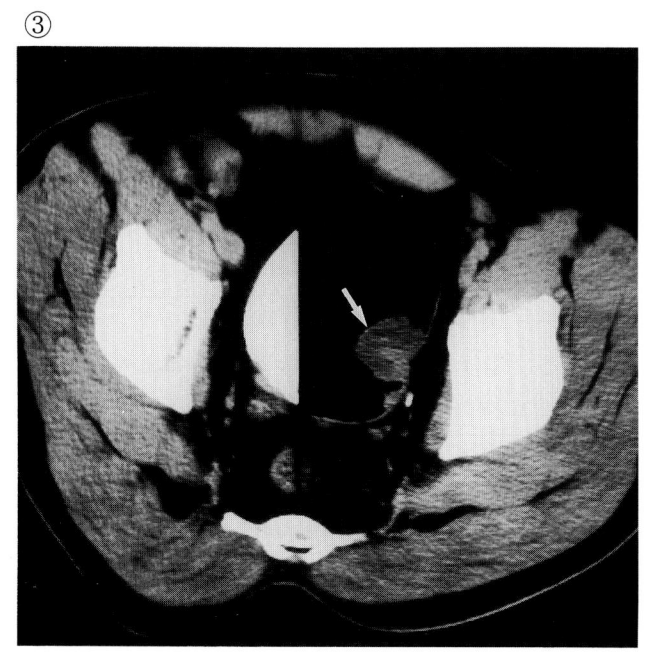

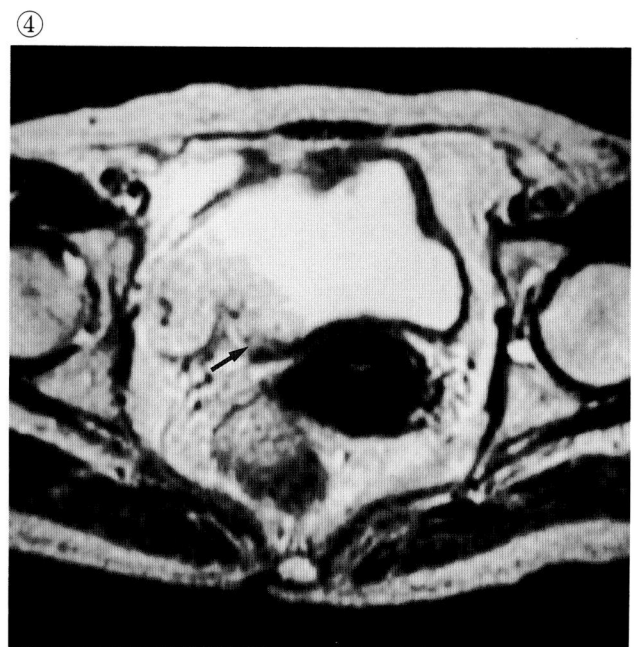

図1 T₁強調横断像．SE 500/20
図2 T₂強調横断像．SE 2200/70
図3 造影 CT
図4 T₂強調横断像．SE 2200/70

T₁強調像で著明な肥厚を示す膀胱壁病変

症　例　56歳，女性．
主　訴：下血，頻尿および血尿．
病歴・検査結果：子宮頸癌Ⅱb（術後ステージⅣa）にて3年前に単純子宮全摘術および40Gyの外照射を施行．数か月前より下血を訴え，最近頻尿，血尿が出現した．

MRI所見　T₁強調横断像（図1）で膀胱壁は著明に肥厚し（矢印），内腔の狭窄を認める．プロトン強調矢状断像（図2）でも内腔の狭窄，著明な膀胱壁の肥厚が認められる．T₂強調横断像（図3）では膀胱粘膜，粘膜下層の浮腫が高輝度に（矢頭），その外層の筋層が低輝度に（細矢印），膀胱周囲組織の浮腫が高輝度に（白抜矢印）描出されている．直腸周囲筋膜（白抜矢頭）は肥厚している．膀胱直腸間の低輝度域（星印）は手術瘢痕である．内閉鎖筋（太矢印）は浮腫のため異常高輝度を呈している．なお，直腸および膀胱周囲脂肪組織に輝度変化は認めない．また，矢状断像（図2）にて膀胱頭側に腫瘤を認める（矢印）．

その他の画像所見　造影CT（図4）にて膀胱壁の肥厚を認める（細矢印）．膀胱背側に内部に空気を有する組織が膀胱と接して存在するが，分離は困難．直腸周囲の脂肪組織濃度の上昇（矢頭），直腸周囲筋膜の肥厚（太矢印）は明らか．内閉鎖筋に濃度異常は認めない．

手術・病理所見　膀胱鏡にて放射線膀胱炎の診断．拡張した小腸を切除．腹膜の炎症，腸管粘膜下層の著明な浮腫を認め，放射線腸炎と診断．

最終診断　放射線膀胱炎，放射線腸炎．

〔解　説〕　放射線治療中ないし治療後の悪性腫瘍患者において，腫瘍残存の有無，腫瘍再発の有無を判定することは治療方針を決定するうえで重要である．本例の場合も，手術ステージⅣaと進行していたため，再発の可能性が考えられた．

しかしながら，CTを含めて従来の方法ではこれを正確に判定できなかった．その最大の原因は，従来の画像診断法では放射線照射による腫瘍組織の変性，正常組織の変化と残存腫瘍の鑑別ができなかったことにある．そこで腫瘍の有無を判定するには放射線による変化を正確に把握しておくことが最も重要である．また放射線による変化が照射後どの程度の期間経過した後に，どの程度の線量で発生するかの頻度を知っておく必要がある．

現在の知見では，正常組織の変化は線量が増加するにしたがって増加することが知られている．一方，放射線障害によるMRI上の変化と照射開始からの期間には一定の傾向がなく，急性変化，慢性変化の特徴的所見は見出せない．

本例の場合，照射線量は40Gyでとくにほかの患者と異なっていないにもかかわらず，このような著明な変化をきたした．このため再発腫瘍との鑑別が問題となってくる．ところがMRIでは，膀胱，直腸，脂肪組織，筋肉に至るまで浮腫を中心とする変化が発生しており，再発所見とは明らかに異なっていた．なお，生検で再発は否定され，MRIが病理学的所見をよく反映していたことがわかる．また，膀胱頭側に認めた腫瘤様所見は著明に拡張した腸管であった．

〔杉村和朗・梶　靖・石田哲哉〕

〈文　献〉
1) Sugimura K, Carrington BM, Quivey JM, et al : Postirradiation changes in the pelvis : assessment with MR imaging. *Radiology*, 175 : 805-813, 1990.
2) Hricak H : Postoperative and postradiation changes in the Pelvis. *Magnetic Resonance Quarterly*, 6 : 276-297, 1990.

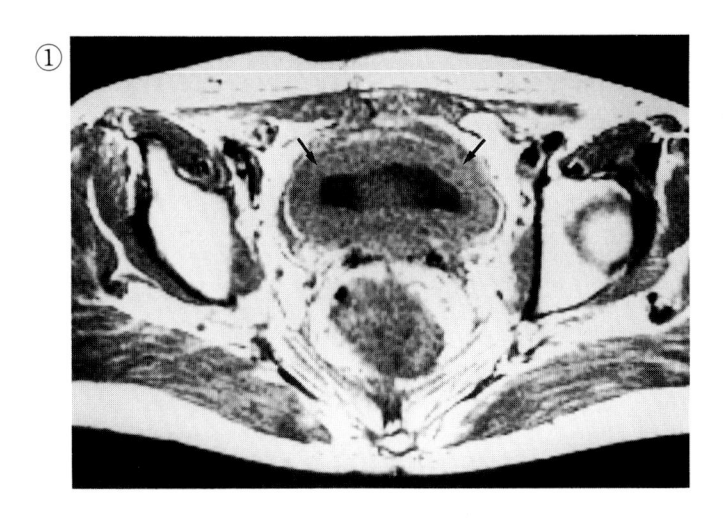

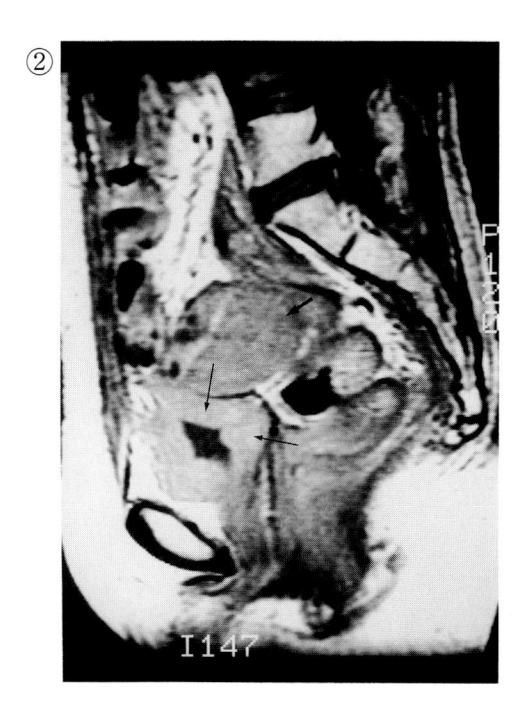

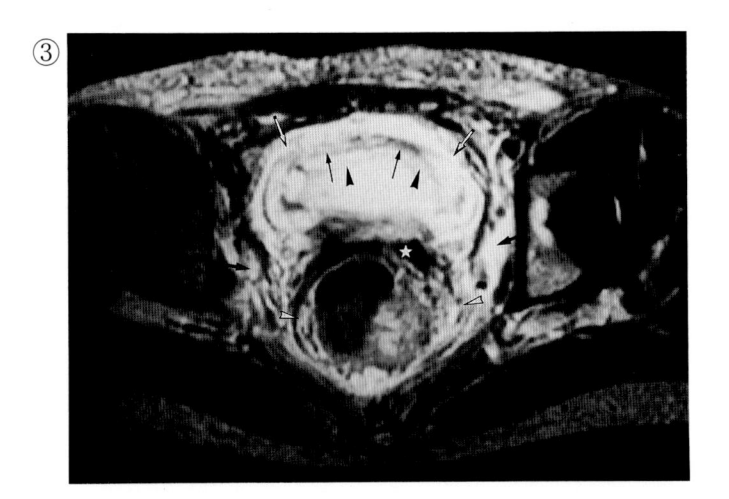

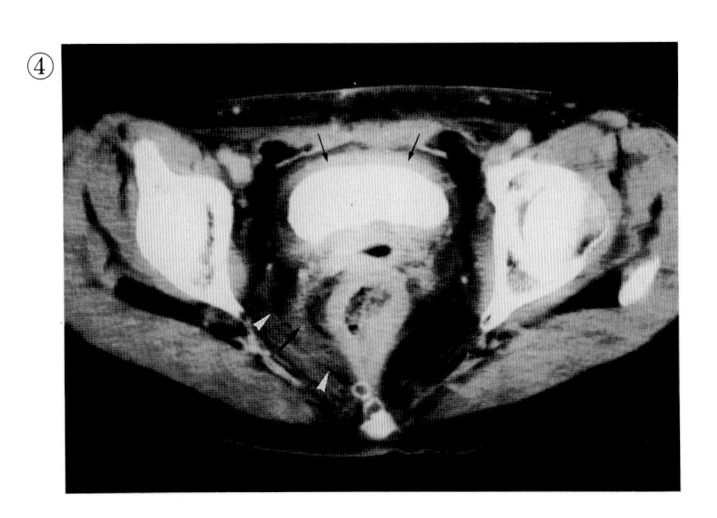

図1 T₁強調横断像. SE 500/20
図2 プロトン密度強調矢状断像. SE 2200/20
図3 T₂強調横断像. SE 2200/70
図4 造影 CT

左腎無形成を伴う子宮，腟の形態異常

症　　　例	29歳．女性． 主訴：下腹部痛． 　病歴・検査結果：5年前，近医にて虫垂炎の疑いにて手術，骨盤内腹膜炎と診断される．その後も，下腹部痛，微熱が持続した．月経は順調であるが，月経困難，膿性帯下が続いた．今回，腹痛，嘔吐，発熱(38.7度)と，腹膜炎の疑いにて入院となった．CRP(6+)，WBC 12000，膿性帯下の培養によりグラム陰性杆菌陽性．左腟円蓋部から後側壁に膿瘍を認め，その上部より膿の流出を認めた．排膿のため切開，一部を切除した．術後，月経困難は改善し，経過良好．
MRI 所見	膿瘍切開，排膿後の撮影．子宮底部は左右に分離し，ハート型を呈する（図1〜3）．T_2強調像では，内膜領域および頸管は左右に独立し，junctional zone も個々の内膜領域周囲に認められる（図2）．ほぼ左右同大であり，内膜，junctional zone，筋層の信号強度には異常はない．留膿腫，留血腫のような，拡大，貯留は認めない．junctional zone の一部に肥厚，内膜領域の変形を認め，腺筋症を疑う（図2，3）．矢状断像では，頸管は独立して開口している（図4）．腟壁には膿瘍を認めない．
その他の画像所見	IVP，CTでは左腎臓は欠損．HSGでは，右外子宮口のみ挿入可能であり，単角子宮様に造影された．
手術・病理所見	腟壁膿瘍を開放し，壁の一部を切除した．組織学的に，壁の腟腔側は重層扁平上皮による，膿瘍側は一部に単層の小型立方上皮による被覆を認めた．
最終診断	Herlyn-Werner 症候群（左腎無形成を伴う，双角双頸子宮および腟閉鎖）

〔解　説〕　女性性器の発生において，腟下部1/3は泌尿生殖洞より，腟上部2/3および子宮は左右のMüller管の融合により，卵管は左右のそれぞれのMüller管より形成される．子宮の形態異常はMüller管の形成，融合の異常によって生じ，融合不全の程度の著しいものから，分離重複子宮，双角双頸子宮，双角単頸子宮，中隔子宮などが存在し，前二者にはしばしば腟中隔を合併する．またこれらに形成不全を伴えば，形成不全側に副角を有する単角子宮となる．Müller管の発育はWolff管の発育に密接に関係しており，子宮，腟の形態異常は，しばしば泌尿器系の形態異常と合併する．

　Müller管の形成不全は，臨床的に無症状のことが多いが，不妊，流早産の原因となることや，副角内の着床では，通常，間質部妊娠破裂となり，大出血をきたすなど，妊娠前の診断が重要である．治療方針の決定，機能的予後の推測には，頸部の形態，内膜の機能状態，体部筋層の発育程度，合併症の有無によって異なり，従来は，子宮卵管造影，超音波検査などによって診断されていたが，必ずしも十分でなかった．

　MRIはこれらの形態，機能の評価，留血腫，内膜症などの合併症の診断に優れ，子宮奇形の分類に役立つ．Mintzらは，とくに双頸双角子宮と隔壁子宮の鑑別が可能であり，両者の治療方法が異なる点からも，重要であるとしている[1]．

　本例は双頸双角子宮，左腟閉鎖に同側腎無形成を合併しており，Herlyn-Werner症候群とよばれる．Acienらは女性性器奇形96例中，一側腎無形成12例を認め，その11例に腟上部の奇形（腟閉鎖，腟中隔など）を認め，1例は同側Müller管の無形成と考えられる単角子宮の症例であったと報告し，これらの高率な合併は，腟上部の形成にはWolff管が関与し，この症例群の成因をWolff管の形成異常に求めている[2]．臨床的には，腟閉鎖の程度，患側子宮の発育程度，子宮口の開口部位などによって，種々の程度に留血腫をくり返す．治療には腟閉鎖の開放が必要である．

〔田内胤泰・大場　覚〕

〈文　献〉
1) Mintz MC, Thckman DI, Gussman D, Kressel HY : MR evaluation of uterine anomalies. *AJR*, **148** : 287-290, 1987.
2) Acien P, Arminana E, Garcia-Ontiveros E : Unilateral renal agenesis associated with ipsilateral blind vagina. *Arch Gynecol*, **240** : 1-8, 1987.

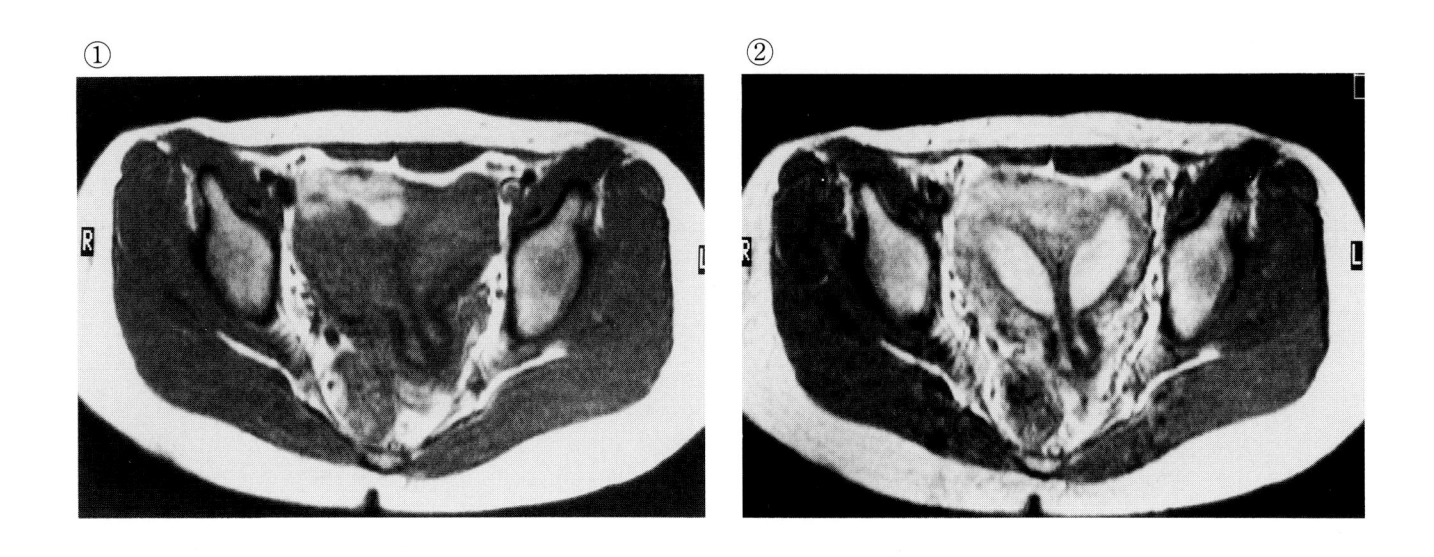

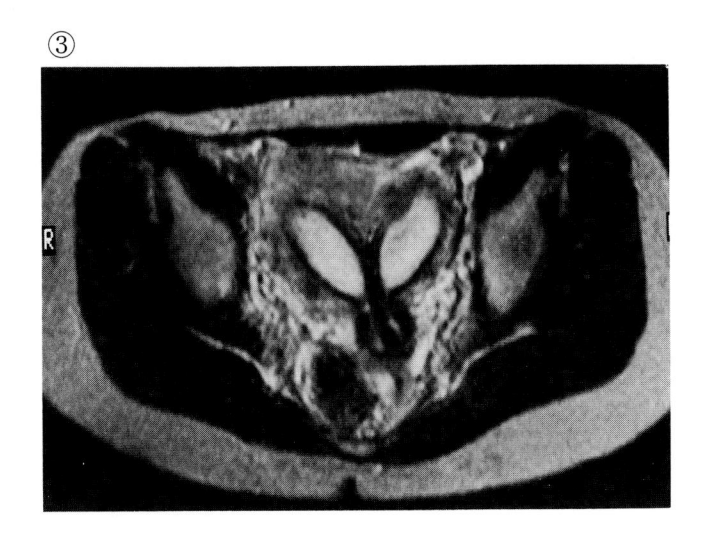

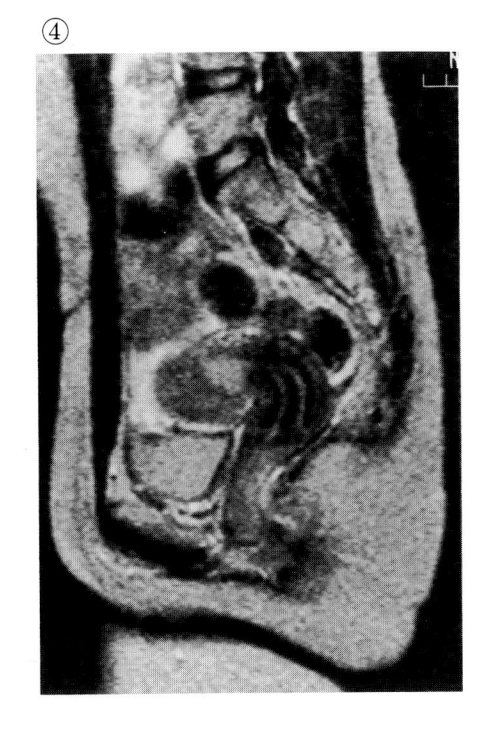

図1 T₁強調横断像．0.5 T，SE 550/30
図2 プロトン密度横断像．0.5 T，SE 1800/50
図3 T₂強調横断像．0.5 T，SE 1800/100
図4 T₂強調矢状断像．0.5 T，SE 1800/100

T_2強調像で低信号の子宮体部腫瘤性病変

症　　　例　38歳，女性．
主訴：月経過多．
病歴・検査結果：経産，妊娠10週での自然流産，搔爬の既往あり．5年前より不正性器出血を訴え，他院にて子宮内膜症の診断のもとに加療中．月経過多，月経困難を伴う．腫瘍マーカーなどの異常を認めない．

MRI所見　子宮体部の腫大を認め，変形はない（図1，2）．T_1強調像（図1）では，均等な低信号を呈し，出血を疑う高信号領域を認めない．T_2強調像（図3）では，junctional zone は不規則に肥厚し，子宮底部から後壁にかけて，junctional zone と同程度の低信号領域の腫瘤状の領域を認める．低信号領域は，5×4cm，筋層の深部まで達し，境界は不明瞭である．囊胞，出血を疑う高信号は含まれていない．内膜領域は分泌期と考えられる軽度の拡張を認め，伸展，変形を伴うが，信号強度は均一．子宮傍結合組織内の血管の拡張は軽度．左卵巣には2×1cmの囊胞を認める．

その他の画像所見　超音波にて，腫大した子宮内に境界不明瞭，不均一な低エコー領域を認めた．

手術・病理所見　子宮，右付属器摘出術施行．腫瘤は内膜下より筋層内に存在，漿膜側には圧排された正常筋層を認める．境界は認められず，不規則に増生する平滑筋細胞からなり，内部には周囲に間質細胞を伴った腺腔構造が散在しており，腺筋症と診断された．腺腔は1～2mm，内部に出血を認めなかった．

最終診断　子宮腺筋症．

〔解説〕　腺筋症とは，子宮内膜組織の子宮筋層内における良性の異所性増殖であり，子宮外に認められる子宮内膜症と区別される．子宮内膜が直接筋層内に侵入したもので，ときに漿膜に達する．組織学的には，腺成分と間質成分および平滑筋の増生からなり，これらの比率はさまざまである．この内膜腺は性周期に反応し，小囊胞状に拡張したものや，新旧の出血を含むものもみられる．一方，間質成分のみからなり腺腔をもたないものも存在する．境界はきわめて不明瞭で，びまん性に筋層内に浸潤発育するものと，比較的限局性に発育し，腫瘤状を呈するものとがある．

従来，CT，USでの筋腫との鑑別は困難であったが，MRIではかなりの症例で可能となった．MRIでは，腺筋症はT_2強調像において，junctional zone と連続する，junctional zone と同程度の均等な低信号領域として表され，junctional zone の不規則な肥厚，限局性の肥厚，境界の不明瞭な腫瘤として認められる．Markらは junctional zone の5mm以上の肥厚は腺筋症としてよいとしている[1]．また，腺筋症が低信号を呈する理由はまだ解明されていないが，彼らは増生した平滑筋は筋層よりも血管や浮腫に乏しいためとしている．本例の組織所見では，腺筋症の部分は筋層よりも平滑筋の密度が高く，間質は乏しかった．筋層との境界は不明瞭，不規則である．内部には，出血と考えられるT_1強調像での点状の高信号，小囊胞と考えられるT_2強調像での高信号が認められることがあり[2]，これらは性周期に反応する内膜組織に相当する所見と考えられる．体部の腫大は通常みられ，一般に平滑であり，内膜領域の進展，変形もしばしば認められるが，筋腫におけるほど強くはない．

壁内筋腫との鑑別は境界が不明瞭であること，T_2強調像にて筋腫における特徴的なパターンを呈さないこと，ときにT_1強調像にて点状の高信号を認めること，拡張した栄養血管のみられないことなどである．これらの筋腫の所見が明瞭でない小さな筋腫とは鑑別が困難とされている．

本例では，junctional zone の厚さが不均等であり，連続して同程度の腫瘤状の低信号領域を認めることから，診断は容易である．

〔田内胤泰・大場　覚〕

〈文献〉
1) Mark AS, Hricak H, Heinrichs LW, et al : Adenomyosis and leiomyoma : Differential Diagnosis with MR imaging. *Radiology*, **163** : 527-529, 1987.
2) Togashi K, Nishimura K, Itoh K, et al : Adenomyosis : Diagnosis with MR imaging. *Radiology*, **166** : 111-114, 1988.

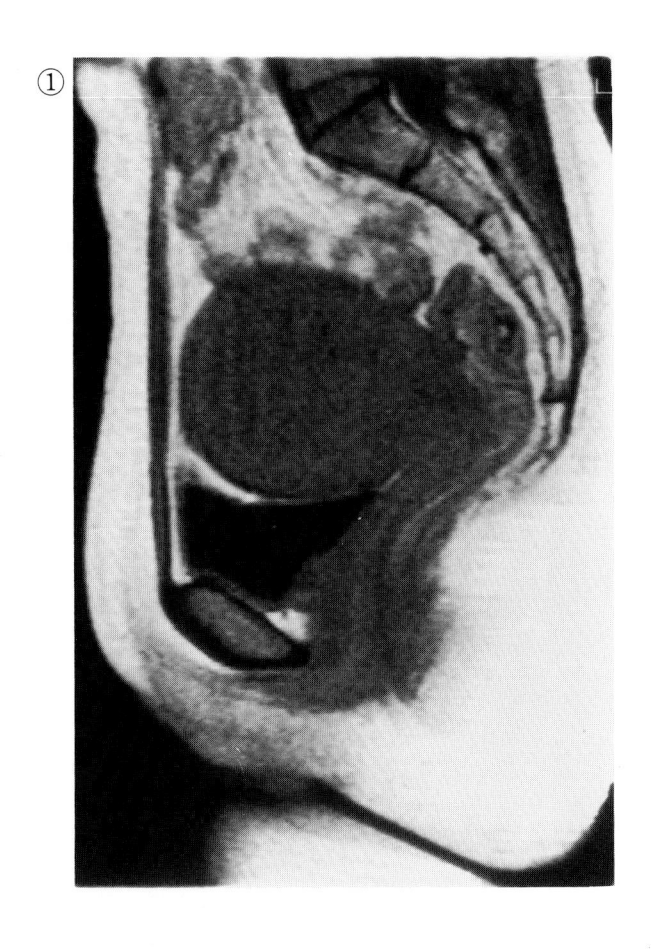

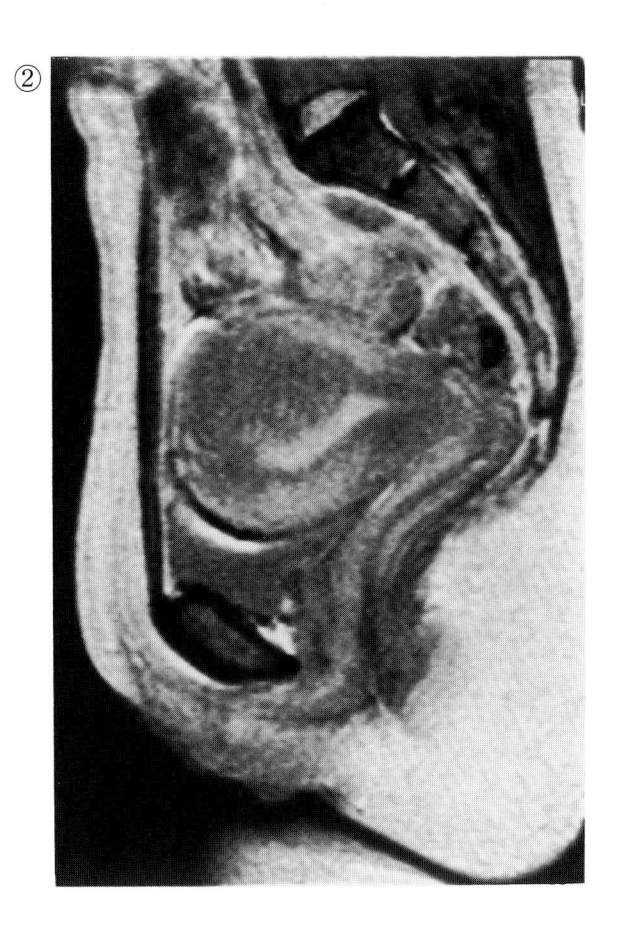

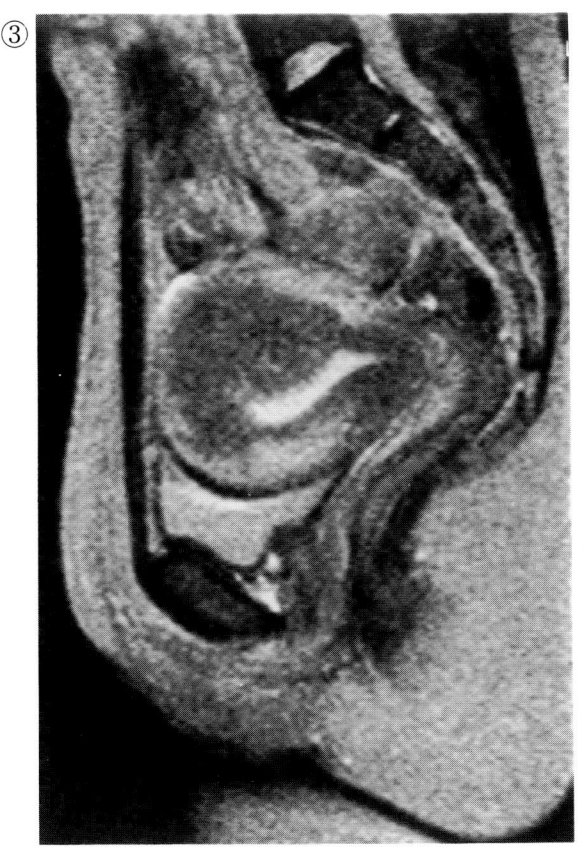

図1 T₁強調矢状断像. 0.5 T, SE 550/30
図2 プロトン密度矢状断像. 0.5 T, SE 1800/50
図3 T₂強調矢状断像. 0.5 T, SE 1800/100

T_2 強調像で，ひび割れ様パターンを示す腫瘤性病変

症　　　例	57歳，女性． 主　訴：閉経後不正性器出血． 病歴・検査結果：経産婦，6年前閉経．1年前より不正性器出血を認め，徐々に増強，コントロール不能となる．内膜，頸部細胞診は陰性．肝硬変，食道癌を合併．
MRI所見	子宮体部は 8×8×10 cm と腫大（図1, 2）．T_1 強調像では，ほぼ均一な低信号を呈する（図1）．内部に出血などを疑う高信号は認められない．T_2 強調像では，体部の腹側部に，約 ϕ 8 cm，境界明瞭な卵円形の低信号領域を認める（図3, 4）．骨格筋とほぼ等信号と，健常の体部筋層に比べかなりの低信号レベルである．内部には網目状の高信号を認める．内膜領域の高信号領域は同定が困難であり，junctional zone も不明瞭である．子宮傍結合組織内の血管の拡張はなく，左卵巣に 3×2 cm の囊胞を認める．
その他の画像所見	US では，高エコーを含む低エコー領域によって子宮の腫大を認めた．CT では，均等な濃度の腫大した子宮を認め，造影によって不均一な濃度増強を認めた．内膜領域は同定できなかった．
手術・病理所見	子宮および左卵巣摘出術を施行．子宮は鵞卵大に腫大，体部はダグラス窩に癒着し，筋腫は頸部に存在した．組織所見では，境界明瞭な硝子化を伴う平滑筋腫であった．左卵巣は封入体囊胞であった．
最終診断	子宮平滑筋腫（頸部筋腫）．

〔解説〕子宮筋腫は平滑筋からなる良性腫瘍であり，生殖可能年齢に好発，しばしば多発し，徐々に増大する．体部だけでなく，頸部，子宮腟部にも発生し，発育方向により，壁内（筋層内）筋腫，漿膜下筋腫，粘膜内筋腫とよばれる．組織学的には，平滑筋と線維性結合組織よりなり，真の被膜はもたず，圧排性発育によって生じた偽被膜のため境界は明瞭である．変性，壊死もしばしば認められ，囊胞化，硝子化，脂肪化，石灰化などを生じる．

MRI では一般に，T_1 強調像では子宮筋層と等または低信号を呈する．小さな変性のない筋腫は，T_2 強調像にても，均等な，子宮筋腫よりも低信号の結節として表され，ほぼ骨格筋と同程度の信号強度である．5 mm 程度の大きさから診断可能といわれる．通常，ある程度以上の大きさのものでは変性を伴い，その程度によって，T_2 強調像において，結節内にひび割れ状，まだら状，うず状などとよばれる比較的特徴的な高信号のパターンが認められる．変性の程度の著しいものは，T_2 強調像にて全体が高信号と囊胞状を呈することもある．子宮の腫大は筋腫の大きさにもよるが，通常認められ，変形の程度は腺筋症よりも強い．junctional zone はかなりの例で消失し，この所見は Hricak らによれば，月経過多と一致するとされている[1]．

鑑別診断としては，臨床症状が極似し，筋腫では核出術が可能と治療方法が異なることからも，腺筋症が重要である．筋腫では，偽被膜により，境界は明瞭な点，筋腫周囲に拡張した血管による無信号の構造を認めること，変性による T_2 強調像での高信号パターンなどによって鑑別される[2]．ほかに筋腫の位置，大きさ，数，変性の程度など，従来 CT，超音波検査では十分に診断できなかったことが，MRI では比較的容易であり，そのためには，T_2 強調矢状断，T_2 強調横断像により良好なオリエンテーションを得ることが重要である．

本例は変性の軽度な筋腫の典型像である．体部の構造が不明瞭なため，頸部筋腫の診断は困難であった．

〔田内胤泰・大場　覚〕

〈文献〉
1) Hricak H, Tscholakoff D, Heinrichs L, et al : Uterine leiomyomas : Correlation of MR, histopathologic findings, and symptoms. *Radiology*, **158** : 385-391, 1986.
2) Togashi K, Ozasa H, Konishi I, et al : Enlarged uterus : differentiation between adenomyosis and leiomyoma with MR imaging. *Radiology*, **171** : 531-534, 1989.

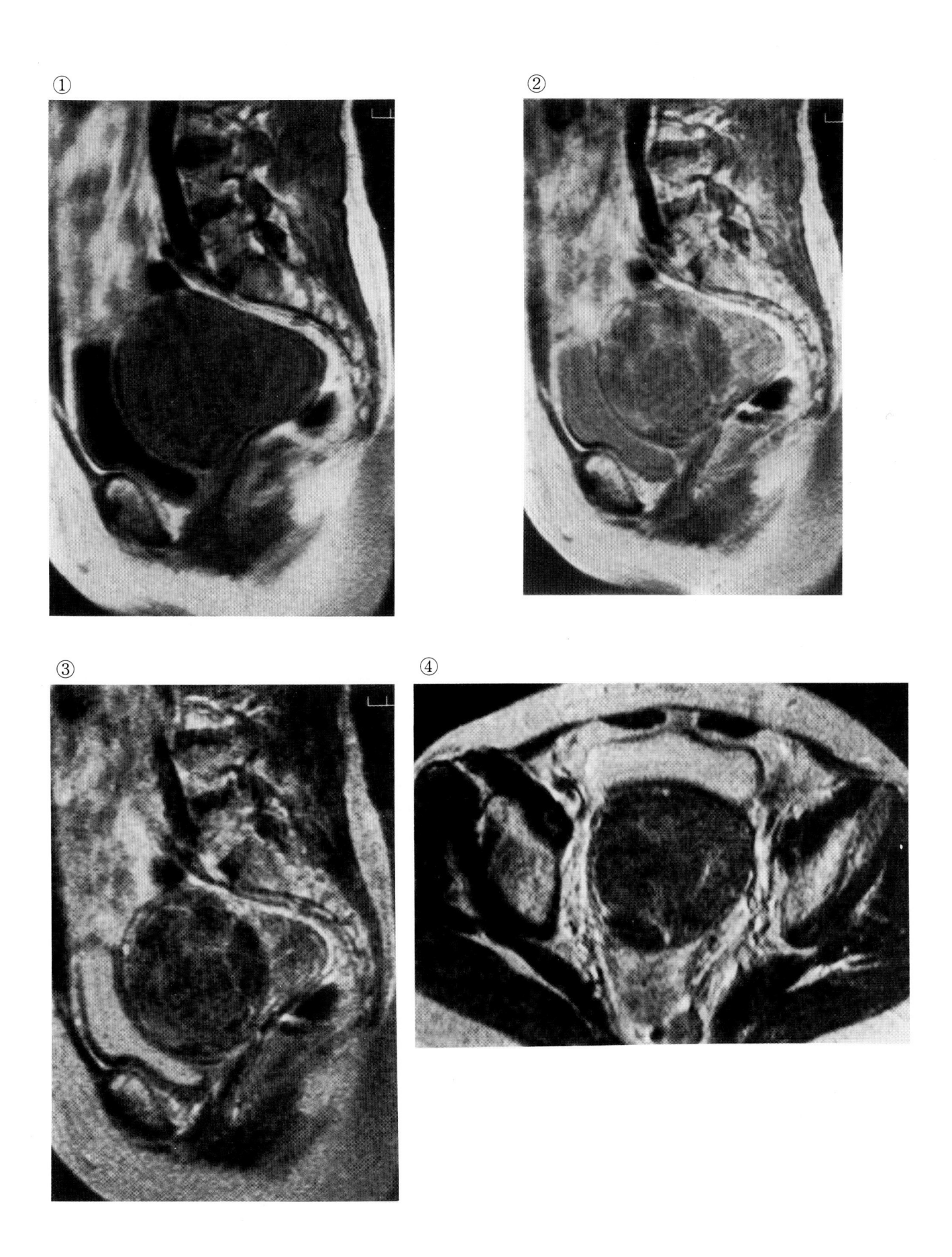

図1 T₁強調矢状断像. 0.5 T, SE 450/30
図2 プロトン密度矢状断像. 0.5 T, SE 1800/50
図3 T₂強調矢状断像. 0.5 T, SE 1800/100
図4 T₂強調横断像. 0.5 T, SE 1800/100

不均一な高信号を含む低信号の巨大腫瘤性病変

症　　　例	53歳，女性．
	主　訴：下腹部腫瘤．
	病歴・検査結果：経産婦，月経は順調，少量．悪心，嘔吐，下腹部痛にて近医受診，下腹部腫瘤を指摘される．腫瘤の穿刺を施行後，下腹部痛増強し，当院受診．
MRI所見	骨盤腔から下腹部にかけて 7×12×16 cm の巨大な腫瘤を認める（図1）．腫瘤は，子宮体部の腹側に位置し，子宮傍結合組織から両者間にかけて，拡張した血管と考えられる無信号構造を多数認める．また両者間に脂肪組織は認められない．T_1 強調像では，腫瘤の大半は低信号を呈するが，腹側の一部は不均一な高信号を呈し，出血を疑った（図1, 3）．Gd-DTPA による造影では，腫瘤の低信号であった領域は不均一な造影効果が明瞭である（図2）．腫瘤背側の脂肪組織内には，放射状に走行する無信号構造を認める．T_2 強調像では，低信号領域が主体となり，渦状，まだら状の高信号が混在している（図4）．拡張した血管は子宮底部に収束し，腫瘤内に放射状に分布している．卵巣には，異常を認めない．
その他の画像所見	US では，子宮の腹側に，辺縁部は低エコー，中心部は高エコーを主とした混合エコーの巨大な腫瘤を認めた．原発臓器は特定できなかった．
	CT では，腫瘤と子宮体部は変形を伴って連続し，子宮の腫瘍と考えられた．造影により腫瘤は大部分が不均一な濃度増強を認めた．
手術・病理所見	子宮および両側付属器摘出術を施行．子宮体部腹側に，小児頭大の有茎性筋腫の捻転を認めた．組織所見では，子宮筋層内に腺筋症を認め，腫瘤は新旧の出血，浮腫，変性，硝子化を伴う平滑筋腫であった．悪性所見は認められなかった．
最終診断	子宮漿膜下有茎性平滑筋腫の茎捻転．

〔解　説〕　漿膜下筋腫は漿膜面に発生し，腹腔へ向かって発育したもので，しばしば有茎性となる．臨床症状は，大きさに比べ軽微なため，受診時には巨大なものもみられ，ときに茎捻転を合併し，疼痛，悪心，嘔吐などの症状を訴えることがある．臨床的に可動性を認め，MRI でも，子宮体部の層構造の変化は軽度で，子宮外の病変との鑑別が問題となることもしばしばである．筋腫の MRI 所見については，前症例にて述べたように，T_2 強調像にて低信号の腫瘤内に特徴的な高信号パターンが認められる場合では診断は比較的容易である．変性の軽度な漿膜下筋腫では，卵巣充実性腫瘍との鑑別が必要であり，なかでも卵巣線維腫，莢膜細胞腫は，MRI 信号上類似した所見がみられるといわれる．また漿膜下有茎性筋腫は変性が著しく，嚢胞状を呈するときには，卵巣の嚢胞性腫瘍との鑑別が困難な例もありうる[1]（参考例：平滑筋腫．図5, 6）．漿膜下筋腫では，筋腫と筋層間に拡張した血管による無信号構造が認められることがあり，卵巣腫瘍との鑑別の要点とされる．本例は，巨大な漿膜下筋腫としては，Gd-DTPA による造影効果にみられるように，比較的変性は少なく，特徴的な T_2 強調像と，拡張した血管像を認め，漿膜下筋腫の診断が可能と考えられる．

〔田内胤泰・大場　覚〕

〈文　献〉

1) Togashi K, Nishimura K, Nakano Y, et al: Cystic pedunculated of the uterus with unusual CT manifestations. *J Comput Assist Tomogr,* **10**: 642-644, 1986.

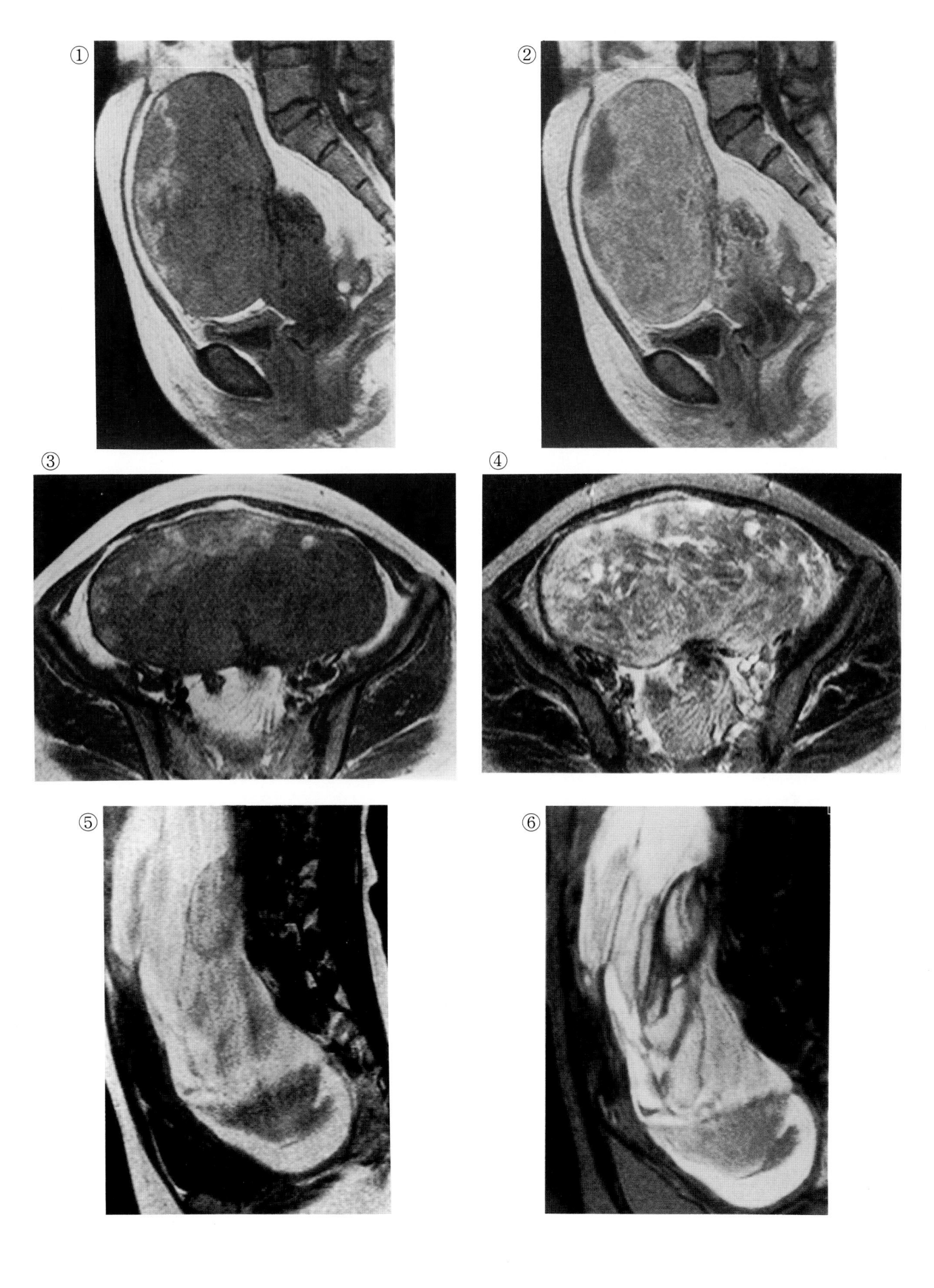

図1　T₁強調矢状断像．0.5 T，SE 550/30
図2　T₁強調矢状断像．（Gd-DTPA造影）0.5 T，SE 550/30
図3　T₁強調横断像．0.5 T，SE 550/30
図4　T₂強調横断像．0.5 T，SE 1800/100
図5　（参考例）T₁強調矢状断像．0.5 T，SE 550/30
図6　（参考例）T₂強調矢状断像．0.5 T，SE 1800/100

T₂強調像で高信号の子宮頸部腫瘤性病変（1）

症　例　52歳，女性．
主訴：不正性器出血．
病歴・検査結果：経産婦，8か月前閉経．1か月前より性器出血が持続し，近医産婦人科受診，当院を紹介される．貧血（＋），SCC抗原 6.2 ng/ml（正常1.5以下）．婦人科診察により，子宮頸部にカリフラワー状の腫瘍を認め，子宮傍結合組織に触診上抵抗はなかった．

MRI所見　T₂強調矢状断像にて，子宮体部は正常大，内膜は萎縮し，junctional zoneは不明瞭となっている（図3）．子宮頸部は φ4 cm と腫大し，ほとんど全体が比較的高信号の領域に置き換わっている（図5, 6）．この高信号領域は主に下方へ進展し，体部への広がりは少ない．境界は不明瞭．頸部間質の低信号は断続的に認められ，矢状断像での前方は頸部をこえている．T₁強調横断像（図4）では，頸部は結節状に腫大しているが，境界は明瞭であり，仙骨子宮靱帯の肥厚，索状の構造物などを認めない．矢状断像（図1, 2）にて直腸とは隔てられており，膀胱との境界は不明瞭である．

その他の画像所見　CTでは，子宮頸部は φ4 cm と腫大，辺縁は平滑，造影により中心部に低吸収値領域を認める．膀胱，直腸とは無関係．傍結合組織への浸潤は指摘できない．

手術・病理所見　広汎子宮全摘術，両側付属器摘出術施行．卵巣，卵管に異常なく，膀胱，直腸への浸潤を認めない．子宮傍結合組織は肉眼的にはほぼ正常であった．組織所見では子宮頸部にびまん性，蜂巣状に発育する腫瘍細胞を認め，大細胞，非角化型扁平上皮癌と診断された．腫瘍内部に索状に平滑筋の残存がみられ，腫瘍の境界は著しく不明瞭であった．一部に傍結合織への浸潤を認めた．体部，腟壁への浸潤は認めなかった．内膜は萎縮し，adenomyosisを伴っていた．

最終診断　子宮頸癌 IIb（扁平上皮癌）．

〔解説〕　子宮頸癌は，婦人科腫瘍のなかでも最も頻度の高い悪性腫瘍である．本邦では近年減少傾向にある．子宮腟部および頸管の上皮より発生し，頸部から子宮傍結合組織へ浸潤する．通常，頸癌の診断は臨床的になされ，画像診断に要求されるのは，治療方針のための進行度診断である．つまり，Ia（微小浸潤癌）の診断は組織学的に診断され，腟壁浸潤は臨床的にされるものとして，IbとIIbの鑑別，IIbとIIIbの鑑別が重要である．従来CTでは，腫瘍を頸部間質から区別して描出することは必ずしも容易ではなく，Ib症例の診断は困難であった．MRIでは，T₂強調像において，正常頸部間質は特徴的な低信号を呈するため，相対的に高信号を呈する頸癌の，頸部内での存在，体部への進展などの診断は容易であり，最も有力な検査方法である．Ib以上の症例では，表層浸潤型を除けば，5 mm程度の大きさから指摘可能であり，肉眼的に進展を把握し難い内方発育型の評価にも優れているといわれている[1,2]．

MRI所見と進行期分類の対比については諸家の報告があるが，一般にT₂強調横断像にて，頸部間質の環状の低信号が保たれている場合 Ib としてよいとされている．Togashi らによれば，一部に環状の低信号が失われていても，頸部全体が平滑な円形を保っていれば Ib 疑診とし，顕微鏡的な浸潤による IIb が含まれているが，肉眼的な IIb と区別しうるとしている[3]．

IIb以上では，T₂強調像における頸部間質の低信号の消失に加え，腫瘍の信号領域が子宮傍結合組織内に達し，T₁強調像にて子宮頸部の形状が不整となるとされている．

腟壁への浸潤については，T₂強調矢状断像において，腫瘍の信号領域周囲に間質の低信号が保たれていれば Ib，間質の低信号をこえて腫瘍の信号が腟壁の低信号に至れば IIa 以上とされる．

体部への浸潤については，進行期分類には無関係であるが，T₂強調矢状断像によって，体部と区別して腫瘍の大きさを把握することは治療効果判定に必要である．本例は病期診断のために MRI を施行した IIb の症例である．

〔田内胤泰・大場　覚〕

〈文献〉

1) Rubens D, Thornbury JR, Angel C, et al : Staging IB cervical carcinoma : Comparison of clinical, MR, and pathologic staging. *AJR*, **150** : 135-138, 1988.
2) Hricak H, Lacey CG, Sandles L, et al : Invasive cervical carcinoma : Comparison of MR imaging and surgical findings. *Radiology*, **166** : 623-631, 1988.
3) Togashi K, Nishimura K, Sagoh T, et al : Carcinoma of the cervix : staging with MR imaging. *Radiology*, **171** : 245-251, 1989.

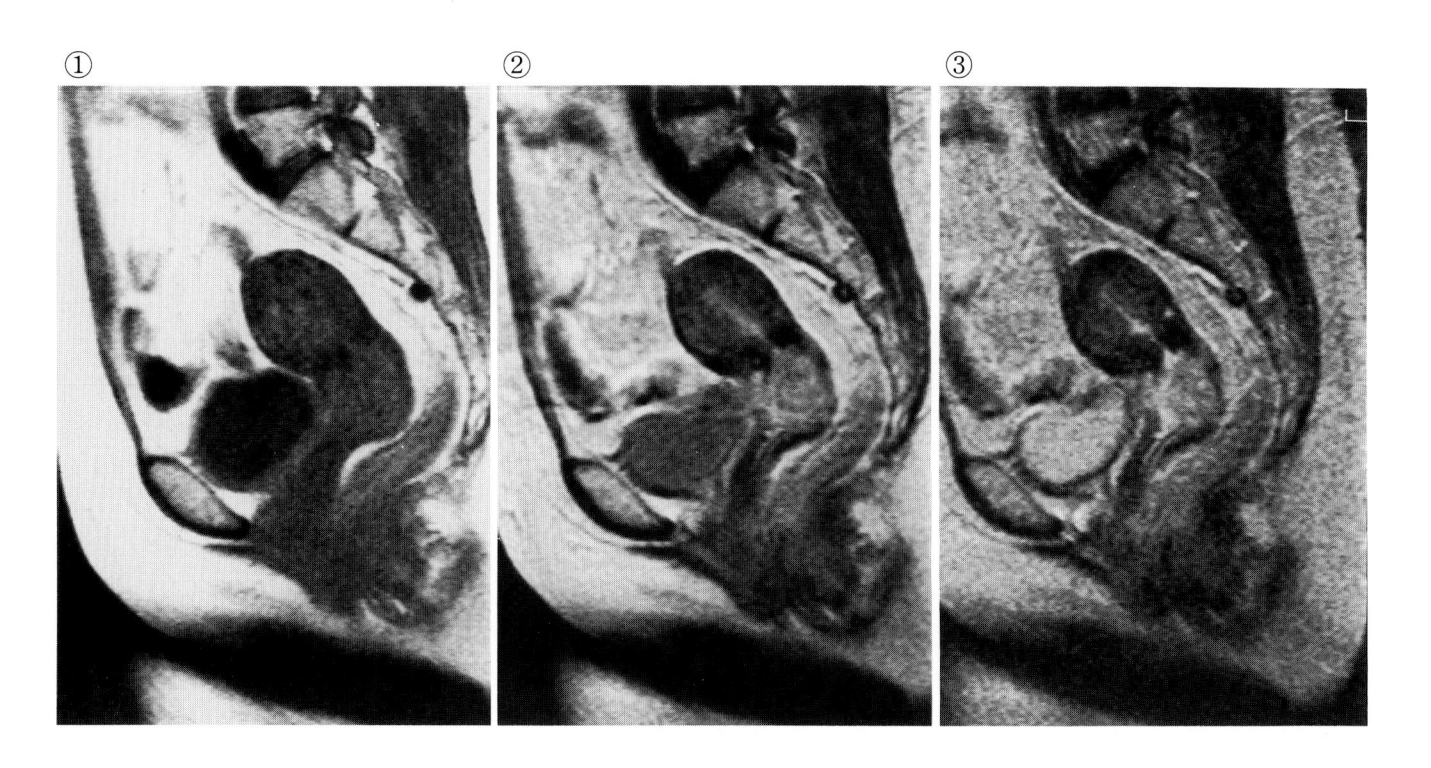

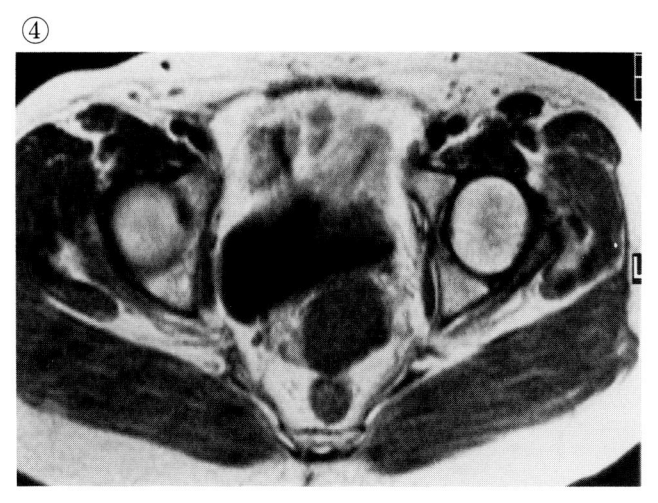

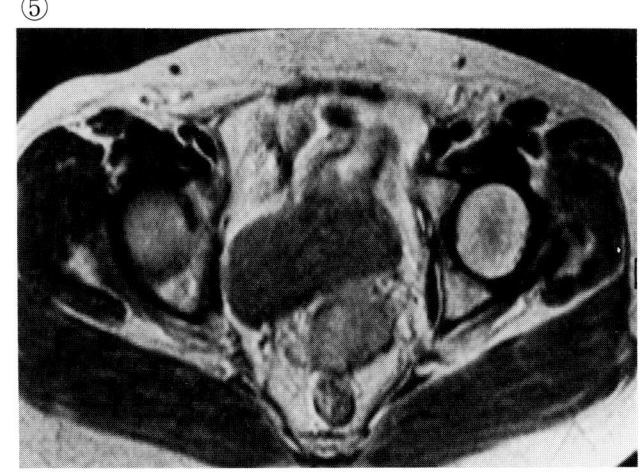

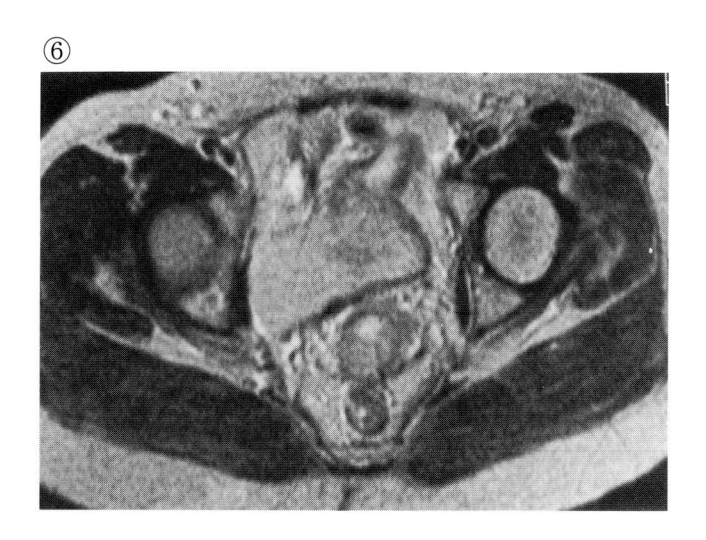

図1 T₁強調矢状断像．0.5 T，SE 550/30
図2 プロトン密度矢状断像．0.5 T，SE 1800/50
図3 T₂強調矢状断像．0.5 T，SE 1800/100
図4 T₁強調横断像．0.5 T，SE 550/30
図5 プロトン密度横断像．0.5 T，SE 1800/50
図6 T₂強調横断像．0.5 T，SE 1800/100

T₂強調像で高信号の子宮頸部腫瘤性病変 (2)

症　　　例	60歳，女性． 主　訴：不正性器出血． 病歴・検査結果：経産，閉経後．癌検診にてclass IIであったが放置，3か月後，主訴にて来院．貧血（＋），CEA 13.6 ng/ml．
MRI所見	子宮頸部は腫瘍によって置換され，φ6 cmと腫大，T₁強調像（図1, 4, 5）にて体部筋層と等信号，T₂強調像（図3, 7）では全体に筋層よりやや高信号を呈する．壊死を疑う不規則な高信号は認めない．頸部間質の低信号は完全に消失し，辺縁は不整である．体部はやや萎縮，内膜領域の拡張はない．体部後壁内には筋層より低信号の領域が認められ，内膜領域を圧排し，腺筋症が疑われる（図3）．腫瘍の信号領域は体部にも連続し，浸潤を疑う．直腸との境界はほぼ保たれている．膀胱，子宮間の脂肪組織は下部では消失し，腫瘍は膀胱腔内に突出し，膀胱への直接浸潤を疑う．腫瘍の表面には浮腫によるT₂強調像での線状の高信号（図3, 7）と，凝血塊を疑うT₁強調像での高信号（図5）を認める．腫瘍の下縁は腟下2/3をこえる（図2, 3）．横断像において，子宮頸部周囲には不規則な棘状の構造を認め，静脈叢も含まれていることを考慮しても，傍結合組織への浸潤と考えられる．左仙骨子宮靱帯は肥厚している．
その他の画像所見	CTでは，子宮頸部はφ5 cmと拡大，辺縁は不整であり，子宮傍結合組織に突出する．左仙骨子宮靱帯の肥厚も認められる．腫瘍は直接膀胱内腔に突出し，膀胱後壁の限局性の肥厚を認める．直腸とは一部接しているが，明らかな浸潤は考え難い．腟壁は恥骨結合の高さまで前壁の肥厚を認める．排泄性尿路造影では左水腎症を認める． 膀胱鏡では，後壁は膨隆，浮腫状であり，凝血塊を認め，尿細胞診は陽性であった． 直腸鏡では前壁の伸展不良を認めたが，粘膜の生検では陰性であった．
手術・病理所見	放射線治療，化学療法を施行．
最終診断	子宮頸癌（扁平上皮癌）IVa（傍結合組織浸潤はIIIb相当）．

〔解　説〕 子宮頸癌のIIbまでのMRI所見については前症例において述べた．IIbとIIIbとの鑑別を含めてIIIb以上の子宮傍結合組織浸潤の所見については，通常，放射線治療が選択されるため，病理との対比検討例が少なく，十分な検討がされているとはいい難い．また，臨床進行期分類における"骨盤壁に達する"に相当する画像所見については，見解の差異が認められる．Hricakらは文字どおりIIIbを肛門挙筋，梨状筋，内閉鎖筋に達するものとして検討しているが，富樫ら[2]このような明らかなIIIbでなくても，辺縁の不整な腫瘍の存在により子宮傍組織の高信号がみられなくなり，かつ多数の索状影が腫瘍と周囲筋肉との間に出現する場合は，臨床的なIIIbに相当するとしており，われわれも同様の見解である．

　膀胱浸潤に関して，CTは明らかな浸潤を診断する以外にはほとんど役にたたなかった．MRIでは，T₁強調矢状断像によって，膀胱子宮間の高信号の消失，T₂強調矢状断像において，膀胱壁筋層を表す低信号の腫瘍による中断，高信号を呈する粘膜の浮腫によって診断される[3]．

　直腸周囲には豊富な脂肪組織が存在し，その外側を仙骨子宮靱帯が走行している．腫瘍の背側への進展は，通常，仙骨子宮靱帯に沿って進み，やがて直腸周囲脂肪組織内にも進展すると考えられる．これらの解剖学的位置関係は，T₁強調横断像によって明瞭に描出される．直腸浸潤は頻度も低く，明らかなIIIb症例に合併することがほとんどなため，臨床的意義には乏しいと考えられる．

　本例は，左水腎症により臨床的にIIIbであるが，CT，MRIでの腫瘍は直接骨盤壁に達しているとはいい難く，索状の構造物が頸部と梨状筋との間に認められる例であり，富樫らの見解を支持している．膀胱浸潤については，本例では，粘膜の浮腫が明瞭に描出されており，浸潤が明らかであるが，早期の浸潤所見については，さらに検討が必要である．

〔田内胤泰・大場　覚〕

〈文　献〉
1) Hricak H, Lacey CG, Sandles L, et al : Invasive cervical carcinoma : Comparison of MR imaging and surgical findings. *Radiology*, 166 : 623-631, 1988.
2) 富樫かおり：婦人科疾患のMRI診断，pp 121-123，医学書院，東京，1990．
3) Togashi K, Nishimura K, Itoh K, et al : Uterine cervical cancer : Assessment with high-field MR imaging. *Radiology*, 160 : 431-435, 1986.

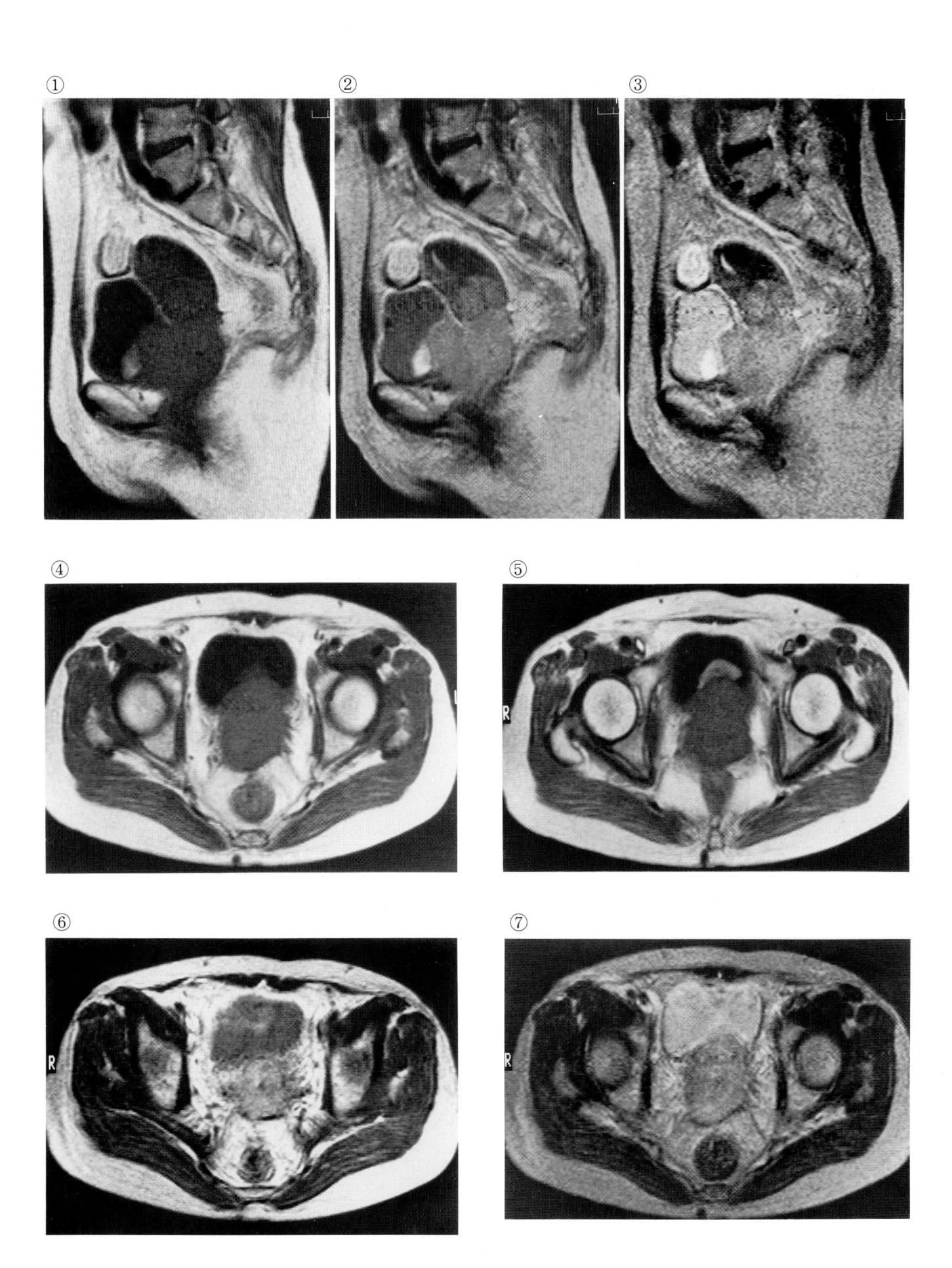

図1 T₁強調矢状断像．0.5 T，SE 550/30
図2 プロトン密度矢状断像．0.5 T，SE 1800/50
図3 T₂強調矢状断像．0.5 T，SE 1800/100
図4 T₁強調横断像．0.5 T，SE 550/30
図5 T₁強調横断像．0.5 T，SE 550/30（図4より1 cm尾側）
図6 プロトン密度横断像．0.5 T，SE 1800/50（図4より1 cm頭側）
図7 T₂強調横断像．0.5 T，SE 1800/100（図4と同一）

異なる信号領域が混在し，造影効果を認めた腫瘤性病変

症　例　22歳，女性．
主　訴：流産後，HCG高値．
病歴・検査結果：妊娠第9週にて自然流産，その後出血持続，HCG高値（1040 ng/ml：基準値<0.5）を認めた．CEA（−），軽度貧血のほか異常を認めない．

MRI所見　T_1強調像（図1, 4）では，子宮体部右側，筋層内から漿膜下に境界不明瞭な，一部に出血を疑う高信号と，flow voidと考えられる無信号を含む，体部と等信号を呈する領域を認める．Gd-DTPAによる造影（図2, 5）では，病変部の信号増強を認め，出血と考えた高信号と同程度となり，さらに，強く増強される筋層と区別が容易となった．境界は不明瞭である．内部の無数のflow voidがより明瞭となり，血管の豊富さを表している．
T_2強調像（図3）では，病変は体部筋層内に存在し，無数のflow voidと高信号領域からなる．
体部筋層は比較的高信号を呈し，内膜領域は不明瞭，頸管間質の低信号は保たれている．
両側骨盤壁の血管拡張によるflow voidが多数認められる．

その他の画像所見　単純CTでは，子宮体部は腫大し，内膜領域と筋層の区別は困難であり，体部右側に斑状の高吸収値領域，低吸収値領域を認める．
造影CTでは，体部右側は体部筋層に比べ造影効果は弱く，不均一である．

手術・病理所見　化学療法後，子宮部分切除，右付属器摘出術が施行された．腫瘍は鶏卵大，右前壁に存在．壊死とヘモジデリン沈着の強い肉芽成分，平滑筋組織からなり，筋層内にcarcinoma cellを認めた．

最終診断　choriocarcinoma.

〔解説〕　妊娠に続発する絨毛性腫瘍は，①胞状奇胎(hydatidiform mole)，②破壊性(浸潤性)胞状奇胎(invasive mole)，③絨毛癌（choriocarcinoma）に分類される．①は絨毛上皮の良性の増殖であって，真の腫瘍ではなく，相当期間遺残することもあるが，自然経過により消退する．②は組織学的には①と同様，絨毛上皮であるが，子宮筋層，血管，子宮傍結合組織に浸潤する．③は絨毛構造や胞状化をきたさず，筋層，血管に浸潤，破壊し，高度の出血，壊死をきたす悪性腫瘍である．

　これらは，通常，先行妊娠，胞状奇胎娩出，HCG高値によりその存在が疑われ，内膜搔爬診によって診断される．
　MRIでは，組織像の出血壊死を反映し，T_1強調像では低信号領域に多少の不規則な高信号を混じえ，T_2強調像では不均一な高信号となる．通常，子宮は腫大し，腔内は腫瘍によって占拠されるため，内膜領域の高信号は変形または消失する．また筋層への浸潤により，T_2強調像での層構造は消失し，病巣内，周囲，子宮傍結合組織内には拡張した血管が多数認められる．

　われわれの経験では，Gd-DTPAによる造影により信号増強を認めるが，筋層ほど増強されず，筋層と区別が容易となり，筋層浸潤の程度を診断するのに有用であると考えている．T_2強調像では，流産，搔爬後には，junctional zoneも明瞭でなく，筋層もやや高信号であるため，腫瘍と筋層との区別は容易ではなかった．

　臨床的に診断が容易であるため，鑑別診断が問題となることは少なく，血管増生の強い腫瘍として筋腫があげられるが，絨毛性腫瘍ほど著しくはなく，通常，腫瘍辺縁部に存在する．

　Hricakらは，絨毛性腫瘍の経過観察にMRIを用い，化学療法の効果に伴い，腫瘍の縮小，腫瘍内出血の増加，T_2強調像での層構造の回復，拡張血管の消退を認め，効果判定に有用であったとしている[1]．　〔田内胤泰・大場　覚〕

〈文献〉
1) Hricak H, Demas BE, Braga CA, et al: Gestational trophoblastic neoplasm of the uterus: MR assessment. *Radiology*, **161**: 11-16, 1986.

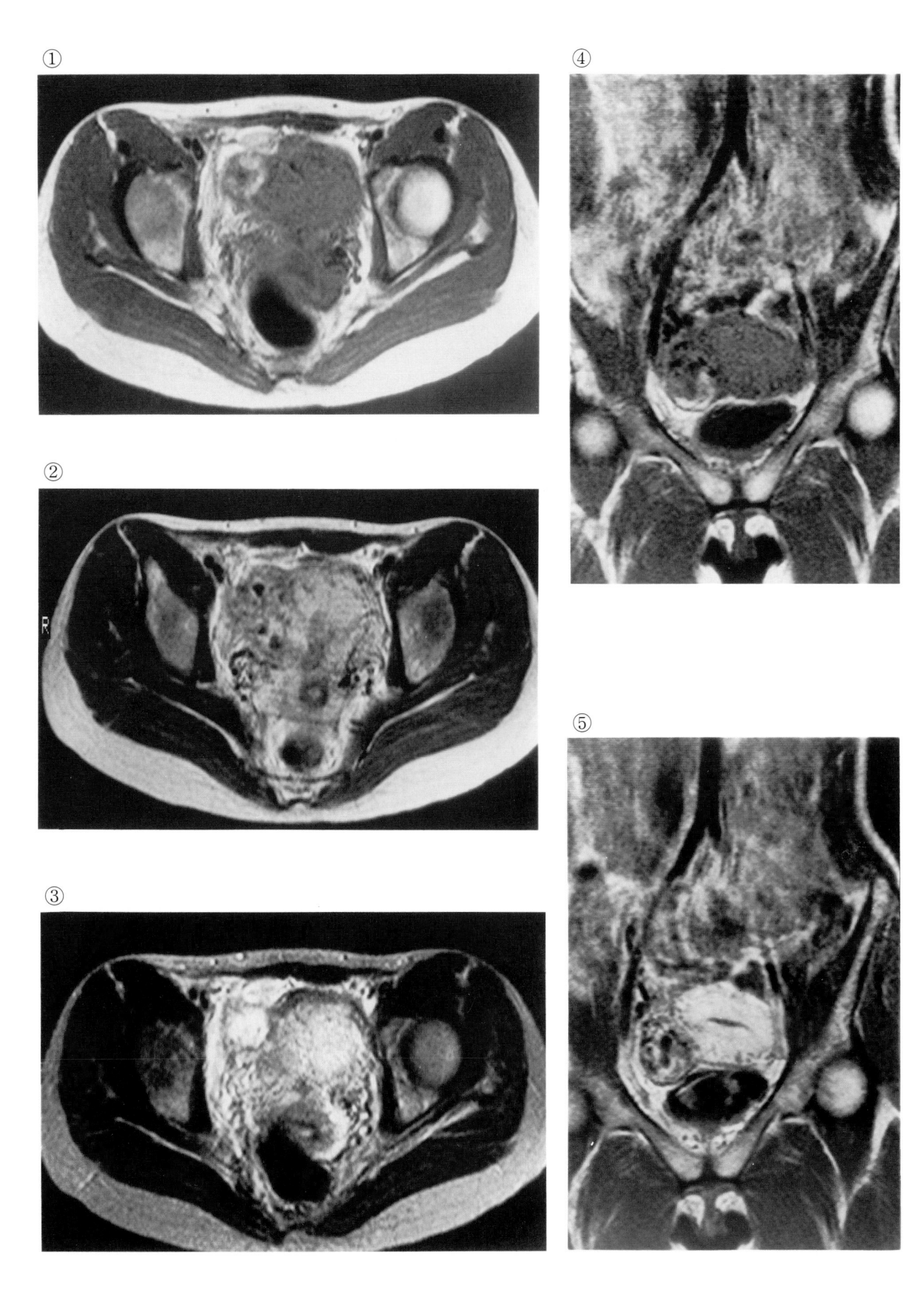

図1 T₁強調横断像．0.5 T，SE 550/30
図2 T₁強調横断像（Gd-DTPA造影）．0.5 T，SE 550/30
図3 T₂強調横断像．0.5 T，SE 1800/100
図4 T₁強調冠状断像．0.5 T，SE 450/30
図5 T₁強調冠状断像（Gd-DTPA造影）．0.5 T，SE 450/30

子宮腔内を占拠し，T_2 強調像で中等度信号の腫瘤性病変

症　　　例	51歳，女性． 主　訴：不正性器出血． 病歴・検査結果：未産，主訴のため最終月経不明．約3年前より性器出血を認めるも放置．貧血症状にて近医産婦人科受診，当院を紹介される．貧血，CEA 10 ng/ml（正常5以下），CA 19-9 160 U/ml（同37以下），CA 125 83 U/ml（同50以下）．
MRI 所見	体部は8×9×10 cmと腫大．頸部，体部の正常構造は失われている．T_2 強調像（図4）において，筋層の低信号は全周とも保たれているが，不均等な厚さに肥厚し，内部に不規則な高信号を混じえる．junctional zone の低信号は同定されない．内腔は著明に拡張．底部の一部に留膿腫と考えられる高信号を認め，頸部側の大半は中・高信号を呈し，腫瘍を疑う．T_1 強調像の，単純（図1）では腫瘍を疑った部分はわずかに筋層より高信号を，造影（図2）では筋層と腫瘍を疑う部分の増強を認めた．両者の信号強度は同程度であり，境界を識別できない．
その他の画像所見	US では，子宮の拡大，内膜領域エコーの不整形の拡大，不整形の囊胞状領域を認めた． CT では，腫大した子宮の中央に不整形の低吸収値領域を認め，その一部は造影された．また，左総腸骨リンパ節の腫大を認めた．
手術・病理所見	広汎子宮全摘，両側付属器摘出術，骨盤リンパ節郭清施行．体部全体に，筋層の約 2/3 の浸潤を認める小腺腔と充実巣からなる腫瘍細胞を認め，子宮頸部にも浸潤を認めた．リンパ節転移も認められた．
最終診断	子宮体癌　Ⅱ期 G2（中分化腺癌）．

〔解　説〕子宮体癌は子宮内膜に発生する悪性腫瘍で，近年増加している．

CT は，子宮の大きさ，卵巣，リンパ節転移の診断，子宮外への直接浸潤などには有用であるが，子宮内での筋層と腫瘍の識別は困難であり，筋層浸潤，頸部浸潤，筋腫，腺筋症など合併症の診断などでは MRI が優れている．

体癌の MRI 所見は，T_2 強調像において，内膜の高信号に比べ，一般に低信号とされているが，内膜と等信号で区別できないものも少なくなく，腫瘍自体の信号も均等，不均等両者の報告がある[1]．子宮の大きさは，病期にもよるが一般に拡大，内膜領域の信号は全体として不均一であり，不規則に拡大していることが多いが，これは腫瘍だけでなく，出血，留膿腫などの変化も含まれていることに留意すべきである．内膜の高信号内に低信号として認められるものに，体癌のほか，粘膜下筋腫，凝血塊，妊娠早期，分娩後遺残物などがあり，ある程度以上の大きさの筋腫のほかは，これらの区別は難しいとされている[2]．

筋層への浸潤の有無，程度の診断は予後を推測するのに重要な因子であり，従来，CT，US では評価が困難であった．この点において，MRI が有用であることは諸家の一致するところであり，一般に，junctional zone の保たれている場合には，腫瘍は内膜に限局し，junctional zone の部分的な消失は筋層への浸潤を疑うとされている．筋層内深達度の評価については，内膜最大径/体部横径比，筋層厚最小値などをパラメーターとして提唱する者もいる[3]が，まだ定見は得られていない．また閉経後子宮では，junctional zone は不明瞭なことが多く，びまん性の浸潤の診断には注意を要する．

Ⅰ期とⅡ期の差は頸部への浸潤の有無であるが，この点においても矢状断像の得られる MRI の有用性は明らかであり，頸管の開大，変形，正常で認められる junctional zone から連続する頸部間質の低信号の，腫瘍による消失は頸部への浸潤を示唆し，高い正診率が報告されている．

鑑別診断としては，粘膜下筋腫，凝血塊，子宮肉腫，頸癌の体部浸潤などである．病歴の聴取，内膜細胞診にてほとんど鑑別される．頸部腺癌の体部浸潤は主に筋層を侵す点で異なる．

本例では，内膜の高信号は腫瘍によって完全に置換され，底部側に留膿腫を生じている．腫瘍と筋層の境界は結節状であり，junctional zone も消失し，頸部間質の低信号も認められない．筋層内の一部に T_2 強調像にて高信号を認める．以上より筋層，頸部へ浸潤した体癌と診断された．Gd-DTPA による造影の評価は研究段階であるが，本例では，腫瘍はよく造影され，留膿腫の部分を区別できた．筋層との境界は，両者とも同程度の信号増強のため，T_2 強調像のほうが優れていた．

〔田内胤泰・大場　覚〕

〈文　献〉

1) Hricak H, Stern JL, Fisher MR, et al : Endometorial carcinoma staging by MR imaging. *Radiology*, **162** : 297-305, 1987.
2) Brown JJ, Thurnher S, Hricak H, MR imaging of the uterus : Low-signal-intensity abnormalities of the endometorium and endometorial cavity. *Magnetic Resonance Imaging*, **8** : 309-313, 1990.
3) 葛西真由美：子宮体部病変における Magnetic Resonance Imaging (MRI) の臨床応用．日本産婦人科学会雑誌，**42** : 711-718, 1990.

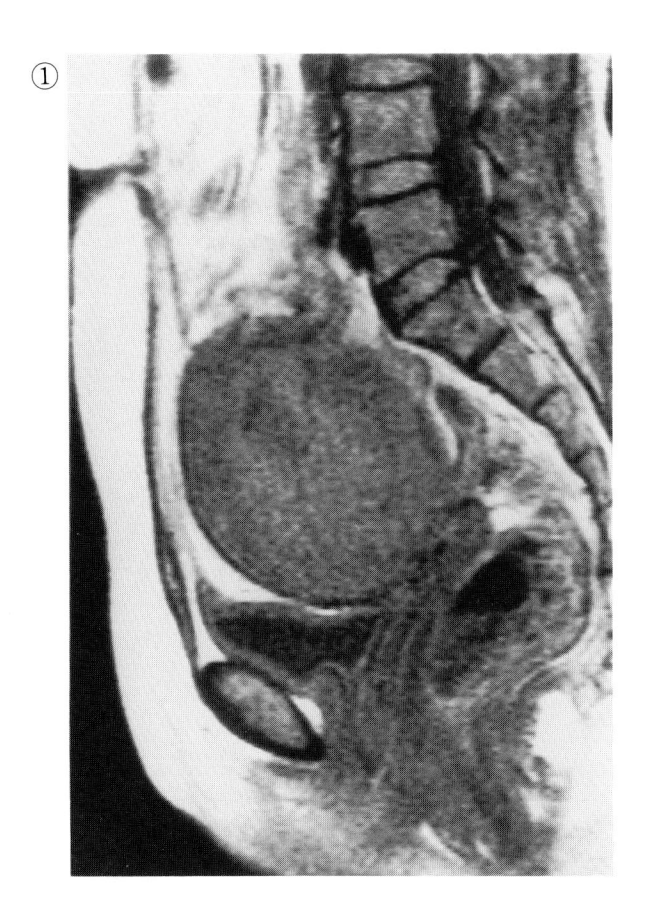

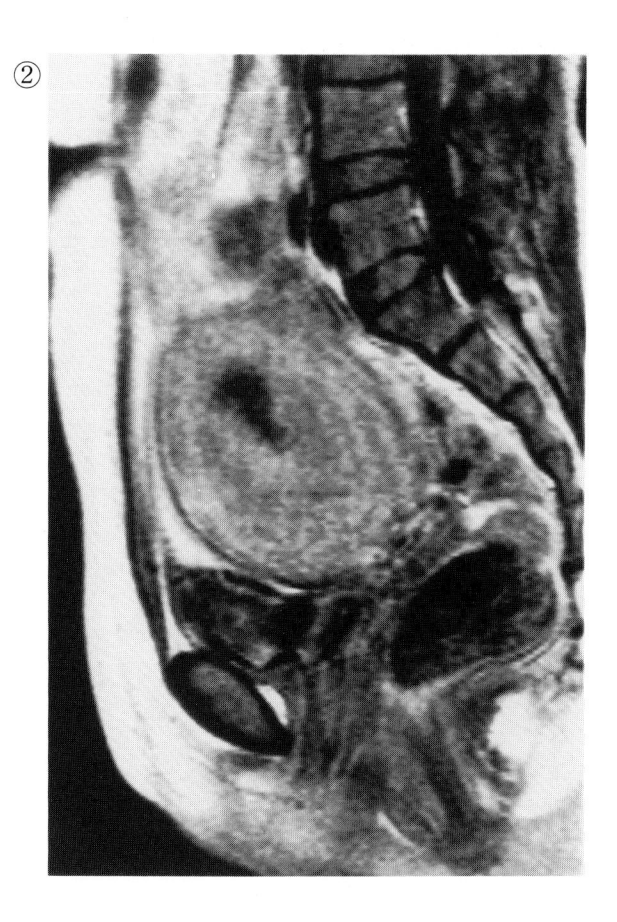

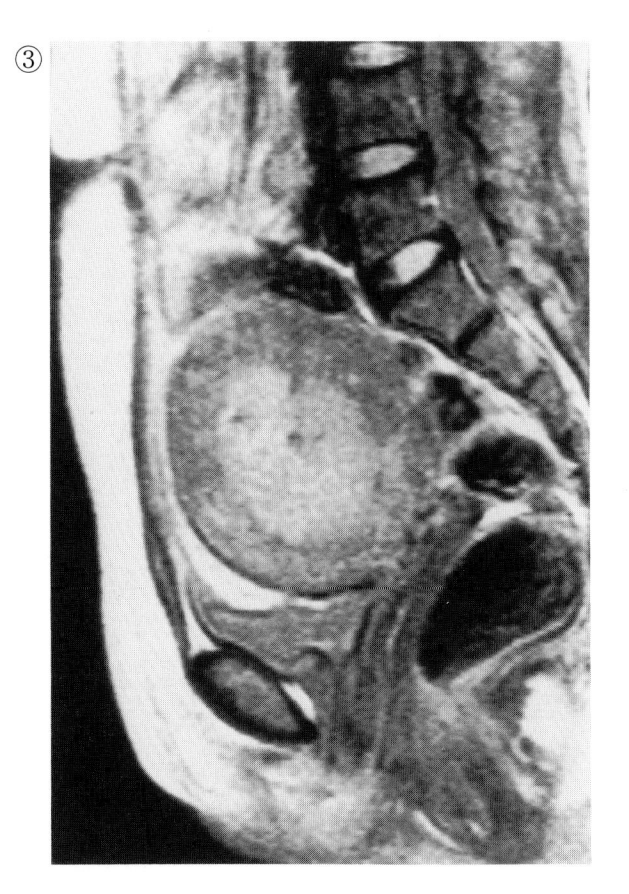

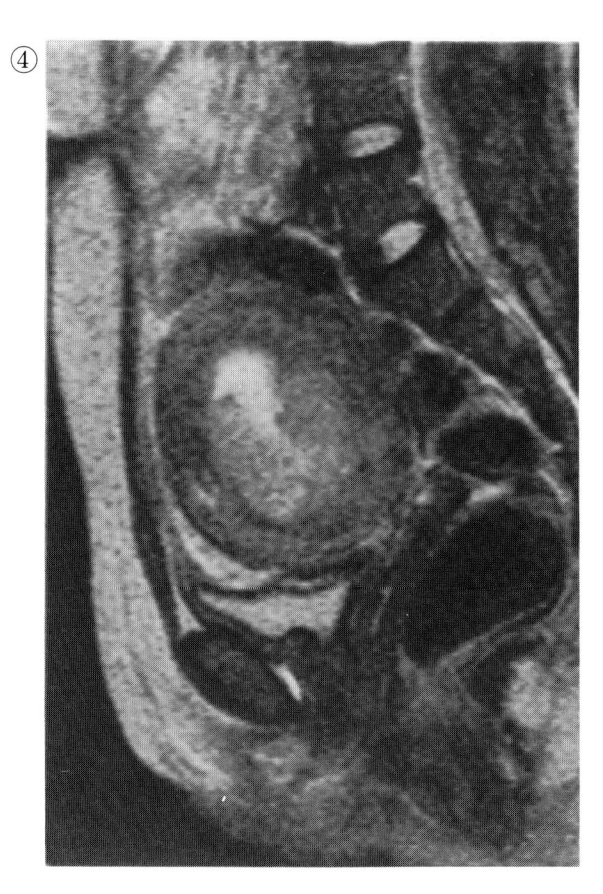

図1 T₁強調矢状断像．0.5 T，SE 550/30
図2 T₁強調矢状断像（Gd-DTPA造影）．0.5 T，SE 550/30
図3 プロトン密度矢状断像．0.5 T，SE 1800/50
図4 T₂強調矢状断像．0.5 T，SE 1800/100

T₂強調像による内膜の拡張と低信号の結節性病変

症　　例	51歳, 女性. 主　訴：不正性器出血. 病歴・検査結果：未産. 6か月前閉経. 不正性器出血にて来院. 5か月前, 子宮筋腫を指摘されている. 同時期の癌検診では異常なしであった. 血液・生化学検査では異常はない.
MRI所見	T₁強調矢状断像（図1）では, 体部は11×8 cmと腫大している. T₂強調矢状断像（図3）では, 底部から後壁にかけて低信号強度の φ8 cmの結節を認め, 内膜領域は7×3 cmと拡大し, 信号強度も不均一かつ低下している. junctional zoneの低信号は保たれているが, 内膜との境界はやや不整である. 底部筋層内に認められる低信号の結節は境界明瞭, 辺縁分葉状である. T₁強調横断像（図4）では子宮体部の腫大, 変形を認めるが, 内部構造については明瞭でない. T₂強調横断像（図6）では内膜領域の拡張, 体部左側筋層内の低信号の結節を認める. 右卵巣は φ4 cm, 内部は多房状に高信号を呈する.
その他の画像所見	CTでは, 子宮体部は腫大し結節状, 造影により, 結節部分は筋層よりも低濃度である. 右卵巣は φ4 cm, 多房性であった.
手術・病理所見	子宮, 両側付属器摘出術施行. 子宮は手拳大に腫大, 筋腫様の結節を認めた. 右卵巣は鶏卵大, 嚢胞状であった. 組織所見では, 内膜領域に大小の小腺腔を形成する腫瘍細胞を認め, 内膜癌（腺癌）と診断された. 筋層浅部への浸潤を認めるが, 境界は明瞭であった. 体部筋層内には硝子化を伴う筋腫を認めた. 右卵巣は内膜症であった.
最終診断	子宮体癌Ia期G1（高分化腺癌）. 子宮平滑筋腫. 右卵巣内膜症性嚢胞.

〔解　説〕子宮体癌のMRI所見については, すでに述べた.

正常例における内膜は分泌期後期から月経前期にかけて最も厚く, 5〜7 mmとされている. 本例の内膜領域は約30 mmと閉経後としては異常な厚さであり, 画像上の内膜領域は組織学的にすべて腫瘍に置き換わっていた. 体癌は組織学的には腺癌であって, 腺腔形成の明瞭なものから充実性のものまで存在する. 本例は高分化腺癌であって, 腺腔形成が明瞭であったが, その程度は部位によって異なった. T₂強調像での正常子宮内膜の高信号は, 内膜腺の腺腔, 間質の浮腫の程度などの影響を受け, なかでも, 腺腔の拡張によるところが大きいと考えられる. 腺癌においても同様に, 腺腔形成の程度は信号強度に関与していると考えられ, 腺腔形成の高度なものでは高信号を, 腺腔の不明瞭なより充実性のものほど低信号を呈することが推察される. このことは, 同一組織内においても同様であり, 腺腔形成の程度の差により, 腫瘍の信号強度の不均一さは説明されうると考えられる.

本例は, 組織的にも画像的にも典型的な体癌であって, 診断は比較的容易と考えるが, 鑑別診断としては内膜肉腫があげられる. 肉腫では一般に, 体癌より高信号を呈し, 内部に出血を認めることが多い. 筋腫の合併はしばしば認められ, 誘因の一つとするものもいるが, 両者の関係は明らかでない. 筋腫の所見も典型的である.

〔田内胤泰・大場　覚〕

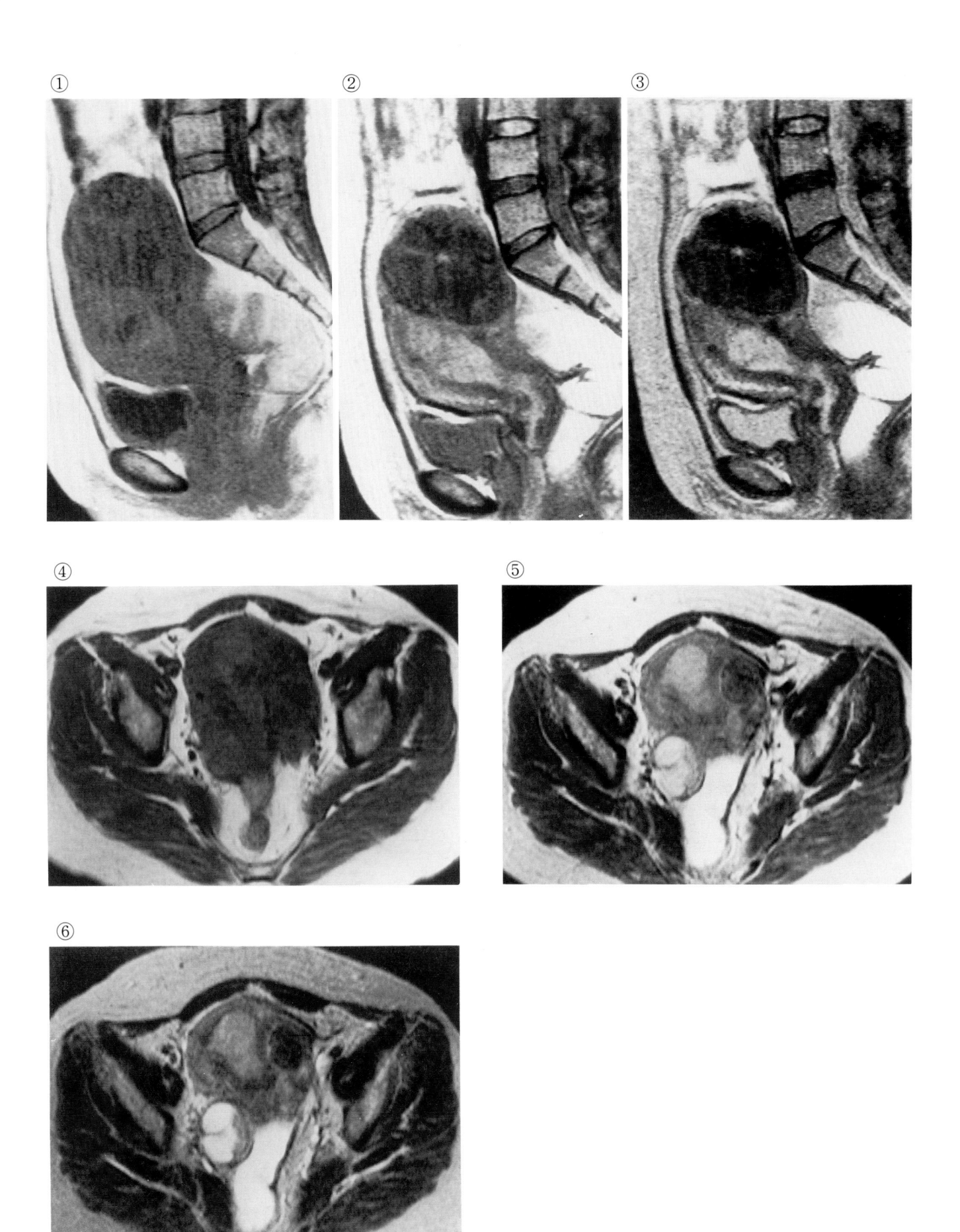

図1　T₁強調矢状断像．0.5 T，SE 550/30
図2　プロトン密度矢状断像．0.5 T，SE 1800/50
図3　T₂強調矢状断像．0.5 T，SE 1800/100
図4　T₁強調横断像．0.5 T，SE 550/30
図5　プロトン密度横断像．0.5 T，SE 1800/50
図6　T₂強調横断像．0.5 T，SE 1800/100

T_1 強調像で高信号の腫瘤性病変

症　　　例	63歳，女性． 主訴：下腹部腫瘤，不正性器出血． 病歴・検査結果：経産婦，10年前閉経．1週間前に下腹部の腫瘤に気づく．性器出血を認め，徐々に増加．近医での子宮頸部生検では leiomyosarcoma の診断．貧血を認めるが，腫瘍マーカーなどの異常はない．
MRI所見	子宮は $15\times10\times8$ cm と腫大，正常の頸部体部の構造を識別できない．T_1 強調像（図1）にて，体部の腹側部に 10×8 cm の卵円形の不均等な高信号領域を認め，同部は T_2 強調像（図4）にて，隔壁様の低信号の構造を有する不均等な高信号領域と中等度信号領域であり，Gd-DTPAにより辺縁の一部に造影を認めるほかは，全体に造影されず，新旧の出血を含むと考えられる（図2）．背側部は，T_1 強調像にて低信号，T_2 強調像にて高信号，Gd-DTPA により中心部の一部を除き強く造影され，壊死を含んだ充実性部分と考えられた．腫瘍周囲に軽度の血管拡張を認めるが，傍子宮結合組織に血管の拡張はない．卵巣に囊胞などを認めない．
その他の画像所見	US では，$14\times14\times11$ cm と腫大した子宮を認め，内部は筋層，内膜の区別はなく，高エコーを主とする混合エコー領域と低エコーを主とする混合エコー領域とからなっていた． CT では，CT 値約 40 HU の腫瘤であり，背側部分のみ造影された．
手術・病理所見	広汎子宮全摘術，両側付属器摘出術施行．子宮は新生児頭大，両側付属器は正常．腫瘍は主として子宮腔内に発育する．頸部，体部筋層ともに浸潤するが，底部では筋層浸潤が著明であり，筋層内に巣状に浸潤，隔壁様に筋層の残存部位を認めた．各巣ごとに程度が異なった出血，変性，壊死を認め，一部では著明であった． 腫瘍細胞は腺腔形成は明瞭だが，ほかに筋原性の肉腫様構造を認め，一部は横紋筋様であった．静脈への浸潤を認めた．
最終診断	malignant Müllerian mixed tumor.

〔解説〕　Müllerian mixed tumor[1,2] は上皮性腫瘍成分と間葉性腫瘍成分とが混在する腫瘍であり，そのほとんどは子宮に発生する．まれな腫瘍であるが，従来考えられていたほどでないとするものもいる．大部分は悪性であり，malignant Müllerian mixed tumor とよばれる．発生組織は Müller 管中胚葉とする考え方が一般的である．閉経以降に多く，症状は不正性器出血，下腹部痛など非特異的，予後は不良である．

腫瘍は腺癌，扁平上皮癌，未分化癌などの上皮性成分と肉腫成分からなり，肉腫成分は平滑筋肉腫，内膜間質肉腫などのほか，しばしば横紋筋肉腫，軟骨肉腫など子宮の通常の構成成分以外への分化傾向を有する．まれに上皮性成分が良性のものもみられる．大部分は子宮腔内へ向かって発育するが，筋層浸潤さらに子宮外へも進展する．肉眼的には，柔軟で脆く，壊死，出血を伴うことが多い．

MRI の所見は，Shapeero らによれば，T_1 強調像では均等な低信号を呈し，しばしば出血による高信号を伴い，T_2 強調像にて，不均等な中から高信号[3] とされており，出血，壊死傾向の強い組織所見を反映していると考えられる．鑑別診断は子宮体癌，平滑筋肉腫，変性筋腫などであり，出血，壊死の軽度の例では体癌との，高度の例では変性筋腫，平滑筋肉腫，内膜肉腫との鑑別が困難と推察される．

本例は臨床的には典型的であり，術前診断は非上皮性悪性腫瘍（平滑筋肉腫疑）であった．MRI 所見からは，出血，壊死と充実性部分から構成される腫瘍で，平滑筋肉腫を考えたが，充実性部分が T_2 強調像にて高信号，無構造であり，筋腫の特徴はなく，肉腫としては悪性度の高いものを考えるべきであった．

人口の高齢化にともない今後，体癌とともに重要性を増すと考えられ，周知されるべき疾患である．

〔田内胤泰・大場　覚〕

〈文献〉
1) 太田美則，小川　英，海野　均，ほか：子宮体部中胚葉性混合腫瘍について．産婦人科の実際，**35**：1263-1275，1986．
2) 野田起一郎：Mixed Müellerian Tumor について．日本産婦人科学会雑誌，**39**：314-319，1987．
3) Shapeero LG, Hricak H：Mixed Müellerian sarcoma of the uterus：MR imaging findings. *AJR*, **153**：317-319, 1989.

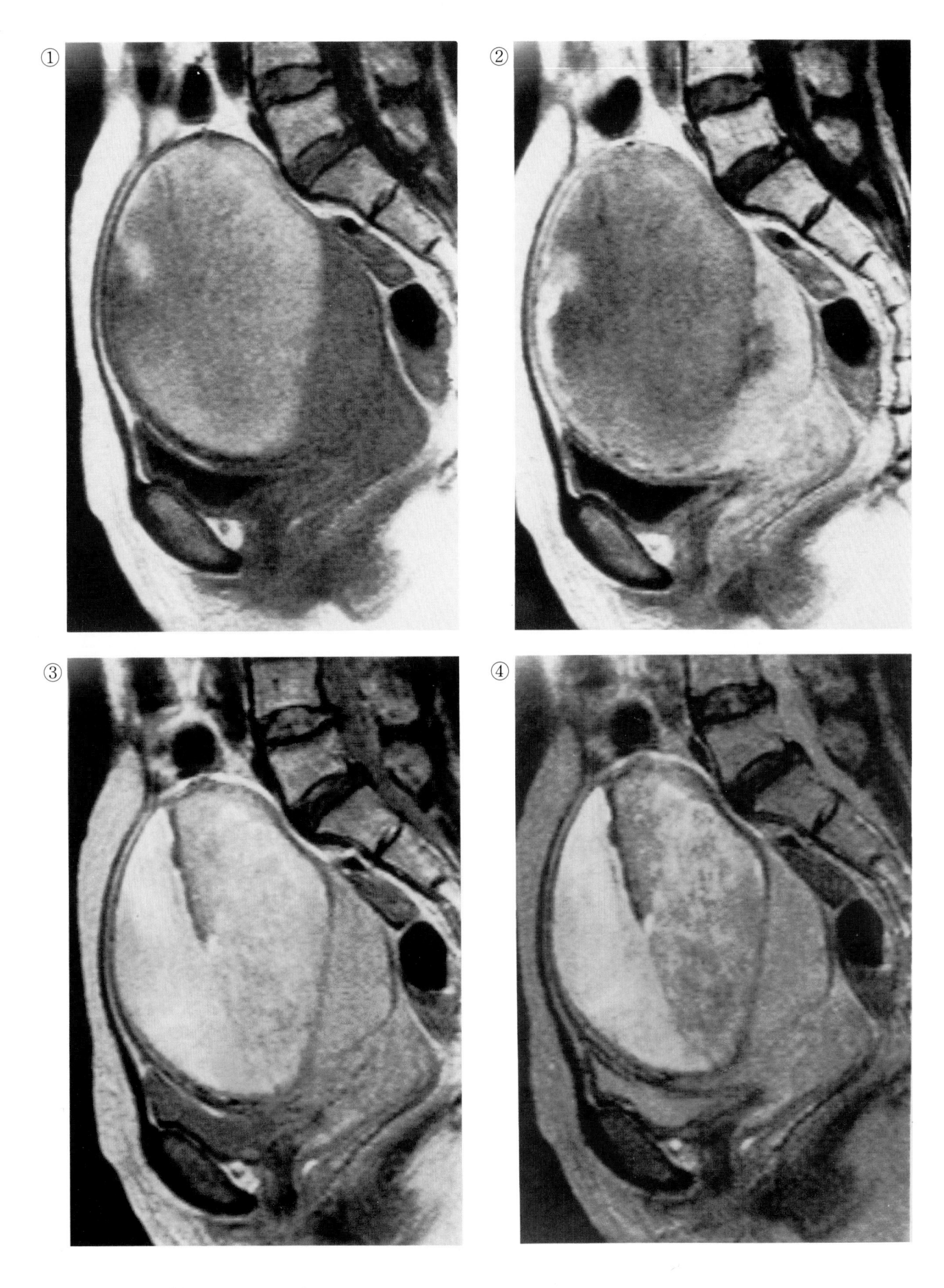

図1 T₁強調矢状断像．0.5 T，SE 550/30
図2 T₁強調矢状断像（Gd-DTPA造影）．0.5 T，SE 550/30
図3 プロトン密度矢状断像．0.5 T，SE 1800/50
図4 T₂強調矢状断像．0.5 T，SE 1800/100

異なる信号強度の壁在結節をもつ低信号腫瘤性病変

症　例　24歳，女性．
主訴：下腹部痛．
病歴・検査結果：1991年8月に扁桃腺の手術のため耳鼻科入院中に左下腹部痛が出現し，内科を受診．排泄性尿路造影で左尿管と膀胱の圧排が著明なため骨盤部腫瘍が疑われ，婦人科に紹介された．血液・生化学検査に特記すべき異常はない．

MRI所見　T_1強調横断像（図1）では骨盤内中央よりやや左側に，均一な低信号を呈する径約9cmの長円形の壁の薄い囊胞性腫瘤がみられる．腫瘤内の左腹側に2個の壁在結節がみられ，一部は皮下脂肪と同程度の高信号を呈している．T_1強調冠状断像（図2）では腫瘤は子宮を右側に，膀胱を下方に圧排している．腫瘤内の左上方にみられる2個の壁在結節の上方部分は高信号を呈しているが，その他はやや不均一な高信号と中等度の信号が混在している．T_1強調矢状断像（図3）では壁在結節の内部は腹側が均一な高信号で，背側が中等度の信号となっている．T_2強調横断像（図4）では囊胞内は均一な高信号を呈し，壁在結節は不均一な高信号で，T_1強調像で高信号であった部分と囊胞内の高信号域との境界に，chemical shift artifact（CSA）を示す線状の低信号域が認められる（矢印）．STIR像（図5）では囊胞部分は均一な高信号で，T_1強調像で壁在結節内に高信号を呈した部分は皮下脂肪以下の著明な低信号を呈している．造影後のT_1強調横断像（図6）では壁在結節の造影効果はほとんどみられない．

その他の画像所見　US（図7）では子宮の左に接して壁の薄い囊胞性腫瘤がみられ，左上方にほぼ均一な高輝度を呈する壁在結節を認める．

手術・病理所見　腫瘤核出術を試みようとしたが，腫瘤が大きく術野が狭いうえに後壁側に癒着もあったため穿刺を先行させ，癒着を剝離後に核出術を行った．囊胞部分は漿液性の液体で，結節部分は脂肪成分と毛髪塊であった．

最終診断　類皮囊胞腫．

〔解説〕卵巣の類皮囊胞腫は卵巣奇形腫の中では成熟奇形腫に相当し，通常，良性の疾患であるが，USでは腫瘤の内容物によりさまざまなエコーパターンを示す．とくに本例のように囊胞性腫瘤の中に突出する結節状の構造物がみられるような場合は充実性成分のように描出され，卵巣癌との鑑別が重要となる[1]．

MRIのT_1強調像では，脂肪成分は皮下脂肪と同程度の高信号を呈し，T_2強調像では中等度〜低信号を呈するため，その同定は容易なことが多く，鑑別疾患としてはshadingを伴ってT_2強調像で中等度〜低信号を呈する子宮内膜症性囊胞があげられる[2]．子宮内膜症性囊胞は囊胞内の血液成分の陳旧度によりさまざまな信号強度を呈するが，囊胞部分と接するところにCSAはみられず，この点が大きな鑑別点となる．また，類皮囊胞腫内の脂肪成分は必ずしも皮下脂肪と同等の信号強度を呈するとは限らず，T_1強調像で皮下脂肪に比べてかなり信号強度が低いことがあるので，CSAの存在に注意する必要がある．しかし，類皮囊胞腫のなかには脂肪成分のないものや，たとえ存在しても毛髪塊や脱落上皮などと混在しているため高信号域として描出されないものもある．この場合，毛髪塊を示す錯綜した線状の低信号域や，脱落上皮が重力に従って層状に沈殿している像が認められれば，診断は容易であるが，なかには悪性腫瘍との鑑別が困難な例もある．また，20歳以下の若年者に充実部分を認める場合は未熟奇形腫を疑う必要がある．

類皮囊胞腫内には脂肪や毛髪以外にも神経，筋組織などの実質成分を含むことがあるが，これらに特異的な信号強度はなく，MRIによる鑑別は困難である．石灰化や骨成分は各パルス系列で無〜低信号を呈するが，MRIではT_2強調像で小さな石灰化とCSAが類似の画像を呈することがあるので注意を要する．CTは脂肪成分や石灰化の検出能が優れているが，放射線被曝を考えると，若年女性にはなるべく避けたい検査である．

Gd-DTPAによる造影MRIではdermoid nippleとよばれている壁在結節部分が造影されることがあり[3]，良悪性の鑑別能は不十分であるが，造影効果のない場合は良性と考えてよいと思われる．

〔上者郁夫・白岩美咲・平木祥夫〕

〈文献〉
1) 岡井　崇, 坂本正一：婦人科画像診断, pp 93-116, 南江堂, 東京, 1986.
2) Togashi K, Nishimura K, Itoh K, et al : Ovarian cystic teratomas : MR imaging. *Radiology*, **162** : 669-673, 1987.
3) Thurnher S, Holder J, Baer S, et al : Gadolinium-DOTA enhanced MR imaging of adnexal tumors. *JCAT*, **14** : 939-949, 1990.

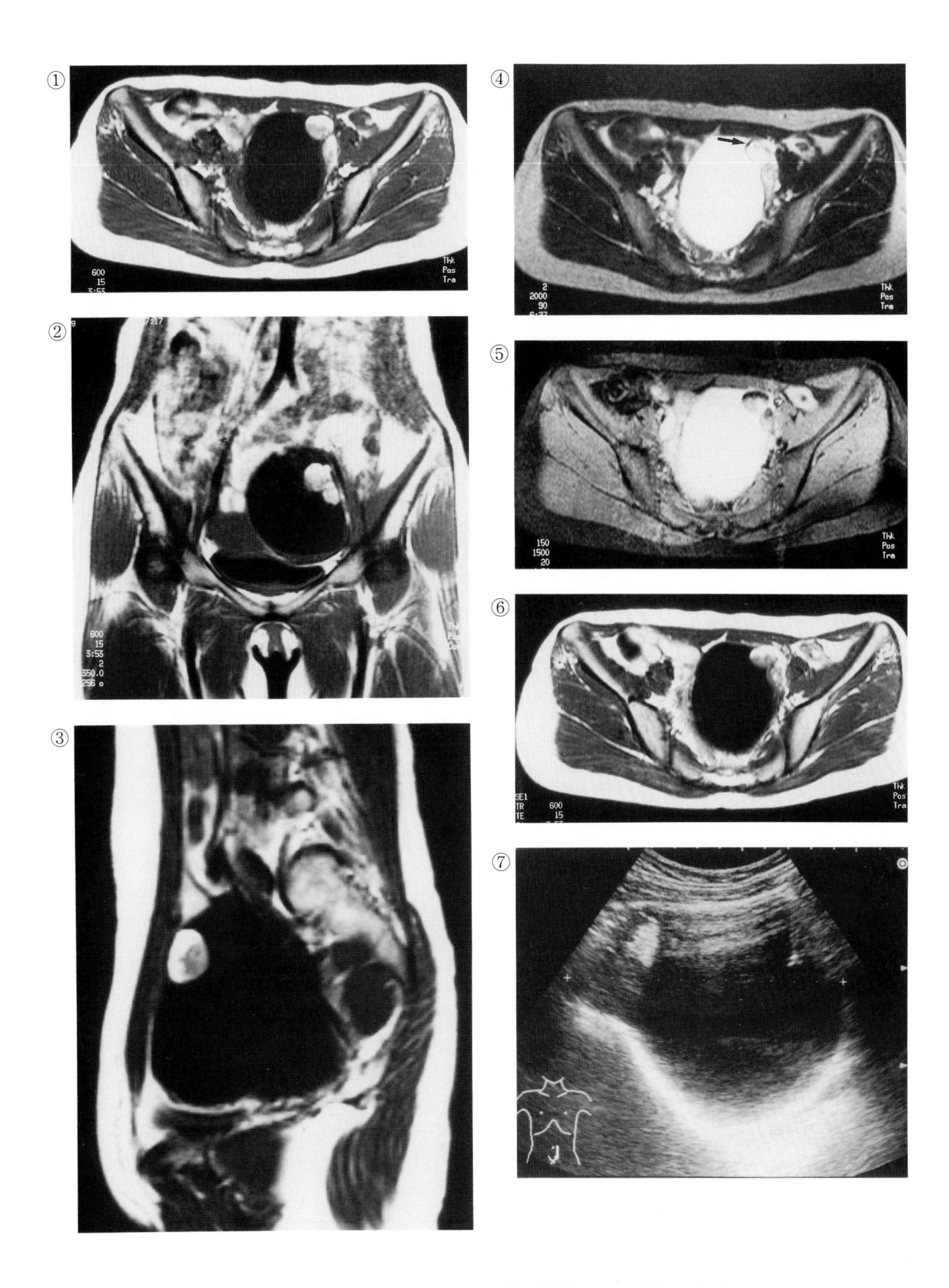

図1 横断像．1.5 T，SE 600/15
図2 冠状断像．1.5 T，SE 600/15
図3 矢状断像．1.5 T，SE 600/15
図4 横断像．1.5 T，SE 2000/90

図5 横断像．1.5 T，STIR 1500/150/20
図6 横断像．1.5 T，SE 600/15
図7 US．矢状断像

T_2 強調像で高信号部分の多い腫瘤性病変

症　　例	50歳，女性． 主　訴：下腹部痛． 病歴・検査結果：1989年11月末頃より下腹部腫瘤に気づき，右胸部痛も出現したため12月5日当院内科を受診．腹部USにて下腹部腫瘤と胸腹水を指摘され，婦人科に紹介された．血中ホルモンには異常値はみられなかったが，腫瘍マーカーのうち，CA-125が999.9 U/ml，SLXが70.3 U/ml，AFPが40.6 ng/mlと高値であった．
MRI所見	T_1強調横断像（図1）で骨盤内中央に辺縁がほぼ平滑で境界も明瞭な径約10 cmの腫瘤を認め，子宮体部は背側に圧排されている．腫瘤内部は大部分が骨格筋と同程度の低信号域として描出されているが，一部に不整形の著明な低信号域がみられる．プロトン密度強調横断像（図2）では腫瘤内部は全体的に中等度以上の高信号で，一部にやや低信号の部分がみられるが，T_1強調像より均一な信号強度を呈している．T_2強調横断像（図3）では腫瘤は高信号部分が多く，そのなかに中等度の信号が混在し，T_1強調像で低信号であった部分がとくに高信号を呈している．各パルス系列において腫瘤内に隔壁の存在を示すような所見はみられない．矢状断像のT_1強調像（図4）およびT_2強調像（図5）では子宮が背側に圧排されているのがよくわかるが，両者の境界は明瞭で，腫瘤の背側に少量の腹水も認められる．
その他の画像所見	胸部X線写真（図6）では左に中等量の胸水貯留を認めるが，肺転移を疑うような腫瘤陰影はみられない． 造影CT（図7）では造影剤で高吸収域となった子宮体部の腹側に造影効果の乏しい充実性腫瘤を認める．腫瘤内部は不均一な低吸収で，MRIのT_1強調像で低信号の部分が特に低吸収域となっている．
手術・病理所見	左卵巣に12.5×11×9.5 cmの充実性腫瘤があり，病理では水腫様変性の著明な線維腫の像であった．
最終診断	Meigs症候群，卵巣線維腫．

〔解　説〕　本症例は術前の検査で胸腹水貯留が判明していたからMeigs症候群であろうと予想されたが，その原因疾患が何であるか判断に苦慮した症例である．Meigs症候群の原因としては卵巣線維腫が最も多いが，そのほかに莢膜細胞腫，顆粒膜細胞腫やBrenner腫瘍などの良性または低悪性度の充実性卵巣腫瘍，さらに卵巣悪性腫瘍でも原因になりうるといわれている[1]．

通常，線維腫や莢膜細胞腫は腫瘍内の線維結合組織の多いことを反映して，T_2強調像では低信号を呈するので，このT_2強調像における広範囲の高信号域からは，これらの疾患の可能性は少ないと考えた．顆粒膜細胞腫はT_2強調像で高信号を呈するといわれており[2]，信号強度に不都合な点はないが，形態的には不自然なように思われた．腫瘍マーカーが高値を示しており，充実部分も存在することから卵巣癌を除外することはできないが，卵巣癌の多くは囊胞成分と充実成分の両成分を有し，かつ，その識別も造影検査を行えば比較的容易なことが多い．しかし，本例では造影CTで充実部分が明らかな造影効果を示さず，この点が卵巣癌として不都合であった．そのほかの充実性卵巣腫瘍のMRIに関しては報告がまれで，本例の画像を十分満足できる疾患が思いあたらないまま手術となった．変性子宮筋腫と同様に線維腫でも広範囲に水腫様変性が生じれば，本例のようにT_2強調像で著明な高信号域が広範囲にみられるようになることを教えられた教訓的な症例であった．

線維腫は卵巣の線維結合組織より発生する良性の充実性腫瘍で，そのなかでは最も高頻度の疾患である．MR像としては多くの報告で，T_1強調像では中等度～比較的低信号，T_2強調像では明瞭な低信号を呈するといわれているが，T_2強調像で高信号を呈する線維腫の報告もある[3]．鑑別診断としては，線維結合組織に富む卵巣腫瘍はすべて対象であるが，そのほかに有茎性の漿膜下子宮筋腫があげられる．ただし，子宮筋腫の場合はGd-DTPAによるdynamic MRIで早期に明瞭な造影効果がみられるので，鑑別は可能と思われる．　　　　〔上者郁夫・味木道子・平木祥夫〕

〈文献〉

1) 中山一武，荷見勝彦，増淵一正：Meigs症候群を示した卵巣甲状腺腫の1例．産婦人科の実際，38：453-456，1989．
2) Hamlin DJ, Fitzimmons JR, Petterson H, et al : Magnetic resonance imaging of the pelvis : evaluation of ovarian masses at 0.15 T. *AJR*, **145** : 585-590, 1985.
3) 佐藤幸彦，藤田信行，小川　肇：卵巣FibromaのMRI．日本磁気共鳴医学会雑誌，**10**(S-2)：355，1990．

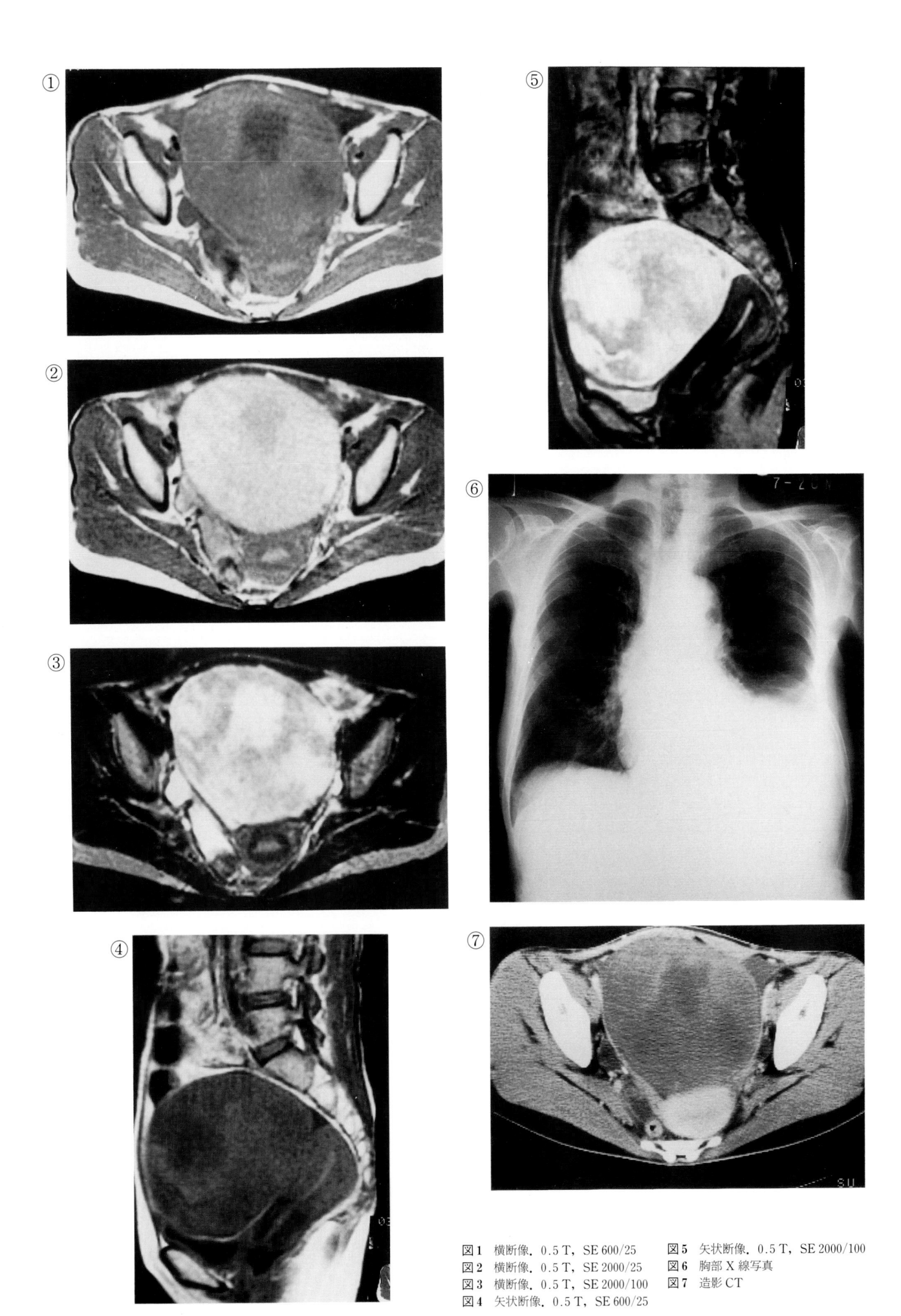

図1 横断像．0.5 T，SE 600/25
図2 横断像．0.5 T，SE 2000/25
図3 横断像．0.5 T，SE 2000/100
図4 矢状断像．0.5 T，SE 600/25
図5 矢状断像．0.5 T，SE 2000/100
図6 胸部X線写真
図7 造影CT

T₂強調像で著明な低信号の両側付属器腫瘤性病変

症　例　73歳，女性．
主　訴：不正性器出血．
病歴・検査結果：1988年12月中旬頃より不正性器出血がときどきあり，近医にて細胞診を行うも class II．1989年1月，当院婦人科を受診し，諸検査の結果ホルモン産生卵巣腫瘍を疑われ，手術目的で5月に入院となる．入院時の血液・生化学検査では異常なく，ホルモンは E_1 が 188 pg/ml，E_2 が 47 pg/ml と高値を示したが，腫瘍マーカーはすべて正常であった．

MRI所見　子宮の腹側に分葉状を呈した不整形の腫瘤と子宮の左側にも小不整形の腫瘤を2個認める（矢印）．T_1 強調像（図1，2）では左の2個の腫瘤はほぼ均一な低信号を呈し，右の腫瘤は大部分は骨格筋以下の低信号であるがやや不均一で，腫瘤の背側部分の一部に中間的信号もみられる．T_2 強調像（図3〜6）でも左の腫瘤は骨格筋と同等の著明な低信号でほぼ均一である．右の腫瘤は腹側の大部分が著明な低信号であるが，内部に隔壁様の淡い線状の高信号がみられ，腫瘤の背側部分には著明な高信号域と中間的な信号を呈する部分がみられる．右の腫瘤の中心を通る矢状断 T_2 強調像（図5）では腫瘤の背側と下側に著明な高信号を呈する部分がみられる．子宮は骨盤内後方に圧排されているが，腫瘤との境界は明瞭で，直接浸潤の像はみられない．左の腫瘤の矢状断 T_2 強調像（図6）では低信号の腫瘤内の一部に淡い高信号域が認められる．

その他の画像所見　経腹走査法による US 矢状断像（図7）では，右の腫瘤は表面で強い反射がみられ，その背側に強い音響陰影がみられる．
経腟走査法による US（図8）では，右の腫瘤は囊胞成分と充実成分をもった mixed pattern の像を呈している．

手術・病理所見　右の卵巣腫瘍は上 2/3 が充実性，下 1/3 が多房性の囊胞成分からなる腫瘍であった（12×8×8 cm）．左の卵巣には2個の充実性腫瘍が認められた（5×3.5×3 cm と 4×3×3 cm）．

最終診断　Brenner 腫瘍．

〔解　説〕　婦人骨盤内腫瘤で，T_2 強調像において低信号を呈するものとしては，子宮筋腫と陳旧性の子宮内膜症性囊胞が最も多いが，まれなものとして卵巣線維腫，莢膜細胞腫などの線維間質成分に富む良性の充実性卵巣腫瘍が報告されている．われわれがこの症例に遭遇したときは Brenner 腫瘍の MRI に関する報告はなく，術前診断が困難であった．

子宮起源の腫瘤として有茎性の漿膜下筋腫が卵巣腫瘍の鑑別診断にあげられるが，左の腫瘤が子宮と離れていること，T_1 強調像で腫瘤の信号が子宮筋層よりも信号強度が低すぎることなどから否定できる．子宮内膜症性囊胞は通常は T_1 強調像，T_2 強調像ともに高信号を呈することが多いが，囊胞内の血液が陳旧化すると T_2 強調像で腫瘤内部に shading とよばれる低信号域が認められる．さらに血液の陳旧化が進むと T_1 強調像でも低信号となり，T_2 強調像では著明な低信号となるが，本症例は 73 歳という高齢であること，高エストロゲン血症を呈していることなどから否定的である．卵巣の悪性腫瘍の多くは充実成分と囊胞成分を有しているため鑑別診断にあげられるが，T_2 強調像における充実成分の信号強度が悪性腫瘍にしては低すぎることから否定してよいと考えた．高エストロゲン血症を呈するものとして顆粒膜細胞腫もあげられるが，T_2 強調像で高信号を呈するといわれている[1]ので，これも可能性が少ないと考えた．結局，T_1 強調像と T_2 強調像で低信号を呈する卵巣腫瘍ということで，線維腫や莢膜細胞腫などの良性の充実性卵巣腫瘍のいずれかで，悪性腫瘍の可能性はほとんどないであろうと考え手術となった．

Brenner 腫瘍は日産婦卵巣腫瘍委員会の報告では全卵巣腫瘍の 0.1%，充実性卵巣腫瘍の 0.9% と報告されている[2]．多くは片側性で，左右差はほとんどないとされているが，5.6〜9.8% に両側発生がみられる．ホルモン活性についてはホルモン分泌の可能性を示唆する説と，内分泌作用は合併したホルモン産生腫瘍や間質黄体化によるものとする説に分かれている[3]．本症の組織像は線維性間質の中に大小充実性の上皮様細胞が nest を形成し，種々の大きさの囊胞を形成するもので，MRI はその組織像を忠実に反映していると思われる．線維腫や莢膜細胞腫との鑑別は困難であるが，T_2 強調像で低信号の付属器腫瘤を認めた場合，鑑別疾患として念頭におくべき疾患である．

〔上者郁夫・黒木寿美代・平木祥夫〕

〈文　献〉
1) Hamlin DJ, Fitzimmons JR, Petterson H, et al : Magnetic resonance imaging of the pelvis : evaluation of ovarian masses at 0.15 T. *AJR*, **145** : 585-590, 1985.
2) 日産婦卵巣腫瘍登録委員会報告：日産婦誌，**32** : 1721, 1980.
3) 阿部　進，星野茂夫：高 Estradiol（E_2）血症を呈した両側性 Brenner Tumor の1例．産科と婦人科，**6** : 1249-1252.

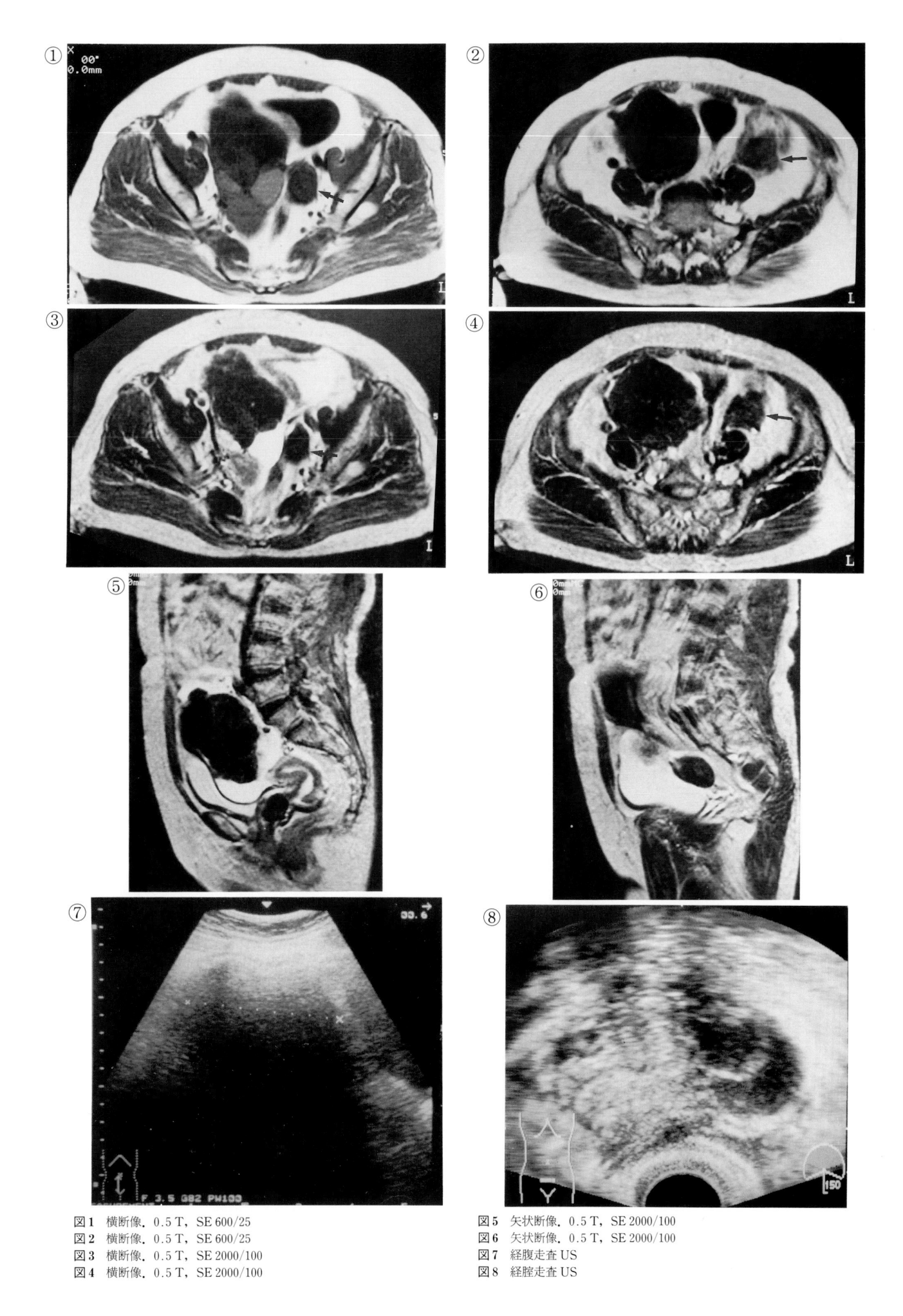

図1 横断像．0.5 T，SE 600/25
図2 横断像．0.5 T，SE 600/25
図3 横断像．0.5 T，SE 2000/100
図4 横断像．0.5 T，SE 2000/100
図5 矢状断像．0.5 T，SE 2000/100
図6 矢状断像．0.5 T，SE 2000/100
図7 経腹走査 US
図8 経腟走査 US

内腔に突出する構造を示す高信号腫瘤性病変

症　　　例	39歳，女性．
	主　訴：集団検診にて下腹部腫瘤を指摘された．
	病歴・検査結果：1989年7月13日，集団検診にて下腹部腫瘤を指摘され，近医を受診し，卵巣腫瘍の疑いで当院婦人科を紹介され，精査手術目的で9月1日入院となる．血液・生化学検査，そのほか入院時の検査に特記すべき異常はみられなかった．
MRI所見	T_1強調横断像（図1）で骨盤内のほぼ中央に，径約11×8 cmの辺縁平滑，境界明瞭な壁の薄い腫瘤を認め，子宮は後方に圧排されている．腫瘤内の腹側は皮下脂肪に近い高信号でほぼ均一であるが，背側に充実成分様の不整形構造物がみられる．この部分の信号強度は大部分は皮下脂肪と骨格筋との中間的信号強度で，一部皮下脂肪に近い高信号域がみられる．腫瘤壁に明らかな肥厚はみられない．T_2強調横断像（図2）では囊胞部分は皮下脂肪以上の著明な高信号で，充実成分様構造物は骨格筋と同様の著明な低信号となっているが，不均一な高信号域もみられる．T_1強調矢状断像（図3）では腫瘤は西洋梨状で，子宮は後方に圧排され，その腹側に充実成分様の構造物がみられる．矢状断像でも腫瘤の辺縁は平滑，境界も明瞭で壁肥厚はみられない．T_1強調像では不明瞭であるが，T_2強調矢状断像（図4）では充実成分構造物は腫瘤の背側だけでなく底部や腹側の一部にも認められる．囊胞成分との境界には chemical shift artifact (CSA) はみられないが，囊胞部分と骨盤腔内の脂肪組織との境界にはCSAが認められる．
その他の画像所見	経腹走査法によるUS（図5，6）では，壁の薄い長円形の腫瘤内に囊胞部分と不整形の充実部分が混在している．
	MRI検査から5日後に施行した単純CT（図7）および造影CT（図8）では，腫瘤の形態はMRIと同様であるが，内部の充実成分様構造物の形がMRIとは微妙に異なっている．腫瘤壁は造影効果がみられるが，充実成分様構造物はまったく造影効果がみられない．
手術・病理所見	右卵巣起源で，血性の内容液を有する腫瘤内に凝血塊が認められたが，腫瘤内に充実成分はみられなかった．
最終診断	子宮内膜症性囊胞．

〔解　説〕　婦人骨盤内腫瘤で，各パルス系列で高信号を呈する腫瘤として代表的なものは，類皮囊胞腫内の脂肪成分と子宮内膜症性囊胞であるが，そのほかに出血性囊胞や囊胞成分内に出血を伴った卵巣癌があげられる．類皮囊胞腫は通常，脂肪成分のほかにさまざまな成分から構成されており，これらと脂肪成分との境界にみられるCSAの存在により診断が容易なことが多い[1]．しかし，脂肪成分がない場合や，あっても描出が不明瞭な場合などでは，子宮内膜症性囊胞や出血性囊胞と類似の画像を呈することがある．その場合も腫瘤と骨盤内脂肪組織との境界面でのCSAの有無で類皮囊胞腫との鑑別は可能である．類皮囊胞腫内の脂肪成分の多くは各パルス系列で皮下脂肪と同様の信号強度を呈することが多いが，なかには皮下脂肪と異なる信号強度を呈することがあり，診断上注意を要する．しかし，この例のようにT_2強調像で皮下脂肪に比べてはるかに高い信号強度を呈することはなく，また，囊胞内部の充実部分との境界にCSAがみられないことから類皮囊胞腫は否定できる．出血性囊胞は，出血量が少ない場合，T_1強調像では低信号のことが多く，出血量が多くなるとT_1強調像でも高信号となってくるが，多くの場合均一で，この例のように囊胞内部に明瞭な充実成分様の構造物がみられることは考えにくい．結局，この例のMR画像の鑑別診断で問題となったのは卵巣癌である．卵巣癌の囊胞部分内に出血を生じ，各パルス系列で高信号を呈することは日常よく経験することで，この囊胞部分の信号強度に関しては卵巣癌でも不都合はない．問題は充実成分様構造物の信号強度と形態である．卵巣癌のなかでも漿液性囊胞腺癌や淡明細胞癌では，単房性の囊胞内に壁在結節様の充実成分が認められることが多く，本例のMR画像に類似する．ただし，卵巣癌のMR像として不都合な点は，充実部分の信号強度がT_1強調像で高すぎることである．USでも卵巣癌との鑑別が困難な像を呈しているが，造影CTでは充実成分様構造物に造影効果がみられないことと，その形態がMRIと異なっていることから卵巣癌をほぼ否定できる．

子宮内膜症性囊胞は囊胞内の血液成分の陳旧度によりT_1強調像，T_2強調像ともにさまざまな信号強度を呈することが知られている[2]．多くはT_1強調像で高信号，T_2強調像でも高信号であるが，均一なことは少なく，shading[3]とよばれる低信号域が認められることが多い．内部に沈殿物や凝血塊が認められることもあるが，本例のように腫瘤内腔に向かって突出したような形態を示すことはまれである．

〔上者郁夫・戸上　泉・平木祥夫〕

〈文　献〉
1) Togashi K, Nishimura K, Itoh K, et al : Ovarian cystic teratomas : MR imaging. *Radiology*, 162 : 669-673, 1987.
2) Togashi K, Nishimura K, Kimura I, et al : Endometrial cysts : diagnosis with MR imaging. *Radiology*, 180 : 73-78, 1991.
3) Nishimura K, Togashi K, Itoh K, et al : Endometrial cysts of the ovary : MR imaging. *Radiology*, 162 : 315-318, 1987.

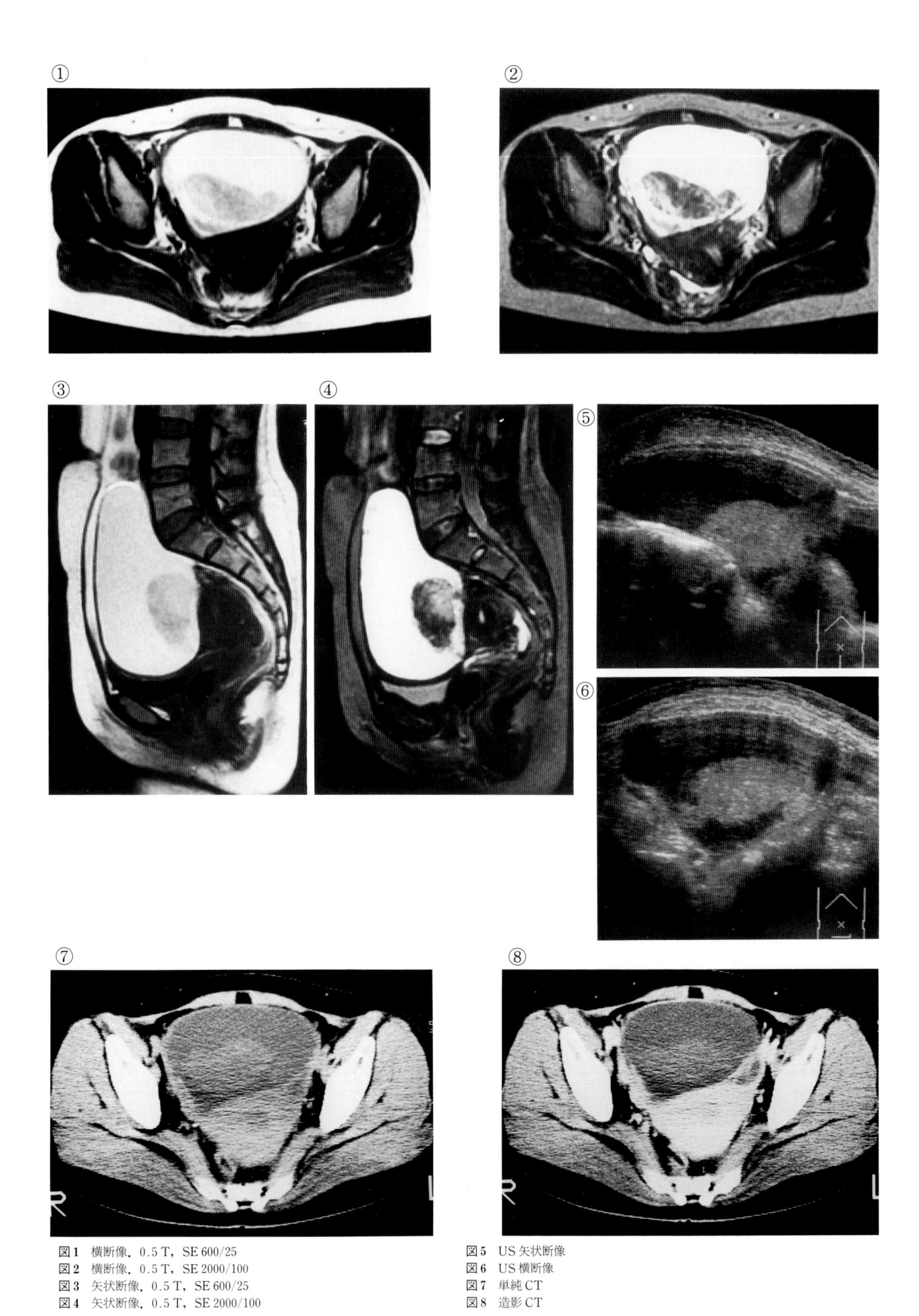

図1 横断像．0.5 T, SE 600/25
図2 横断像．0.5 T, SE 2000/100
図3 矢状断像．0.5 T, SE 600/25
図4 矢状断像．0.5 T, SE 2000/100
図5 US 矢状断像
図6 US 横断像
図7 単純 CT
図8 造影 CT

分葉状の異なる成分をもつ骨盤内腫瘤性病変

症　　　例	50歳，女性．

主訴：下腹部腫瘤．

病歴・検査結果：1991年6月上旬頃に下腹部に腫瘤を触知し，近医を受診．骨盤部腫瘤を指摘され，精査手術目的で当院婦人科に入院となる．入院時検査で腫瘍マーカーは，TPAが554.7 U/l，CA-125が260 IU/ml，CA 72-4が111 U/mlと著明な高値を示した．

MRI所見　骨盤内ほぼ中央に長径約11 cmの分葉状を呈する不整形の腫瘤を認める．辺縁不整で，境界も不明瞭な部分が認められる．T_1強調横断像（図1）では腫瘤は全体的に低信号であるが，腹側がとくに低信号となっている．その左側に約5×9 cmの長円形の腫瘤を認めるが，周囲に骨盤内の脂肪を示す線状の高信号域がみられ，骨盤内腫瘤とは連続性がない．T_1強調像を撮像後，機械の故障で50分後にT_2強調横断像（図2）を撮像したが，ほぼ同一断面であるにもかかわらず左腹側の腫瘤は認められず，3 cm上方の断面に移動していた．骨盤内腫瘤は腹側から左方にかけて著明な高信号を呈する多房性の嚢胞成分が認められるが，各房室間の信号強度に大きな違いはない．不整形の充実成分は分葉状を呈し，皮下脂肪と同程度の中間的な信号強度で，内部に不整形の高信号域がみられ，壊死部の存在を示している．

SE 100/15によるdynamic MRIでは，造影前（図3）は充実成分と嚢胞成分および腫瘤内の壊死部分は同程度の低信号のため識別困難であるが，造影後1分（図4）では充実部分は明瞭に造影され，低信号の嚢胞成分や壊死部分とは識別が容易である．2分後の像（図5）で嚢胞壁も明瞭に造影され，dynamic MRI後に施行した造影MRI（図6）と比べて遜色ない画像である．造影MRI冠状断像（図7）では骨盤内腫瘤とは別に，左下腹部に不整形の充実性腫瘤が認められ，T_1強調横断像でみられた左腹側の腫瘤に一致する．

その他の画像所見　造影CT（図8）でも骨盤内に不整形の充実性腫瘤が認められ，嚢胞成分の壁が明瞭に造影されており，嚢胞内と壊死部は低吸収域となっている．

手術・病理所見　骨盤内腫瘤は右卵巣起源の悪性腫瘍で，骨盤壁，大腸，大網，傍大動脈リンパ節に転移が認められた．

最終診断　漿液性嚢胞腺癌．

〔解　説〕　卵巣に充実性腫瘍を認める場合，多くは悪性腫瘍で，本例のように嚢胞成分と充実成分の混在することが多い．卵巣腫瘍内の充実部分の同定にはUSが有用なことが広く知られているが，ときに類皮嚢胞腫や子宮内膜症性嚢胞などで疑陽性となることがある[1]．

CTでは充実部分の同定には造影CTが有用である[2]が，若年婦人の骨盤部腫瘤の検査にさいして，放射線被曝のある検査は施行し難い場合がある．その点，MRIは若年婦人にも安心して検査可能で，横断像だけでなく矢状断像や冠状断像が容易に得られるため，卵巣癌のように広範囲の進展をきたす疾患には最適の検査法といえる．MRIでは卵巣癌の充実成分はT_1強調像では低信号，T_2強調像では中間的信号強度で描出されることが多いが，充実部分が小さい場合，画像表示条件によっては嚢胞成分の中にかくれて同定困難なことがある．造影MRIでは充実部分は明瞭な造影効果がみられるため，その同定は容易[3]で，検査時間の長いT_2強調像を用いなくても嚢胞成分を容易に識別でき，また，壊死部分の同定も容易である．充実成分があるからといって必ずしも悪性とはかぎらないが，本例のように広範囲に充実成分が存在する場合はほとんど悪性といって過言でない．

充実成分の同定以外に卵巣癌のMRI診断において重要なことは病変の進展範囲の診断である．卵巣癌の進行期分類に関して，現在ではFIGOの開腹手術所見に基づいた臨床進行期分類が用いられているため，画像診断でこの分類に忠実な診断を下すことは容易ではない．しかし，本例のように骨盤外に播種した径2 cm以上の腫瘤を認める場合はIIIc期の診断が容易であり，特にUSやCTでは得られない冠状断像の情報は有用である．腹膜播種した病変が径2 cm以下の小病変の場合は描出困難なことが多い．また，卵巣癌では大量の腹水が存在することも多く，その場合，通常のスピンエコー法では病変の同定が困難なことがあるが，造影MRIを追加することにより診断が容易になることをよく経験する．そのほかに，卵巣癌は骨盤内の諸臓器に直接浸潤したり，リンパ節転移を起こすが，これらの診断に関してMRIが他の検査法に比べて特別優れているとはいい難いのが現状である．　〔上者郁夫・津野田雅敏・平木祥夫〕

〈文　献〉
1) 宮坂康夫：画像診断による癌の病期分類―卵巣．臨床画像，**6**(11)：158-163，1990．
2) 浜田辰巳：全身CT診断学―卵巣，pp 574-594，朝倉書店，東京，1983．
3) 平木祥夫，上者郁夫，戸上　泉：骨盤臓器病変のMRI診断．消化器外科，**12**：1979-1989，1989．

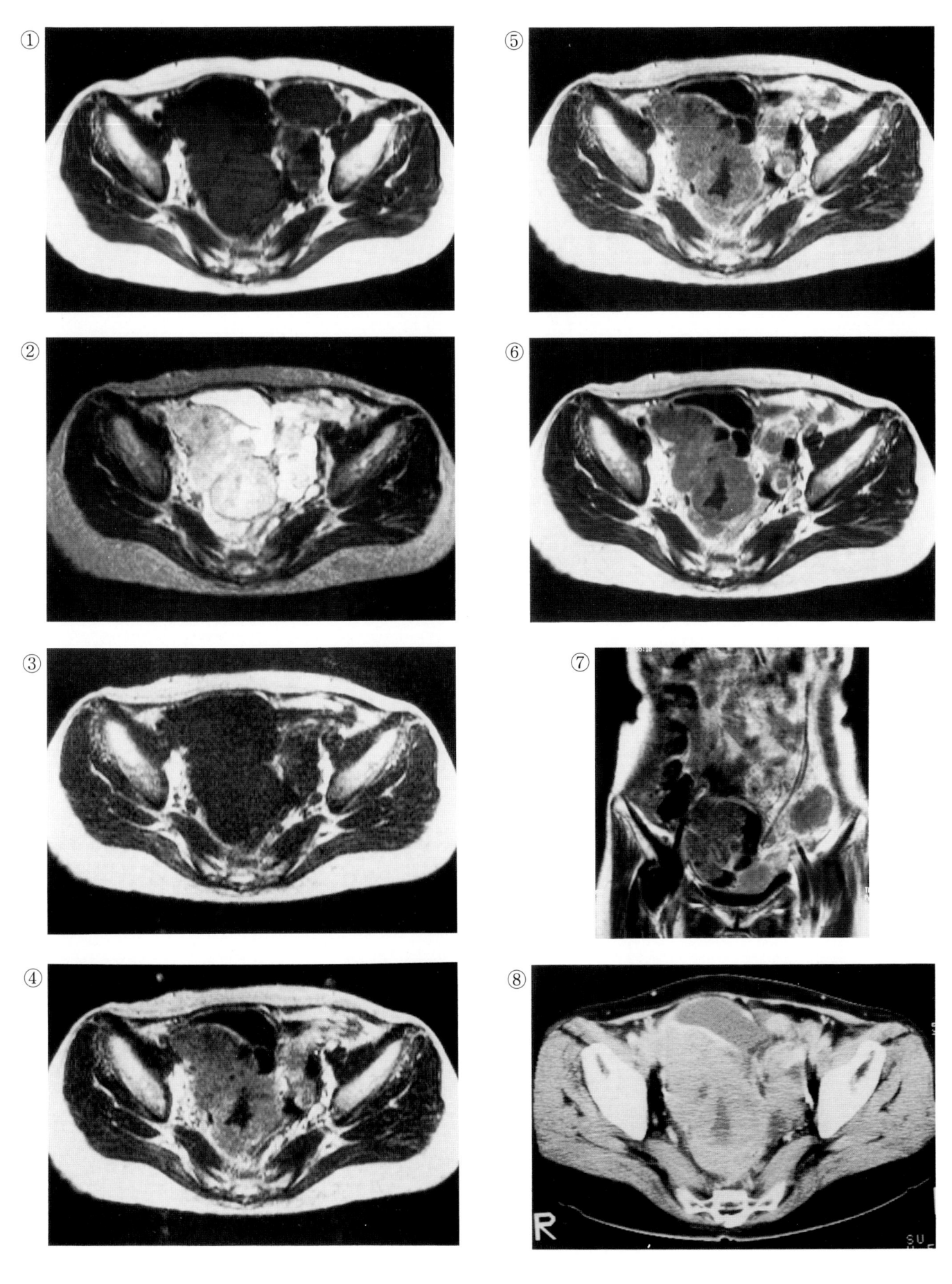

図1　横断像．1.5 T，SE 450/15
図2　横断像．1.5 T，SE 2000/90
図3　横断像．1.5 T，SE 100/15（dynamic MRI，造影前）
図4　横断像．1.5 T，SE 100/15（dynamic MRI，造影後1分）
図5　横断像．1.5 T，SE 100/15（dynamic MRI，造影後2分）
図6　横断像．1.5 T，SE 450/15（造影 MRI）
図7　冠状断像．1.5 T，SE 450/15（造影 MRI）
図8　造影 CT

8. 骨・軟骨・軟部 MRI 読影

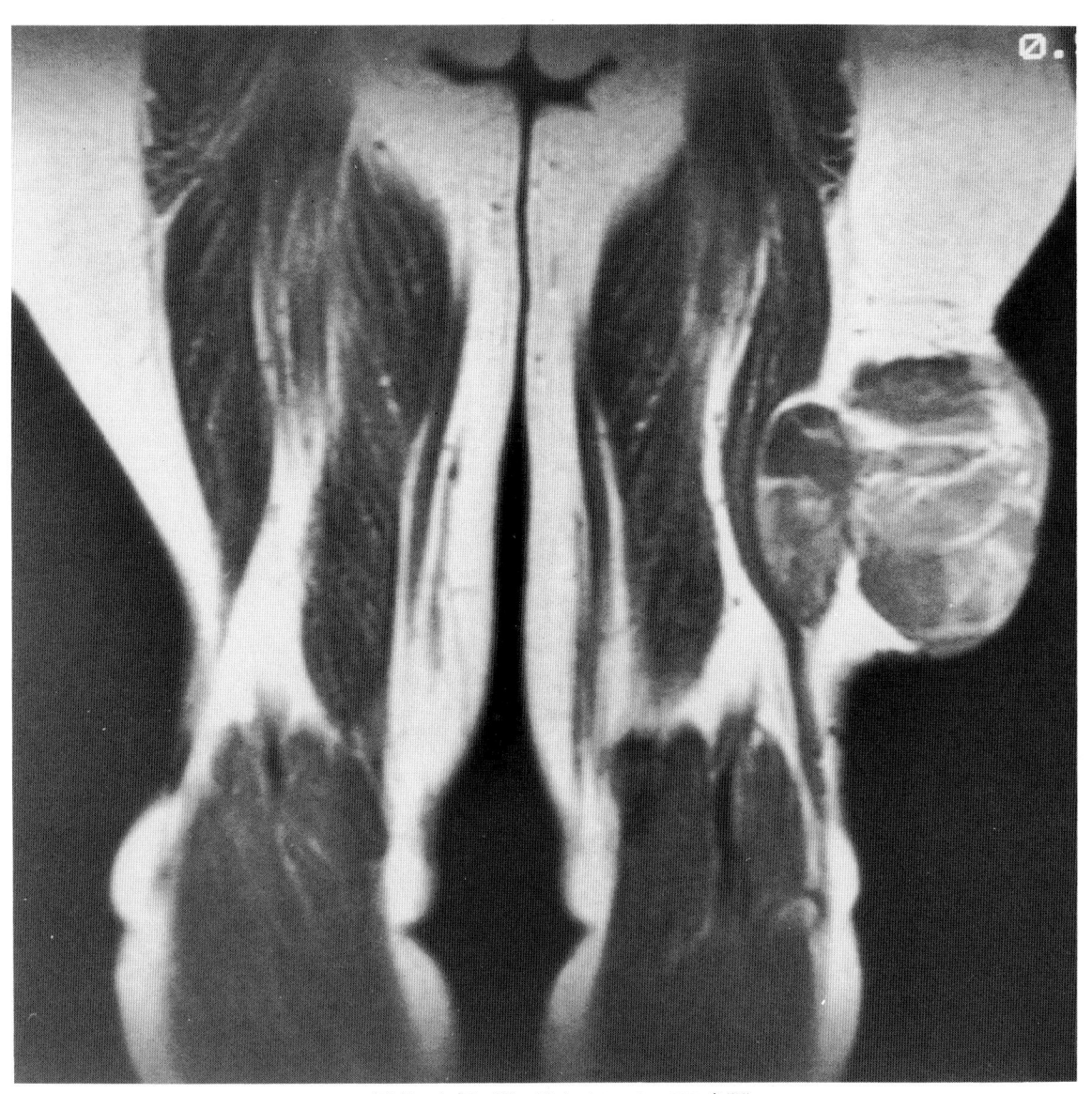

この写真から何が読み取れるか (p. 385 参照)

大腿骨遠位端に認められた偏心性膨張性病変

症　　　例	51歳，男性． 主　訴：左膝痛． 病歴・検査結果：約1年前より左膝痛が出現した．単純X線写真（図1a,b）で，左大腿骨幹端と骨端の外側に偏在する境界明瞭な膨張性骨溶解像を認めた．病巣辺縁は分葉状であり，骨硬化像を認める．内部にtrabeculationが目立つが，石灰化は明らかでない．骨膜反応，骨皮質の破壊像は認めない．血液・生化学データに特記すべきことなし．
MRI所見	冠状断と横断T_1強調像（図2, 3）で病変は不均一に高信号を示す．病変周囲をとりまく低信号帯が認められ，この部位のみGd-DTPAにより軽度の造影効果が認められる（図4）．横断T_2強調像で，病変内部はきわめて高信号を示している（図5）．さらに内部に低信号の索状構造が認められ，上下のコンパートメントに分類されている．上のコンパートメントの下方（dependent portion）には，より低信号のfluid levelを認める．T_1強調像と同様に病変をとり囲む低信号帯が認められる．
手術・病理所見	病変部の骨皮質は菲薄化し，内腔には凝固していない暗赤色の血液が充満していた．内腔を掻爬するとほぼ全周から黄色〜白色の軟い腫瘍が採取された．
最終診断	良性巨細胞腫に続発した動脈瘤様骨嚢腫．

〔解　説〕　単純X線像では境界明瞭で膨張性の発育を示し，trabeculationを伴うこと，および辺縁の硬化像を認めることから良性病変と考えられた．病変が骨幹端と骨端に介在していること，また内部に石灰化像が認められないことから巨細胞腫や動脈瘤様骨嚢腫などがまず思いつく．病巣辺縁は分葉状であり，また骨硬化像を伴うことから，動脈瘤様骨嚢腫が最も考えられた．

　MRIでは病変はT_1強調像で筋肉より明らかに高信号，T_2強調像では著明に高信号を示し，比較的古い酸化された血液あるいは血性の液体で充満していることは予測できた．T_2強調像で認められるfluid levelは凝固していない血液で充たされた腔の存在を示す所見である[1]．病変の周囲には，低信号帯がT_1，T_2強調両方で認められる．これは良性病変に特徴的な所見とされているもので[2]，反応性の線維性組織であると考えられている．Gd-DTPA投与後は病変の周囲のみ軽度の造影効果を認める．よく観察すると造影効果は低信号帯の内側のみ明らかであり，この内側部がT_2強調像（横断像）で外側よりわずかに高信号を示す．手術所見からこの部位が実質成分，すなわち腫瘍成分と考えられる．

　二次性の動脈瘤様骨嚢腫は，全体の約1/3を占める．基礎病変のなかでは，本症例のように巨細胞腫が最も多いとされ，ほかに骨肉腫，孤立性骨嚢腫，非骨化性線維腫，線維性骨異形成，転移性骨腫瘍などがあげられる[3]．これらの病変によって生じた静脈閉塞や動静脈瘻が原因と考えられている．

〔石坂　浩〕

〈文献〉

1) Hudson TM, Hamlin DJ, Fitzimmons JR：Magnetic resonanl imaging of fluid levels in an Aneurysmal bone cyst and in anticoagulated human blood. *Skeletal Radiol,* **13**：267-270, 1985.
2) Zimmer WD, Berquist TH, Mcleod RA, et al：Bone tumors：Magnetic resonancl imaging versus computed tomography. *Radiology,* **155**：709-718,
3) Bonakdarpour A, Levy WM, Aeger E：Primary and secondary anenrysmal bone cyst：A radiological study of 75 cases. *Radiology,* **126**：75-83, 1978.

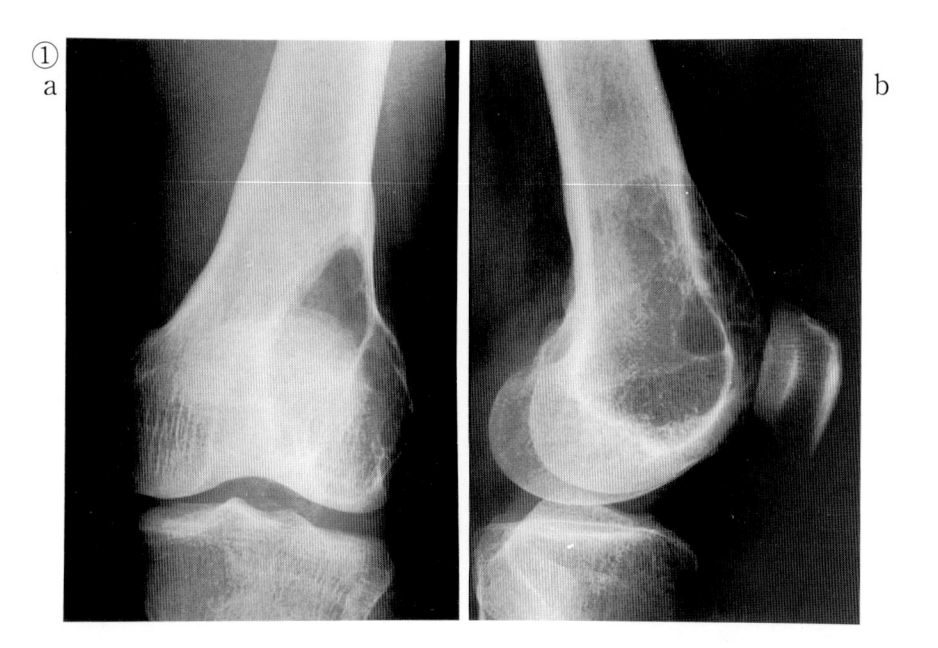

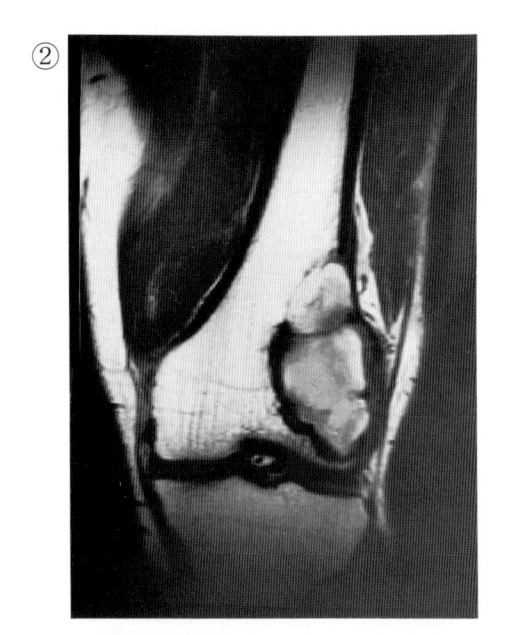

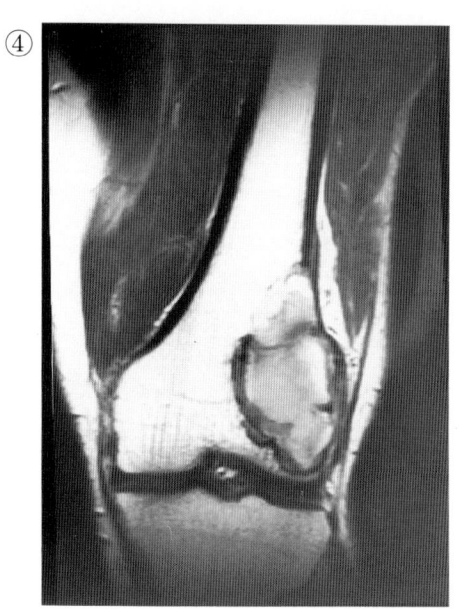

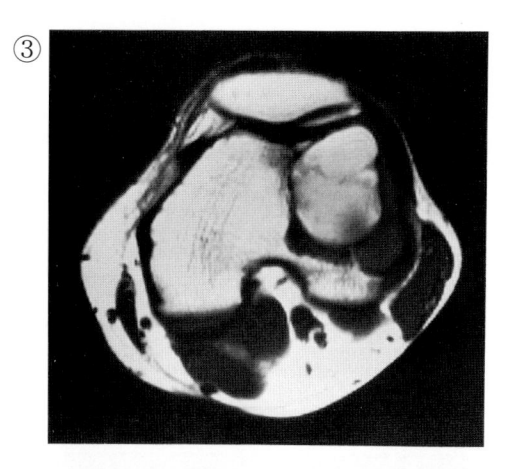

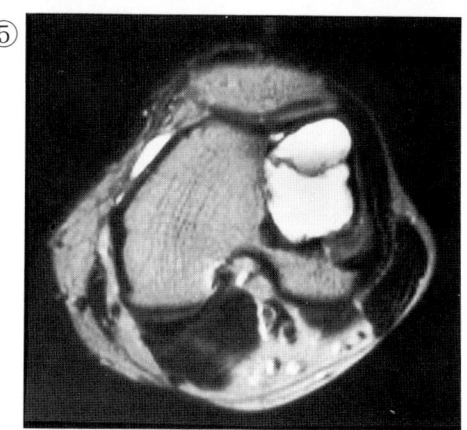

図1 a,b 単純X線写真
図2 冠状断 T₁強調像．SE 500/15
図3 横断 T₁強調像．SE 500/15
図4 同 Gd-DTPA 造影
図5 横断 T₂強調像

T_2^* 強調像で周囲に高信号を示す結節性骨硬化性病変

症　　例　40歳，男性．
　　主訴：歩行障害，両足底のしびれ感．
　　病歴・検査結果：約8か月前より両足底のしびれ感，歩行障害が出現した．神経学的所見から多発性神経炎と診断された．その他，腋窩，鼠径部，腹腔内リンパ節腫大，手背，足背の色素沈着を認めた．微量のM-protein（IgA-λ）が検出された．鼠径部リンパ節生検の結果，形質細胞の増殖を認めた．

M R I 所 見　腰椎矢状断 T_1 強調（図1）で，第3腰椎上縁 endplate に接して，境界明瞭な結節性低信号域を認める．T_2^* 強調（図2）でも病変の大部分は低信号を示しているが，病変の辺縁に沿って狭い高信号の領域が認められる．

その他の画像所見　腰椎単純X線像（図3）およびX線CT像（図4）で，第3腰椎上縁に境界明瞭な結節性骨硬化性病変を認める．

最終診断　Crow-Fukase 症候群に合併した骨硬化性骨髄腫．

〔解　説〕　椎体骨の限局性骨硬化像はCTでしばしば認められる所見である．これらは通常，Schmorl 結節，変形性脊椎症に基づく硬化像や，骨島（bone island）などであろうが，骨硬化型の腫瘍性病変，とくに比較的初期の転移巣との鑑別に迷うことがある．Schmorl 結節は endplate に接して存在し，周辺のリング状の骨硬化像が特徴とされるが，ときに石灰化し，結節性の硬化像を表す．反対に骨硬化性転移巣でも，とくに治療経過中に辺縁の硬化像を示すことがある．われわれのMRIによる経験では，早期の椎体骨転移巣は椎体辺縁，endplate に接した部位に認められることが多く，これらが単純X線像やCTで変形性脊椎症や Schmorl 結節として見過ごされている症例があるように思える．本症例の場合，単純X線像とCT像から bone island との鑑別は困難であろう．CTで骨硬化像を認める場合，その周辺に溶骨性変化がないかを注意してみるが，経過から明らかに骨硬化性転移巣であっても周辺の溶骨性変化を明らかに指摘することは困難である場合が多いと思われる．

　MRI，T_2^* 強調像で明らかにされた低信号の骨硬化巣周囲の狭い高信号域は，腫瘍組織のいまだ骨硬化を示さない leading edge を表現していると考えられる．われわれは前立腺癌や乳癌（図5）の骨硬化性転移巣でも，本症例と同様の所見を経験している．

　本症例は myeloma の例である．Crow-Fukase（POEMS：polyneuropathy, organomegaly, endocrine abnormalities, M-protein and skin changes）は，色素異常，浮腫，免疫グロブリン異常などを伴う，慢性多発性ニューロパチーとしてとくにわが国で多く報告されている．約半数に骨髄腫を合併し，多くの場合，骨硬化像を示すことが特徴とされる[1,2]．

　骨髄の限局性病変の検出に対するMRIの有用性は明らかである．骨髄内病変は，周囲の脂肪に富む正常骨髄に対し，T_1 強調像でより低信号域として描出される．一方，正常骨髄内の脂肪細胞の密度は均一ではなく，とくに骨盤骨では，しばしば T_1 強調像でまだらな信号強度を示す．したがってわれわれは T_2^* 強調像を好んで用いている．T_2^* 強調では，海綿骨による magnetic susceptibility effect による T_2^* 短縮効果により，正常骨髄は低信号として描出される．T_2^* 強調で病変は高信号を示すが，これは海綿骨の破壊を主に反映していると考えられる．正常骨髄が脂肪変性の強い部位も T_2^* 強調（in-phase）で軽度に高信号を示すが，これはやはり脂肪変性した部位の海綿骨が疎であるためであろうが，病変ほど高信号にはならないし，T_2 強調像と見比べれば脂肪変性と病変を誤ることはない．また，骨髄内の腫瘍性病変と周囲の反応性変化（浮腫や線維化）は，T_1 強調像では骨髄の脂肪量の低下した部位として同様に表現されるが，T_2^* 強調像では骨破壊の強い腫瘍組織がより強調されよう．T_2 強調像で認められる高信号の範囲は病変の活動性の指標となると考えられる．

〔石坂　浩〕

〈文　献〉
1) Resnick D, Greenway GD, Bradwick PA, et al : Plasma-cell dyscrasia with polyneuropathy, organomegaly, endocrinopathy, M-protein and skin changes : The POEM syndrome. *Radiology*, **140** : 17-22, 1981.
2) Brandon C, Martel W, Weatherbee L, et al : Case report 572. *Skeletal Radiol*, **18** : 542-546, 1989.

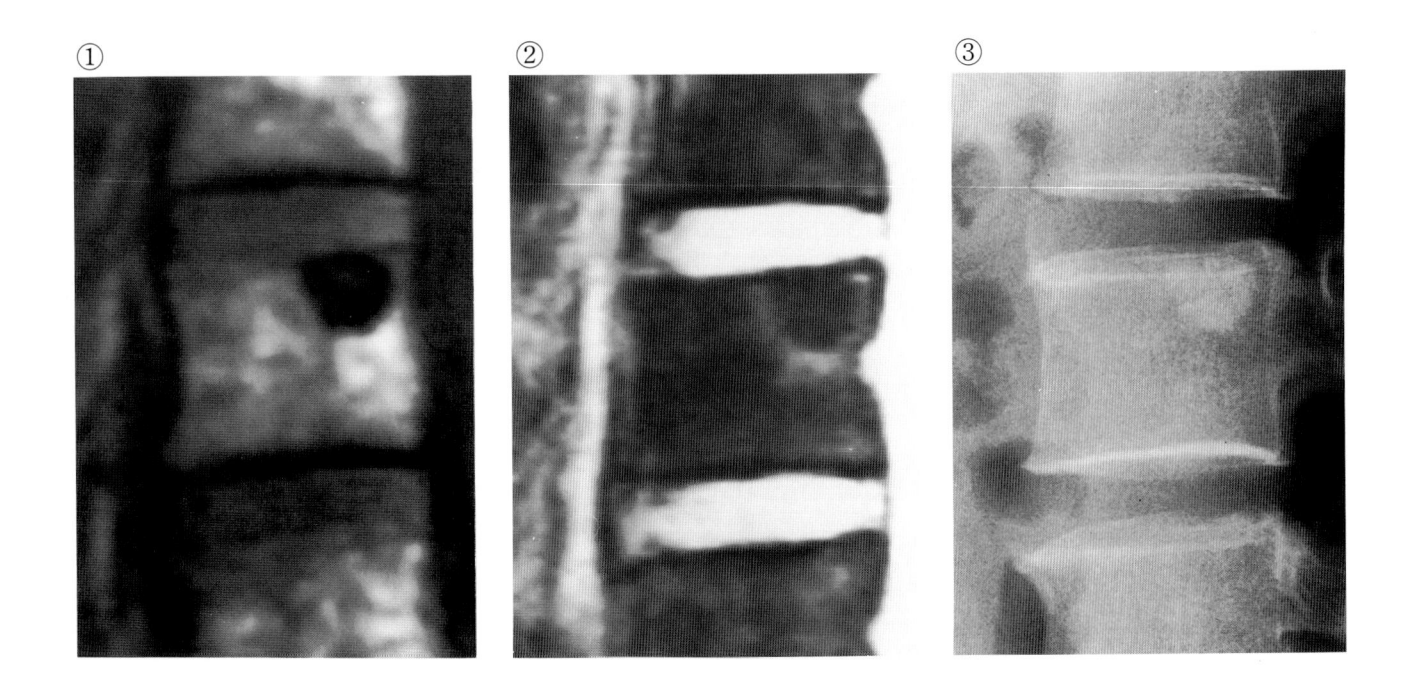

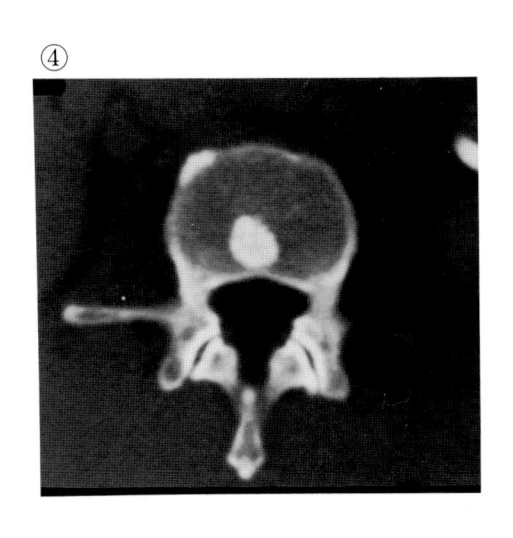

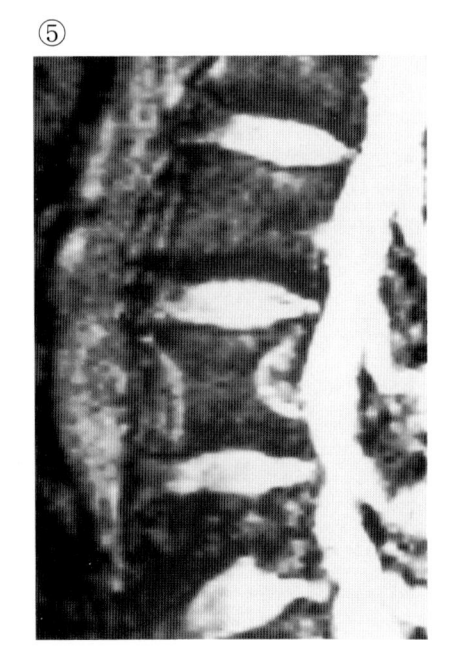

図1 腰椎矢状断 T₁ 強調像．SE 400/15
図2 T₂* 強調像．FLASH 300/10/18，TR/flip angle/TE
図3 腰椎単純 X 線像
図4 X 線 CT 像
図5 T₂* 強調像

長期造影効果を示すびまん性高形成性骨髄

症　　例	50歳，男性．
	主　訴：腹部不快感，白血球増多．
	病歴・検査結果：著明な脾腫，肝腫大，後腹膜リンパ節腫大を認めた．軽度の貧血，白血球増加2.3万/μl，末梢血中に幼若白・赤血球を認めた．骨髄穿刺は dry tap であった．
MRI 所見	胸腰椎矢状断 T_1 強調像（図1）で，骨髄は全体に異常な低信号強度を示している．Gd-DTPA 静注直後，骨髄は全体に著明な造影効果を示している（図2）．静注後4分の撮像でもほぼ著しい造影効果を示している（図3）．これを同じタイミングで撮像した慢性骨髄性白血病（未治療例，図4～6）と比較すると，本症例では造影効果がより持続する傾向を認める．
最終診断	原発性骨髄線維症（agnogenic myeloid metaplasia）．

〔解　説〕　正常骨髄の Gd-DTPA による造影パターンはあまり知られていない．正常の椎体の骨髄には約30～60%の脂肪細胞が含まれているが，脂肪細胞は Gd-DTPA による造影効果をほとんど示さないと考えられる．したがって骨髄全体の造影効果の程度は，骨髄内の血流量や間質液の量はもとより，脂肪量によって大きな差が生じる．そこで Gd-DTPA 静注直後，造影効果がピークに達してからの低下率のみを着目してみると興味ある結果が得られた．一定時間後の造影効果の低下率を $1-(SI_{PE}-SI_E/SI_{PE}-SI_P)$，（$SI_{PE}$：造影効果がピーク時の信号強度，$SI_E$：造影後の信号強度，$SI_P$：造影前の信号強度）として表現すると，正常骨髄5例の造影効果はピークに達してから4分後ではすでに40～60%に低下しているのに対し，骨髄線維症3例では約90%と高値を示した．また，発症早期で未治療の慢性骨髄性白血病1例は45%と正常のパターンを示したが，発症3年以上の1例は70%，また骨髄異形成症候群3例では70～80%と比較的高値を示した．

　骨髄線維症の骨髄造影効果の長期持続傾向には二つの原因が考えられる．第1は静脈洞の拡張である．骨髄線維症では，静脈洞の高度の拡張が認められることが多いとされている[1]．高度に拡張した静脈洞内の血流はうっ滞し，造影剤はより長く骨髄内にとどまるであろう．第2は間質の浮腫である．正常骨髄の静脈洞の内皮は tight junction を形成し，血漿成分は通過しにくくなっていると考えられている[2]．Burkhardt は，静脈洞を除外した正常骨髄実質の組織液は微量（0.2%）であると報告している[3]．一方，骨髄線維症，とくにその初期は骨髄が浮腫状であることが多い[1]．間質に移行した造影剤が多ければ多いほど造影効果は持続するであろう．このような骨髄間質の組織学的変化は，慢性骨髄性白血病などの慢性骨髄増殖性疾患の長期経過中にも出現してくるようである．同様の変化は骨髄異形成症候群にも発症時すでに種々の程度で認められるとされる[1]．一方，これと臨床的にしばしば鑑別が困難となる再生不良性貧血では認められないとされている．

　骨髄組織の正確な評価は骨髄穿刺ではなく生検であるが，生検部位は腸骨稜にほぼ限られている．しかし，腸骨は椎体に比べると活動性は低く，病態をより反映するのはむしろ造血の活発な椎体骨であろう．また骨髄組織は均一とはいえず，ごく少量の生検材料が多量の骨髄組織の全体像を正確に反映しているとはいえない．この点 MRI は，広範囲の骨髄組織の描出を可能とし，血液疾患への応用も盛んに行われている．T_1 強調像の信号強度は，T_1 の短い脂肪量をおもに反映している．脂肪細胞が減少すれば信号強度は低下する．最近では，chemical-shift imaging や proton spectroscopy を用いた水・脂肪比（cellularity）の定量化が試みられている．一方，脂肪細胞の減少は正常若年者や反応性の高形成，腫瘍細胞の増殖や，脂肪細胞以外の間質の増加など種々の原因からなる．Gd-DTPA による骨髄造影効果を経時的に観察することにより，cellularity に加え，水成分の性質，いわば病理学上の cellular density の評価に迫ることが期待できる．

〔石坂　浩〕

〈文　献〉

1) Frish B, Lewis SM, Burkhardt R, Bartl R : Mycloproliferative disorders. In : Biopsy Pathology of Bone and Bone Marrow（Gottlieb LS, Neville AM, Walker F, ed）1st ed, pp108-179, Chapman & Hall, London 1985.
2) Weiss L : The hematopoietic microenviroment of the bone marrow : An ultrastructual stndy of the stroma in rats. *Arat Rec*, **186** : 161-184, 1976.
3) Burkhardt R, Frisch B, Barth R : Bone biopsy in hematological disorders. *J Clin Pathol*, **35** : 257-284, 1982.

① ② ③

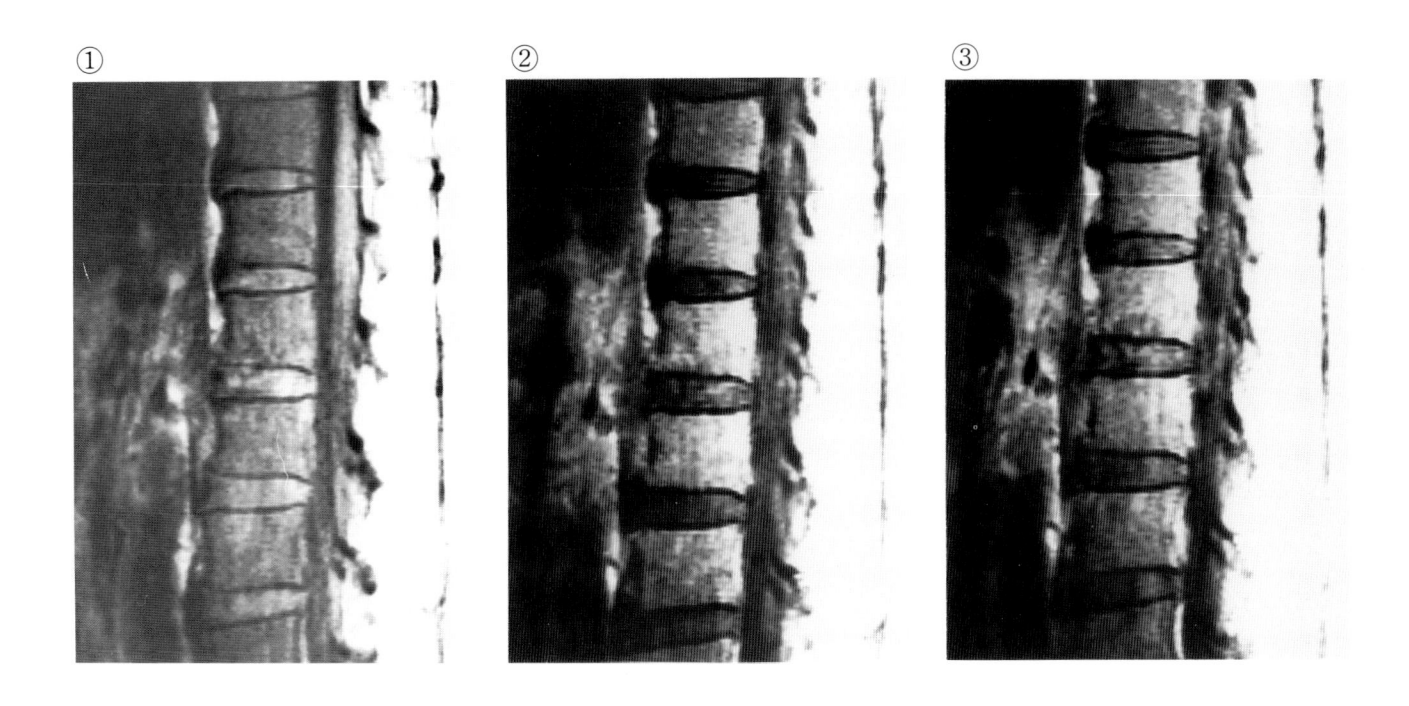

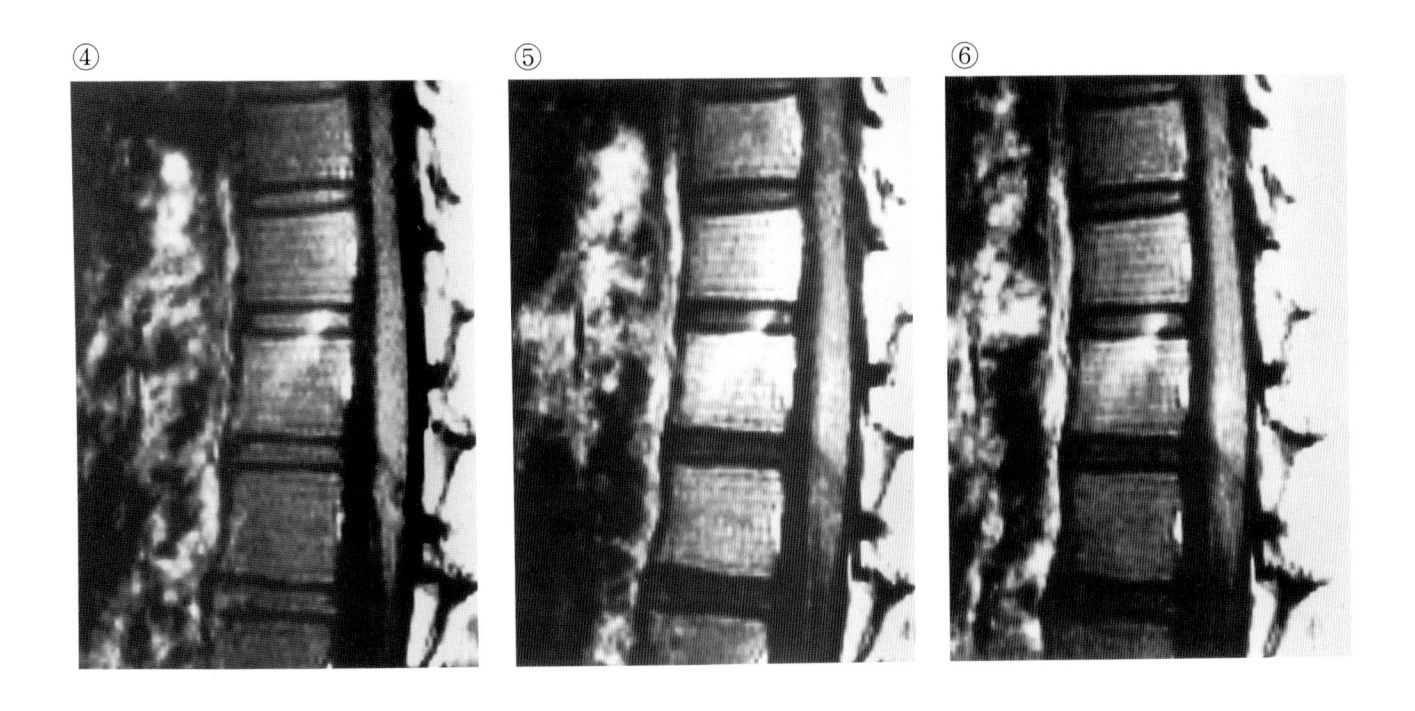

④ ⑤ ⑥

図1　胸腰椎矢状断 T_1 強調像．SE 300/15
図2　同 Gd-DTPA 静注直後
図3　同 4 分後
図4〜6　図1〜3 と同じタイミングで撮像した慢性骨髄性白血病（未治療例）

膝蓋関節軟骨の肥厚，内部信号の不均一を示す病変

症　例　19歳，女性．
主訴：膝関節の不安定感，膝崩れ．

MRI所見　比較のため，まず正常例について解説する（図1, 2, 24歳女性）．
　膝蓋大腿関節のalignmentが良好な正常膝蓋軟骨はT_1強調像で筋肉よりもやや高信号を呈し，内部は均一，厚さは3〜4mm程度である（図1, 矢印）．FLASH法（TR 320 msec/TE 15 msec/flip angle 90°）では，骨髄の信号が抑制されるため，軟骨は相対的に高信号に描出される（図2, 矢印）．
　図3, 4は両膝蓋骨の不安定感を訴え，脱臼や膝崩れの既往を有する本症例である．図3では軟骨は正常例と比べ明らかに肥厚しており（矢印），内部の信号強度は不均一である．このような症例に対し関節鏡を施行すると（図4），軟骨の表面は極端に軟化し，probeで圧迫すると容易に「へこみ」を生ずる．女性の場合，MRIで軟骨の厚さが5mmをこえていれば間違いなく軟骨の軟化がみられる．これは軟骨の基質に変性が起こった状態と考えられている．
　図5, 6では図3, 4よりもさらに進行した軟骨の変化を示す．MRIでは，T_1強調像（図5）で，軟骨の表面不整と内部信号の不均一が目立つ．とくに膝蓋骨中央稜付近でこれらの変化が著しい（矢印）．関節鏡では，中央稜から内側にかけて膠原線維が露出していた（図6）．MRIはこの軟骨所見を正確に描出している．図3, 5にみられる軟骨の変化は単純X線写真や単純X線CTで描出することはできない．図7は48歳女性，図3, 5と同様の主訴をもちながら長期間放置してきた症例である．MRIでは（図7）膝蓋関節軟骨は完全に消失している（矢印）．関節鏡では軟骨下骨が完全に露出していた．

最終診断　膝蓋骨亜脱臼，膝蓋軟骨の損傷．

〔**解　説**〕　膝蓋骨亜脱臼は若年者の女性に多く，くり返す膝の疼痛，腫脹，膝蓋骨の不安定感を主訴とし，しばしば膝崩れを起こす．本症では膝蓋軟骨の損傷が高頻度に起こり，治療上の問題点となっている．画像上，膝蓋軟骨の変化を描出する唯一の手段がMRIである．MRIではとくに軟骨の厚さ，表面不整，内部の均一性に留意して読影しなければならない．

〔中西克之〕

〈文　献〉
1) Nakanishi K, Inoue M, Harada K, et al：Subluxation of the patella：evaluation of patellar articular cartilage with MR imaging. *Brit J of Radiol*, **65**：662-667, 1992.
2) 中西克之，井上雅裕，原田貢士，ほか：膝蓋骨亜脱臼症候群のMRI．日本医学放射線学会誌，**51**（4），387-393, 1991.
3) Inoue M, Shino K, Hirose H, et al：Subluxation of the patella. *J Bone and Joint Surgury*, **70**：1331-1337, 1988.
4) Shahriaree H：Chondromalacia. *Contemp Orthop*, **11**：27-35, 1985.

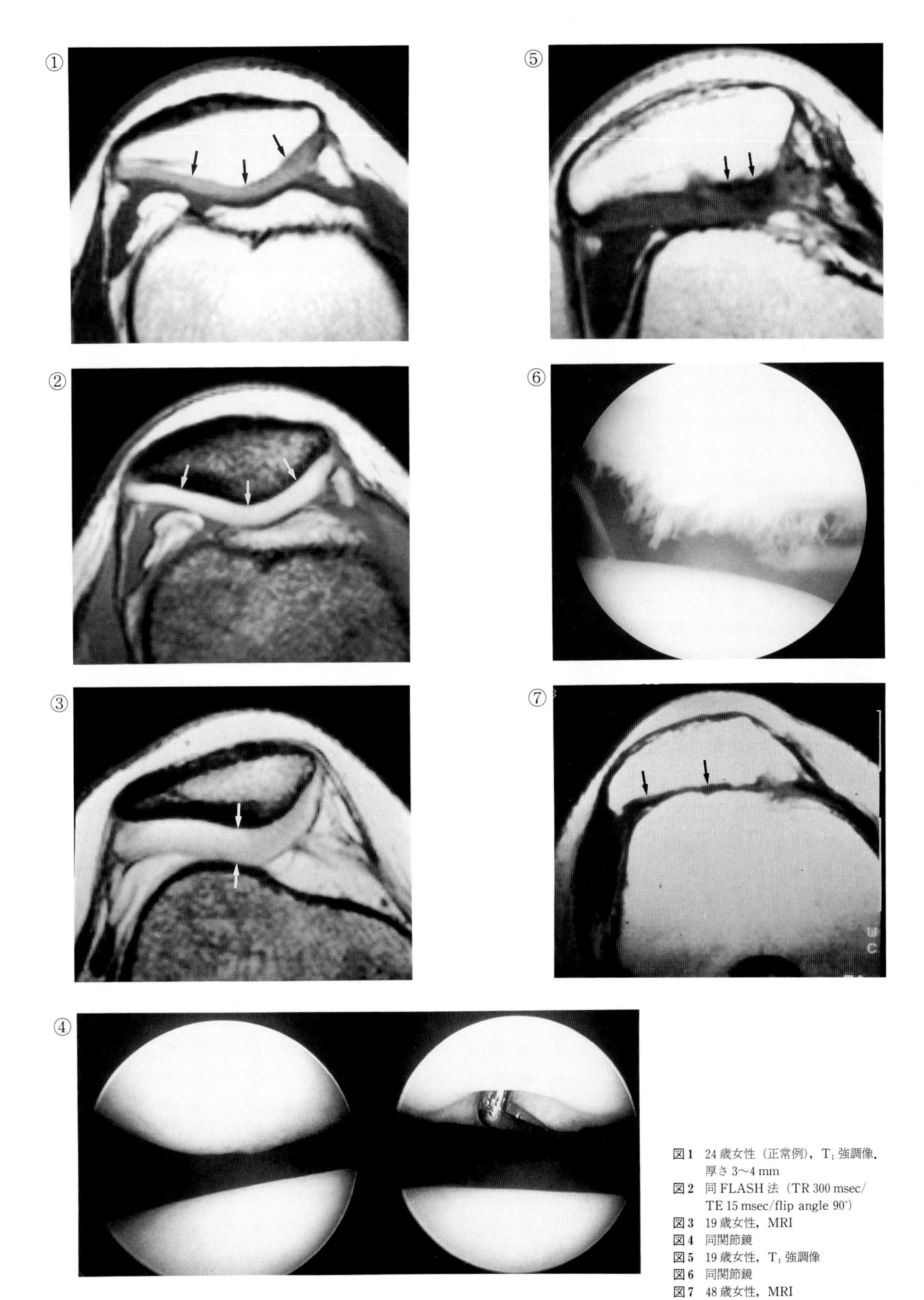

図1 24歳女性（正常例），T_1強調像．厚さ3〜4 mm
図2 同FLASH法（TR 300 msec/TE 15 msec/flip angle 90°）
図3 19歳女性，MRI
図4 同関節鏡
図5 19歳女性，T_1強調像
図6 同関節鏡
図7 48歳女性，MRI

大腿骨内顆の上部にみられた低信号域

症　　　例　22歳，女性．
　　　主　訴：膝関節内側部の疼痛，屈曲時のひっかかり感．

M R I 所見　膝関節は自然な伸展位をとらせた横断像で大腿骨内顆が描出されている．これを覆うようにT_1強調像（図1），T_2強調像（図2）ともに低信号な隔壁様の構造物がみえる（矢印）．関節鏡を施行すると（図3），膝蓋大腿関節に隔壁がみられる（矢印）．これは膝蓋内側滑膜のヒダとよばれるもので，疼痛やひっかかり感の原因である．
　　　図4は22歳女性，すでに関節鏡で滑膜ヒダのないことが証明されている例である．図1と同じく大腿骨内顆がみえる高さの横断像である．図1でみられた低信号域は認められない．

最 終 診 断　膝蓋内側滑膜ヒダ（plica synoviallis mediopatellaris）．

〔解　説〕　膝関節腔内には胎生期の遺残物としていくつかの滑膜ヒダまたは隔壁が存在する．膝蓋内側滑膜ヒダ plica synoviallis mediopatellaris（以下 PSM）は，膝関節内側壁を走行し，大腿骨内顆の前面を覆って，膝蓋大腿関節にはさまるように存在する．PSM がきわめて大きく，大腿骨内顆を広く覆う場合，また，それが弾性を失って硬くなっている場合に膝内障の原因となり，膝関節屈曲時のひっかかり感や階段昇降時の疼痛をひき起こす．さらに，PSM による「ひっかかり」が原因で，膝蓋大腿関節の硝子軟骨が変性を起こすという報告もある．

　従来，PSM の確定診断には関節鏡が必要であり，画像診断上は，侵襲的な関節造影あるいは関節造影 CT が必要であった．MRI では PSM と類似の低信号域がみられ，読影上注意を要するが，大腿骨内顆を覆う形で走行する低信号な隔壁様の構造物が PSM である．

〔中西克之〕

〈文　献〉
1) 中西克之，井上雅裕，村上卓道，ほか：膝蓋内側滑膜ヒダの MRI．日本医学放射線学会誌，**52**：1647-1652, 1992.
2) 榊原　壤：滑膜ヒダの異常による膝内障，整形外科 MOOK No 8, pp 201-207, 金原出版，東京，1979.
3) Aprin H, Shapiro J, Gershwind M : Arthrography (Plica Views) A noninvasive method for diagnosis and prognosis of plica syndrome. *Clinical Orthopaedics and Related Research*, **183**：90-95, 1984.
4) Boven F, Boeck M, Potvliege R : Synovial plicae of the knee on computed tomography. *Radiology*, **147** (3)：805-809, 1983.

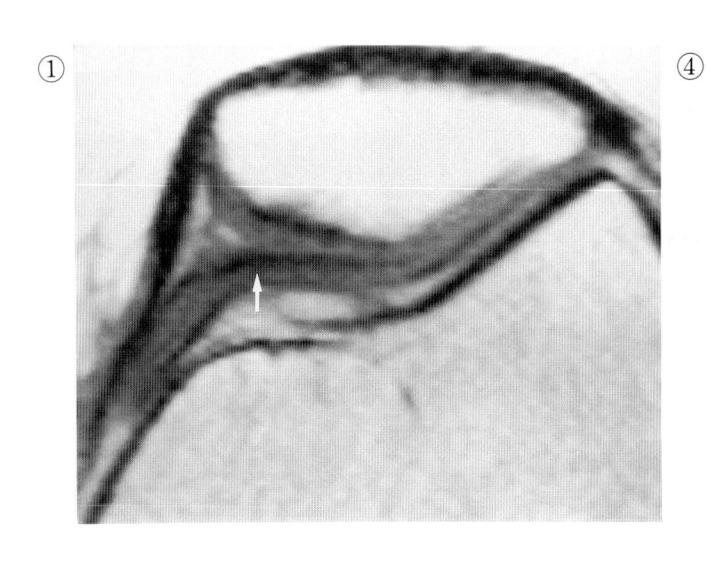

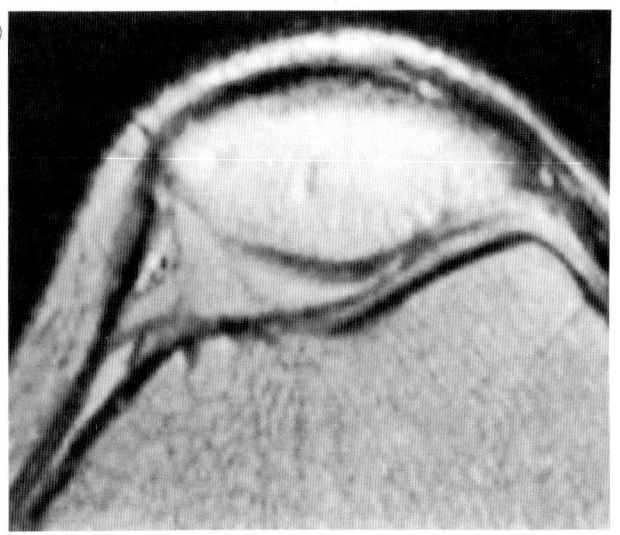

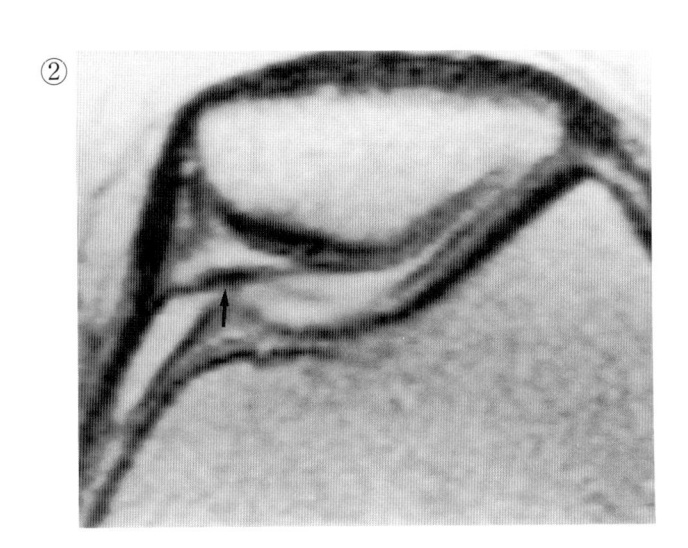

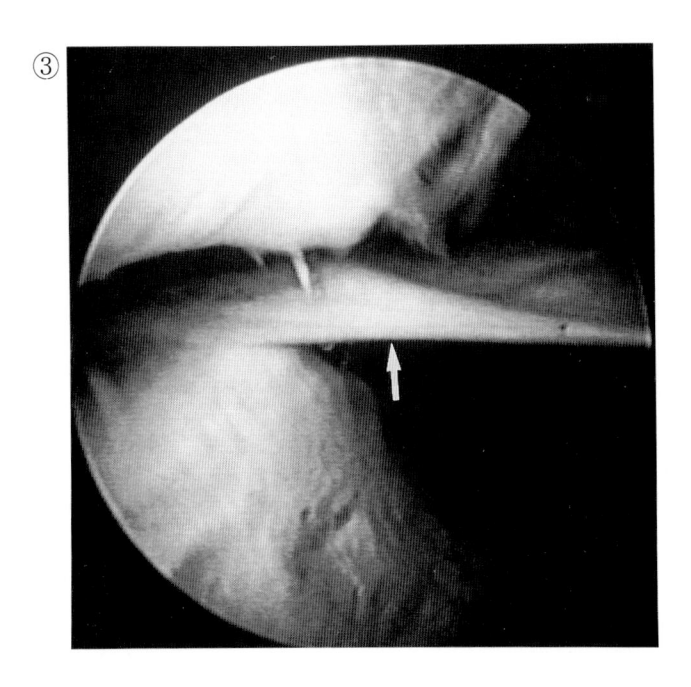

図1 T₁強調像
図2 T₂強調像
図3 関節鏡
図4 横断像

T_2強調像で著明な低信号部分を含んだ骨盤部腫瘤性病変

症　　　例	18歳，女性． 主　訴：骨盤部腫瘤． 病歴・検査結果：4年前骨盤内腫瘍摘出術施行される．経過観察中であったが，今回骨盤部に腫瘤を再び触知したため入院となる．
M R I 所 見	骨盤内に大きさ8×8×8 cmの腫瘤を認める．T_1強調像（図1,2）で軽度高信号で中央部は低信号，プロトン強調像（図3）で高信号で中央部は著明な低信号，T_2強調像（図4）では高信号で中央部は著明な低信号を呈している．境界はほぼ明瞭，辺縁はほぼ整であるが，腹側では不明瞭，不整の部分も認められる．内部は不均一である．子宮は左方に圧排され，その境界は一部不明瞭である．
その他の画像所見	骨盤部エコーではやや高エコーの腫瘤の中に低エコー部が混在している．
手術・病理所見	腫瘍は骨盤内に存在し，8×8×8 cm大で，左側は子宮と癒着し，右側は卵巣と癒着し，右尿管，回腸を巻き込んでいた．弾性硬で，表面凹凸不整，割面は白色充実性であった．組織学的には，紡錘細胞（spindle cell）の不規則な増生および膠原線維の介在，血管の増生がみられる．核分裂像や巨核細胞は認めない．
最 終 診 断	腹腔内類腱腫（intra-abdominal desmoid）．

〔解説〕 軟部腫瘤において，T_2強調像で低信号を呈する原因として，膠原線維，細胞成分が極端に少ないこと（石灰化，骨化など），出血の関与（赤血球内メトヘモグロビン，ヘモジデリン），凝固壊死，メラニン色素の含有，flow void，空気など比較的限定される．T_1強調像や単純X線写真，CTなど他の画像診断によりそれらの鑑別はそれほど困難ではない．

疾患でみると，線維腫，神経線維腫，類腱腫（侵襲性線維腫症），線維肉腫などの線維性組織の腫瘍や悪性線維性組織球腫，子宮筋腫，内部に出血，出血壊死，凝固壊死を伴いやすい腫瘍，悪性黒色腫（malignant melanoma）などがあげられる．本症例では，腫瘤の中央にT_1・T_2強調像ともに比較的広範囲に低信号の領域がみられ，単純X線写真で石灰化がみられていないこと，局所再発をくり返すこと，年齢，性別，部位などを考慮すると診断をかなりしぼることが可能で，そのなかでも類腱腫が最も考えられた．

類腱腫は，腹壁に生ずる腹壁デスモイド（abdominal desmoid）とそれ以外に生ずる腹壁外デスモイド（extra-abdominal desmoid），腹腔内デスモイドなどに分けられる．筋肉，筋膜や腱膜より生じ，局所浸潤性と再発傾向があり，腱様の硬さを有する．肉眼的には被膜を有しない浸潤性の腫瘍で，割面は白色で硬く瘢痕組織に似ている．組織学的には紡錘形の線維芽細胞の増殖と多量の膠原線維がみられる．

なお，腹腔内デスモイドは部位によって腸間膜デスモイドと骨盤腔デスモイドの二つに分けられ，臨床像を異にする．腸間膜デスモイドは腸間膜および後腹膜に生じ，大網や胃結腸靱帯にも浸潤する．誘因として腹部手術が重視されている．高頻度にGardner症候群に合併し，大腸ポリポーシスや癌に対する切除術後に生じる．骨盤腔デスモイドは腹壁デスモイドの亜型とも考えられ，主として20～35歳の女性の腸骨窩や骨盤腔下部に生じる．本例は年齢的にやや若いが後者と考えられる．

〔西村　浩・早渕尚文・大竹　久〕

（症例提供：久留米大学小児外科　小村順一，矢野博通）
（病理所見：久留米大学第二病理　平岡弘二，入江康司）

〈文献〉

1) Sundaram M, McGuire MH, Schajowicz F : Soft-tissue masses : histologic basis for decreased signal (short T_2) on T_2-weighted MR images. AJR, **148**: 1247-1250, 1987.
2) 大野藤吾，立石昭夫，藤沼　彰，ほか：デスモイド．整形外科MOOK 軟部腫瘍（伊丹康人，西尾篤人），pp 149-155，金原出版，東京，1985．
3) 岩崎　宏：デスモイド型線維腫症．軟部腫瘍アトラス（石川栄世，遠城寺宗知），pp 68-71，文光堂，東京，1989．

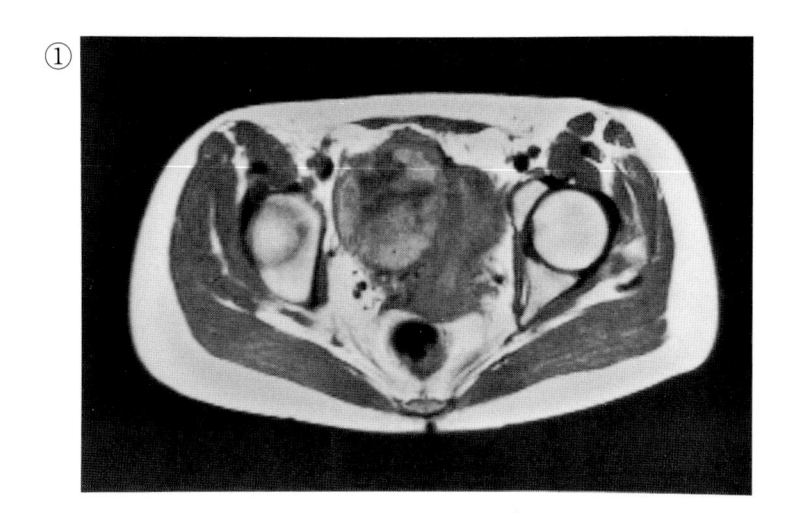

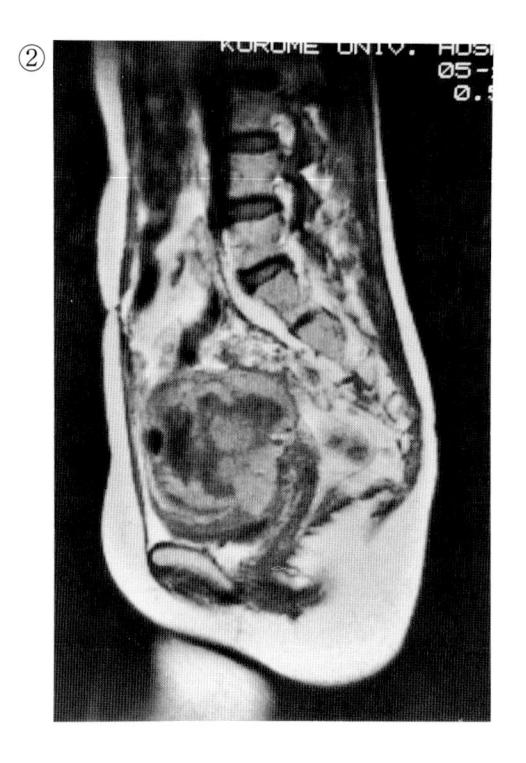

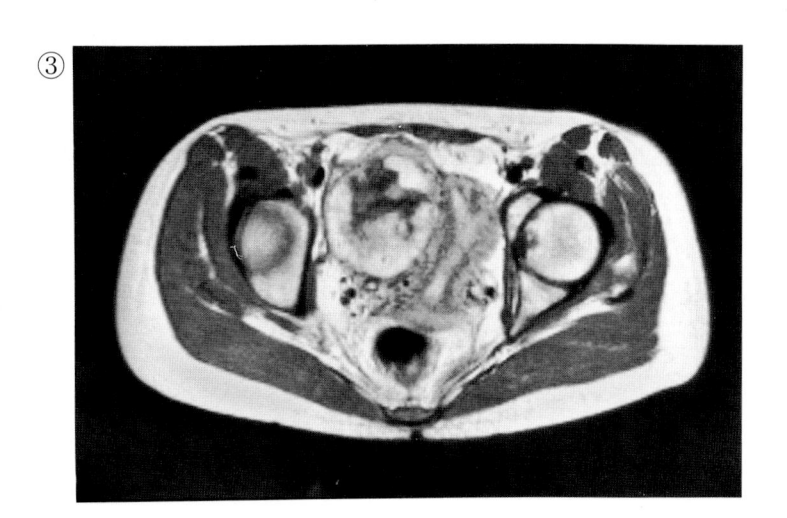

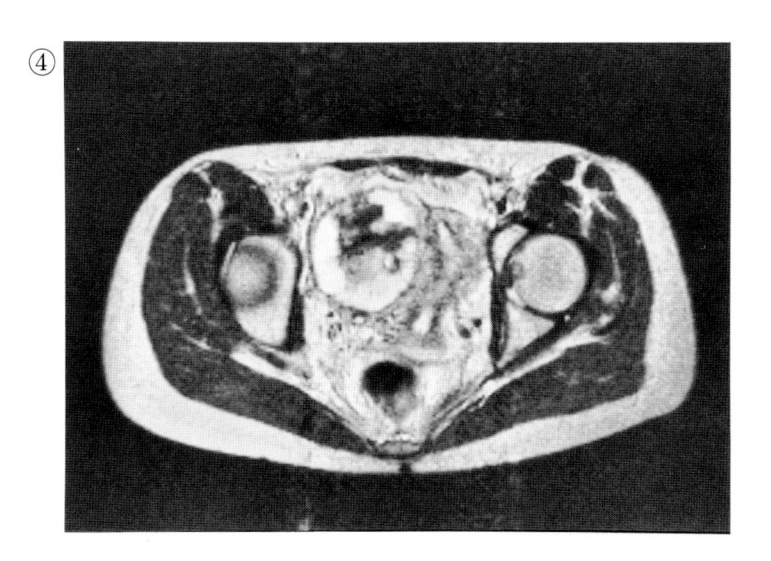

図1 横断像. 0.5 T, SE 460/35
図2 矢状断像. 0.5 T, SE 460/35
図3 横断像. 0.5 T, SE 1800/35
図4 横断像. 0.5 T, SE 1800/90

T_1，T_2 強調像ともに中央部低信号を示す軟部腫瘤性病変

症例 65歳，男性．
主訴：右大腿部腫瘤．
病歴・検査結果：4年前に右大腿部に小指頭大のしこりが出現したため近医にて摘出．昨年同部に再発し再度摘出．今回同部に再度腫瘤出現．腫瘤は硬く，表面軽度凹凸が認められる．

MRI所見 右大腿直筋内に大きさ 5×4×3 cm の分葉状の腫瘤を認める．T_1強調像（図1,2）で筋より軽度高信号（中央部はわずかに低信号），プロトン密度強調像（図3），T_2強調像（図4）では高信号（中央部は低信号）を呈している．境界は比較的不明瞭で，明らかな被膜は認めない．辺縁は不整部を部分的に認める．内部はやや不均一である．上下方向に紡錘形の形態をとっており浸潤が疑われる．また，一部皮下への浸潤も認める．造影 MRI 経時的撮像（dynamic study）（図5）では，辺縁部は早期より強く造影されピークを有し，その後，徐々に漸減している．これに対して中央部はわずかではあるが徐々に漸増して造影されている．

手術・病理所見 腫瘍は大腿直筋内に限局しており，筋内と皮下への浸潤はみられるが，他の筋肉への浸潤は認めない．明らかな被膜はみられない．
病理組織学的には，異型の強い線維芽様細胞の増殖を認め，花むしろ模様（storiform pattern）がみられる．また，好酸性の胞体をもつ巨細胞が散見され，一部粘液様の部も認めるが，全体としては多形型の悪性線維性組織球腫の所見である．

最終診断 通常型悪性線維性組織球腫（ordinary type malignant fibrous histiocytoma, MFH）．

〔解説〕本症例は，何度も再発をくり返し，膠原線維成分と推察できる所見（T_2強調像で低信号で徐々にわずかに造影される所見）を有し，被膜をもたない浸潤性の腫瘍である特徴をもっている．この点から，腹壁外デスモイド，MFH，線維肉腫が鑑別としてあるが，このなかで年齢が高齢であることよりデスモイドは考えにくい．残りの二者についてはMRIでの鑑別は本症例では困難と思われる．

　MFHは比較的最近確立された疾患であり，悪性軟部腫瘍のなかで最も発生頻度の高い腫瘍である．年齢は40～70代に多く，ピークは50代にある．発生部位は四肢中枢，とくに大腿部に多い．硬さは硬～弾性硬で，表面は不整でゴツゴツと触れることもある．多分葉状の実質性腫瘍で，筋肉内にみられることが最も多い．一般に被膜がなく浸潤性であることが多いが，境界明瞭なものもありさまざまである．色も多彩で，出血，壊死，囊胞形成などの所見もみられる．ときに粘液腫様の部分が混在する．病理所見では，腫瘍組織は基本的には組織球様細胞と線維芽細胞様細胞からなり，花むしろ模様の細胞配列が特徴的である．細胞は多形性に富み，多核巨細胞，泡沫細胞，炎症細胞などを加えて多彩な組織所見を呈する．EnzingerとWeissは組織亜型として通常型（花むしろ―多形型），粘液型，巨細胞型，炎症型，類血管腫型の5型に分類している．

　MFHのMRの報告はそれほど多くないが，T_2強調像で線維成分を示唆する所見が診断の助けになること以外は，特異性は少ないとする報告が多いようである．しかし，量的にある程度まとまった線維成分を有する軟部腫瘍は比較的少なく，臨床所見などを考慮すれば診断をしぼりこめることが多い．また，腫瘍が大きくなれば出血，壊死，囊胞変性などが生じやすく，多彩な像を呈するため比較的特徴的な所見がみられる場合もある．

　軟部腫瘍における造影MRI（とりわけdynamic study）は，内部性状，vascularity，正確な進展範囲などの把握，ときに良悪性の鑑別に有用であり，通常の撮像法で診断が困難な場合には試みれば情報量が増える場合も多い．本例でも，豊富な血流，中心部の膠原線維主体の部分，辺縁部の腫瘍細胞が密の部分，それらの間の腫瘍細胞がさほど密ではない部分の組織像を反映した内部構造，周囲進展範囲などの把握に有用である．また，腫瘍細胞が密な部で早期に強く造影され，ピークを有しており，悪性腫瘍である可能性が高い所見である．

　軟部腫瘍のMRでは，各腫瘍の臨床上の特徴はもちろん組織像の特徴も十分知ったうえで，MRで組織像をいかに推察できるかが重要なポイントになる．　　　　〔西村　浩・早渕尚文・大竹　久〕

（症例提供：久留米大学整形外科　小宮節郎，井上明生）
（病理所見：久留米大学第二病理　藤吉康明，入江康司）

〈文献〉
1) 櫛田和義，村山　均，亀田典章：悪性軟部腫瘍．図説整形外科診断治療講座：骨・軟部腫瘍（室田景久，白井康正，桜井　実，ほか），pp94-107，メジカルビュー社，東京，1990．
2) Bretan PN, Orvis BR, Hricak H, et al : Assessment of a retroperitoneal mass by magnetic resonance imaging in a 65-year-old woman. *The Journal of Urology,* **136** : 71-75, 1986.
3) Erlemann R, Reiser MF, Peters P, et al : Musculoskeletal neoplasms : static and dynamic Gd-DTPA-enhanced MR imaging. *Radiology,* **171** : 767-773, 1989.

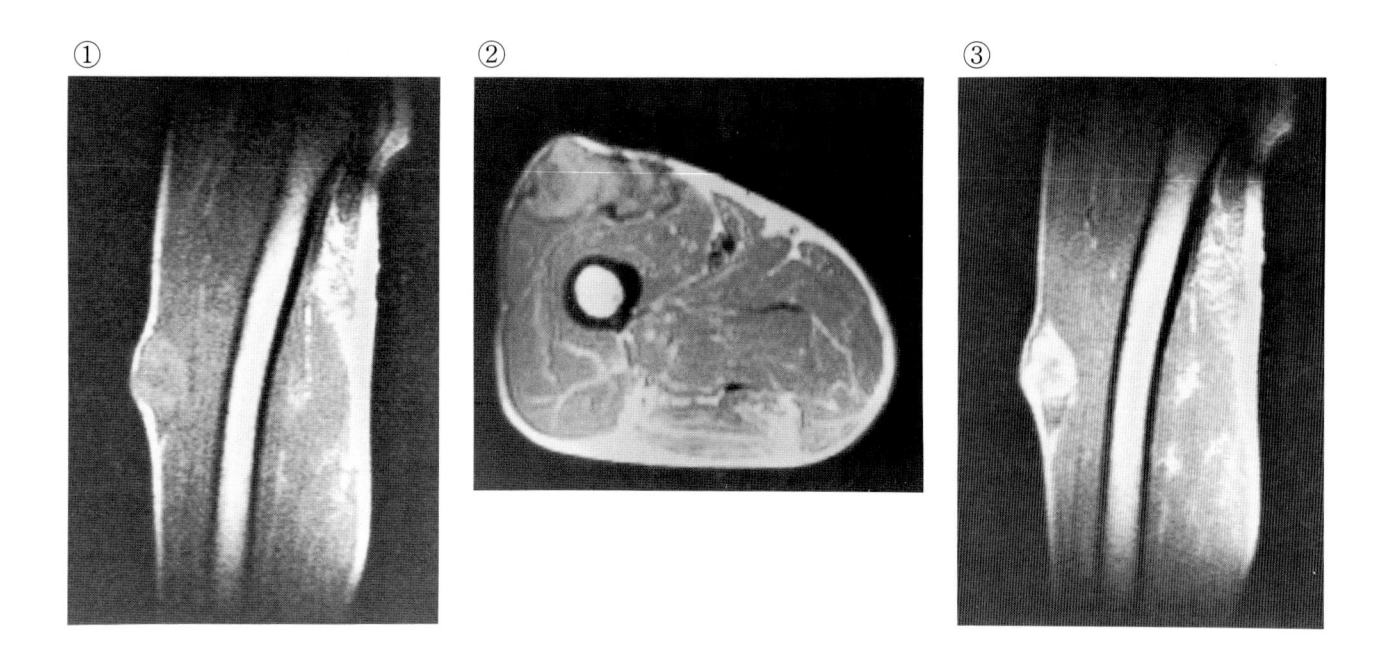

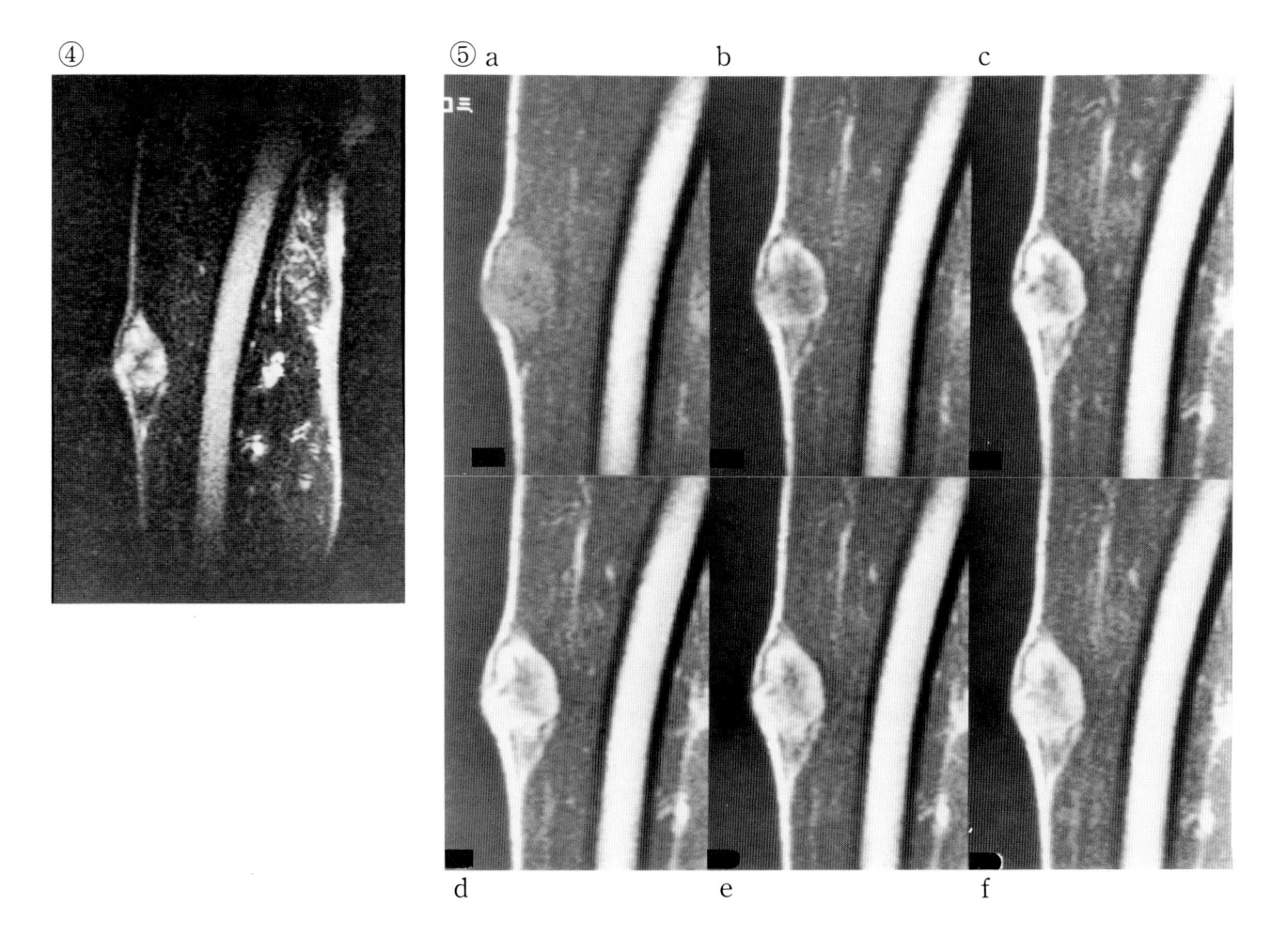

図1 矢状断像．0.5 T, SE 400/35
図2 横断像．0.5 T, SE 400/35
図3 矢状断像．0.5 T, SE 1800/35
図4 矢状断像．0.5 T, SE 1800/100
図5 矢状断像．0.5 T, SE 400/35,
　　a：造影前，b：造影直後，c：造影2分後，
　　d：造影4分後，e：造影6分後，f：造影8分後

T₂強調像で結節状やひび割れ状の高信号部分を含んだ腫瘤性病変

症　例　64歳，男性．
　　　主　訴：排尿障害，会陰部鈍痛．
　　　病歴・検査結果：1か月前上記症状出現したため近医受診．骨盤内腫瘤指摘され来院．

MRI所見　骨盤内に大きさ16×11×10cmの腫瘤を認める．T₁強調像（図1〜3）でやや低信号，T₂強調像（図4）でやや低信号の中に，結節状やひび割れ状の高信号部と一部著明な高信号を伴った信号を呈している．境界は明瞭で，被膜と思われる低信号帯をほぼ全周性に認める．辺縁は整，内部はやや不均一である．周囲への浸潤は認めない．造影MRI（図5，6）では，結節状やひび割れ状の部分にほぼ一致した造影がみられる．T₂強調像での著明な高信号部は造影されていない．

その他の画像所見　USでは，内部に低エコー部を有する高エコーの結節を伴った軽度低エコーの腫瘤を認める．造影CT（図7）は，造影MRIとほぼ同様な所見であるが，結節部分がやや不明瞭である．右内腸骨動脈の血管造影（図8）では，内部の結節部にほぼ一致してより多くの腫瘍血管を認める．

手術・病理所見　腫瘍表面は平滑で，被膜に覆われた弾性軟の16×11×9cmの腫瘍で，膀胱を左方に圧排し，骨盤腔内全体を占めていた．腫瘍の周囲浸潤は認めなかった．
　　　割面では，内部黄白色で弾性軟，内部に結節を数か所認め，いわゆるnodule in noduleの像を呈していた．結節のなかには囊胞部分を含むものも認めた．
　　　病理組織学的には，葉巻状の核を有する紡錘形腫瘍細胞が束状配列を呈し，密に増殖し，より多形性に富む部，まばらに増殖する部などが混在している．線維性の被膜を伴っている．核分裂像は強拡大10視野に5個以上認められる．
　　　リンパ節転移，被膜外浸潤，内腸骨静脈浸潤はない．

最終診断　平滑筋肉腫（leiomyosarcoma）．

〔解　説〕　本症例のMRIの特徴と思われる所見は，T₂強調像で軽度低信号を呈すること，その中に造影される結節状やひびわれ状の部分を認めることである．この所見は結節部分を除けば比較的大きな子宮筋腫のMR像に類似している．他の軟部腫瘍ではほとんど認められない所見で，平滑筋由来の腫瘍であることを推察できる所見と思われる．また，囊胞変性と推察できる部分を伴った造影される結節部分を認めることや，巨大であることから，後腹膜では頻度のきわめて少ない平滑筋腫より平滑筋肉腫を考えて妥当と思われる．われわれの経験した平滑筋肉腫のうち約半数に本所見を認めている．残り半数は消化管原発の平滑筋肉腫に類似した内部壊死傾向の強い所見であった．症例が少なく断定はできないが，悪性腫瘍細胞の割合や変性壊死の程度でMR像が異なるようである．しかし，本症例のように比較的変性壊死の少ない例では，T₂強調像での所見は疾患特異性があり，診断上有用と思われる．少なくとも，腫瘍に一部でもこのような所見を認める場合は平滑筋肉腫を鑑別にあげるべきと思われる．本症例の鑑別としては，線維組織を含む腫瘍で，MFH（malignant fibrous histiocytoma）や線維腫，線維肉腫などが考えられるが，いずれも典型的ではないと思われる．

　平滑筋肉腫は悪性軟部腫瘍の約8％と，MFH，脂肪肉腫，横紋筋肉腫についで多い軟部肉腫である．通常，発生部位から三つの型（皮膚・皮下型，後腹膜・腸間膜型，血管起源型）に分類されている．大腿や後腹膜に好発し，被膜を有する境界明瞭な腫瘍で，ゆっくり成長する．組織学的には，好酸性の胞体をもつ長紡錘形細胞が束状に増殖し，細胞束が鋭角に交錯する．核は両側が鈍で葉巻状を示す．悪性度の判定には核分裂の数が基準として用いられている．軟部の平滑筋肉腫の画像上の特徴はこれまでほとんど報告がなく，診断には生検が必要とされている．

　本症例でみられた所見は他の軟部腫瘍ではほとんどみられないため，平滑筋肉腫の生検前診断や生検部位決定（強く造影される部位）に，MRIは有用と思われる．　　〔西村　浩・早渕尚文・大竹　久〕

　　（症例提供：久留米大学第一外科　柚木利紀，掛川暉夫）
　　（病理所見：久留米大学第二病理　藤吉康明，入江康司）

〈文献〉
1) 大野藤吾：悪性軟部腫瘍．整形外科診療図譜：骨軟部腫瘍（山本　真，河路　渡，榊田喜三郎，ほか），pp 278-293，金原出版，東京，1984．
2) 富樫かおり：子宮筋腫．婦人科疾患のMRI診断（富樫かおり），pp 82-101，医学書院，東京，1990．
3) 牛込新一郎：平滑筋の腫瘍．軟部腫瘍アトラス（石川栄世，遠城寺宗知），pp 126-142，文光堂，東京，1989．

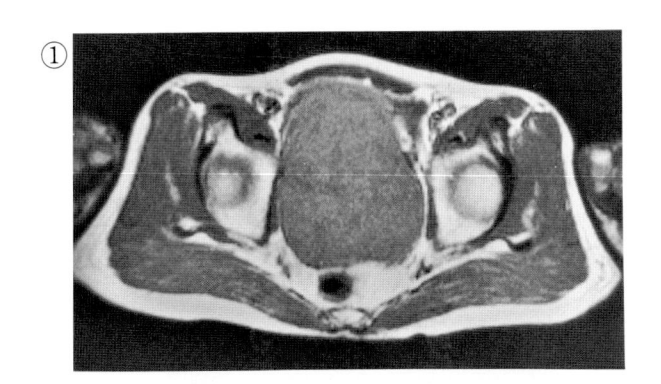

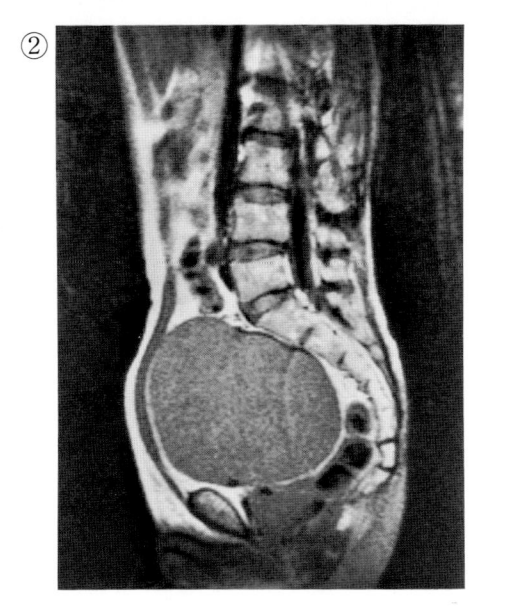

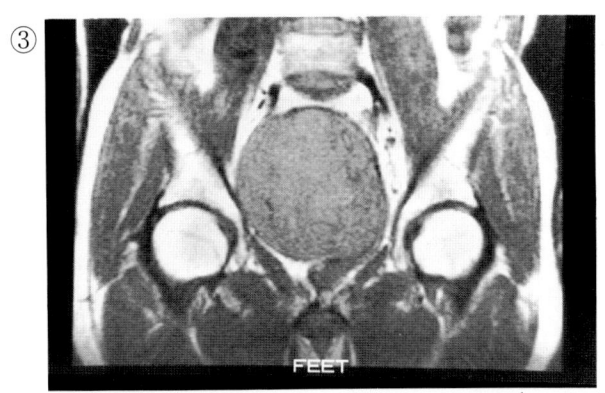

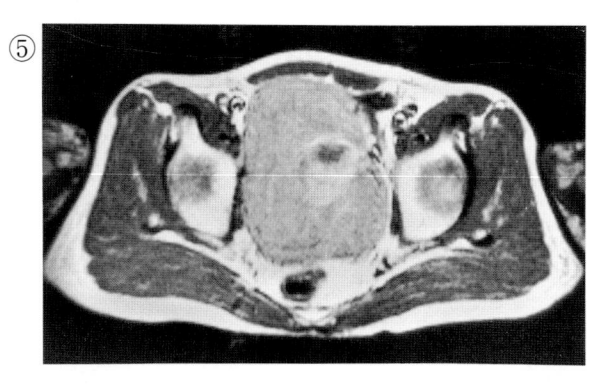

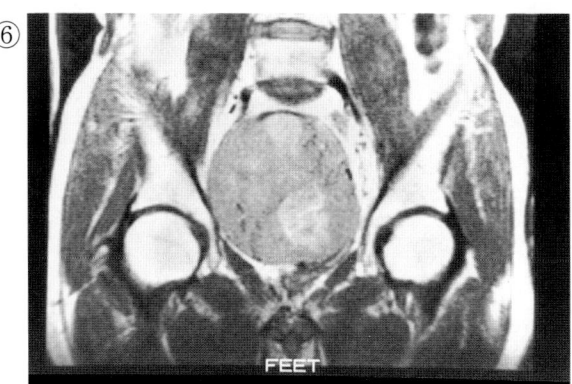

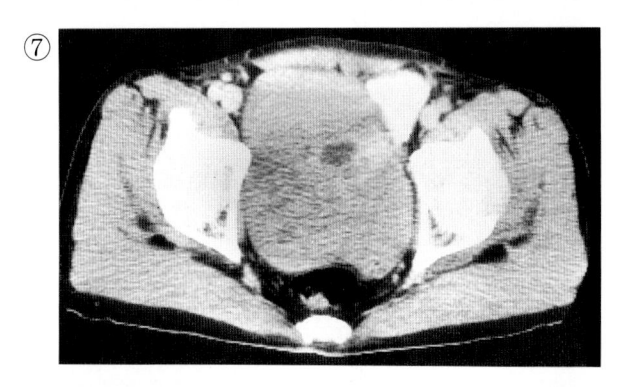

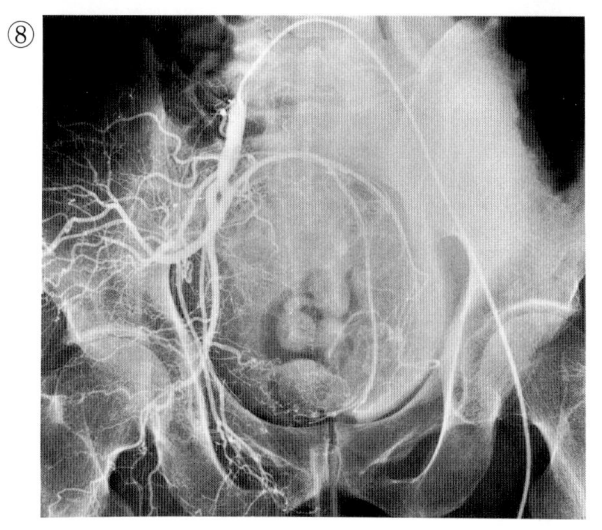

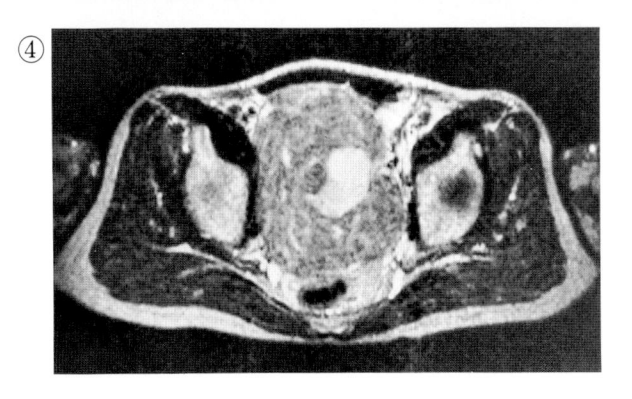

図1 横断像．0.5 T, SE 460/35
図2 矢状断像．0.5 T, SE 460/35
図3 冠状断像．0.5 T, SE 460/35
図4 横断像．0.5 T, SE 1800/100
図5 横断像．0.5 T, SE 460/35, 造影1分後
図6 冠状断像．0.5 T, SE 460/35, 造影6分後
図7 造影CT
図8 血管造影

T₂強調像で低信号を示す多結節状の軟部腫瘤性病変

症　　　例	60歳，女性． 主　訴：右膝窩部腫脹． 病歴・検査結果：10年前より右膝窩部外側部腫脹出現．その後，徐々に増大したため来院．痛みはほとんどない．なお44年前，左膝窩部腫脹あり手術を施行している．
M R I 所 見	右膝窩部に大きさ15×6×9cmの多結節状の腫瘤を認める．T_1強調像（図1）では低信号，プロトン強調像（図2）では低信号で，一部軽度高信号部分を伴っている．T_2強調像（図3）でも同様．グラジエントエコー法（図4）では著明な低信号を呈している．脂肪などT_1の短縮した部分からの信号を抑制し，T_1, T_2両者の付加的強調像となり，骨軟部領域では有用性の高いSTIR (short TI IR) 法（図5）では，軽度低信号と高信号を呈し，さらに，関節周囲の高信号部も最も明瞭に広範囲に描出され，膝関節内への進展も明らかとなっている．境界不明瞭，辺縁不整で，内部やや不均一である． 造影MRI (Gd-DTPA使用の経時的撮像)（図6〜8）では，不均一に部分的に中程度造影されているが，ピークは有さず漸増する造影効果を示している．
その他の画像所見	血管造影では，vascularityは中程度であるが，血管侵襲は少なく，良性腫瘍が考えられる．
手術・病理所見	腫瘍は関節包と癒着し，膝関節と連続していた．弾性軟で，もろく，黄色から暗褐色の多房性の腫瘍であった．血管に富んでおり，栄養血管は上・下膝動脈であった．関節軟骨への浸潤は認めなかった． 病理では，ヘモジデリンを貪食した組織球の浸潤および滑膜細胞の増殖を主体とした病変で，その他，リンパ球の浸潤や毛細血管の増生も認められる．異型細胞は認めない．
最 終 診 断	色素性絨毛結節性滑膜炎 (pigmented villonodular synovitis, PVS).

〔解　説〕　本症例は，多結節状のT_1強調像，T_2強調像ともに低信号部分を多量に含む腫瘍で，滑膜との関連が疑われる部位に存在していることが特徴と思われる．しかも，磁性体に鋭敏なグラジエントエコー法でより低信号に描出され，磁性体の関与が推察できる．これらの所見よりPVSの診断はさほど困難ではないと思われる．

　PVSとは，滑膜の表層細胞および結合組織層がびまん性に増殖して多数の黄褐色絨毛および結節状腫瘤を形成したまれな病変をいう．滑膜は赤褐色絨毛増生を示し，結節部は黄褐色ないし灰白分葉状である．病理組織像は組織球増殖，ヘモジデリンおよびコレステリン貪食細胞，リンパ球，プラスマ球の増生があり，絨毛は数層の滑膜表層細胞におおわれ，中心は拡張充血血管があり，ヘモジデリンも多く沈着する．

　PVSのMR所見はこのような病理所見を反映しており，上記のように比較的特徴的であり，MRIにて診断可能な軟部腫瘍のひとつである．なお，本疾患では溶骨性骨病変や関節液貯留を伴うこともあり，その描出にもMRIは有用である．

〔西村　浩・早渕尚文・大竹　久〕

（症例提供：久留米大学整形外科　小宮節郎，井上明生）
（病理所見：久留米大学第二病理　平岡弘二，入江康司）

〈文献〉
1) Jelinek JS, Kransdorf MJ, Utz JA, et al: Imaging of pigmented villonodular synovitis with emphasis on MR imaging. *AJR*, **152**: 337-342, 1989.
2) Kottal RA, Vogler JB, Matamoros A, et al: Pigmented villonodular synovitis: a report of MR imaging in two cases. *Radiology*, **163**: 551-553, 1987.
3) 西村　浩，小金丸道彦，内田政史，ほか：骨・軟部腫瘍のMRI．臨放，**35**: 57-68, 1990.

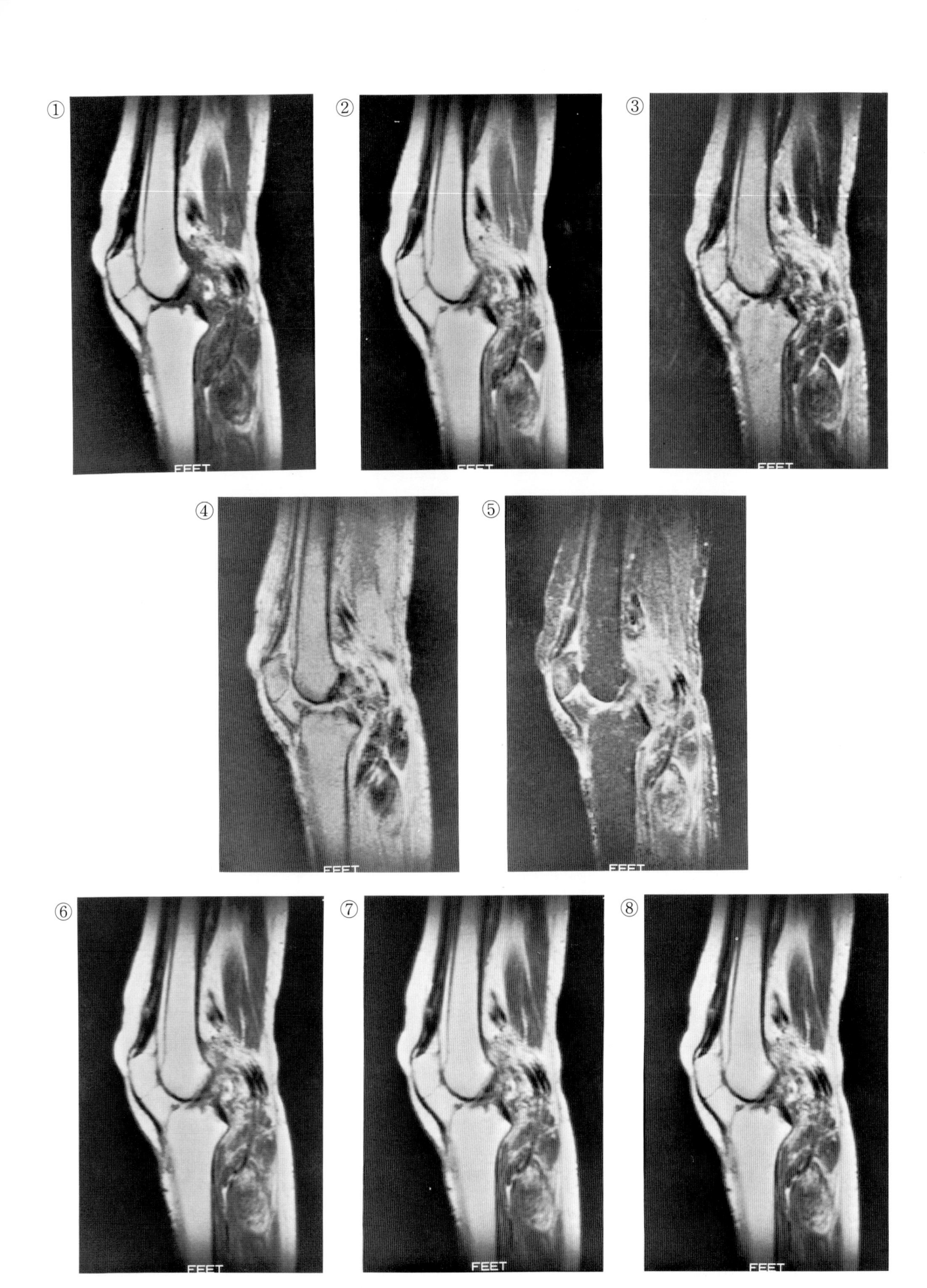

図1 矢状断像. 0.5 T, SE 460/35
図2 矢状断像. 0.5 T, SE 2000/35
図3 矢状断像. 0.5 T, SE 2000/90
図4 矢状断像. 0.5 T, GE 570/18, flip angle 20°
図5 矢状断像. 0.5 T, IR 1500/100/40
図6 矢状断像. 0.5 T, SE 460/35, 造影後1分
図7 矢状断像. 0.5 T, SE 460/35, 造影後5分
図8 矢状断像. 0.5 T, SE 460/35, 造影後9分

T_1強調像で著明な高信号を示し，分葉状の不整形腫瘤性病変

症　　例　　56歳，女性．
　　主　訴：右大腿後部腫瘤．
　　病歴・検査結果：10年前，右大腿後部の腫瘤（手拳大）に気づく．その後，徐々に増大するも症状ないため放置．今回左膝関節部の疼痛出現し，近くの整形外科受診したさい，右大腿部腫瘤の精密検査を勧められて来院．ときどき同部の不快感と圧迫感はあるが疼痛はない．

MRI所見　　右大腿部背側に19×9×9 cm不整形の腫瘤を認める．T_1強調像（図1,2）では皮下脂肪と同等の著明な高信号で，プロトン強調像（図3）やT_2強調像（図4）でも皮下脂肪と同等の信号を呈している．脂肪の信号を抑制しT_1，T_2両者の付加的強調像となるSTIR法（図5）でも，皮下脂肪同様信号が抑制されている．境界はほぼ明瞭で，辺縁はほぼ整であるが，分葉状でかなりいびつな形態を示している．周囲への浸潤の所見はない．造影MRI（図6,7）では，明らかに造影されている部分は認められない．

その他の画像診断　　単純X線写真（図8）では，腫瘤部に一致してX線透過性の部分が認められる．
　　CTでは，隔壁を有する脂肪濃度の腫瘤として描出される．
　　血管造影では，大腿深動脈，内側大腿回旋動脈の分枝の圧排所見と軽度の新生血管の増生は認められるが，血管浸潤像や造影剤貯留像は認められない．

手術・病理所見　　腫瘍は大内転筋の中に存在し，黄色調の弾性軟の分葉状形態を呈していた．腫瘍は鈍的に摘出された．
　　病理組織学的には，ほぼ全体が成熟した脂肪細胞からなっているが，一部核の大小不同を示す異型脂肪芽球と膠原線維間に大型核からなる大型脂肪芽球がみられる．

最終診断　　高分化型脂肪肉腫（well differentiated liposarcoma）．

〔解　説〕　本症例は腫瘍の大きさ，形態から悪性も否定できないため各種画像診断が施行されたが，いずれも悪性を強く示唆する所見は認められなかった．MRIでも分葉状の不整形の形態は示すものの信号的には脂肪腫と同じであり両者の鑑別は不可能であった．
　脂肪原性腫瘍のなかで，脂肪腫，異型脂肪腫(atypical lipoma)，高分化型脂肪肉腫は画像的には鑑別が難しいと報告されている．脂肪肉腫の場合，分葉状，結節状の形態が特徴的といわれているが，脂肪腫においても同様な形態を示す例もみられており，必ずしも鑑別点とはならない．本例ではその程度が著しいため高分化型脂肪肉腫は念頭におく必要はあるものの断定はできない．画像診断の限界と思われた症例である．
　脂肪肉腫は，悪性軟部腫瘍のうち発現頻度の高いものの一つである．中年以降の男性に多く，四肢，とくに大腿部，躯幹および後腹膜に好発する．臨床的には，症状を伴うことが少なく，かなりの大きさに達してはじめて気づくことが多い．通常，高分化型，粘液型，円形細胞型，多形型および脱分化型に分類されている．高分化型はさらに脂肪腫類似型，硬化型，炎症型に分けられる．本症例は脂肪腫類似型である．
　脂肪腫と思われる症例で分葉傾向を認めた場合は，高分化型脂肪肉腫を必ず鑑別診断に入れる必要がある．

〔西村　浩・早渕尚文・大竹　久〕

（症例提供：久留米大学整形外科　小宮節郎，井上明生）
（病理所見：久留米大学第二病理　平岡弘二，入江康治）

〈文　献〉
1) Kransdorf MJ, Moser RP, Meis JM, et al：Fat-containing soft-tissue masses of the extremities. *Radio Graphics*, 11：81-106, 1991.
2) 石川栄世：脂肪組織の腫瘍および腫瘍状病変．軟部腫瘍アトラス（石川栄世，遠城寺宗知），pp 108-125，文光堂，東京，1989．

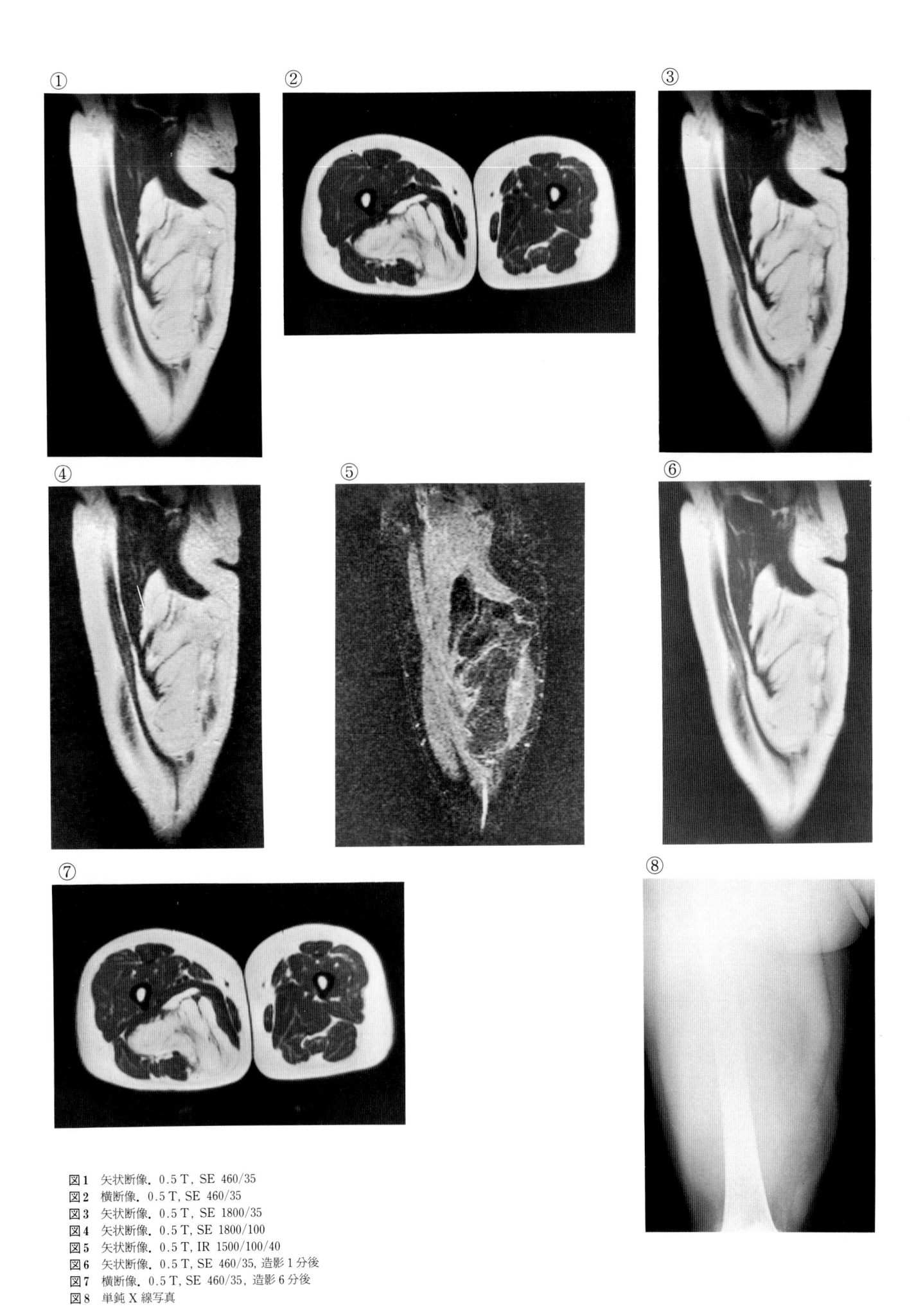

図1 矢状断像．0.5 T, SE 460/35
図2 横断像．0.5 T, SE 460/35
図3 矢状断像．0.5 T, SE 1800/35
図4 矢状断像．0.5 T, SE 1800/100
図5 矢状断像．0.5 T, IR 1500/100/40
図6 矢状断像．0.5 T, SE 460/35, 造影1分後
図7 横断像．0.5 T, SE 460/35, 造影6分後
図8 単純X線写真

T_1 強調像で高信号の隔壁様構造を示す軟部腫瘤性病変

症　　　例	59歳，女性．
	主　訴：左大腿部腫瘤．
	病歴・検査結果：6年前より腫瘤触知するも放置．最近増大傾向あるため来院．疼痛はない．
MRI所見	左大腿部皮下に大きさ $10\times10\times10$ cm の腫瘤を認める．T_1 強調像（図1）では高信号の隔壁様構造を伴った低信号，T_2 強調像（図2）ではやや低信号の隔壁構造を伴った著明な高信号，STIR法（図3）でもほぼ同様の信号を呈する．境界は明瞭，辺縁は整であるが，図1の5cm背側の像（図4,5）では分葉状の形態を呈し，筋肉を強く圧排している．明らかな筋肉内浸潤の所見は認めない．薄い被膜様の低信号帯もみられるが，その断裂の部分（矢印）が存在している．
	造影MRI（図6〜8）では各分葉の中央部から造影されはじめ，全体へ広がり漸増する中程度の造影形式である．
手術・病理所見	腫瘍は被膜を有し，結節状を呈していた．腫瘍の背部では深部に入り込んでおり筋膜と強い癒着を認めたが，被膜は保たれており筋肉内への浸潤はなかった．しかし，背部上方の一部で被膜が断裂し，腫瘍と皮下脂肪の間に強い癒着がみられた（図5の矢印部に一致）．
	肉眼的には，膠様の光沢を有し，白色充実性で分葉状を呈していた．
	病理組織学的には繊細な毛細血管網の介在する粘液基質の中に紡錘形，小腔胞状，星芒状の脂肪芽細胞の増殖がみられる．核分裂像はほとんどみられない．
最終診断	粘液型脂肪肉腫（myxoid liposarcoma）．

〔解　説〕　本症例のMRI所見は比較的疾患特異性がある．すなわち，辺縁の性状から一見良性を思わせる腫瘤であること，内部に T_1 強調像でレース状，隔壁様，不定型などの高信号部を含む低信号を呈していること，T_2 強調像で内部のその部が比較的低信号で，そのほかは著明な高信号となっていることなどの所見である．T_1 強調像での高信号の部分は脂肪の存在が疑われる．脂肪を含む軟部腫瘍のなかでは，脂肪以外の部分の性状から判断して粘液型脂肪肉腫が最も考えられる．T_2 強調像での信号が著明に高く（皮下脂肪よりも高信号），かつ造影される点は本腫瘍の病理学的特徴である繊細な血管網を有する粘液基質の所見に合致するからである．

　鑑別としては神経鞘腫があげられるが，T_1 強調像での高信号の程度や粘液基質の造影程度などに差異があるようである．

　粘液型脂肪肉腫は，脂肪肉腫のなかでは最も頻度が高く，下肢（とくに大腿）に好発する．病理組織学的には，粘液基質，繊細な樹枝状の血管網，脂肪芽細胞から構成される．本腫瘍の成熟脂肪の割合は10%以下と報告されている．このため T_1 強調像で高信号を呈する部分は少ない．このような所見をMRIは反映している．造影を含めたMRIの詳細な読影により診断がさほど困難ではないと思われる疾患である．　　　　〔西村　浩・早渕尚文・大竹　久〕

　（症例提供：福岡県済生会大牟田病院　平井　裕，菊池　茂）
　（病理所見：久留米大学第一病理　枝光　理，神代正道）

〈文　献〉
1) London J, Kim EE, Wallace S, et al：MR imaging of liposarcomas：correlation of MR features and histology. *JCAT*, **13**(5)：832-835, 1989.
2) Sundaram M, Baran G, Merenda G, et al：Myxoiod liposarcoma：magnetic resonace imaging appearances with clinical and histological correlation. *Skeletal Radiol*, **19**：359-362, 1990.

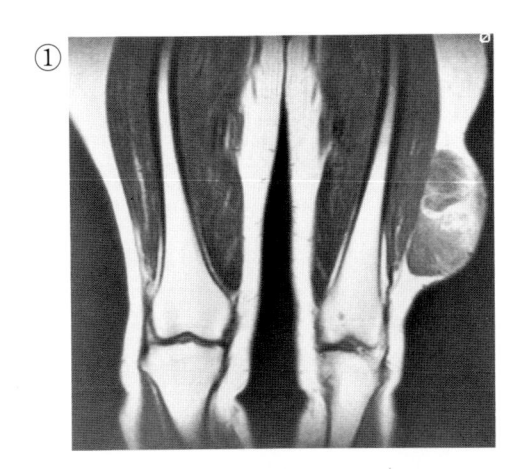

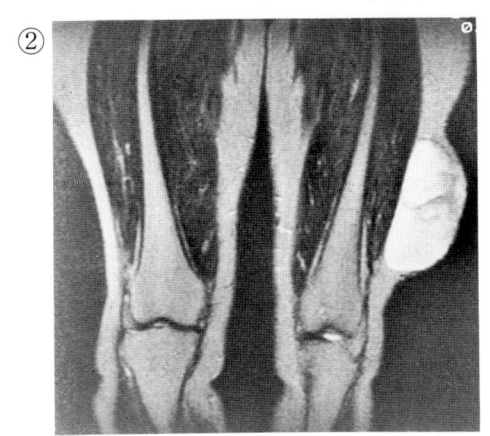

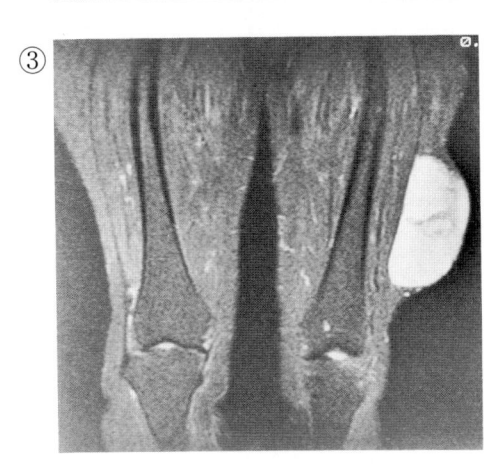

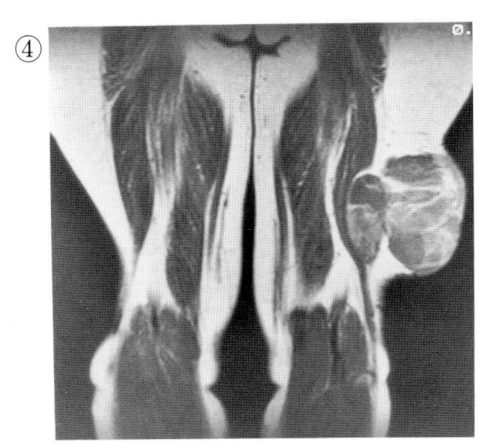

図1 冠状断像. 0.5 T, SE 460/35
図2 冠状断像. 0.5 T, SE 1800/100
図3 冠状断像. 0.5 T, IR 1500/100/40
図4 冠状断像. 0.5 T, SE 460/35

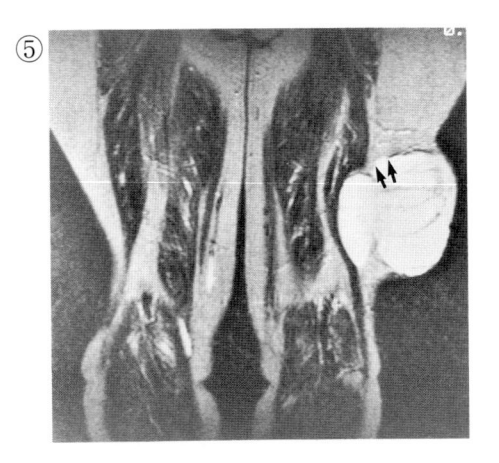

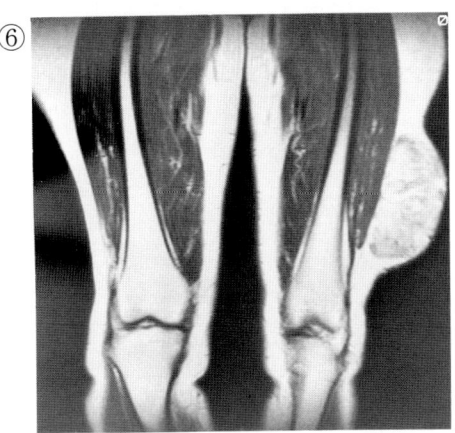

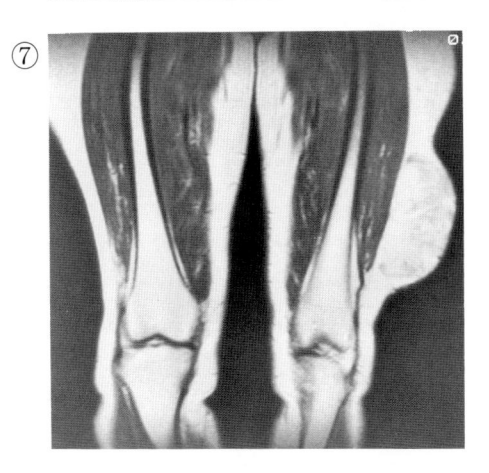

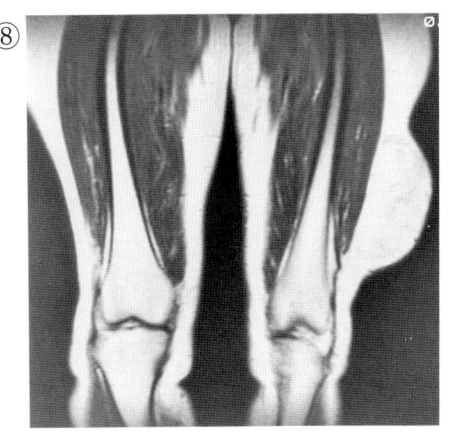

図5 冠状断像. 0.5 T, SE 1800/100
図6 冠状断像. 0.5 T, SE 460/35, 造影後2分
図7 冠状断像. 0.5 T, SE 460/35, 造影後6分
図8 冠状断像. 0.5 T, SE 460/35, 造影後20分

中央部軽度高信号部が強く造影された軟部腫瘤性病変

症　　　例	67歳，女性． 主　訴：右大腿前面部腫瘤． 病歴・検査結果：10年前より腫瘤自覚．2年前より腫瘤の増大傾向認めたため来院．疼痛はない．
M R I 所 見	右大腿前面部に大きさ8×4.5×4 cmの腫瘤を認める．T_1強調像（図1,2）では辺縁部の著明な低信号と中央部の軽度高信号，T_2強調像（図3）では辺縁部著明な高信号と中央部軽度高信号を呈し，内部不均一である．STIR法（図4）でもT_2強調像とほぼ同様である．T_2強調像で薄い低信号帯（low intensity rim）を伴っている．境界は明瞭，辺縁は整，周囲への浸潤は認めないが，腫瘤の下方にT_1強調像で低，T_2強調像，STIR法で高信号の神経と思われる構造物を伴っている（矢印）． 造影MRI（図5～7）では，中央のまだら状の部分が漸増して著明に造影され，リング状の小結節の集合体のようにもみえる．辺縁部はほとんど造影されない．
その他の画像所見	血管造影では，右深大腿動脈の末梢の弧状の偏位がみられるが，新生血管増生はさほど顕著ではなく，実質相でも明らかな腫瘍濃染像は指摘できない．
手術・病理所見	腫瘍は大腿直筋内に存在しており，大腿動静脈と接していた．大腿神経は腫瘍と連続しており，神経線維束が表面で圧排されている形態を呈していた．腫瘤は薄い被膜を有し，割面は粘液腫状であった． 病理組織学的には，MRIの構造にほぼ一致して中央部は紡錘形の細胞が密に増生し，一部は柵状配列を呈しているAntoni Aの部分からなり，辺縁部は細胞構造が粗で粘液性間質からなるAntoni Bで構成されていた．
最 終 診 断	神経鞘腫（schwannoma, neurilemmoma）．

〔解　説〕　本症例のMRIの特徴は，被膜を有する腫瘍で内部が性状の異なるふたつの成分から構成されていることである．さらに，神経との連続性を疑う所見もみられる．性状の詳細な検討と臨床所見や病理組織所見の知識により神経鞘腫の診断はさほど困難ではないと思われる．

　神経鞘腫は，血管腫，脂肪腫についで多い良性軟部腫瘍である．比較的腫瘤が大きい症例の場合，臨床的には悪性腫瘍との鑑別診断が重要な腫瘍である．性差はなく，全年齢層にみられるが，20～50歳代に多い．末梢神経，脳神経，自律神経のいずれにも発生する．孤立性神経鞘腫に遺伝性はない．頭頸部，四肢屈側，躯幹に好発し，ゆっくり増大する境界明瞭な無痛性腫瘤であることが多いが，部位や大きさにより，自発痛，圧痛，放散痛を伴うことがある．

　病理的には，腫瘍は被膜性で，割面は比較的均等な灰白色～黄白色を呈するが，ときに嚢胞変性，出血，壊死などを伴う場合もみられる．また，腫瘍の薄い線維性被膜の表面を神経線維束が薄く広がって走っている．残りの大半の神経束は一側に圧迫されている．組織的には，規則正しく配列した細胞成分の密なところ（Antoni A）と細胞構造が粗で間質が粘液性あるいは水腫状の部（Antoni B）からなり，両者が混在するものが多い．ときには，大小不同の円形結節の集合を呈する例もある．また，本腫瘍は脂肪を採った大食細胞に比較的富んでいることがある．本症例のMRIは，これらの病理組織像をよく反映している．神経走行に沿った上下に長い楕円形で，下方には神経との連続性が認められる．薄いlow intensity rimは被膜に相当し，腫瘍辺縁部のT_1強調像で著明な低信号，T_2強調像で著明な高信号で，造影されない部は粘液性のAntoni B部を，T_1強調像で辺縁部よりやや高信号，T_2強調像でやや高信号（辺縁部よりはやや低信号）を示し，著明に造影される中央部は細胞が密に存在するAntoni A部を表している．また，中央部の一部のほとんど造影されない部は壊死部に一致した．本症例では，内部構造，形態の特徴からみて診断は比較的容易と思われるが，MRI上，比較的類似の所見を呈する疾患として粘液型脂肪肉腫，粘液型MFH，横紋筋肉腫などがあり，注意深い読影が要求される．

〔西村　浩・早渕尚文・大竹　久〕

　（症例提供；久留米大学整形外科　小宮節郎，井上明生）
　（病理所見；久留米大学第二病理　平岡弘二，入江康司）

〈文　献〉
1)　遠城寺宗和：神経鞘腫．軟部腫瘍アトラス（石川栄世，遠城寺宗和），pp 202-204，文光堂，東京，1989．
2)　Wu KK：Neurilemmoma of the foot. *J Foot Surg*, **30**(1)：98-103, 1991.

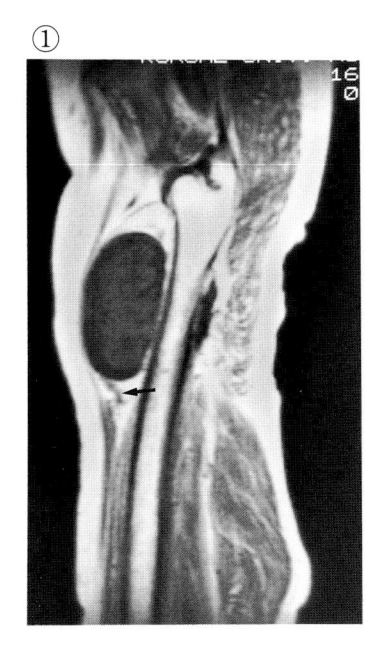

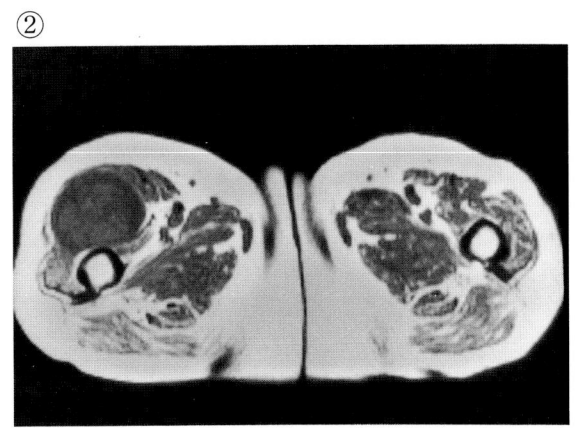

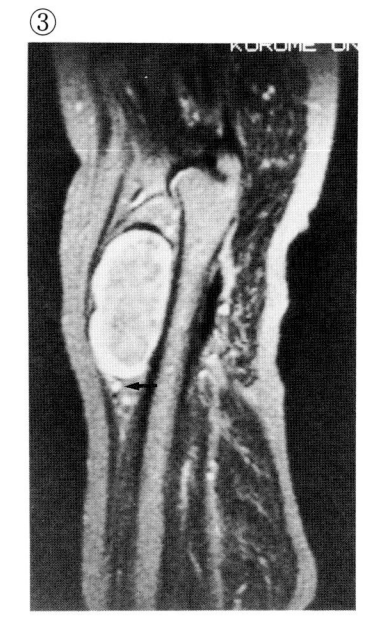

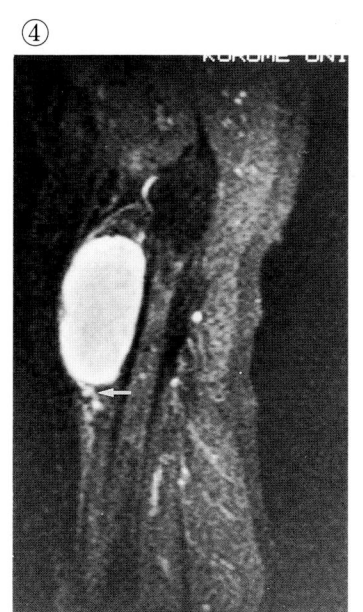

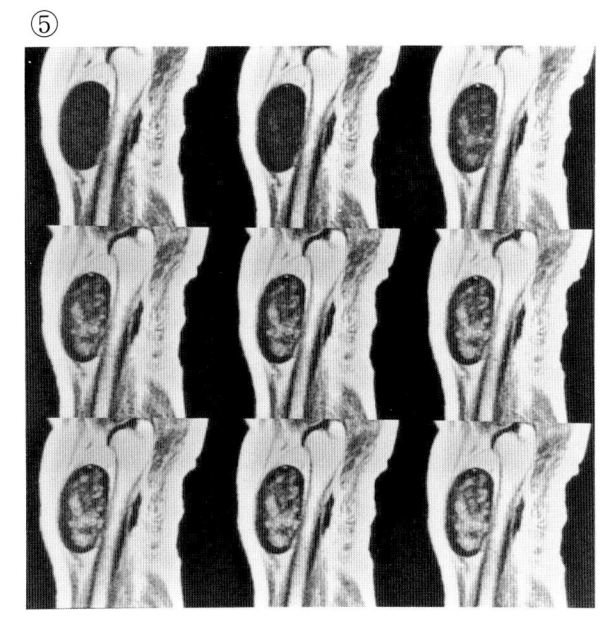

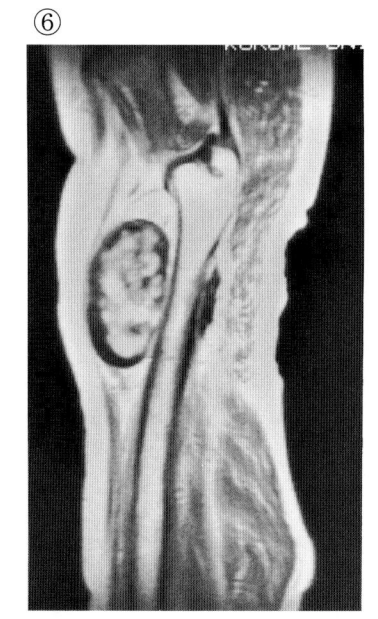

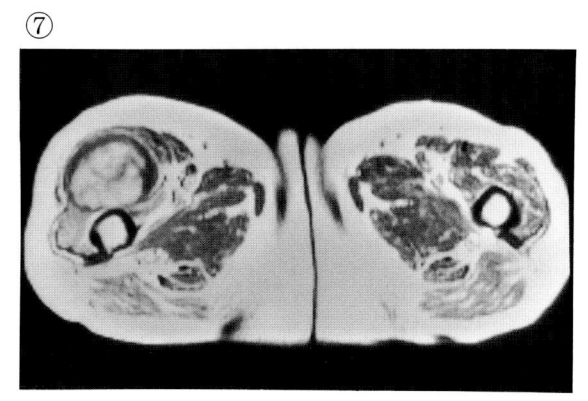

図1 矢状断像. 0.5 T, SE 500/20
図2 横断像. 0.5 T, SE 500/20
図3 矢状断像. 0.5 T, SE 2000/90
図4 矢状断像. 0.5 T, IR 1500/100/40
図5 矢状断像. 0.5 T, SE 150/20, 造影 dynamic study（40秒ごと）
図6 矢状断像. 0.5 T, SE 500/20, 造影：投与後10分
図7 横断像. 0.5 T, SE 500/20, 造影：投与後18分

内部が不均一に造影された筋肉内腫瘤性病変

症　　　例	19歳，女性．
	主　訴：右下腿後部腫瘤．
	病歴・検査結果：1か月前に腫瘤に気づき近医受診．増大傾向が強い．
MRI所見	右下腿後部に大きさ7×5×7 cmの腫瘤を認める．T_1強調像（図1，2）でやや低信号で，内部に出血と思われるやや高信号の部分とflow voidと思われる部（矢印）を有している．T_2強調像（図3）では高信号となり，T_1強調像でのやや高信号部は著明な高信号を呈している．STIR法（図4）でもほぼ同様の所見である．境界は一部被膜と思われる低信号帯を認め明瞭な部分もあるが，右側上方（図2，矢頭）では不明瞭である．辺縁は整と不整部がみられる．内部はやや不均一である．腫瘤周囲では，被膜を有する領域での被膜外浸潤（図3，矢印）や筋走行に沿って腫瘤下方にみられるT_2強調像やSTIR法での高信号領域を認める．
	造影MRI（図5）では，内部不均一に比較的著明に造影されている．T_1強調像の高信号は造影されていない．被膜外浸潤部は造影されているが，反応性変化と思われる腫瘤下方の高信号部は造影されない．
	本症例は，下腿腫瘍摘出7か月後に膝窩部に再発がみられた．そのときのT_2強調像（図6）と造影MRI（図7）では，初発時と比較して被膜外浸潤が著明になり，造影される部分が少なくなってきており，MRI像に若干変化を認めた．
その他の画像所見	血管造影（図8）では，腫瘤部に一致して著明なhypervascularityが認められる．
手術・病理所見	腫瘍表面は比較的平滑で，一部被膜を有するが，浸潤性に増殖している部分も認められる．割面では，赤褐色調で弾性軟，内部に出血，出血壊死巣を認める．腫瘍細胞は，類円形で比較的均一で大小不同は乏しい．小血管周囲にシート状に増殖し，細胞間好銀線維の増加を認め，血管外皮腫と鑑別を必要とする組織像である．
	再発時の組織像では，腫瘍細胞は大小不同が著明であり，多核巨細胞も混在し，一部の細胞では横紋構造もみられた．
最終診断	多形型横紋筋肉腫（pleomorphic rhabdomyosarcoma）

〔解　説〕　本症例は，MRI上診断のかなり難しい症例と思われる．急激な増大傾向，被膜外浸潤，内部出血壊死の存在から悪性腫瘍が示唆される．筋肉内に存在し，T_2強調像で著明な高信号を呈し，強く造影され，かなり血管豊富な腫瘍であることより，MFH，脂肪肉腫，横紋筋肉腫，悪性の血管腫瘍（内皮腫，外皮腫）などが考えられるが，いずれも決め手がない．これらは病理学的にも診断が容易でないことも多いといわれている．

しかし，本症例のような場合，腫瘍の正確な広がりの描出など手術のさいの切除範囲決定などにMRIの必要性は高いと思われる．

横紋筋肉腫は，悪性軟部腫瘍のなかではMFH，脂肪肉腫についで多い．主として小児，青年に多く，中高年層では少ない．発生部位は頭頸部が圧倒的に多く，ついで泌尿生殖器，後腹膜，ときに四肢にみられる．四肢に発生するものは，深部発育し，筋肉内に浸潤して周囲との境界は不明瞭になり，結節状の割面を呈する．大きい腫瘍では，出血壊死を伴うことが多い．通常，胎児型，胞巣型，多形型の3型に分類される．胎児型，胞巣型は若年層，とくに前者は10歳以下のものに多く，多形型は成人にみられる．多形型は成人の下肢に好発し，巨細胞を混在する多彩な病理像を呈する．

〔西村　浩・早渕尚文・大竹　久〕

（症例提供：久留米大学整形外科　小宮節郎，井上明生）
（病理所見：久留米大学第二病理　平岡弘二，入江康司）

〈文　献〉
1) 大野藤吾：悪性軟部腫瘍．整形外科診療図譜：骨軟部腫瘍（山本　真，河路　渡，榊田喜三郎，ほか），pp 278-293，金原出版，東京，1984．
2) 石川栄世：横紋筋の腫瘍．軟部腫瘍アトラス（石川栄世，遠城寺宗知），pp 143-153，文光堂，東京，1989．

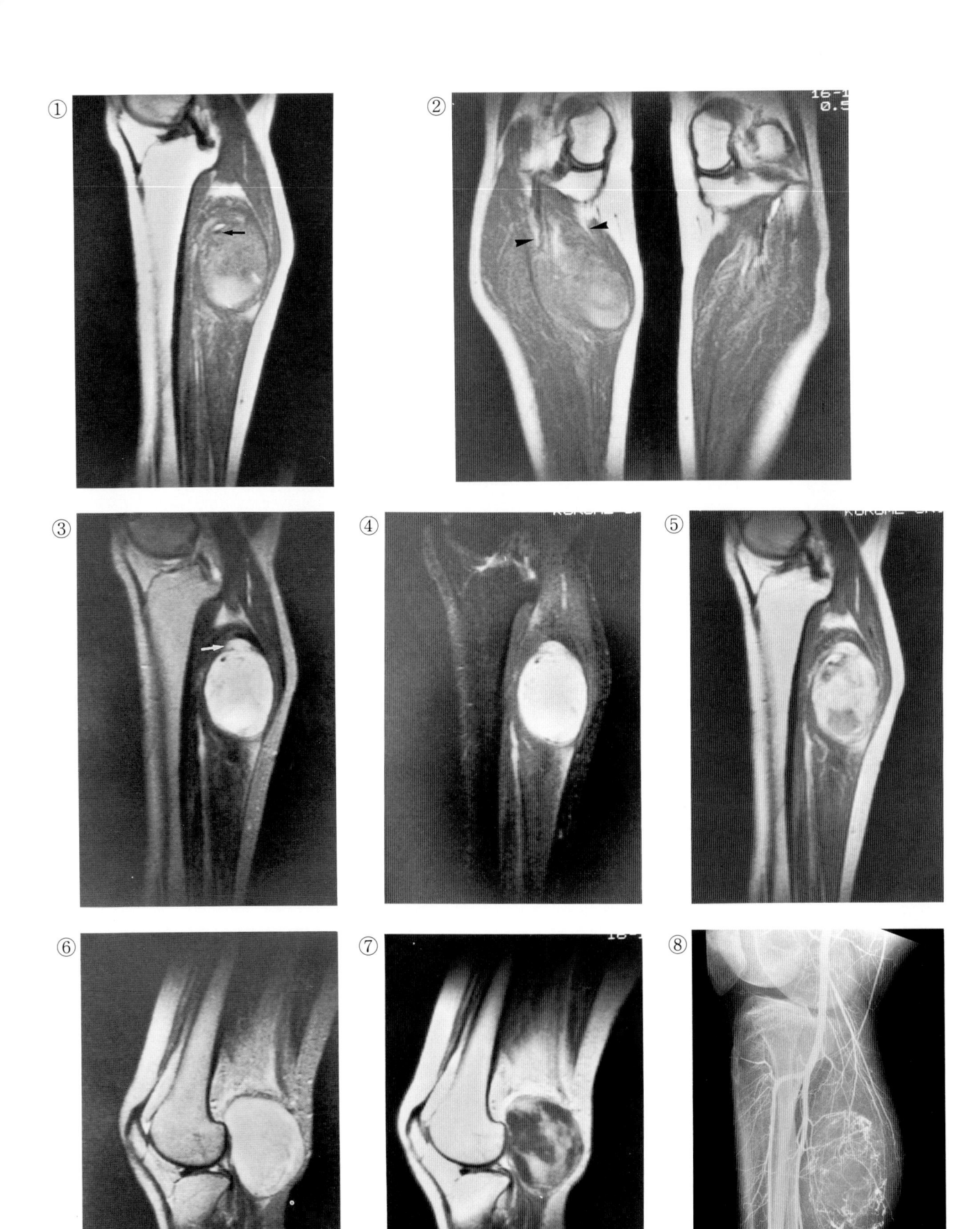

図1 矢状断像．0.5 T, SE 460/35
図2 冠状断像．0.5 T, SE 460/35
図3 矢状断像．0.5 T, SE 1800/100
図4 矢状断像．0.5 T, IR 1400/100/40
図5 矢状断像．0.5 T, SE 460/35, 造影1分後
図6 矢状断像．0.5 T, SE 1800/100
図7 矢状断像．0.5 T, SE 460/35, 造影1分後
図8 血管造影

flow void を認め，造影効果もみられた腫瘤性病変

症　　例　30歳，女性．
主　訴：骨盤部腫瘤．
病歴・検査結果：第2子妊娠時に腫瘤を指摘される．第2子は自然流産．坐骨神経領域の圧痛あり．婦人科にて直ちに手術施行されるも出血著明なため子宮単摘のみ行われる．

MRI 所見　骨盤部に大きさ 8.5×8×7.5 cm 大のほぼ球状の腫瘤を認める．T_1 強調像（図1，2）では，比較的低信号で，一部出血と思われる高信号の部分や flow void と思われる著明な低信号部分（矢印）を伴っている．T_2 強調像（図3）では著明な高信号で，低信号や著明な低信号（矢印）を伴っている．STIR 法（図4）でもほぼ同様の所見である．
境界はほぼ明瞭，辺縁はほぼ平滑，内部は不均一である．腫瘤表面にも flow void と思われる所見を認める．周囲浸潤は認めず，血管は圧排のみである．
造影 MRI（図5，6）では著明な造影程度を呈し，中心壊死と思われる造影されない部分も一部認められる．

その他の画像所見　造影 CT（図7）では，境界不明瞭な中心部壊死と思われる部分を伴う造影効果著明な腫瘍として描出されている．
血管造影（図8）では AV シャントと著明な腫瘍濃染像を認める．

手術・病理所見　腫瘍は被膜に覆われていたが，右尿管，腟，右内腸骨動脈に癒着が強かった．腫瘍は易出血性で，病理組織学的には，多くの洞状および海綿状の血管の間に紡錘形ないし類円形の細胞が増殖しており，腫瘍内の出血，囊胞変性もみられる．

最終診断　血管外皮腫（hemagiopericytoma）．

〔解　説〕　本症例の MRI の特徴は，被膜を有し，表面平滑で，T_2 強調像で著明な高信号を呈し，血管に非常に富んだ腫瘍であることである．血管系の腫瘍が最も考えられるが，内部出血，壊死などの存在が推測されるため悪性であることも否定できない．

　血管外皮腫は，Enzinger, Weiss の分類（1983）では，良性のものと悪性血管外皮腫に分けられているが，悪性の基準があいまいなこともあり，両者の区別は転移のある症例を除けば必ずしも容易ではない．本症例では，細胞に異型性が少ないことより明らかな悪性ではなく中間型とされた．血管外皮腫はかなりまれな腫瘍で，性差はなく，いずれの年齢にもみられるが 30～60 歳代に多いようである．好発部位は下肢，後腹膜や骨盤部である．疼痛や圧痛の少ない，ゆっくり増大する腫瘤であるが，周囲組織や臓器を圧排すれば，その圧排症状が出現してくる．予後は悪性度によりまちまちであるが，局所再発や転移（肺，骨に多い）をきたす症例では当然のことながら不良である．

　病理所見としては，腫瘍は硬く，偽被膜に覆われ，周辺ははっきりと境界されている．腫瘍は hypervascular であるが，通常の血管原性を思わせるような色や発赤はみられず，割面は灰白色のことが多い．悪性型のものでは壊死が強い傾向がある．組織的には，大小さまざまな血管腔が1層の内皮細胞に覆われているのがみられ，その周囲にはぎっしりとつまった細胞の増殖がみられる．画像的には，病理所見を反映した所見がみられる．血管造影（境界明瞭な著明な強い濃染，AV シャント），造影 CT（境界明瞭な著明な造影効果，中心壊死を示唆する中心部低吸収域），US（無エコーに近いものや不均一な内部エコーを有した低エコーのもので，境界は明瞭）などのこれまで画像診断法と比較して，MRI はひとつの診断法としてはより多くの情報を有し，病理像を最も総合的に反映している．すなわち，本症例でも認められるように，hypervascularity を反映した腫瘍内および周辺部の flow void や造影 MRI での著明な造影程度，偽被膜を反映した周囲 low intensity rim，細胞成分の多さを反映した T_2 強調像での著明な高信号，内部壊死，出血，出血壊死などを反映した多彩な内部信号である．加えて周囲臓器との関係の把握もわかりやすい．まれな疾患ではあるが，本疾患の診断，術前検討に今後果たす役割は大きくなると思われる．

〔西村　浩・早渕尚文・大竹　久〕

（症例提供：久留米大学第二外科　中山和道，大石喜六）
（病理所見：久留米大学第一病理　枝光　理，神代正道）

〈文　献〉

1) Lorigan JG, David CL, Evans HL, et al : The clinical and radiologic manifestations of hemangiopericytoma. *AJR*, **153** : 345-349, 1989.
2) 荻原義郎，山際裕史：血管肉腫．整形外科 MOOK：軟部腫瘍（伊丹康人，西尾篤人），pp 274-280, 金原出版，東京，1985.
3) Goldman SM, Davidson AJ, Neal J : Retroperitoneal and pelvic hemanagiopericytomas : clinical, radiologic, and pathologic correlations. *Radiology*, **168** : 13-17, 1988.

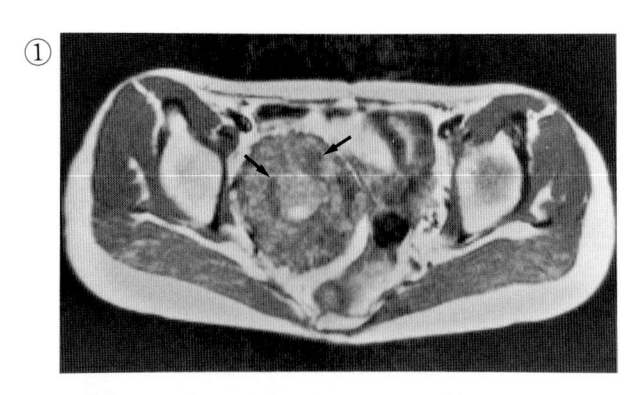

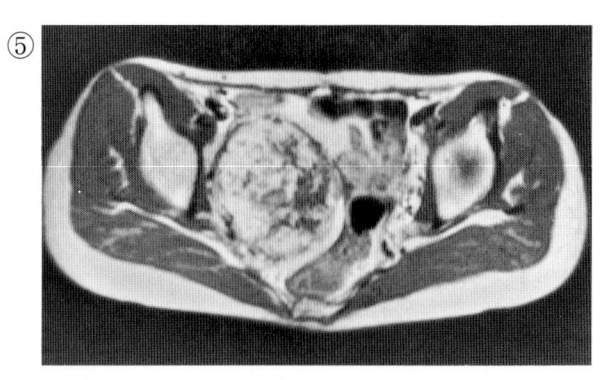

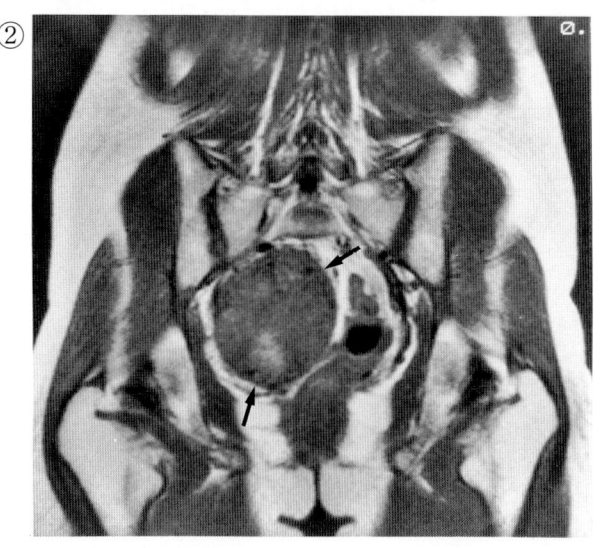

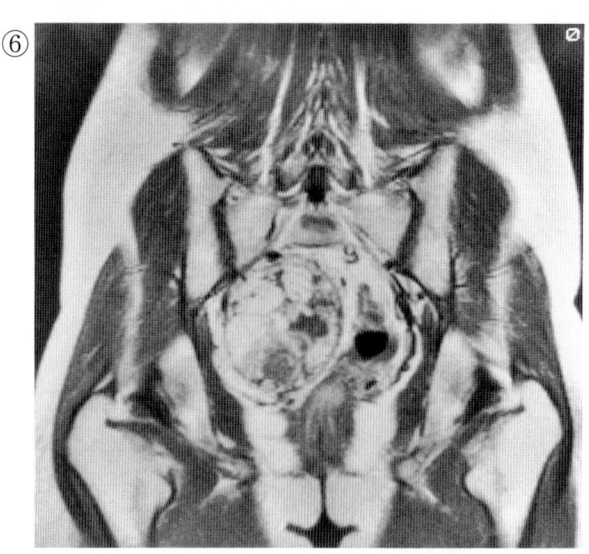

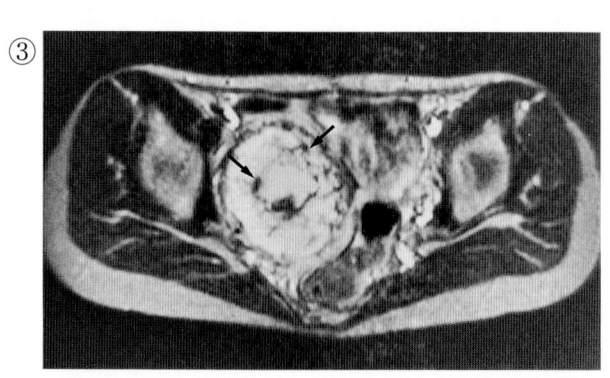

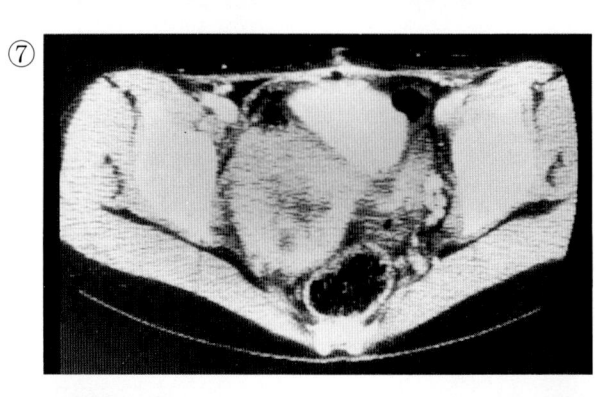

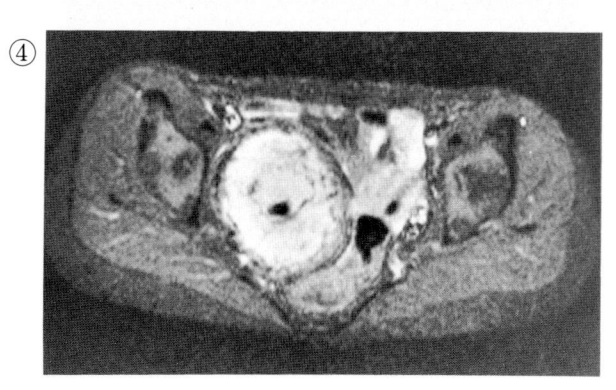

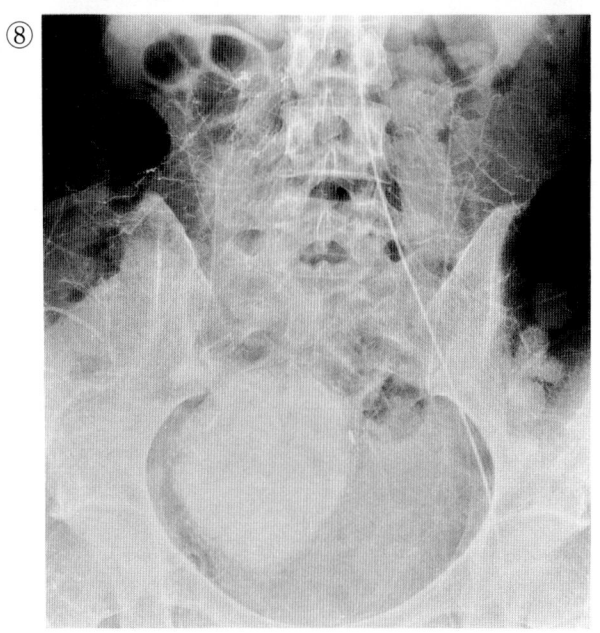

図1 横断像. 0.5 T, SE 460/35
図2 冠状断像. 0.5 T, SE 460/35
図3 横断像. 0.5 T, SE 1800/100
図4 横断像. 0.5 T, IR 1500/100/40
図5 横断像. 0.5 T, SE 460/35, 造影1分後
図6 冠状断像. 0.5 T, SE 460/35, 造影6分後
図7 造影 CT
図8 血管造影

異なる信号部分から構成される後腹膜腫瘤性病変

症　例　72歳，女性．
主　訴：下腹部痛．
病理・検査結果：1年前から腰痛出現．3か月前に下腹部痛を自覚し近医受診．後腹膜腫瘤を指摘され来院．

MRI所見　右腎臓の腹側に大きさ13×12×11 cmの腫瘤を認める．T_1強調像（図1〜3）で全体としては低信号であるが，内部に著明な低信号部（矢印），やや高信号部（白矢印）を含み，背側下方には著明な低信号部を伴った高信号部（矢頭）も伴っている．T_2強調像（図4，5）では左側上方部はやや著明な高信号で，内部に低信号部（細矢印）を含む．右側下方部はやや低信号となり，内部に結節状の著明な高信号部（矢印）を認める．背側下方は著明な高信号部を伴ったやや低信号部（矢頭）として描出されている．STIR法（図6）ではT_2強調像とほぼ同様であるが，背側下方の部は著明な高信号を伴った著明な低信号となっている．境界はほぼ明瞭であるが，腎臓との間に不明瞭となった部もみられる．右側下方部では被膜と思われる低信号帯をほぼ全周性に認める．辺縁はほぼ整である．前述しているように内部は不均一である．腎臓への浸潤が強く疑われるが，そのほかの臓器や血管系への明らかな浸潤は認められない．

造影MRI（図7，8）では，左側上方部は強く造影され，内部のT_1強調像での高信号部はほとんど造影されない．右側下方部はわずか造影され，内部のT_1強調像での低信号はリング状に軽度造影されている．

その他の画像所見　USでは，内部不均一な被膜を伴った腫瘤が認められる．CTでは，内部2か所の低吸収域を有する不均一に造影される腫瘤として描出されている．

手術・病理所見　腫瘍は右腎腹側に存在し，表面は平滑で弾性軟であった．十二指腸と横行結腸に癒着がみられたが，肝臓，下大静脈に浸潤は認めなかった．右腎には浸潤が認められ，右腎とともに腫瘍を摘出した．割面では，内部黄白色で弾性軟，肉眼的に二つ以上の成分から構成されており，内部には壊死を伴っている．

病理組織学的には，右側下方部は平滑筋肉種の部分で，楕円形の核を有する紡錘形の腫瘍細胞が束状配列を呈し増殖している．核は両端が鈍で，粗顆粒状のクロマチンを有しており，核分裂像が目立っている．右腎実質への浸潤もみられる．また，線維性の被膜を伴った部分も一部にみられ，内部には液化壊死部を伴った結節部が散在している．

左側上方の部分は脂肪肉腫の部分で，繊細な毛細血管網の介在する粘液基質の中に腫瘍細胞の増殖が認められる．その内部には，凝固壊死部を伴っている．背側下方の部分は左側上方部と連続しており，T_1強調像で著明な高信号部に一致して成熟型脂肪肉腫の増殖がみられる．右側下方部と左側上方部との間は一部に薄い膠原線維によって明瞭に境されているが，両者には移行像も認められる．典型例とはいえないが，悪性間葉腫と診断された．

最終診断　悪性間葉腫（malignant mesenchymoma）〈平滑筋肉腫＋脂肪肉腫〉．

〔解　説〕　本腫瘍の特徴としては，異なる信号強度，造影パターンの少なくとも2種類以上の部分を有する点にある．ひとつの部は，T_2強調像で比較的低信号を呈すること，内部液化壊死と思われる部を有すること，不均一ではあるが壊死部の周囲が淡く造影されること，腎臓に浸潤を認めることより，悪性腫瘍とりわけ平滑筋肉腫が最も疑われる．鑑別としてはMFHなどがあげられる．ほかの部は，T_1強調像で不均一な不定形のやや高信号や著明な高信号で，T_2強調像やSTIR法で同部がやや低信号や低信号を示す部を有すること，T_1強調像で著明な低信号でT_2強調像で著明な高信号の粘液基質を疑う部分を有し，その部が造影されることより粘液型脂肪肉腫が疑われる．すなわち，2種以上の間葉系由来の悪性腫瘍成分からなることが推察される．

悪性間葉腫は2種以上の間葉系由来の悪性腫瘍の成分よりなる悪性腫瘍である．本邦の悪性軟部腫瘍の0.5％とまれな疾患で，四肢，体幹，後腹膜などにみられる．成人では性差はないが，子供では男児に多い．いずれの年齢にも発生する．予後は不良で，切除後数年以内に再発することが多い．

〔西村　浩・早渕尚文・大竹　久〕

（症例提供：久留米大学第二外科　中山和道，大石喜六）
（病理所見：久留米大学第二病理　藤吉康明，入江康司）

〈文　献〉

1) Sundaram M, Baran G, Merenda G, et al : Myxoid liposarcoma : magnetic resonance imaging appearances with clinical and histological correlation. *Skeletal Radiol*, **19** : 359-362, 1990.
2) 大野藤吾：悪性軟部腫瘍．整形外科診療図譜：骨軟部腫瘍（山本　真，河路　渡，榊田喜三郎，ほか），pp 278-293，金原出版，東京，1984．

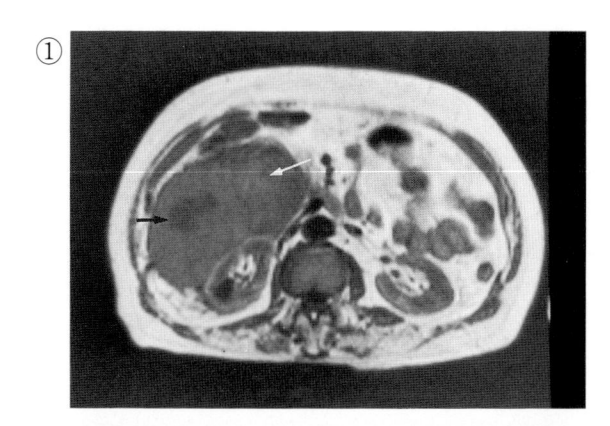

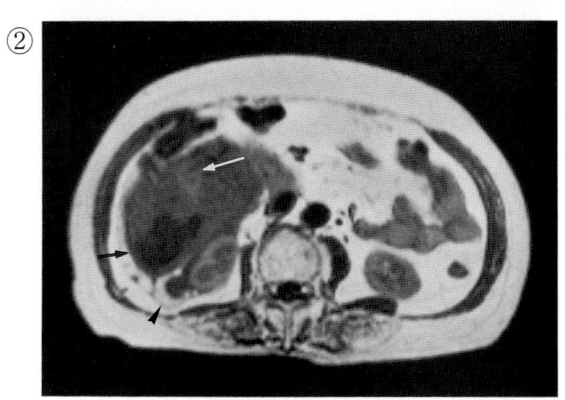

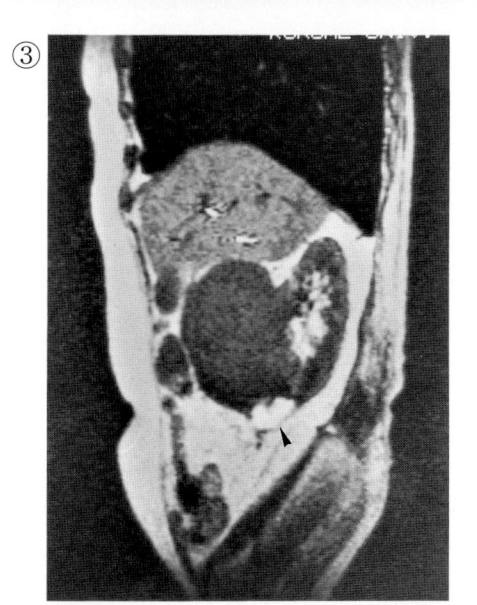

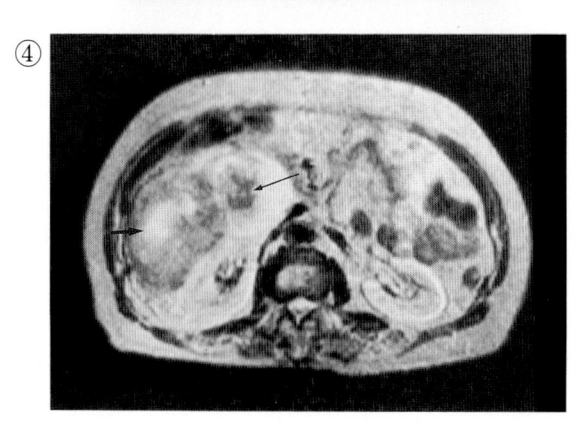

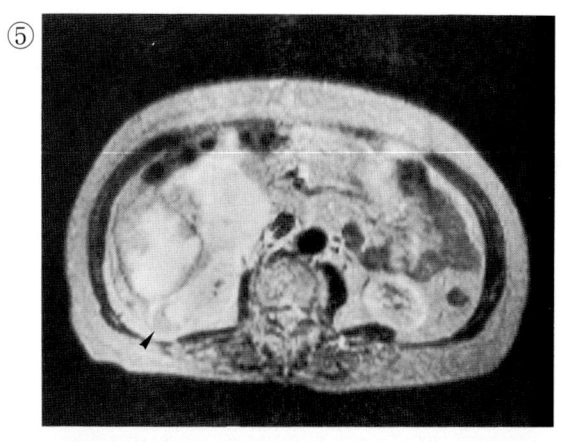

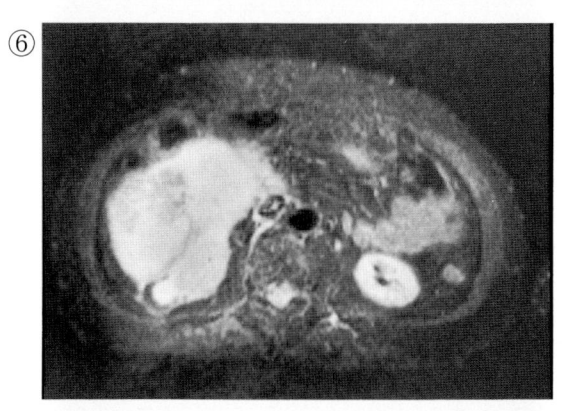

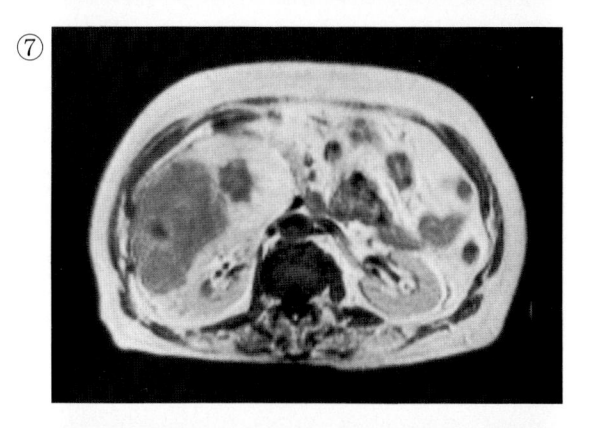

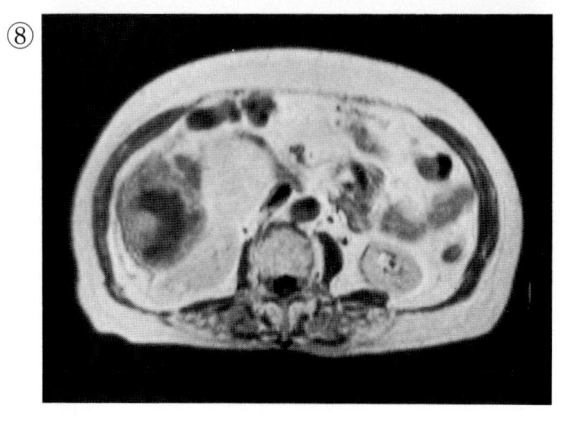

図1 横断像. 0.5 T, SE 550/25
図2 横断像. 0.5 T, SE 550/25, 図1の2 cm下方
図3 矢状断像. 0.5 T, SE 150/29
図4 横断像. 0.5 T, SE 1800/90, 図1と同レベル
図5 横断像. 0.5 T, SE 1800/90, 図2と同レベル
図6 横断像. 0.5 T, IR 1500/100/40, 図2と同レベル
図7 横断像. 0.5 T, SE 550/25, 図1と同レベル, 造影15分後
図8 横断像. 0.5 T, SE 550/25, 図2と同レベル, 造影15分後

巨大な大腿部腫瘍，測定条件によるMRSの違い

症　　　例	46歳，男性． 主　訴：大腿部腫瘍． 病　歴：33歳と36歳の時に大腿部の腫瘍摘出術を受けている．今回，腫瘍の再増大が認められたため手術を目的として入院した．
MRI所見	右大腿部に巨大な腫瘍が認められる（図1）．体表にはごくうすい脂肪層が存在するのみである（図2）．腫瘍内部には小さな嚢胞様の部分が散在するが，ほぼ均一である．
MRSの分析	この腫瘍の直上に直径8 cmの表面コイルを設置し，^{31}P-MRSの測定を行った．パルスシーケンスはシングルパルス法で，領域選択のための傾斜磁場は用いていない．まず，送信パルスの出力を変化させてスペクトルの変化をみた（図3）．スペクトルは高周波数の側からフォスフォモノエステル（PME），無機リン（Pi），フォスフォジエステル（PDE），フォスフォクレアチニン（PCr），γ，α，βの各ヌクレオチド三リン酸（NTP，腫瘍組織では必ずしもヌクレオチドがアデノシンではないので，ATPとはよばないことが多い．）の各ピークが認められる．PCrのピーク高は出力を上げるにつれて著明に減少することがわかる．次に出力を25 Vに固定し，くり返し時間（TR）を2秒，4秒，8秒と変化させて測定した（図4）．TRが長くなるに従いPCrのピークが増高している．PMEのピークもやや大きくなっている．
手術・病理所見	半骨盤切除が施行され，組織学的には血管外皮腫（hemangiopericytoma）であった．
最終診断	血管外皮腫．

〔解　説〕　表在性腫瘍はMRSの臨床応用において格好の対象となる．深在性腫瘍についてもいろいろな領域選択MRSが実用化されつつあるが，現段階ではいずれも複雑な傾斜磁場を用いており，技術的にまだ不安定な部分が多いからである．その点表在性腫瘍であれば，表面コイルとシングルパルスを用いて精度の高いデータを容易に得ることができる．比較的大きな腫瘍を選び，適当な大きさのコイルを選択し，コイルの配置に十分留意すれば，周囲組織からの信号を無視できるレベルにおさえることが可能である．

　シングルパルスで変化させうるパラメーターのなかで重要なものはパルスくり返し時間（TR）である．S/N比を上げるためには積算回数を多くする必要があるが，これに伴って検査時間が延長するので，TRを延長させることにはある程度の制約を伴う．スピンが90°パルスを受けてから縦緩和が完全に終了するまでにはT_1時間の5倍が必要とされている．また生体内のリン化合物のT_1時間に関しては最長のPCrで3秒程度とされているが，この値は臓器・組織により異なる．臨床的にはTRは2秒から5秒程度で使用されることが多く，完全に縦緩和が回復すると思われる15秒以上にTRを設定することはあまり現実的ではない．しかし，縦緩和が終了しないうちに次の90°パルスが加えられると，T_1の長い物質については飽和効果が生じ，ピーク高が減少することになる．このことはスペクトルを解釈するうえで非常に重要な問題となる．つまり，ピークが低くなったことが必ずしもその化合物の絶対量の減少によるものではなく，T_1時間の延長によるものかもしれないという点である．悪性腫瘍組織中のプロトンのT_1時間が延長していることはDamadianの報告以来注目されてきたところであり，この点には十分な注意を払う必要がある．

　表在性腫瘍の^{31}P-MRSを表面コイルで測定する場合には，コイルの感度分布が問題になる．臨床用の装置では，パルスのフリップアングルはパルス継続時間ではなく，パルスの送信出力によってコントロールできるようになっている．われわれが使用している^{31}P-MRS用のコイルは直径8 cmの4 turnの表面コイルであり，直径にほぼ一致する半球状の等感度曲線を有しているものと考えられるが，送信出力が一定ならば当然コイルに近い部分のスピンは大きくフリップし，遠い部分のスピンはわずかしか倒れないことになる．どの程度の出力のとき，コイルから何 cmの深さのスピンが90°倒れるか，あるいは何 cmの深さまで信号をひろえるのかということは各施設で使用するコイルごとに確認しておいたほうがよいが，実際には容易ではない．図3に示したように送信出力をかえることによってスペクトルの形はかなり変化する．

　提示した症例はほぼ均一な内部組織性状を示していたが，^{31}P-MRS測定の対象となるような巨大な悪性腫瘍は中心部が壊死に陥っていることが多く，内部性状は不均一であることが多い．したがって，測定者は得られたスペクトルが腫瘍のどの部分の信号を最も反映しているのかということにも留意する必要がある．そのほかにデータ処理（フィルタ，位相補正，ベースライン補正，カーブフィッティングなど）も重要であるが，個々の機器に依存する部分が多いため割愛する．以上述べた点に注意して測定し，正確な臨床データを積み重ねることが当面重要であろうと考えられる．

〔伊藤　猛・樋口健史・酒井邦夫〕

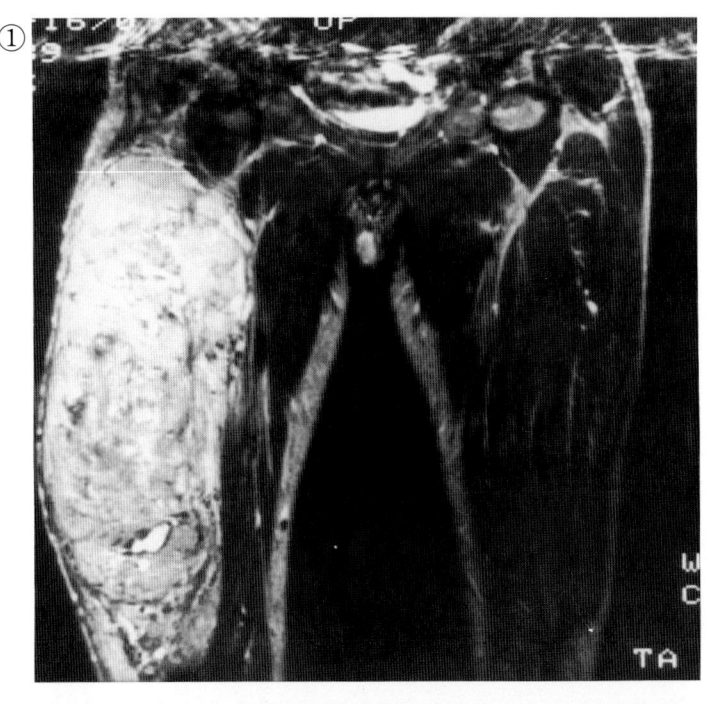

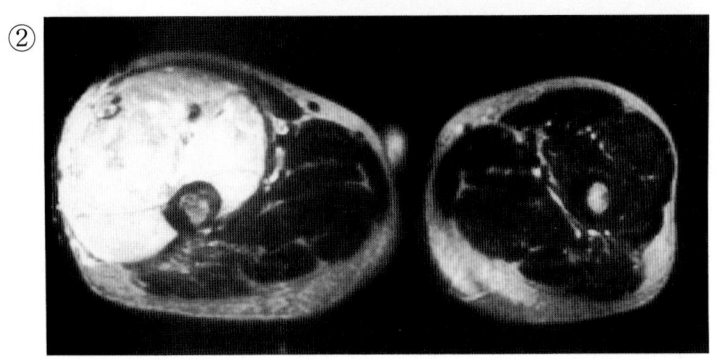

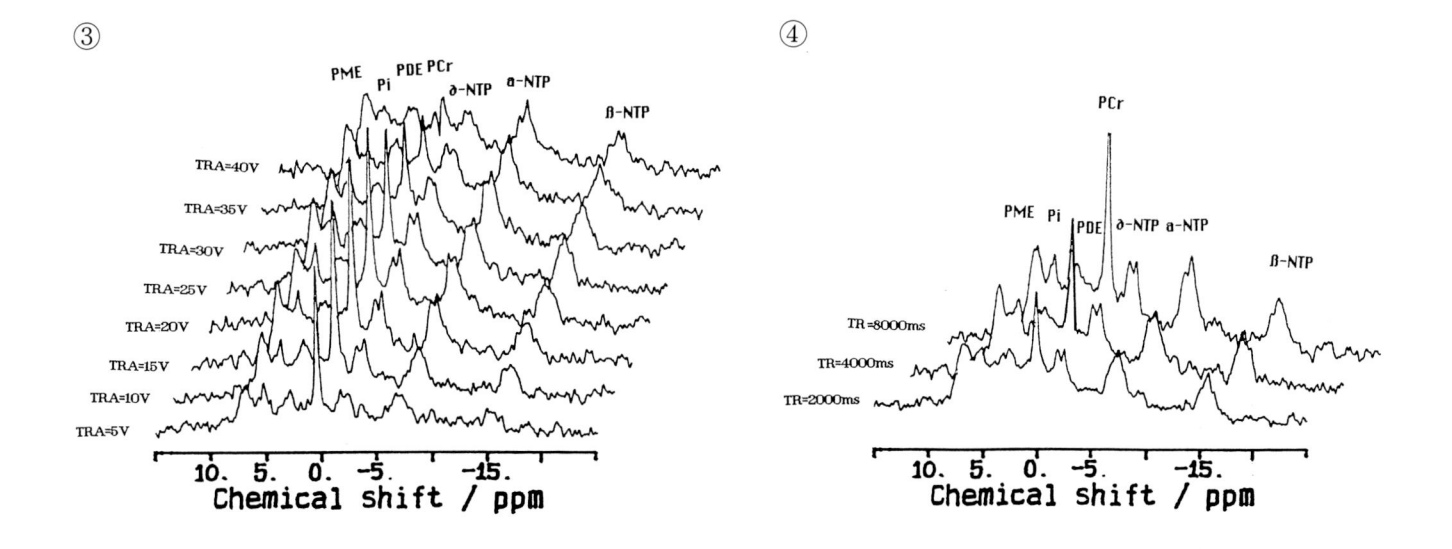

図1 冠状断像．1.5T, SE 2000/90
図2 軸横断像．1.5T, SE 2000/90
図3 ³¹P-MRS．送信パルス出力（TRA）の変化に伴うスペクトルの変化
図4 ³¹P-MRS．くり返し時間（TR）の変化に伴うスペクトルの変化

治療によりMRSに変化が認められたリンパ節転移

症　例　50歳，女性．
主訴：鼠径部腫瘤．
病歴：子宮体癌にて子宮全摘術を施行されている．今回は鼠径部リンパ節転移に対する放射線照射と温熱療法を目的として受診した．

MRI所見　治療前のMRI T_1 強調像（図1）では，右鼠径部に皮膚面から膨隆する大きなリンパ節が認められる．大きさは5cm×6cmである．腫瘍の中心部に温度測定用のセンサーが認められる．この腫瘍と周辺の大腿部リンパ節に対して温熱療法と放射線照射を併用した集学的治療が行われた．4Gyの放射線治療の後，45℃で40～50分の温熱療法が行われた．治療は著効を奏し，第1回目の温熱治療実施直後から腫瘍の縮小傾向を認めた（図2）．治療終了時には腫瘍はほぼ平坦化したが明らかな残存を認めた（図3）．治療経過中に測定した ^{31}P-MRSの変化を示す（図4）．総計で50Gyの照射と2回の温熱療法が施行されたが，最終的には腫瘍の消失までには至らなかった．

MRSの分析　治療前のスペクトル（a）は特徴的であり，フォスフォモノエステル（PME）のピークとフォスフォジエステル（PDE）のピークが認められ，無機リン（Pi）のピークが非常に高く，相対的にフォスフォクレアチニン（PCr）のピークが小さい．これが治療によって腫瘍が小さくなるにつれて変化を示す．2回目の温熱治療を終了した時点では（b），Piのピークが著明に減少している．また，PMEとPDEのピークが減少し，相対的にPCrが増高している．腫瘍が小さくなるとさらにPME，PDEのピークが減少し，PCrのピークが高くなる．また，全体的にS/N比も良好となっている．最終的にはPMEとPDEにわずかなピークを残すのみであり，健常人の骨格筋のスペクトルに類似したものとなっている（d）．

〔解説〕　表在性腫瘍を表面コイルを用いて測定する場合には，周囲正常組織からの信号の混入が大きな問題となる．ここに提示した症例におけるスペクトルの変化は腫瘍組織の代謝状態の変化というよりも，腫瘍の大きさの変化（この症例の場合はおもに厚みの減少）により周囲の正常組織，とくに大腿部の骨格筋の信号の混入の割合が増大していることによるものと思われる．腫瘍が縮小しているにもかかわらずS/N比が改善していることがそれを示唆している．図5はわれわれがマウス大腿部に移植した表在性腫瘍から得た ^{31}P-MRSである（文献より転載）．上段は腫瘍を表面コイルを用いてそのまま測定したスペクトルであり，下段は腫瘍部だけを露出させるように銅製のシールドをかぶせて測定したスペクトルである．腫瘍が小さい場合にスペクトルの違いが目立つ．とくにPCrのピークの差が著明である．このことはファラデーシールドによって周囲の筋組織からの信号の混入が除去されていることを示すものと考えられる．

^{31}P-MRSの臨床的な有用性はまだ確立されていないが，治療によるスペクトルの変化を観察することにより治療効果の判定，とくに早期の予測に役立つのではないかとの期待がもたれている．しかしここに提示した症例のように，治療により腫瘍が縮小することによって筋肉の信号の混入度合いが大幅に増加する場合のあることに留意しなければならない．この問題を回避するための効果的な方法は，いろいろな種類のコイルを用意し，対象によってそれを使い分けることであろう．直径の小さいコイルを用いれば，小さな腫瘍でも選択性のよい，S/N比の良好なスペクトルを得ることが可能である．しかし，臨床用MRI装置に付属しているコイルの種類はきわめて限定されている．可能ならばその都度コイルを自作することが望ましいが，本来の装置の目的であるイメージングに悪影響を及ぼしかねないという恐れもあるため，一般的ではない．

結局，腫瘍の治療に伴う組織代謝の変化を測定するためには，腫瘍の大きさがほぼ一定という条件のもとで測定する必要があると考えられる．腫瘍の大きさに変化のみられない早い時期に治療効果を的確に予測できれば，その臨床的意義は大きいといえよう．

〔伊藤　猛・樋口健史・酒井邦夫〕

〈文献〉
1) 大久保真樹，酒井邦夫，伊藤　猛，ほか：マウス移植腫瘍の増殖に伴う ^{31}P-MRSの変化．日本磁気共鳴医学会雑誌，**10**：285-293，1990．

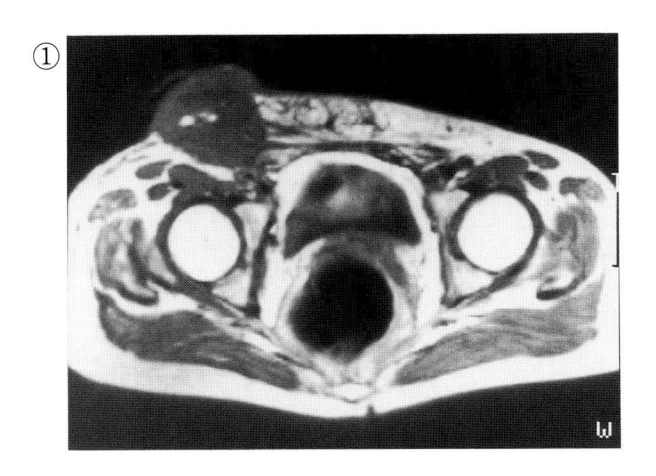

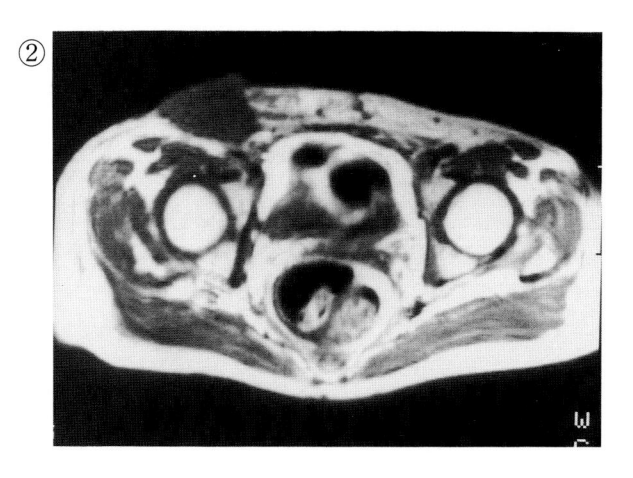

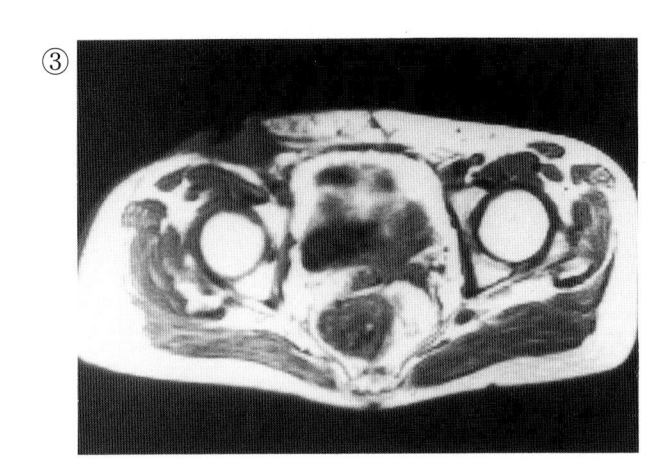

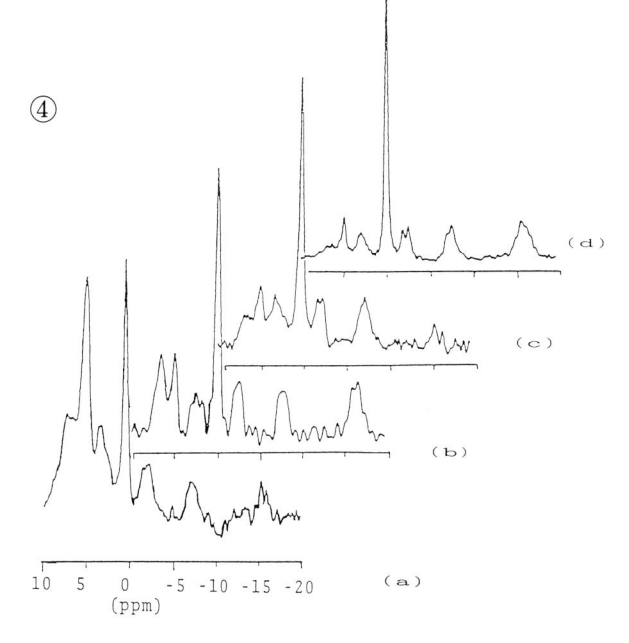

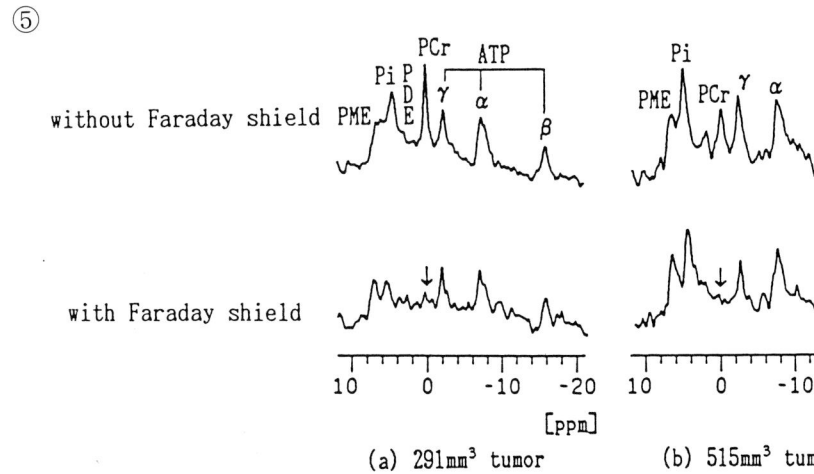

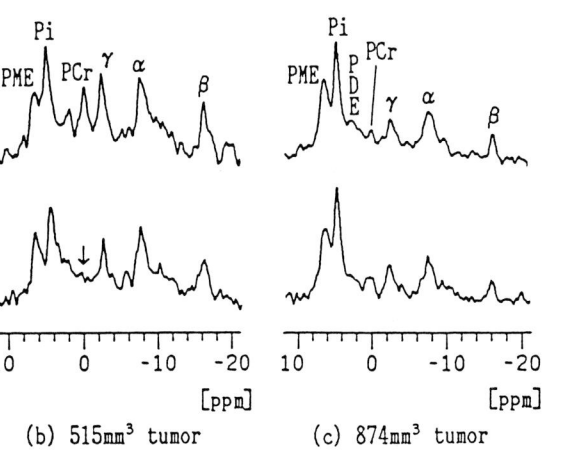

図1 （治療前）軸横断像．1.5T, SE 600/15
図2 （4Gy＋温熱1回後）軸横断像．1.5T, SE 600/15
図3 （治療終了時）軸横断像．1.5T, SE 600/15
図4 ^{31}P-MRS の変化．TR 2000 ms
  (a) 治療開始前：5 cm×6 cm,
  (b) 治療開始後 11 日：4 cm×6 cm，温熱療法 2 回＋照射 16 Gy,
  (c) 治療開始後 25 日：3 cm×6 cm，温熱療法 2 回＋照射 40 Gy,
  (d) 治療開始後 39 日：2 cm×3 cm，温熱療法 2 回＋照射 50 Gy
図5 大きさの異なる三つの腫瘍における，ファラデーシールド使用（下段）と無使用（上段）で得られた ^{31}P-MRS の比較

化学療法直後からMRSに変化のみられた腫瘤性病変

症　　例　70歳，男性．
　主　訴：頸部腫瘤．
　病　歴：右頸部腫瘤を主訴に口腔外科を受診し，生検の結果悪性リンパ腫と診断された．その他の部位にリンパ節腫大はなく，臨床病期はIAと判定された．化学療法を目的に入院した．

MRI所見　治療前のMRI T_2 強調像（図1）では，右上頸部に高信号を示す大きな腫瘤が認められる．体表からの計測では110 mm×55 mm×60 mmであった．この症例に化学療法（THP-COP）が施行された．第1日目にTHP（adriamycinの類縁物質），cyclophosphamide, vincristine が投与され，1～5日目の間 prednisolon が投与された．治療開始直後から腫瘍は縮小しはじめ，5日目には長径45 mm程度にまで縮小した．その後，腫瘍は再び増大し，4週後に2回目の化学療法が施行された．腫瘍は再び著明に縮小したが，やはり治療終了後再び増大した．その後，放射線照射が行われ，腫瘍は消失し，完全寛解（CR）が得られた．

MRSの分析　この症例の1回目の化学療法期間中，^{31}P-MRSの測定がくり返し行われた．図2にそのスペクトルの変化を示す．(a)は化学療法開始の前日に測定されたもので，PME, PDEのピークが高く，PCrのピークが低いという悪性腫瘍に特徴的といわれるパターンを呈している．(b)は化学療法開始第1日目（化学療法の数時間後）に測定されたもので，この時点ですでにPMEの減少とPCrの増高が明らかである．(c)はその翌日，化学療法が続行しているときの^{31}P-MRSであるが，これらの変化はさらに著明となっている．(d)は5日後で，化学療法終了時点のものである．腫瘤は最大径が110 mmから45 mmへと著しく縮小しているが，この直後に腫瘍の再増大が認められている．(e)はその約1週間後であるが，スペクトルの形は変化していない．これらの一連のスペクトルの変化をピーク高の比の変化として図3に示す．PCr/Piは治療が進行するにしたがって上昇を示し，PME/NTP, PDE/NTPは最初は減少するが，後に再び増大傾向を示している．

最終診断　悪性リンパ腫．

〔解　説〕　本例では腫瘍のサイズがほとんど変化しないうちに^{31}P-MRSをくり返し測定し，大きさの変化に先立って，何らかの代謝変化が^{31}P-MRSによって観測されるかどうかを検討した．もしそうであれば治療効果の早期予測の可能性が考えられるからである．

　^{31}P-MRSの各ピークの意義についてはすでに多くの検討がなされている．PMEは細胞膜を構成するリン脂質の前駆物質がその成分であるといわれ，代謝産物であるPDEとともに悪性腫瘍の活動性と密接な関係があると考えられている．またPCrとPiは高エネルギーリン酸化合物の代謝状態を反映していると考えられ，低酸素状態の腫瘍では嫌気性解糖が起こるためにPiが増大し，相対的にPCrが減少すると考えられている．

　実際に得られるスペクトルのピークの値はいずれも相対値であるため，個々のピーク面積あるいはピーク高の相対比を計算して検討されることが多い．生体の^{31}P-MRSで観測される7つのピークのうち，どのピーク比を使用するのがよいかという点については定説がない．しかし，すでに述べたような各ピークの意味づけから，代謝状況，酸素供給状況を示す指標としてPCr/Piレシオが，腫瘍の活動性を示す指標としてPME/β-NTP比やPME/PCr比が使われることが多い．

　ここで提示した症例においても，治療開始直後よりPME/NTP比が減少し，再増大に先立ってこの比が増大を示している．また，PCr/Pi比は一貫して上昇を示した．目標とする治療効果の早期判定に有用である可能性が示唆されたといえよう．

　しかし，これらの値の信頼性はまだ十分とはいえない状況にある．多くの施設ではオペレーターのマニュアル操作で位相補正，ベースライン補正を行っており，またピークの重なりを分離するためのローレンツ関数へのカーブフィッティングを行うソフトウェアもほとんど供給されていないからである．ここに示したわれわれのデータもそのような不十分な状況下で処理したものである．このため，ピーク面積での比較は正確ではないと判断し，ピーク高の比を採用せざるをえなかった．このような状況ではピーク比にどの程度の信頼性があるか，疑問が残る．少なくとも小数点以下数桁の数値を云々できるレベルには達していないので，ピーク比の変化の傾向でおおまかに判断すべきであろう．

　いずれにせよ，技術の進歩による今後の発展が期待される分野である．

〔伊藤　猛・樋口健史・酒井邦夫〕

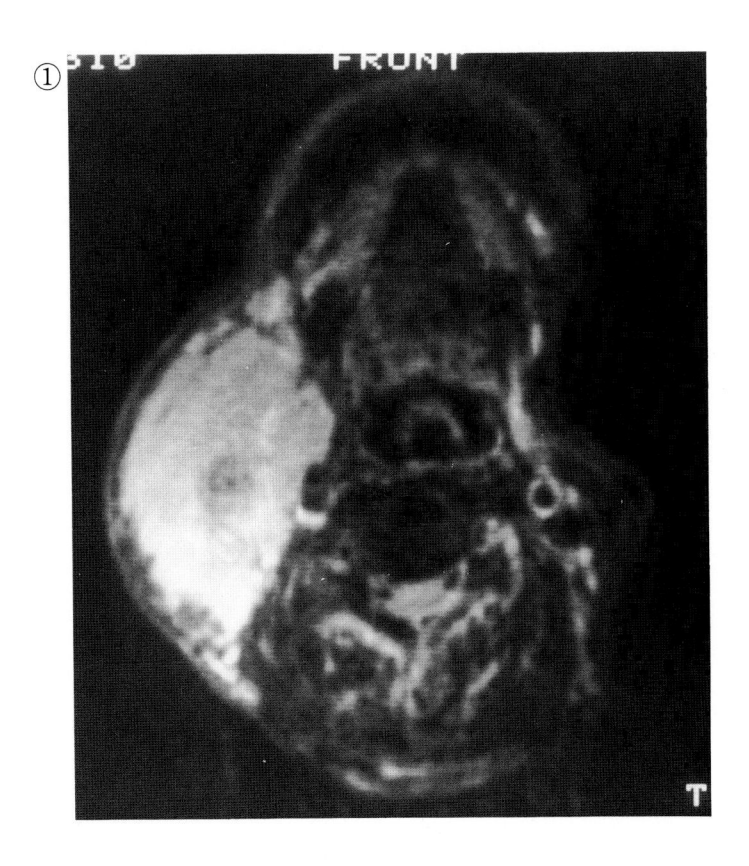

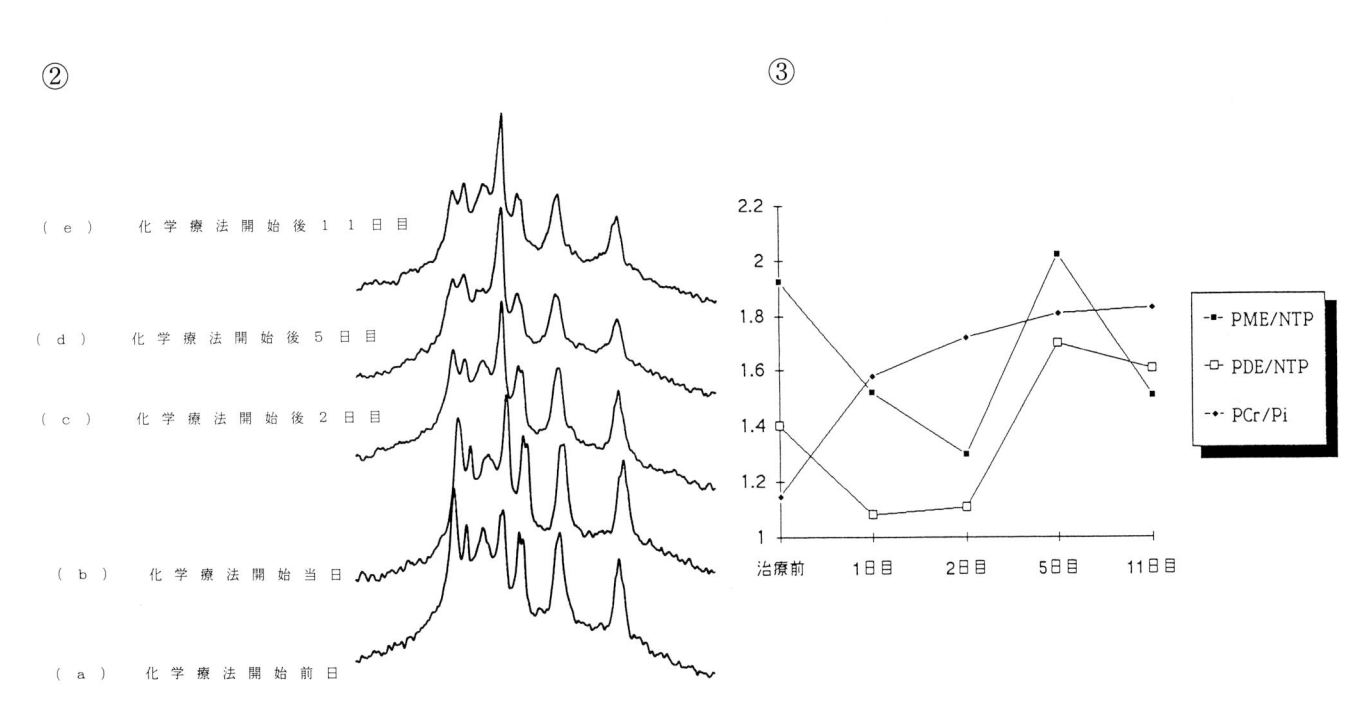

図1　軸横断像．1.5 T, SE 2000/90
図2　^{31}P-MRS の治療に伴う変化
図3　治療に伴うピーク比の変化

9. 小児 MRI 読影

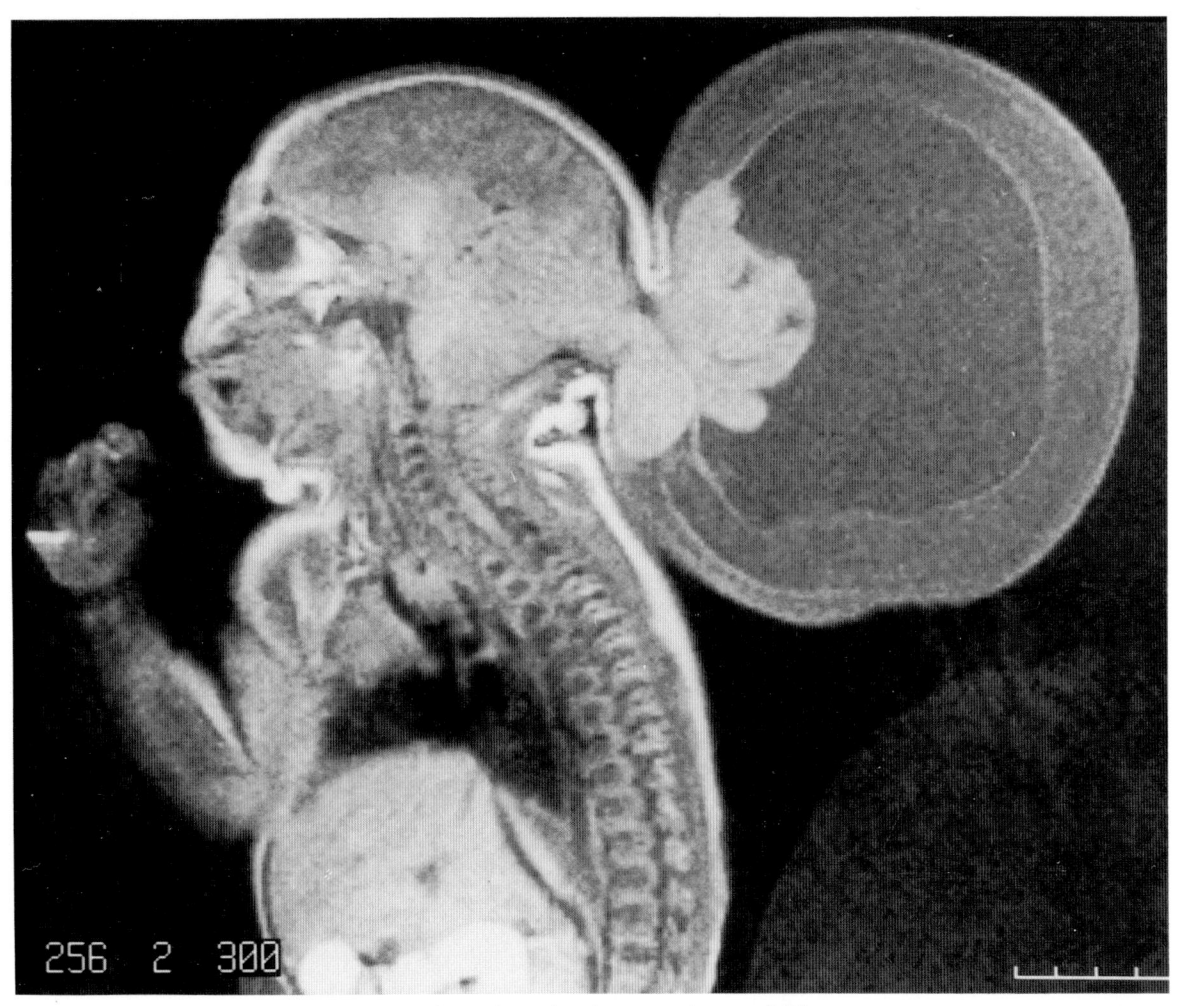

256　2　300

この写真から何が読み取れるか（p. 419 参照）

T_1 強調像で高信号を示す腹部腫瘤性病変（1）

症　　例	11歳，女児． 主　訴：腹部鈍痛． 病歴・検査結果：特記すべきものはない．
MRI 所見	T_1 強調横断像（図1）では，右横隔膜脚，総肝動脈，門脈および下大静脈に囲まれる高信号腫瘤を認める．腫瘤内部には肝とほぼ等信号の部分も存在する．門脈右枝の右前方にある高信号部は胆嚢である．PD 像（図2）でもほぼ同様の所見を得る．この場合 PD 像といっても TR が比較的短いため，このように T_1 像とほとんど差が出なかったと思われる．
その他の画像所見	単純 CT（図3）でも脂肪濃度を主体とし，嚢胞成分と軟部組織成分からなる腫瘤が右腎上極の腹側に認められる．血管との関係はわからない．
最終診断	奇形腫．

〔解　説〕　この症例では，先に CT が施行され，石灰化は認められないものの，脂肪，嚢胞および軟部組織濃度が腫瘤内に確認されることから奇形腫の診断には問題がなかった．このため，および時間がかかるため T_2 強調像は撮影されなかった．CT で嚢胞成分と考えた部分（ほぼ水濃度）が，T_1 強調像で高信号を示し，脂肪成分とあまり区別できないが，これは出血性（メトヘモグロビン）のためである．この症例では外科的に腫瘤を摘出することを前提として MRI が施行されている．大動脈，総肝動脈，門脈，下大静脈が flow void のために無信号領域として明瞭に描出され，腫瘤との位置関係や，浸潤のないことを術前に確認することが可能である．このように，MRI は術前検査としてとくに有効な検査法といえる．

　奇形腫（teratoma）は三胚葉性成分をもつ先天性腫瘍で，卵巣，睾丸，前縦隔，松果体部，仙尾部，後腹膜に多い．大きく成熟型，未熟型および悪性に分類される．発性部位によりその頻度は大きく異なる．未熟型は縦隔や後腹膜に少なく（10% 以下），また悪性奇形腫が後腹膜や縦隔に発生することも稀で，ほとんど性腺，仙尾部，松果体などに限られる．したがって後腹膜奇形腫のほとんどは，本症例のような成熟型である．

　成熟型奇形腫は，骨，軟部組織，嚢胞，皮脂，脂肪成分を有し，この順番に CT での濃度が低下する．骨成分は一般の骨と，嚢胞は水と，脂肪は皮下脂肪と同濃度である．MRI の T_1 強調像では，これとちょうど逆の信号強度を示し，脂肪が最も高信号，骨は無信号である．T_2 強調像では，骨は無信号で最も信号が低く，嚢胞成分の信号が最も高くなる．軟部組織，脂肪，皮脂の信号強度は，その中間信号を示すが，その順番は，T_2 強調の度合いにより微妙に異なる．

〔荒木　力〕

〈文献〉
1) Choi BI, Chi JG, Kim SH, et al : MR imaging of retroperitoneal teratoma : Correlation with CT and pathology. *JCAT*, **13** : 1083, 1989.

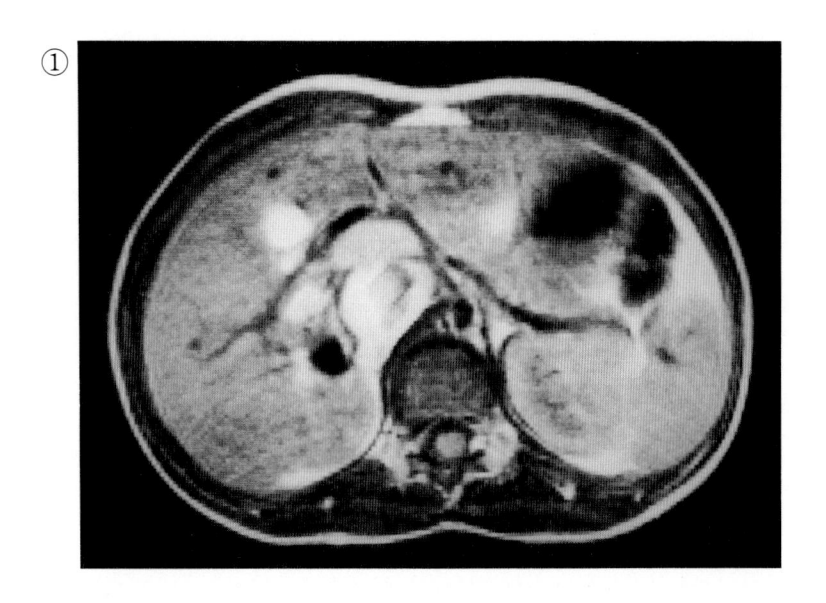

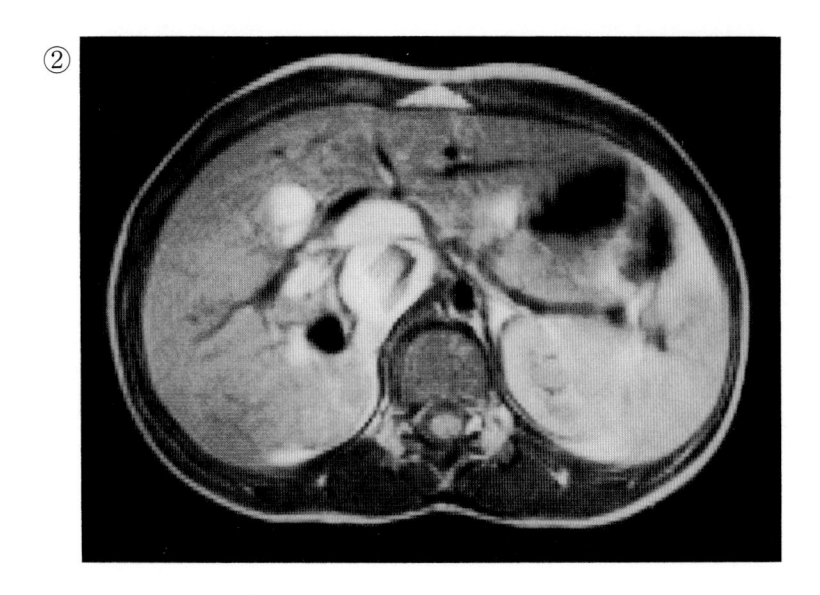

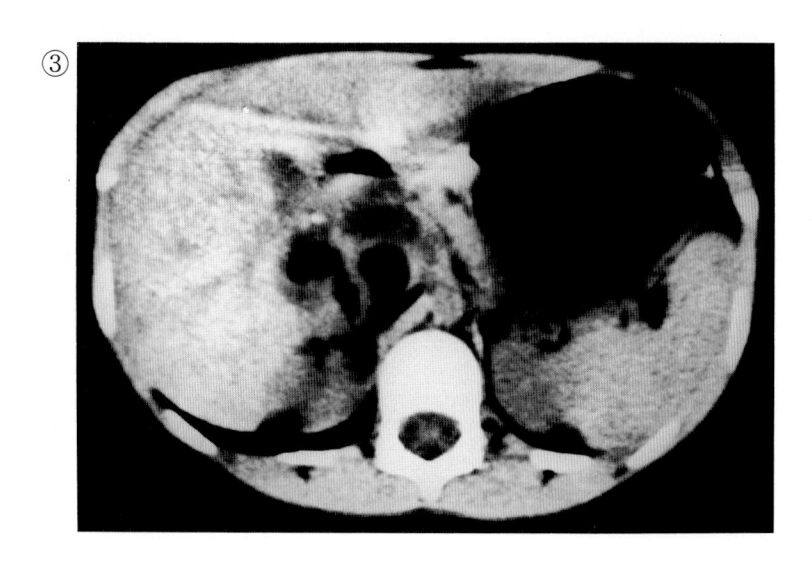

図1 横断像．1.5 T，SE 600/35
図2 横断像．1.5 T，SE 1000/35
図3 単純CT

T_1 強調像で高信号を示す腹部腫瘤性病変 (2)

症　　例　5歳，男児．
病歴・検査結果：1か月ほど前に無菌性髄膜炎となった．このとき，小児科医が腹部腫瘤に気づいた．腫瘤は軟かく，可動性がある．超音波検査で腫瘤は echogenic であった．

MRI所見　T_1 強調像（図1〜3）では，左腎下極の腹側から尾側にかけて大きな均一高信号腫瘤を認める．大動脈，下大静脈とともに下腸間膜静脈が腫瘤の背側に位置する．近位下行結腸は背側に押されている．T_2 強調像（図4）では，腫瘤の信号強度は腎や腸管内容より明らかに低い．いずれの画像でも皮下脂肪と同様の信号強度を示している．

その他の画像所見　単純CT（示されていない）でも造影CT（図5, 6）でも腫瘤は脂肪濃度を示し，内部は分葉化している．横行結腸は腹側に，S状結腸も右腹側に偏位している．

最終診断　脂肪腫（S状結腸間膜）．

〔解　説〕　T_1 強調像で高信号を示す場合として，① 脂肪，② 常磁性物質の溶解，③ 高分子物質の存在，および ④ 表面効果がある．常磁性物質としては，Fe^{2+}，Fe^{3+}，Cu^{2+} などの金属イオンのほかに，methemoglobin やメラニンがある．また高分子物質の存在としては，蛋白成分の多い粘液などがある．表面効果の例としては，淡蒼球の石灰化部分に束縛された水による高信号がある．

CTでは，脂肪は特有な濃度を示し客観的に診断される．MRIでは，すべてのパルスシークエンスにおいて皮下脂肪と同じ信号強度を示すのが，脂肪や脂肪腫の特徴であるが，脂肪以外にも脂肪と同様の信号強度を示すものがあり注意が必要である．とくに亜急性期から慢性期の血腫はまぎらわしいことも少なくない．脂肪では水との境界部に化学シフトアーチファクトを，血腫では T_2 強調像やグラジエントエコー像でヘモグロビンによる低信号部が存在することが鑑別点となる．

〔荒木　力〕

〈文献〉
1) Dooms GC, Hricak H, Sollitto RA, Higgins CB : Lipomatous tumors with fatty component : MR imaging potential and comparizon of MR and CT results. *Radliology*, **157** : 479-483, 1985.

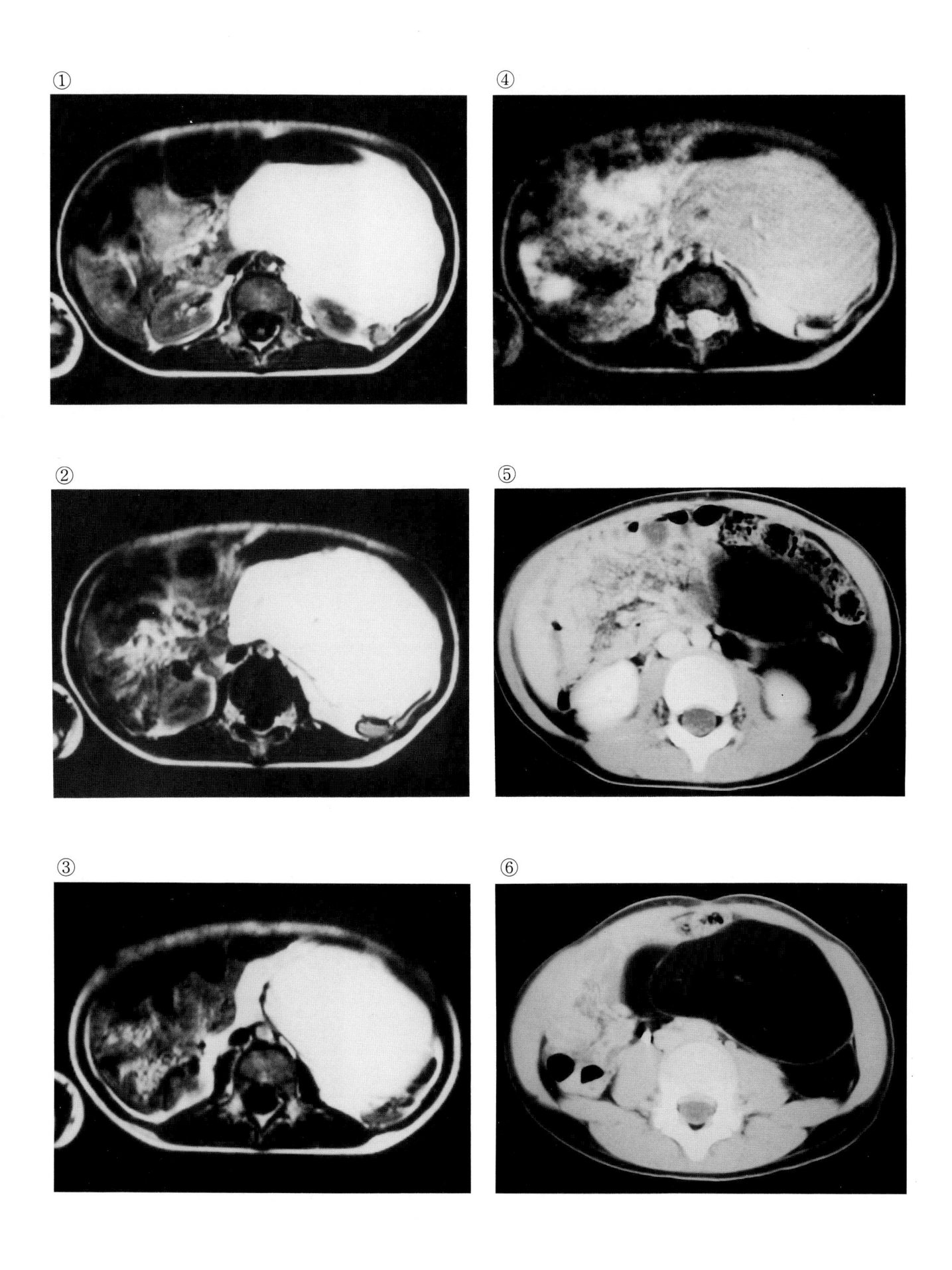

図1〜3 横断像，1.5 T，SE 600/17
図4 横断像，1.5 T，SE 2000/90
図5, 6 造影CT

分葉化した肝腫瘤性病変

症　　　例	1歳4か月，男児． 主　訴：上腹部腫瘤． 病　歴：2か月前より上腹部腫瘤に気づく．
MRI所見	T_1強調像（図1）では多結節融合型の腫瘤が肝中央に認められ，下大静脈を背側に，門脈本幹を腹側に圧排している．大部分は，肝よりやや低信号で，内部にさらに低信号の部分を認める．PD像（図2）では，全体が肝よりやや高信号である．T_2強調像（図3）では腫瘤の大部分が高信号を示し，中央には星状にさらに高信号の部分がある．腹側にある低信号は古い出血によるものと思われる．
その他の画像所見	単純CT（図4）では腫瘤全体がやや低濃度で，中央に星状の強い低濃度部が描出されている．造影後（図5），この部分が強い造影増強効果を示す．
最終診断	肝芽腫（尾状葉原発）．

〔解説〕 肝芽腫（hepatoblastoma）は最も多い小児肝悪性腫瘍である．3歳以下の男児に多く，6歳をこえると稀である．肝あるいは腹部腫瘤を主訴とし，90％以上でAFP陽性である．ただし，正常児でも新生児期には1000 ng/mlを示し，1歳で30 ng/ml以下に落ち着く．腫瘍は多結節融合型あるいは分葉型を示し，線維性の隔壁を有することが多い．また出血巣と壊死巣も多い．約半数に類骨組織（osteoid）を認め，結節あるいは斑状の石灰化が描出される．これらの肉眼病理像をCTやMRIは忠実に反映する．隔壁はCT上delayed enhancementを示し，MRIでは，いずれのパルスシークエンスでも低信号となる．壊死巣や出血巣を除いて腫瘍組織はT_1強調像でやや低信号，T_2強調像では高信号を示す．超音波では一般に高エコーである．

本症例では，線維性の隔壁が造影CTで強く染まっている．T_1強調像では低信号であるが，T_2強調像ではかなり高信号を呈した．病理組織上，隔壁が強い浮腫を示しており，このためT_2強調像で高信号となったと思われる．

小児肝癌は大きく肝芽腫（hepatoblastoma）と成人型の肝細胞癌（hepatocellular carcinoma）に分けられる．後者は5歳以上にみられることが多く，前者に比べ予後不良である．また成人型肝細胞癌は，成人の場合と同様男性に多く，男女比は約3：1である．肝芽腫では差が少なく約1.5：1である．　　　　　　　　　　　　　　　〔荒木　力〕

〈文献〉

1) Dachman AH, Parker RL, Ros PR, et al : Hepatoblastoma : Radiologic-pathologic correlation in 50 cases. *Radiology*, **164** : 15-19, 1987.

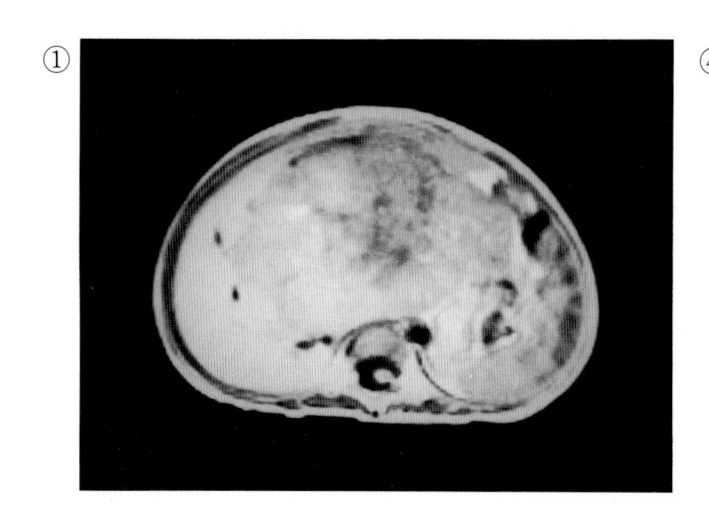

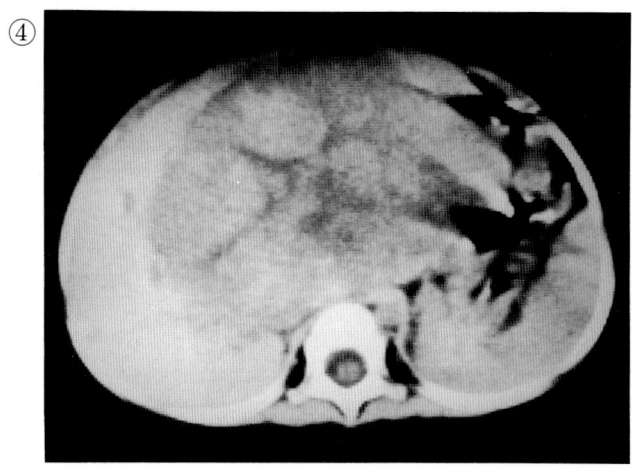

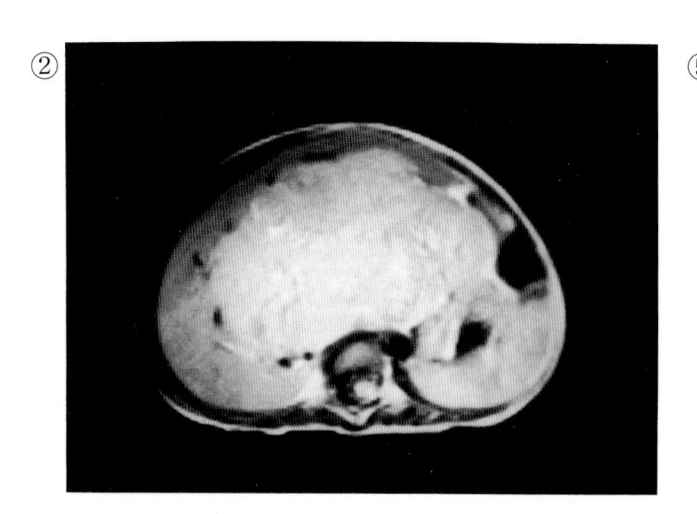

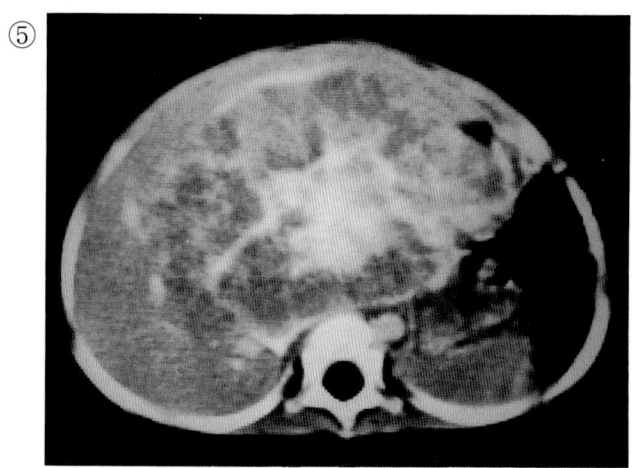

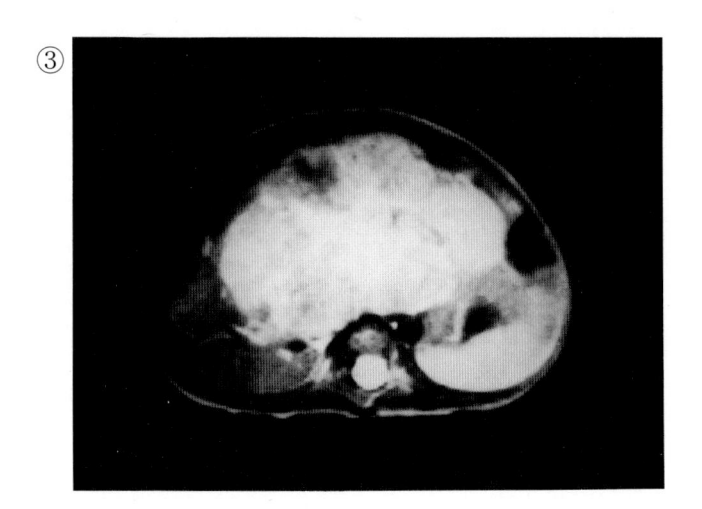

図1 横断像.1.5 T,SE 600/17
図2 横断像.1.5 T,SE 2000/22
図3 横断像.1.5 T,SE 2000/90
図4 単純CT
図5 造影CT

高信号部を含む低信号肝腫瘤性病変

症　　例	7歳，女児． 主　訴：腹部腫瘤． 病歴・検査結果：最近右季肋下が膨らんできたのに気がついた．超音波断層で肝内に腫瘤（mixed echo）を認めた．AFP 陰性．
M R I 所見	T_1 強調像(図1)では肝中央部に大きな低信号腫瘤が認められ，周囲に圧排された血管が flow void により確認される．腫瘍内部には高信号部と，より低信号の部分がある．両者とも T_2 強調像(図2)では高信号を示し，前者は血腫，後者は液化壊死巣と考えられる．Gd-DTPA による造影 T_1 強調像(図3)では，低信号を示す不規則な中央の低信号部を除いて，よく増強効果を示す．
その他の画像所見	単純CT (図4) では，やはり腫瘍は肝実質よりやや低濃度で，中央前部にはより低濃度の壊死部が認められる．血腫は高濃度に描出されている．造影CT (図5) では壊死部がより明瞭となる．腹腔動脈造影(図6)では，腫瘍は左右の肝動脈から栄養を受ける hypervascular tumor で，腫瘍血管も多数認められた．
最終診断	肝 embryonal sarcoma．

〔解　説〕　本腫瘍は未分化肉腫（embryonal (undifferentiated) sarcoma）とよばれ，未分化の間葉系細胞からなる腫瘍で，従来の悪性間葉腫（malignant mesenchymoma）にほぼ一致する．未熟型の肝芽腫とは病理学的にも混同されやすいといわれる．一般に孤立性で急速に増大する．境界鮮明な実質性腫瘍であるが，内部には出血巣，嚢胞様部分，粘液腫様部分を認めることが多い．AFP は陰性である．

　肝芽腫は1歳未満に最も多く，大部分は3歳以下にみられ，成人型肝細胞癌は5歳以上にみられることが多い．未分化肉腫も成人型肝細胞癌と同様に5～15歳の年長児に多い．肝芽腫とは好発年齢が異なるので鑑別上問題となることは少ないが，未分化肉腫と成人型肝細胞癌とは好発年齢も類似し，画像診断上も鑑別しにくい．　〔荒木　力〕

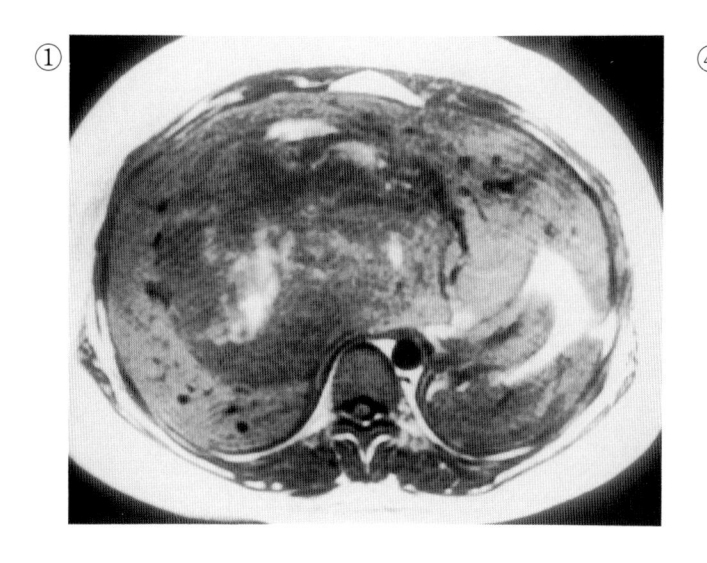

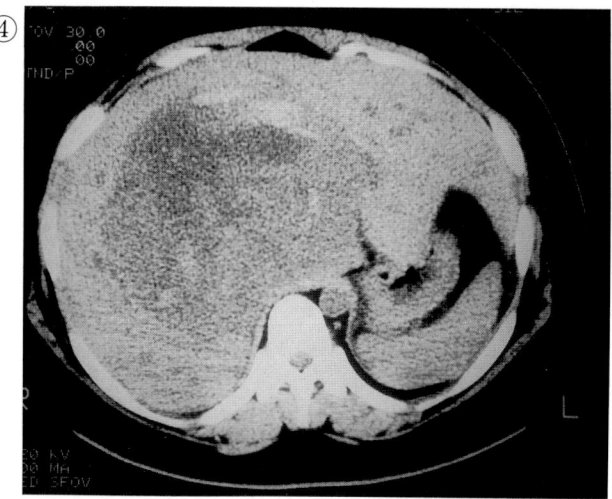

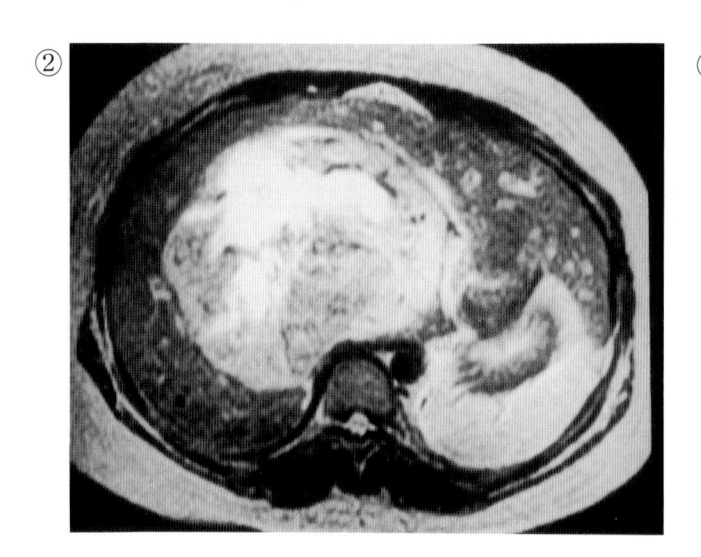

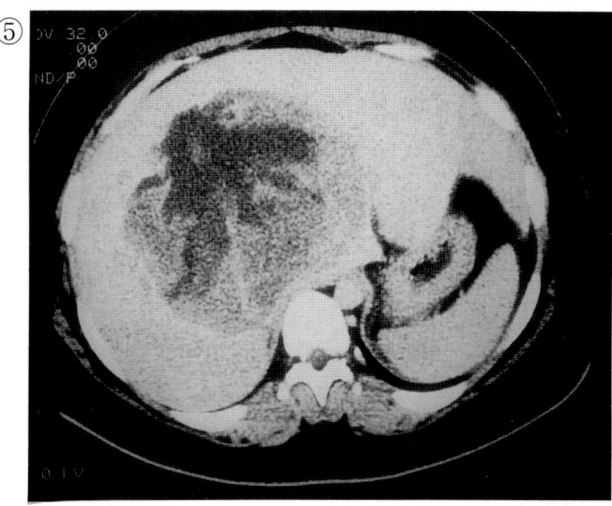

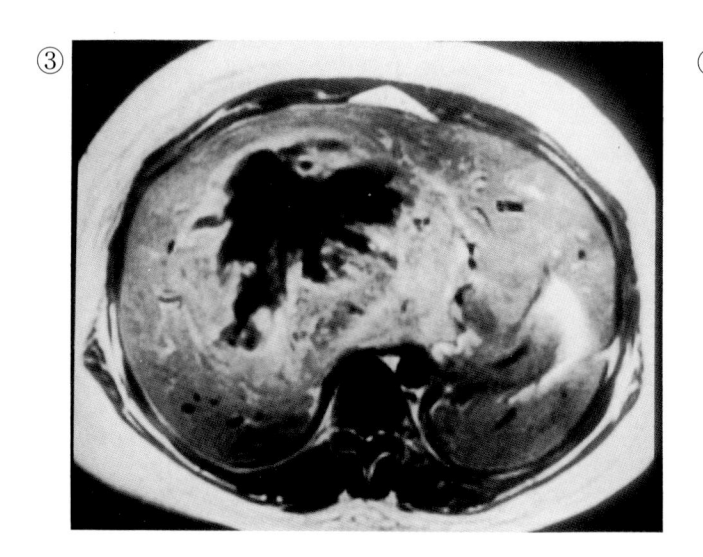

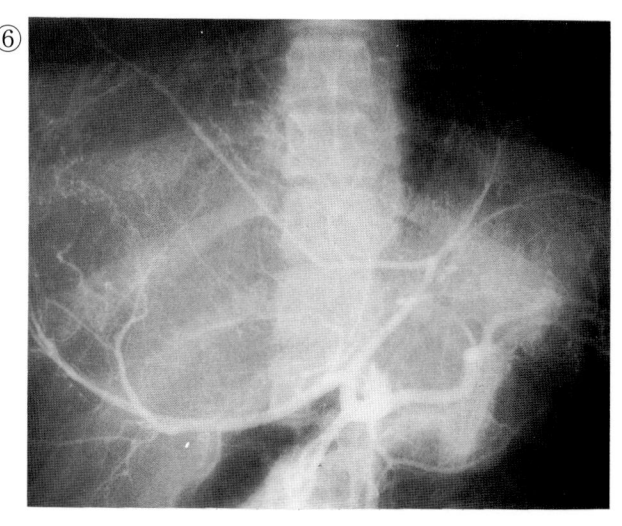

図1 横断像，1.5 T，SE 400/20
図2 横断像，1.5 T，SE 2000/80
図3 横断像，1.5 T，造影 SE 400/20
図4 単純 CT
図5 造影 CT
図6 腹腔動脈造影

T_2強調像で高信号を示す新生児肝内多発性病変

症　　　例	生後7週，女児． 主　訴：肝腫大． 病歴・検査結果：出生直後から肝腫大を指摘されていた．皮膚に血管腫は認められず，心肥大もない．肝機能は正常で，腫瘍マーカーも陰性である．
MRI所見	T_1強調像（図1，2）では尾状葉から右葉にかけてやや低信号領域を認める．これはT_2強調像（図3，4）で水（胃内容）と同じく強い高信号を示し，さらに多数の高信号腫瘤が肝内に散在する．腫瘤の内部は均一である．
その他の画像所見	単純CT（図5，6）では，腫瘤は血管内と同程度の低信号を示す．造影CT（図7，8）では，血管と同様によく増強効果を示し，小さい病変は"消えて"しまう．
最終診断	血管内皮細胞腫（hemangioendothelioma）．

〔解　説〕 血管内皮細胞腫（hemangioendothelioma）は幼児に特有な腫瘍で，その約9割は生後6か月以内に発見される．主症状は肝腫大ないし腹部腫瘤であり，皮膚に血管腫を伴うこともある．新生児期のうっ血性心不全の原因の一つとして有名であるが，実際に，これを伴うことはまれである．AFIPからの報告によれば，27例中，うっ血性心不全を合併したのは4例，皮膚血管腫が認められたのは5例にすぎない．約2：1の割合で女児に多く，また約1/3は本症例のように多発性である．肉眼病理的には軟かく海綿状で，海綿状血管腫に類似するが，後者がこの年齢で検出されることはまずない．組織学的には，数層の未熟な内皮細胞が不規則に血液腔をとり囲む．これらは，しっかりした線維成分からなる基質に支持されている．一方，海綿状血管腫では1層の成熟した内皮細胞が血液腔を囲み，ほとんど基質を認めない．血液腔を主体とする構造から，CT（dynamicを含む），超音波，MRIともに，成人にみられる海綿状血管腫に類似する．すなわち，単純CTでは，血液と同程度の辺縁の明瞭な低濃度腫瘤を示し，dynamic CT動脈相で辺縁部の濃染，遅い相では肝と等濃度となり"消える"．弱いT_1強調像では肝と等信号，強いT_1強調像（IRなど）では低信号，T_2強調像では強い高信号を示す．小さいものは均一高エコーであるが，大きくなると内部エコーは複雑となる．血管造影でも海綿状血管腫と同様の所見を呈するが，動静脈瘻を伴うこともある．短絡の多い症例はうっ血性心不全となりやすい． 〔荒木　力〕

〈文献〉
1) Dachman AH, Lichtenstein JE, Friedman AC, Hartman DS: Infantile hemangioendothelioma of the liver: radiologic-pathologic-clinical correlation. *AJR*, **140**: 1091-1096, 1983.

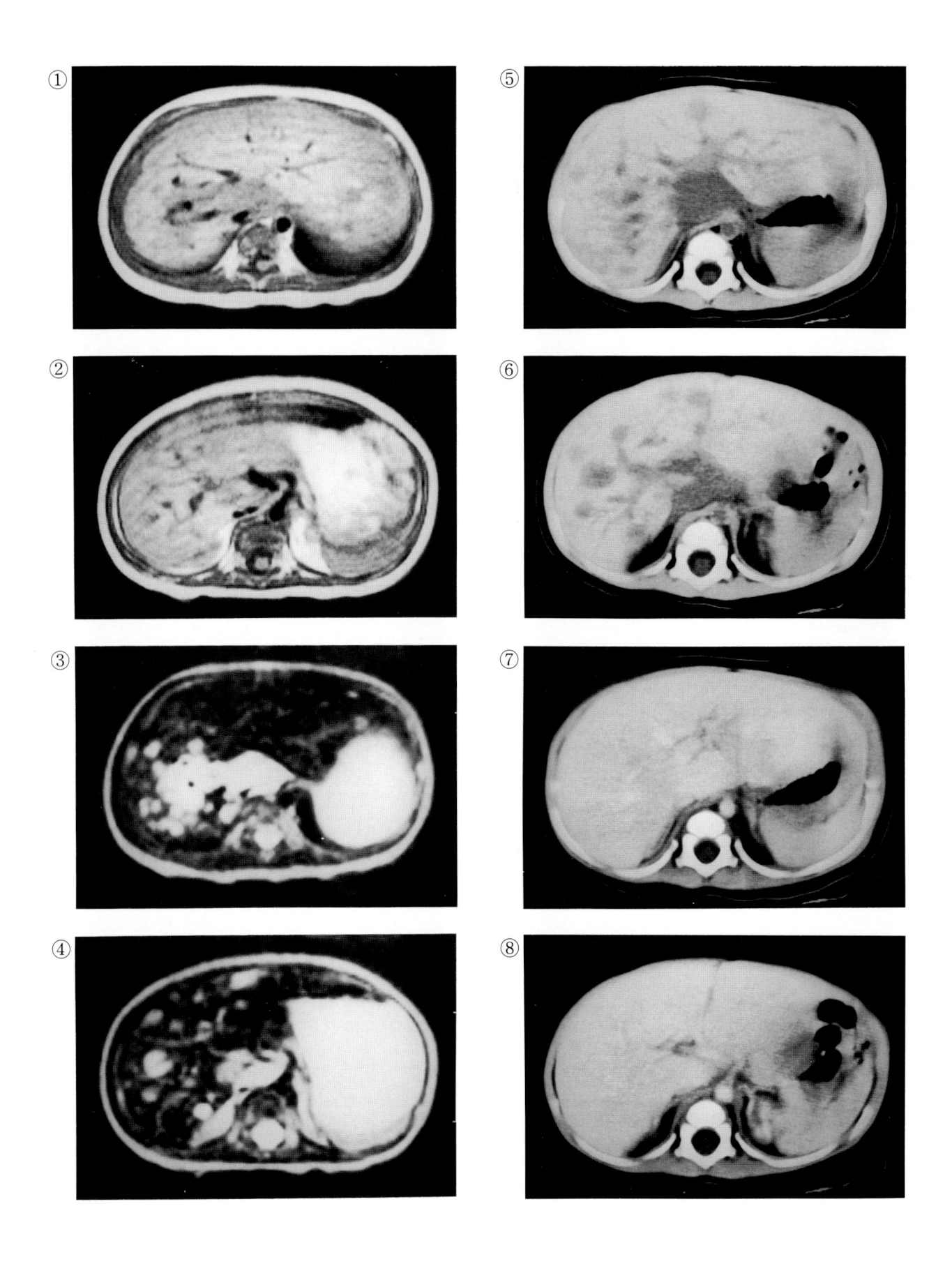

図1, 2　横断像，1.5 T，SE 600/17
図3, 4　横断像，1.5 T，SE 2000/90
図5, 6　単純CT
図7, 8　造影CT

下大静脈を偏位させ，内部に隔壁をもつ腫瘤性病変

症　　例　　1歳6か月，男児．
　　　主訴：腹部腫瘤．
　　　病歴・検査結果：生後14か月目に発熱にて発症，腹部に腫瘤を触れ，CTにて確認された．尿中VMA陰性．

MRI所見　　T_1強調像（図1）で下大静脈の右側から背側にかけて腫瘤を認める．内部は隔壁により多数のcompartmentsに分かれている．大部分は腎髄質と等信号で，肝や腎皮質より低信号を示す．隔壁はさらに低信号を示す．いくつか高信号を示すcompartmentが存在する．肝との境界は明瞭で浸潤はないと考えられる．PD像（図2）では，T_1強調像でやや低信号の部分がやや高信号，高信号だった部分は同様に高信号である．T_2強調像（図3）では，腫瘤全体がかなり高信号となって低信号の隔壁がより明瞭である．T_1強調像で高信号であった外側の部分はやはり高信号であるが，周囲に低信号の結節が出現している．この部分は腫瘍内血腫で，低信号結節はヘモジデリン沈着部と考えられる．

その他の画像所見　　単純CT（図4）では，MRIと同様の部位に低濃度腫瘤を認め，内部に石灰巣が描出されている．

最終診断　　神経芽細胞腫（右副腎原発）．

〔解説〕　神経芽細胞腫は小児腹部悪性腫瘍のなかで最も多い．交感神経節細胞は神経堤（neural crest）由来の神経芽細胞が成熟したものである．この神経芽細胞が成熟分化することなく組織に残り，腫瘍性増殖したものが神経芽細胞腫と考えられている．したがって，本腫瘍は全身の交感神経節から発生しうるが，その70％は副腎髄質，20％は副腎以外の後腹膜から発生する．残り10％は頸部，縦隔および骨盤腔に分布する．Beckwithによれば，新生児（剖検で）の副腎には200人に1人の割合で，神経芽細胞腫と区別できない結節が残存するという．しかし，このうち神経芽細胞腫に増殖するのは40分の1である．このため本腫瘍は，0歳児に最も多く，年齢とともに減少する．

　神経堤由来である神経芽細胞腫には，カテコールアミン代謝系が備わっていることが多い．このためカテコールアミン系の代謝産物であるVMA（vanillylmandelic acid）やHVA（homovanillic acid）が尿中に排泄され，マススクリーニングとして利用されている．乳児健診時（3か月検診など）に，これが適用され，多くの症例が早期に発見されている．しかし，実際には，カテコールアミン代謝系をもつのは，神経芽細胞腫の約70％であり，本症例のようにVMA陰性で，腫瘤を触知するまで気づかれぬことも少なくない．予後は年齢と病期によりほぼ決定され，一般に1歳未満は予後良好で，1歳をこえるときわめて不良となる．

　MRIのT_1強調像では腎髄質と同程度の低信号，T_2強調像では腎と同様の高信号を示すことが多い．また，本症例のように線維性の隔壁が存在する例が多く，MRIにより明瞭となる．また石灰巣を含むこともよく知られており，CTで高率に検出されるが，MRIでは石灰巣を検出することはできない．　　　　　　〔荒木　力〕

〈文献〉
1) Dietrich RB, Kangaloo H, Lenarsky C, Feig SA : Neuroblastoma : The role of MR imaging. *AJR*, 148 : 937-942, 1987.
2) Beckwith JB, Perrin EG : *In situ* neuroblastoma : A contribution to the natural history of neural crest tumors. *Am J Pathol*, 43 : 1089-1104, 1964.

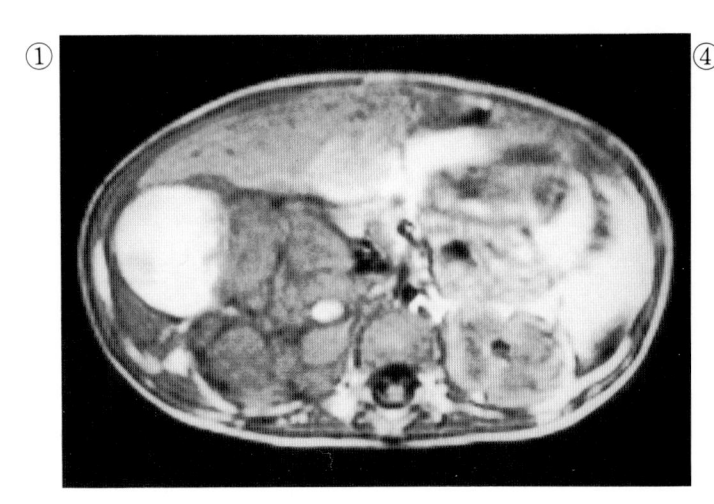

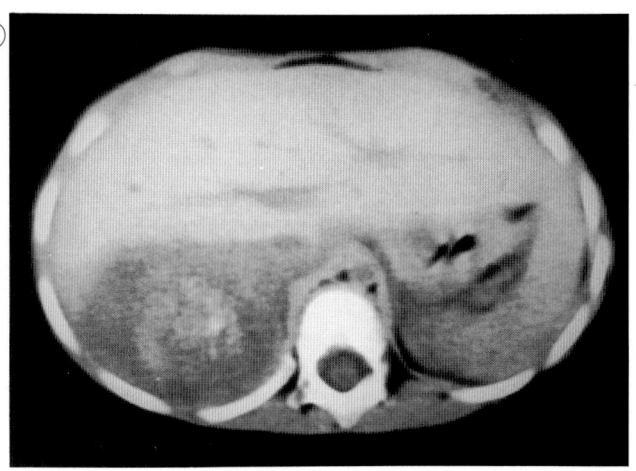

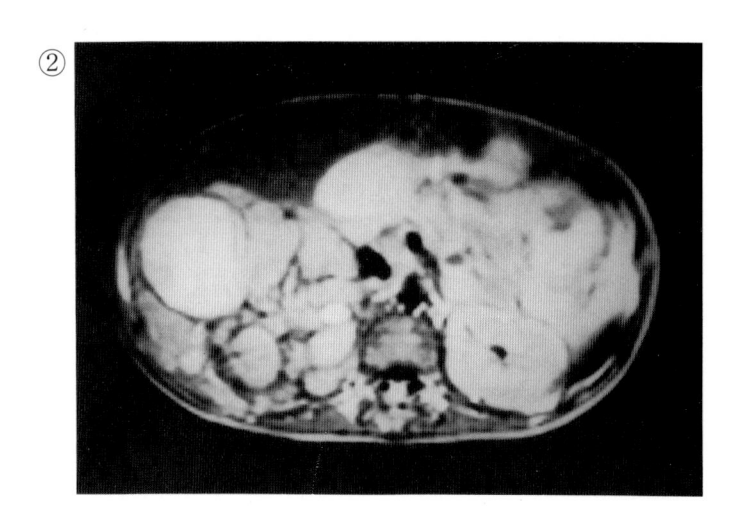

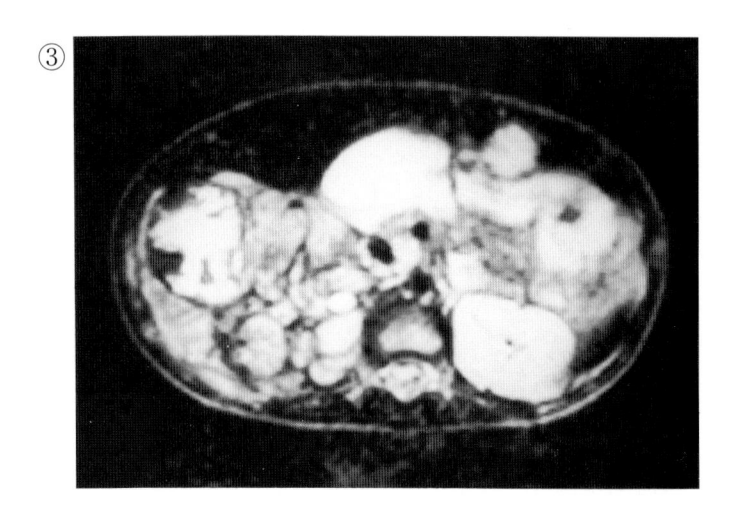

図1 横断像. 1.5 T, SE 600/17
図2 横断像. 1.5 T, SE 2000/22
図3 横断像. 1.5 T, SE 2000/90
図4 単純CT

T_1強調像で低信号，T_2強調像で高信号の造影効果を示す腫瘤性病変

症　　　例	9歳，女児．
	主　訴：下腹部腫瘤．
	病歴・検査結果：特記すべきものはない．
MRI所見	T_1強調横断像（図1）では骨盤腔全体を占める大きな腫瘤があり，信号強度は低く，筋肉と同じかやや高めで不均一である．中央にソーセージ型の高信号部がある．腫瘤辺縁は明瞭で円滑である．膀胱は左前方に圧排され，直腸は腫瘤の背側にある．プロトン密度強調像（図2）では，腫瘤のほとんどは高信号となり，中央のソーセージ型の部分の周辺が強い低信号を示している．さらにT_2強調像（図3）では，中央部はすべて強い低信号，そのほかは強い高信号に索状の低信号が混在している．これからT_1強調像で高信号，T_2強調像で低信号の部分は腫瘍内血腫と考えられる．
	矢状断T_1強調像（図4）と造影矢状断T_1強調像（図5）を比較すると，腫瘤の背側部から下部が強い造影効果を示していることがわかる．
最終診断	横紋筋肉腫（腟原発）．

〔解　説〕　この腫瘤は膀胱と直腸の間に存在する充実性腫瘤で，よく造影される部分があり，内部に出血巣を有することがMRIからわかる．大部分はT_1強調像で低信号，T_2強調像で高信号であること，よく造影されること，出血のあることを考えると，かなりみずみずしいviabilityの高い腫瘍といえる．直腸より背側にあれば，まず未熟な奇形腫（卵黄囊腫瘍など）を考えるが，この症例では腫瘤が膀胱と直腸の間にあり，横紋筋肉腫が第1選択となる．

　小児の横紋筋肉腫は，肝芽腫，神経芽腫やWilms腫瘍と異なり，発生部位が多岐にわたるため，その正確な発生頻度は明らかでないが，小児固型悪性腫瘍の約5％と考えられる．発生部位は，頭頸部，眼窩，泌尿生殖器，四肢などに多い．病理学的には一般に，胎児型（embryonal type），胞巣型（alveolar type），多形型（pleomorphic type）に分類されるが，後者はまれである．胎児型は胞巣型より予後良好で，組織診断のもつ意味は大きい．胎児型は年少児に多く（ピークは4歳），また，頭頸部，眼窩，泌尿生殖器に多い．胞巣型は年長児に多く（ピークは14歳），四肢，軀幹に多い．小児横紋筋肉腫は，未分化の胎児性間葉細胞（embryonal mesenchymal cell）から発生すると考えられており，分化の低いものはsoft tissue Ewing肉腫やembryonal sarcomaとして報告されることもある．

〔荒木　力〕

〈文献〉
1)　橋都浩平：横紋筋肉腫．小児悪性腫瘍（斉藤純夫編），pp 185-194，診断と治療社，東京，1987．

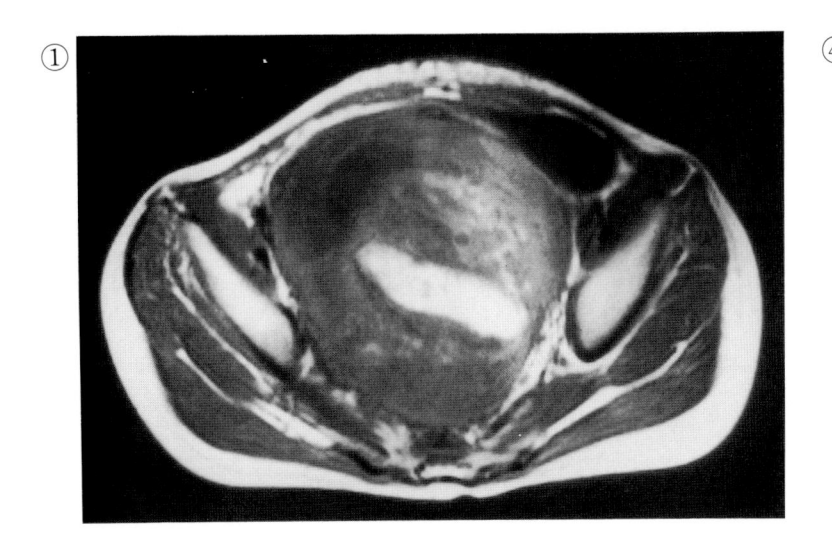

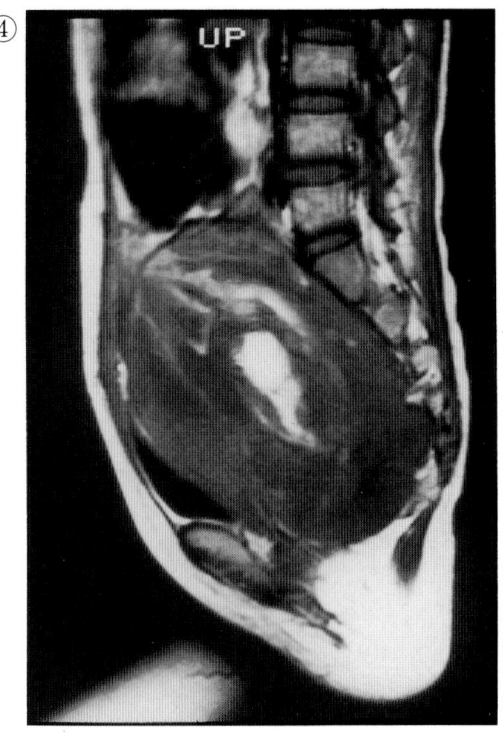

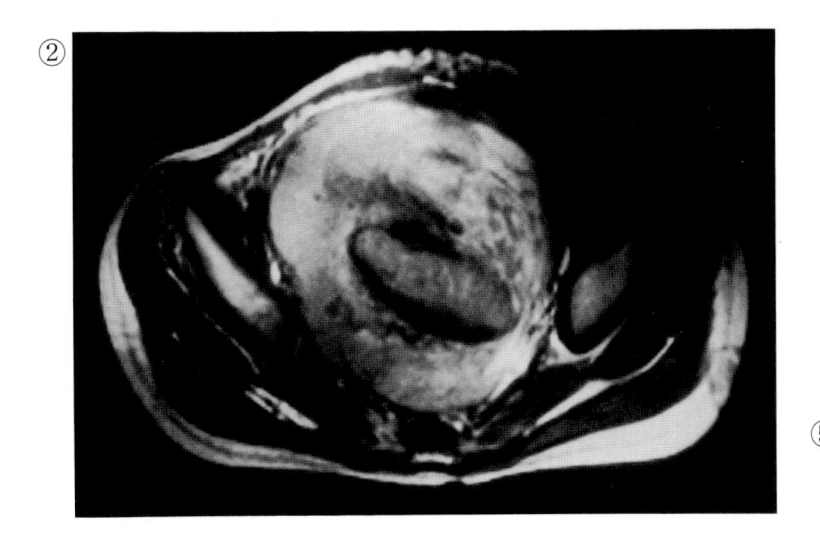

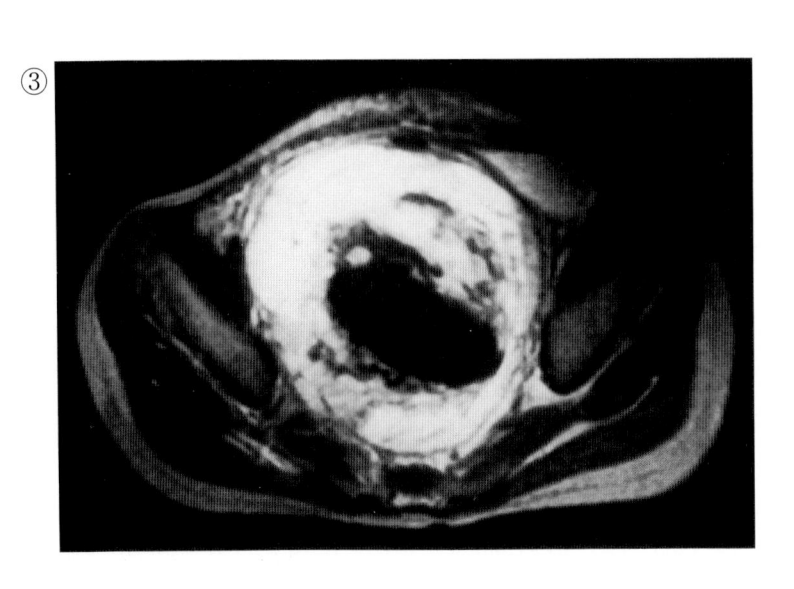

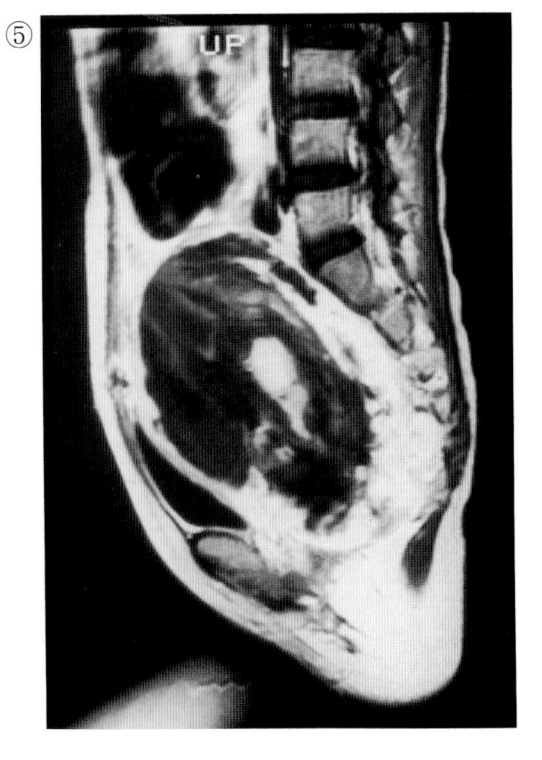

図1 横断像．1.5 T, SE 600/17
図2 横断像．1.5 T, SE 2000/20
図3 横断像．1.5 T, SE 2000/90
図4 矢状断像．1.5 T, SE 600/17
図5 矢状断像．1.5 T, SE 600/17, 造影

腸骨破壊を伴う骨盤腫瘤性病変

症　　　例　2歳5か月，女児．
主　訴：歩こうとしない．右骨盤腫瘤．
病歴・検査結果：半年ほど前から，ときどき発熱し，なかなか歩こうとしないため某医を訪れていた．最近，母親が骨盤内に腫瘤を触れるようになった．その他，特記すべき検査結果はない．

MRI所見　T_1強調像（図1）では筋肉とほぼ等信号の腫瘤が右骨盤壁に沿って存在し，正常な腸骨を確認できない．まだ骨髄内は脂肪化していないため，成人にみるように高信号ではない．T_2強調像（図2）では，腫瘤は膀胱内と同様の高信号を呈する．

その他の画像所見　骨盤の正面X線像（図3）では，右腸骨に地図状の透亮像が認められ，大坐骨切痕の皮質縁が消失し，軟部陰影が直腸ガス像に突出している．単純CT（図4）では，腸骨を破壊する腫瘤が認められるが，腫瘤内に石灰化はない．骨条件で表示すると（図5）骨破壊がより明瞭となる．

最終診断　Letterer-Siwe病．

〔解　説〕　もう少し年長であれば，Ewing肉腫を考えたいところであるが，年齢が合わない．MRIからは血管腫も考えるべきであろう．骨腫瘍においてはMRIにおける信号強度と組織形との間にはとくに特異的な関係はなく，また，石灰化の有無を特定できず，骨破壊もCTほど明瞭でないといった点から，少なくとも性質診断に関して，MRIは他の診断法（とくに単純X線像）を凌駕することはない．MRIの役割は，正常組織とのコントラストが高いこと（とくにT_2強調像）と矢状断や前額断面が撮影できることを生かして，病変の進展範囲を正確に表示することにある．

　Letterer-Siwe病，Hand-Schuller-Christian病，および好酸球性肉芽腫（eosinophilic granuloma）はhistiocytosis Xと総称される組織球の腫瘍性増殖を本体とする一連の疾患である．一般に発病年齢が若いほど多くの臓器が冒され，臨床症状も強く，進行も急激で，予後も不良である．Letterer-Siwe病は通常2歳以下に発病し，発熱，皮膚紅斑，出血傾向，呼吸器症状などを示す．肝脾腫やリンパ節腫大を認め，骨病変が出現する前に死亡する例も多いが，比較的緩慢に進行する例では，本症例のように骨病変で発見されることもある．好酸球性肉芽腫は3歳以降に骨病変として発症する．あらゆる骨が冒されうるが，ほかにはまれに肺の間質病変を伴う程度である．Hand-Schuller-Christian病はこれらの中間型で，発症年齢は通常5歳以下で，骨とともに肝，脾，リンパ節，肺が冒されるが，慢性の経過をとり予後は良好である．骨病変は扁平骨に多い．古典的な三主徴は頭蓋骨透亮性病変，眼球突出，尿崩症であるが，これらが揃うことは稀である．

〔荒木　力〕

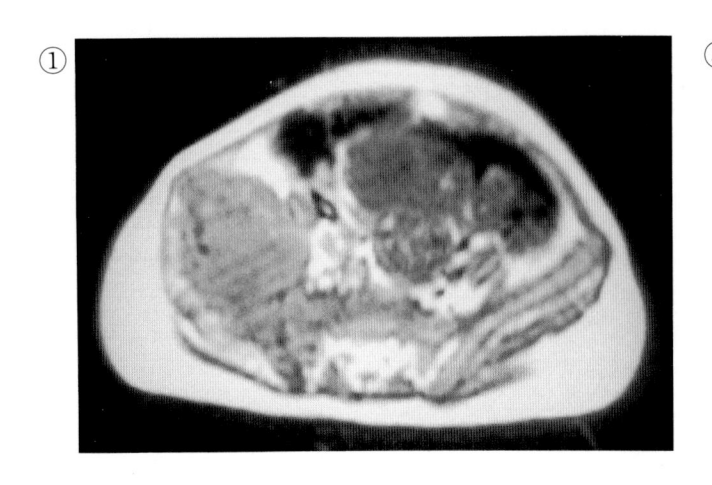

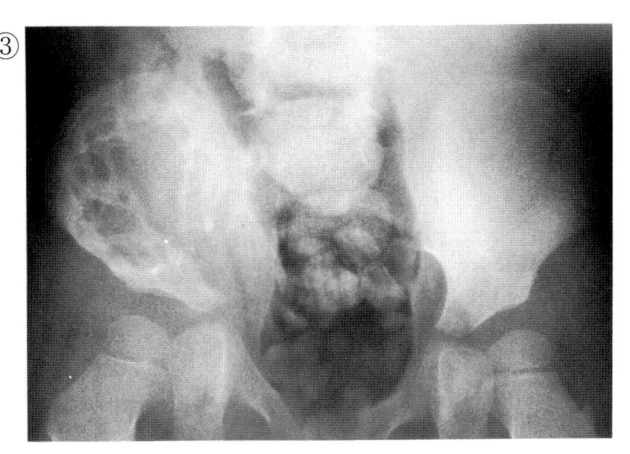

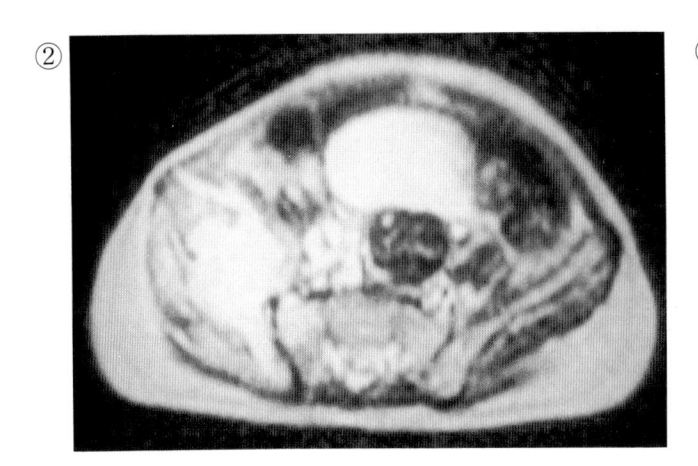

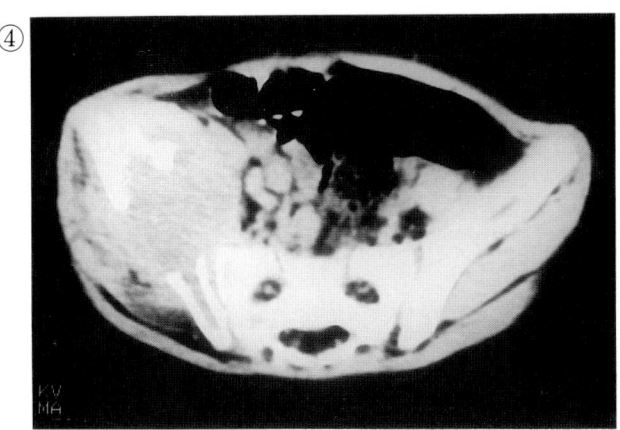

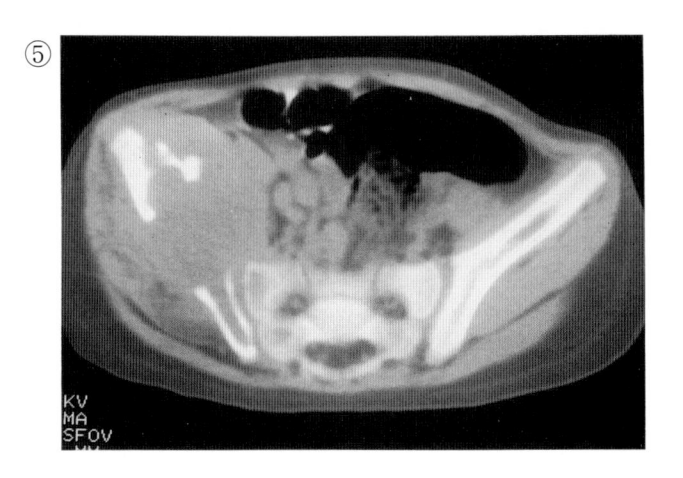

図1 横断像．1.5 T，SE 500/20
図2 横断像．1.5 T，SE 2000/80
図3 単純正面X線像
図4 単純CT
図5 単純CT．骨条件表示

胎児の後頭部巨大腫瘤性病変

症　　例　33歳，妊娠32週の妊婦．
超音波検診にて胎児の異常を指摘される．

MRI 所見　母胎下腹部MRI：T_1強調冠状像（図1a）では胎児は頭位にあり，後頭部より連続する大きな腫瘤を認める．内部は主に低信号の囊胞性腫瘤で，一部充実性成分があり，頭蓋内より連続する．肺，心臓，肝臓には異常を認めない（図1b）．
胎表造影（図2）：後頭部より連続する大きな腫瘤を認める．胎児の腸管も造影されている．
新生児頭部MRI：帝王切開により出産した胎児のT_1強調矢状断（図3）では，囊胞性腫瘤と脳実質の脱出が明瞭となる．頭蓋冠の欠損部は比較的高位で，テントより上方と考えられる．全体に頭蓋は小さい．

その他の画像所見　超音波断層（図4）では，二重構造の囊胞性病変で，頭蓋内より連続して一部脳実質も脱出している．

手 術 所 見　腫瘤の切断が施行され，病理組織学的に大脳脱出と診断された．

最 終 診 断　後頭部髄膜脳瘤（occipital meningoencephalocele）．

〔解 説〕　胎児の頭部から突出する腫瘤はまず二分頭蓋（cranium bifidum）（頭瘤 cephalocele）が考えられ，とくに後頭部は全体の70%を占める好発部位である．その他，頭頂部10%，前頭部9%，鼻部9%と続く．成因は，正常では妊娠6週末には閉じるべき神経管の閉鎖障害で，頭蓋冠の欠損が生じ，頭蓋内の内容が突出するもので，含まれる成分により分類される．

　頭蓋髄膜瘤（cranial meningocele）は髄液のみ突出するもの．
　髄膜脳瘤（meningoencephalocele）もしくは脳髄膜瘤（encephalomeningocele）は髄膜と脳組織が突出するもの．
　脳瘤（encephalocele）は脳組織のみ突出するもの．
　脳囊瘤（encephalocystocele）は脳室と交通をもった腔を伴った脳組織が突出するもの．
　脳髄膜囊瘤（encephalomeningocystocele）は髄膜，脳と脳室が一緒に脱出するもの．
　後頭部の頭瘤は大孔上方のもの（high occipital cephalocele），大孔を含むもの（low occipital cephalocele）とC_1，C_2の椎弓も含むもの（cervico-occipital cephalocele）とに分けられる．

　本症例は大孔を含まない高位の後頭骨欠損で，髄膜瘤内に後頭葉と考えられる脳実質が脱出する髄膜脳瘤で，小頭症を伴うと診断可能である．

　本疾患において，MRIは頭蓋冠欠損の部位，囊胞内容の診断に有用で，頭蓋内容の変位，水頭症，脳梁欠損，脳梁脂肪腫，全前脳胞症，Dandy-Walker囊胞，Arnold-Chiari奇形，脊髄髄膜瘤など他の合併奇形の診断にも有用である．

〔山岸二郎・多田信平〕

〈文 献〉
1) Byrd SE, Naidich TP : Common congenital brain anomalies. *Radiol Clin North Am,* **26** : 755-772, 1988.
2) Bebson RC, Colleti PM, Platt LD, et al : MR imaging of fetal anomalies. *AJR,* **156** : 1205-1207, 1991.
3) Hill MC, Lande IM, Larsen JW : Prenatal diagnosis of fetal anomalies using ultrasound and MRI. *Radiol Clin North Am,* **26** : 287-307, 1988.
4) 森　惟明，半田　肇：新版 先天異常の臨床とCT，pp 193-203，にゅーろん社，東京，1987．

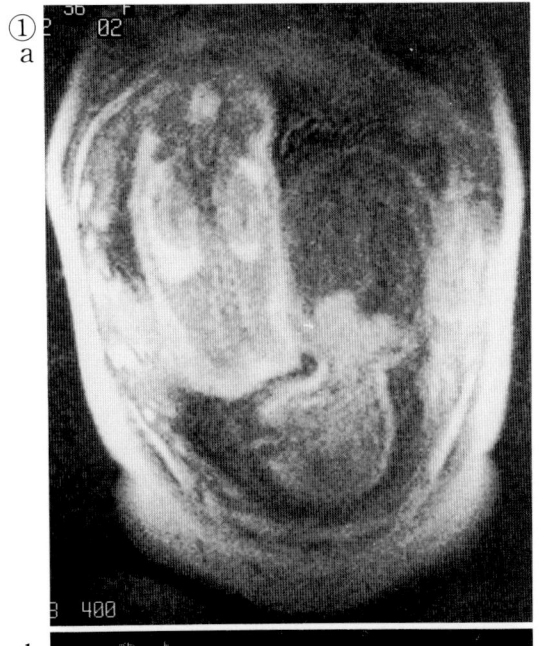

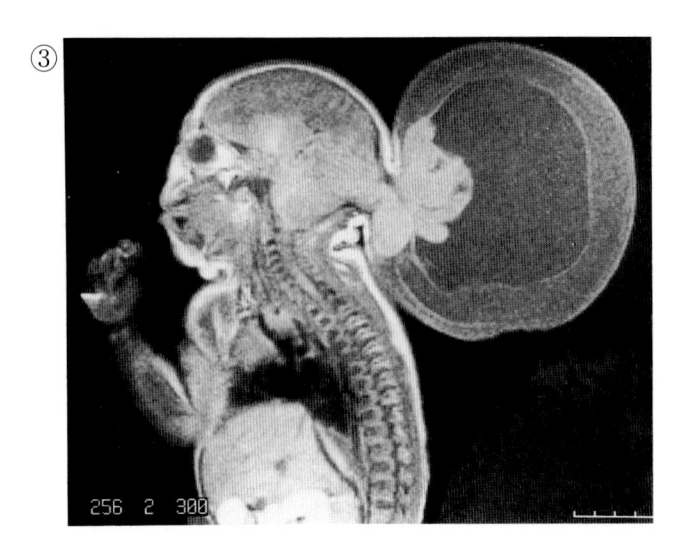

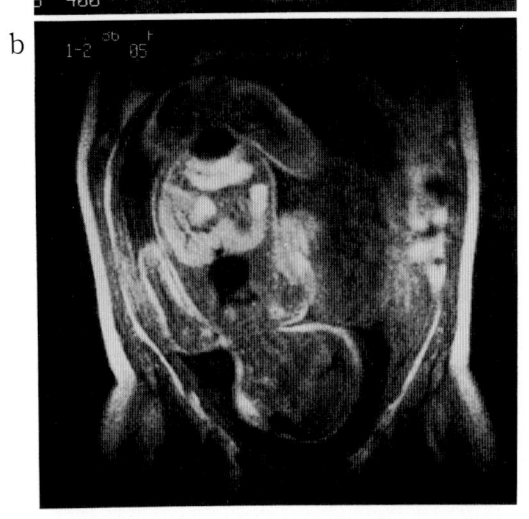

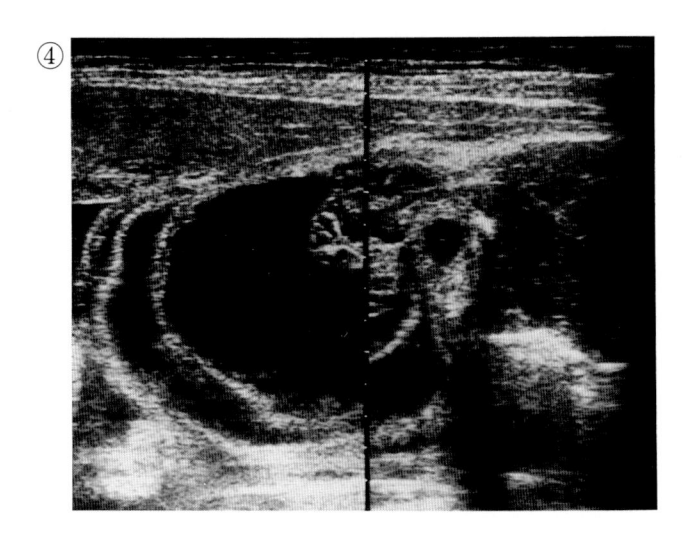

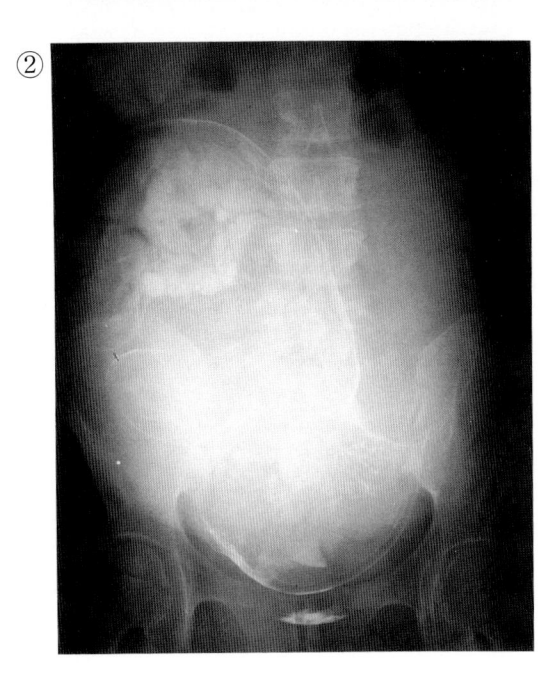

図1a, b 胎児冠状断像. 0.5 T, SE 600/30
図2 胎児胎表造影
図3 新生児矢状断像. SE 600/30
図4 胎児後頭部超音波断層横断像
　　（横須賀共済病院症例）

T_2 強調像で高信号の胎児の腹部腫瘤性病変

症　　　例	在胎 36 週の 28 歳，妊婦．妊娠の経過観察中に胎児の異常を指摘される．
MRI 所見	母胎腹部 MRI：T_1 強調像の冠状断（図 1）では胎児の腹部に大きな腫瘤があり，横断像（図 2）からも肝は右上方へ圧排されている．プロトン密度強調像の横断像（図 3）では腫瘤はやや高信号，T_2 強調像（図 4）ではさらに高信号である．腫瘤内部の性状は囊胞性ではなく，充実性と考えられる．正常の腎陰影は不明である．
その他の画像所見	腹部造影 CT（図 5）では左側腹部の巨大な腫瘤性病変で，正中をこえる．内部は不均一な充実性腫瘍で，囊胞状の低濃度域を伴う．右腎は正常に認められるが，左腎は描出されない．超音波断層にても内部にわずかに低エコー領域を伴う充実性腫瘍で，右腎は正常に描出されるが，正常な左腎構造は認められず，左腎由来の腫瘍と考えられた．血管造影は施行されていない．
手術所見	左腎由来の悪性腫瘍の診断で，手術が施行され，約 8 cm 大の左腎腫瘍が確認された．
最終診断	congenital mesoblastic nephroma.

〔解　説〕　新生児期の腹部腫瘤は良性のことが多く，65% は後腹膜に生じ，さらに 55% は腎由来である．

水腎症はもっとも頻度の高い腫瘤（25%）で，腎盂尿管移行部の閉塞がもっとも多い．超音波上 1 ないし多数の交通性の低エコー囊胞性病変である．

multicystic dysplastic kideny は次に多い腫瘤（15%）で，1/3 に対側腎の異常（同病変，水腎症，低形成，回転異常）を伴う．典型的には種々の大きさの多数の非交通性囊胞が腎に認められる．水腎症と multicystic dysplastic kideny は主に囊胞性病変であり，本症とは異なる．infantile polycystic kidney disease は常染色体の劣性遺伝で，無数の囊胞からなり，スポンジ状を呈する．通常，肝の fibrosis や portal hypertension は juvenile polycystic kidney disease でみられる．両腎の腫大と echogenesity の増加で，超音波上充実性に似ることもあるが，両側性であることから本症は否定的である．

Wilms 腫瘍は原始的な胎生期の腎組織より発生する悪性腫瘍で，小児の腹部腫瘤では 2 番目の頻度であるが，7〜8/100 万人程度の頻度である．停留睾丸，尿道下裂，片側肥大症などの合併症などを伴うことが知られており，また sporadic aniridia の 1/3 が Wilms 腫瘍をもち，両者の合併する場合には泌尿生殖系の異常や精神発達遅延が多く，13 番遺伝子の chromosome 11 の欠損があるといわれる．Wilms 腫瘍の組織には尿細管・糸球体の上皮系，blastemal 細胞，間質成分が含まれる．90% は良好な経過をとるが，Wilms 腫瘍の亜型として anaplastic and sarcomatoid group（clear cell type, rhabdoid tumor）は年長に多く，血行転移が多く，予後の悪い形で，最近では Wilms 腫瘍と別疾患と考えられている．

画像的には 9% が石灰化を有し，US 上は肝よりやや echogenesity の高い腫瘍で，一部囊状や出血を伴う．もし囊胞部分が主であれば multilocular cystic nephroma, multicystic dysplastic kidney や水腎症をまず考える．CT 上は低濃度な大きな腫瘤で，一部小さな necrosis を伴う．リンパ節転移や IVC の腫瘍血栓も認められる．MR 上は T_1, T_2 とも延長し，T_1 で低信号，T_2 で高信号となる．内部が不均一な所見が一般的である．

congenital mesoblastic nephroma は fetal renal hamartoma, congenital Wilms 腫瘍といわれ，新生児期の腎の充実性腫瘍はほとんどがこれである．新生児の最も頻度の高い腫瘍で，平均 3.5 か月で診断される．腫瘤は片側性，充実性で大きく，母胎の羊水過多や胎児の未熟になりやすい．

従来は先天性の Wilms 腫瘍ないしは過誤腫として考えられていたが，悪性の上皮成分がなく，良性の経過をとることから Wilms 腫瘍とは区別されるようになった．また過誤腫とも局所再発や浸潤傾向を伴っていることから区別される．超音波上は充実性の腎由来腫瘍で，他の頻度の高い水腎症や multicystic dysplastic kidney とは鑑別容易．3 か月をこえて診断されるタイプ（cellular type）は再発をきたすこともしばしばみられる．しかし数週で診断されるタイプ（cellular variety）は，外科的切除により再発はまず認めないといわれる．画像診断上は Wilms 腫瘍とほぼ同様な所見で鑑別は困難である．

〔山岸二郎・多田信平〕

〈文献〉
1) White KS, Grossman H : Wilms' and asscociated renal tumors of childhood. *Pediatr Radiol*, **21** : 81-88, 1991.
2) Merten DF, Kirks DR : Diagnostic imaging of pediatric abdominal masses. *Pediatr Clin North Am*, **32** : 1397-1425, 1985.
3) Belt TG, Cohen MD, Smith JA, et al : MRI of Wilms' tumor : Promise as the primary imaging method. *AJR*, **146** : 955-961, 1986.

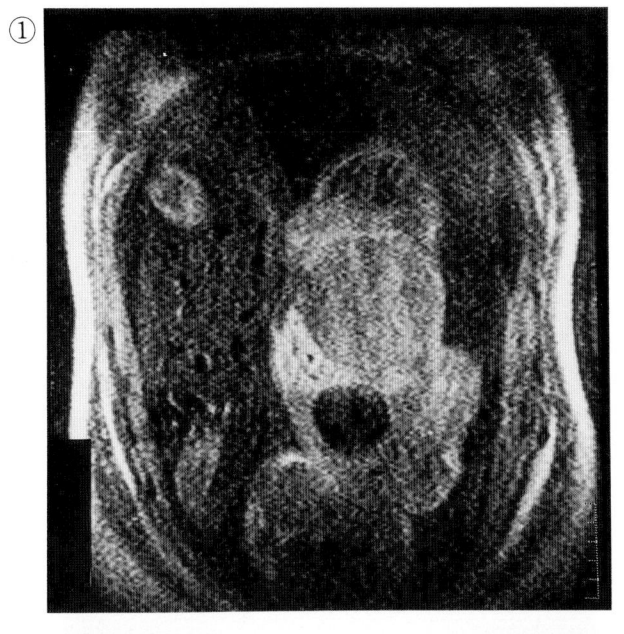

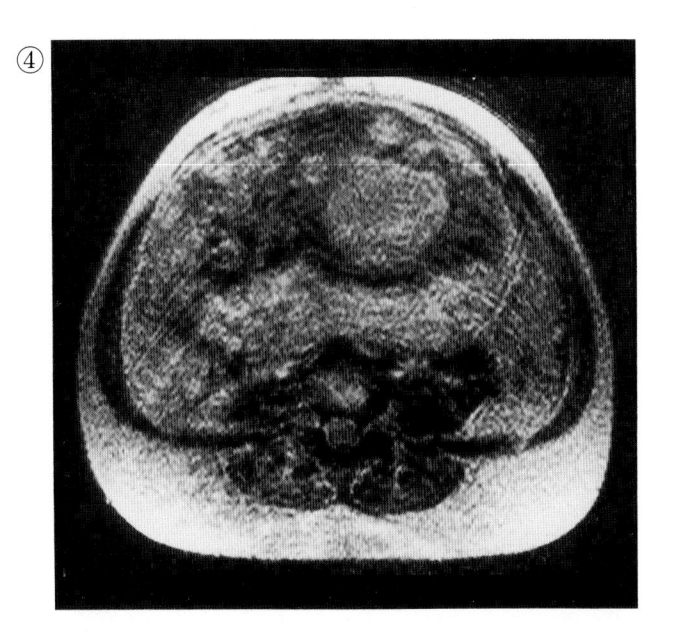

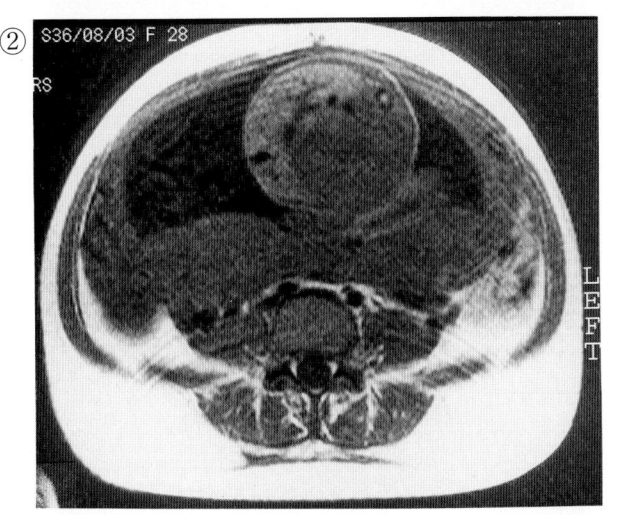

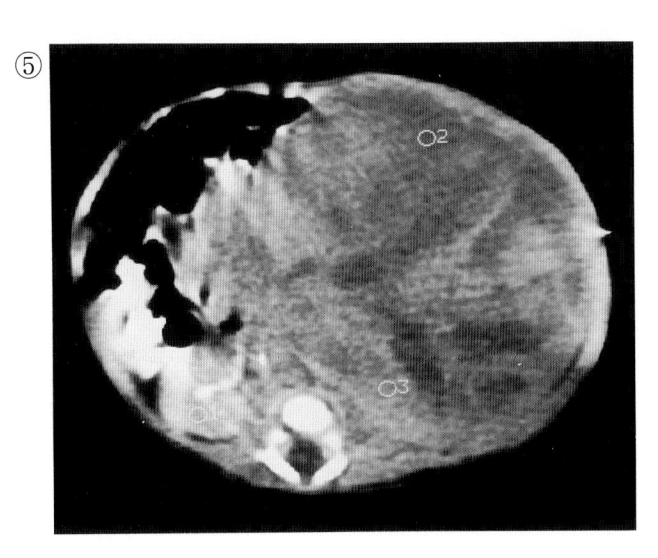

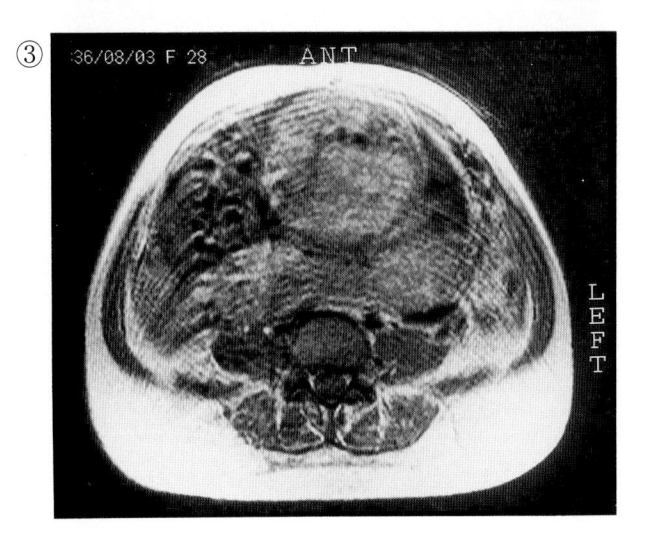

図1 胎児冠状断像．0.5 T，SE 500/30
図2 胎児横断像．0.5 T，SE 500/30
図3 胎児横断像．0.5 T，SE 2000/30
図4 胎児横断像．0.5 T，SE 2000/80
図5 新生児腹部造影 CT
　　（横須賀共済病院症例）

新生児の脳室異常と左右融合した前頭葉

症　　例　在胎37週，2094gの正常分娩，男児．
APG 9点，母親は20歳で第2子．生後哺乳時にチアノーゼあり，精査のため近医より紹介入院．ASD+VSD+PSの心奇形があり．その他の奇形精査のため頭部CT施行し，異常を指摘される．口唇口蓋裂，鼻中隔欠損，右第1指の多指症もある．染色体異常は認められない．

MRI所見　T_1強調像の横断像で，側脳室は左右交通性で，後角は形成されているが，前頭角は形成不良である（図2）．視床は左右に分離し，第三脳室様構造は認められるが，前方で側脳室に開口している（図3）．脳梁の欠損も認められる（図1，2）．大脳半球間裂は上部では形成あるが，前頭葉下部では形成されず，左右の白質・灰白質は融合している（図3）．大脳鎌の形成はないが，前頭上部と後部の大脳半球間裂は認められる（図1）．第四脳室，テント下はほぼ正常と考えられる（図4）．

最終診断　全前脳胞症（holoprosencephaly）の半脳葉型（semilobar type）と考えられる．

〔解説〕　全前脳胞症（holoprosencephaly）は前脳から大脳半球形成時の障害で，白質・灰白質が正中をこえて交差するもの．妊娠4～8週の障害といわれる．眼間隔異常減少（hypotelorism）は常に伴い，小頭症（microcephalus）も合併するが，まれには脳室拡大により大頭症（macrocephaly）となる．原因はビンブラスチンなどの化学物質，放射線，母親の糖尿病などが指摘されているが，まれに染色体13-15，16-18，17-18のトリソミーに全前脳胞症を生ずることが知られている．また特異な顔貌を呈し，単眼症（cyclopia），篩頭症（ethmocephaly），猿頭症（cebocephaly），上顎間の欠如，口蓋口唇裂なども合併する．

以下の3型に分類される．
1) 無脳葉型（alobar type）は大脳半球の完全な分離障害で，単脳室で半球間裂を欠くもの．
2) 半脳葉型（semilobar type）は痕跡的に脳葉を認め，後部の半球間裂が部分的に形成されるもの．
3) 脳葉型（lobar type）は脳葉，半球間裂はほぼ正常に形成されるが，前頭葉下部で左右の皮質が融合するもの．

無脳葉型は分葉しない全前脳で単脳室で，脳梁，半球間裂，大脳鎌などは欠如し，視床は正中部に腫瘤状に存在し，正中の第三脳室の間隙もなく，単脳室と交通する膜様嚢腔 dorsal cyst，dorsal sac といわれる嚢胞成分により全前脳は前頭側に圧排される．第四脳室は正常である．血管は不対の前大脳動脈が特徴的で，前頭葉の表面を走行する．中大脳動脈はM1部が短く，シルビウス三角は形成されないことが多い．また深部静脈の形成も不良となる．

半脳葉型は部分的に分離ができ，側頭後頭葉および脳梁の一部が形成されるもの．単脳室は後頭角と側頭角が形成され，視床と第三脳室，深部大脳静脈も部分的に形成される．後部の半球間裂，大脳鎌，静脈洞も形成される．

脳葉型はほぼ正常な大脳半球と視床で，半球間裂，大脳鎌，脳室，動静脈はほぼ正常となるが，前頭葉下部で灰白質・白質が正中部で融合して認められるもの．側脳室の前頭角と体部は狭く，透明中隔が欠損し，四角形状を呈する．

本症はH字型の脳室と，視床間に第三脳室構造が認められ，前頭下部で左右融合があるものの，後頭部には半球間裂が形成されていることから半脳葉型の全前脳胞症と考えられる．　　　　〔山岸二郎・多田信平〕

〈文献〉
1) Byrd SE, Naidich TP : Common congenital brain anomalies. *Radiol Clin North Am*, **26** : 755-772, 1988.
2) Hill MC, Lande IM, Larsen JW : Prenatal diagnosis of fetal anomalies using ultrasound and MRI. *Radiol Clin North Am*, **26** : 287-307, 1988.
3) 片田和広：先天奇形．最新MR診断（竹中榮一，平松慶博編），pp 65-74，メジカルビュー社，東京，1990．
4) 森　惟明，半田　肇：新版　先天異常の臨床とCT，pp 193-203，にゅーろん社，東京，1987．

① ②

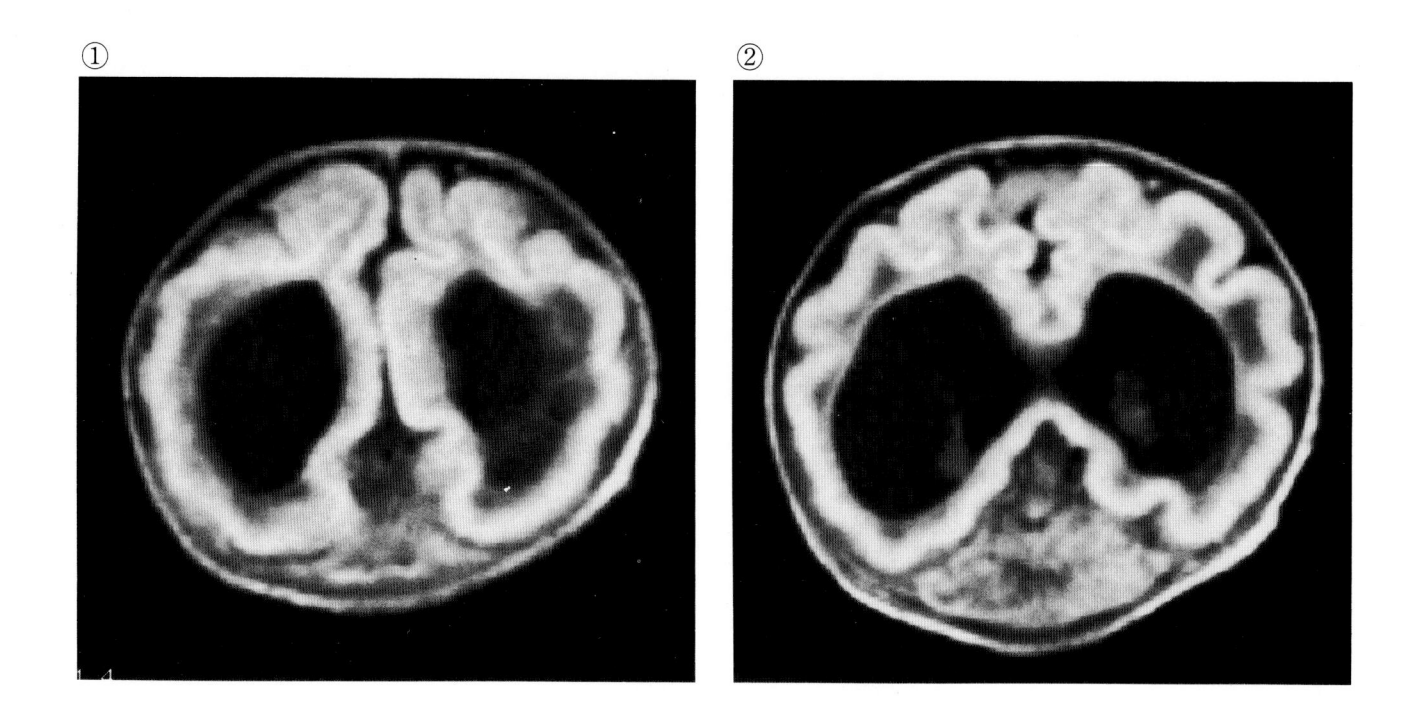

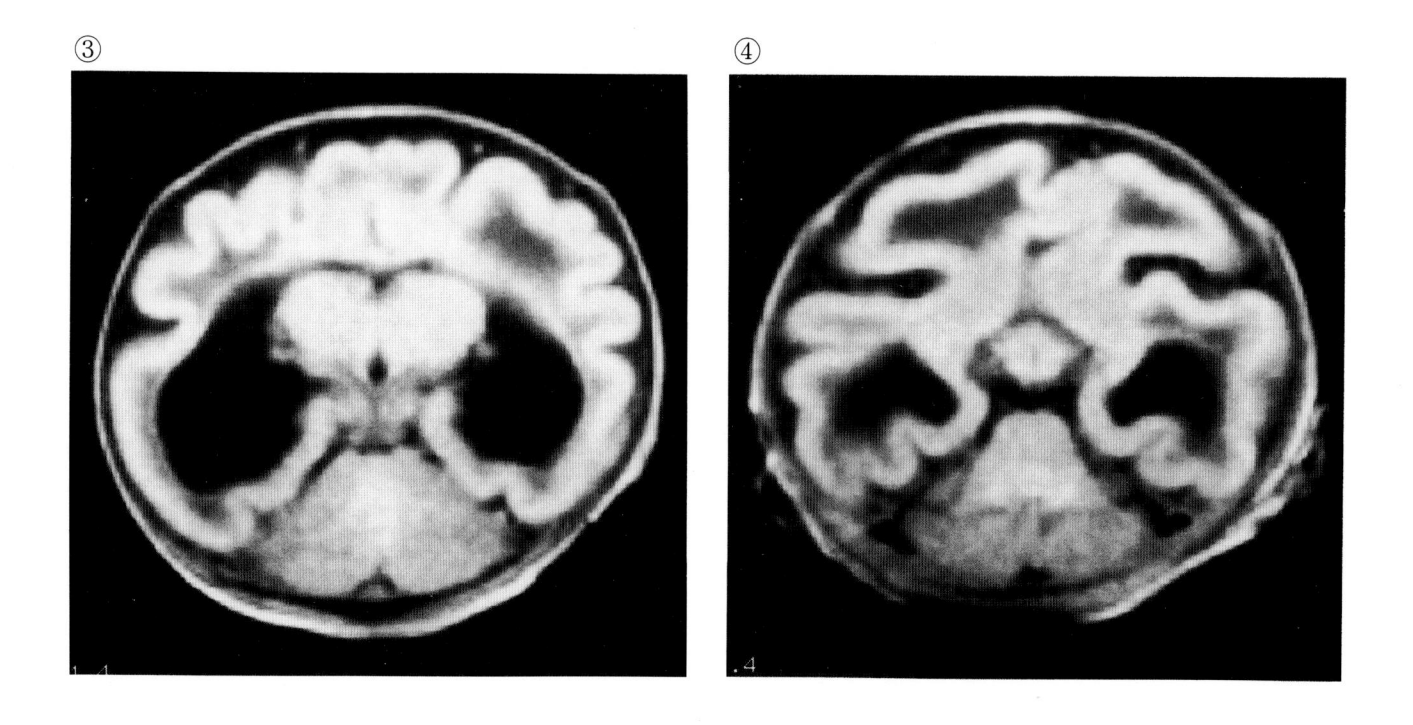

③ ④

図1〜4 横断像．0.5 T，SE 500/30
（富士中央病院症例）

乳児の厚い皮質および白質・脳溝の低形成

症　　例　　在胎39週，2512gの正常分娩，9か月，女児．
APG 9点．母親は29歳で第2子目の出産．出生時より鳴き声弱く，動きも悪い．追視も遅く，精神発達遅延を認め，発熱を契機に全身性硬直性痙攣が出現し入院となる．顔貌には明らかな異常はない．

MRI所見　　T_1強調像の横断像（図1），冠状断像（図2，3）．比較的低信号な皮質は著明に厚く，高信号な白質は深部に薄く認められるのみで，皮質内への白質の突出はほとんど認められない．頭頂葉では脳回はほとんど認められず，平滑な脳表を呈する．前頭葉や側頭葉には少ないながら脳溝が認められる．シルビウスの形成は一部認められるが不完全で，弁蓋の形成も不良である．

最終診断　　滑脳症（lissencephaly）．

〔解　説〕　神経芽細胞移動障害は器官形成期の脳回・脳溝の形成障害で，妊娠6～15週に起こる．滑脳症，裂脳症，異所性灰白質などが生ずる．滑脳症（lissencephaly）は脳溝を完全に欠く無脳回症（agyria）で，広く浅い脳溝と異常に広く扁平な脳回がみられる脳回肥厚症とがある．滑脳症でも完全に平滑な脳はまれで，脳溝のまったくない部分と脳回肥厚様を呈する部分が混在することが多い．症状は小頭症，痙攣発作，運動発達遅延，成長障害などを伴い，早期に死亡することも多い．上顎・下顎は低形成で，前頭部・後頭部が突出し，耳は低位で，両眼は離れる．その他，動脈管開存，卵円孔開存，心室中隔欠損などの種々の心奇形や，十二指腸閉鎖や停留睾丸，多指症，合指症などを合併する．

滑脳症は三つの型に分類される．

type I：小頭症と顔貌の異常を伴うもので Miller-Dieker 症候群，Norman-Roberts 症候群，Neu-Laxova 症候群などに合併する．

type II：顔貌の異常は伴わず，水頭症による大頭症，網膜形成障害，先天性筋ジストロフィーないしは Dandy-Walker 嚢胞や後部脳瘤などの後頭蓋窩の異常を合併する．

type III：大脳・小脳の滑脳症が単独に発生するもので，ほかに比べ比較的予後はよい．

MRI上，滑脳症の脳は平滑で，すべて無脳回なものはまれで，一部脳回肥厚様ないしは両者が同程度に混在するものまである．大脳の辺縁は砂時計ないしは8の字型を呈する．弁蓋形成がないため，島は露出し，中大脳動脈は脳表を走る．皮質は異常に厚く，白質は皮質下に薄くみえるのみで，半卵円中心は低形成となる．白質から灰白質への突起は減少ないし欠如する．レンズ核は比較的正常で，前障，外包はしばしば欠如する．

側脳室は軽度拡張，ないしは限局性に後角などが拡張する（colpocephaly）．脳梁は通常，低形成で，部分ないし全欠損をきたす．異所性灰白質が結節状に側脳室に並ぶこともある．

無脳回を伴わない脳回肥厚症は純粋な神経芽細胞移動障害で，滑脳症とはやや異なる．皮質は4層で厚い．数少なく厚い脳回が広い脳溝に境される．灰白質，白質の境界は平滑で，白質の突起は欠如ないしは不完全となる．滑脳症より長期生存するが，成長障害，痙攣，精神薄弱となる．

〔山岸二郎・多田信平〕

《文献》

1) Byrd SE, Naidich TP : Common congenital brain anomalies. *Radiol Clin North Am,* **26** : 755-772, 1988.
2) Hill MC, Lande IM, Larsen JW : Prenatal diagnosis of fetal anomalies using ultrasound and MRI. *Radiol Clin North Am,* **26** : 287-307, 1988.
3) 片田和広：先天奇形．最新MR診断（竹中榮一，平松慶博編），pp 65-74，メジカルビュー社，東京，1990．
4) 森　惟明，半田　肇：新版 先天異常の臨床とCT，pp 193-203，にゅーろん社，東京，1987．

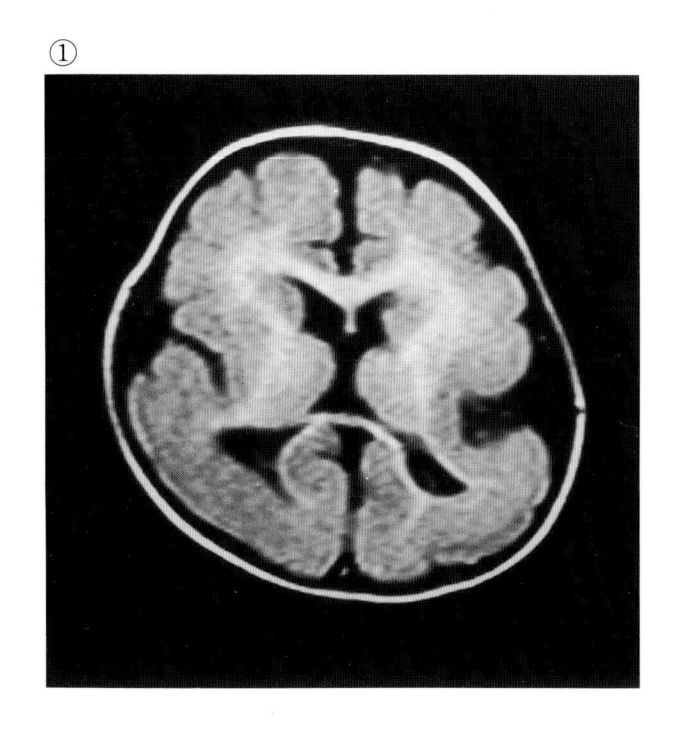

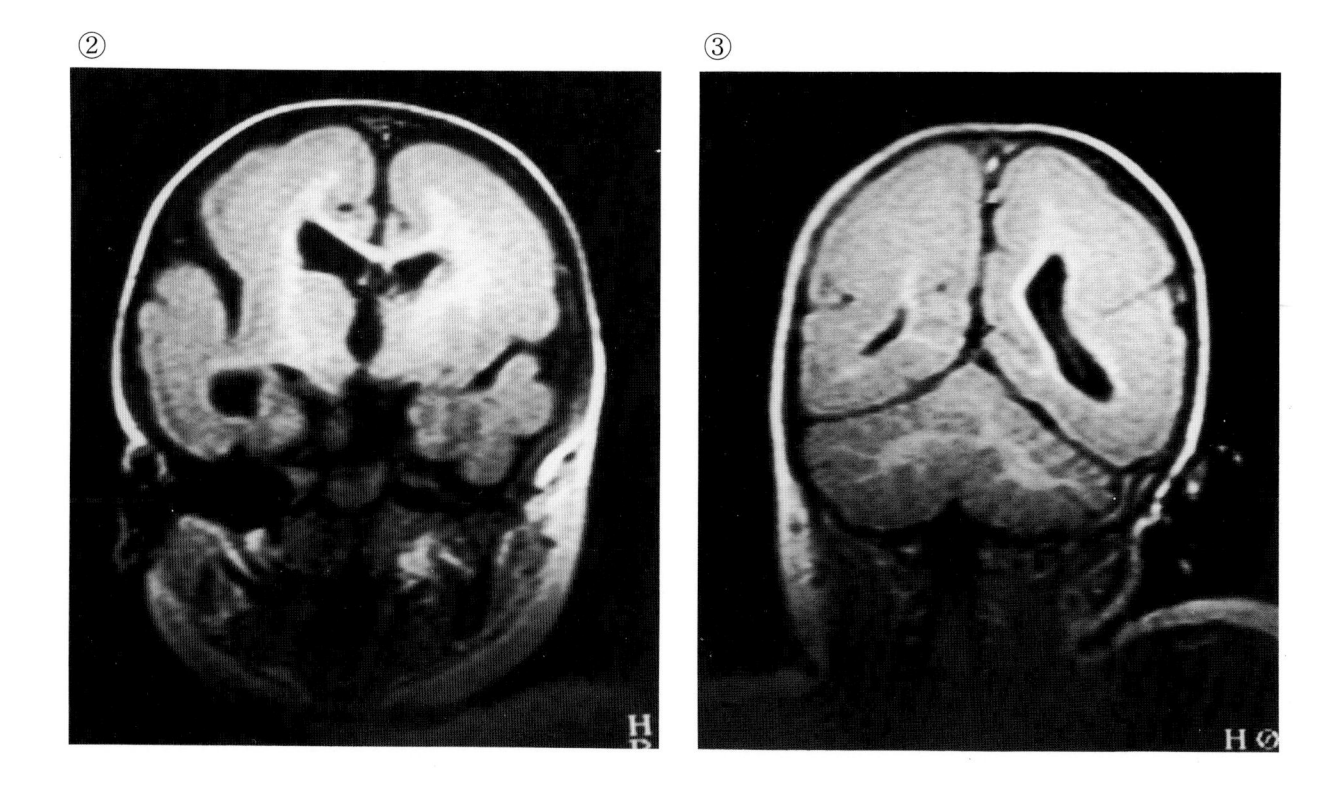

図1　横断像．0.5 T，SE 500/30
図2, 3　冠状断像．0.5 T，SE 500/30
　　　　（富士中央病院症例）

疾 患 目 次

1. MRI 読影のポイント ……………………………………………………………………… 1
1.1 基 本 的 事 項 ………………………………………………（長谷川真・平敷淳子）
画像コントラスト ……………………………………………………………………… 2
画像再構成法 …………………………………………………………………………… 14
アーチファクト ………………………………………………………………………… 14
そ の 他 ………………………………………………………………………………… 16
1.2 脳の正常像 ……………………………………………………（百島祐貴・志賀逸夫）
病変とまぎらわしい所見 ……………………………………………………………… 22
加齢に伴う所見の変化 ………………………………………………………………… 24
脳回・脳溝の同定 ……………………………………………………………………… 26

2. 脳 MRI 読影 ……………………………………………………………………………… 31
2.1 脳 神 経 ……………………………………………………（根岸 幾・平敷淳子）
Tolosa-Hunt 症候群 …………………………………………………………………… 32
三叉神経ヘルペス脳幹脳炎 …………………………………………………………… 34
聴 神 経 鞘 腫 …………………………………………………………………………… 36
2.2 脳 腫 瘍 ………………………………………（安里令人・三木幸雄・奥村亮介）
成長ホルモン産生微小下垂体腺腫 …………………………………………………… 38
視床下部過誤腫 ………………………………………………………………………… 40
頭 蓋 咽 頭 腫 …………………………………………………………………………… 42
鞍 結 節 髄 膜 腫 ………………………………………………………………………… 44
下 垂 体 腺 腫 …………………………………………………………………………… 46
多形性神経膠芽腫 ……………………………………………………………………… 48
類 表 皮 嚢 胞 …………………………………………………………………………… 50
乏 突 起 膠 腫 …………………………………………………………………………… 52
多発転移性腫瘍 ………………………………………………………………………… 54
良性星状膠細胞腫 ……………………………………………………………………… 56
髄 膜 腫 ………………………………………………………………………………… 58
髄 芽 腫 ………………………………………………………………………………… 60
聴 神 経 鞘 腫 …………………………………………………………………………… 62
第四脳室上衣腫 ………………………………………………………………………… 64
脳原発性非 Hodgkin 性悪性リンパ腫 ………………………………………………… 66
2.3 脳血管障害 ………………………………………………………………（柳下 章）
superficial siderosis …………………………………………………………………… 68
内頸動脈巨大動脈瘤 …………………………………………………………………… 70
放射線照射後の watershed region の梗塞 …………………………………………… 72
脳実質外の海綿状血管腫 ……………………………………………………………… 74
モ ヤ モ ヤ 病 …………………………………………………………………………… 76
非外傷性の内頸動脈海綿静脈洞瘻 …………………………………………………… 78
皮質下の海綿状血管腫 ………………………………………………………………… 80
静脈性血管腫とその出血 ……………………………………………………………… 82
左前大脳動脈領域の動静脈瘻 ………………………………………………………… 84
陳旧性の橋被蓋の出血と下オリーブ核の仮性肥大 ………………………………… 86

2.4 脳外傷 ……………………………………………………（片田和廣）
多発性脳挫傷 ……………………………………………………………………… 88
びまん性脳腫脹 …………………………………………………………………… 90
diffuse axonal injury …………………………………………………………… 92

2.5 脱髄性疾患 ………………………………………………（寺江 聡・宮坂和男）
多発性硬化症 ……………………………………………………………………… 94
急性散在性脳脊髄炎 ……………………………………………………………… 96
central pontine myelinolysis および extrapontine myelinolysis …………… 98
Marchiafava-Bignami 病 ………………………………………………………… 100
Pelizaeus-Merzbacher 病 ………………………………………………………… 102

2.6 炎症 ………………………………………………………（田代敬彦・井上佑一）
化膿性脳膿瘍 ……………………………………………………………………… 104
囊虫症 ……………………………………………………………………………… 106
ヘルペス脳炎 ……………………………………………………………………… 108

2.7 脳MRアンジオグラフィー ……………………………（大内敏宏・德丸阿耶）
神経鞘腫 …………………………………………………………………………… 110
fibrous meningioma, angiomatous meningioma ……………………………… 112
内頸動脈海綿静脈洞瘻 …………………………………………………………… 114

2.8 脳MRS ……………………………………………………………（藤元登四郎）
初老期発症 Alzheimer 型痴呆 …………………………………………………… 116
脳血管性痴呆, 脳梗塞 …………………………………………………………… 118

3. 脊髄・脊椎MRI読影 …………………………………………………………… 121

3.1 脊髄 ………………………………………………………（高橋睦正・伊豆永浩志）
脊髄硬膜内髄外髄膜腫 …………………………………………………………… 122
脊髄硬膜内外神経鞘腫 …………………………………………………………… 124
頸髄髄内上衣腫 …………………………………………………………………… 126
馬尾神経の神経鞘腫 ……………………………………………………………… 128
硬膜内髄外転移腫瘍 ……………………………………………………………… 130
腰部脊柱管硬膜外出血 …………………………………………………………… 132
脊髄梗塞 …………………………………………………………………………… 134
硬膜性動静脈奇形 ………………………………………………………………… 136
髄膜炎 ……………………………………………………………………………… 138
急性横断性脊髄炎 ………………………………………………………………… 140
急性散在性脳脊髄炎 ……………………………………………………………… 142

3.2 脊椎・椎間板 ……………………………………………………（星野雄一）
頸椎後縦靱帯骨化症 ……………………………………………………………… 144
腰部脊柱管狭窄症 ………………………………………………………………… 146
巨細胞腫瘍 ………………………………………………………………………… 148
特発性脊髄硬膜外血腫 …………………………………………………………… 150
二分脊椎に伴う脊髄脂肪腫 ……………………………………………………… 152

4. 頭頸部MRI読影 ………………………………………………………………… 155

4.1 眼窩 …………………………………………………………………（志賀逸夫）
眼窩海綿状血管腫 ………………………………………………………………… 156
眼窩神経鞘腫 ……………………………………………………………………… 158
涙腺良性多形腺腫 ………………………………………………………………… 160
視神経膠腫頭蓋内進展 …………………………………………………………… 162
視神経鞘髄膜腫頭蓋内進展 ……………………………………………………… 164

4.2 鼻・副鼻腔・咽頭 ………………………………………………（前原康延）
若年性血管線維腫 ………………………………………………………………… 166
上咽頭・頭蓋底部の細菌性非特異炎 …………………………………………… 168
上顎洞海綿状血管腫 ……………………………………………………………… 170
上顎洞初発悪性リンパ腫 ………………………………………………………… 172

悪性黒色腫 …………………………………………………………… 174
4.3 内　　　耳 ……………………………………………（谷岡久也・佐々木康人）
aberrant carotid artery …………………………………………… 176
paraganglioma，滲出性中耳炎 …………………………………… 178
コレステリン肉芽腫 ………………………………………………… 180
聴　神　経　腫　瘍 ………………………………………………… 182
顔　面　神　経　鞘　腫 …………………………………………… 184
小脳橋角部髄膜腫瘍 ………………………………………………… 186
Bell　麻　痺 ………………………………………………………… 188
Mondini 型内耳奇形および中耳炎 ………………………………… 190
内　耳　炎　後　聾 ………………………………………………… 192

5. 胸部 MRI 読影 ……………………………………………………………195
5.1 肺　・　縦　隔 ………………………………………………（松本満臣）
肺　　　　　　癌 …………………………………………………… 196
肺腺癌および縦隔リンパ節転移 …………………………………… 198
肺腺癌とその胸膜播種 ……………………………………………… 200
扁平上皮癌，炭粉沈着線維化巣 …………………………………… 202
pseudolymphoma …………………………………………………… 204
浸　潤　性　胸　腺　腫 …………………………………………… 206
気　管　支　嚢　胞 ………………………………………………… 208
心　膜　嚢　胞 ……………………………………………………… 210
奇　形　腫 …………………………………………………………… 212
囊状胸部大動脈瘤 …………………………………………………… 214
5.2 循　環　器 ………………………………………………（天沼　誠・平敷淳子）
両側冠動脈動脈瘤（川崎病後）…………………………………… 216
右心房内血栓，僧帽弁狭窄兼閉鎖不全症 ………………………… 218
大動脈弁狭窄症 ……………………………………………………… 220
右冠動脈閉塞による心筋梗塞（亜急性期）……………………… 222
心室中隔欠損症（肺動脈 banding 術後）………………………… 224
複合心奇形（Blalock-Taussig 手術後）…………………………… 226
Fallot 四 徴 症 ……………………………………………………… 228
下行大動脈の囊状大動脈瘤 ………………………………………… 230
解離性大動脈瘤 ……………………………………………………… 232
特発性肺動脈拡張症 ………………………………………………… 234
5.3 MR アンジオグラフィー …………………………………（天沼　誠・平敷淳子）
胸部大動脈瘤 ………………………………………………………… 236
冠状静脈洞欠損症 …………………………………………………… 238
高　安　動　脈　炎 ………………………………………………… 240
5.4 シ ネ M R I ………………………………………………………（西村恒彦）
前壁中隔心筋梗塞 …………………………………………………… 242
心サルコイドーシス ………………………………………………… 244
5.5 心 筋 M R S ………………………………（佐久間肇・多上智康・竹田　寛・中川　毅）
急性広範前壁梗塞 …………………………………………………… 246
肥大型心筋症 ………………………………………………………… 248
5.6 乳　　　腺 ………………………………………………（遠藤登喜子・木戸長一郎）
乳頭腺管癌・囊胞 …………………………………………………… 250
浸　潤　性　乳　癌 ………………………………………………… 252
乳　癌　の　再　発 ………………………………………………… 254

6. 腹部 MRI 読影 ……………………………………………………………257
6.1 肝臓・胆嚢 ………………………………………………（今枝孟義・土井偉誉）
被包型肝細胞癌，肝硬変 …………………………………………… 258
肝細胞癌，門脈腫瘍塞栓，肝硬変 ………………………………… 260

　　　　胆 管 細 胞 癌 ……………………………………………………………………… 262
　　　　胃癌, 肝転移巣に壊死 …………………………………………………………… 264
　　　　外 傷 性 肝 膿 瘍 ……………………………………………………………… 266
　　　　肝 血 管 腫 …………………………………………………………………… 268
　　　　限 局 性 結 節 性 肥 大 ……………………………………………………… 270
　　　　ヘモクロマトーシス ……………………………………………………………… 272
　　　　陶器様胆嚢, 胆嚢癌, 胆石 ……………………………………………………… 274
　6．2　脾　　　　　臓 ……………………………………………(河田　敦・重田帝子)
　　　　脾　嚢　胞 ……………………………………………………………………… 276
　　　　多発性脾リンパ管腫 ……………………………………………………………… 278
　　　　出血を伴う非 Hodgkin 悪性リンパ腫 ………………………………………… 280
　6．3　腎・副腎・後腹膜 ………………………………………………(八 代 直 文)
　　　　副腎褐色細胞腫 …………………………………………………………………… 282
　　　　嚢　胞　腎 ……………………………………………………………………… 284
　　　　原発性アルドステロン症を示す副腎良性腺腫 ………………………………… 286
　　　　腎　過　誤　腫 ………………………………………………………………… 288
　　　　腎　　　　　癌 ………………………………………………………………… 290
　6．4　膵　　　　　臓 ……………………………………………………(松 尾 導 昌)
　　　　膵尾部 insulinoma ……………………………………………………………… 292
　　　　膵頭部 mucinous cystadenoma ……………………………………………… 294
　　　　膵体部 microcystic serous adenoma ………………………………………… 296
　　　　膵 mucinous cystadenoma …………………………………………………… 298
　　　　膵頭部 duct cell carcinoma …………………………………………………… 300
　6．5　消化管その他 ……………………………………………(斎田幸久・板井悠二)
　　　　胃原発非 Hodgkin リンパ腫 …………………………………………………… 302
　　　　肛門原発扁平上皮癌 ……………………………………………………………… 304
　　　　後腹膜原発非 Hodgkin リンパ腫 ……………………………………………… 306
　6．6　MR アンジオグラフィー …………………………………………(湯 浅 祐 二)
　　　　腎動脈本幹狭窄による腎血管性高血圧 ………………………………………… 308
　　　　解 離 性 動 脈 瘤 ……………………………………………………………… 310
　　　　下 大 静 脈 内 腫 瘍 ………………………………………………………… 312

7．骨盤部 MRI 読影 …………………………………………………………………… 315

　7．1　前　　立　　腺 ……………………………………(戸塚芳宏・山中英寿・石坂　浩)
　　　　前 立 腺 嚢 胞 ………………………………………………………………… 316
　　　　限局性前立腺肥大小結節と小前立腺癌 ………………………………………… 318
　　　　前 立 腺 癌（T3N0M0 stage C）……………………………………………… 320
　　　　前 立 腺 癌（T4N3M1 stage D$_2$）………………………………………… 322
　　　　直腸癌局所再発, 前立腺浸潤 …………………………………………………… 324
　7．2　膀　　　　　胱 ……………………………………(杉村和朗・梶　靖・石田哲哉)
　　　　子宮頸癌膀胱筋層浸潤 …………………………………………………………… 326
　　　　膀　胱　癌 ……………………………………………………………………… 328
　　　　放射線膀胱炎, 放射線腸炎 ……………………………………………………… 330
　7．3　子　宮・膣 ………………………………………………(田内胤泰・大場　覚)
　　　　Herlyn-Werner 症候群 ………………………………………………………… 332
　　　　子 宮 腺 筋 症 ………………………………………………………………… 334
　　　　子 宮 平 滑 筋 腫 …………………………………………………………… 336
　　　　子宮漿膜下有茎性平滑筋腫の茎捻転 …………………………………………… 338
　　　　子 宮 頸 癌 Ⅱ b ……………………………………………………………… 340
　　　　子 宮 頸 癌 Ⅳ a ……………………………………………………………… 342
　　　　choriocarcinoma ……………………………………………………………… 344
　　　　子宮体癌 Ⅱ 期 G2 ……………………………………………………………… 346
　　　　子宮体癌 Ia 期 G1, 子宮平滑筋腫 ……………………………………………… 348
　　　　malignant Müllerian mixed tumor …………………………………………… 350

7.4 卵　　　巣……………………（上者郁夫・白岩美咲・味木道子・黒木寿美代・
　　　　　　　　　　　　　　　　　　　戸上　泉・津野田雅敏・平木祥夫）
　　　　類 皮 嚢 胞 腫 ………………………………………………………………352
　　　　Meigs 症候群，卵巣線維腫 …………………………………………354
　　　　Brenner 腫 瘍 ………………………………………………………356
　　　　子宮内膜症性嚢胞 …………………………………………………………358
　　　　漿液性嚢胞腺癌 ……………………………………………………………360

8. 骨・軟骨・軟部 MRI 読影 …………………………………………………………363
　　8.1 骨 ・ 軟 骨 ……………………………………………（石坂　浩）
　　　　良性巨細胞腫に続発した動脈瘤様骨嚢腫 ……………………………364
　　　　Crow-Fukase 症候群に合併した骨硬化性骨髄腫 …………………366
　　　　原発性骨髄線維症 …………………………………………………………368
　　8.2 関　　　節 ……………………………………………（中西克之）
　　　　膝蓋骨亜脱臼，膝蓋軟骨の損傷 ………………………………………370
　　　　膝蓋内側滑膜ヒダ …………………………………………………………372
　　8.3 軟　　　部 ……………………………（西村　浩・早渕尚文・大竹　久）
　　　　腹腔内類腱腫 ………………………………………………………………374
　　　　通常型悪性線維性組織球腫 ………………………………………………376
　　　　平 滑 筋 肉 腫 ………………………………………………………………378
　　　　色素性絨毛結節性滑膜炎 …………………………………………………380
　　　　高分化型脂肪肉腫 …………………………………………………………382
　　　　粘液型脂肪肉腫 ……………………………………………………………384
　　　　神 経 鞘 腫 …………………………………………………………………386
　　　　外形型横紋筋肉腫 …………………………………………………………388
　　　　血 管 外 皮 腫 ………………………………………………………………390
　　　　悪 性 間 葉 腫 ………………………………………………………………392
　　8.4 表在性腫瘍 MRS ……………………（伊藤　猛・樋口健史・酒井邦夫）
　　　　血 管 外 皮 腫 ………………………………………………………………394
　　　　鼠径部リンパ節転移 ………………………………………………………396
　　　　悪 性 リ ン パ 腫 ……………………………………………………………398

9. 小児 MRI 読影 ……………………………………………………………………401
　　9.1 小　　　児 ……………………………………………（荒木　力）
　　　　奇　形　腫 …………………………………………………………………402
　　　　脂　肪　腫 …………………………………………………………………404
　　　　肝　芽　腫 …………………………………………………………………406
　　　　肝 embryonal sarcoma …………………………………………………408
　　　　血管内皮細胞腫 ……………………………………………………………410
　　　　神経芽細胞腫 ………………………………………………………………412
　　　　横 紋 筋 肉 腫 ………………………………………………………………414
　　　　Letterer-Siwe 病 …………………………………………………………416
　　9.2 胎児・新生児 …………………………………（山岸二郎・多田信平）
　　　　後頭部髄膜脳瘤 ……………………………………………………………418
　　　　congenital mesoblastic nephroma ……………………………………420
　　　　全前脳胞症（半脳葉型） ……………………………………………………422
　　　　滑　脳　症 …………………………………………………………………424

索　　　引

ア　行

悪性外耳道炎　168
悪性間葉腫　392, 408
悪性奇形腫　212
悪性黒色腫　174
悪性神経膠腫　104
悪性線維性組織球腫　376
悪性リンパ腫　32, 160, 172, 204, 210, 302, 306
　　——の腎病変　306
アーチファクト　14
鞍結節髄膜腫　44

胃癌　302
異型脂肪腫　382
胃周囲膿瘍　302
位相画像　232, 242
位相補正　398
胃平滑筋肉腫　302

エコー時間　6

横紋筋腫　218
横紋筋肉腫　388, 414
折り返しアーチファクト　16

カ　行

外因性パラメーター　2
外傷性肝膿瘍　266
外傷性クモ膜下出血　90
外転神経　32
海綿状血管腫　34, 68, 74, 80, 170
海綿静脈洞　78
海綿静脈洞症候群　32
解離性大動脈瘤　232, 310
下オリーブ核の仮性肥大　86
化学シフトアーチファクト　14
蝸牛神経　36, 188
蝸牛底　190
下行大動脈　310
過誤腫　40
下垂体腺腫　46
下前庭神経　188
下大静脈　312
下大静脈内腫瘍　312
褐色細胞腫　282
滑車神経　32
滑脳症　424
化膿性脳膿瘍　104
化膿性迷路炎　192
カーブフィッティング　398
顆粒膜細胞腫　354

加齢　24
川崎病　216
肝 embryonal sarcoma　408
眼窩炎性偽腫瘍　160
眼窩海綿状血管腫　156
眼窩偽腫瘍　32
眼窩神経鞘腫　158
肝芽腫　406
肝血管腫　268
肝細胞癌　258
冠状静脈洞欠損症　238
癌性胸膜炎　200
肝内および肝外胆管　274
肝内胆管の拡張　262
感度分布　394
肝/背側筋群比　272
顔面神経　36, 188
顔面神経鞘腫　184
顔面神経第2部分（鼓室部分）188
顔面神経第3部分（垂直部分）188
顔面神経麻痺　176, 178, 184, 188

気管気管支リンパ節　198
気管支嚢胞　208
気管前リンパ節　198
奇形腫　210, 212, 402
寄生虫感染症　106
急性横断性脊髄炎　140
急性硬膜下血腫　88
急性散在性脳脊髄炎　96, 142
胸腺腫　206, 210
胸膜播種　200
莢膜細胞腫　354, 356
虚血　246
虚血型心筋症　244
巨細胞腫瘍　148

クモ膜炎　138
クモ膜嚢胞　50
グラジェントエコー法　8
グリオーシス　24
くり返し時間　6

頸髄髄内上衣腫　126
頸椎後縦靭帯骨化症　144
結核腫　198
血管外皮腫　390
血管芽腫　126
血管奇形　132
血管周囲腔　24
血管内皮細胞腫　410
血管の拡張像　60
血栓　214, 218

血栓症　32
血流信号　242, 244
結節性硬化症　288
限局性結節性肥大　270
原発性アルドステロン症　286
原発性骨髄線維症　368

高エネルギーリン酸代謝　246
高血圧　244
膠腫　36
梗塞　34, 72
高速スキャン　312
高速スキャン画像　310
後天性の高度難聴　192
高分化型脂肪肉腫　382
硬膜　186
　　——の肥厚　44
硬膜外血腫　88
硬膜外出血　132
硬膜動静脈奇形　136
硬膜内髄外腫瘍　122
硬膜内髄外転移腫瘍　130
硬膜濃染　44
肛門　304
黒質　26
鼓室　178
鼓室洞　178
骨硬化性骨髄腫　366
鼓膜　190
孤立性肺結節性病変　196, 204
コレステロール結晶　180
コレステロール肉芽腫　32, 36, 180
混合腫瘍　212

サ　行

細気管支肺胞上皮癌　204
再集束傾斜磁鳴　10
最大輝度投影法　16
細胞内 pH　118
坐骨直腸窩　304
挫傷性脳内出血　88
左上大静脈遺残　226
サブトラクション MRA　110
サルコイドーシス　32
三次元立体再構築画像　192
三叉神経　32, 34
三叉神経鞘腫　34, 36

耳管　178
耳管閉塞　178
色素性絨毛結節性滑膜炎　380
子宮頸癌　326, 340, 342
子宮腺筋症　334
子宮体癌　346, 348

子宮内膜症性嚢胞　352, 358
子宮平滑筋腫　336, 348
視交叉　74
思春期早発　40
歯状核　26
耳小骨　178
視神経膠腫　162
視神経鞘髄膜腫　164
耳痛　180, 190
膝蓋骨亜脱臼　370
膝蓋内側滑膜ヒダ　372
膝蓋軟骨の損傷　370
膝神経節部　188
シネ MRI　242, 244
シネ高速スキャン　310
脂肪腫　124, 404
脂肪肉腫　392
耳鳴　176
若年性血管線維腫　166
縦隔リンパ節転移　198
周波数空間分割　12
絨毛上皮腫　212
出血　208, 282
出血性嚢胞　284
腫瘍血栓　290
腫瘍内出血　54
上衣腫　68, 126
上咽頭癌　168
漿液性嚢胞腺癌　360
上前庭神経　188
小脳橋角槽　182
小脳橋角部腫瘍　182, 186
小脳橋角部髄膜腫瘍　186
小脳扁桃ヘルニア　90
漿膜下筋腫　338
静脈性血管腫　82
静脈血栓症　312
耳漏　180, 190
腎過誤腫　288
腎癌　290
心筋虚血　246
心筋梗塞　222, 242, 246
心筋症　248
真菌症　168
心筋 pH　246
神経芽細胞腫　412
神経膠腫　74, 108, 186
神経鞘腫　122, 124, 386
腎血管性高血圧　308
人工内耳　192
心サルコイドーシス　244
心室中隔欠損症　224, 228
真珠腫　180
真珠腫性中耳炎　180
滲出性中耳炎　178

浸潤性胸腺腫 206
浸潤性乳癌 252
心電図同期 SE 法 242,244
腎動脈 308
腎動脈狭窄 308
心内膜床欠損 226
心囊脂肪パッド 210
心房中隔欠損症 238
心膜囊胞 210

髄外性発育 52
髄芽腫 60
髄鞘形成 26
水腎症 284
膵頭部 duct cell carcinoma 300
膵頭部 mucinous cystadenoma 294
髄内腫瘍 126
膵尾部 insulinoma 292
髄膜炎 138,192
髄膜腫 32,36,70,112,122,186
髄膜脳瘤 418
髄膜播種 60,130
ステレオ画像 192
スピンエコー法 8

星細胞腫 126
成熟型奇形腫 212
星状膠細胞腫 56
精上皮腫 212
成人型囊胞腎 284
成長ホルモン産生微小下垂体腺腫 38
赤核 26
脊髄空洞症 126
脊髄梗塞 134
脊髄硬膜内外腫瘍 124
脊髄脂肪腫 152
脊髄動静脈奇形 136
脊柱管内出血 132
石灰化 52,38,282
線維腫 356
線維性の隔壁 406
線維性瘢痕 270
線維性被膜 258,266
線維肉腫 376
腺癌 196,198
全前脳胞症 422
前庭 190
前庭神経 36,182
前立腺癌 318,320,322
前立腺肥大症 318
前立腺囊胞 316
前立腺部小子宮囊胞 316

造影 MRI 376
造影剤 290
双頸双角子宮 332
僧帽弁膜症 242

タ 行

大血管転位 226
胎児性癌 212
大動脈疾患 310
大動脈弁狭窄症 220

大動脈瘤 236
大脳基底核 24,26
第四脳室上衣腫 64
高安動脈炎 240
多形性神経膠芽腫 48
縦緩和時間 2
多尿 42
多発性硬化症 34,94,134
多発性梗塞 94
胆管細胞癌 262
単心室 226
単心房 226
胆石 274
淡蒼球 26
胆囊癌 274
炭粉沈着 202
単純ヘルペスウイルス 108
蛋白 208

中耳炎 190
中耳奇形 176
中耳腫瘍 178
中心溝 28
中心後回 28
中心後溝 28
中心前回 28
中心前溝 28
超高速撮像法 10
聴神経腫瘍 110,182
聴神経鞘腫 36,62
直腸癌局所再発，前立腺浸潤 324
直腸腟瘻 304

鉄蓄積（沈着）症 272
鉄沈着 26
転移性肝癌 264
転移性腫瘍 36,54,130
転移性脳腫瘍 104,106

頭蓋咽頭腫 42,74
動眼神経 32
陶器様胆囊 274
動静脈瘻 84
同心円状の二重信号強度域 266
動脈瘤 70,74,216
動脈瘤様骨囊腫 364
特発性脊髄硬膜外血腫 150
特発性肺動脈拡張症 234
突発性難聴 182
トルコ鞍の平皿状変形 42
トルコ鞍部の石灰化像 42

ナ 行

内因性パラメーター 2
内頸動脈海綿静脈洞瘻 78,114
内耳炎後聾 192
内耳神経 36,190
内耳性聾 192
内耳道 182
内耳の奇形 190
内包後脚 24
難聴 176,178,180,184,186,190

二次性心筋疾患 244
二重信号 264

二分脊椎 152
乳癌の再発 254
乳頭腺管癌・囊胞 250
乳突蜂巣 178
尿生殖洞-射精管囊胞 316
尿崩症 42

粘液型脂肪肉腫 384
粘液腫 218
粘液物質 208

脳回 28
脳回肥厚症 424
脳幹膠腫 34
脳幹脳炎 34
脳血管性痴呆 118
脳原発性非 Hodgkin 性悪性リンパ腫 66
脳溝 28
脳梗塞 108,118
濃縮胆汁 274
囊状胸部大動脈瘤 214
囊状大動脈瘤 230
囊虫症 106
脳膿瘍 104,106
脳表撮像法 28
囊胞腎 284
囊胞性腫瘤 50

ハ 行

肺炎 198
肺癌 196
肺結節性病変 196,198
胚細胞腫 212
肺動脈狭窄 228
肺動脈弁閉鎖 226
馬尾神経腫瘍 128
馬尾神経の神経鞘腫 128
パルスくり返し時間 394
反転回復法 10
反転時間 6

微小囊胞性変性 62
非浸潤性胸腺腫 206
脾臓 276
　——悪性リンパ腫 280
　——血腫 280
　——血管腫 278
　——リンパ管腫 278
肥大型心筋症 248
脾囊胞 276
被包型肝細胞癌 258
非 Hodgkin リンパ腫 302,306
びまん性脳腫脹 90
表面コイル 394

ファラデーシールド 396
フェリチン 26
フォスフォクレアチニン 394
フォスフォジエステル 394
フォスフォモノエステル 394
副腎腫瘍の良悪性の鑑別 286
副腎腺腫 286
副腎囊胞 282
フリップ角 6

プロトン密度 4
分化型腺癌 196

平滑筋腫 312
平滑筋肉腫 378,392
閉鎖リンパ節 306
壁在結節 352
壁在血栓 242
ベースライン補正 116,398
ヘモクロマトーシス 272
ヘモジデリン 170,288
ヘモジデリン沈着 68,74
ヘルペス脳炎 108
ヘルペス脳幹脳炎 34
扁平上皮癌 202,304

放射線照射 72
放射線腸炎 330
放射線膀胱炎 330
崩壊赤血球の二次的産物 180
膀胱癌 328
膀胱浸潤 326
傍矢状洞髄膜腫 58
傍腫瘍囊胞 62
乏突起膠腫 52

マ 行

慢性髄膜炎 32
慢性中耳炎 190

未分化肉腫 408

無機リン 394
無脳回症 424

メラニン色素 174

モザイク様パターン 258
モヤモヤ血管 72,76
モヤモヤ病 76
門脈腫瘍塞栓 260

ヤ 行

腰部脊柱管狭窄症 146
腰部脊柱管硬膜外出血 132
横緩和時間 4

ラ 行

卵巣線維腫 354

良性奇形腫 212
良性巨細胞腫 364

類腱腫 374
類上皮腫 36,74
涙腺良性多形腺腫 160
類皮囊胞腫 352
類表皮腫 32
類表皮囊胞 50

聾 192
ローレンツ関数 398

欧文索引

A

α 6
aberant carotid artery 176
acoustic neuroma 182
acute disseminated encephalomyelitis 96
ADEM 96,142
agyria 424
aliasing artifact 16
alobar type 422
Alzheimer 型痴呆 116
angiomatous meningioma 112
angiomyolipoma 288
anthracosis 202
ASD 238
astrocytoma 56
ATM 140
ATP 246
α-ATP 116,118
β-ATP 116,118
γ-ATP 116,118
atypical lipoma 382

B

Bell 麻痺 176,188
benign mixed tumor 160
benign pleomorphic adenoma 160
black blood angiography 18
Blalock-Taussig シャント 226
Brenner 腫瘍 354,356
budding 48

C

café au lait spots 162
cavernous hemangioma 156
celebellopontine angle meningioma 186
central pontine myelinolysis 98
central stellate scar 270
chemical shift artifact 14,352
chemical shift imaging 18
cholesteatoma 180
choriocarcinoma 344
congenital mesoblastic nephroma 420
cotton wool appearance 268
CPM 98
Crow-Fukase 症候群 366
cryptococcosis 198

D

deafness was secondary to meningitis 192
dermoid 124
desmoid 374
diffuse axonal injury 92
diffusion 18

Dorello's canal 32
double echo 法 230
doughnut 264
2,3-DPG 246
dumbell shaped 124
dural tail sign 58,62
dynamic MRI 38,122,360
dynamic study 46,222,376

E

ejection fraction 224
embyonal sarcoma of the liver 408
endorectal coil 像 326
entry 232
ependymitis granularis 24
ependymoma 64
epidermoid 50
EPM 98
état criblé 24
even echo rephasing 232
exophitic growth 52
extramedullary type 136
extrapontine myelinolysis 98

F

facial neuroma 184
Fallot 四徴症 228
fibrous histiocytoma 156
fibrous meningioma 112
FID 信号 4
flip angle 6
flow void 166
flow void phenomenon 176
FNH 270
Foix-Jefferson 症候群 32
free induction decay 4

G

Gd-DTPA 180,182,188,222,290,312
Gd-DTPA 造影 MRI 248
GE 法 8
glioblastoma multiforme 48
glomus tympanicum 178,180
gradient echo 法 8
GRASS 法 312

H

hamartoma 40
HCM 248
hemangiopericytoma 156,390
Herlyn-Werner 症候群 332
holoprosencephaly 422
Hunt 症候群 188

I

inorganic orthophosphate 116
insulinoma 292
intramedullary type 136

inversion recovery 10
IR 法 10
iron storage disease 272

K

k-space segmentation 12

L

leiomyosarcoma 378
Letlerer-Siwe 病 416
leukodystrophy 102
light bulb 264
light bulb sign 268
lipoma 132
lissencephaly 424
lobar type 422
lobular attenuation difference 260

M

magnetic resonance angiography 16
magnetization transfer contrast 20
malignant mesenchymoma 392,408
Marchiafava-Bignami 病 100
maximum intensity projection 16
Meckel 窩 34
medulloblastoma 60
Meigs 症候群 354
meningoencephalocele 418
metastatic brain tumor 54
MFH 376
Michel type 190
microadenoma 38
microaneurysm 288
microcystic degeneration 62
microcystic serous adenoma 296
MIP 法 16
Mondini type 190
Mondini 型内耳奇形 190
Morgagni ヘルニア 210
MR アンジオグラフィー 176,236,308,310,312
MRA 16,110,176
MRS 394,396,398
MS 94
mucinous cystadenoma 294
mucinous cystadenoma of the pancreas 298
mucoid impaction 198
multicystic dysplastic kideny 420
multiple sclerosis 94
Müller 管嚢胞 316
Müllerian mixed tumor 350
myelolipoma 282

myxoid liposarcoma 384

N

neurinoma 62
neurocysticercosis 106
neurofibromatosis 162
NTP 394

O

oligodendroglioma 52
otitis media 190
otitis media exudative 178

P

^{31}P-CSI 法 116
^{31}P-MRS 246,394
^{31}P-NMR スペクトル 116
paraganglioma 176,178
parasagittal meningioma 58
PCr 116,118,246,394
PCr/ATP 比 246
PCr/Pi 比 398
PDE 116,118,248,394
perfusion 18
peripheral contrast enhancement 268
peripheral low density area 264
peritumoral cyst 62
perivascular extension 206
Pelizaeus-Merzbacher 病 102
Pi 116,118,246,394
pigmented villonodular synovitis 380
phase contrast 法 16,110,222,224,240,308,310,312
phosphocreatin 116,118
phosphodiesters 116,118
phosphomonoesters 116,118
plastic ependymoma 64
plica synoviallis mediopatellaris 372
PME 116,118,394
PME/β-NTP 比 398
PME/PCr 比 398
PNET 60
presaturation pulse 226,230,236,238
primary malignant lymphoma 66
pseudolymphoma 204
pseudohypertrophy 130
PSM 372
PVS 380

R

rephase MRA 110
rewinder gradient 10
rhabdomyosarcoma 388
ring enhancement 48,66,104

ring-like enhancement 54
Robson の stage 分類 290

S

S 状結腸間膜 404
SAS 28
saturation pulse 232
Scheibe type 190
schwannoma 150,386
SE 法 8
second echo 230
segmental intensity difference 260
semilobar type 422
shading 358
shearing injury 90,92
short inversion time inversion recovery 10
short TI inversion recovery 法 6
S/N 比 396
spoke-wheel appearance 270
STIR 像 198,202
STIR 法 6,10,196,200,204,380,382
Streptococus viridans 104
superficial siderosis 68
systolic jet 220

T

T_1 2
T_1 時間 394
T_2 4
T_2^* 4
tagging 法 222
target 264
TE 6
terminal area of myelination 24
TI 6
time-of-flight 法 18,110,240,308,310,312
TNM 分類 290
Tolosa-Hunt 症候群 32
Towne view 182
TR 6,394
transorbital AP view 182
tumor stain 66

U

ultrafast scan 10

W

watershed 72
well differentiated liposarcoma 382
Wernicke 脳症 98
Wilms 腫瘍 420

MRI 読影アトラス（普及版）　　　　　定価はカバーに表示

1993 年 8 月 25 日　初　版第 1 刷
2006 年 6 月 30 日　普及版第 1 刷

編集者　永井　輝夫
発行者　朝倉　邦造
発行所　株式会社　朝倉書店
　　　　東京都新宿区新小川町 6-29
　　　　郵便番号 162-8707
　　　　電　話 03(3260)0141
　　　　F A X 03(3260)0180
　　　　http://www.asakura.co.jp

〈検印省略〉

© 1993〈無断複写・転載を禁ず〉　　　真興社印刷・関山製本

ISBN 4-254-32219-4　C 3047　　　　Printed in Japan